제3판

養 生 學

(韓方豫防醫學)

대표 편저자

김광호	경희대학교	명예교수
고성규	경희대학교	교 수
박해모	상지대학교	교 수
신용철	경희대학교	교 수
신헌태	동신대학교	교 수
이기남	원광대학교	교 수
이상재	부산대학교	교 수
이선동	상지대학교	교 수
이영준	대구한의대학교	교 수
이해웅	동의대학교	교 수
임병묵	부산대학교	교 수
정명수	원광대학교	교 수
황귀서	가천대학교	교 수

계 축 문 화 사

일러두기

1. 이 책의 주요 내용은 實用中醫保健學(張奇文 編, 人民衛生出版社, 1989)과 中國醫學豫防法大全(麻仲學 主編, 山東科學記述出版社, 1991), 그리고 여러 편의 한방예방의학 관련 논문을 참고하여 한국 의료상황에 맞게 번역·편집하고 추가하였다.

2. 養生學은 순수 한의학 측면의 적극적인 건강관리 및 유지를 위한 분야로서, 책의 내용은 가능한 한 순수 전통적인 한의학 내용을 위주로 하였다.

3. 이 책은 크게 서론(한의학적인 생명관과 건강, 未病論, 양생학의 특징과 역사), 다양한 양생방법과 의의, 노령기 양생, 그리고 각종 질병을 건강과 질병 발생단계에 따라 1차, 2차, 3차 양생 및 예방법으로 구분하여 정리하였다.

4. 건강관리와 치료방법을 기존의 한약 및 침구치료 뿐만 아니라 정신, 음식, 기거, 운동 및 기공 양생 등을 주요한 내용으로 포함시켰다.

5. 양생학은 현대적 의미로 적극적 예방의학이며, 양생방법(또는 양생법)은 예방의학 방법(또는 예방법)의 1차예방 의미와 같다고 할 수 있다. 따라서 양생방법은 예방의학의 한 분야이다.
6. 이 책은 지은이가 다른 여러 가지 책의 중요한 내용을 종합 편집하였기 때문에 중요단어와 의미가 혼합(혼용)되어 사용되었다. 예를 들어 양생, 보건, 예방 등이 그 예이다.

머리말

한의학의 학문적 근본은 養生學(예방의학)이다. 다시 말하면 질병치료 위주가 아니라 건강을 유지하고 병이 생기기 전에 미리 막아서 발생하지 않도록 하는 것을 지향하는 의학이라는 뜻이다.

일반적으로 의학은 크게 예방의학, 치료의학(재활의학 포함)으로 분류하는데, 그동안 한의학을 포함한 세계의 모든 의학은 치료의학 위주로 발전해 왔다. 이러한 이유 중의 하나는 급성전염성 질환의 관리의 과정에서 비롯되었다고 할 수 있다. 그러나 이제는 과거에 비해 보건의료문제가 크게 달라졌다. 우선 질병발생 양상이 급성전염성 질병에서 만성질환 위주로 변했으며, 질병의 원인도 대부분이 세균이나 바이러스에서 장기간의 잘못된 습관, 환경오염, 복잡한 현대사회로 인한 정신적 스트레스와 운동부족 등이 복합적으로 작용하여 발생하고 있다. 또한 의학의 기술이나 수준이 과거에 비해 크게 향상되고 있는데도 불구하고 질병으로 고통받는 사람이 증가하고 있어 현대의 보건의료에 대한 근본적인 전환이 필요하다는 인식이 많다. 이러한 과정에서 보건교육, self-care, 전인적 접근, 건강증진 및 보호 등이 강조되고 있다. 이는 과거의 발병 후에 접근하는 치료의학 중심에서 건강할 때 건강을 관리하거나, 아니면 최소한 질병초기에 접근하는 예방의학 중시는 세계 보건의료의 새로운 경향이다.

그러나 한국 한의학은 그동안 이 분야의 관심과 연구가 매우 적었다. 현재에도 일부 한의과 대학에서 한의예방의학(양생학 · 기공학 포함)을 강의하고 있을 뿐이다. 다행히도 전국한의과대학 예방의학 교수들을 중심으로 공통교재의 출판과 1997년 이후 예방한의학회가 창립되어 관련자료와 논문 등이 과거에 비해 활발히 발표되고 있으며, 이러한 공통의 학문과정을 통해서 인식의 폭을 넓혀 가고 있다. 특히 2003년 한의사 국가고시부터 한의예방의학 관련문제가 출제되는 등 여러 분야에서 중요성이 점차 인식되어 가는 과정에 있다.

이 책은 전통적인 한의학이론인 양생사상과 각 질병의 한의학적인 예방의학 방법을 주요 내용으로 하였다. 따라서 전통한의학에서 추구하는 정신과 철학, 다양한 건강관리방법, 그리고 이를 이용하여 각 질병에 대한 적절한 적용법을 제시하였다.

바쁜 시간 속에서도 책의 출판과정에 참여해 주신 전국 한의과대학의 예방의학교실의 교수님들께 진심으로 감사드린다.

2012년 8월

편저자 일동

차례 CONTENTS

第1篇 序 論

第3篇 老人(老齡期)養生

第4篇 질병의 양생법(예방방법)

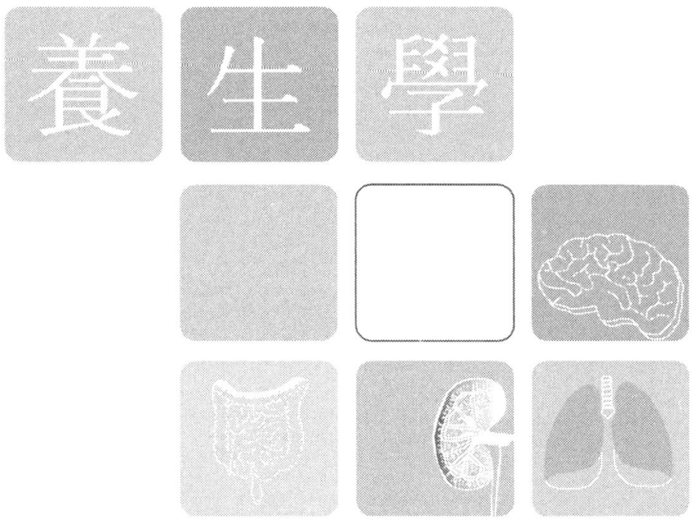

第 1 篇 序論

책의 서론(도입)으로, 한의학적인 생명관과 건강, 未病論, 한방예방의학의 여러가지 특징 그리고 양생학의 역사로 구성되어 있다. 따라서 제1편에서는 양생학(한방예방의학)의 기본이 되는 개념과 정신(철학) 등의 특징을 알아야 한다.

제 1 장

한의학적인 생명관과 건강

지구상의 모든 의학은 인간의 건강을 지키고 질병을 치료하는 목적을 갖고 있지만 그 목적에 이르는 의학적인 이론, 철학과 정신, 진단 및 치료 방법이나 수단이 다를 수 있다. 왜냐하면 각 의학마다 생명 현상을 규정짓는 생명관, 생명의 기초 등을 다르게 정의하기 때문이다.

이 중에서 한의학은 5,000년 전에 시작되었는데 이미 약 2700~3000년전 黃帝內經에 독특한 생명관 및 건강관, 추구하는 정신 등의 기본적인 의학적 지식체계를 갖추었다. 또한 한의학은 道家, 儒家, 佛家를 기반으로 한의학의 이론적 근거인 陰陽五行, 臟象論, 整體論 등의 독특한 의학적 이론을 갖게 되었다.

동양의 자연관에서 성장·발전해 온 한의학은 철학적인 사고원리가 근간이 되어 인간을 관찰하고 인간의 질병과 건강을 논할 때 음양오행과 천인상응이란 개념을 통해 유기적이고 시스템적인 시각으로 인체를 이해하였다.

역사적으로 세계의학의 역할은 과거 전쟁, 전염병 등으로 사망률이 매우 높았을 때에는 살아있는 사물에 대한 사망의 지연 및 방지가 중요한 부분을 차지하였으나, 최근의 의학적 조류는 질병발생을 미연에 방지하고 삶의 질을 중시하는 의료문화가 강조되고 있다. 이러한 변화의 중심에는 당연히 예방이나 건강, 삶의 질에 대한 개념이 강조된다.

1 한의학의 생명관

1) 천인상응(天人相應)

천인상응의 관점은 다른 표현으로 유기체적인 관점, 또는 시스템적 개념이라 할 수 있다. 한의학적으로는 정체관(整體觀), 또는 천인합일(天人合一) 이라고 부른다. 이것은 인체가 비록 작은 개인의 모습을 하고 있으나, 인체의 구성원리는 자연의 구성원리과 동일하며, 자연을 구성하고 작동시키는 원리가 인체에도 그대로 적용된다는 뜻이다.

또한, 사람이 자연의 일부일 뿐만 아니라 자연과 사물은 같은 원리에 의해서 영향을 받고 운동하고 작용하는 것을 의미한다. 나아가 자연과 사람은 서로 感應함으로써 서로 영향을 주고받는다. 인간과 사회의 관계 역시도 그러하다고 본다. 사회는 결국 자연과 하나인 사람들이 만드는 것이다. 그러므로 사회관계의 문제는 곧바로 나의 몸에 작용하게 되어 사회관계 자체가 잘못되어 있거나 아니면 사회와 불화를 갖게 되면 내 몸에 병으로 나타난다. 이런 과정에서는 상대적 관찰의 대상을 나와 관계없이 객관적으로 보지 않는다. 내가 대상에 어떤 작용을 가하든 나와 상관없는 일이라는 생각은 있을 수 없게 된다. 즉 나와 모든 인간은 자연과 사회를 포함한 자연계의 일체 사물과의 관계적 의미로 설명할 수 있다.

2) 개체성(체질)의 중시

최근 서양의학에서 맞춤의학(order-made medicine, tailored medicine)이 강조되고 있으나, 한의학에서는 이미 태동기에서 인간의 개체성을 강조하고 인정하였다. 모두 같은 인간이지만 어린이와 노인, 여성과 남성, 건강한 사람과 환자 등의 다양한 개인적 차이를 인정하였을 뿐만 아니라 동일한 질병에 대해서도 각 환자가 갖는 체질적인 특성, 발병시기, 주변환경 등에 따라 각기 다른 치료방법을 제시하였다.

특히 이제마(東武 李濟馬 1838~1900)는 인간의 체질의 종류를 네 개로 나눈 독특한 사상의학을 만들었다. 사상의학이 중요한 이유는 체질을 네 종류로 분류한 것과 우수한 의학적인 치료효과와 예방의 의미도 있지만, 사상의학 이전에 모든 의학이 병만을 치료하는 것이었는데 사상의학은 병을 갖고 있는 사람을 치료하는 새로운 관점을 제시했다. 즉 사상의학은 병이 아니라 사람을 고친다는 관점을 갖고 있는데 그 근거는 병은 같아도 사람에 따라서 나타나는 반응이 모두 다르기 때문이다. 사람이 갖고 있는 병의 문제뿐만 아니라 한걸음 더 나아가 사람의 타고난 체질까지 고려해서 치료한다.

또한 비록 증상이 같다고 해도 사람의 체질이나 유형이 다르면 다른 약이나 처방을 써야 한다고 주장했다. 이 외에도 체질은 타고난 것이며 평생동안 원칙적으로 변하지 않고, 체질 유형에 따라 병도 다르고, 치료도 다르고, 養生하는 법도 다르다는 것을 체계화했다

2 건강의 정의와 구성요소

건강하다는 것은 생명이 유지되고 있다는 의미를 기본적으로 표현하고 있다. 어떤 생명체가 건강하다고 하는 것은 그 생명체가 생명을 유지하면서 본연의 형태와 구조를 갖추고 그 기능을 정상적으로 수행하고 있다는 것을 의미한다. 사람의 신체가 생존하면서 형태를 갖추고 기능을 정상적으로 발휘하기 위해서는 그 구성요소들이 대단히 복잡한 구조적 기능적 상호작용을 해야 한다.

이러한 상호작용에 의해 생명이 유지되는 것을 항상성이라 한다. 이의 의미는 생물의 신체 상태 혹은 내적환경을 일정하게 유지하는 경향이다. 건강한 신체는 질병이나 손상이 없이 생체항상성이 잘 유지되고 있는 것으로 이를 달리 표현하면 질병이나 손상이 없이 그 구조와 기능이 정상적으로 유지되면서 살아 있는 신체라고 할 수 있다. 우리가 일반적으로 건강한 사람이라고 할 때에는 정신과 신체가 모두 건강한 사람을 지칭하며 동시에 그 사람의 신체를 구성하고 있는 모든 요소들이 건강해야 한다. 또한 인간을 비롯한 모든 생물이 살기 위해서는 적절한 환경이 필요하다. 환경이란 우리를 둘러싸고 있는 다른 많은 물질과 생물들, 그리고 가옥, 도로, 자동차 등의 인공물들, 다른 많은 사람들과 그들로 이루어진 사회까지 이루 말할 수 없는 외부환경과의 상호작용에 의해서 생존하면서 건강을 유지한다.

건강은 적절한 외부환경을 필요로 하고 특히 사람의 경우에는 정신과 신체를 모두 고려해야 하며 외부환경에 자연뿐만 아니라 사회라는 환경을 반드시 포함시켜야 한다. 건강은 생명체가 자연에서 주어진 섭리에 따른 변화과정을 자연스럽게 겪어 나가는 상태라 할 수 있을 것이다. 건강이 무엇인지, 얼마나 소중한 것인지, 어떻게 하면 건강을 유지할 수 있는지에 대해서 아는 것은 결코 쉬운 일이 아니다.

한의학에서는 건강을 잘 관리하고 건강을 유지하도록 하는 역할을 담당하는 사람을 聖人, 良人, 上工, 眞人, 至人, 賢人이라 하여 최고의 의사로 칭했다. 그만큼 건강의 유지와 관리를 잘하는 사람을 명의의 상으로 여겨 건강을 잃지 않도록 미리 예방하는 의학을 중요시 하였다.

1) 건강의 정의

건강을 정의할 때 주의해야 할 점은 한의학의 생명관인 정체관 및 체질에 대한 철학적 개념과 정신, 그리고 건강을 규정하는 인체 내외부적인 기능적 구성요소 등을 포괄해서 표현해야 한다.

우선 인간이 건강하기 위해서 갖추어야 할 요소로는 각 기관의 생리적 기능의 유지와 각 기관과의 관계, 육체와 정신 그리고 체질적 개념을 포함하고 他者와의 관계에서는 자연 및 사회, 우주의 상호영향성을 내포해야 한다. 이를 근거로 한의학의 건강을 정의하면 다음과 같다.

"인체 외부적으로는 사회와 자연환경에 잘 적응하며, 내부적으로는 개체마다 각기 다른 차이를 잘 조절하고, 積精, 養氣 및 運氣, 全神의 상태로서 인간과 관련된 모든 사물들이 서로 조화 및 균형을 이룬 상태"이다.

2) 건강의 구성요소

질병을 예방하는 방법과 양생법이 최근에 이르러 다시 강조되거나 재해석되고 있다. 양생이란 말은 말 그대로 생명을 기른다는 뜻이다. 생명을 기르되 인체의 모든 기능이 정상적으로 유지되고 몸과 마음이 완전히 조절된 상태가 되도록 하는 것이다. 그 방법은 자연의 법칙에 부합되게 정신이나 성정의 수양, 음식조절, 절욕보정 및 운동, 기공의 연마 등으로 이들은 수 천년 내려온 양생법이다.

한의학에서 보는 건강은 인체내외의 氣가 서로 相生·相克작용에 의해 변화가 지속되며 균형과 조화가 순조롭게 이루어지면서 건강을 유지하는 것이다.

건강의 조건으로 아래의 요소들을 생각해 볼 수 있다.

인체 외부요소로는 첫째, 사람의 몸은 자연의 변화에 영향을 받는데 자연의 변화를 감지하고 그 체계에 맞게 적절한 반응을 취해 자신을 순응시켜 항상성을 유지한다.

둘째, 동양의 자연과학적 이론을 바탕으로 한다. 그것은 우주론적 이론으로 우주자연의 이치를 사람의 몸에 적용하여 이해하는 것이다. 이 같은 방식에 따라 사람의 건강상태가 파악되고 한의학적 임상소견으로 자연현상을 설명한다. 사람의 건강은 음양의 조화, 사람과 사람의 조화, 더 나아가 우주의 자연과의 조화로운 상태라고할 수 있다.

인체 내부요소로는 첫째, 사람의 몸을 파악하는데 있어서 한의학은 각 개체의 체질적인 특성을 고려한다. 질병이 어떤 특성을 갖는가에 따라 증을 확정하는 것을 중시했고 그 때문에 한의학을 증치의학이라고 하기도 한다. 또한 당연히 내적인 체질도 중요시 한다.

둘째, 사람의 몸과 마음은 구분하여 생각하지 않는다. 몸을 精氣神 세가지 요소로 구성되어 있다고 본다. 한의학에서 건강은 몸만이 아니라 몸과 마음이 조화롭게 되어 있는 상태를 말하고 처음부터 마음과 몸을 구분하지 않으므로 精氣神이 조화롭고 완전한 환경이라 할 수 있다.

요약하자면 인체의 내부적 기능이 항상성을 유지하고 외부적으로는 몸과 자연이 조화로운 상태, 그리고 체질의 특성을 고려하는 한의학 고유의 건강의 개념을 생각할 수 있다.

한의학적인 생명관의 특징, 개념 및 의학적 의미

특징	개념	의학적 의미
정체관	우주에 존재하는 모든 사물은 각각의 존재가치를 유지하고 상호 의존하고 서로 영향을 미침	인간이 생존 하거나 건강하기 위해서는 인체 내부를 구성하는 모든 기관들이 서로 영향을 주고 받으며, 인체 외적으로는 자연, 사회, 우주의 관계가 조화 및 균형상태에 있어야 함
개체성 (체질)	모든 사물의 특성이 각각 다름	인체의 생명현상이 다르게 나타나기 때문에 건강 및 치료방법을 다르게 해야 함

제 2 장
未病論

《史記 · 扁鵲倉公列傳》에 未病論에 대한 고사가 기록되어 있다. 전국시대 명의 扁鵲이 한번은 제나라의 수도인 임치(臨淄)를 방문했는데, 제후인 전오(田午 : 齊桓侯)가 친히 황궁에서 접대한 일이 있었다. 편작은 제환후의 면색을 보고는 질병이 있는 것을 알고 그에게 "전하에게 질병이 있습니다. 다만 표면부분에 있는데 일찍 고치지 않으면 반드시 악화됩니다." 라고 말했다. 제환후는 이 말을 듣고 괴상히 여겨 "나는 몸이 건강한데 병이 있는가?"라고 반문했다. 편작이 돌아간 후 제환후는 자기 신하에게 "의사는 모두 돈을 탐내고 명성만 얻으려고 병이 없는 사람을 병이 있다고 하여 이로 공을 세우고 사례를 받으려 한다"고 하였다. 5일후 편작이 또 제환후를 만나 "전하에게 질병이 있는데 지금은 이미 혈맥까지 와서 치료를 하지 않으면 더욱 악화됩니다"라고 이야기 하였다. 제환후는 화가 나서 나는 본래 병이 없다고 말하였다. 또 5일후 편작이 제환후를 만났을 때 다시 한번 정중히 그에게 "전하에게 병이 있는데 이미 위장까지 퍼져 더 두면 위험합니다."라고 이야기 하였다. 제환후는 이 말을 듣고 성이 나서 편작을 무시하였다. 그 후 또 5일이 지나 편작이 제환후를 만났을 때 휙 몸을 돌려 가버렸다. 제환후는 이상히 여겨 사람을 보내어 그 이유를 물어보게 하니 편작이 대답하기를 "병은 초기나 중기에 치료해야 하는데 지금 제환후의 병은 이미 골수에 침입해서 치료할 수 있는 방법이 없으니 저는 오직 피할 수밖에 없습니다."라고 하였다. 이후 5일이 지나 제환후는 과연 병으로 눕게 되었다. 그는 후회하여 급히 사람을 파견하여 편작을 불러오게 하였는데 이때 편작은 이미 제나라를 떠난 후였다. 머지않아 제환후는 병으로 죽게 되었다. 이 고사는 여러 가지 시사하는 바가 있다. 제환후는 자기가 병이 있다고 인정하지 않았고 편작은 병이 있다고 하였다. 편작은 어떻게 병이 있다고 할 수 있었을까? 제환후의 질병은 어떤 특징을 가지고 있었을까? 편작이 병이 있다고 하여도 자각증상이 없었으므로 제환후는 자신의 병을 인정할 수 없었고, 결국에는 병이 발전하여 끝내 죽게 되었다. 이것으로 보아 편작이 뛰어나다 할 수 밖에 없으니 그는 제환후의 면색을 한번 보고 그가 병이 있다고 하였고 그 후 또 그에게 "병이 골수에 침범하였다"고 하였다. 고대의 '疾'와 '病'의 뜻은 서로 다르다. 疾字는 감지하기 어려운 작은 病을 가리키고 病字는 발전하여 명확하게 드러난 질병을 말한다. 제환후의 疾의 특징은 有病과 無病의 사이에 있는 것으로 한의학에서 未病이라 하며, 未病은 병이 없는 것(無病)이 아니라 병이 있으나 나타나지 않은 것을 말한다.

위의 扁鵲의 고사는 한의학의 望診을 운용한 것으로 제환후의 疾은 오직 上工, 上醫, 良醫, 聖人(뛰어난 의사)만이 알아낼 수 있는 것이며, 증상이 아직 가벼울 때 치료하는 것이 곧 뛰어난 의사임을 나타내는 것이다. 한의학의 未病觀과 治未病의 思想은 현대의학의 예방의학과 매우 유사한 생각이며 의학의 목표는 질병의 치료보다 예방을 위주로 하여 건강을 보호하고 장수하도록 하는데 있다.

한의학의 여러 문헌을 고찰해 보면 治未病思想을 줄곧 강조하고 있으며, 이러한 생각은 곧 한의학의 철학이 된다.

1 未病의 정의

未病이란, 건강의 범위를 넘어서 질병으로 진행되려는 초기단계로 환자의 자각증상이 없거나, 있다 하더라도 무시할만한 증상이 나타나는 단계로 정의할 수 있다. "未病"이라는 용어는 《黃帝內經·素問·四氣調神大論》에서 "是故聖人不治已病, 治未病; 不治已亂, 治未亂, 此之謂也. 夫病已成而後藥之, 亂已成而後治之, 譬猶渴而穿井, 鬪而鑄錐, 不亦晩乎"(그러므로 뛰어난 의사는 질병이 생긴 후에 치료하지 않고, 질병이 생기기 전에 치료한다. 어지러워진 후에 다스리지 않고, 어지러워지기 전에 다스린다. 질병이 이미 자리를 잡은 후에 약을 쓰는 것과 이미 혼란스러운 상태에서 다스리는 것은 비유해서 말하자면 마치 목이 마를 때 우물을 파는 것과 전쟁이 일어났는데 그때서야 무기를 만드는 것과 같다. 어찌 늦지 않겠는가?)라고 한 기록에서 처음 보인다. 未病을 표현하는 다른 용어로는 건강상태도 질병상태도 아닌 상태라는 의미로 '제3의 상태'라고 부르기도 하며, 이 외에 유사한 의미로 病前狀態, 亞臨床期, 臨床前期, 潛病期, 前症, 隱晦之疾, 微隱晦之疾, 對狀狀態, 臨界狀態, preclinic phase, health gray zone, health weakness status 등이 있다.

2 未病의 종류와 분류

未病이라는 용어는 《黃帝內經》의 《素問·四氣調身大論》에서 처음 등장한다. 원래 의미는 질병이 나타나지 않은 상태를 지칭했으나 의학이 발전함에 따라 未病에도 여러 종류가 있음을 알게 되었고, 이를 분류하자면 크게 3개로 분류할 수 있고, 전변을 감안하면 4개로 분류할 수 있다.

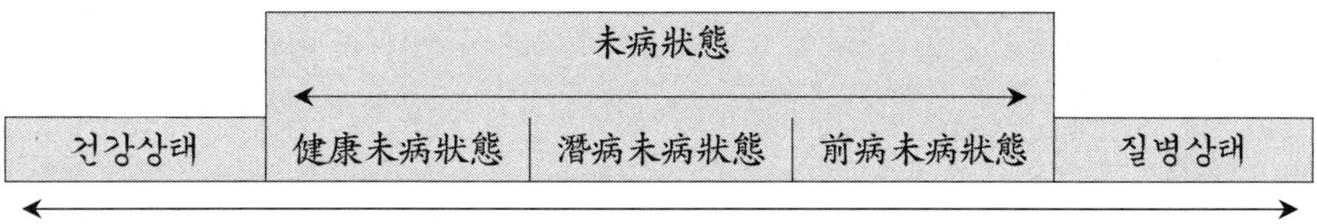

健康, 未病, 疾病의 단계

1) 건강미병상태(健康未病狀態)

건강한 상태와 가장 가까운 미병상태로서, 병리적인 증상이 나타나지 않은 상태를 말하며, 또는 약간의 병리적인 증상이 나타난다하더라도 단시간에 회복할 수 있는 상태를 말한다. 인체는 지속적으로 변화하는 환경에 적응하여 살아가며, 많은 질병요인에 노출되어 있기 때문에 완전한 건강상태를 유지한다는 것은 이론상 가능한 것이지 현실에서는 존재하기 어렵다. 건강미병상태를 비유하자면, 약간의 음주로 인해 다음 날 피곤한 정도로, 이는 금방 회복될 수 있는 상태이다. 만약 피로와 음주로 인한 두통, 속쓰림 등의 증상이 2~3일 지속된다면 건강미병상태가 아니다.

2) 잠병미병상태(潛病未病狀態)

인체 내에 이미 병리적인 증상이 잠재되어 있으나, 표현되지 않는 상태를 말한다. 즉 병리신호가 아직 나타나지 않고 잠복하고 있으며, 사람들은 이런 병리신호를 장기간동안 쉽게 인식을 하지 못하고 있는 상태를 말한다. 현대의학에서는 여러 가지 진단기술의 발달로 이러한 상태를 식별하고 진단하는 방법들이 개발되어 있다. 예를 들면 관상동맥경화가 진행되어 있으나 아무런 자각증상이 없는 환자라든지, B형 간염 바이러스 보균자(B형 표면항원 양성)와 같은 경우가 이 상태에 해당된다. 이러한 경우에는 임상적으로 증상이 나타나지 않으며, 健

康未病狀態와 구별해내기 어렵지만, 실질적으로 건강한 사람과는 분명한 차이가 있다. 이 상태의 병리적인 원인은 점차 축적되어 단일 요인으로 질병으로 발전하거나, 다른 병리적인 요인과 병합되면서 언젠가는 반드시 증상으로 나타날 것이다. 이것은 扁鵲이 齊桓侯를 진찰하여 치료를 말할 수 있지만, 일반 의사는 가히 증상을 말할 수 없었던 예로 설명할 수 있다.

3) 전병미병상태(前病未病狀態, 欲病未病狀態)

인체에 병리적 증상이 나타났으나, 완전하게 변증진단할 수 없는 상태를 말한다. 즉 질병 초기에 나타나는 소수의 전조증상과 신체적인 징조가 있는 상태로 《千金方》에서는 "欲病"이라고 표현하기도 하였다. 이러한 증상들은 기본적으로는 정상생활과 활동에 영향주지 않지만, 어떤 것은 신체활동에 있어 정상인과 비교하여 차이를 나타내기도 한다. 하지만, 결과적으로는 얼마 후 선명한 증상이 있는 질병으로 발전할 수 있다. 예를 들면 中風의 경우 초기단계에 머리가 어지럽고 근육이 약간씩 떨리는 등의 전조증상이 있는데 사람들은 소홀히 하는 경향이 있다. 中風을 한의학에서 묘사할 때 "突然發病", "象風一樣善行而莫測"(바람과 같이 쉽게 움직여 예측하기 어려움)라고 말하지만, 실은 潛病狀態가 이미 존재하였으며, 欲病未病狀態에서 전조증상으로 표현되지만 중시하지 않은 것이다.

이런 中風前兆의 특징은

① 痲木, 刺痛, 혹은 맥이 없고 나른하다

② 일시적인 失明

③ 일시적으로 말하기가 어렵고 입에 솜을 넣어 막은 듯한 느낌이다.

④ 어지럽고 걸음이 온전하지 못하거나 갑자기 넘어진다

이 4가지 前兆症狀은 흔히 볼 수 있는 것으로 이런 증상이 나타나면 정밀한 검사와 예방조치를 하여야 한다.

4) 전변미병상태(傳變未病狀態)

신체의 어느 한 기관에 병이 있으면 질병이 전이되는 원칙과 오행의 상관관계에 따라 다른 기관에 영향을 주게 되는데 이러한 상황에서 나타날 수 있는 경우이다. 예를 들면 肝病은 木克土의 원칙에 의해 脾病으로 전달될 수 있는데, 이럴 때에는 우선 脾臟을 건실히 하여야 한다. 즉, 肝病이 있다면 향후 脾病으로 전달될 수 있는 상태에서 脾가 곧 전변미병상태(傳變未病狀態)에 있는 것이다. 傳變未病狀態가 앞에 세 종류의 未病狀態와 다른 점은 앞의 3가지는 未病의 단계에 따른 설명이고, 傳變未病狀態는 개체내에서 각 기관이나 계통, 장부간에 일어나는 상황을 설명한 것이다.

앞에 설명한 4가지 未病개념은 미병의 전체적인 개념을 포괄하므로 광의의 未病이라 하고, 이중 실제 중점적으로 연구되어야 할 대상은 潛病未病狀態와 前病未病狀態이므로, 이것을 협의의 未病이라 편의상 분류한다.

많은 질병이 일단 已病으로 발전하면 의학치료를 한다 하더라도 이미 늦어 일시적인 대증치료밖에 할 수 없는 경우가 많다. 당뇨병, 뇌혈관질환, 퇴행성관절염, 각종 암 등과 같은 대부분의 만성질환이 발병을 해버리면 그 이후에 많은 노력을 기울여도 원래 건강상태로 회복하기 어려운 대표적인 질병들이다. 그러므로 필연적으로 조기발견, 조기진단, 조기치료가 미병학에서 매우 중요하며, 향후에 지속적인 연구가 진행된다면 예방의학에 있어 새로운 이론이 탄생하여 미래의 의학으로 자리잡을 것이다.

3 未病論의 역사

1) 黃帝內經

未病이란 용어는 《黃帝內經》에서 처음 보이며, 동시에 未病의 학문적 기초를 제시하고 있다.

(1) '未病'이란 단어는 《素問·四氣調身論》에서 '聖人不治已病, 治未病'이라는 기록에서 제일 처음 나타났다. 《素問》은 한의학의 이론적인 내용을 서술하면서 양생학적인 관점을 주로 담고 있으며, 未病論의 학문적인 기초를 제시하였다.

(2) 《黃帝內經》 未病理論의 기본내용

《內經》 중 《素問·四氣調身大論》, 《素問·刺熱論》, 《靈樞·逆順論》 3篇에서 未病이란 단어가 나온다.

《素問·四氣調身大論》 "是故聖人不治已病, 治未病; 不治已亂, 治未亂, 此之謂也. 夫病已成而後藥之, 亂已成而後治之, 譬猶渴而穿井, 鬪而鑄錐, 不亦晚乎"

《素問·刺熱論》 "肝熱病者, 左頰先赤; 心熱病者, 顔先赤; 脾熱病者, 鼻先赤; 肺熱病者, 右頰先赤; 腎熱病者, 耳先赤. 病雖未發, 見赤色者刺之, 名曰治未病."

《靈樞·逆順篇》 "上工刺其未生者也, 其次 刺其未盛者也…故曰 上工治未病 不治已病此之謂也"

위 내용은 모두 未病상태에서 빨리 진단하여 치료할 것을 강조하였으며, 이러한 행위가 뛰어난 의사의 조건이라고 하였다.

(3) 《黃帝內經》 未病理論의 臨床的 가치

《內經》의 未病論의 임상적 가치는 질병의 진단과 예측에서 나타난다.

《素問・八正神明論》 "上工救其萌牙, 必先見三部九候之氣, 盡調不敗而救之, 故曰上工. 下工救其已成, 救其已敗. 救其已成者, 言不知三部九候之相失, 因病而敗之也."라고 하였는데, 이는 뛰어난 의사는 질병이 아직 초기일 때 다스려서 치료할 수 있지만, 어리석은 의사는 질병이 이미 완성된 상태에서 다스리기 때문에 치료에 실패한다고 하면서 三部九候의 진단을 잘함으로써 이것이 가능하다고 제시한다. 즉, 질병의 진단을 통해 未病을 관찰해 내고 이를 선제적으로 치료함으로써 질병이 커지기 전에 치료하는 것을 강조한다.

《素問・陰陽應象大論》 "故善治者, 治皮毛, 其次治肌膚, 其次治筋脈, 其次治六府, 其次治五藏, 治五藏者, 半死半生也."라고 하여 역시 질병이 가벼울 때 치료해야 함을 강조하였다.

《素問・熱刺篇》 "肝熱病者, 左頰先赤; 心熱病者, 顔先赤; 脾熱病者, 鼻先赤; 肺熱病者, 右頰先赤; 腎熱病者, 耳先赤. 病雖未發, 見赤色者刺之, 名曰治未病."

위 내용 또한, 熱이 赤色이라는 징조로 표현되므로 이를 예측하여 선제적으로 치료하는 것의 중요성을 기술하고 있다.

《素問・八正神明論》의 내용은 三部九候의 맥진을 통해서 未病을 진단함을 말하였고, 《素問・熱刺篇》의 내용은 望診을 이용하였으며, 이외에도 "心熱病者, 先不樂, 數日乃熱", "肝熱病者, 小便先黃", "脾熱病者, 先頭重頰痛", "肺熱病者, 先淅然厥, 起毫毛, 惡風寒", "腎熱病者, 先腰痛䯒痠"과 같은 증상으로 질병을 진단하고 예측하여 미리 예방하는 방법에 대하여 《黃帝內經》은 기술하고 있다. 이러한 미병이론의 학문적인 내용이 《內經》에서 골격을 이루고 이후 역사적 변천을 겪으면서 내용이 풍부해지고 발전되어져 갔다.

2) 역대 의가의 未病論

《內經》이 未病理論에 대한 기초를 이룬 후 《內經》 이후에는 이러한 기초에서 부단히 풍부하게 발전하여 새로운 것을 창조하였다.

漢代에는 《淮南子》에서 "良醫者 常治無病之病, 故無病, 聖人者 常治無患之患, 故無患也"라 하여 미병단계에서의 치료를 매우 중요시 하였다. 西漢의 淳于意, 東漢의 張仲景 역시 治未病을 강조하였다.

唐代 醫家 孫思邈은 治未病을 극히 중시하는 醫家였다. 孫思邈은 합리적으로 질병을 未病, 欲病, 已病 3단계로 나누어서 "上醫 治未病之病, 中醫 治欲病之病, 下醫 治已病之病"라 하였고, "消未起之患, 治未病之疾, 醫之于無事之前"라고 강조하였다. 또한 治未病에 대하여 평소 양생을 통해 예방할 것과 欲病단계에서의 치료를 중요시하였다. 그의 저서 《千金要方》에는 구체적인 양생방법이 기재되어 있어서 실용적인 가치가 높고, 후세에 治未病이론과 실천에 많은 영향을 주었다.

宋代의 治未病이론의 특이할만한 점은 運氣學說이다. 이는 질병의 발생과 유행을 운기학적인 방법에 의해 예측하는 것으로써 현대에서 그 활용도는 높지 않으나 치미병의 방법론을 확장시켰다는 의의가 있다. 또한 노인질환의 예방에 대해 전문적으로 기술한 《養老奉親書》가 宋代에 출간되었다.

金元시대에 주목할 만한 것은 忽思慧의 저작 《食膳正要》이다. 이 책은 최초의 음식치료 전문서적으로 음식으로 질병을 치료하는 방법에 대하여 전문적으로 기술한 책이다. 또한, 金元四大家인 朱丹溪, 李東垣은 治未病에 대하여 그들의 서적에서 매우 중시하였다.

明代에는 徐春甫의 《古今醫統》, 張景岳의 獨處藏奸理論, 薛立齊·張三錫 등의 의가들에 의해 중풍예방법과 여러 가지 전조증상에 대해 기록하였다. 예를 들어 "중년에 엄지손가락이 가끔씩 痲木不仁 하거나 손발이 無力하며 근육경련이 발생하면 3년 내에 中風이 발생한다"는 등의 내용이다. 또한 예방법으로는 일체의 膏粱厚味, 鷄肉麵酒, 肥甘生痰之物은 禁하며 搜風順氣丸, 滌痰丸, 防風通聖散 등을 복용해야 한다고 기술하였다.

종합하면 미병이론은 《內經》을 필두로 역대 의가들의 상당한 지지를 받았으며 그들은 임상경험과 이론적 지식에 근거하여 각각의 분야에서 미병이론을 계승, 보충, 발전시켰다.

4 未病論의 학문적 의의

1) 未病觀과 未病人群

연구에 의하면 未病에 해당하는 인구가 세계인구의 상당한 비율을 차지하는데 많은 사람이 예측하기를 적어도 인류의 1/2를 차지하는 것으로 알려지고 있다. 그러나 현재까지 이들은 많은 부분이 치료대상에 포함되지 않고 있다. 미병환자 중 여러 가지 증상이 발전하여 의사를 찾을 때에는 의학적인 치료대상이 되며 이때의 의학은 "일시적 처치" 또는 "영구적 관리"를 하게 되지 근본적으로 완치할 수 있는 경우는 매우 드물다. 未病과 治未病의 사상은 사람들로 하여금 시야를 넓혀주고 또한 未病人群을 의학의 대상이라 인식하여, 已病을 대대적으로 감소시키니, 이는 已病에 대한 가장 좋은 예방치료라 할 수 있다.

환경개선과 백신의 개발, 의학기술의 발달은 의학에 있어서 많은 근본적인 변화를 가져왔다. 급성전염병 발생률이 감소되고 비전염병 질환이 증가하였고, 많은 사람들이 자기 건강에 관심을 가지면서 유해한 생활습관을 개선하고 있다. 이와 상응하여 보건의료에 대한 요구도 변화를 가져 왔는데 약물, 수술치료위주에서 평소의 건강관리, 정신예방, 심리치료, 사회적 예방치료로 그 중심이 이동되고 있다. 또한 병원내 의료서비스 위주에서 병원외 서비스로, 환자서비스로부터 건강인 서비스로 확대되고 있다. 이러한 상황에서 한의학도 마땅히 시기와 상황을 잘 살펴서 새로운 의료영역을 개척・확대해야만 한다. 한의학의 治未病理論은 아직 정리되지 못하였기 때문에 治未病을 특징으로 한 한의학은 실제로 治已病을 위주로 하고 있다. 未病論의 제시는 실제적으로 한의학이 未病思想을 계승하고 한의학의 의료서비스 영역을 확대하여 진정으로 한의학이 현대화, 세계화 되는데 공헌할 것이다.

2) 未病論의 의의

현재 보건의료분야의 질병양상을 관찰해 보면 두 가지 문제가 있는데, 하나는 다수의 미병환자가 존재하며 이 미병환자 중 많은 사람은 실제 환자로 발병하는데도 의학은 그동안 이러한 상황에 대해 큰 성과를 보이지 못하고 있다는 것이고, 다른 하나는 현재 중요시 되고 있는 많은 질병이 일단 발병하면 원래 건강했던 상태로 완전히 돌아가기는 어렵다는 것이다. 이 두 가지 큰 난점은 미병학의 발전으로 해결할 수 있다.

개인의 측면에서 보면 현대의 많은 만성 퇴행성 질환들이 일단 발병하게 되면 이전의 건강상태로 돌아가기 어렵고, 이를 관리하고 유지하는데 많은 시간과 노력, 비용이 들게 된다.

사회적 측면에서도 만성 퇴행성 질환을 관리하는데 많은 인력과 병상이 필요하게 되며 향후 도래할 고령화 사회에서 치솟는 국민의료비와 건강보험의 부담을 높이는 결과를 가져오게 된다. 즉 이러한 상황에서 미병학을 통해 개인과 사회의 부담을 낮출 수 있다는데 큰 의의가 있다.

미병학의 목표는 예방의학으로써의 역할을 강화하여 기초의학, 임상의학, 예방의학의 3대축으로 의학에서의 역할을 확립하는데 있고, 개인의 인식을 변화시켜 질병발생을 미연에 방지하도록 하는 문화를 정착시키며, 결과적으로 질병의 발생을 낮추고 의사의 역할을 최소화하여 개인과 사회의 건강에 기여하는데 있다.

3) 未病論의 연구방법

미병을 식별하는 것은 이미 나타난 질병을 식별하는 것보다 힘들지만, 미병을 식별하는 것의 의의는 대단히 크다. 정확한 미병진단은 조기치료를 위한 전제조건이 되기 때문이다.

한의학에서 미병을 인식하기 위해서는 주로 四診을 운용하는데, 유용한 방법이기는 하지만, 한계가 분명히 있기 때문에 이를 향상시킬 방법을 찾는 것이 필요하다. 扁鵲이 齊桓侯의 병을 진단한 것이 전형적인 사례이다. 하지만, 이러한 진단이 모든 한의사에게 공통으로 가능하지 않다는 것이 한계이다. 즉, 뛰어난 의사에게는 미병이 선명한 顯證이며, 다른 의사에게는 사각지대에 불과한 것이다. 의사 개인마다 인식의 차이가 있고, 시대적 한계성과 환자가 기술하는 정보의 편차 때문에 일어나는 현상이라서 어쩔 수 없는 부분도 있겠지만, 미병의 진단을 많은 한의사가 공유할 수 있도록 하는 방법론의 개발은 포기할 수 없는 것이다. 또한, 현재 임상병리와 현대과학의 발전도 미병진단에 새로운 길을 제공하고 있다. 이를 적극적으로 활용하는 방법도 모색하여야 한다.

예를 들어 舌診의 경우를 보면, 傷寒論에서는 白苔, 滑苔, 舌上苔 등 몇 종류가 서술되어 있지만, 元代 舌診 전문서 《敖氏傷寒金鏡錄》 에서는 36종의 舌象을 소개하고 있다. 淸代 張登의 《傷寒舌監》 은 120여종의 舌象이 있고, 淸代 溫病전문가인 葉天士는 더욱 연구하여 舌診으로 邪氣의 淺深, 病勢의 輕重, 正氣의 盛衰를 분류하고 傷寒論을 응용하여 小陷胸湯, 瀉心湯, 必驗之于舌이론을 제시했다. 이는 仲景이 인식하지 못한 潛證을 顯證化한 것이다. 이러한 발전이 상술한 내용의 전자에 해당된다고 하면, 최근 설진기의 개발이나 국내외 학자가 개발한 舌活體顯微鏡, 동위원소舌位檢査, 舌上皮細胞의 갱신율을 측정하는 방법이나 여러 가지 생리・생화학측정, 혈액학 등을 이용하여 舌象에 대하여 연구의 결과들은 후자에 속한다고 할 수 있다.

따라서 미병진단에서 의사간의 차이를 줄이는 방법은 진단의 객관화, 정량화하는 것과 한의학 진단방법을 기초로 이를 현대과학적 분석기기를 사용하는 것에 있다.

5 未病論의 임상적용

未病論의 이론적 의의와 실용적 가치를 임상에 적용하는 데에 다음과 같은 내용이 있다.

1) 미병의 진단

已病으로 이미 전변된 질병의 진단과 치료는 현재의 임상적 수준으로는 만족할 만한 성과를 거둘 수 없고, 조기치료가 필요한데, 조기치료를 위해서는 반드시 미병의 진단이 가능해야 한다.

이를 위해서는 두 가지 연구가 필요한데, 첫째는 의사의 진단수준을 높이는 것이다. 이것은 진단기술의 발달과 의사의 진단수준을 모두 포함한다. 현대 진단기기는 지속적인 발전을 통해 점차 거시적인 진단에서 최근 유전자 진단과 같은 미시적인 진단으로 변화해 가고 있다. 이를 적극적으로 사용할 수 있는 방법을 모색하고 한의학 진단기기 또한 개발하여 많은 한의사가 사용할 필요가 있다. 또한 한의학의 四診은 직관적인 정성분석이기 때문에 명확한 미시적인 지표를 제시한다거나 정량화된 기준을 제시하기 어렵다. 현재 한의학이 다소 현대의학의 검사수단을 받아들여 진단수준이 높아진 측면이 있으나 아직도 四診에 많은 부분을 의존할 수밖에 없는 상황에 놓여있으므로 한의학 진단기기의 개발이 필요하다. 더불어 진단기술의 향상도 중요하지만 검사결과를 종합적으로 분석하는 것은 반드시 의사의 지혜(의료경험, 의료수준, 지식구조 등)에 의존하기 때문에 의사자신의 능력도 중요하다.

둘째는 건강검진을 통한 질병의 스크리닝(Screening)이다. 건강한 사람이라 할지라도 정기적인 건강검진을 통하여 자신의 건강에 관심을 갖게 하고 작은 증상이나 질병신호에 능동적으로 대처하여 질병이 있을 경우 조기에 치료하도록 하며, 스스로 건강관리를 할 수 있도록 하여야 한다.

2) 미병의 치료

未病, 潛證은 영원히 질병으로 나타나지 않을 수도 있지만, 대다수의 경우 연령이 높아지거나 신체의 저항력이 떨어지면서 "顯病", "前病", "已病"으로 변화한다. 따라서 未病이 已病으로 변화하기 전에 이를 치료해야 하는데 그 방법은 다음과 같다.

첫째는 예방적 치료(豫防性 治療)이다. 未病이나 潛證이 나타나지 않은 상태에서 평소 건강관리를 위한 광범위하고 보편적인 방법을 말한다. 즉, 노화의 방지, 보약을 적절히 복용하는 행위가 이에 해당하며, 침구학에서 말하는 "未病時常灸 關元, 氣海, 命關, 中脘 …亦可保百年壽矣"라고 하는 것도 이에 포함된다.

둘째는 진단적 치료(診斷性 治療)이다. 未病이나 潛證이 미미하게 나타나 어떠한 경향성을 나타내고 있을 때, 이를 진단하여서 병증에 맞는 치료를 함으로써 증상이 나타나는 것을 막는 방법을 말한다. 즉, 평소에 자주 발생하는 증상이나 감기와 같은 가벼운 질병이 있을 때 나타나는 증상의 경향성은 환자가 가지고 있는 未病을 표현하는 것으로 이를 분석하여 향후 질병양상을 예측하고 예방하는 것을 말한다.

셋째는 단절적 치료(斷絶性 治療)이다. 이것은 질병이 나타났을 때 전변되지 않도록 하는 방법으로 다시 "祛邪"와 "扶正"의 방법으로 나눌 수 있다. 예를 들면 온병이 衛表에 있을 때 淸氣之劑를 투여하여 邪氣를 제거하여 질병이 심해지지 않도록 하는 방법이 "祛邪"에 해당하고, 肝病이 있을 때 脾病으로 전변되는 것을 막기 위해서 補脾하는 방법이 "扶正"에 해당한다. 즉, "祛邪"는 질병을 앞에서 막는 것이고, "扶正"은 뒤를 막는 것이다. 물론 이것은 한의학의 "扶正祛邪"치료방법을 변용한 것에 불과하지만, 개념적인 설명으로는 2가지로 나눌 수 있다.

3) 미병의 관리

임상적으로 이미 나타난 증상과 질병에 대해서는 이에 대한 효과를 측정할 수 있지만, 未病에 대해서는 그 효과를 단기적으로 검증하기 어렵다. 따라서 장기적인 치료효과를 그 기준으로 하여야 한다.

치료효과의 장기적인 지속성은 각종 질병에서 치료방법과 치료효과를 판단하는 기준이 된다. 천식, 간질과 같은 많은 질병이 반복적으로 재발하는 특징을 가지고 있기 때문에 발작휴지기에는 건강한 사람으로 보이지만, 실질적으로는 潛證상태에 있는 것이다. 따라서 확고한 치료와 장기적인 관리를 위해서는 "急則治表, 緩則治本"의 치료원칙에 따라 급성기에는 해당하는 치료법으로 顯證을 치료하고, 완해기와 평소에는 질병의 본질을 지속적으로 관리하여야 한다.

6 未病論의 한계

1) 변증론치의 한계

변증론치가 한의학에서 차지하는 중요성은 아무리 강조해도 부족할 것이다. 변증론치의 원칙은 《傷寒論》 이후 각 의가의 노력과 연구를 통하여 발전해 왔으며, 明·淸시대에 와서 보편적으로 강조하는 원칙이 되었다. 근대 한의학에서 질병을 인식하는 수단이자 질병치료의 원칙으로 현대의학과 구별되는 중요한 특징 중에 하나이다. 한의학 기초이론과 임상의학을 연결하는 고리이면서 비교적 완전한 체계를 형성하고 임상에서도 좋은 효과를 보여 왔다. 하지만 기본적으로 변증의 기준이 되는 證은 환자의 정보와 의사의 감각에 의해 얻어지는 투박한 자료로서 객관적 척도(표준)가 부족하며 또 실험분석의 검증을 거치지 않았기에 객관적인 실체와 부합된다고 할 수 없으며, 필연적으로 환자정보의 부정확성과 의사의 주관적 개입을 배제할 수 없기 때문에 질병을 일으킨 구체적인 병인과 구체적인 병소를 식별할 수 없으며, 證이 나타나지 않는 未病상태를 辨證하여 치료를 논할 수 없는 단점이 있다. 몇 가지 단점을 지적하자면 다음과 같다.

① 有諸內(내부에 있는 것)는 종종 形諸外(밖의 증상으로 드러나지) 않으며 내부에 질병이 시작된다고 하여 그 즉시 '形諸外' 하지 않는다. 설사 그렇다 하더라도 모든 의사가 동일하게 인식할 수 없는 어려움이 있다.

② 내부병변이 形諸外하더라도 그 증상이 形外의 신호가 때로는 잘못 될 수 있다. 예를 들면 어떤 黃疸辨證은 착오가 없는데도 오래 치료해도 낫지 않았는데 후에 검사에 근거하여 간흡충이 담관을 막음으로 황달이 생긴 경우가 그렇다.

③ 이미 形諸外한 내부 병변신호는 의사가 단지 四診으로 완전히 식별할 수 있다고 할 수 없다.

④ 단지 외부증상만으로 동일한 변증이 되었을 경우 질병의 정도를 구별하기 어렵다. 예를 들면 폐결핵, 폐렴, 폐암의 각기 다른 질병원인에 대해 비슷한 증상이 나타날 수 있으며, 만약 내부기전을 고려하지 않고 치료를 할 경우 효과가 없을 수 있다.

⑤ 形諸外가 질병의 전과정에서 항상 나타나는 것이 아니다. 어떤 질병은 치료가 되가면서 증상은 사라졌지만, 내부의 병리적 증상은 남아 있을 수 있다. 예를 들면 만성신염환자는 치료가 진행되어 가면서 부종이 없어지고 소변이상도 없어지고, 자각증상도 양호해졌지만, 소변에서 혈구가 검출되는 경우는 종종 볼 수 있다. 또한, 당뇨병의 경우도 三消의 증상이 없어졌지만, 검사수치상으로는 당뇨가 아직 존재하는 경우가 그렇다. 따라서 증상이 없다고 해서 치료를 종결해서는 안된다.

2) 미병론의 한계

가장 쉽게 부딪히는 문제는 환자가 치료효과에 대해서는 중요시하지만, 예방효과에 대해서는 경시한다는 것이다. 앞에 나온 扁鵲의 고사에서 볼 수 있듯이 제환후는 편작의 반복적인 충고를 당장 질병이 없다는 이유로 무시하였다. 또 다른 고사를 예로 들자면 《漢書》에 "曲突徙薪無恩澤 焦頭爛額爲上客耶(굴뚝을 보수하고 장작을 옮기라고 충고한 사람은 아무런 혜택을 받지 못하고, 머리카락을 태우며 불을 꺼준 사람에게는 고마워한다)"라는 고사가 있는데, 이는 굴뚝이 장작나무 바로 위로 나와 있어서 굴뚝을 보수하던지 장작을 딴 곳으로 옮기지 않으면 불이 날 것이라고 충고한 나그네는 무시하면서, 막상 불이 나자 머리카락과 얼굴에 화상을 입으며 불을 꺼준 사람에게는 무척 고맙게 대한다는 고사이다. 대부분의 환자는 치료의 효과는 중요하게 받아들이면서 예방에 대해서는 소홀히 하는 것에 문제점이 있다.

또한, 의사 역시 치료효과에만 집중하지 예방에 대해서는 비교적 무관심한 자세를 견지하고 있다. 아직까지 사람들은 뚜렷한 신체적 증상이 없을 때는 검사와 치료를 받지 않는 경향이 있으며, 이러한 사회적 풍조가 未病상태에 있는 환자로 하여금 건강검진이나 질병예방을 위한 의료서비스를 받도록 하는데 가장 큰 어려움이다. 또한 현실적으로 의료행위를 받는다 하더라도 한의학적으로 치료행위에 대한 효과판정이 힘들다.

7 의학발전의 새로운 관점과 전망

1) 의학발전의 새로운 관점

의학은 마땅히 건강을 연구하는 과학이어야 한다. 하지만 장기간 동안 의학은 각종질병에 대응하는 데에만 보냈다. 즉 이미 생긴 병을 치료하였는데 서양의학만이 이런 것이 아니다. 한의학도 사실상 마찬가지이다. 동서의학에서 연구하는 각종 약물과 치료방법은 모두 대증치료를 위한 것이었다. 그러나 이미 생긴 병을 치료하는 것으로 증가하는 건강욕구를 만족시킬 수 없다. 현재 동서의학적인 치료활동을 통해서 실제로 고칠 수 있는 병은 전체 질병의 일부에 지나지 않으며 대부분은 치료할 수 없는 질병들이다. 따라서 많은 보건의료전문가들은 병을 미연에 방지하는 예방의 중요성을 알고 있고 치미병만이 제일 좋은 건강에 대한 투자라고 생각하고 있다. 따라서 예방의학의 새로운 장점을 찾고 부단히 예방대책을 연구하며 발전시켜야 한다. 한의학의 미병론은 예방의학의 내용을 대단히 풍부하게 하고 있으며 예방의학의 발전을 촉진하고 있다.

미병론은 질병이 발생하지 않도록 적극적인 대처를 할 수 있는 많은 방법들을 제공할 것이며, 질병을 초기에 치료하여 질병이 없도록 하는 이론체계와 지식축적에 도달해야 한다. 동시에 한의학의 미병론 사상을 현대과학의 수준에 맞게 향상시키고 새로운 의의를 부여하여 더욱 효과적으로 연구해야 한다. 한 나라의 사망과 질병이환 양상은 정치, 사회, 경제수준, 인구구조, 위생상태, 교육수준, 영양수준, 의료제도 등의 서로 연관되어 있는 조건들에 의해 크게 영향을 받는다. 우리나라도 1970년대 중반 이후 빠른 발전과 생활환경의 개선으로 전염병이 점차로 감소되고 노년인구의 증가로 심혈관질환, 종양, 환경오염 등이 중요시 되었다. 이러한 질병양상의 변화는 건강욕구의 향상과 의학의 새로운 이론과 새로운 관점을 요구하고 있다.

전통적으로 사람들이 인식하는 신체상태에는 건강과 질병 이 2가지밖에 없지만, 분류하기 어려운 중간상태가 존재하지 않는 것은 아니다. 즉 건강은 제1상태, 질병은 제2상태, 건강과 질병의 중간상태인 제3의 상태가 존재하며 이것이 바로 미병상태이다. 제3의 상태를 다른 용어로 '病前狀態', '亞臨床期', '臨床前期', '潛病期' 등이라고 한다. 이 상태는 臨床病證이 없는데 이미 병리신호가 있는 초기질병과 가벼운 병증의 환자도 포괄한다.

현재 한의계는 이러한 미병상태에 대한 인식과 연구가 매우 부족한 반면, 중국에서는 이미 이러한 개념을 운용하여 이어서 潛證, 潛病, 隱症, 臨界狀態, 潛症狀態 등의 개념으로 연구하고 있으며, 일본에서도 Mibyou(未病)의 용어를 사용하여 현대의학과 함께 많은 연구가 진행되고 있다.

2) 의학발전의 전망

미병상태의 진단과 치료에 있어서 진단기술이 아직 성숙하지 못하였고, 진단의 지표와 표준도 통일되어 있지 않으며 관련된 연구와 이론도 부족하다. 그러나 가능성이 많은 분야임은 분명하며, 辨證의 객관화, 지표화, 표준화, 미시변증화 등과 같은 한의학 진단방법의 향상으로 이러한 문제가 앞으로 원만하게 해결될 수 있을 것이다. 또한, 가까운 해결책으로는 현대과학과 결합하여 질병의 인식단계를 빠르게 하며, 定性에서 定量으로 전환해 간다면 일정한 성과가 분명히 있을 것이다. 구체적인 아이디어는 아래 몇 개 사항으로 요약할 수 있다.

① 四診의 현대화는 未病診斷을 위한 전제조건이다.

四診기술의 현대화로 질병에 대한 진단역치를 낮게 하여 정확한 증상의 분별을 가능하도록 하며, 辨證을 용이하게 할 수 있다.

② 證의 객관화, 표준화, 지표화는 未病論 연구의 기본방법이다.

四診기술의 현대화를 실현하여 未病診斷의 문제를 해결하고 또한 韓醫學의 객관적 연구에 방법론을 제시한다. 단, 검사결과를 證으로 전환할 때는 검사지표를 종합 판단하여 진행해야만 한다. 예를 들면 환자가 고지혈증, 동맥경화증이 있는데, 증상이 없다면, 혈액학이나 면역학, 내분비학적 검사를 한 후에야 그 證이 血瘀, 腎虛, 氣虛의 잠재요소가 존재한다는 것을 인식할 수 있다.

③ 현대과학이론과 기술을 이용하여 未病狀態를 조기에 정확히 진단하여 환자가 쉽게 접근할 수 있도록 한다.

현재 이미 유전자검사를 통해 질병의 원인과 발병가능성을 예측하고 있는데, 이를 한의학과 접목시킨다면 未病의 조기진단과 조기치료를 쉽게 할 수 있을 것이다.

④ 전통 한의학의 단점 보완

丹溪의 "有諸內必形諸外"이론은 한의학의 질병개념의 핵심내용이다. 체내에 病이 있으면 필연적으로 증상으로 표현된다고 인식했으며 외부로 아무런 증상이 표현되지 않을 경우에는 건강하다고 판단하게 된다. 하지만, 證이 나타나지 않을 경우에는 한의학적으로 접근하기 어려우며, 未病상태에 있는 환자를 치료대상에서 제외하는 원인이 된다. 未病의 연구는 한의학의 이러한 단점을 보완해 줄 것이며, 질병의 원인, 발생, 전이 등의 객관적인 실체에 근접하게 도울 것이다.

⑤ 결함이 있는 전통 證의 개념변화

"無證可辨"(증상이 없을 때 변증함)은 어려운 일이며, 이러한 어려움은 證의 연구가 표면에만 머물고 있고, 證에 대한 실질적인 인식이 부족하다는 것을 의미한다. 따라서 전통적인 證의 개념에 변화가 필요하다. 潛證과 未病의 개념은 이러한 단점을 보완해 줄 것이며, 표면적인 내용에서 좀 더 본질적인 논의가 가능하도록 할 것이다. 여기서 시험적으로 證을 새롭게 정의하자면 證은 발병인자가 인체에 작용하여 신체의 어떤 기능과 대사에 동태병리적인 변화를 일으킨 것이고, 개체차이에 따른 특이적 반응의 표현이라고 할 수 있겠다.

⑥ 전통 한의학의 사유방식을 보완한다.

전통적 證의 개념은 전체가 있거나 전체가 없는 이분법적 사고방식인데 반해 未病에 대한 연구는 이러한 사유방식을 변화시켜 그 중간상태를 연구하고 임상적으로 적용하도록 할 것이다.

학문과 학설은 모두 시대의 산물이다. 때문에 불가피하게 역사적 한계성을 가지고 있다. 시대는 발전하고 있으며 시대를 살아가는 사람의 건강도 변화하고 있다. 따라서 한의학도 이러한 변화에 부응하여 더 정확한 것을 찾아내고 증명하면서 발전해가야 하는 것이다. 시대의 발전은 의학에 대한 새로운 발전과 돌파구를 요구하고 있다. 한의학에는 "의사는 자신을 찾아온 환자에게 두 손 모아 사죄하라."는 말이 있다. 사람을 병들지 않게 하는 것이 의사의 임무인데 건강한 사람을 병들게 방치한 것은 의사의 책임을 다하지 못했다는 뜻이다. 우리는 이 시점에서 이런 글귀를 반드시 되새겨 보아야 한다.

제 3 장
양생학(예방한의학)의 특징

양생학의 특징은 天人相應豫防觀, 神形合一豫防觀, 1·2·3次 豫防觀·同時豫防治療觀·綜合應用豫防觀·辨證施豫防觀 등으로 개괄할 수 있다.

1 天人相應 예방관

天人相應豫防觀은 인간과 자연환경의 상응, 인간과 사회환경의 상응이라는 두 가지 측면으로 나타난다.

1) 인간과 자연의 상응

인간은 자연 속에서 살아가므로, 계절과 주야의 변화, 온도와 습도, 지리적 환경, 거주조건 등의 모두가 인체에 중요한 영향을 미친다. 따라서 양생의 가장 큰 원칙 중에 하나는 이러한 자연의 변화에 인체의 생활을 맞추어야 질병이 생기지 않는다는 것이다.

(1) 일월의 변화

일출과 일몰, 달이 차고 기우는 현상은 인체의 생리와 병리에 영향을 미친다. 《靈樞·歲露篇》에서 "人與天地相參也, 與日月相應也. 故月滿則海水西盛, 人血氣積, 肌肉充, 皮膚緻, 毛髮堅, 腠理郄, 煙垢著, 當是之時, 雖遇賊風, 其入淺不深. 至其月郭空, 則海水東盛, 人氣血虛, 其衛氣去, 形獨居, 肌肉減, 皮膚縱, 腠理開, 毛髮殘, 膲理薄, 煙垢落, 當是之時, 遇賊風則其入深, 其病人也卒暴"라고 하였다. 즉 달이 찼을 때는 바닷물이 서쪽으로 차오르는 것과 상응하여 인체의 혈기 역시 꽉 차오르게 되어 근육이 충실해지고 피부가 치밀해지며 모발이 견고해지고 腠理가 닫히며, 肌肉이 충실해져 체표가 견고하므로 風邪의 침입을 받을지라도 그 정도가 심각하지 않다. 그러나 달이 기울 때에는 바닷물이 동쪽으로 차오르는데 인체의 기혈도 상응하여 허약해지며, 체표의 衛氣가 쇠퇴하고 外形은 비록 평상시와 같지만 肌肉이 줄고 피부가 이완되며 腠理가 열리고 모발이 빠지고 肌肉의 결이 엷어진다. 또 피부가 마르면서 허해진다. 이때에 風邪의 침입을 받으면 邪氣가 안으로 깊이 들어가 발병이 빠르다.

(2) 계절의 변화

한의학에서는 사계절의 변화를 春生·夏長·秋收·冬藏으로 정리하면서 인체의 기능도 이러한 변화에 따른다고 보았다. 예를 들면 肝은 봄에 왕성하고, 心은 여름에 왕성하며, 脾는 長夏에 왕성하고, 肺는 가을에 왕성하며, 腎은 겨울에 왕성하다.

氣血은 봄과 여름에는 陽氣가 發泄되어 氣血이 體表로 향하기 쉽고, 가을과 겨울에는 陽氣가 收藏되어 氣血이 臟腑로 향하기 쉽다.

각 계절에 따라 질병 발생의 경향도 다르다. 봄에는 병이 대부분 머리에서 발생하고, 여름에는 臟, 가을에는 어깨와 등부위, 겨울에는 四肢에서 발생한다. 관상동맥경화증·해수천식·폐기종 등은 보통 늦가을에서 초겨울로 접어드는 환절기에 발병률이 현저하게 증가한다. 정신분열증은 봄과 가을에 쉽게 재발하고 溫病은 더욱 뚜렷한 계절성을 나타낸다.

그러므로 한의학에서는 질병을 예방할 때에 春氣에 따라 養生하고 夏氣에 따라 養長하며, 秋氣에 따라 養收하고 冬氣에 따라 養藏하여 五臟의 氣가 사계절의 변화와 상응하도록 함으로써 건강을 유지하도록 강조한다. 반면 氣의 운행이 지나치거나 부족해서 야기되는 비정상적인 기후변화에 대해서도 적절한 예방조치를 취함으로써 虛邪와 風邪, 특히 전염병으로 인한 인체의 손상을 막도록 주장한다. 예를 들면 봄에는 風氣를 막고, 여름에는 暑氣를 막으며, 한여름에는 溫氣를 막고, 가을에는 燥氣를 막으며, 겨울에는 寒氣를 막는 등이다.

(3) 주야의 변화

《素問·生氣通天論》에는 "인체의 陽氣는 낮 동안에 체외를 순행하는데, 새벽에는 陽氣가 발생하기 시작하여 낮이 되면 陽氣가 가장 왕성해지며, 해가 서쪽으로 기울 때 점차 쇠약해지고 땀구멍도 이를 따라 닫힌다"는 기록이 보이며, 《靈樞·順氣一日分爲四時篇》에는 "아침에는 인체의 正氣가 발생하여 邪氣가 쇠퇴하므로 환자의 기분이 상쾌하고, 낮에는 인체의 正氣가 盛하여 邪氣를 이기므로 환자가 안정되며, 저녁에는 인체의 正氣가 점차 收斂되기 시작하는데, 이를 따라 邪氣가 발생하기 시작하므로 병세가 악화되며, 밤에는 인체의 正氣가 五臟속으로 깊숙이 잠복하므로 병세가 더욱 심해진다"고 하였다. 인체의 氣血盛衰는 주야에 따라 변화하며, 증상도 이에 따라 변화한다. 그러므로 이러한 생리적인 리듬을 근거로 하루에도 시간에 적절하게 양생하여야 한다. 이 책의 "時辰養生豫防法"에서 시간에 따른 양생법을 소개하고 있으며, 이를 진단과 치료 예방에 모두 활용할 수 있다.

(4) 지리적 환경

地勢의 높낮이와 환경의 좋고 나쁨은 인체에 영향을 준다. 중국을 예로 들면 西北지방은 지세가 높고 춥고, 버터·치즈 등의 유제품을 즐겨 먹는데, 이 지방 사람들에게는 內寒병증이 많이 발생한다. 東南지방은 바다가 가까워 地勢가 낮으면서 습기가 많으며, 사람들은 맵고 짠 음식을 좋아하여 주로 熱證과 濕證의 병이 발생한다. 地勢가 높고 추운 지역의 음용수는 요오드 함량이 낮아 甲狀腺腫이 잘 발생하며, 호수가 많은 지방에서는 蠱脹 등이 발생한다. 그러므로 각 지역의 구체적인 실정에 맞게 적절한 예방법을 강구해야 한다.

장수노인의 비율이 높은 지역은 고산지대, 농촌지역, 해양성 기후지역으로 요약할 수 있다. 대표적인 고산지역의 장수지방으로는 중국의 新疆·西藏·青海·廣西 등으로 100세 이상 노인의 비율이 가장 높다. 소련의 코카서스·아제르바이잔지역과 南美의 안데스산맥과 에쿠아도르의 고산지역도 장수지역으로 공기가 맑고 환경이 청정하다. 평원지대의 장수지역은 고산지역에 비해 상대적으로 적으며, 100세 이상노인의 비율도 고산지대보다 낮고 주로 농촌지역에 장수하는 노인의 비율이 높다.

해양성기후지역으로는 中國의 海南省이 대표적인데, 이 지역은 열대기후대에 위치하여 매우 무덥지만 바다로 둘러싸여 있고 기후가 온화하며 여름이 길고 겨울이 없어서 봄, 가을날씨가 계속 이어진다. 일조량이 풍부하고 자연환경이 청정하며, 사람들이 채소를 즐기며, 육류를 적게 먹는 대신에 해산물을 많이 먹는 식습관을 갖고 있다. 또한, 세계적으로도 스웨덴, 아이슬랜드, 네덜란드, 노르웨이, 일본 등의 국가가 비교적 장수국가에 속하는데 모두 반도국가이거나 섬나라인 것을 보아도 주변환경과 식습관이 장수의 요인으로 작용한다는 공통점을 찾을 수 있다.

2) 인간과 사회환경의 상응

인간은 자연에서 생활하는 동시에 사회환경 속에서 생활하게 된다. 《內經》에서 의사는 마땅히 "위로는 天文을 알고 아래로는 地理를 알며 가운데로는 人間事를 알아야 한다"고 하여 의료행위에 있어서 사회적인 요인을 고려해야 함을 강조하였다.

사회적 원인에는 국가의 안정, 군사적인 평화, 인구의 이동 등이 포함된다. 예컨대 東漢末 전쟁이 빈발하자 백성들은 안심하고 생활할 수가 없었으며, 위생조건이 매우 열악하여 결국 장티푸스 등의 外感熱病이 크게 유행하여 《傷寒雜病論》에서는 "집집마다 죽음의 고통이 있었고 울부짖는 슬픔이 있었으며, 온 집안이 죽거나 여러 가족들이 喪을 당했다"고 그 비참한 광경을 묘사하고 있다. 宋·元代에도 전쟁이 잦고 흉년이 계속되어 기아와 생활고에 시달리게 되자 백성들 대부분이 위장병에 걸렸다는 기록이 있고, 明·淸시대에는 상업과 교통이 발달하면서 인구가 집중되는 현상이 나타났고, 이로 인해 질병이 다양해지고, 전염병도 쉽게 유행하였다. 이처럼 사회적인 안정이 개인의 질병양상에 미치는 영향은 지대하다. 이뿐만 아니라 사회적인 제반여건이 건강에 미치는 영향도 소홀히 할 수 없다. 도덕관념, 경제상황, 생활수준, 생활방식, 식생활과 일상생활, 사상과 정서, 정치적 자유, 사람과 사람간의 복잡한 관계 등은 모두 인체의 七情六慾에 영향을 미쳐 해를 끼칠 수 있다. 만일 사회구조에 변화가 일어나면 건강과 질병양상에도 많은 변화를 주게 된다. 과거에 사람들을 위협했던 각종 전염병·기생충병·영양불량증은 이미 상당히 감소되었고, 이를 대신하여 심, 뇌혈관질환, 암, 사고, 자살로 인한 사망이 크게 증가하였다. 국내외 연구에 의하면 80% 이상의 심장·뇌·혈관질환, 암의 발병과 사망원인이 사회적 요인, 심리적 요인, 환경적 요인 등과 유관하다는 사실이 밝혀졌다. 즉, 이러한 요인을 고려하지 않고서는 양질의 의료를 제공하지 못하기 때문에 의학은 주관을 갖고 사회적 변화에 능동적으로 대처하여야 한다.

2 神形合一 예방관

"形"은 신체를 말하고, "神"은 정신현상을 말하며, 神形合一 예방관이란 곧 정신과 육체를 모두 중시하여 예방한다는 뜻이다. 張景岳은 《類經·攝生類》에서 "神이 내부에서 지켜지고 形이 외부에서 완전하면 心身이 모두 道에 부합된다"고 하였는데, 여기서 말하는 "道"란 養生의 道를 의미한다. 《素問·上古天眞論》에서 "신체와 정신이 함께 잘 갖추어지면 천년을 누릴 수 있다"고 한 것과 같이 정신과 육체를 모두 중요시하는 것은 현대의학과 구별되는 한

의학의 특징중에 하나이다.

神形合一에서 중요한 것은 우선 調神이다. 神과 形의 관계에서 한의학은 "神"에 좀 더 주도적인 의미를 부여하고 있다. 《靈樞·九針十二原》 에서 "보잘것없는 의사는 환자의 외관상에 나타난 병에만 사로잡혀 보편적인 刺法만을 고집하지만, 명의는 환자의 정신상태나 氣血의 성쇠에 주의하여 補瀉를 행한다"는 구절과 《靈樞·天年》 에서 "神이 손상되면 形 또한 손상되고, 神을 잃으면 形 또한 잃게 되므로 神을 잃은 환자는 죽고 神을 얻은 환자는 산다"고 한 곳에서 잘 표현되어 있다.

調神이란 정신상태의 안정을 의미하고 오감을 통한 인식과 생각, 감정 등을 조절하여 질병으로 발전되지 않도록 하는 것을 모두 포괄하는 개념이다. 七情(기쁨·노여움·근심·사념·슬픔·두려움·놀람) 등의 부정적인 변화가 인체의 氣機를 문란하게 하고, 神·魄·魂·意·志 등의 변화를 주어 肝·心·脾·肺·腎에 병리적인 변화를 야기하는 것은 한의학의 情志致病의 대표적인 병리이론이다. 또한, 오행이론에 따라 각 감정이 오장의 질병을 발생시키는 것도 마찬가지이다. 따라서 이러한 모든 질병이 전개되어져 가는 근원을 정신(神)에 있다고 보고 그 근원을 먼저 안정되게 하여야 질병을 예방할 수 있다고 보았다. 이러한 이론은 현대의학에서 잘 연구되지 않고 있기 때문에 최근에는 소홀히 하는 경향이 있지만, 결코 간과할 수 없는 것이다. 《內經》 이후로 역대의 의사들은 모두 調神을 養生의 가장 중요한 지위에 놓았다.

神形合一의 두 번째는 養形이다. 한의학에서는 "神"을 우선적으로 중요시하기는 하였지만, 정신활동과 감정은 역시 육체적인 기반에 의지하지 않고서는 유지될 수 없기 때문에 養形도 역시 중요하다. 이에 대해서 張景岳은 《類經》 에서 "形은 神의 바탕이고, 神은 形의 쓰임이다. 形이 없으면 神이 발생할 수 없고, 神이 없으면 形이 다스려질 수 없다"고 하였고, 《靈樞·天年篇》 에서는 "神氣가 모두 빠져나가서 형체와 정신이 따로 떨어지고, 殘骨만이 남아 죽음에 이른다"고 하였다.

이와 같이 養生을 통한 질병예방은 우선 調神함이 우선이고, 그 다음으로 養形하여 形과 神이 모두 갖추어져야 비로소 건강과 장수를 유지할 수 있다. 결국 神形合一은 養生의 근본 목적이라고 할 수 있다. 養生의 방법은 매우 많지만 본질적으로 "養神"과 "養形"의 두 가지 범주를 벗어나지 못한다. 이 책에서 열거하는 心理·飮食·起居·環境·時辰·運氣·婚育房事·體育·氣功·藥物·刺針·按摩 등의 養生방법은 각 파트마다 모두 調神과 養形의 비중을 동시에 두고 있으며, 神形合一 사상으로 일관되어 있다.

3 1·2·3차 예방관

한의학은 외감열병·내상잡병 등의 임상각과에 이르기 까지 다양한 예방법이 있으며, 각 질환에 있어서도 평소의 건강관리, 조기발견과 치료, 회복시의 재활과 같이 질병의 전체 과정에서 단계별 예방법을 제시하고 있다. 이를 요약하자면, 1차 예방법(未病先防)·2차 예방법(旣病防變)·3차 예방법(病後防復)이다.

1) 1차 예방법(未病先防)

1차 예방법이란 질병이 발생하기 전에 인체의 본질을 향상시키고 건강을 증진시킴으로써 질병의 발생과 전염을 방지하거나 제거하는 방법이다. 1차 예방이론은 正氣保養·外邪愼避·豫防接種의 세 부분으로 나눈다.

(1) 정기보양(正氣保養)

正氣保養은 질병을 초래하는 邪氣에 대하여 아무런 대비 없이 피동적인 자세를 취하는 것이 아니라 신체의 원래 正氣를 배양함으로써 邪氣의 침입에 대비하여 근원적인 저항력을 높이는 것이다. 따라서 正氣保養은 邪氣에 저항하고 질병을 예방하는 正氣의 작용을 중시한다. 正氣保養은 "正氣存內 邪不可干"(정기가 존재하고 있으면, 사기가 감히 침범하지 않는다)에 가장 부합하는 예방법이며, 평소의 신체단련, 운동뿐만 아니라, 四時에의 순응, 음식조절, 적당한 노동과 휴식, 성생활의 조절 등과 같은 여러 가지 예방법들이 모두 正氣를 보호하기 위한 양생방법이다.

(2) 외사신피(外邪愼避)

正氣가 꽉 차있다고 해서 邪氣에 대하여 아무런 대처를 하지 않는 것은 어리석은 방법이다. 外邪愼避는 邪氣의 침입이 예상될 때 적극적으로 피하는 것으로 1차예방에서 역시 중요한 부분을 차지한다. 가장 우선시해야 할 것은 기후변화에 대한 대처로써 인체가 자연계의 변화에 적응하지만, 이러한 적응력에는 한계가 있기 때문에 이를 초과하게 되면 질병으로 발전하는 것이 당연하다. 예를 들면 기후변화에 따라 체온을 보호하는 것을 비롯하여 運氣의 太過 혹은 不及 등의 규율에 근거하여 이에 상응하는 조치를 해야 한다. 특히 주의해야 할 점은 "疫氣"에 손상되어 유행병에 감염되는 것이다. 또한, 손상에 대한 예방, 사고의 예방, 中

毒예방 등도 넓게 보면 이 범주에 속한다.

(3) 예방접종(豫防接種)

전염병을 예방하는 일반적인 예방접종과 같다. 현대 한의학에서 담당할 수 없는 부분이긴 하지만, 10C 경 중국에서 시행된 종두법(種痘法)이 최초의 면역학적 관점에서 백신임을 고려하여 따로 분류하였다. 체내에 일정시간 동안 특정 전염병에 대하여 저항력이 생기도록 하는 데 목적이 있다.

2) 2차 예방법(旣病防變)

질병이 발생한 후 체내에서는 正邪相爭의 상태가 지속되면서 병의 상태가 항상 끊임없이 변화한다. 질병의 발전과정에서 나타날 수 있는 징조와 추세에 맞추어 효과적인 조치를 취해야 병세의 발전을 막거나 역전시켜서 질병에서 완쾌되도록 하는 방법이다. 2차 예방에는 早期治療・傳變沮止・傷殘豫防이 있다.

(1) 조기치료(救其萌芽)

작은 질병이라도 발병하였을 때에 악화되지 않도록 빨리 치료하는 것을 말한다. 《素問・八正神明論》에 "上工救其萌芽"라고 하였듯이 좋은 의사는 아직 질병이 싹과 같이 작은 상태에서 선제적인 치료로 질병이 악화되는 것을 막는다. 《金匱要略》에서 "經絡에 침입하고 臟腑에 영향을 미치기 전에 질병을 치료해야 한다. 四肢에 重滯를 느끼면 導引・吐納・針灸・膏摩 등의 방법을 취하여 九竅[1)]가 막히는 것을 막아야 한다"고 하였다. 조기치료의 장점은 질병치료가 쉽고, 正氣의 손상을 줄여준다는데 있다.

(2) 전이방지(傳變沮止)

질병에는 각각 일정한 발전추세와 전변규칙이 있는데, 이를 예측하여 질병이 심화되는 것을 막는 것을 말한다. 傷寒은 六經을 따라 전변되고, 溫病은 衛氣營血를 따라 전변되며, 內傷雜病은 五臟에서 生克制化의 규칙에 따라 전변된다. 그러므로 치료과정에서 반드시 적기에 이러한 변화・발전의 규칙을 파악한 후 예방법을 실행해야 한다. 예를 들면, 傷寒은 초기에 太陽病에서 시작하여 裏證으로 침입하게 되고, 溫病의 경우 衛氣에서 營血으로 심화되기

1) 九竅 : 耳・目・鼻孔・口・前陰尿道・後陰肛門을 가리킨다.

때문에 溫熱의 邪氣가 下焦에 침입하기 전에 치료해야 하는데, 만약 환자의 腎水(腎陰)가 부족하면 전변의 기세를 피할 수 없으므로 甘寒한 약물을 써서 中焦를 치료하는 동시에 鹹寒한 약물을 첨가하여 滋陰淸熱하고, 邪氣가 아직 미치지 않은 곳을 補함으로써 下焦로의 전변을 막아야 한다. 內傷雜病에서도 肝病이 발생하면 脾로 傳變되므로 먼저 脾를 補해야 한다. 黃疸에서 陽黃은 잘못 치료하면 만성적인 陰黃으로 바뀔 수 있다. 이러한 병변은 적기에 치료하여 증상의 전이를 막아야 한다.

(3) 상잔예방(傷殘豫防)

傷殘이란 질병으로 인해 인체의 구조나 기능에 영구적인 손상을 입는 것을 뜻하며, 이러한 후유증이 남지 않도록 해야 한다는 말이다. 예컨대 中風후유증인 반신불수, 溫病후유증인 癡呆, 피부흉터 및 골절로 인한 뼈의 기형과 기능장애 등이 이에 해당한다. 치료과정에서는 먼저 이러한 점을 고려하여 傷殘이 환자의 신체기능과 정신활동에 악영향을 미치지 않도록 해야 한다.

3) 3차 예방법(病後防復)

질병의 증후가 기본적으로 제거되어 건강상태를 회복한 시기를 "강복기(康復期)"(증상이 완전히 사라지고 정신 상태와 육체적 기능이 정상을 회복한 시기)라 한다. 이 시기에는 餘邪除去・再發防止・體用調和 등의 예방원칙이 있다.

(1) 여사제거(餘邪除去)

질병이 치유되었더라도 회복초기에는 아직 正氣가 부족하고 장부의 기능이 회복되지 않은 상태라서 邪氣의 기세가 여전히 존재한다(正虛邪戀). 이러한 상태에서 양생하지 않으면 재발하거나 회복기간이 길어지게 된다. 질병이 치유되어 큰 邪氣와 나쁜 증후들이 없어졌다 하더라도 아직 邪氣가 남아 있으므로 질병의 재발을 방지하기 위해서는 반드시 그 나머지 邪氣를 제거하도록 힘써야 한다.

더불어 중요한 것은 완전히 邪氣가 제거되지 않았을 때 補藥을 사용하는 것이다. 葉天士는 《外感溫熱篇》에서 "화로에 연기가 사라졌다 하더라도 불씨가 남아 있기 때문에 補劑를 투여하는 것은 신중해야 한다"고 기록하고 있는데, 이는 질병을 앓은 후의 환자가 모두 虛한 상태인 것은 아니므로 補하는 것이 너무 지나치거나, 시기적으로 빠르게 되면 오히려 남아 있는 邪氣를 다시 불러일으키는 일을 경계한 말이다.

(2) 재발방지(再發防止)

질병의 치유초기에는 아직 邪氣가 남아 있거나 조리가 적절하지 않아서 재발할 수 있다. 이러한 재발을 방지하는 예방법으로는 다음과 같은 내용이 있다.

① **風邪** : 치유초기의 환자는 正氣가 부족하고 衛氣 또한 미약하기 때문에 六淫의 邪氣가 침입하여 질병의 재발을 야기하기 쉽다. 따라서 특별히 衛氣의 보호에 주의하여 時邪의 침입을 막아야 한다.

② **과로와 휴식** : 큰 병에서 치유된 직후에 바로 일을 시작하거나 반대로 너무 오래 쉬어버리면 병이 재발할 수 있다. 체력을 고려하여 과로하지 말아야 하고, 피곤하지 않을 정도로 일하면서 노동과 휴식을 적절히 해야 질병의 재발을 막을 수 있다.

③ **음식** : 병이 치유된 후라도 초기에는 인체의 胃氣가 미약하므로 만일 이때에 음식조절에 신중하지 않으면 질병이 재발한다. 질병의 차도가 있은 후 반드시 음식의 위생에 신경쓰고 소화가 잘 되는 음식을 섭취해야 하며, 과식해서는 절대로 안 된다. 또한, 熱病 후에 溫燥辛辣한 음식을 피하고, 中風 후에는 닭고기같이 升提효과가 있는 음식을 피해야 하며, 浮腫 후에 염분을, 泄瀉 후에 기름이나 濕을 조장하는 음식을 피해야 한다. 이러한 것들은 모두 남아 있는 邪氣를 조장하여 질병이 재발하게 된다.

④ **약물** : 질병에서 회복했을 때 천천히 보양하면서 회복되기를 기다려야지 서둘러 大補하는 약물을 투여하면 안 된다. 역시 邪氣를 도와 正氣를 손상시켜 질병이 재발한다.

⑤ **정신** : 질병의 회복초기에 환자는 대개 염려나 두려움 또는 조급함 등의 불안한 마음을 갖게 된다. 이러한 불안한 정서가 오랫동안 쌓여 해소되지 못하면 병세의 재발을 초래한다. 이때는 환자의 마음을 안정시키는 데 중점을 둠으로써 정신적인 원인으로 인해 장부기능에까지 손상이 미치지 않도록 예방해야 한다.

⑥ **성생활** : 성생활은 精을 소모하여 생리력의 근원을 허약하게 하므로 완전히 회복할 때까지 성생활은 금지하여야 한다. 隋代의 巢元方은 《諸病源候論》에서 "無昊 傷寒病이 차도를 보인 후 백일이 안 되어 기력이 회복되지 않았는데 성생활을 하면 죽지 않는 자가 없다. 회복초기에 음양이 조화되지 못한 상태에서 성생활을 하면 재발하게 되는데 이를 '交接勞復'이라 부른다"고 하였다. 《傷寒論》에서도 성생활로 인한 재발을 "陰陽易"이라 표현하고 있다. 腎은 선천의 근본이면서 질병이 있을 때 각 장부에 精氣를 보충해주는 기관인데, 성생활로 인해 腎에 손상을 주게 되면 재발할 가능성이 매우 높다.

또한, 재발의 횟수가 많다면 이는 예후가 나쁜 것이다. 宋代의 郭雍은 《傷寒補亡論》에서

"다시 재발하면 처음 재발했을 때보다 더욱 나쁜 상태인데 하물며 세 번・네 번 거듭하면 그 나쁜 상태가 더욱 심하지 않겠는가? 이러한 이유로 인해 때때로 병의 재발로 죽게 되는 것이다"라고 하여 질병의 재발은 병세를 더욱 악화시키며, 재발 횟수가 빈번해질수록 예후가 나쁜 것을 설명하였다.

(3) 체용조화(體用調和)

體는 筋骨臟腑를 말하고, 用은 機能活動을 말한다. 치유 초기에는 근골과 장부가 형태나 구조상으로는 손상이 없을지라도, 그 기능 활동은 아직 정상수준까지 회복되지 않거나 심지어는 아직 쓸 수 없는 상태에 있게 된다. 장기간 질병에 시달리면서 치료를 거친 후 형태상으로는 아무런 이상이 없으나 정신은 여전히 위축되고 의지가 약해진 상태에 있을 수 있으며, 치유된 후에도 기능이 완전히 회복되려면 장기간을 요하는 경우가 많다. 따라서 반드시 정신을 조절하면서 신체를 회복시키고, 신체를 치료하면서 정신을 안정시켜야 神形合一과 體用調和를 이룰 수 있다.

4 예방과 치료의 동시성

예방치료의 동시성이란 예방과 치료가 동시에 이루어진다는 뜻으로 예방하면서 치료하고, 치료하면서 예방한다는 관점이다. 앞에서 언급한 "3차 예방"은 대개 이 단계의 치료에 다음 단계의 예방을 포함하며, 또한 다음 단계의 예방에 전 단계의 치료를 포함한다. 예를 들면 傷寒에서 邪氣가 太陽經에서 陽明經으로 옮겨가려고 할 때에 陽明經을 치료함으로써 傳入되는 것을 예방하고, 동시에 太陽經을 치료함으로써 陽明經으로 傳變되는 것을 예방한다. 心病을 치료할 때는 心과 胃가 서로 연관됨을 인지하여 胃를 함께 치료함으로써 두 기관에 모두 질병이 발생하여 병증의 상태가 악화되는 것을 예방한다. 방제를 구성할 때에도 瀉하는 처방에 補하는 약물을 첨가하고, 補하는 처방에는 瀉하는 약물을 첨가함으로써 正氣가 손상되는 것을 막아야 한다. 예방법과 치료법은 그 운용에 있어 때때로 명확한 한계선이 없다는 점을 유의해야 하며, 예방과 치료를 서로 결합해야 비로소 "1・2・3차 예방"을 실현할 수 있다.

5 辨證에 따른 예방

辨證에 따른 예방은 임상응용에 적용되는 예방으로 변증론치의 전체 과정과 관련되어 있어 실용적인 가치를 지닌다. 크게 4가지 측면으로 분류할 수 있다.

1) 체질과 기질판단을 통한 예방

체질은 인체의 형태와 기능에서 각 개체가 갖는 선천적 후천적인 차이를 말하며, 기질은 의식과 언행, 태도에서 나타나는 개체의 심리특징을 뜻한다. 이러한 기질과 체질의 차이는 선천적인 음양의 다소와 후천적인 환경에 의해 형성되며, 생리적으로 외부자극에 대한 반응과 적응에 차이를 나타내고 병리적으로는 질병의 전개에 있어도 각기 다른 양상으로 전개된다. 따라서 이러한 차이를 판별하여 질병을 예방하는 것을 말한다.

2) 증후의 속성과 부위판단을 통한 예방

증후의 속성은 한열허실 등을 말하며, 부위는 위기영혈, 상중하초 등을 말한다. 이를 판단하여 예방하는 것이다.

3) 질병의 차이판단을 통한 예방

질병의 차이를 판단하여 예방하는 것은 "同病異治, 異病同治"이론과 유사한 의미이며, 같은 질병일지라도 기후나 지역조건을 고려하여 다르게 예방할 수 있다는 의미이다.

4) 병증의 시점판단을 통한 예방

병증은 시간에 따라 단계적으로 변화하고, 치료와 예방에 적절한 시기가 있으므로 이를 고려하여 예방하는 것을 의미한다.

6 연령에 따른 단계별 예방

인간은 태아, 영아, 유년기, 소년기, 청년기, 장년기, 노년기를 거치게 되며, 각 생애주기마다 생리적인 상태가 다르므로 각 단계에 알맞은 예방양생을 선택하여야 한다.

예를 들면 영유아시기는 장부의 발육이 충분하지 못하기 때문에 소화기능과 체온유지를 고려해야 하고, 청소년시기로 접어들면서 "天癸"가 이르러 나타나는 변화를 감안해야 하며, 청장년기에는 만성질환이 시작되는 시기이므로 충분한 휴식과 운동, 음식 등을 주의하여야 하며, 노년기에는 노화를 지연시키는 양생법을 강조하고, 허약해진 비위와 정기를 보존하는 데에 유념해야 한다. 이러한 생애주기별 변화에 맞추어 예방해야 한다.

7 선후천적 요인에 대한 강조

인간의 건강과 수명, 신체적 조건 등은 선천적인 요인에 의해 결정되지만, 후천적인 조섭에 의해서도 크게 달라진다. 明代 張景岳은 《景岳全書·傳忠錄·先天後天論》에서 "先天强厚者多壽, 先天薄弱者多夭; 後天培養者壽者更壽, 後天斫削者夭更夭"라고 하여 타고난 선천적 요인과 후천의 調養을 동시에 강조하였다.

8 적절한 정도를 강조

양생에서는 "度"(과하지 않게 적절한 정도를 지키는 것)에 대해 엄격하다. 모든 것은 지나쳐서 안 되므로 감정, 생각, 음식, 노동, 휴식, 성생활 모두가 적절한 범위내에서 조절되는 것이 중요하다.

七情이 지나치면 질병을 일으키므로 喜怒를 조절하여 神氣를 안정시키고, 근심걱정을 줄여 神氣를 길러야 한다. 음식도 편식하지 않고 규칙적으로 먹고, 지나치게 차고, 뜨겁고, 기름지고, 자극성이 있는 음식은 삼가야 한다.

또한 몸이 지나치게 지치게 과로하거나, 운동을 과도하게 하거나, 성생활을 무리하게 하면 인체에 손상을 주므로 합리적인 운동량과 動靜의 조화 및 節欲 등이 강조되어 왔다.

인체의 정상적인 생리활동을 유지하려면 지나친 소모를 피하는 것이 바람직하기 때문에

《內經》 에서는 "凡物之極皆自傷也"라고 지적하고 있다.

9 예방법의 종합응용

양생방법은 매우 많은 종류가 있다. 이 책에서 소개하고 있는 정신, 음식, 기거, 시진, 운기, 운동, 기공, 침구, 약물 등 10여종의 방법들이 있는데, 실제로 이를 운용할 때에는 여러 가지 방법을 종합적으로 응용해야 정확하고 효과적으로 질병을 예방할 수 있다. 예를 들면 張仲景의 《金匱要略》 에서 熱病이 치유된 후에 발생하는 여러 가지 합병증을 예방하는 방법으로 洗浴法 등의 목욕법과 함께 약물, 음식 등의 양생법을 사용하였으며, 심리적 요양까지도 결합하였다. 이렇게 종합적인 예방조치로 전체적인 효과를 지속적으로 유지할 수 있도록 하며, 각 양생방법들은 서로 독립된 것이 아니라 관련되어 있으므로 실제 임상에서 응용할 때에는 반드시 여러 방법을 종합하여 동시에 시행하여야 한다.

요약하면 이러한 양생의 특징은 예방의 전 과정에서 일관되게 작용하는 기본원칙이며, 이러한 원칙을 인식하여 준수한다면 예방의 적용에서 예방방법을 정확하게 운용하게 되어 질병예방의 목적을 달성할 수 있다.

제 4 장
양생학의 역사

1 상고시대와 선진시기

불의 발견은 인류에게 자연을 정복할 수 있는 힘을 가져다 주었을 뿐만 아니라 인류의 음식섭취방식이 생식에서 익혀 먹는 방식으로 바뀜에 따라 영양상태를 개선할 수 있는 계기가 되었다. 불에 익힌 음식은 소화가 쉽고, 많은 전염병과 병균, 벌레 등을 소독하여 음식으로 인한 질병요인을 크게 감소시켰다. 또한 불을 이용해서 토기를 제조하여 음식위생측면에서 현저한 개선을 가져왔으며, 추위를 피하게 하여 風寒을 없애는 효과도 있었기에 불의 발견은 질병의 발생을 감소시키고 사망률을 낮추어 인간의 수명을 연장시켰다.

중국은 세계에서 가장 오래된 우물을 사용한 나라로서 《管子》와 《左傳》의 기록에 의하면, 매년 봄철에 우물 속에 쌓인 진흙을 파내고 새 물로 갈아주었으며, 아울러 도랑을 내서 고인 물을 제거하였다고 한다. 이는 음용수의 환경을 청결히 함으로써 질병을 예방하는 효과가 있었으며, 역시 초보적인 질병예방행위였음을 알 수 있다.

夏・周시대에는 목욕도구와 세면도구 등이 사용되어 위생에 대한 인식이 있었으며, 《禮記》에는 "봄에는 신맛이 많아야 하고, 여름에는 쓴맛이 많아야 하며, 가을에는 매운맛이 많아야 하고, 겨울에는 짠맛이 많아야 한다"고 기록되어 있는 것으로 볼 때 음식예방에 대한 인식이 있었다. 또한 정신적인 요소가 질병을 유발함을 인식하고 있어 "온갖 병은 분노로 인해 일어난다", "근심이 쌓이면 질병이 발생한다"는 기록이 있다. 《周禮》에는 "남자는 30살에 장가를 들고, 여자는 20살에 시집을 가며,……같은 姓을 취하지 않는 것이 예의이다"라고 하는 것으로 보아 적절한 시기에 결혼하도록 하고, 근친간의 결혼을 피하는 것이 질병예방에 도움이 된다는 것을 알고 있었다.

전염병에 대한 기록으로는 《周禮·夏官》 및 後漢書 《禮儀志》 등에 기록된 "大儺"이라는 의식이 있었는데, 이것은 미신적인 요소를 띠고 있으나, 벌레를 잡는 도구와 물을 뿌리는 행위가 포함되어 방역활동과 연관되어 있다. 기록에 의하면 이러한 의식을 거행하는 동시에 사람들은 "赤丸·五穀"을 뿌린다고 하였는데, 赤丸·黃丸과 같은 종류는 朱砂·雄黃 등의 약물을 말하는 것으로 벌레를 제거하는 효과가 있었다.

음식양생에 대한 기록으로는 《周禮·天官》의 궁중의사의 분류가 食醫·疾醫·瘍醫·獸醫로 나뉘어져 있는 것으로 볼 때에 음식을 이용하여 질병예방과 치료를 담당하는 의사가 있었음을 알 수 있다.

《周易》에 보이는 몇몇 卦象에서도 예방법에 관한 내용을 언급하고 있다. 예를 들면 噬嗑卦에서는 "肉脯를 먹으면 독이 있어도 미세하므로 큰 탈이 없다"고 하였는데, 이것은 중국 최초의 식중독에 관한 기록으로서 사람들에게 변질된 음식물을 먹지 말 것을 강조하고 있다. 頤卦[1]에서는 "음식조절"을 강조하였으며, 困卦에서는 "술과 음식을 먹음에 있어서 위험한 상태에 이르러서는 안된다"고 하여 과식을 피하고 적절한 양을 섭취하여야 한다고 지적하였다. 특히 頤卦는 양생법으로써 질병을 예방하는 중요성에 관하여 "頤貞吉이란 기르는 바가 바르면 吉하다는 뜻이다. 頤를 살핌은 그 길러진 바를 살피는 것이다. 스스로 입속의 實함을 구한다 함은 그 스스로 기른 것을 살피는 것이다. 天地는 만물을 기르고, 聖人은 어짐을 기름으로써 萬民에게 미친다. 그러므로 길러진 바로써 넓음을 얻는구나"라고 하였고, 乾卦에서는 "하늘의 운행이 건전하니 君子는 스스로 애써 기르기를 멈추지 않는다"고 하였으며, 無妄卦[2]에서는 "강직의 道가 밖으로부터 와서 안에서 주인이 된다. 그래서 움직여 건장하게 되고, 크게 형통하여 바르게 되니 이것이 하늘의 命이다"라고 하였다. 天地는 養生의 外在的인 환경이고 인체의 素質은 養生의 근본기초로서 兩者는 相輔相成하여 어느 한쪽이라도 부족해서는 안됨을 설명하고 있다. 蠱卦·臨卦·蹇卦·損卦·漸卦에서도 각각 "군자는 백성을 구제하고 덕을 기른다", "돈후함에 임하여져 吉해지면 그 뜻이 내부에 있는 것이다", "군자는 자신을 반성하고 덕을 닦는다", "덕을 잃지 않으면 크게 뜻을 얻을 수 있다", "군자는 어짐과 덕에 居하여 풍속을 다스린다"고 하여 道德修養과 精神調節의 중요성을 강조함으로써 養生

1) 음식을 씹어 사람을 기르는 象을 가리킴

2) 자연의 天命을 따르는 象

豫防法에 대하여 언급하였다.

여기서 반드시 짚고 넘어가야 할 것은 《周易·旣濟卦》에 보이는 "君子思患而豫防[3]"이라는 구절이다. 《康熙字典》에는 "豫는 古文으로 矛帝이다. '預' 字로도 쓴다"고 되어 있으므로 豫防은 바로 "預防"이다. 오래 전에 이미 "預防"이라는 두 글자를 명확하게 제시하여 그 중요성을 강조하였다.

이미 상고시대부터 사람들은 질병을 예방하고 건강을 증진시키는 수많은 귀중한 경험들을 쌓아 왔고, 이를 토대로 음식·일상생활·환경·약물·혼인·양육·심리·질병 등 모든 방면에서 예방법의 기초를 마련하였다.

2 황제내경의 양생학

대략 西周 이후부터 秦·漢이전에 완성된 것으로 보이는 《黃帝內經》은 한의학의 기타 다른 분야에서도 그러하지만, 각종 예방법의 형성에 이론적 기초를 제시하고 있다.

《黃帝內經·上古天眞論》의 중요주제는 바로 상고시대사람들이 질박하고 사악함이 없는 천성을 보전함으로써 장수의 이치를 얻을 수 있었음을 밝히고 있다. "虛邪賊風避之有時, 恬惔虛無, 眞氣從之, 精神內守, 病安從來. 是以志閑而少欲, 心安而不懼, 形勞而不倦, 氣從以順, 各從其欲, 皆得所願. 故美其食, 任其服, 樂其俗, 高下不相慕, 其民故曰朴. 是以嗜欲不能勞其目, 淫邪不能惑其心, 愚智賢不肖, 不懼於物, 故合於道. 所以能年皆度百歲, 而動作不衰者, 以其德全不危也.(聖人이 백성들에게 가르치기를 虛邪賊風을 피하여 질병을 예방하고 마음을 안정시켜 망령된 생각을 하지 않음으로써 眞氣가 내부에서 조화되고 정신이 소모되지 않게 하니 어떻게 질병이 발생할 수 있겠는가? 그들은 정신을 편안히 하여 욕심을 없애고 마음이 안정되어 두려움이 없으며, 육체적인 노동을 하더라도 무리를 하지 않으니 眞氣가 조화되어 각자가 원하는 대로 모두 만족을 얻을 수 있었다. 그러므로 섭취한 음식물은 모두 감미롭고 가지고 있는 의복으로써 부족함을 느끼지 않으며, 각자의 환경에 만족하여 즐거움을 느끼고 사람들은 신분의 높고 낮음을 막론하고 서로 그 지위와 생활을 부러워하거나 시기하는 마음이 없기 때문에 그 백성들은 자연적으로 순박해질 수 있었다. 향락이 그들의 눈과 귀를 어지럽힐 수 없었고 음란하고 사악한 말로 그 심지를 현혹할 수 없었으며, 우매한 사람이거나 총명한 사람이거나 어진 사람이거나 불초한 사람이거나 막론하고 모두 사물에 대해 흔들

3) 군자는 미리 재난을 생각하고 그것을 예방한다. 다만, 이는 주역원문이 아니라 공자가 편찬한 象傳의 내용이므로, 이 내용이 주역에 추가된 것은 후대의 일이다.

림이나 두려움이 없었으니, 이것이 바로 養生의 道에 부합되는 것이다. 그들이 百歲 이상까지 살면서도 동작에 老衰現狀이 나타나지 않았던 것은 바로 완전하게 眞元을 보호하여 손상받지 않도록 하였기 때문이다"라고 가장 첫 문장에서 밝히고 있다.

위의 구절을 예방의학 측면에서 보면, 첫째, 《黃帝內經》의 첫 머리에 이러한 견해를 밝힌 점으로 보아 예방을 매우 중시하였음을 알 수 있으며, 이는 한의학의 예방을 중시하는 사상의 효시라고 할 수 있다. 둘째, "虛邪賊風, 避之有時"·"恬憺虛無"·"形勞而不倦"·"美其食"·"任其服"·"樂其俗" 등은 구체적인 양생방법을 제시한 것이다. 셋째, 養生의 道는 마땅히 인체의 내재적인 요소와 외부와의 관계를 종합적으로 살펴야 함을 강조한 것이다.

《素問·上古天眞論》의 예방사상은 다른 편에서도 지속적으로 강조되고 있다. 예를 들어 《素問·四氣調神大論》에서는 "聖人不治已病治未病"이 나타나고, 《靈樞·逆順篇》에서는 "上工治未病, 不治已病"으로 미병치료를 강조하였다.

구체적인 예방방법에 대해서도 많은 내용이 포함되어 있다.

특히, 음식예방에 대해서 《素問·上古天眞論》에서는 "美其食"할 것과 《陰陽應象大論》에서는 "음식을 倍로 먹으면 腸과 胃가 손상된다"고 제시함으로써 과식폭식을 주의하라 하였으며, 《生氣通天論》에서는 "偏食이 오래되면 氣가 증가하는 것(增氣)은 만물의 이치이다. 氣가 증가하여 오래되면 요절의 원인이 된다"고 하였다.

성생활에 대해서도 《生氣通天論》에서 "방만하게 성생활을 하면 腎을 손상시켜 허리를 못 쓰게 된다"라고 지적하였고, 《金匱眞言論》에서는 "精은 생명의 근본"임을 강조하면서 精氣가 충만하면 인체의 생장발육이 정상적으로 이루어지며 신체도 건강해짐을 강조하였다. 역대의 養生家들은 모두 욕심을 절제하여 精氣를 보전하는 것을 수명을 연장시키는 수단으로 삼았다.

계절별 양생법에 대해서는 《四氣調神大論》에서 "陰陽四時라는 것은 만물의 시작과 끝이며 죽음과 삶의 근본이다. 거스르면 재해가 발생하고, 순응하면 질병이 발생하지 않는다"라고 하면서 각 계절별로 지켜야 할 생활습관을 제시하였다.

지리 환경에 대한 양생법으로는 《素問·五常政大論》에서 地勢의 높낮이에 따라 사람의 수명이 달라진다고 기록하면서 높은 곳에 사는 주민은 장수하고, 낮은 지대에 사는 사람은 빨리 죽는다고 하였다. 바로 공기가 맑고 기후가 한랭한 고산지대에 거주하는 사람은 장수하고, 공기가 탁하고 무더운 낮은 지역에 거주하는 사람은 수명이 짧다고 설명하였다.

기공양생에 대해서도 《素問·刺法論》에서 "腎에 久病이 있는 자는 寅時에 얼굴을 남쪽으로 향하고 서서 조용히 생각을 가다듬어 잡념이 일어나지 않도록 한 후, 숨을 들이 쉬어 연달아 숨을 뱉지 않고 마치 딱딱한 물체를 삼키는 것과 같이 한다"고 하였고, 운동양생에 대해서는 《靈樞·官能》에서 "患者의 血氣를 원활하게 하여 여러 가지 증상을 회복시키고 음양의 성쇠를 살펴서 치료를 겸하는 것이 좋다"고 제시하였다.

3 제자백가시대의 양생학

1) 여씨춘추

"養生"이라는 단어는 《呂氏春秋·節喪篇》의 "생명을 아는 자만이 생명을 해치지 않으니 養生이라 일컫는다"라는 구절에서 처음으로 언급되었다. 《呂氏春秋·盡數》에서는 養生을 전문적으로 논하면서 "盡數"는 "畢數"라고도 하며 천년을 다한다는 뜻으로 사용하고 있다. "흐르는 물은 썩지 않고, 문지도리는 좀이 슬지 않는다"는 명언도 이 篇에서 보이는데, 이것은 운동이 精氣의 소통을 원활하게 하여 질병의 발생을 감소시키는 데 도움이 된다는 점을 강조한 구절이며, 또한 "신체를 움직이지 않으면 精氣가 흐르지 않고, 精氣가 흐르지 않으면 氣가 울체된다."고 인식하였다. 또한 五味·五志 및 기상의 변화가 지나치면 신체가 손상되어 질병이 발생한다고 지적하였다. 예를 들면 "五味가 육체에 가득 차면 해로움이 생긴다"고 하여 甘·酸·苦·辛·鹹인 五味의 지나침을 언급하였고, "五志가 神과 부딪치면 해로움이 생긴다"고 하여 喜·怒·憂·恐·哀인 五志의 지나침을 언급하였다. 熱·寒·燥·濕·風·霖·霧의 일곱 가지 기후변화가 심한 경우에 대해서도 "이 일곱 가지가 精氣를 動하게 하면 해로움이 생긴다"고 하였다. 그러므로 "盡數"하려면 먼저 "知本" 즉 근원을 알아야 하는데, "知本"이란 바로 "去害" 즉 재해를 피하는 것이다. 이러한 근본을 안다면 예방에 쉽게 접근할 수 있다고 하였다. 환경예방에 대해서도 "輕水지역은 대머리와 혹부리가 많고, 重水지역은 다리가 부은 사람과 앉은뱅이가 많으며, 甘水지역은 美人이 많고, 辛水지역은 악성종기와 여드름이 있는 자가 많으며, 苦水지역은 절름발이와 곱사등이가 많다"고 하였다. 이것은 음용수에 포함된 여러 가지 미네랄이 인체건강에 미치는 영향에 대한 서술이며, 그 지역의 특징을 고려하여 질병을 예방할 것을 강조한 말이다.

2) 공자(孔子)

孔子는 위대한 사상가였을 뿐만 아니라 뛰어난 양생가였다. 그는 일생동안 갖은 풍랑을 겪고도 천수를 누려 73세까지 살았는데, 이러한 사실은 바로 그가 養生의 道를 중시하였다는 점과 관련이 깊다고 하겠다. 공자의 양생은 정신·기거·음식 등에서 관찰할 수 있다.

정신예방측면에서 仁을 강조하면서 "어진 자는 장수한다(《論語·雍也》)"고 하였다. 또한 "어진 자는 근심하지 않고 지혜로운 자는 의심을 품지 않는다(《論語·憲問》)"고 하였으며, 《論語·述而》에서는 "거친 밥을 먹고 물을 마시며 팔을 굽혀서 베개를 삼아도 즐거운 것은 그 가운데 있구나", "학문에 분발하면 먹는 것도 잊고 이치를 깨달으면 즐거워 근심을 잊어

늙음이 장차 닥쳐오는 줄도 모른다"고 하였다. 이 글은 양생학적 측면에서 보면 지혜롭고 어진 성품을 지녀 스스로 만족하면 매사에 즐겁고 건강할 수 있다고 해석할 수 있다.

기거양생측면에서는 "음식을 먹으면서 말씀하지 않으시고 침상에서 말을 하지 않으셨다. …, 잠잘 때에는 옆으로 누워서 잠들고…, 몸을 바르게 할 때에는 반드시 금주하시고, 음식에 조심하는 등 평소와 다르게 음식을 드셨다.(《論語・鄕黨》)"고 한다. 이러한 내용들은 모두 양생을 실천한 것으로 의학적으로도 타당한 내용이다.

음식양생측면에서는 "孔子는 밥은 정미된 흰 쌀밥을 좋아하셨고 회(膾)는 가늘게 썬 것을 좋아하셨다. 밥이 쉬어 변한 것과 고기가 상해 살이 썩은 것은 먹지 않으셨다. 빛깔이 나쁘면 먹지 않으시고, 냄새가 나쁘면 먹지 않으시며, 알맞게 익지 않으면 먹지 않으시고, 덜 익은 과일도 먹지 않으셨다. 바르게 자르지 않은 고기는 먹지 않으시고 음식의 간과 양념이 맞지 않으면 먹지 않으셨다. 고기가 많더라도 식욕을 넘지 아니하고 오직 술은 정량만 드시고 폭음하지 않으셨다. 시장에서 사온 술과 포(脯)는 먹지 않으시고 生薑을 끼니마다 먹으며 과식하지 않으셨다. 제사에 쓴 고기는 三日을 묵히지 않으시고 三日을 넘긴 고기는 먹지 않으셨다(《論語・鄕黨》)"고 기록되어 있다. 이러한 내용으로 유추하여 보면 孔子가 식품위생과 음식물섭취에 매우 신중하였다는 것을 알 수 있으며, 스스로 몸을 잘 관리하였기에 평생을 여러 나라를 돌아다니며 수많은 제자를 가르치면서도 건강하여 질병을 거의 앓지 않은 것은 공자의 양생방법과 깊은 관계가 있다.

3) 맹자(孟子)

《孟子》 에도 역시 養生豫防의 내용이 수록되어 있는데, 《孟子・公孫丑上》 에서는 "무릇 志는 氣를 거느리는 장수이고, 氣는 몸에 가득 차 있다. ……志가 한결같으면 氣를 움직이고, 氣가 한결같으면 志를 움직이는 것이니, 지금 넘어지거나 달리는 것은 氣이지만 도리어 그 마음을 움직이는 것이다"라고 하면서 "浩然之氣"를 잘 기를 것을 강조하였다.

浩然之氣란 바로 "氣는 지극히 크고 지극히 굳세니, 곧게 기름으로써 害함이 없으면 하늘과 땅 사이에 가득 차게 된다. 그 氣의 양상은 義과 道에 짝이 되는 것이다."라고 하여 맹자의 양생사상을 잘 나타내고 있다.

4) 기타

老子는 "道란 자연을 따르는 것"이라고 하였으며, 天時에 따르고 道에 부합하여 밖으로는 자연에 순응함으로써 형체를 자양하고, 안으로는 진기를 지켜 정신을 자양하면 정신과 육체가 합일되어 장수할 수 있다고 인식하였다.

《叔苴子》 에서는 부모의 정기가 어떠한가에 따라 태아의 건강이 정해진다고 보아 "만약 10개월의 임신기간을 다 채우고 병을 얻으면 수명은 백년을 다하고, 임신기간이 10개월을 채우지 못한 자는……그러므로 백년수명을 크게 이룰 수 있다. 후천적인 吉凶은 모두 선천적인 조화와 부조화에서 부여받은 것이다"라고 하였다. 이와 관련하여 《新語・胎教雜事》 에서는 "서 있을 때는 무릎을 굽히지 말고, 앉을 때에는 비스듬히 앉지 않으며, 웃을 때에는 엷게 웃지 않고, 혼자 있을 때는 거만하지 않으며, 비록 화가 나더라도 욕하지 않는 것이 胎教이다"라고 태교원칙을 요약하였다. 《博物志・雜說下》 에서는 胎教가 우수한 아이를 낳는 데 효과가 있을 뿐만 아니라 산모의 건강과도 중요한 관계가 있다고 보아 "부녀자가 임신하면 추악한 물건이나 기이한 짐승 등을 보아서는 안 된다. 이상한 맛의 음식물도 피해야 한다. ……단정하게 앉아야 하며 똑바르게 음식을 잘라야 한다. 詩書나 좋은 음악을 듣고 읊어야 하며 음란한 소리를 듣지 말아야 하고 사악한 기운을 보지 말아야 한다. 이렇게 태교하여 얻은 아기는 현명하고 행동이 단정하며 장수를 누릴 수 있다"고 하였다.

《老子》・《莊子》・《論衡》・《劉子》・《海樵子》・《韓非子》 등에서 養生의 道에 대하여 "마음을 맑게 하고 욕심을 적게 해야 한다"고 일관된 견해를 밝혔다.

《淮南子・精神訓》 에서 특이할 점은 기공도인양생에 대한 인식이 있었는데, "호흡을 길게 하여 옛것을 토해 내고 새것을 받아들이면서 곰이 나무에 매달리는 듯하고 새가 목을 길게 뺀 것같이 하며, 물오리가 목욕하는 듯 하고 원숭이가 뛰어오르는 듯 하며, 올빼미가 보는 듯 하고 호랑이가 머리를 돌려 뒤를 둘러보는 듯 하는 것이 바로 형체를 양생하는 사람이다."라고 기록하였다.

《胎息經》 에는 또 "36가지의 호흡법"이라는 것이 있으며, 그밖에도 《呂氏春秋》 와 《山海經》 에도 양생에 대하여 여러 차례 논하고 있다.

4 상한론과 금궤요략의 양생학

3C경 漢代 張仲景은 상한론과 금궤요략에서 이론적인 내용에 치우쳤던 황제내경과는 달리 임상의학의 내용을 잘 정리하고 있는데, 이 책에서는 기존의 양생학적인 관점을 유지하면서도 좀더 발전시켜 질병전변에 따른 1차, 2차, 3차 예방을 제시하고 있다.

우선, 1차 예방에 대해서는 《金匱要略・臟腑經絡先後病脈證第一》 의 서두에 "최고의 의사는 아직 발생하지 않은 병을 치료한다"고 언급하고 있고, "무릇 사람은 태어나면서부터 五常

을 지녔으며 風氣를 따라 생장하는데, 風氣는 비록 만물을 발생시키기도 하지만 만물을 해치기도 한다. 이것은 마치 물이 배를 띄우기도 하지만 배를 전복시킬 수 있는 것과 같은 이치이다. 五臟의 元氣가 순조롭게 흐르면서 소통되면 인체가 편안해진다"고 하면서 오장의 원기가 충실하면 영위가 원활해지고 저항력이 생겨서 질병이 발생할 기회가 적어진다고 보았다.

또한, 양신(養愼)이라는 개념을 중시하여 "만약 그 사람이 양신(養愼)하려면 風邪가 經絡에 침입하지 않도록 해야 한다. ……의외의 재난으로 인한 손상이 없게 하고, 집안에 부족한 것이 없도록 하며, 음식을 먹음에 있어서 그 차고 뜨겁고 쓰고 시고 맵고 단맛을 조절하여 신체가 쇠퇴하지 않게 한다면, 병이 그의 腠理를 파고들 방법이 없을 것이다(《金匱要略·臟腑經絡先後秉脈證第一》)"라고 밝혔다. "養愼"이란 생활 속에서 신중하게 양생하는 것을 지속하는 것을 말하며 이는 《內經》에서 제기한 "未病先防"(미리 질병이 발생하지 않도록 잘 대비함 즉, 1차 예방)과 유사한 개념이다.

연이어 이를 더욱 구체화하여 "아직 발생하지 않은 병을 치료하는 의사는 肝에 병이 있으면 肝에서 脾로 傳變된다는 것을 알아 먼저 脾를 實하게 해주며, 사계절동안 脾가 왕성하여 邪氣를 받지 않으면 脾를 補하지 않는다. 평범한 의사는 邪氣가 서로 傳變되는 것을 깨닫지 못하고 肝의 질병만을 살펴서 脾를 풀어 주거나 實하게 하지 않고 오직 肝만을 치료한다"는 관점을 제시하였다. 이것은 인체의 장부간에 상호관계를 고려하여 질병이 전이되어져 가는 과정을 예측하여 질병을 예방한다는 것이며, 이렇게 전변을 예측하는 예방방법은 곧 2차 예방에 해당하는 것으로 장중경이 제시한 예방사상의 독특한 특징 중에 하나이다.

"2차 예방사상"은 《傷寒論》에 더욱 구체적으로 제시되어 있는데, 바로 육경병증의 변화에 따라 제시하고 있는 "傳變", "合病", "幷病"의 개념들이다. 육경병증의 傳變·合病·幷病 등은 질병이 여러 장부경락과 복잡하게 연관되면서 인체의 병리변화가 일어나는 양상을 해석하는 관점이며, 임상에서 의사는 이러한 규칙의 특징을 알아야만 비로소 본질적인 치료와 예방이 가능하게 된다.

3차 예방에 대해서는 《傷寒論·辨陰陽易差後勞復篇》에서 치료 후 재발을 예방하는 방법에 대해 제시하고 있다. 예컨대, 傷寒은 나았지만 熱이 완전히 내리지 않은 경우에 대하여 "傷寒이 해소된 후에 허약하고 氣가 부족하여 氣의 역류로 인해 구토가 날 때는 竹葉石膏湯으로 치료한다"고 하였고, 病後에 胃가 虛하여 진액의 운행이 순조롭지 않은 경우에 대하여 "큰 병이 나은 후 침을 자주 뱉는 증상이 계속되다가 가슴에 寒邪가 생기면 반드시 丸藥으로 가슴을 따뜻하게 해주어야 하는데, 理中丸이 적합하다"라고 기술하고 있다. 이것을 볼 때 張仲景에 이르러 양생학의 3단계 예방체계 즉 1차 예방, 2차 예방, 3차 예방의 형식이 최초로 갖추어 졌다.

《金匱要略》 에서는 음식예방에 대해서도 상세하게 기술하고 있다.“심하게 상한 돼지고기를 먹어서는 안 된다. ……불결한 밥, 부패한 고기, 상한 생선을 먹는 것은 모두 해롭다. ……고기에 붉은 점이 있으면 먹어서는 안 된다. ……곰팡이가 생기고 붉은 빛이 있는 것은 먹어서는 안 된다. ……六畜(말・소・양・닭・개・돼지)이 저절로 죽은 것은 대개가 전염병이 원인이므로 먹어서는 안 된다. ……거미가 떨어진 음식은 毒이 있으니 먹지마라. ……무릇 벌・파리・벌레・개미 등이 모인 음식을 먹어서는 안 된다”고 하였다.

5 진한 시기, 위진 남북조 시기의 양생학

《神農本草經》 은 東漢이전의 약물학을 집대성하고 있고, 현존하는 중국 최초의 본초학 사전이다. 이 책의 여러 가지 중요성은 약성과 칠정에 대한 기록과 상중하품으로 나눈 체계 등 많은 점이 있겠으나, 양생학적 의의로는 延年益壽의 효능에 대하여 기록하고 있다는 점이다. 예를 들면 “紫蘇는……오래 복용하면 몸이 가벼워지고 늙지 않으며 장수하여 神仙이 된다”고 하였고 “澤瀉는……오래 복용하면 배고픔을 모르고 수명이 연장되며, 몸이 가벼워지고 얼굴에서 빛이 나며 능히 물위를 걸을 수 있게 된다”는 기록들이다. 물론 이 내용에 대한 과학성은 논외로 하여야 한다.

東漢末의 華陀에 대하여 《後漢書》 에서는 “여러 지역을 두루 유학하며 道를 겸하고 經典을 수차례 읽었으며 養生의 방법에 밝았다”고 그의 젊은 시절을 기록하고 있다. 화타는 “인체는 노동을 해야 하지만 지나쳐서는 안 된다. 적당하게 움직이면 穀氣가 소화되고 혈맥이 유통되어 병이 생겨나지 않는다. 이는 문지도리가 끝내 썩지 않는 이치와 같다”고 하면서 운동과 기공도인의 양생법을 강조하였다. 즉 운동을 지속해야만 혈액순환이 활발해지고 소화기능이 촉진되어 사람의 체질이 증강되고 각종 질병을 막을 수 있다고 주장하였으며 기존의 도인기공의 방법을 계승하여 호랑이・사슴・곰・원숭이・새의 움직이는 자세를 본떠 머리・몸・허리・사지 및 여러 관절들을 움직이게 하는 “오금희(五禽之戲)”라는 체조를 고안하였다. 화타의 제자 吳普는 이를 장기간 단련한 결과 90여세까지 살면서도 “귀와 눈이 밝고 치아가 완전하고 견고하였다”고 전해진다. 오금희는 양생체조의 시초로 현재까지 영향을 미쳐 팔단금과 함께 현대에 이르러서도 여전히 중요한 가치를 지니고 있다.

秦・漢時期에 秦始皇・漢武帝 등은 불로장생을 추구하였기에 당시 연단술과 신선술, 방중술 등에 대한 양생서들이 매우 많았다. 1973~1974년 長沙 馬王堆에서 발굴된 漢文帝 初元12年의 무덤 속에서 《導引圖》・《養生方》・《却穀食氣》・《十問》 등의 養生과 관련된 자료가 발견되었다. 《導引圖》 에는 44폭의 導引法이 그려져 있었고, 호흡운동・맨손체조와 기계를 이용한 여러 운동 등을 포함되어 있다. 《養生方》 은 養生을 위주로 한 方書이고, 《却穀食氣》・《十問》 에서도 養生과 관련된 여러 이론과 기법이 기록되어 있었다.

晋代 葛洪의 《抱朴子》 는 연단술의 대표적인 저서로 당시 연금술과 연단술의 내용을 잘 정리하고 있다. 비록 煉丹을 만들어 복용함으로써 장수하려는 내용이 주를 이루고 있지만, 다른 시각에서 보면 당시의 연단술과 연금술이 얼마나 발전했는지 나타내주는 좋은 자료이다. 丹石(유황과 수은 등의 금속을 이용하여 만든 장수약물)을 복용하여 장수하는 것은 불가능하고 동시에 건강에 치명적인 것이 밝혀졌지만, 이외에 양생방법에 대한 기록은 매우 중요한 가치가 있다. 예컨대, "養生은 손상시키지 않는 것을 근본으로 삼는다. 무릇 신체의 능력을 초월하여 자기의 재능이 미치지 못하는 것에 대하여 괴로워하며 생각하는 것, 자기의 힘 이상으로 억지로 무거운 물건을 들어 올리는 것, 지나치게 슬퍼하여 몸을 축내는 것, 지나치게 기뻐하고 즐거워하는 것, 갖고 싶은 것에 대해 지나치게 집착하는 것, 오랫동안 노동하거나 담소하는 것, 잠자는 시간이 일정하지 않은 것, 활을 쏘는 일, 술에 만취하여 토하는 것, 배불리 먹고 바로 잠자는 것, 숨쉬기가 괴로울 정도로 뛰어다니는 것, 환성을 지르거나 큰소리로 울어대는 것, 남녀가 억지로 성교를 참는 것 등은 모두 신체를 손상시키는 일이다. 이러한 손상이 쌓여 극에 달하면 일찍 죽게 된다."고 기록되어 있는데, 위에 제시한 "養生은 손상시키지 않는 것을 근본으로 삼는다"는 이론은 양생학 발전에 큰 영향을 주었다.

또한 養生을 위해서는 "六害"를 경계해야 한다고 지적하면서, "무릇 養生을 잘하는 사람은 먼저 六害를 제거해야 한다. 그런 연후에야 백년을 살 수 있다. 첫째 名利를 경시하고, 둘째 聲色을 금하고, 셋째 財貨를 아끼고, 넷째 감정을 억누르고, 다섯째 아첨을 하지 말며, 여섯째 질투를 버린다. 이와 같이 여섯 가지가 제거되지 않는다면 修養의 道는 단지 말 뿐일 것이다"라고 하였다. 특히 "養生의 방법은 편안한 행동과 심신에 유익한 것을 원칙으로 삼아야 하며, 시간과 장소, 자세 등에 얽매이면 안 된다. 어느 때나 어느 장소에서나 자신의 몸이 이치에 맞지 않다고 느껴진다면 바로 양생법을 행하여야 한다."고 하여 언제 어디서나 항상 양생하는 것을 유지하도록 강조하였다.

南朝의 陶弘景은 양생학에 정통한 학자였다. 《梁書・處士傳》 에 의하면 그가 "10세 때 葛洪의 神仙傳을 얻어 밤낮으로 연구하여 양생의 이치를 얻게 되었다"고 기록하고 있다. 그의 《養生延命錄》 은 현존하는 가장 오래된 양생학전문서로서, 이 책의 敎誡篇에는 "나의 생명은 나에게 있는 것이지, 하늘에 있는 것이 아니다"라고 기록되어 있다. 즉 사람이 스스로 적극적으로 노력한다면 온전히 건강을 유지하여 장수할 수 있음을 뜻한다. 도홍경은 調神과 養形을 양생의 요체로 삼았는데, 이는 《內經》 에서 언급한 "능히 形과 神을 구비할 수 있다면 天命을 다하고 백세가 넘게 살 수 있다"는 양생사상과 상통한다. 그는 계절변화에 순응하고 감정을 잘 다스리며, 음식과 욕망을 절제하여 정기를 보양하며, 적당한 노동과 휴식을 강조하는 등 여러 종류의 양생법에 관하여 기술하였으며, 특히 기존의 기공학설을 집대성하여 체계적으로 정리하였다. 예를 들면 "매일 아침마다 치아를 쪼듯이 36번에서 300번씩 부딪치면 치아가 튼튼해지고 치통이 발생하지 않는다. 그 다음에는 혀로 입안을 마찰하여 침이 입안에 가득 차면 그것을 세 번에 나누어 삼킨다. 그런 후에 손바닥을 마찰하여 그 열로 눈을 감싸기를 27번을 하면 눈이 밝아진다. 매일 아침 일어나면 두 손을 양쪽 뺨에 대고 위아래로 뜨겁게 느껴지도록 27번 문지르면 귀가 밝아진다. 손바닥을 비벼 열이 나게 하고 그 손으로 얼굴을 문지르면 邪氣가 제거되어 얼굴에 광채가 생긴다. 손바닥을 비벼 신체를 위에서 아래로 문지르는 것을 "乾浴"이라 하는데, 이것은 감기의 열과 두통을 없애준다."고 제시하였는데 이러한 도인법은 오늘날까지 이어지고 있다.

6 수당 시기

隋代의 巢元方이 편집한 《諸病源候論》 에는 1700 여종의 병후가 기록되어 각 病候의 원인과 증상을 분석하였으며 진단과 예후를 포함하고 있다. 또한 각각의 질병 뒤에는 "補養宣導" 하는 구체적인 방법이 첨가되어 있어서 실제로 위진남북조시대의 질병예방법이 집대성 되어 있다. "瘟病候"에서 그는 일부 전염병은 외부의 유해물질인 "乖戾之氣"로부터 유발되고 쉽게 전염될 수 있는 것이지만 약을 복용함으로써 예방할 수 있음을 지적하였다. 또한, "만약이 病毒을 얻으면 그것을 가루로 만들어서 조금씩 복용한다"는 기록이 있으며, 晋代 葛洪의 《肘後備急方》 의 "미친개에게 물렸을 때에는 미친개의 뇌를 그 상처에 바르면 광견병을 치료할 수 있다"고 한 기록에서 면역학적인 관점을 엿볼 수 있다.

唐代 孫思邈이 쓴 《千金方》 에는 양생예방에 대한 내용이 매우 많이 기록되어 있다. 《千金要方・養性序》 에서는 "治未病"이 양생의 기본원칙임을 강조하여 "養生을 잘한다는 것은 아직 겉으로 드러나지 않은 질병을 치료한다는 의미이다. 이러한 까닭에 聖人들은 아직 발생하지 않은 질환을 미리 제거하고 아직 발생하지 않은 질병을 치료한다. 의료행위는 아무런 질병이 없을 때 하는 것이지 이미 질병이 걸린 후에 급박하게 해서는 안 된다"고 하였다.

특히, 음식을 통한 질병예방을 매우 중요하게 인식하여 "몸을 편안하게 하는 근본은 반드시 음식에서 도움을 받아야 하고, 위급한 병을 구제하는 방법은 반드시 약물에 의지해야 한다. 올바른 식이요법을 알지 못하는 사람은 생존할 수 없으며, 경계해야 할 약물을 명확히 알지 못하는 사람은 질병을 제거할 수 없다. 그러므로 음식물은 邪氣를 제거하고 장부를 편안하게 할 수 있어서 마음을 즐겁고 상쾌하게 하며, 이러한 상태는 기혈의 흐름을 원활하게 한다. 만일 음식으로써 병을 치료하여 情志를 풀어 주고 邪氣를 제거한다면 그를 명의라고 말할 만하다", "맛좋은 음식은 충분히 씹어 삼켜야 하고, 날로 된 음식은 대충 삼켜서는 안 된다. 배고픔이 느껴지기 전에 먹고 갈증이 생기기 전에 물을 마셔야 한다. 식사는 자주 하고 적게 먹어야 하며 한 번에 많이 먹어서는 안 된다"고 하였으며, 老人이 섭취하는 음식에 대해서는 "반드시 깨끗하고 담백하며 따뜻하고 부드러우며 간단해야 하며, 기름지거나 두껍거나 날 것이나 차가운 것이나 썩은 음식 등은 피해야 한다"고 음식예방을 매우 중시하였다. 《千金方》에는 보양과 치료에 쓰이는 음식물 154종이 기록되어 다양하며, 열거된 음식들은 대부분 일상에서 쉽게 구할 수 있는 곡류·채소·과실·동물 등 4종류로 나누어져 있고 음식의 품종, 먹는 방법, 계절에 따라 금해야 하는 음식물 등에 대하여 구체적으로 기록하고 있다.

성생활에 대한 양생은 절제하는 것도 중요하지만 지나치게 억제하는 것도 해롭다고 여겨 "대개 陽事가 지나치다고 느껴지면 반드시 삼가하여 억제해야 하며, 제멋대로 성교해서는 안 된다. 왜냐하면 그것은 자신을 해치는 행위이기 때문이다(《千金要方·房中補益》)"라고 하였고, 또 "무릇 사람의 氣力이 남보다 강할 경우에는 억지로 오랫동안 억제할 필요는 없다"고 하였다.

唐代의 道宣이 지은 《續高僧傳》의 기록에 의하면, 唐代에 이미 癘人坊이라는 기관을 설치하여 문둥병환자를 모아 놓고 격리시켜 지내게 하였으며, 사계절 동안 부양하고 공평하게 대하려고 노력했다는 기록이 보인다. 이를 통해 볼 때 당시에도 전염병에 대하여 이미 격리하여 예방조치를 취하기 시작했음을 알 수 있다. 그밖에도 漢代의 都厠(공공화장실)는 唐代에 이르러 매우 보편화됨으로써 환경위생의 유지와 질병예방에 중요한 작용을 하였다.

7 송원 시기

宋·金·元代에는 금원사대가(劉完素·張從正·李杲·朱震亨)와 같이 다양한 유파가 등장하였고, 양생학에 대해서도 독특하고 다양한 이론들이 많이 나타난다.

劉完素는 양생의 관건이 神과 形의 조화하는데 있으며, 形神調和의 기초는 氣·神·精·形 네 가지의 협조에 의해 形以氣充, 神依氣位, 精爲神氣之本에 있다고 여겼다. 그러므로 養生의 원칙은 "생명을 온전하게 하는 방법에 있어서, 形·氣는 편안함을 귀하게 여기고, 편안하면 법도가 있어 문란하지 않는다. 精·神은 보존을 귀하게 여기므로 보존하면 요체가 유지되어 소모되지 않게 된다(《素問玄機原病式》)"고 기술하였다. 그는 形은 생명의 집이므로 마땅히 충만하게 養生해야 하며, 神은 心에 저장되므로 마땅히 안정시켜 養生할 것을 강조하였다. 《素問玄機原病式》 에서는 "攝生論"을 한 장으로 배치하여 養形調神의 방법을 자세하게 기술하고 있다.

《素問 · 病機氣宜保命集 · 原道論》 에서는 기공양생에 대해서도 자세히 기술하였는데, 즉 元氣를 호흡하여 자연에 부합하게 함으로써 "吐故納新"에 도달하며, 정신을 집중하여 神宮으로 체내를 투시하게 함으로써 "五臟昭徹"에 까지 이르게 한다고 하였다. 도인법에 대해서도 쉽게 행할 수 있는 몇 가지의 간편한 방법을 소개하여 天鼓慾常鳴 · 津慾常咽 등의 방법을 기록하고 있다.

張從正은 사회환경과 정신적인 요인이 질병을 발생시킨다는 점에 매우 집중하였다. 예를 들면 그는 학질이 항상 혹독한 관리가 있는 지방에서 잘 발생한다고 여겼으며, 전쟁중에는 백성이 쉽게 병에 걸리며, 관리의 전횡이 심할 때에는 백성들의 "九氣"(怒 · 喜 · 悲 · 恐 · 寒 · 暑 · 驚 · 思 · 勞)가 높아져 질병이 쉽게 발생한다고 보았다. 또한, 임상에서 반드시 時(기후), 事(천하의 大小事), 地(남방 · 북방), 人(빈부귀천, 품성, 체질)에 따라 적절히 치료해야 하는데 이것을 "達時變"(때에 따라 변하는 것에 능통하게 한다)라고 칭하였다.

攻邪派였던 장종정은 《儒門事親》 에서 "邪가 제거되면 元氣가 저절로 회복된다"는 이론을 폈쳤다. 이러한 학설은 현대에 질병의 예방과 치료에 있어서 오로지 補에만 힘쓰는 관점과는 매우 달라 큰 가치를 지닌다고 하겠다.

李杲는 補土를 중시하여 "脾胃"의 작용을 질병의 예방과 치료 작용에서 가장 중시하였다. 그는 음식조절의 실패, 과로, 과도한 감정이 비위기능을 손상시키는 주요원인으로 보고, 脾胃가 손상되면 인체의 元氣가 손상되므로 필연적으로 갖가지 질병이 발생한다고 보았다. 따라서 양생을 통해 비위의 元氣를 보호하는 것이 가장 중요하다고 하였으며, 《脾胃論》 의 가장 마지막 한 편인 "省言箴"에서 사람이 말하는 중에도 양생의 도를 정성껏 지키면 비위를 보호하고 튼튼히 하는 효과를 얻을 수 있다고 하였다.

朱震亨은 陽有餘陰不足 학설을 펼치며 "인간의 정욕은 끝이 없고, 相火가 망동하기 쉽다"고 하면서 精血은 보존하기 힘들어 항상 부족하다고 주장하였다. 이로써 滋陰降火를 중시하여 《格致餘論》 에는 정욕을 절제하여 陰精이 부족해지는 것을 막고, 음식을 조절하여야 함을 강조한다. 더불어 약물만으로는 相火가 망동하는 것을 막을 수 없고, 相火를 일으키는 근본적인 원인인 마음을 바로 잡아 養心함으로써 火의 妄動을 막는다는 관점을 제시하였다.

元代의 鄒鉉은 宋代 陳直이 편찬한 《養老壽親書》 에 3권을 더 첨가하여 《壽親養老新書》를 편찬하였다. 《壽親養老新書》 는 현존하는 가장 오래된 노인의학 전문서이며, 다양한 노인질병 예방법이 기술되어 있다. 그 특징으로는 우선, 정신양생을 중요시 하였다. 즉 "첫째, 말을 적게 하여 內氣를 기른다. 둘째, 色慾을 경계하여 精氣를 기른다. 셋째, 맛을 적당히 하여

血氣를 기른다. 넷째, 津液을 삼켜 臟氣를 기른다. 다섯째, 노여움을 삼가하여 肝氣를 기른다. 여섯째, 음식을 조절하여 胃氣를 기른다. 일곱째, 생각과 고민을 줄여 心氣를 기른다. 인간은 氣를 통해 생명을 얻고, 氣는 神에 의해 움직이므로 氣를 길러 神을 온전히 하면 진정한 道를 얻을 수 있다"고 하였다. 그 다음으로 음식양생에 있어서는 노인은 진기가 부족하고 오장이 쇠퇴하였으므로 음식에 더욱 의지하여 기혈을 보충해야 한다고 하면서 노인이 병에 걸리면 먼저 반드시 음식으로 치료하는 방법을 써 노인의 장부가 손상되는 것을 막아야 하며, 음식을 통한 치료가 효과가 없을 때에만 약물을 사용하기 시작해야 한다고 하였다. 특히, 노인의 음식은 보온이 잘 되어야 하고, 많이 익혀야 하며, 연해야 하고, 딱딱하고 질기고 차갑고 날 것은 피해야 한다고 강조하였다. 식사량은 조금씩 자주 먹어야 하고 식후에 100~200 걸음 걷는 것을 권장하였다. 이 책의 《四時攝養篇》에서는 "봄에는 신맛을 지닌 음식물의 섭취를 줄이고 단맛의 섭취를 늘려 脾氣를 길러야 하며, 여름에는 쓴맛의 섭취를 줄이고 매운맛의 섭취를 늘려 肺氣를 길러야 한다. 가을에는 매운 맛의 섭취를 줄이고 신맛의 섭취를 늘려 肝氣를 길러야 하며, 겨울에는 짠맛의 섭취를 줄이고 쓴맛의 섭취를 늘려 心氣를 길러야 한다"고 주장하면서 계절변화에 따라 음식을 선택하여 질병을 예방해야 함을 주장하였다. 老人의 起居에 대해서도 자세히 기록하고 있는데, 예를 들면 침상에 3면에 병풍을 설치하여 차가운 바람을 막도록 하고 의복의 경우에 너무 헐렁하면 걸려서 넘어지지 않도록 하였다.

元代 飮膳太醫인 忽思慧는 《飮膳正要》 라는 책을 지었다. 이 책은 건강한 사람과 질병이 있는 환자의 영양섭취에 관하여 중점적으로 기술한 책이다. 그는 질병이 발생한 후에 약을 복용하는 것보다 병에 걸리기 전에 영양공급에 주의하여 신체의 건강을 유지하는 것이 낫다고 여겼다. 이 책은 음식의 위생에 대해 과학적으로 기술하였으며, 아울러 여성과 어린아이의 보건에 대해서도 언급하였다. 養生을 잘하는 사람은 배가 고프기 전에 먹고 목마르기 전에 마셔야 하며, 지나치게 많이 먹거나 마셔서는 안 되고, 과식한 후 바로 누우면 쉽게 질병이 발생한다고 주장하였다. 그는 또 구강위생을 제시하여 식후와 저녁에 양치질을 할 것을 강조하였다.

宋元시기에도 가치 있는 양생전문서들이 적지 않게 편찬되었는데, 예를 들면 周守忠의 《養生類纂》 과 《養生月覽》, 蒲虔貫의 《保生要錄》, 邱處機의 《攝生消息論》, 李鵬飛의 《三元延壽參贊書》, 王珪의 《泰定養生主論》 등이다. 이밖에도 宋代 沈括의 《忘懷錄》 에는 鐘乳石·朱砂·硫黃·金紀玉 등의 광석을 사용하여 우물물을 소독하는 방법을 소개하고 있다. 元代 滑壽는 《痲疹全書》 에서 홍역이 유행하는 계절에는 消毒保嬰丹·代天宣化丸 등을 사용하여 감염을 미연에 방지할 수 있다고 주장하였다. 이러한 견해들은 예방의학의 형성에 많은 영향을 주었다.

8 명청 시기

明代 李時珍의 《本草綱目》에는 1,892종의 약과 11,096종의 처방이 수록되어 있다. 수록된 약물과 처방에서 모두 질병예방을 언급하고 아울러 장수의 목적으로 金石을 오남용하는 것에 대해 매우 비판하였다. 그는 金漿項目에서 “금석을 복용하여 신선이 된다고 하는 말들은 모두 秦始皇이나 漢武帝때의 方士들에게서 전해져 내려온 것 같다. 血肉으로 이루어진 몸체는 水穀에 의지하는데 이러한 金石의 침전물이 腸과 胃에 오래 머물게 되면 견딜 수 있겠는가? 이는 생명을 구하고자 하나 도리어 생명을 잃게 되니 어리석다고 할 만하다”고 하였고, 生銀項目에서는 “抱朴子는 銀을 물의 형태로 만들어 먹으면 지상의 신선이 될 수 있다고 말하였는데, 이 또한 方士의 잘못된 말이니 믿을 수 없다”고 하였다. 水銀項目에서는 “《本經》에서 水銀을 오래 복용하면 신선이 된다고 말하였고, 甄權은 水銀을 丹元母라 하였으며, 抱朴子는 이것을 長生藥으로 여겼다. 六朝以來로 生을 貪하는 자들이 이것을 먹고 불구가 되고 죽거나 인사불성이 된 사람의 숫자가 얼마나 많은지 모른다.”하며 맹렬히 비난하였다.

明代에는 命門학설이 발전함에 따라 趙獻可·張景岳으로 대표되는 溫補派가 생겨났다. 趙獻可는 養生과 治病은 眞火의 保養을 요체로 삼아야 한다고 주장하여 《醫貫·內經十二官論》에서 “내가 간곡하게 이 이론을 밝히고자 하는 까닭은 신체를 養生하고 병을 다스리고자 할 경우에 命門을 君主로 삼고 ‘火’字에 주의하도록 함이다”라고 하였다. 《景岳全書》에서는 “陽이 강하면 장수하고, 陽이 쇠퇴하면 요절한다”고 하였으며, 陽氣의 근본인 命門을 매우 중시하였다. 또한, 중년시기의 조섭을 강조하여 중년에 양생을 잘해야 늙지 않고 노인이 되어서도 질병으로 고생하지 않는다고 하였다.

明代 李中梓가 지은 《壽世青編》에서는 調神·節食·保精 등의 방법으로 養心說·養肝說·養脾說·養肺說·養腎說을 세우고, 五臟을 調養하는 양생원칙을 제시하여 五臟調養法을 완성한다. 高濂의 《遵生八箋》은 氣功을 통하여 調養한다는 관점에서 養心坐功法·養肝坐功法·養脾坐功法·養肺坐功法·養腎坐功法 등을 제시하였다.

明代의 御醫였던 龔延賢과 龔居中도 역시 많은 공헌을 하였다. 龔延賢은 장수에 관한 秘方을 대량으로 수집하고, 그 가운데 중요한 것들은 노래가사 형식으로 편성하여 널리 전파하였다. 그는 《壽世保元》에 양생방법에 대해 풍부하게 기록하였고, 이 책에 쓰여진 長春不老仙丹·扶桑至寶丹·八仙長壽丸 등은 모두 유명한 장수처방이다. 《衰老論》에서는 또 노화의 원인에 대하여 전문적으로 기술하였다. 龔居中은 능동적으로 신체를 調攝·保護·健康恢復·豫防 및 治療를 배합하는 것이 매우 중요하다고 강조하면서 “물품이 이미 손상되면 반드시 아끼고 보호해야만 항구적으로 쓸 수 있으며 더 이상 낡지 않는다. 만약 아끼지 않아 넘어지고 부딪히게 되면 어찌 망가지지 않는 것이 있겠는가? ……병을 다스려 치유되고 안 되고는 역시 그 사람의 調攝이 어떠한가에 달려 있다"고 하였다. 그가 지은 《萬壽丹術》은 延齡·安養·飮食의 세 篇으로 나누어져 있으며 독창적인 견해를 볼 수 있다.

溫病에 대한 인식은 明代의학의 발전 중에 하나이다. 溫病에 대한 인식은 《素問·刺法論》에서 보이지만, 吳又可는 《溫疫論》에서 疫病의 원인은 "戾氣"에 감염되기 때문이며, 戾氣가 공기접촉으로 전염되고 입·코 등을 통해 인체에 침입한다고 명확하게 제시하였다. 그가 제시한 戾氣는 모든 감염병의 범주에서 이해될 수 있으며, 예방과 치료에 있어 중요한 의미를 가진다. 특히, "하나의 병에 한가지 약물만 쓰면 병이 저절로 낫는다(《溫疫論·論氣所傷不同》)"고 가정하여 각각의 戾氣마다 이것을 극복하는 한 종류의 특별한 약이 있을 것이라고 예측하였다. 吳又可는 온역에 대한 이론을 발전시켰으며, 예방의학의 새로운 장을 열었다고 해도 과언이 아니다.

淸代의 熊立品은 吾又可의 戾氣說의 영향을 받아 매우 주도면밀한 격리예방을 제시하였다. "경계가 없고 문이 연이어 있어서 전염병이 크게 성행하여 점차 전염될 때에는……환자의 침상과 오염된 도구, 오물에 가까이 가지 말고, 죽은 자의 관에 기대지 말며 더러운 것에 손대지 말라. 병든 집의 음식을 먹지 말고, 죽은 사람의 의복을 줍지 말라(《治疫全書》)"고 한 데에서 잘 나타나 있다.

당시 청나라 정부에서는 천연두를 전담하는 관리인 "査痘章京"이라는 직책을 두어 천연두 환자가 발견되면 즉시 40~50리 밖으로 이주시킨 것으로 기록되어 있다. 또한 淸代 嘉慶年間(1796~1820) 謝淸高의 《海錄》의 기록에는 외항선이 입항하면 천연두를 검사하여 있을 때에는 입항을 거절하고 완전히 치유된 후에만 허가한다는 기록이 있는 것으로 볼 때에 이미 검역조치가 있었던 것으로 보인다.

중국에서 백신을 사용한 기록은 10, 11세기로 거슬러 올라간다. 宋代 眞宗年間(AD 11C)의 아미산의 도사가 王旦이라는 승상의 아들인 王素에게 백신을 접종하였다고 기록되어 있기는 하지만 이에 대해서는 아직까지 자료가 부족하다. 淸代 초기의 兪茂鯤은 《痘科全鏡賦集解》에서 "……種痘法은 明代 隆慶年間 寧國府 太平縣에서 시작되었는데 그 이름은 알 수 없고 단지 丹을 만드는 旗人[4]의 집에서 왁친을 얻었다고 들었다. 이때부터 天下로 퍼져나가 오늘날 種痘하는 자들은 寧國府사람들이 대부분을 차지한다"고 기술하고 있고, 張琰은 《種痘新書》에서 "나는 聶久吾先生의 가르침을 받았으며, 種痘는 家業으로 이미 數代를 거쳐왔다", "種痘하는 자가 8·9천명이며 그 중에서 치료할 수 없는 경우는 20~30명 뿐이었다"고

4) 旗人 : 淸朝의 건국 때 공로가 있던 만주인·몽고인 및 일부의 漢人등 八旗에 속한 사람

하였다. 聶久吾는 17세기 초 사람이며 이 책은 대략 1681년에 완성되었으므로, 16세기 후반에 이미 백신접종이 중국에서 시행되었음을 알 수 있다. 1695년 張璐의 《醫通》에는 痘衣・旱苗・痘漿 등의 방법이 수록되어 있고 1742년에 《醫宗金鑒》에는 4종의 種痘法, 즉 痘衣法・痘漿法・旱苗法・水苗法이 실려 있다. 초창기의 種痘法 "時苗"는 천연두의 딱지 혹은 진물을 사용하였는데, 이러한 백신은 위험하였다. 淸代의 鄭望頤는 《種痘方》에서 毒을 감소시킨 "熟苗"를 사용할 것을 주장하였고, 아울러 어린아이의 신체에 연속적으로 접종하여 養苗할 것을 주장하였다. 朱奕梁은 《種痘心法》에서 熟苗에 관하여 "진실로 苗의 傳種이 오래될수록 藥力은 더욱 깨끗하게 추출되고 효과가 더욱 좋아진다. 따라서 火毒이 모두 제거되고 精氣만이 존재하게 되니 모든 것이 온전해져 병이 사라진다. 만약 '時苗'가 7회 연속 접종하여 저항력을 강화시킬 수 있다면 '熟苗'가 된다"고 하여 구체적으로 소개하였다.

中國의 종두법은 16세기후반에 해외로 전파되었다. 1688년 러시아가 처음으로 의사를 北京에 파견하여 종두법을 배워 갔으며, 1820년대 전후로 터키・영국 등에 전파되었다. 이것은 영국의 제너가 種痘로 천연두를 예방하는 방법을 발명한 것과 비교해 볼 때 최소한 60~70년 정도가 빠르다.

淸代 方開는 《延年九轉法》에서 "動과 靜이 적당하고 氣血이 순조로우면 병이 생기지 않으므로 天壽을 누릴 수 있다"고 강조하여 動과 靜이 반드시 적절하게 조화되어야 함을 지적하였다. 또한 지나친 動과 지나친 靜을 피해야 한다고 여겨 "지나친 動은 陰을 손상시키므로 陽이 필연적으로 偏盛하고, 지나친 靜은 陽을 손상시키므로 陰이 필연적으로 偏盛한다"고 하였다. 이러한 動靜결합의 양생관점은 先秦時期에 이미 기초가 다져졌으며, 明・淸時期에 까지 이어졌다.

吾樽이 지은 《外科治說》에는 "醫는 다스리는(理) 것이고, 藥은 물길을 내어 물을 소통시키는(淪) 것이다"라는 구절에 근거하여, 熏・洗・熨・擦敷・貼・坐・吹 등의 치료법을 절묘하게 종합적으로 제시하고 있다. 이 책에서 "外治의 원리는 바로 내부를 치료하는 것"이라는 논점을 제시하면서 "비록 외부를 치료하지만 내부에서 치료하는 것과 다를 바 없다"고 하였다. 그는 "사람이 아픈 원인은 氣가 막혀 쌓이고 血이 응어리지는 것과 陰氣에 寒濕이 있고 陽氣에 燥熱이 있는 것 이외에 다른 원인은 없다"고 하였으며, 질병은 천차만별이지만 "通"이라는 요령으로 포괄하여 파악할 수 있다고 하였다. 심지어 虛損證의 外治에서도 "氣血을 소통시키려면 補法을 써야 하며 藥에 의한 補法은 없어도 된다"는 방법을 채택하였다. 그의 사상은 오늘날 外用治法으로 각종 질병을 예방하고 치료하는 데 깊은 영향을 미쳤다.

淸代의 葉天士(葉桂)는 溫熱病의 衛氣營血 변증론치를 창시하였으며, 衛・氣・營・血의 각 단계에 따라 변증론치 함으로써 "2차 예방"에 대한 기록을 남겼다. 그의 저서 《監證指南醫案》에는 葉桂가 老年病을 치료한 經驗方 300종이 기록되어 있으며, 中年은 "陽明經의 弱化", 60세 이후는 "腎虛" 爲主라는 관점을 제시하였다.

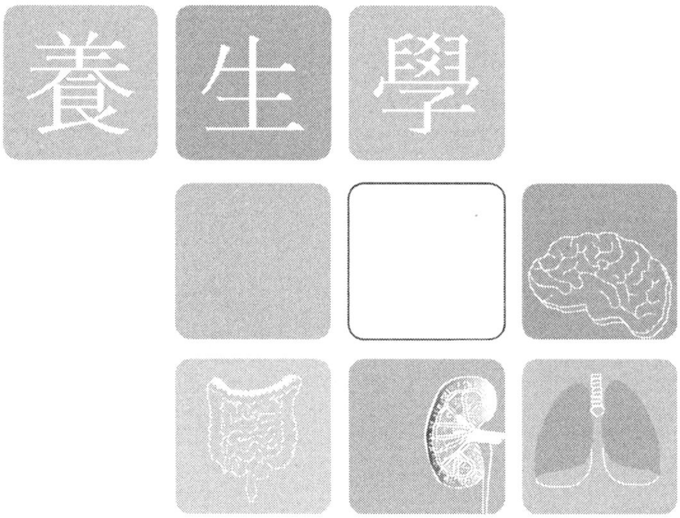

第 2 篇
養生方法

의학의 목적은 인간의 질병을 치료함은 물론이고 건강을 유지하고 증진시켜 질병을 예방하며, 최종적으로는 무병장수하도록 하는데 있다.
이러한 목적을 달성할 수 있도록 한의학에서는 다양한 치료방법이외에 건강관리 및 예방수단을 제시하고 있으며, 이것을 '양생방법'이라고 한다.
제2편에서는 다양한 양생방법과 각각의 방법들이 인체에 어떻게 영향을 미쳐서 인간이 건강을 유지·증진하게 되는지를 알아야 한다.

제 1 장
序論

양생은 養性, 攝生, 道生, 衛生, 保生, 頤養 등이라고도 하며, 정신이나 정서의 안정, 음식물이나 일상생활의 규칙성, 房事의 절제 및 건강운동 등의 방법을 통하여 몸을 튼튼하게 하고 질병을 예방하고 무병장수케 하는 것을 말한다.

양생학은 양생의 이론, 원칙, 방법을 연구하는 학문으로 협의의 양생학은 壽命學을 말하며, 광의의 양생학은 人學 또는 人生修養學이라고도 한다. 오늘날 양생은 양생한의학의 중요한 내용으로서 한의학적 질병 양생의 가장 독특하고 효과적인 조치중의 하나이다. 예로부터 양생을 잘 모르거나 양생의 방법이 잘못되어 건강을 손상시키는 경우가 많기 때문에 彭祖는 건강에 해로운 7가지 경우를 지적하였는데, 곧 "憂愁悲哀傷人, 寒暖失常傷人, 喜樂過度傷人, 憤怒不解傷人, 遠思强記傷人, 汲汲所愿傷人, 陰陽不順傷人."이라 하였다. 晉나라 葛洪은 양생을 건강유지의 근본으로 보아 몸을 해치는 10가지 상황에 대하여 "才不逮而困思之, 傷也. 汲汲所欲, 傷也. 久談言笑, 傷也. 寢息失時, 傷也. 挽弓引弩, 傷也. 沈醉嘔吐, 傷也. 飽食卽臥, 傷也. 跳走喘乏, 傷也. 歡呼哭泣, 傷也. 陰陽不交, 傷也."라고 하였으며, 《抱朴子·極言》에서는 "積傷至盡則早亡"이라 하였다. 唐나라 王燾는 《外臺秘要》에서 알맞게 조섭하면 장수할 수 있다고 강조하였다. 그리고 불가에서는 修性에 편중하여 性功에 집착하였고, 도가에서는 修命에 편중하여 命功에 집착하였다. 양생은 크게 두 가지 측면에서 생각할 수 있는데, 소극적인 측면은 언제나 작고 적게 하라는 것이다. 陶弘景의 《養性延命錄》에 수록된 내용을 살펴보면 小有經에는 "少思少念, 少欲少事, 少語少笑, 少愁少樂, 少喜少怒, 少好少惡, 行此十二少, 乃養生

之都契也."라 하였고, 黃甫謐이 靑牛도사를 만나 전수 받은 양생의 요령은 대체로 "體欲常勞, 飮食常少, 勞無極, 少無過, 去肥濃, 節酸鹹, 減思慮, 損喜怒, 除馳逐, 愼房室."이라고 하였다. 張湛의 《養生要集》에 나오는 양생의 요지는 "一曰嗇神, 二曰愛氣, 三曰養形, 四曰導引, 五曰言語, 六曰飮食, 七曰房室, 八曰反俗, 九曰醫藥, 十曰禁忌."라고 하였다. 또한 嵇康의 《養生論》에는 "養生有五難, 名利不去爲一難, 喜怒不除爲二難, 聲色不去爲三難, 滋味不絶爲四難, 神慮精散爲五難."이라고 하였다. 적극적인 측면으로는 導引이나 按摩 등의 기공수련을 통한 양생을 말하는 것으로 "流水不腐, 戶樞不蠹, 以其運動故也."와 같은 경우이다.

한의학적 시각에서 인간과 자연 및 인체의 形과 神은 일치되는 것이므로 양생은 자연의 법칙에 순응하여야 하고 또한 性(神)과 命(形)을 같이 다루어야 한다. 자연에 순응하는 양생관은 《莊子》의 "人法地, 地法天, 天法道, 道法自然"이라는 관점에서 비롯된 것으로 이는 양생의 원칙을 확립하는 데 기틀을 마련하여 주었다. 사실상 자연에 순응하는 것은 결국 인체의 정기를 잘 보존하기 위한 것이다. 아울러 《內經》에서도 외부의 사기를 피하여 몸을 보호하는 養形과 더불어 인체 내의 眞氣를 잘 조절하여 養神시키는 양생법을 일찍부터 제시하였다. 養形의 내용은 매우 많은데 그 중에서 여러 가지 운동, 음식물조절, 규칙적인 일상생활, 적절한 활동과 휴식, 外邪의 침입을 막고, 알맞은 체온 유지 및 기공 등이 모두 이에 포함된다. 養神은 곧 정서의 안정과 정신 수양이 포함된다.

이와 같은 기본원칙을 토대로 양생은 "形宜常動, 不至疲極"으로서 몸을 늘 움직이되 지치지 않도록 하고, "氣貴充盛, 昇降有常"으로서 정기를 왕성하게 채워주며, 승강운동이 제대로 이루어지도록 하며, "精貴盈滿固秘"로서 정기가 가득 차고 몸속 깊이 깃들게 하고, "神宜安靜愉快"로서 마음이 늘 안정되고 즐겁도록 하는 네 가지 중요한 내용으로 나누어진다. 形, 氣, 精, 神은 생명활동에 있어 서로 영향을 미치고 밀접한 관련을 맺고 있다. 그러므로 양생에 있어서 動形, 調氣, 固精, 靜神 4가지 내용은 어느 하나에만 치중되어서도 안 된다.

양생의 기본으로서 정신의 안정과 평소의 생활, 음식물습관 등에 대한 규칙성, 약물복용을 통한 조리 및 건강단련 등의 방법은 모두 사계절의 음양변화에 따라 알맞게 실시하여 시기에 알맞은 조섭을 하여야 한다.

1 양생의 연구목적 및 의의

양생은 수천 년의 역사 속에서 대대로 전해 내려온 매우 소중한 문화유산으로서 그에 대한 연구는 현실적 의미가 있다. 이러한 문화유산을 물려받아 발전시켜 앞으로 더욱 완벽하고 체계적이며, 과학성을 겸비한 학문으로 정착하는 것은 인류의 보건서비스를 더 높이는 데 큰 목적이 있다고 하겠다.

양생은 예방한의학의 중요한 부분으로서 인류의 건강에 큰 기여를 하여 왔다. 이에 대한 연구는 《內經》에서 비롯되어 先秦시대의 諸家 양생법을 정리하였고, 唐·宋·元·明·淸 및 현대에 이르기까지의 모든 양생에 관한 경험을 모아 이론적인 측면에서 완벽한 체계를 구성하고 현실에 맞는 양생방법을 끊임없이 발굴하여 하나의 독립된 분야로 발전할 수 있도록 노력하였는바 그 의의는 크다고 생각된다.

양생의 이론적 바탕은 한의학의 기본이론을 토대로 한 것이며, 예방한의학 중에서도 독립된 체계를 갖추어 많은 영역의 학문을 망라하였을 뿐만 아니라 생명을 다루는 새로운 학문체계로 발돋움하고 있다. 그러므로 이에 대한 연구정리는 새로운 영역을 개척하여 예방한의학의 내용을 더욱 풍부하게 보충시키고 나아가 한의학을 발전시키는 데도 중요한 의미를 가지고 있다.

양생은 불가와 도가의 영향을 많이 받고 발전하여온 만큼 그 시대의 한계를 벗어나지 못한 채 일부 미신적인 면도 갖고 있다. 그러나 사회의 진보, 과학문명의 발전에 따라 확대 해석한 신비성에 대하여 일일이 규명하여 나가고 더불어 그 속의 과학적인 내용을 새롭게 인식하고 찾아내는 것이 중요한 과제이다. 한의학에 대한 인식이 세계적으로 넓혀져 가면서 예방한의학은 더욱 중요한 자리를 잡아가고 있다.

예방한의학을 연구함에 있어서 현대과학에 입각한 자세가 뒷받침되는 것도 매우 중요하다. 동양철학적 시각이나 한의학에서 인체를 하나의 소우주로 보아 통일된 유기체로서 인체는 자연과 밀접한 관계를 가지고 있다고 본다.

또한 사회의 발전과정 중에서 인체에 대한 인식은 시대의 배경과 인류의 의식, 사유 등과도 밀접한 관련이 있어서 이해하지 못하는 수수께끼를 많이 안고 있다. 이러한 미지의 분야를 정확히 이해하려면 옛사람들의 인식 및 사고에 대한 탐구가 필요할 것이다. 지나친 부정적 태도나 맹목적인 수긍은 연구과정에서 바람직한 자세라고 하기 어렵다.

인류는 부단히 건강장수를 추구하여 왔다. 예방한의학 특히 양생은 독특한 방법을 구축하여 인류의 이러한 소망에 부응할 것이고 이에 대한 노력도 꾸준히 실천하여 나갈 것이다.

제 2 장
精神養生法

정신이란 인간 정신활동을 총괄해서 말하며, 고인들은 정신을 "神"이라 칭하였으며, 정신양생을 "攝神"·"調心" 등으로 일컬었다.

先秦諸子들의 저서중 정신양생의 사상과 방법은 이미 상세하게 논술되어 있을 뿐만 아니라, 서로 다른 특징의 관점을 이론화하였다. 老·莊은 도가의 양생관을 대표하며, 탐욕을 없애고 이기적인 생각을 줄여야 한다고 주장하면서 "少私寡欲", "守靜篤", "無慾忘我" 등 물욕을 없애고 마음을 담담하게 기르는 방법을 주장하였다. 孔子는 유교의 시조로서 "仁者壽, ……知者壽, 大德心得其壽"를 주장하여 숭고한 도덕정서를 지녀야만 비로소 장수할 수 있으며, 스스로 단련하는 것을 쉬지 않아야 생명을 오랫동안 지속시킬 수 있다고 하였다. 이러한 견해는 《詩經·大雅·文王》의 "德을 닦고 쌓아라. 영원토록 하늘의 命을 따르라"는 싯구와 일치한다. 또한 정서는 반드시 적당하게 조절하여 지나침이 없이 표현되어야 한다고 여기고 "喜·怒·哀·樂이 未發한 상태를 中이라 하며, 發하더라도 節度에 맞는 것을 和라 한다(《中庸》)"고 하였다. 孟子의 견해는 孔子와 일맥상통한다. 孟子는 "持其志, 無暴其氣"를 주장하여 함부로 행동하는 것을 반대하고 의지의 수양을 통해 감정을 조절하여 너무 지나침이 없도록 할 것을 강조하였다. 宋鈃와 尹文은 戰國時代의 思想家로서 《管子》의 "內業"·"心述"·"白心" 등의 篇에 그들의 정신양생관을 기록하였는데, 이것은 주로 "平正"양생과 뇌를 이용한 노화방지가 주된 사상이다. 예컨대 《管子·內業》에는 "무릇 삶이란 반드시 平正해야 한다. 平正을 잃으면 반드시 喜·怒·憂·患이 생겨난다. 늙으면 오랫동안 고심하지 마라. 피곤해지면 빨리 氣가 소모된다"는 기록이 보인다. 荀子는 "天命을 제어하여 그것을 이용한다"고 하면서, "寡慾"과 "無慾"을 반대하여 "얻을 수 있는 욕심이라면 추구하라. 그것은 감정으로는 면할 수 없는 것이다(《荀子》)"라고 함으로써 "욕망의 절제를 통한 養心"을 주장하였다.

春秋戰國時代에서 西漢에 이르는 시기에 완성된 《內經》은 諸子에 나타난 정신양생의 장점을 모으고, 여기에 의료경험을 결합하여 정신양생이론을 총괄하였다. 특히 《素問・上古天眞論》의 "마음을 안정시켜 과도한 욕망을 일으키지 않는다면 생명의 원천인 진기가 체내를 골고루 순환하게 되고 정신이 소모되지 않으니 병이 어디서 침입할 수 있겠는가?"라고 한 정신양생법과 《素問・四氣調神大論》에서 제시한 "四氣調神"의 방법은 후세의 정신양생에 이론적 토대를 제공하였다.

秦・漢・兩晋時期에 이르러 정신양생이론은 점차 발전하게 되었다. 《淮南子》는 老子의 "虛靜恬愉說"을 시조로 하여 "지나친 욕심은 인체의 氣를 넘치게 하고, 자주 증오하는 감정을 느끼면 心을 피로하게 한다"고 하였고, 더 나아가 "지나치게 화를 내면 陰이 손상되고, 지나치게 기뻐하면 陽이 손상되며, 지나치게 걱정하면 인체의 受納機能이 손상되고, 지나치게 두려워하면 미치게 된다"고 제시하여 七情의 과격한 상태가 병을 일으키는 원리를 개괄하였다. 馬王堆의 무덤에서 발견된 帛書에는 분노의 발산을 통한 질병양생법을 특히 강조하여 "분노를 만약 발산하지 않아 점점 안으로 스며들면 癰疽가 된다"고 하였으며, 아울러 원만한 성격배양과 건강의 관계에 대해서도 언급하였다. 예를 들면 《十大經・雌雄節》에 "처음에 凶하지 않은 것은 항상 雌節을 갖추었기 때문이며, 후에 吉하지 않은 것은 항상 雄節을 갖추었기 때문이다"라고 하였다. 여기에서 "雌"는 양순한 성격을 가리키고 "雄"은 강렬한 성격을 가리키며, 성격이 양순하면 건강하고 강렬하면 병이 생긴다는 의미이다. 嵇康의 《養生論》은 현존하는 가장 오래된 양생전문서라고 할 수 있다. 이 책에서는 심신을 정화함으로써 장수할 수 있다는 관점을 강조하여 "기쁨과 분노는 인체의 정기를 손상시키고, 깊은 생각과 고민은 정신을 소모시키며, 슬픔과 즐거움은 신성한 氣를 해친다. ……외부의 물질에 집착하지 않으면 神氣가 맑아진다. 이렇게 하면 마음이 후련하여 근심이 없고, 마음이 고요하여 고민이 없다"고 하였다.

晋의 葛洪은 《抱朴子》에서 "十傷" 및 30餘가지의 "신체를 손상시키지 않게 하는 조치"를 구체적으로 기술하였는데, 예를 들면 "十傷"中에는 "얻을 수 없는데도 그것에 집착하는 것은 傷이요, 욕망에 급급하는 것도 傷이다"라는 기록이 있다. 또한 "그 세세한 것까지 삼가도록 힘써라. 이익이 안된다고 여겨 불평하고 닦지 않아서는 안되며, 작은 손실이므로 손상되지 않는다고 여겨 양생하지 않아서는 안된다"고 하여 평소 좋은 습성을 기를 것을 강조하였다. 東晋의 학자인 張湛은 《養生要集》에서 통속적인 언어로 당시에 유행한 養生方法을 "十二少"・"十二多"・"二十八禁忌" 등으로 소개하고 있다. 그는 "적게 고민하고, 적게 생각하며,

적게 욕심을 내고, 적게 일하며, 적게 말하고, 적게 웃으며, 적게 근심하고, 적게 슬퍼하고, 적게 기뻐하며, 적게 분노하고, 적게 좋아하며, 적게 미워한다. 이 十二少를 행하면 養生에 합치된다"고 하여 七情의 조절과 私慾의 절제를 중시함으로써 구체적이면서도 적절하게 精神養生의 요점을 논술하였다. 《養生延命錄》은 陶弘景이 집대성한 저작으로 이 책은 전래의 수많은 양생에 관한 글들을 수집하였는데, 그는 "養生"을 "養性"으로 개괄하였으며 調身보다 調心을 더욱 강조하였다. 또한 《顔氏家訓》에는 養生을 전문적으로 논술한 부분이 있는데, 그 속에서 顔之推 본인의 효과적인 장수경험을 소개하고 있다. 이처럼 이 시기의 여러 정신양생관들은 선진시기보다 더욱 완벽하고 풍부해졌다.

隋·唐時代에 이르러 儒·佛·道 三敎의 통합추세가 나타났는데, 이러한 추세는 정신양생이론중에서도 나타났다. 孫思邈은 三敎를 신체에 융화시킨 醫學家로 도덕수양을 중시하여 "濟扶苦難"·"不淫聲色"을 제창하면서 양생에 五難說이 있음을 숭배하였다. 五難이란 "名利를 없애지 않는 것이 一難이고, 喜怒를 없애지 않는 것이 二難이며, 聲色을 없애지 않는 것이 三難이고, 滋味를 없애지 않는 것이 四難이며, 神이 염려하면 精이 흩어지는 것이 五難이다"라고 밝히고 있다. 그의 《衛生歌》, 《養生銘》 등은 통속적이고 기억하기 쉬운 노래가사의 형식으로 이루어졌으며 정신양생법의 보급에 큰 역할을 하였다. 道家養生觀에 대하여 혹자는 아무일도 하지 않거나 문을 닫아걸고 조용히 앉아 있는 것이 바로 세상물욕을 없애는 것이고 虛無라고 오해하였다. 이에 관하여 施肩吾는 이런 의혹을 풀어 주기 위하여 《養生辨疑訣》에서 "요즘 세간의 훌륭한 道의 종류를 두루 살펴보면 그 수를 헤아릴 수 없다. 비록 물욕을 없앰으로써 자신을 지키는 것은 알지만 물욕이 없어야 한다는 이치속에 신묘한 작용이 있음은 전혀 모르며, 비록 虛無를 이치로 삼는 것은 알지만 虛無속에 행함이 가득 차 있다는 것은 전혀 모른다"고 하면서, 양생은 "그 근본을 아는 것, ……그 원천을 바로 잡는 것"에 있음을 강조하여 근면하여 행하지 않는 것이 없어야 함을 주장하였다. 唐代의 유명한 長壽老人인 張公은 양생의 이치를 깊이 깨달아 "忍"을 제창하였다. 그의 《百忍歌》는 세상에 널리 퍼졌는데, "忍은 大人의 氣量이며, 忍은 君子의 근본이다. 인내할 수 있다면 가난해도 즐겁고, 수명도 영원해진다"고 노래하였다. 白居易는 유명한 詩人이면서 또한 양생학자이기도 하다. 그의 詩가운데는 정신양생적인 내용이 적지 않게 담겨 있다. 예를 들면 《自覺》에서는 "처음에는 나이에 따라 모습이 변하는 것으로 알았는데, 인간의 성쇠는 즐거움과 근심에 따르는구나"라고 하였고, 《永崇里觀居》에서는 "욕망을 절제하는 것이 비록 病을 줄인다고 하지만, 낙천적인 마음을 가지고 있다면 근심이 없다. 무엇으로 이러한 나의 마음을 설명할 수 있을까. 《周易》이 머리말에 있구나"라고 하였으니, 이는 그의 낙관적 양생관을 반영하는 것이다.

宋·元時期는 의학이론의 발전이 절정에 이른 시기였으며, 그에 따라 《養老奉親書》·《攝

生消息論》·《三元參贊延壽書》·《混俗頤生錄》·《賞心樂事》·《攝生要義》·《攝生月令》 등의 양생전문서적들이 쏟아져 나왔다. 《養老奉親書》는 노인의 양심법을 강조한 책으로 "老人이 쇠약해지고 권태로워지는 것은 아무것에도 관심을 두지 않기 때문이다. 만약 집을 지키며 고독하게 앉아 있기만 한다면 저절로 답답하고 울적해질 것이다. 그러므로 좋은 사물을 보아 자연스럽게 사물에 관심을 두게 되면 눈은 저절로 즐거움을 찾아 마음이 즐거워진다"고 하였다. 이것은 노인의 고독한 정신에 대한 심도 있는 관찰로서, 심정을 변화시켜 기질을 바꾸는 養心思想을 반영하고 있다. 王珪는 연령에 따른 심리특징을 근거로 단계적인 정신양생론을 제시하였다. 《泰定養生主論》에서 그는 청장년층은 덕을 널리 행하며 항상 뜻이 있어야 하고, 노년층은 名·利를 구차하게 구하지 말며, 喜·怒를 지나치게 발산하지 말아야 한다고 하였다. 또한 金·元四大家인 張子和는 情志相勝理論을 운용하여 정신양생을 계도하였다. 그는 《儒門事親》에서 "슬픔은 노여움을 치료할 수 있는데, 슬프고 고달픈 말로써 감동시킬 수 있다. 기쁨은 슬픔을 치료할 수 있는데, 장난치고 놀리며 가벼운 말로써 기쁘게 할 수 있다. 두려움은 기쁨을 치료할 수 있는데, 두려움이나 죽음에 관한 말로써 두렵게 할 수 있다"고 하였다.

明·淸時期에는 정신양생사상이 가일층 발전하였다. 이 시기의 양생가들은 열심히 자신의 임상경험을 결합하고 그 근원과 결과를 탐구하여 책을 펴내고 이론을 정립하였다. 宋濂은 《潛溪邃言》에서 진취적인 행동·지혜와 용기·名利와 私慾을 탐하지 않을 것 등을 주장하면서 "술수로써 관직을 구하는 자는 패배하고, 재물로써 一家를 세우는 자는 禍를 입게 되며, 권세로써 남을 대하는 자는 굴욕을 당하게 된다. 안일하여 교만한 자는 위태롭게 되고, 학문으로 자기를 자랑하는 자는 곤경에 빠지며, 행동이 뒤틀린 자는 신용이 없어진다. 이것들이 바로 六疾이다"라고 지적하였다. 高濂 역시 이에 동감하면서 《遵生八箋》에서 德行과 관련된 疾病理論을 피력하였는데, 예를 들면 "義를 잃고 이익을 취하는 것은 하나의 病이다. ……남이 자기보다 우월한 것을 증오하는 것은 하나의 病이다. ……私的인 것으로 公的인 것을 어지럽히는 것은 하나의 病이다. ……권력을 믿고 분별없이 구는 것은 하나의 病이다. ……사람이 자신있게 스스로를 지킬 수 있을 때, 그러함을 칭송하고 받들지만 역시 그것이 기쁨을 더해주지는 않는다"고 하였다. 이러한 견해들은 養生의 意義를 내포하고 있을 뿐만 아니라, 어떻게 하는 것이 사람의 도리인가를 잘 나타내고 있다. 龔廷賢은 "攝生詩"와 "延年箴"을 지어 간단명료한 말로 古人의 長壽方法을 전하였다. 예컨대 "매번 재미있는 말로 농담을 많이 하고, 항상 즐거운 마음을 품으며 노여워하지 말라. 날씨가 어떠하거나, 진실이 무엇인가를 묻지 말고 나를 逍遙하게 내버려 두면 백세를 넘기리"라고 하였는데, 이것은 낙관적인 넓은 도량과 장수와의 관계를 나타낸 것이다. 冷謙이 제시한 "十六宜"는 민간에서도 널리 傳誦되었으며, 심지어 日本에서도 크게 유행하였다. 그 가운데 "心宜常靜, 神宜常存(《修齡要

旨》)"이라는 구절은 비록 말은 간단하지만 그 의미는 매우 깊다. 이 "十六宜"는 《攝生要語》에서 언급한 "心神의 攝養과 五臟과의 관계"에 관한 논술과 유사한데, 그 예로 "動靜을 삼가하면 心火가 저절로 안정된다"고 한 것 등을 들 수 있다. 이처럼 정신양생은 광범위한 민간생활을 토대로 하였기 때문에 격언과 속담의 형식을 빌어 세상에 널리 퍼졌다. 胡文煥은 이러한 상황에 맞추어 이전의 양생격언과 속담을 수집하여 《類修要訣》을 지었는데, "웃으면 젊어지고, 화내면 늙는다", "화내지 않으면 온 정신이 편안해지고, 번뇌하지 않으면 마음속이 맑아진다", "아첨이든 공명정대함이든 모두 구하지 말며, 둥근 것이든 모난 것이든 집착하지 말라"는 등 그 내용이 매우 풍부하다. 馬大年의 《怡情小錄》에서는 유명인의 詩歌와 詩作을 빌어 온화한 마음을 기르는 양생의 즐거움을 자세히 논하였는데, 예를 들면 邵雍의 詩에 관해서는 "堯夫(邵雍의 字)는 탄식하는 詩를 짓는 것을 즐겨 하지 않았다. 詩를 쓰는 것은 堯夫가 뜻을 품을 때였거나 기쁠 때였다. 선비는 마땅히 의관을 정제해야 하는 것으로 여겼고, 대장부는 마땅히 의를 지켜야 한다고 여겼다. 그래서 감히 세상을 분명하게 보고 깨닫고자 하였으며, 못난 인간을 향해서는 눈살을 찌푸렸던 것이다. 이에 67년 동안 건강에 별 탈없이 살았던 것은 그가 탄식하는 詩를 즐겨 짓지 않았기 때문이다"라고 밝히고 있다.

선인의 정신양생사상을 살펴보면 고인들은 양생을 통한 질병양생을 실천함에 있어서 항상 심신의 양생을 첫번째로 꼽았음을 알 수 있다. 文子는 《太平御覽 · 方術部》에서 "가장 중요한 것은 養神이고, 그 다음이 養形이다. 神이 맑고 意가 평온하면 모든 관절이 편안해지니 養生의 근본이다"라고 하였는데, 이는 心이 조화로우면 육체가 건강해지고, 神이 쇠약하면 육체가 傷한다는 뜻이다. 이를 통해서도 알 수 있듯이 정신양생은 예방의학의 중요한 지위를 점한다.

1 養性立志法

넓은 의미에서 "養性"은 "養生"과 서로 통하는 말이다. 그러나 여기서의 "養性"은 주로 이성 · 정서 · 성정의 수양을 가리킨다. 養性立志法은 건전한 도덕적 정서의 함양을 통해 올바른 품성을 기르고, 높고 큰 뜻을 품음으로써 심신의 건강을 촉진코자 하는 양생방법이다. 일찍이 《呻吟語》에 이르기를 "德을 기르는 것이 양생의 첫째 요지이다"라고 하였고, 《千金要方》에서도 "무릇 養性이란 그 익힌 바로써 人性을 형성하고자 함이다. 人性이 스스로 善하다면 애써 배우고 익히지 않아도 매사에 害가 발생하지 않으며, 안팎의 여러 질병들이 모두 발생하지 않으며 재해도 역시 일어나지 않으니 이것이 養生의 常道이다"라고 하여 養性의 중요한 의의를 밝히고 있을 뿐만 아니라, 養性立志에는 강한 의지가 필요하고 자신도 모르게 빠져드는 養生法이 필요함을 제시하였으며, 이로써 "養德과 養生을 함께 얻는다"는 취지를 분명히 하고 있다.

1) 方法

(1) 道德修養

"욕망을 적절히 조절하면 心이 온전해져 사랑이 넓어지므로 원망과 분노가 사라진다. 이로써 항상 德이 떠나지 않게 된다면 죽을 때까지 위험에 처하지 않을 것이다"라고 王氷은 德을 표현하였다. 도덕수양과 장부음양의 협조에 내재적인 연계가 갖추어지면 仁이 쌓이게 되어 德이 닦여지고, 德이 높고 아름다워져 장수할 수 있다. 그러므로 《素問·上古天眞論》에 이르기를 "나이가 100살이 넘어도 동작이 쇠퇴하지 않을 수 있는 까닭은 그 사람의 德이 온전하여 위태롭지 않기 때문이다"라고 하였다. 古人들이 말한 "德"이란 하나의 커다란 철학범주로 仁·義·禮·智·信이 모두 그 속에 포함되며, 지식을 풍부히 하고 지혜를 증가시키며 품성을 바르게 기르고 건전한 인생관을 수립함으로써 사회에 적응한다는 의미를 내포한다. 德은 개인의 생활 측면에서의 학습과 사회생활 속에서의 수양을 요구하는데, 《壽世保元》에서는 "겸허와 사양은 남을 공경하고 자신을 지키는 것이다"라고 하였다. 물 흐르듯 선을 따르고, 원수 대하듯 악을 배척하며, 넓은 도량을 키우면, 심신의 편안함과 기혈의 원활한 소통을 촉진하게 된다. 孔子는 일찍이 《論語·雍也》에서 "어진 사람은 장수한다. ……어진 사람은 남을 사랑한다"고 하여 仁으로써 남을 대하는 미덕과 장수와의 관계를 설명하였다. 또한 《遵生八箋》에는 도덕수양에 대한 글들이 매우 많다. 그 중에서 《淸修妙論箋》은 道德修養이 결핍되었을 경우에 나타나는 현상을 밝히고 있다. 즉 처지가 좋을 때에는 지혜로써 남을 경시하고, 재물로써 남 앞에서 교만하며, 신분의 귀함으로써 남을 무시하고, 공을 세움으로써 자신을 자랑하며, 덕으로써 자신을 드러내고, 힘으로써 남을 이기려 하며, 권세를 업고 제멋대로 굴게 된다. 반면에 처지가 나쁠 때에는 천함으로써 귀한 사람을 비방하고, 남에게 아첨하여 좋은 것을 구하며, 名賢을 비난하고, 음양의 조화를 질투하며, 고매한 사람을 헐뜯고, 남이 자기를 이기는 것을 증오하는 등의 결과가 나타난다. 물론 이러한 불량한 德性은 노력으로 제거할 수 있다고 여겼다. 그리고 德의 수양은 반드시 행동에 아량과 예의가 있어야 하고, 마음이 온화하고 자기 몫이 아니면 취하지 않아야 하며, 마음에 조금의 사심도 없어야 하고, 고아와 과부를 가엾게 여길 줄 알아야 하며, 비천하고 미약한 이들을 아끼고 뜻밖의 봉변을 당하여도 비루하게 굴지 말고, 굴욕을 당해도 참을 수 있어야 하고 仁을 보면 내심으로 반성하며, 훌륭한 것을 숭상하고 克己하며, 功的을 사양하고 선을 행하며, 음모를 꾸미지 않고 정성과 믿음을 품어야 하며, 득실을 드러내지 않고 인자하면서도 겸양해야 하며, 안으로 孝悌를 닦아야 한다는 등의 구체적 행동강령을 제시하였다. 이러한 언급은 고인들이 도덕수양을 매우 중시하였음을 반영함과 아울러 건전한 덕행과 양호한 습성이 양생의 기틀임을 설명하고 있다. 또한 《中庸》에 나타난 "큰 德을 지닌 사람은 반드시 장수한다"는 인식은 적극적으로 양생의의를 표현한 것이다.

(2) 自强立志

自强立志는 사람이 뚜렷한 생활신조를 세우고 진취적인 정신을 구비하도록 하는 방법이다. 고인들은 군자는 반드시 스스로 노력하여 게을리하지 말아야 함을 강조하였는데, 그렇지 않고 "사람의 마음이 한번 나태해지면 온몸이 모두 나태해진다(《筆疇》)"고 여겼다.

《遵生八箋》에서는 "사람은 식견이 높고 깊어야 하며, 그러면 식견이 얕고 좁아서 발생하는 현혹에 빠지지 않는다"고 하였다. 《養生須知》에서는 이를 더욱 강조하여 "항상 바른 일, 예를 들면 독서·노동 등을 하면 생각에 사악함이 일어나는 것을 방지할 수 있다"고 하였다. 양생은 질병양생과 수명연장이라는 목적으로 사회에 큰 공헌을 하였다. 《遵生八箋》에서는 인간이 살고 죽는 문제와 육식에 관한 것 뿐만 아니라, 무위도식에 관해 "非徒尸居肉食, 無所事事之謂"라고 하여 하루종일 포식하면서 아무 일도 하지 않는 것은 실로 양생에 있어서 가장 경계할 바라고 강조하였다. 뜻을 세워 쉬지 않고 스스로를 강화시키는 것은 생활을 윤택하게 하여 건강에 도움을 준다. 사람은 의지가 있어야 하는데 양생에는 필수적으로 自强을 要한다. 自强立志는 老人에게 특히 중요한 부분으로서, 노인은 자신의 나이에만 집착하여 아무 일도 하지 않으려고 해서는 안된다. 늙었을지라도 사회에 기여한다는 자신감이 있어야 하며, 생활도 절도가 있어야 하는데 무절제하면 정신이 손상되기 때문이다. 이는 《老老恒言》에서 "생활의 무절제를 경계해야 한다. 무절제하면 신체와 정신이 흩어지게 되고, 신체와 정신이 흩어지면 곧 피로가 온다. 그러므로 오직 한가지에 전념한다면 신경을 쓰더라도 피로하지 않은데, 이는 의지가 굳어지고 정신이 안정되기 때문이다"라고 한 것과 일치한다. 따라서 노인이 신경을 쓰면서도 神을 손상시키지 않는 관건은 전념하되 무절제를 경계하는 것에 있다.

2 清靜養神法

清靜養神은 심신의 청정을 유지하고 외부 환경을 적절히 받아들이며 각종의 불량한 정서적 자극을 줄이거나 없애는 방법이다. 《壽世靑編》에서는 "淸은 心源을 깨끗이 하는 것을 말하고, 靜은 氣海를 평온하게 하는 것을 말한다. 心源이 깨끗하면 바깥 일로 어지럽지 않고 性情이 안정되며 神氣가 밝아진다. 氣海가 평온해지면 邪慾이 일어나지 않고 精氣가 온전해지며 육체가 튼튼해진다"고 하였다. 淸靜은 심신을 보양하는 중요한 내용으로 만일 靜의 원칙에 反하면 여러 가지 질병이 발생한다. 그러므로 《養性延命錄》에서 "靜한 사람은 장수하고 躁한 사람은 요절한다"고 하였으며, 《遵生八箋》에서는 "心氣가 평온하면 元氣를 공고히 할 수 있어서 만병이 발생하지 않고 백세까지 살 수 있다"고 하였다. 따라서 淸靜은 養神할 수 있을 뿐만 아니라, 신체도 편안하게 할 수 있으므로 정신과 신체가 함께 조화되어 장수를 누릴 수 있는 것이다.

1) 方法

(1) 脫俗超然

인간이 어떤 일을 추구하고 진행해 나갈 때 초연하고 담담한 태도를 유지하며, 이해득실을 판단함에 있어서 평온하고 안정된 심정을 유지하는 것을 바로 脫俗超然法이라 한다. 일찍이 《老子》에 나타난 "見素抱朴1)", "致虛極2)", "守靜篤3)" 등은 모든 일에 지나치게 갈망하거나 추구해서는 안됨을 사람들에게 경계한 구절이다. 또 老子는 "백성들로 하여금 자기네들이 밭을 갈아 지은 곡식으로 밥을 지어 맛있게 먹도록 하고, 자기네들이 짜서 만든 옷을 족히 여겨 입도록 하며, 자기네들이 쌓아 지은 집에서 편히 살게 하고, 자기네들의 풍속을 따라 즐거이 살도록 한다"고 하여, 인간들의 脫俗超然은 결코 오묘하여 추측할 수 없는 허상이 아니라 일상생활 속에서 쉽게 행할 수 있는 양생방법임을 주장하였다. 《訂增養生藥言》에는 "뜻을 얻었을 때는 반드시 물러날 길을 찾아 두어야 나중에 안락함 속에서 죽지 않게 된다. 뜻을 잃었을 때는 반드시 나아갈 길을 찾아두어야 나중에 우환에서 살아남을 수 있다"고 하여 득실에 대한 초탈방법을 구체적으로 설명하였다. 또한 《養生延命錄》에는 "道가 존재하지 않으면 번잡해진다. ……勝・負, 得・失, 榮・辱 …… 등을 생각하지 않으면 千歲를 얻을 수 있다"고 하였다. 동시에 脫俗超然은 淸靜을 유지하면서도 적극적이고 진취적이어야 하는데 "담담함이 아니면 뜻을 밝힐 수 없고, 평온함이 아니면 원대한 생각에 이를 수 없다(《延壽要言》)"고 한 諸葛亮의 名句는 心源이 담담하고 평온해야만 원대한 생각을 깊이 있게 할 수

---

1) 소박한 것을 찾아 그를 품는다.

2) 텅 빔의 지극함에 이른다.

3) 고요함을 지켜 두텁게 한다.

있고 是非를 가려낼 수 있음을 설명하고 있다. 그러므로 《靑世壽編》 에 이르길 "이것을 완벽하게 이해할 때, 저것도 완벽히 이해할 수 있어서 복잡하게 얽혀있는 것들을 분명하게 구분하여 알 수 있다"고 하였다.

(2) 遇事持靜

《養生藥言》 에서 "평온함 속에서 만물의 움직임을 보고, 한적함 속에서 인간의 분주함을 보아야 비로소 속세를 초월한 흥취를 얻을 수 있다. 바쁜 속에서 틈을 낼 수 있고, 시끄러운 중에 평온함을 취할 수 있는 것이 바로 근심없이 편안히 생활하고자 하는 노력이다"라고 하였다. 일이 발생하였을 때 心神이 괴로운 것은 대개 나중에 나타날지도 모를 나쁜 결과까지 미리 걱정하기 때문이다. 따라서 이러한 폐단에 대하여 최대한 벗어나도록 노력한다면, 번뇌를 줄일 수 있고 초조한 마음 역시 이를 따라 줄일 수 있을 것이다. "눈앞의 번뇌는 죽음으로 비유될 수 있다(《養生秘旨·却病十法》)"라는 말이 있는데, 이는 번뇌를 없앰으로써 病을 제거하는 養生法을 표현한 것이다. 《壽世保元》 에서는 "만물이 다가오면 순응하고, 지나간 일에는 마음을 편안히 갖는다"라고 하여, 지난날의 불쾌한 일과 번뇌를 오래도록 마음속에 담아 두어 스스로 괴로움을 자초하지 말 것을 요구하였다. 왜냐하면 "일은 일찍이 사람의 마음을 붙들지 않으나, 사람의 마음이 스스로 일에 연연하여 털어 내지 않기 때문이다(《壽世傳眞》)." 또한 "일에 接하였을 때의 마음은 움직이지 않을 수 없다. 그러나 반드시 계곡의 메아리처럼 응하고 곧 멈추어야 하며, 거울이 사물을 비추는 것처럼 사물이 다가오면 비춰주고 사물이 멀어지면 남기지 않는 것과 같이 해야 한다"고 하였다. 그러므로 모든 일들이 이미 지나간 뒤에는 반드시 현실을 직시하고 마음은 미래를 향하여 제때에 淸靜을 혼란시키는 생각들을 던져버려야 한다. 이는 "조절하고 다스리는 데 있어 가장 중요한 것은 바로 靜이다. 지난일에 대해 마음을 담담하게 가지면 복잡한 일에 얽매이지 않게 되므로 저절로 淸靜을 얻는다(《畜德論》)"라는 말과 일치한다.

3 樂觀和暢法

낙관적이면서도 넓은 도량으로 인생을 대하고, 명랑하면서도 호방한 마음으로 세상사를 처리하여 心情이 온화해지고 후련해지는 것이 바로 樂觀和暢法이다. 《素問·上古天眞論》 에서 "편안함과 즐거움으로써 일을 하고, 스스로 만족함으로서 功을 삼는다"라고 한 것은 심정을 유쾌하게 하고 만족할 줄 알며 항상 즐거움을 유지하는 양생의 이치를 설명한 것이다. 제때에 좋지 않은 정서를 제거하고, 일이 닥쳤을 때 그 유리한 면을 더 많이 생각하며, 사람을 대할 때 그의 좋은 면을 더 많이 보고, 스스로의 능력을 충분히 평가한다면 인간관계가 원만해질 뿐만 아니라 심신이 더욱 편안하고 유쾌해져 건강에 유익하다.

1) 方法

"정신이 편안하면 저절로 기쁘고 즐겁다(《三元延壽參贊書》)." 낙관적이고 명랑한 마음가짐은 심신을 편안히 유지하는 중요한 방법이다. 그러나 더욱 중요한 것은 자신이 어떠한 고난과 역경에 처했을지라도 평온하게 그 마음을 유지하여 직면한 어려움에 대처하는 자세이다. 고인들은 낙관을 유지하는 여러 방법들을 제시하였다. 어려운 상황에 처했을 때에는 "전세의 업을 현세에서 맞이하는 것은 피할 수 없는 것이니 기꺼이 받아들인다(《養生秘旨·却病十談》)"는 자세로 임하고, 病이 들었을 때에는 오히려 스스로를 너그럽게 위로하고, 질병 자체를 운명이 자신을 시험하는 것이라 여겨야 한다. 《人生必讀書》에서는 "한결같이 마음이 안정되면 병이 어떻게 진행되는지 들을 수 있다. 마음에 병이 없으면 자연히 심각한 증세는 경감되고 가벼운 증세는 점차 완쾌된다"고 하였고, 또한 "평상시 내 뜻처럼 되지 않을 경우 힘껏 스스로를 위로해야 한다(《養生秘旨·却病十談》)"고 하였다. 낙관적이고 명랑한 성격은 유머스러운 정취와 불가분의 관계에 있다. 따라서 《人生必讀書》에서는 "매번 우스갯소리를 많이 하면, 웃을 때마다 저절로 즐거운 마음을 품게 되어 불평이 생겨나지 않는다"고 하였다. 그러므로 《聊齋》[4]를 보고, 우스갯소리를 들으며, 콧노래를 흥얼거리는 것은 모두 마음을 활달하게 하는 妙法인 것이다. 이밖에도 유쾌한 이야기들을 많이 듣고, 성격이 명랑한 사람과 자주 교제하여 그 영향을 받는 것 역시 樂觀養心의 要法이다. 이에 대하여 《壽親養老新書》에서는 "사람이 사람의 즐거움을 들으면 곧 그것에 동화되고, 또한 기뻐하게 된다. 詩에 이르길 즐거우려면 착한 사람을 보고, 즐거우려면 좋은 일을 들으라"고 하였다.

4 私慾節制法

사욕이란 대개 타인을 고려하지 않고 개인의 이익을 추구하는 욕망을 가리킨다. 《畜德錄》에서는 私慾에 대하여 "財貨를 만나면 다투어 구하려 하고 功名을 만나면 排擠하려 하며,

4) 《聊齋志異》: 淸代 蒲松齡이 지은 短篇小說集. 民間傳說이나 古事를 바탕으로 ① 봉건사회의 모순 비판, ② 부패된 관료질서 풍자, ③ 괴기적 우화 등을 담고 있다.

권력을 만나면 아부하려 하고, 원수를 만나면 복수하려 하며, 곤란을 만나면 피하려 한다"고 하였다. 私慾節制法은 사욕의 억제를 통한 정신수양을 말하며, 정신적인 평형을 통해 심신의 안정과 건강을 유지하는 방법이다. 부귀·영화·공명을 지나치게 추구하는 것이나, 남에게 보복하려는 감정 등은 마땅히 억제해야 한다. 《畜德錄》 에서는 "무릇 몸에 질병이 발생하지 않게 하려면 먼저 그 마음을 바르게 해야 한다"고 강조하였다.

1) 方法

사욕으로 마음이 어두워진 사람은 항상 부족하다는 느낌으로 무언가를 추구함으로써 피로해져 심신이 손상되므로 건강에 지극히 손상을 끼치게 된다. 사욕을 절제하려면 첫째, 탐욕과 남에게 손해를 입히려는 생각을 명확히 깨닫고 그러한 생각들이 자리잡지 않도록 노력해야 한다. 《莊子·庚桑楚》 에서는 "貴·富·顯·嚴·名·利는 志에 상충되는 것이다"라고 하였다. 둘째, 사욕을 채우려고 했을 때 초래되는 사악함을 깨달아 이를 피하도록 해야 한다. 《遵生八箋·券之一》 에서는 "욕심이 있으면 재앙이 들어올 수 있고, 욕심이 없으면 재앙이 들어올 수 없다. 또한 욕심이 없으면 행하는 바가 저절로 간단해지고 또 마음의 평온함과 즐거움을 느낄 수 있다"고 하였다. 사욕을 위해 권력을 동원하여 남에게 손해를 입히고 음모를 꾸며 남을 해치는 것은 지혜롭지 못한 행위이며, 남을 해치면 결국 자신도 해치게 된다. 그래서 고인들은 "남을 모해하는 것은 잘못된 것이며 남을 해치면 결국 자신에게 해가 돌아온다"고 충고하였다. 《遵生八箋》 에서는 "그대에게 약간의 사사로움도 지니지 말기를 충고한다. 만약 약간의 사사로움이라도 지닌다면 결국 천하에 그것을 모르는 사람이 없게 될 것이다. 그리고 그대가 약간의 술수라도 쓰지 말기를 충고한다. 만약 약간의 술수라도 쓴다면 결국은 천하에 그것을 모르는 사람이 없게 될 것이다"라고 충고하였다. 이밖에 물질적인 이익과 향락만을 추구하는 것도 역시 건강을 해치므로 경계해야 한다.

상술한 바를 종합하면 사욕의 절제는 반드시 "한번이라도 생각이 옳지 않다고 여겨지면 그것을 억누르고, 한번이라도 행동이 망령되면 그것을 책망한다. 조금이라도 생각이 그릇되거나 망령된다면 즉시 억제해야 한다(《遵生八箋》)"는 구절과 동일해야 한다. 사람은 각기 다른 환경과 조건하에서 사욕이 발생하게 되므로 사욕의 절제는 실로 힘들고 어려우며 노력이 필요하다. 어떤 의미에서 사욕의 절제는 양생의 전제조건이며, 큰 지혜와 용기를 실현할 수 있게 해주는 기본적인 요소이다. 그러므로 《遵生八箋》 에서 "뜻은 진실로 유지하기 어렵고 氣는 진실로 기르기 어렵다. 경건함을 세우면 뜻을 유지할 수 있고 욕심을 줄이면 氣를 기를 수 있다"고 하였다.

5 喜怒調和法

희노조화법은 자신의 조절을 통해 기쁜 마음을 유지하고, 동시에 기쁨이 지나치지 않게 하면서 분노가 일어나지 않게 하는 養心法이다. 《素問·擧痛論》 에서는 "기뻐하면 氣가 조화로워져 마음이 편해지고 營·衛氣가 순조롭게 소통된다"고 하였다. 기쁨은 건강에 긍정적인 영향을 미치는 정서이므로 氣血을 순조롭게 하고 생기가 왕성하게 한다. 그러나 "과도한 기쁨은 心을 손상시킨다. ……기쁨이 과도하면 神氣가 흩어져 수렴되지 않는다"는 《靈樞·本神》 의 언급처럼 과도한 기쁨은 몸에 해롭다. 노여움 또한 건강에 부정적인 영향을 미치는 정서로서 《素問·擧痛論》 에서 "노여워하면 氣가 上逆하고 심하면 피를 토하고 설사를 한다"고 하였고, 《靈樞·本神》 에서는 "지나치게 화를 내면 精神이 혼란해져 氣에 이상이 생긴다"고 하였으며, 《古今醫統·養生餘錄》 에서는 "지나친 기쁨과 노여움은 志를 손상시킨다"고 하였다. 養心하려면 반드시 기쁨과 분노를 조화시켜야 하며, 그 관건은 기뻐함에 지나침이 없게 하고, 화내는 것을 금해야 한다.

1) 方法

(1) 喜而無過

"천지는 하루라도 氣가 조화되지 않으면 안되고, 사람의 마음은 하루라도 기뻐하지 않으면 안된다(《訂增養生藥言》)"는 말이 있듯이 사람을 만났을 때 온화하고 즐거운 안색을 하고 매일 웃음을 잃지 않는 것은 밝은 정서를 유지하는 좋은 방법이다. 유명한 의학가인 黃銘新은 웃음을 일종의 "정신보건체조"라고 말하였다. 그러나 기쁨에도 반드시 절제가 있어서 너무 과도하지 않도록 하고, 미친 듯한 기쁨은 절대 피해야 한다. 《訂增養生藥言》 에서는 이에 대하여 "웃음은 정말로 좋은 것이지만, 너무 많지도 않고 너무 적지도 않게 조절해야 한다"고 강조하였다. 과도한 기쁨은 항상 사람의 神氣를 소모시키고, 심신을 손상시키므로 반드시 경계해야 한다. 《古今醫統·養生餘錄》 에서 "지나치게 큰 기쁨은 心을 손상시키는데, 손상이 쌓이면 神을 손상시킨다. 그러므로 기쁨을 적당히 줄이면 神이 피로하지 않게 된다"고 하였으며, 《三元延壽參贊書》 에서는 "마음이 기쁘면 陽氣가 분산되므로 기쁨을 억제하여 陽을 길러야 한다"고 하였다. 이러한 말들은 비록 기쁜 감정이 마음을 즐겁게는 하지만 반드시 적당히 조절되어야 함을 설명한 것이다. 《訂增養生藥言》 에서는 크게 기뻐할 때는 기쁜 일이 결코 더할 수 없이 좋은 것만은 아니라는 것을 수시로 생각하여 그칠 수 있어야 한다고 지적하여 "사람에게는 항상 부족함이 있어야 한다. 만약 기분이 매우 좋으면 곧 저절로 적당하지 않은 경우가 생기게 마련이다"라고 하였다. 상술한 바를 종합하면 《三元延壽參贊書》 에서 "담소할 때는 氣를 아끼는 것을 근본으로 해야 한다"고 한 것처럼 기쁜 감정이라 할지라도 반드시 적당하게 조절해야 한다.

(2) 戒怒愼發

분노는 가장 쉽게 인간의 심신을 손상시킨다. 분노는 정도의 강약을 막론하고 모두 인간의 수명에 해를 끼친다. 이에 대하여 《三元延壽參贊書》 에서는 "약간 분노하면 신체가 망가지고, 크게 분노하면 수명에 해를 끼친다"고 하였다. 그러므로 칠정중에서 가장 먼저 분노를 경계해야 하는데, 분노를 경계하는 방법으로는 "忍"과 "忘"에 있다. 《古今醫統·雜著類》 에는 "和氣湯"으로 모든 怒氣·怨氣를 전문적으로 치료한다고 기록되어 있으며, 이에 관하여 "먼저 忍字를 사용하고, 후에 忘字를 사용한다. 이 좋은 두 가지를 균등하게 조화시켜 말하지 않고 침을 삼킨다. 이 처방에서 먼저 사용한 忍은 한때의 분노를 면하게 할 수 있고, 그 다음의 忘은 평생의 분노를 없앨 수 있다"고 하였다. 이 글은 분노가 폭발하려 할 때 우선 입을 다물어 말을 하지 않고 마음이 안정되기를 기다린 후, 마음이 다소 진정되면 이때를 이용해 그 상황에 대해 다시 한번 고려할 수 있으므로 분노는 신속하게 감소되어 사라져 忘怒狀態에 도달할 수 있음을 설명한 것이다. 또한 《畜德錄》 에서는 "인내로써 나의 분노를 제어한다"고 말하였다. 수많은 양생가들은 책상머리에 "制怒"라는 두 글자를 써 놓고 이를 양생의 기본으로 삼았다. 만약 怒氣를 억제하기 어려우면 반드시 일정한 방식을 빌어서 발산해야 하는데, 예를 들면 조용하고 외진 사람이 없는 장소에서 소리를 크게 지르고 돌을 던지거나 혹은 뛰거나 발을 힘껏 구르거나 하는 등의 방식이 있다. 분노는 대부분 고집으로 이어져 양보가 되지 않는 경우가 있기 때문에 합리적인 양보방법을 배워야 한다. 이와 같이 하면 문제를 해결하는 데에도 유리하고 또한 다른 사람의 신뢰를 얻을 수 있다. 그러므로 《遵生八箋》 에서는 "너그러우면 남을 용서할 수 있고, 인내하면 사고를 견딜 수 있다. 조금이라도 뜻에 어그러지면 발끈 화를 내고, 일이 하나라도 어긋나면 벌컥 성을 내는 것은 양생의 노력이 없고 박복한 사람이다"라고 하였다.

6 疑惑解消法

마음속에 있는 의혹을 없애고 정서의 불안정한 상태에서 벗어나는 방법이 바로 疑惑解消法이다. 의혹은 어떤 사실에 대한 이해가 불충분하거나 어떤 이치에 대한 이해의 부족으로 인해 생긴다. 만약 오랫동안 의혹이 풀어지지 않으면 대개 병이 생긴다. "의혹이 그치지 않아 心이 주관하지 못하면 정기가 순행하지 못하고 外邪가 침범하여 잠을 이룰 수 없으며, 식욕이 없고 말이 없어지며 기혈이 허해져서 점차 虛勞가 된다(《三元延壽參贊書》)"고 언급한 바와 같이 疑惑解消法은 고인들이 매우 중시하였다.

1) 方法

"杯弓蛇影"[5]이라는 成語는 의혹을 오래 품으면 병이 되며, 따라서 의혹해소를 통해 고질병을 치유할 수 있음을 시사하고 있다. 일찍이 《三元延壽參贊書》 에서는 이 이치에 대하여 예를 들어서 자세히 설명하고 있다. 한 스님이 어두운 방에서 나무 가지를 밟고 문득 괴물이 아닐까 하는 의혹이 생겼다. 아무리 생각해도 그 의혹이 풀어지지 않자 종내는 그 괴물이 꿈속에까지 나타나 목숨을 요구하였다. 그런데 날이 밝아 자세히 살펴보고 나서야 가지라는 것을 알고 의혹이 풀어졌다는 이야기다. 이처럼 의혹의 발생원인은 자신에게 있는 것이지 사물에 있는 것은 아니다. 즉 자신이 진정한 사실을 알지 못하고 근거없이 추측하기 때문이므로 의혹해소의 관건은 마음속의 생각을 극복하고 사실의 진상을 이해하여 의혹을 얼음 녹이듯 풀어버리는 데 있다.

7 悲鬱發泄法

發泄法을 통하여 마음속의 슬픔과 우울함을 발설함으로써 양생과 질병예방에 도달할 수 있다. 슬픔은 부정적인 정서의 하나이다. "슬픔이 쌓여 臟에까지 미치면 臟氣가 消盡되어 생명이 위태로워지는 경우가 있다(《靈樞 · 本神》)"고 한 것처럼 과도한 슬픔은 내장의 정기를 쇠약하게 한다. 《頤養詮要》 에서는 "神은 펴지려는 성질이 있다. 인간의 神은 펴지기를 좋아하고 울결되어 쌓이는 것을 싫어하는데, 만일 울결되고 쌓이면 神이 손상되어 그 해로움이 심각해진다"고 하였다. 우울함이 해소되지 않으면 心神이 상쾌하지 않고 氣血이 순조롭게 소통되지 않는데, 이러한 상태가 오랫동안 지속되면 결국 氣가 울결되어 갖가지 병이 함께 발생한다. 《丹溪治法心要》 에서는 "기혈이 부드럽고 온화하면 만병이 물러나고, 기혈이 울결

---

5) 杯弓蛇影 : 공연한 의혹으로 고민을 한다는 뜻. 晋代 樂廣이 손님을 청하여 주연을 베풀었는데, 그 중 한 사람이 벽에 걸린 활그림자가 술잔에 비친 것을 뱀으로 잘못 알고 뱀을 삼켰다고 생각하여 마침내는 병이 나고 말았다는 고사에서 온 말.

되면 여러가지 질병이 발생한다"고 하였다. 그러므로 슬프고 우울한 감정을 반드시 제때에 잘 해소시켜야만 질병의 발생을 피할 수 있다.

1) 方法

(1) 開闊心胸法

"활달함으로 나의 울적함을 제어한다(《畜德錄》)"는 말이 있다. 슬픔과 우울한 감정은 대부분 인간의 생리기능을 억제하므로 마음을 활짝 열어 쾌활한 감정을 갖도록 하는 것이 가장 좋은 방법이다. 《健身三字經》에는 이에 대하여 "마음이 넓으면 그 사람은 쾌활해지고, 마음이 좁으면 근심이 많다"라고 하였다. 그러므로 우선 가슴을 활짝 펴고 시야를 넓힘으로써 좋지 않은 자극에 대해 자신의 인내심을 향상시켜야 한다.

(2) 哭訴宣泄法

슬픔과 우울함이 가슴속에 맺히면 즉시 氣의 순행이 억제되므로 반드시 제때에 해소시켜 주어야 한다. 이것이 이른바 《素問·至眞要大論》에서 말하는 "急者緩之[6]"이다. 완화시키는 방법으로는 發泄法이 있는데, 통곡하며 호소하는 것도 효과적인 발설방법이다. 《儒門事親·火形》에는 張子和[7]가 한 부인을 치료한 후 환자가 울고 싶지만 그렇게 할 수 없을 때에는 그가 목놓아 울도록 부추겨야 한다는 것을 깨닫게 되었다는 기록이 있다. "少陽相火가 肺金을 능멸하여 金이 억제를 받으면 병을 물리칠 수 없게 된다. 肺는 슬픔을 주관하므로 단지 통곡하면 후련해진다"고 하였으니, 결국 환자의 氣가 조화되어 병이 치유된다는 것이다. 그러므로 슬프고 우울할 때에는 아무도 없는 곳에 가서 한바탕 울거나 친한 친구나 의사에게 고충을 털어놓으면 슬프고 우울한 정서가 외부로 발설되어 후련해지므로 氣의 흐름이 순조롭게 진행된다. 동시에 다른 사람의 위로를 받는 가운데 새로운 각도에서 문제점을 사고하는 법을 배움으로써 좋지 않은 정서에 대응할 수 있다. 그러나 너무 지나치게 오래 울면 신체를 손상시키는 결과를 초래하므로 주의해야 한다. 이에 대하여 《養生延壽錄》에서는 "너무 오래 울어서 神이 슬퍼지게 하지 말라"고 강조하였다.

---

6) 急者緩之 : 급한 것을 완화시킨다.

7) 金代 張從正의 號.

8 驚恐避脫法

제때에 충격을 피하거나 서서히 접촉하여 담력을 키움으로써 쉽게 놀라는 상태에서 벗어나는 양생방법을 驚恐避脫法이라고 한다. 잘 놀라고 두려워하는 것은 대개가 어떤 정신적인 준비가 없는 상황하에서 갑자기 놀라거나 두려움을 느껴 발생한다. 《素問·擧痛論》에서는 이에 대하여 "놀라면 心氣가 의지할 곳을 잃게 되고 神이 머물 곳이 없어져 생각이 혼란스러워 진다"고 하였고, 《淮南子》에서는 "크게 놀라면 미치게 된다"고 하였다. 놀람과 두려움은 神과 魂을 불안정하게 하며 심하면 기혈이 역류하여 전광과 같은 병이 발생하므로 養心하는데 있어서 반드시 놀람과 두려운 감정에서 벗어나야 한다.

1) 方法

(1) 驚恐을 피함

《古今醫統·養生餘錄》에서 "위험에 직면하여 위험을 무릅쓰게 되면 魂이 날아가고, 미친 날짐승이나 기이한 들짐승을 보면 神이 놀란다"고 하였는데, 이처럼 위험한 광경이나 두려움을 느끼게 하는 사물들은 충분히 사람을 魂飛魄散하게 할 수 있으므로 이러한 상황의 직면을 피해야 한다. 특히 수면전에는 더욱 접하지 않도록 조심해야 하는데, 만약 부득이한 상황이거나 우연하게 놀랍고 무서운 장면을 접했을 경우에는 반드시 마음을 진정시켜 주어야 한다. 이에 대하여 《古今醫統·起居類》에서 "무릇 일상생활에서 괴이한 것을 보면 반드시 놀란 마음을 진정시켜 주어야 한다"고 하였다. 놀랍고 두려운 일을 만날 때마다 사람은 대경실색하고 무서워서 불안을 느끼게 되는데, 이때에 태연하게 대처하지 못하면 心神이 산란해져 오히려 공포감을 더욱 가중시킬 수 있다. 따라서 놀라거나 두려움을 느낄 때에는 곧바로 진정시키는 것이 두려움이나 공포상태에서 벗어나는 좋은 방법이다. 놀람과 두려움은 대개 자신의 상상으로부터 나온다. 이에 대하여 《醫學正傳·邪祟》에는 "사람이 五色의 이상한 귀신을 보는 것은 모두 자신의 정신이 지켜지지 않아 神光이 불완전하기 때문이다"라고 하였다. 그러므로 이러한 종류의 놀람과 두려움을 제거하려면 용감하고 냉정하게 현실을 직시해야 하고 귀신에 대한 상상을 없애며, 객관적 사실로서 자신을 설득하여 근본적으로 공포심리를 제거해야 한다.

(2) 壯膽脫敏

壯膽脫敏은 놀람과 공포를 유발시키는 사물이나 광경을 점차 빈도수를 늘려 가면서 접함으로써 이에 대한 공포심리를 서서히 줄여 나가고, 궁극적으로 담력과 기백을 증진시키는 방법이다. 張子和는 일찍이 크게 놀란 후에 병을 얻은 여자를 치료한 적이 있었다. 그 여자는 어떤 소리를 들으면 놀라 쓰러져 사람을 알아보지 못했다. 이에 張子和는 나무로 책상을 두드리고 창문을 두드리는 방법으로 환자가 차츰 소리에 적응되도록 하여 더 이상 놀라거나 두려움을 느끼지 않도록 치료하였다. 이는 놀람과 두려움은 훈련을 통해 점차로 제거될 수 있음을 설명하고 있다. 정신양생에서 이 방법을 운용하면 역시 놀람과 공포에서 벗어나 심신을 안정시키는 효과를 얻을 수 있다.

9 以情勝情法

以情勝情法은 자기의 정서에 영향을 줄 수 있는 언어나 사물을 의식적으로 선택하여 좋지 않은 정서를 변화시킴으로써 심신의 건강을 촉진시키는 양생법이다. 인간에게는 칠정이 있고, 그것들은 각각 오장에 배속된다. 五臟은 相互制約하고 七情은 相互制勝한다. 즉 "슬픔은 노여움을 이기고, 두려움은 기쁨을 이기며, 노여움은 思慮를 이기고, 기쁨은 근심을 이기며, 思慮는 두려움을 이긴다(《素問·陰陽應象大論》)." 以情勝情을 질병예방에 적절히 사용하면 좋은 효과를 얻을 수 있다. 七情 가운데 적당한 기쁨과 思慮는 심신에 유익하기 때문에 양생법에 사용되어 왔으며, 상대적으로 두려움·노여움·슬픔은 드물게 사용되었다.

1) 方法

(1) 言語法

張子和는 일찍이 言語法을 以情勝情[8]의 내용으로 구체적으로 설명하였다. 《儒門事親·內傷形》에서 그는 "슬픔은 노여움을 치료할 수 있는데, 愴惻苦楚의 말로써 감동시킬 수 있다. 기쁨은 슬픔을 치료할 수 있는데, 장난치고 놀리며 가벼운 말로써 기쁘게 할 수 있다. 두려움은 기쁨을 치료할 수 있는데, 두려움이나 죽음에 관한 말로써 두렵게 할 수 있다. 노여움은 사려를 치료할 수 있는데, 욕되고 기만하는 말로써 노여움을 촉발할 수 있다. 사려는 두려움을 치료할 수 있는데, 이 걱정 저 걱정하는 말로써 두려움을 없앨 수 있다"고 하였다. 즉 사람들의 말에 귀를 기울임으로써 以情勝情의 목적에 도달할 수 있다. 예를 들어 슬픔으로

8) 以情勝情 : 七情으로써 七情을 이기는 방법

傷心하였을 때는 마땅히 기쁘게 하는 이야기를 들려줌으로써 기쁨으로써 슬픔을 이겨내도록 해야 한다. 또 과도한 기쁨을 자제할 수 없을 때에는 사람을 슬프게 하는 이야기를 들려줌으로써 슬픔으로써 기쁨을 이겨내도록 한다.

(2) 行爲法

行爲法은 특정한 행위를 통해 어떤 정서를 유발시킴으로써 좋지 않은 정서를 없애는 방법이다. 일찍이 張子和는 무당의 동작과 해학적인 말로써 슬픔으로 인해 병이 생긴 환자를 박장대소케 하여 치료하였다. 이것은 사람의 행위·동작이 정서를 변화시키는데 비교적 좋은 효과가 있으며, 이를 이용하여 정서를 조절할 수 있음을 보여준다. 즉 해학적이고 즐거운 동작은 정서를 흥분시키므로 기쁨으로써 슬픔을 이겨내는 효과를 가져오고, 사람을 놀라게 하는 광경은 지나치게 흥분한 정서를 억제하므로 두려움으로써 기쁨을 억제하는 효과를 가져오며, 사람을 감동시키는 비극의 장면은 노여운 정서를 극복할 수 있게 하므로 슬픔으로써 분노를 제어하는 효과를 얻을 수 있다.

10 移情易性法

감정을 전환시켜 의지를 바꾸는 양생방법을 移情易性法이라고 한다. "移情"이란 자기의 주의력을 분산시킴으로써 생각의 초점을 좋지 않은 정서로부터 다른 곳으로 옮기거나, 주위환경을 변화시켜 좋지 않은 자극의 원인과 접촉을 피함으로써 自我를 어떤 감정으로부터 벗어나게 하는 것을 말한다. 그리고 "易性"이란 학습이나 대화 등의 활동을 통해 마음속의 잡념을 없애거나, 어떤 잘못된 인식과 좋지 않은 정서 혹은 건전하지 않은 생활습관 등을 변화시키는 것을 말한다. 생활속에서 나타나는 좋지 않은 정서들은 항상 일정한 사물이나 광경에 동반되거나 정취의 결핍으로 생긴다. 그러므로 이러한 환경에서 벗어나거나 정취를 배양하여 정신적으로 의지할 만한 것을 찾는다면 질병을 예방할 수 있을 뿐만 아니라, 아름다운 사물에 대한 추구를 통해 성정을 도야하고 수명을 연장시킬 수 있다. 이에 대하여 《續名醫類案》에서는 "의지를 상실하여 마음먹은 대로 되지 않는 병은 성정을 전환시키지 않으면 안된다"고 하였다.

1) 方法

移情易性方法은 매우 많아서 자기의 홍미나 기호 및 환경조건을 근거로 선택해야 한다.

자기의 좋지 않은 정서가 주위환경과 유관할 때는 환경을 변화시키거나, 불쾌함을 유발시키는 장소를 떠나거나, 주변의 환경을 주체적으로 조정하거나, 특정물품과의 접촉을 피하는 등의 방법으로 "移情"의 목적에 도달할 수 있다. 더욱 적극적인 방법은 악기연주·바둑·서예·그림·수영·낚시 등의 오락활동을 즐김으로써 移情易性을 실현하는 것이다. 그러므로 《管子·內業》에서 "노여움을 그치게 하는 방법으로 詩만한 것이 없고, 근심을 제거하는 방법으로 音樂만한 것이 없다"고 하였다. 또 《遵生八箋·延年却病箋》에서는 "詩書는 마음을 기쁘게 하고, 산의 樓閣은 우아한 흥취를 일으켜 수명을 연장시킬 수 있다"고 하였으며, 《北史·崔光傳》에서는 "거문고와 책을 즐겨 神性을 기른다"고 하였다. 《紅爐點雪》에는 "노래를 읊조리는 것은 性情을 기르는 방법이며, 춤을 추는 것은 血脈을 기르는 방법이다"라고 기재되어 있다. 희극·춤·서예·그림 그리기·시 짓기·꽃 기르기·낚시 등은 모두 정취를 기르고 성정을 가꾸며, 마음을 의지함으로써 양생의 효과를 거둘 수 있는 방법들이다. 그러므로 어떤 감정의 변화에 빠져들었거나 오래도록 떨쳐버릴 수 없을 때 이 방법을 선택적으로 운용할 수 있다.

11 自我暗示法

自我暗示法은 일종의 관념을 스스로에게 암시하고 아울러 그것이 동작이나 행위로 실현되도록 하는 방법이다. 즉 자아암시양생법은 긍정적인 자아구상과 자아설득을 통하여 자신감을 얻고, 自我意志를 단련하며 정서가 안정되도록 하는 방법이다. 장기간에 걸쳐 자아암시를 반복적으로 실천하면 나쁜 정서의 악영향을 제거하고 정서의 긍정적인 작용을 강화시켜 심신을 유쾌하게 할 수 있으므로 장수를 위한 좋은 기반을 마련할 수 있다.

1) 方法

(1) 淡化暗示

淡化暗示란 자신의 마음속에 일정한 언어를 묵상함으로써 불안한 요소를 희석시켜 부정적인 정서를 제거하는 방법이다. 인간의 삶은 기복이 심하여 뜻하지 않는 슬픔·노여움·우울함 등의 감정을 피할 수 없다. 따라서 "인생이란 어린아이로부터 어른이 되고 또 늙어가는 것이며, 뜻대로 되는 일은 항상 적고 뜻에 어긋나는 일은 항상 많기 마련이다(《壽世傳眞》)"라는 말이 있다. 七情의 자극에서 벗어나려면 그에 상응하는 조치를 취하는 것 외에도 淡化

暗示法을 사용할 수 있다. 예컨대 비애를 느끼면 자신이 그 일을 너무 비참하게 느끼지 않도록 암시하고, 분노를 느끼면 자신이 그 일을 너무 심각하게 받아들이지 않도록 암시하며, 고통을 느끼면 자신이 그 일에 대하여 너무 크게 아파하지 않도록 암시하는 등이다. 《壽世傳眞》에서는 "세상은 커다란 하나의 극장이다. 이별과 만남, 슬픔과 기쁨은 순간적인 것으로 보아야 하고, 부귀공명은 담담하게 보아야 하며, 어려움과 고통스러움은 평상적으로 보고, 세속의 번잡함은 조용하게 보아야 한다"고 하였다. 항상 아름다운 장래를 스스로 암시하고 미래의 생활을 동경한다면 틀림없이 눈앞의 번뇌를 희석시키는 효과를 볼 것이다. "재난에 처한 자는 근심할 필요가 없다. 순조로운 날이 반드시 있을 것을 알기 때문이다(《壽世傳眞》)"라는 말의 의의는 바로 여기에 있다.

(2) 强化暗示

강화암시는 스스로의 암시를 통해 자신에게 유리한 요소를 강화시킴으로써 정서를 긍정적으로 유지하는 암시법이다. 역경과 싸워 이기고 그것에서 빠져나오려면 확고한 자신감과 의지가 필요하다. 확고한 자신감은 항상 자신의 능력에 대한 강한 긍정 및 각종 주변요소에 대한 정확한 파악으로부터 나온다. 그리고 장기간에 걸쳐 자신감을 배가시켜 곤란을 극복할 수 있도록 단련하며 끊임없이 스스로 유리한 요소를 강화시킨다면 의지력을 향상시킬 수 있을 것이다. 《孟子》에는 "하늘이 장차 이 사람에게 임무를 내림에 반드시 먼저 그 의지를 고통스럽게 한다. ……천성적인 나의 재능은 반드시 쓰일 곳이 있다. ……하늘아래 어느곳에 향기로운 풀이 없겠는가"라는 구절이 있다. 이러한 옛 교훈을 정확히 인식한다면 자신의 강화암시작용을 일으킬 수 있으며, 이로부터 정신활동이 충만하여 고난을 두려워하지 않게 되므로 심신의 건강을 얻을 수 있다.

제 3 장 飮食養生法

합리적인 음식섭취는 인류의 생존과 건강 장수에 필수적 조건이다. 飮食養生法은 오랜 역사를 가지고 있는데, 《禮緯 · 含文嘉》에 "옛적에 燧人氏가 나무를 비벼 불을 취하고 날 것을 구워 익혀 먹게 함으로써 사람들에게 泄瀉病이 없게 하였다"는 故事가 전해진다. 이처럼 生食에서 火食으로의 변천은 飮食養生法의 萌芽라 할 수 있다. 기원전 16세기, 商代에는 요리에 정통한 伊尹이 있었다. 《漢書藝文志考證》에는 "湯液經出於商伊尹"이라는 기록이 보인다. 伊尹은 요리하는 과정에서 음식물이 질병을 예방 · 치료하고 인체를 건강하게 한다는 것을 발견하고 《湯液經》을 편찬하였다고 전해지는데, 이는 당시에 이미 음식의 의료보건작용을 인식하고 있었음을 나타내는 기록이다. 또한 先秦 諸子百家의 저작 중에서도 음식을 통하여 질병을 예방하는 내용이 상당부분 언급되고 있다. 老子는 《道德經》에서 "백성들로 하여금 자기네들이 밭을 갈아 지은 곡식으로 밥을 지어 맛있게 먹도록 하고, 자기네들이 짜서 만든 옷을 즐겨 입도록 하며, 자기네들이 쌓아 지은 집에서 편히 지내게 하고, 자기네들의 풍속을 따라 즐거이 살도록 해야 한다"고 주장하여 음식을 養生의 첫머리에 놓았다. 莊子는 "五味濁口, 使口厲爽"라고 주장하였는데, 이는 五味가 지나치면 인체에 五害가 발생한다는 뜻이다. 즉, "五害"를 제거해야만 비로소 마음이 평정되고 맑아져서 장수할 수 있다고 보았다. 한편, 孔子는 飮食養生에 있어서 衛生을 보다 중시하여 다음과 같은 열가지의 생활준칙을 지켰다고 전해진다. "밥이 상하여 쉰 것과 생선이 상하고 고기가 부패한 것을 드시지 않으셨으며, 빛깔이 나쁜 것을 드시지 않으셨고, 냄새가 나쁜 것을 드시지 않으셨으며, 요리가 잘못된 것을 드시지 않으셨고, 때가 아닌 것을 드시지 않으셨다. 자른 것이 바르지 않으면 드시지 않으셨고, 간장을 얻지 못하면 드시지 않으셨다. ……시장에서 산 술과 脯를 드시지 않으셨다. 나라에서 제사지내고 받은 고기는 밤을 넘기지 않으셨으며, 집에서 제사지낸 고기는 3일을 넘기지 않으셨으니 3일이 지나면 먹지 못하기 때문이다.” 아울러 孔子는 다음과 같은 食習慣을 가지고 있었다고 한다. “배불리 드시는 것을 추구하지 않으셨다. ……밥은 깨끗한 것을 싫어하지 않으시며, 膾는 가늘게 썬 것을 싫어하지 않으셨다. ……재계하실 때에는 반드시 음식을 바꾸셨다.” 《周禮・天官》에는 “食醫는 中士 2인을 두었고, 疾醫는 中士 2人을 두었으며, 瘍醫는 下士 8人을 두었고, 獸醫는 下士 4人을 두었다”는 기록이 있는데, 이 기록에서 볼 수 있듯이 食醫를 여러 의사들의 우두머리에 두었다. 또한 “食醫 中士 2人은 王의 六食・六飮・六膳・六羞・百醬・八珍의 조리를 담당하였다”고 하여 食醫가 음식의 맛을 조절하고 사계절의 음식을 정하여 왕의 건강을 돌보아 질병을 예방하는 일을 담당했음을 기록하였다. 이를 통해 보면 당시에 이미 飮食養生의 작용을 상당히 높은 지위에 올려놓았다는 것을 알 수 있다. 《黃帝內經》에서는 先秦의 養生思想을 흡수하여 음식의 조화를 통한 질병예방의 원칙과 그 실시방법을 명확하게 제시하고 있다. 예를 들면 《素問・臟器法時論》에서 “五穀으로 五臟六腑를 營養하고, 五果로 이를 도우며, 五畜으로 그 힘을 더하고, 五菜로 그 작용을 補한다. 다시 이들의 寒溫의 성질인 氣나 酸・苦・甘・辛・鹹의 味를 조화시켜서 복용한다”고 하였다. 아울러 음식을 먹는데는 반드시 그 절도가 있어야 함을 언급하고 있다. 즉 너무 배고플 때 먹지 않도록 하고, 지나치게 배불리 먹지 않아야 하며, 너무 목마를 때 마시지 않도록 하고, 지나치게 많이 마시지 않아야 한다. 만약 욕심을 부려서 지나치게 많이 먹으면 胃腸이 손상된다(《素問・痹論》)”고 지적하였다. 또한 《素問・生氣通天論》에서는 “膏粱珍味만을 먹어서 陽氣가 過剩되면 化膿性腫氣가 발생한다”고 하였는데, 이것은 膏粱厚味만 먹는 것을 절제함으로써 痰火로 인한 질병발생을 예방해야 함을 경고하고 있다. 동시에 五味의 조화에 주의하고, 偏食해서는 안된다고 강조하면서 “五味가 잘 조화되도록 유의하면 뼈가 굳고 곧게 되며, 근육이 부드럽고 탄력이 좋아지며, 氣血은 經脈의 안팎을 순조롭게 순환하여 腠理가 固密해진다. 이렇게 되면 精神도 肉體도 생기가 넘치고 민첩하게 활동할 수 있다. 養生의 道를 지켜나가면 오래도록 天壽를 다할 수 있다”고 하였다. 이러한 논술은 모두 음식물의 섭취에 절도가 있고 貪食과 偏食을 피해야만 비로소 건강한 상태를 유지하고 또한 질병을 예방할 수 있음을 뜻한다.

《神農本草經》에는 모두 85종의 약물들을 上・中・下 三品으로 나누어 수록하고 있다. 그 가운데 大棗・蓮根・山藥・蜂蜜・薏苡仁 등의 적지 않은 음식물을 强身保健하고 수명을 연장시키는 上品에 열거하였다. 東漢의 張仲景은 《金匱要略》에서 “……음식을 먹을 때 음식의 冷・熱・苦・酸・辛・甘을 잘 조절하면 육체가 쇠약해지지 않고 邪氣가 침입하더라도

腠理까지 파고들지 못한다"고 하여, 五味의 적절함이 건강을 유지하고 병을 예방하는 중요한 부분임을 강조하였다. 그 뒤를 이은 梁代 陶弘景과 晋代 葛洪역시 《養生延命錄》과 의 《抱朴子》에서 음식양생을 강조하고 있는데, 陶弘景은 《養生延命錄·食誡篇第二》에서 "養性이란 배고프기 전에 먹고 목마르기 전에 마시는 것이다. 대개 배고픔을 느끼고 난 후에 먹으면 지나치게 많이 먹게 되고, 목마름이 심하여 마시면 지나치게 많이 마시게 된다. 식사가 끝나면 반드시 걷고, 걷는 것이 끝나면 배를 수백번 문질러 주면 매우 좋다"고 강조하면서 "음식의 섭취량이 지나치면 ……온갖 병이 생겨나 그 수명을 다하지 못하게 된다"고 하여 養生·長壽를 위한 飮食豫防法을 제시하였다. 唐代의 名醫 孫思邈은 《千金要方》에서 "음식의 조절을 모르는 자는 생존할 수 없다"고 하여 음식절제를 특히 강조하였는데, "關中地方[1]은 풍속이 검소하여 요리라고는 채소절임과 죽에 불과하지만 그곳 사람들은 병이 적고 장수한다. 그러나 江南 嶺表[2]는 産物이 풍부한 지역으로 바다나 육지의 음식을 모두 갖추고 있지만 그곳 사람들은 질병이 많고 곧잘 요절한다"고 주장하였다. 또한 北京人은 본래 채식을 위주로 하여 장수하는데 南方에 가서 갑자기 어류와 육류로 바꾸어 먹으면 도리어 여러 가지 질병을 야기하여 죽음에 이르는 경우가 있음을 지적하기도 하였고 또, 풍년이 들어 많이 수확한 해라 할지라도 너무 배불리 먹어서는 안된다고 하여, 養生하는 사람은 반드시 少食을 하고 생활조건이 개선되었다고 해서 過食하여 음식으로 인해 생명을 단축시키는 결과를 초래해서는 안된다고 당부하였다. 飮食의 衛生에 대해서는 "날채소·생쌀·어린 콩·오래되어 썩은 음식물을 먹지 말고, 탁한 술은 마시지 말며, ……날고기를 먹어서 胃를 상하게 해서는 안된다. 모든 고기는 반드시 익힌 후 식기전에 먹도록 해야 한다"고 하였다. 이와 같은 飮食절제와 衛生에 대한 지적은 오늘날에도 여전히 중요한 가치가 있다.

宋·元代에는 飮食養生의 理論과 應用 모두가 전면적으로 발전하였으며, 과거시험에도 養生專門科目이 나타났다. 明代의 徐春甫는 《古今醫統》에서 "宋·元 以來로 13科考[3]을 사용해 醫政을 폈다. 그 첫째 과목은 內科, 그 다음은 傷寒科, 다음은 大方脈, ……다음은 養生科, ……"라고 하여, 養生豫防을 醫學考試의 주요과목의 하나로 열거하였다. 宋代에 皇室은 방대한 의학서적인 《太平聖惠方》을 편찬하였는데, 그 속에는 28종의 질병에 대한 식이요법, 즉 각종 영양이 풍부한 음식물을 배합하여 죽을 만들어서 건강을 유지하고 질병을 예방하는 방법들을 소개하고 있다. 또한 産母에게 적당한 음식으로 卵類나 닭·생선 등이 있는데 이것들을 섭취하여 건강하게 태아를 자라게 하고 동시에 질병을 예방하는 방법을 수록하였다. 陳達叟가 지은 《本心齊蔬食譜》에는 채소식단 20가지를 수록하고 있으며, 林洪이 지은 《山家清

---

1) 關中地方 : 陝西省 渭河流域 일대

2) 江南嶺表 五嶺 남쪽 일대. 廣東 · 廣西

3) 과거시험. 향시에 응시하려는 사람이 치르는 예비시험

供》 은 각종의 식이요법, 즉 식품 102종이 수록되어 있는데 그 중에는 고기요리 · 채소요리 · 다과 · 수프 · 죽 · 과일류 등의 훌륭한 음식을 풍부하게 포함하고 있어 식이학으로 부를 만하다. 宋代의 陳直이 지은 《養老奉親書》 와 元代의 鄒鉉이 《養老奉親書》 를 增補해 엮은 《壽親養老新書》 등은 모두 老人衛生保健에 관한 전문서이다. 이 책들은 精神修養 및 身體鍛鍊을 주장하는 것 외에도 飮食調節을 매우 중시해서 老人의 건강유지에 飮食調理를 첫째로 삼고 있다. "신체를 주관하는 것은 神이고, 氣를 기르는 것은 精이며, 精을 돕는 것은 氣이고, 氣를 돕는 것은 음식이다. 음식은 백성의 하늘이고 생명을 구하는 근본이다. ……나이가 많은 사람은 眞氣가 다 소모되어 五臟이 쇠약하므로 결국 음식으로 氣血을 도와야 한다. 만약 날 음식과 찬 음식을 무절제하게 먹거나, 배고픔과 배부름이 균형을 잃거나, 음식이 잘 조절되지 않는 경우에는 질환이 생기게 된다(《壽親養老新書 · 飮食調治》)"고 하였다. 이러한 논술들에는 唐代의 飮食養生思想이 담겨 있으면서 개인의 독특한 견해도 함께 들어 있어서 후대의 老年飮食保健에 지대한 영향을 미쳤다. 金의 張從正은《儒門事親》 에서 食養補虛를 주장하면서 "養生은 마땅히 食補를 논해야 한다. ……精血의 부족은 마땅히 음식으로 補해야 한다"고 하였다. 元代의 음식양생大家였던 忽思慧는《飮膳正要》 를 지어 최초로 본격적인 飮食保健理論을 定立하였다. 《飮膳正要》 는 모두 3卷으로 제1권은 주로 "養生時에 삼가해야 할 음식" · "姙娠時에 삼가해야 할 음식" · "産母가 삼가해야 할 음식" · "飮酒時에 삼가해야 할 음식" 등에 관하여 논하고 있으며, 제2권은 "湯品" · "사계절에 적합한 음식조절" · "五味의 편중" · "음식물의 이로움과 해로움" 및 "각종 질병을 치료하는 식이요법" 등으로 구성되어 있다. 제3권은 쌀 · 잡곡 · 짐승 · 생선 · 과일 · 채소 등의 일곱종류로 크게 나누고 200여종의 음식물 효능과 조리방법을 서술하였다. 이 책속에서 그는 음식물의 다양화를 주장하고 飮食의 영양과 위생을 강조하였으며 飮食調養을 養生의 첫째로 삼았다. 이어서 그는 "古人은 병이 발생하기 전에 치료하지 이미 발생한 병을 치료한 것은 아니다. 그러므로 음식을 중시하고 재물은 가벼이 여겼다. ……五味로써 五臟을 조화시키는데 五臟이 和平해지면 氣血이 왕성해지고 정신이 맑아지며, 마음이 안정되어 여러 邪氣가 들어올 수 없고 寒 · 暑가 침입하지 못하므로 즐겁고 편안해진다"고 하였다. 상술한 바를 종합하면 忽思慧는 평소에 음식으로 調養할 것을 주장했음을 알 수 있다. 元 · 明代의 양생학자이면서 장수노인인 賈銘은 일찍이 明太祖 朱元璋의 부름을 받은 자리에서 養生術에 대한 질문을 받았다. 이에 그는 "다른 것은 없고 단지 음식만 주의하면 됩니다"라고 하면서 자기의 著作인 《飮食須知》 를 바쳤다. 이 책의 요지는 그 책머리에서 찾아 볼 수 있는데, 즉 "諸家의 약물서적들을 보니, 각각의 약물들이 모두 이로움과 해로움이 반반씩이라 사람들이 그에 쉽게 따를 수가 없다. 따라서 藥은 그 부작용과 삼가야 할 바를 전문적으로 선택하여야 하고, 생명을 존중하는 사람들이 일상적으로 섭취하는 음식물을 알아보기 편리하도록 하였다"고 하였다.

明·淸時期에는 飮食養生에 대한 著作의 내용이 더욱 풍부해졌으며 수량도 많아졌다. 明代의 저명한 養生家인 李時珍은 《本草綱目》을 지어 藥物로 쓰이는 대량의 식물들을 수록하였으며, 다양한 종류의 藥膳處方을 수집하였다. 예를 들면 《本草綱目·酒》에서 69종의 각기 상이한 효과를 지닌 藥酒를 열거하고, 25卷에서는 많은 藥粥을 수록하여 人類保健에 큰 공헌을 하였다. 明代의 李梴은 朱丹溪의 《茹淡論》을 매우 추앙하여 《醫學入門》에서 이르기를 "甘味를 담백하게 할 수 있다면 五味의 근본이 저절로 五臟을 補할 수 있으니 노인을 봉양하고 어린이를 사랑하는 것 모두 그러하다"라고 하면서, 飮食이 淸淡하면 元氣가 순행하여 장수하고, 그렇지 않고 肉氣가 지나치면 穀氣가 鬱滯되며 穀氣가 지나치면 元氣가 鬱滯되고, 元氣가 鬱滯되면 요절한다고 하였다. 明代의 양생학자 龍遵敍 역시 淸淡한 음식을 강조하면서, 《食色紳言》에서 "술에 너무 취하거나 해산물을 많이 먹으면 사람의 神志가 혼미해진다. 만약 채소와 야채죽을 먹으면 胃腸이 淸虛해져 찌꺼기와 오물이 없으니 養神할 수 있다"고 하였다. 朱橚 等이 편찬한 《普濟方》은 古代 중국 최대의 處方書로서, 그 가운데 食治門 3卷은 飮食養生에 대하여 論하고 있다. 이 책의 食治養老附論에서 "자식이 노인을 봉양하는 방법으로 비록 물과 육지에 여러 동·식물과 산해진미가 있지만 섞어 먹는 것을 반드시 삼가해야 한다. 五味는 서로 악영향을 미칠 수 있으며 심하면 발병한다"고 하였다. 그리고 豫防防法에 대해서는 味覺을 탐하여 손상되지 않도록 간소하게 먹을 것을 권하고 있다. 淸의 王士雄은 《隨息居飮食譜》에서 음식조절의 중요성과 食敎의 필요성을 강조하여 "養生에는 오묘한 원칙이 없고 다만 음식을 조절할 따름이다. 먹어도 그 맛을 모르면 이미 소박한 식사가 된 것이고, 飽食하면서 억제하지 못한다면 禽獸에 가까운 자이다"라고 하였다. 淸代의 저명한 양생학자인 曹慈山은 《老老恒言》을 지어 전문적으로 老人養生을 위한 100종의 藥粥食單을 짰다. 그는 老人의 生理特徵에 근거하여 "결국 음식은 적게 먹는 것이 좋다. 이는 脾가 쉽게 음식물을 소화·운반하여 바로 精液으로 변화시킬 수 있기 때문이다. 그러나 비록 소화가 쉬운 음식이라도 많이 먹으면 도리어 손상을 입게 되므로 少食으로 脾를 편안하게 해야 한다"고 하였다. 이러한 飮食養生에 관한 논술은 오늘날에도 여전히 중요한 의의를 지닌다.

이상에서 언급한 것을 종합해 보면 역대의 양생학자들 모두 飮食養生을 매우 중시했음을 알 수 있다. 백성들이 음식을 하늘로 삼았을 정도로 사람의 모든 생명활동은 음식과 불가분의 관계에 있다. 따라서 과학적인 음식양생방법의 실천은 질병을 예방하고 건강을 증진시키는 데 대단히 중요한 의의를 지닌다고 할 수 있다.

1 飮食養生의 意義

1) 飮食과 健康

飮食은 인체건강을 유지하는 중요한 조건의 하나이며, 인체의 정상적인 생리활동을 유지하고 질병에 대한 저항능력을 높이며 생장 및 발육을 뒷받침하고 장수하도록 영양분을 제공하기 때문에 물질적인 중요한 바탕이 된다.

《素問・上古天眞論》에서는 "上古之人, 其知道者, 法於陰陽, 和於術數, 飮食有節, 起居有常, 不妄作勞, 故能形與神俱, 而盡終其天年, 度百歲乃去."라고 하였다. 이것은 飮食을 적절하게 섭취하는 것이 인체의 건강장수에 큰 영향을 미친다는 점을 시사하는 것이다. 飮食을 정상적으로 섭취하고 脾胃의 運化기능이 제대로 돌아가야만 비로소 精微로운 물질이 생성되어 形體氣血, 臟腑 筋脈, 四肢百骸에 이르기까지 두루 영양을 받기 때문에 "形與神俱"의 상태를 유지할 수 있다.

《素問・六節臟象論》에서는 "五味入口, 藏於腸胃, 味有所藏, 以養五氣, 氣和而生, 津液相成, 神乃自生."이라고 하여 飮食의 영양분은 온몸의 곳곳을 길러줄 뿐만 아니라 또한 이를 바탕으로 神이 스스로 형성된다는 생리과정을 설명하였다.

生長壯老死는 人生의 自然規律로 飮食營養은 이에 중요한 작용을 한다. 한 사람의 生長, 健康, 長壽를 결정짓는 先天的인 要因과 後天的인 要因이 있는데, 先天的인 要因은 腎氣腎精을 가리키고, 後天的인 要因은 脾胃로 곧 水穀之氣이다. 腎氣나 腎精은 水穀의 氣運에 의하여 滋養되는데, 水穀의 氣는 바로 飮食의 精微를 말한다. 《素問・生氣通天論》에 "陰之所生, 本在五味; 陰之五官, 傷在五味……是故謹和五味, 骨正筋柔, 氣血以流, 腠理以密, 如是則骨氣以精, 謹道如法, 長有天命."이라고 하여 인체의 陰精(腎精이 포함됨)의 형성은 飮食중의 五味에서 비롯되며, 반대로 五味를 고루 섭취하지 못하면 곧 인체의 精氣를 손상시키게 된다고 하였다.

"謹和五味"의 방법에 있어 《內經》 중의 글에서 찾아볼 수 있는데, 《素問・臟氣法時論》에 "五穀爲養, 五果爲助, 五畜爲益, 五菜爲充, 氣味合而服之, 以補益精氣."라고 하였는데, 이런 飮食을 가장 알맞게 고루 섭취하면 편식하지 않으므로 "補益精氣"의 효과를 거두어 건강에 유익하다. 五味는 모든 飮食을 통틀어 말하는 것이며 또한 飮食의 맛을 가리키기도 하는데, 《素問・臟氣法時論》에 "此五者, 有辛, 酸, 甘, 苦, 鹹, 各有所利, 或散, 或收, 或緩, 或急, 或堅, 或軟, 四時五臟, 病隨五味所宜也."라고 하였다. 이것은 곧 인체의 臟腑, 器官, 氣血 및 筋骨 등은 각각 五味에 의하여 길러지고 각자의 기능을 발휘하므로 사람은 반드시 四時의

變化에 따라 五臟의 필요에 맞추어 주고, 질병이 발생한 경우에도 五味로 調攝하고, 건강을 유지 보호해야 한다. 만약 五味의 調攝이 失宜하면 건강을 해치고 질병을 일으킬 수 있다. 《素問·生氣通天論》에서는 "味過於酸, 肝氣以津, 脾氣乃絶 脾胃脹滿, 兩脇隱痛; 味過於鹹, 大骨氣勞, 短肌, 心氣抑; 味過於甘, 心氣喘滿, 色黑, 胸中 煩悶不安 腎氣不衡; 味過於苦, 脾氣不濡, 胃氣乃厚; 味過於辛, 筋脈沮弛, 精神乃央."라고 하였다.

건강을 유지하기 위해서는 五味를 골고루 조섭하여야 할 뿐만 아니라 飮食을 규칙적으로 적절하게 섭취하는 것도 중요하다. 《素問·痹論》에서는 "飮食自倍, 腸胃乃傷."라고 하였고, 《金匱要略》에서도 "不閑調攝, 則疾病竟起."라고 하여 飮食을 제때에 알맞게 섭취할 것을 강조하였다. 소아의 경우 飮食을 제때에 알맞게 먹지 않으면 항상 체기를 일으켜 飮食이 속에 뭉쳐 머물러 있기 때문에 잇따른 疳證을 초래하는데, 疳證은 현대 의학적 시각으로 보면 영양불량에 해당하므로 영양불량으로 반드시 소아의 건강이 손상되기 때문에 성장이나 발육에도 영향을 주게 된다.

飮食의 적절한 영양은 또한 인체의 면역능력을 높여 줄 수 있다. 飮食이 胃에 들어가 脾와 胃의 소화작용에 의하여 흡수된 뒤 氣血로 化生되는데, 氣血充盛, 正氣內存, 邪不可干한다. 그러나 精氣가 부족하면 抗病能力이 저하되어 "虛邪賊風"이 乘虛而入하여 질병을 일으키게 된다.

한의학에서는 "飮食, 生民之天, 活人之本也."라고 여겨 飮食이 인체의 건강과 밀접한 관련이 있음을 시사하고 있다.

2) 飮食과 五臟

飮食이 胃로 들어간 후, 모두 胃의 受納과 脾의 運化를 거쳐 精微로운 물질로 化生되고, 五臟六腑와 四肢百骸로 퍼져 全身營養 작용을 하게 된다. 五臟은 藏精而不瀉의 작용이 있는데, 五臟의 精氣는 주로 水穀之氣에 의존한다.

《素問·經脈別論》에 "食氣入胃, 散精於肝, 淫氣於筋; 食氣入胃, 濁氣歸心, 淫精於脈, 脈氣流經, 經氣歸於肺, 肺朝百脈, 輸精於皮毛. 毛脈合精, 行氣於腑, 腑精神明, 留於四臟, 氣歸於權衡, 權衡以平, 氣口成寸, 以決死生. 飮入於胃, 游溢精氣, 上輸於脾, 脾氣散精, 上歸於肺, 通調水道, 下輸膀胱; 水精四布, 五經倂行, 合於四時五臟陰陽, 揆度以爲常也."라고 하였는데, 이를 잘 나타내주고 있다.

이 외에 飮食營養과 五臟의 관계는 주로 飮食의 五味가 五臟에 적합한 지의 여부에 달려 있다. 《素問·宣明五氣》에 "五味所入, 酸入肝, 辛入肺, 苦入心, 鹹入腎, 甘入脾."라고 하였고, 《素問·臟氣法時論》에는 "辛散, 酸收, 甘緩, 苦堅, 鹹軟."라고 하였다. 五味와 五臟과의 관계를 구체적으로 살펴보면 다음과 같다.

辛味는 發散, 行氣, 行血, 潤養의 작용이 있고, 주로 肺經에 入한다. 肺는 華蓋(덮개)와 같은 것으로, 外合皮毛하고, 外邪의 侵襲을 받기 쉽다. 肺主氣하고 呼吸을 주관하고, 主宣發肅降하고, 通調水道하며, 津液을 敷布하고, 肺朝百脈하고 主治節한다. 辛味의 發散, 行氣, 行血 등의 작용은 폐의 기능과 부합한다. 그러므로 辛味의 飮食物은 폐를 補益한다. 또한 肺는 嬌臟으로서 喜柔潤하고 忌剛燥하는데, 辛味에 또한 潤養작용이 있어 폐에 대해 柔潤滋養의 작용이 있다.

甘味는 緩急, 和中, 補益의 작용이 있고, 脾經과 胃經에 주로 入한다. 脾는 中土로 五臟의 지도리 역할을 하며, 음식이 胃에 들어가서도 주로 비의 運化작용을 통하여 정미로운 것으로 化生하여 온몸을 기른다. 脾胃는 서로 表裏관계를 이루며, 脾는 喜燥而惡濕하고, 胃는 喜潤而惡燥하고, 脾主升淸하고 胃主降濁하며, 脾胃는 生化之源으로, 脾胃가 調和되면, 氣機가 條暢하고, 氣血을 化生한다. 甘味의 緩急, 和中, 補益의 작용은 脾胃를 돕고 有益하게 한다.

酸味는 收斂, 柔潤의 작용이 있고, 주로 肝經과 膽經에 入한다. 肝은 "剛臟"으로서 體陰而用陽으로, 肝主疏泄, 主藏血하므로 肝血이 充足하면 눈동자에 빛이 있고, 힘줄이나 손발톱에 윤기가 돈다. 肝의 정상적인 기능은 전적으로 肝陰(血)의 充盈과 內斂에 의지하므로, 酸味의 柔潤과 收斂작용은 肝陰(血)의 充盈과 內斂에 도움을 준다. 그렇지 않은 경우는 肝의 剛氣가 무절제하게 用事하여 부단 陰血를 손상하게 할 뿐만 아니라, 또한 肝氣가 마구 흐트러져 질병을 일으키게 된다. 그러므로 酸味入肝하고 肝欲酸하게 된다. 飮食의 소화와 흡수과정에서 肝主疏泄하므로 도움을 주게 된다.

苦味는 能泄, 能燥, 能堅의 작용을 하며 주로 心經에 入한다. 心은 火臟으로서 神明이 깃든 곳이며, 또한 主血脈하여, 生命의 主宰가 된다. 苦味의 泄熱작용은 心氣가 火熱에 상하지 않도록 도움을 주고, 燥나 堅의 작용도 心氣內守에 도움을 주어, 所以 苦入心, 心欲苦라고 한다.

鹹味는 軟堅, 散結, 補腎, 堅陰의 작용을 하고, 주로 腎經에 入한다. 腎은 主藏精하고, 主骨生髓하고, 主生長發育하여 水臟이 된다. 鹹味의 가장 중요한 작용은 滋補腎精, 堅陰固腎으로 이는 腎의 固藏과 主生長發育, 主生殖 등의 機能에 도움을 준다. 당연히 腎精의 充盈은 반드시 水穀精微의 滋養이 필요한데, 飮食物의 營養物質이 脾胃의 運化過程을 거쳐 精微로운 물질로 변하여 腎精을 充養시킨다.

이와 같이 五味는 각각 해당하는 五臟으로 들어간다. 그러나 어떠한 것이든 利가 있으면 弊가 있기 마련이므로, 過하거나 不及으로 害가 되지 않도록 적절함을 유지하는 것이 중요하다. 五臟의 상호관계를 고려하여 五味의 섭취도 마땅히 합리적으로 배합하여야 한다. 여기에 五臟에 대한 飮食保健의 意義가 있다.

3) 飮食과 氣血

飮食과 氣血과의 관계는 밀접하다. 人體의 氣血은 주로 飮食營養의 化生이다. 《素問·六節臟象論》에 "天食人以五氣, 地食人以五味. 五氣入鼻, 藏於心肺, 上使五色修明, 音聲能彰; 五味入口, 藏於腸胃, 味有所生, 以養五氣. 氣和而生, 津液相成, 神乃自生."이라고 하였다. 天氣가 인체에 미치는 영향을 설명하면서, 飮食이 생명활동을 유지시키는 물질적 바탕이며, 氣, 津液, 精神을 기른다는 것을 강조하고 있다.

氣血은 인체의 생명과 생리활동을 유지하는 기본물질로서 한의학에서 이에 대한 인식은 매우 깊다.

氣가 형성되는 원천은 3가지가 있다. 하나는 부모로부터 물려받은 先天的인 精氣에서 비롯되고, 하나는 飮食에서 섭취되는 水穀의 精微로운 기운이며, 또 하나는 자연계의 맑은 기운 곧 공기에서 비롯된 것이다. 이들은 인체 내에서 元氣, 宗氣, 營氣, 衛氣 등을 형성하면서 더불어 인체의 생명과 생리활동을 유지하고 있다.

元氣는 原氣, 眞氣라고도 하며, 생명활동의 원동력으로서 인체의 성장과 발육을 촉진시키고, 각 臟腑 및 經絡 등의 조직이나 기관의 생리활동을 유지하기 위하여 따뜻한 기운을 대주거나 북돋는 작용을 하므로 생명활동을 유지하는 가장 기본적인 밑바탕이 된다. 인체의 元氣가 가득하면 각 장부 및 경락 등의 조직이나 기관이 활력을 얻어 기능이 왕성해지므로 인체는 건강하여 병에 잘 걸리지 않는다. 元氣는 주로 腎에 깃들어 있는 精氣로 이루어졌으며 腎에 들어 있는 정기로 끊임없이 化生되는 것으로, 《難經·三十六難》에 "命門者,……原氣之所系也."라고 하였다. 腎에 깃들어 있는 精氣는 부모로부터 물려받은 先天의 精氣를 바탕으로 하며 아울러 後天의 水穀에서 섭취된 精微로운 기운이 滋養시켜 이루어진 것이다. 張景岳은 《景岳全書》 중에서 "故人之自生至老, 凡先天之有不足者, 但得後天培養之力, 則補天之功亦可居其强半, 此脾胃之氣所關於人生者不小."라고 하여 元氣의 盛衰는 脾胃의 水穀精氣를 運化시키는 기능과 밀접한 관련을 맺고 있음을 시사하였다.

宗氣는 胸中에 모인 氣로서 胸中에 宗氣가 몰려 있는 곳을 "氣海" 또는 "膻中"이라고 한다. 宗氣의 작용은 주로 두 가지가 있는데, 하나는 氣가 드나들게 길을 열어 주는 것으로 말을 하거나 소리를 내거나 숨을 쉬는 등의 작용은 모두 宗氣와 관련이 있다. 또 하나는 心脈을 뚫고 지나 氣血을 잘 돌게 하는 것으로 氣血의 運行이나 팔다리의 온도 유지 및 활동력이나 시각과 청각이나 심장박동의 강약과 심박의 리듬 등에 영향을 미친다. 이러한 현상들을 통하여 인체의 건강상태를 바로 알 수 있다. 宗氣는 肺를 통하여 흡입한 자연계의 맑은 공기와 脾胃의 운화작용을 거쳐 만들어진 水穀의 精微로운 기운이 서로 어우러져 이루어진 것이다. 그러므로 폐의 호흡기능 외에 飮食중의 영양분에 대한 흡수도 宗氣의 盛衰에 직접적인 영향을 준다.

營氣는 血과 더불어 血脈속에서 도는 氣인데, 營氣는 영양을 풍부하게 대주므로 "榮氣"라고도 한다. 營과 血은 밀접한 관계를 이루어 서로 갈라놓을 수 없으므로 흔히 "營血"이라고 붙여 부른다. 營氣는 衛氣에 상대되는 것으로 陰에 속하기 때문에 "營陰"이라 부르기도 한다. 營氣는 주로 脾胃의 運化作用에 의하여 만들어진 水穀의 정미로운 기운을 받아 형성된 것으로 영양분을 대주고 血液을 化生하는 기능을 가지고 있어 臟腑나 經絡 및 四肢百骸에 영양분을 공급한다. 《素問·痺論》에 "營者, 水穀之精氣也. 和調於五臟, 灑陳於六腑, 乃能入於脈也. 故循脈上下, 貫五臟, 絡六腑也."라고 하였고, 《靈樞·邪客》에서는 "榮氣者, 泌其津液, 注之於脈, 化以爲血, 以榮四末, 內注五臟六腑."라고 하였다.

衛氣는 脈外 운행하는 氣인데, 이는 營氣와 상대되어 陽에 속하므로 "衛陽"이라고도 한다. 衛氣의 기능은 肌表 보호하여 外邪가 침입하지 못하도록 막으며 臟腑, 肌肉, 皮毛 등을 따뜻하게 하고 腠理를 벌렸다 오므렸다 하여 땀을 배설시킴으로써 체온을 일정하게 유지하는 것이다. 이와 같은 작용은 모두 인체의 건강을 유지하는 데 긍정적인 작용을 한다.

《靈樞·本藏》에 "衛氣者, 所以溫分肉, 充皮膚, 肥腠理, 司開合者也", "衛氣和, 則分肉解利, 皮膚潤柔, 腠理致密矣."라고 하였다. 衛氣도 역시 水穀의 정미로운 기운을 받아 형성된 것으로 그 특징은 강하면서 빠르게 돌고 매끄러워 활동력이 강하고 흐름이 신속하다.

元氣, 宗氣, 營氣, 衛氣는 모두 水穀의 精氣를 바탕으로 하여 이루어진 것이므로 飮食의 영양분은 인체의 생명과 생리활동을 유지하고 건강을 지켜주는 이러한 氣의 형성과 성쇠에 직접적인 영향을 준다. 만약 飮食을 고루 섭취하지 않으면 각종 氣의 형성에 영향을 미치어 五臟의 기가 쇠하게 되므로 궁극적으로 온몸의 기능이 저하되면서 건강에 해로워 질병이 나타난다.

血은 주로 營氣와 津液으로 이루어진 것인데, 營氣와 津液은 모두 飮食에서 섭취된 영양분이 脾胃의 운화작용에 의하여 水穀의 精氣로 화생하여 형성되었으므로 脾胃를 氣血의 "生化之源"이라고도 부른다. 《靈樞·決氣》에 "中焦受氣取汁, 變化而赤, 是謂血."이라 하였다. 飮食의 영양분을 잘 섭취하는지 못하는지와 脾胃의 運化기능이 강한지 약한지는 血의 化生에 직접적인 영향을 준다. 장기적으로 영양을 제대로 섭취하지 못하거나 脾胃의 運化기능이 실조되면 모두 血을 충분히 형성하지 못하므로 血虛의 병리변화를 야기하게 된다.

血의 생리기능은 온몸에 영양을 공급하고 滋潤하는 것이다. 혈은 맥을 따라 순행하면서 안으로는 臟腑에 이르고 밖으로는 皮肉이나 筋骨에 이르러 끝이 없이 순환되고 쉬지 않고 운행된다. 이와 같은 운행과정에서 온몸을 자양하고, 생명과 생리활동을 유지한다. 《素問·五臟生成》에서 "肝受血而能視, 足受血而能步, 掌受血而能握, 指受血而能攝."라고 하였는데, 인체의 각 장부, 경락, 근골, 피육 등은 모두 혈의 濡養을 통하여 정상적인 기능을 발휘하게 된다. 만약 血이 虛하여 온몸에 두루 영양을 공급하지 못하면 병증을 일으켜 어지럽고 눈이 가물거리며 얼굴에 혈색이 없거나 누렇게 뜨며 머리카락이 바짝 마르고 살갗이 건조하며 팔다리가 저리면서 제대로 움직이지 않고 건망증이 생기며 꿈을 잘 꾸고 정신이 흐려지며 잘 놀래고 가슴이 두근거리는 등의 증상이 나타나며, 소아의 경우는 정상적인 성장과 발육에 영향을 미칠 수 있다.

氣와 血은 서로 뒷받침하면서 서로에게 영향을 미치는데, 氣는 陽에 속하고 血은 陰에 속하며 氣는 몸을 덥혀주고 血은 몸에 영양을 대주는 것으로 "氣爲血之帥", "血爲氣之母"의 관계를 맺고 있다. 氣血은 인체의 생명활동을 주재하므로 氣血이 충족하면 생명력이 왕성하여 몸도 튼튼하지만 반대인 경우는 건강에 영향을 미치어 질병을 일으킨다. 이렇게 인체생명활동의 유지에 중요한 역할을 하는 氣血은 주로 飮食중의 영양분에서 생성되므로, 飮食의 적절한 섭취는 매우 중요한 의의를 갖는다고 할 수 있다.

2 飮食養生의 방법

1) 飮食의 절제

《內經》에서 말한 上古之人이 "盡終其天年, 度百歲乃去"할 수 있는 이유중의 하나는 "食飮有節"이다. 飮食을 절제하는 것은 飮食양생의 중요한 원칙으로 여기에는 음식의 적정한 量, 적정한 때, 冷熱, 五味調和, 衛生 등이 포함된다. 만약 飮食에 대한 절제가 적절하지 못하면 쉽게 질병을 일으켜 건강을 해치므로 장수에 영향을 주는데, 《內經》에서는 일찍이 "飮食有節"의 원칙을 제시하면서 아울러 구체적인 방법도 설명하였다. 《素問·痺論》에는 "飮食自倍, 腸胃乃傷."라고 하였고, 《素問·生氣通天論》에는 "因而飽食, 筋脈橫解, 腸澼爲痔; 因而大飮則氣逆."라고 하여 늘 지나치게 과식하면 腸이나 胃를 손상시킬 뿐만 아니라 또한 氣血이 不暢하게 되고, 筋脈이 鬱滯되어 下利, 痔瘡, 氣逆 등의 병증을 일으킨다고 지적하였다. 또한 肥甘厚味를 장기간 多食하면, 內熱이 생겨 심한 경우 癰疽나 瘡毒 따위가 생기기도 하므로 《素問·生氣通天論》에서는 "高粱之變, 足生大疔."이라고 하였다. 飽食厚味도 마땅히 절제하여야 하지만 또한 飢餓不食도 元氣를 衰少케 하므로 《靈樞·五味》에서는 "穀不入, 半日則氣衰, 一日則氣少矣."라고 하였다. 飮食의 冷熱을 알맞게 하여 먹는 것도 중요한데, 生冷之物은 脾胃를 손상시킬 뿐만 아니라 쉽게 肺까지 손상시키므로 《靈樞·邪氣臟腑病形》에서는 "形寒飮冷則傷肺"라고 지적하였고, 《靈樞·師傳》에서는 "食飮者, 熱無灼灼, 寒無滄滄"하라고 하였다.

五味의 調和에 있어서는 《素問·生氣通天論》에서는 "陰之所生, 本在五味; 陰之五官, 傷在五味. 是故味過於酸, 肝氣以津, 脾氣乃絶 脾胃脹滿, 兩脇隱痛; 味過於鹹, 大骨氣勞, 短

肌, 心氣抑; 味過於甘, 心氣喘滿, 色黑, 胸中 煩悶不安, 腎氣不衡; 味過於苦, 脾氣不濡, 胃氣乃厚; 味過於辛, 筋脈沮馳, 精神乃殃."이라고 하였고, 《素問・至眞要大論》 에서 "久而增氣, 物化之常也. 氣增而久, 夭之由也."라고 지적하였다. 《內經》 중의 이러한 관점들은 후세에 많은 도움을 주었다.

孔子도 "食無求飽", "食不厭精, 膾不厭細", "齊必變食" 등을 제시하였고, 또한 孔子는 飮食衛生을 매우 중요시하여 먹어서는 안 되는 10가지 경우를 제시하였는데, 즉 "食饐而餲, 魚餒而肉敗不食, 色惡不食, 臭惡不食, 失飪不食, 不時不食, 割不正不食, 不得其醬不食……沽酒, 辛脯不食. 不撒薑食, 不多食. 祭於公不宿肉, 祭肉不出三日, 出三日, 不食之矣."라고 하였다. 이와 같은 飮食위생에 관한 논점은 매우 과학적인 것으로 근대에 이르러서야 인식된 간장이나 식초의 살균 및 소독 작용에 비하면 훨씬 앞섰던 것이다. 2,000년 전에 공자는 이미 간장이나 식초 따위의 중요한 작용을 밝혔고, 東漢시대의 張仲景도 《金匱要略》 에서 飮食에 대한 원칙을 언급하여 "凡飮食滋味, 以養于身, 食之有妨, 反能爲害……一切見時人不嫻調攝, 疾疢竟起. 若不因食而生, 苟全其生, 須知切忌者矣. 所食之味, 有與病相宜, 有與身爲害. 若則宜, 則益體, 害則成疾."라고 하였다.

飮食때문에 생긴 병이 아니라 하더라도 일시적으로 목숨을 살린 것이나 마찬가지이기 때문에 반드시 삼가야 하는 것을 알아야 한다. 먹은 것이 병에 잘 들어맞을 수 있고 몸에 해로울 수도 있기 마련이다. 잘 들어맞는 경우는 몸에 유익하지만 해로우면 병이 된다고 하였다.

飮食의 종류의 선택에 있어서 역대의 양생가들은 飮食은 마땅히 淸淡해야하는 것으로 인식하였다. 《呂氏春秋》 의 〈盡數〉 에서는 "凡食無强厚味, 無以烈味重酒.……食能以時, 身必無災"라고 하였고, 孫思邈은 특히 老人의 食物에 대하여 "常宜輕淸舌甘淡之物, 大小麥麵, 粳米等爲佳."라고 하였고, 아울러 "勿進肥濃羹臛, 酥油 酪飮等"을 강조하면서 "善養性者, 常須少食肉, 多食飯"을 주장하였다. 朱丹溪는 《茹淡論》 에서 肉食을 적게 하고, "穀菽菜果, 自然沖和之味"를 多食할 것을 주장하였다.

飮食은 適量이 마땅하나, 飢飽失常하게 되면 疾病을 일으키게 된다. 過食의 해로움은 매우 많은데, 예를 들면 明代의 敖英은 《東穀 贅言》 중에서 "多食之人有五患, 一者大便數, 二者小便數, 三者扰睡眠, 四者身重不堪修養, 五者多患食不消化"라고 하였다. 역대 많은 양생가들이 한결같이 飮食의 양을 절제하여야 한다고 주장하였다. 淸나라 曺慈山은 《老老恒言》 중에는 "凡食總以少爲有益, 脾易磨運, 乃化精液, 否則極易之物, 多食反致受傷, 故曰少食以安脾也."라는 내용이 있는데, "早飯可飽, 午後卽宜少食, 至晩更必空虛"을 주장하였고, 釋氏는 "過午不食"의 설을 주장하였다. "節量"은 飽食에 상대되는 것이지 지나치게 먹지 않는 것은 아니다. 飢가 過하면 飮食의 섭취가 부족해지고, 氣血의 生化의 원천이 결핍되어, 오래되면 질병을 일으키게 된다. 또, 淸나라 때의 양생가 石天基는 《長生秘訣》 에서 음식의 6가지 타당한 섭취 방법을 제시하면서 일일이 자세한 설명을 덧붙였는데, 음식을 가능한 일찍이 천천히 적게 담백하고 따뜻하게 부드럽게 먹을 것을 권하였다. 이러한 내용들은 실제 식생활에 있어 매우 합리적인 방법을 제시하였다.

2) 사람, 때와 지역환경에 따라 취하는 알맞은 飮食조절

"飮食有節"외에 사람, 때, 지역에 따라 飮食을 알맞게 조절하는 것은 飮食양생의 또다른 원칙이다.

(1) 因人制宜

한의학에서 영양학은 飮食을 개인의 특성에 맞게 선택할 것을 강조하여 飮食의 선택에 있어 개인의 체질 및 생활습관과 관련이 있다고 깊이 인식하였다. 어떤 사람은 고추를 조금만 먹어도 땀을 많이 흘리기도 하고 어떤 사람은 물고기와 새우에 대한 알레르기 반응을 나타내기도 하고 어떤 사람은 달걀을 먹으면 배가 아프기도 하는 등 여러 가지 현상이 나타난다.

체질의 寒熱에 따라 飮食도 寒한 것과 熱한 것을 가려먹으며 또는 차거나 따뜻하게 조절하여 먹어야 몸에 유익하다. 체질적으로 寒하면 熱이 있는 음식을 먹어야 하고, 체질적으로 熱이 있으면 매운 음식, 담배 및 술 따위의 모든 熱이 있는 것을 삼가야 한다. 飮食마다 나름대로 각각의 속성과 영양특징을 가지고 있는데, 채소 중의 파, 부추, 마늘, 고추 등은 辛溫한 성질이 있어 脾胃가 虛寒한 경우 조금씩 먹으면 通陽健胃의 작용을 하지만 陰虛陽亢한 體質에 대하여서는 多食하면 生痰하여 動火하게 된다.

열매와 같은 것은 대체로 성질이 寒하여 대부분이 淸熱解渴의 작용을 하므로 타고난 체질이 虛寒한 경우나 여자의 월경기간에는 유의하여야 한다. 동물류의 飮食중에서 소, 양, 돼지 등의 가축이나 닭, 오리, 거위 및 이들의 알은 모두 높은 영양분이 들어 있어 補養의 효능이 있다. 虛弱한 體質이나 陽虛한 경우는 寒冷한 것을 삼가고 溫補하여야 적절하며, 陰虛한 경우는 溫熱한 것을 삼가고 滋補하여야 적합하다.

일부 병증은 약물치료 외에 식이요법을 병행하면 좋은 효과를 얻을 수 있는데, 예를 들면 肺熱로 기침을 하는 경우 속살이 눈처럼 흰 배(雪梨), 백합, 白果 등을 많이 먹고, 喉痺를 앓는 경우 무(蘿菖)와 감람(欖仁)을 많이 먹으며, 肝火上炎으로 눈이 충혈되면서 어지러운 경우 해파리(海蜇皮)를 많이 먹고, 心脾血虛한 경우 대추를 많이 먹는다.

노인의 肝腎陰虛나 肝陽上亢으로 어지럽고 눈이 가물거리는 경우는 어패류와 같은 해산물을 많이 먹고, 腸이 燥하여 변비가 생긴 경우는 기름기가 많이 함유된 식물의 씨 따위나 비타민이 많이 들어 있는 야채의 뿌리를 많이 먹으며, 노인의 허약한 체질에는 한꺼번에 과도하게 영양보충을 하는 것보다 여러 번 조금씩 영양섭취를 하는 것이 바람직하고, 소아인 경우 장부가 연약하기 때문에 飮食은 담백하게 자극이 없는 것으로 선택하며, 여자는 근본적으로 血을 보하여야 하므로 주로 補陰이나 補血을 하는 즙이 많거나 물기가 가득한 飮食을 많이 먹는 것이 유익하다.

(2) 因時制宜

四季節 氣候의 변화는 인체의 생리기능 및 병리변화에 모두 일정한 영향을 주게 되므로 각 계절마다 飮食의 선택도 이에 맞추어 바꾸는 것이 필요하다.

한의학에서는 "用寒遠寒, 用熱遠熱"의 원칙이 있는데, 이것은 곧 추운 계절에는 찬 약을 쓰지 않고 무더운 계절에는 따뜻한 약을 쓰지 않는다는 것이다. 다시 말하자면 "寒者熱之, 熱者寒之."인 셈이다.

일년 동안 四季에는 寒熱溫凉의 變化가 있는데, 飮食을 服用할 때, 해당하는 氣候條件을 잘 고려하여야 한다. 陽氣가 生發하는 春季에 특히 少雪하고 溫盛한 氣候에는 油膩하고 煎炒한 動火之物을 과식하는 것은 마땅치 않고, 배, 귤, 사탕수수 등 과일 따위를 곁들여 먹거나 평소에 綠豆湯, 숙주나물 등을 많이 먹어 담백하고 상큼하며 약간 달면서 시원한 맛으로 속에 열이 쌓이지 않도록 하는 것이 적절하다.

炎夏의 季節이 되면 항상 더위에 습기까지 차는 기후가 자리잡아 腠理가 벌어져 땀도 많이 나므로 찬 飮食을 잘 찾게 되는데, 지나치게 차가운 飮食을 먹으면 脾胃를 손상시키기 쉽다. 《孫眞人衛生歌》 에서는 "惟有夏月難調理, 內有伏陰忌凉水. 瓜桃生冷宜少餐, 免致秋來成虐疾……"이라고 하여 여름철 찬음식의 과용을 경계하였다. .그러므로 炎夏에는 지나치게 찬 飮食과 기름지고 진한 맛은 삼가며 마땅히 약간 달면서 寒하고 기름기가 적은 飮食이나 利濕 또는 淸暑의 효능이 있는 수박, 冬瓜, 흰 참외(白蘭瓜) 등의 열매를 먹고, 평소에는 綠豆湯이나 烏梅, 각설탕을 달인 물로 차처럼 자주 마시면 淸熱, 解暑利濕, 養陰益氣의 효과를 볼 수 있다. 盛夏의 季節에는 평소에 陽虛한 體質 때문에 늘 人蔘, 鹿茸, 附子 등의 溫補劑를 복용하던 경우라도 적절하게 줄여야 한다. 秋季에는 기후가 점점 凉하고 燥해지고, 五臟에서는 肺에 屬하고, 밖으로는 皮毛와 合한다. 秋季에 나타나는 병은 犯肺하고, 燥하기 쉬운 두 가지 특징을 가지고 있다. 그러므로 平補의 基礎 위에서 生津하고 養液하는 것을 배합하는데, 예를 들면 蔘麥團魚 二仁全鴨 등을 먹는다. 冬季의 氣候는 寒冷하고, 인체는 收斂하고 潛藏하는데, 五臟으로는 腎에 屬하여, 溫補하는 것이 마땅하여 개고기, 양고기 등을 먹고 寒冷한 것은 알맞지 않다.

(3) 因地制宜

지역환경의 차이로 飮食을 섭취할 때 역시 적절한 조절이 필요하다. 각 지역에 따라 氣候條件이 달라짐은 물론 생활풍속의 차이로 인체의 生理活動과 病理的 特徵도 다르기 마련이다. 그러므로 飮食을 선택할 때는 반드시 이러한 지역환경에 맞추어야 한다.

예를 들어 산이 많고 추운 지역에 사는 사람은 따뜻한 飮食을 즐겨 먹는 것으로 양고기 등이 주된 식품으로 등장하고 해변가에 사는 경우는 지세가 낮고 기후가 포근하면서 습기가 많아 맛이 너무 쓰거나 성질이 지나치게 寒한 飮食은 적게 먹는 것이 좋고, 利濕淸熱의 효능이 있는 식품이 잘 맞으므로 扁豆 등을 자주 식용하는 것이 바람직하다.

지역에 따라 입맛도 큰 차이를 나타내게 되는데, 예를 들면 辛味를 좋아하는 지역이 있는가 하면 鹹味를 선호하는 지역이 있고 또 어떤 지역은 甘味를 좋아하는 등 지역적 飮食의 선호도가 다르다.

稽康은 《養生論》 중에서 남쪽과 북쪽에 거주하는 사람들의 식생활 차이 및 수명을 비교하였는데, 關中 지역은 풍습이 검소하여 부엌의 음식이나 반찬이 저린 채소나 장조림에 지나지 않지만 그 지역의 사람은 병에 잘 걸리지 않으며 장수하나 강남의 오대령 지역은 비록 곳곳이 풍족하여 바다와 뭍에서 나는 온갖 진미가 다 갖추어져 있으면서도 그 지역에 생기는 풍토병이 많으므로 사람들이 일찍 요절한다고 하였다. 비록 이 내용이 사실과 다소 벗어난 점이 있지만 지역에 따라 합리적인 배식의 특징이 있다는 것을 밝힌 데에 대하여서는 일가견이 있다고 하겠다.

3) 飮食의 합리적인 배합과 올바른 식사시간

(1) 謹和五味

한의학에서는 일찍이 각종 飮食을 합리적으로 배합시켜 섭취하는 중요성에 대해서 깊은 인식을 갖고 있다. 《素問·藏氣法時論》에서는 "……五穀爲養, 五果爲助, 五畜爲益, 五菜爲充……"이라고 하였고, 《素問·生氣通天論》에서는 "謹和五味, 骨正筋柔, 氣血以流, 腠理以密."이라고 하여 주식과 부식을 다양하게 배합하여 고루 섭취하는 중요성을 강조하였다.

"五味"는 여러 가지 飮食을 통틀어 말하는 것이며 아울러 각종 飮食이 지니고 있는 맛을 의미하기도 하기 때문에 "和五味"는 곧 두 가지 내용이 포함되는데, 하나는 여러 가지 飮食의 배합을 뜻하는 것으로 곧 五穀, 五畜, 五菜, 五果 등이다. 또 하나는 飮食의 맛을 알맞게 조절하는 것으로 곧 辛, 甘, 酸, 苦, 鹹의 조화이다. 五味는 어느 한쪽으로 치우쳐서도 지나쳐서도 안 된다. "五味"가 조화롭게 어우러져야 생리상태의 五臟이나 氣血 등에 좋은 영향을 미치며 또한 병리상태에서 치료의 효능을 나타내게 된다.

곡물(五穀)은 전분이 가장 많아 당분을 만들어내고 또한 단백질과 비타민 B1의 중요한 근원이다. 동물성 식품(五畜)과 콩 종류는 단백질, 지방질, 비타민 A 및 비타민 B2의 중요한 근원이고, 채소와 과일(五菜와 五果)은 비타민 C, 무기 염류 및 조섬유의 중요한 근원이다. 이러한 식품으로 구성한 뒤 조미료와 기름으로 맛을 내어 식용하면 인체에서 필요로 하는 모든 영양분을 공급받을 수 있다.

합리적인 飮食의 배합을 구성하기 위하여 민간에서는 오래 전부터 경험에 의하여 많은 방법을 찾아내었다. 잡곡과 쌀밥을 섞어 먹거나 곡물을 여러 가지 형식으로 가공하여 먹거나 밥을 짓기도 하고 죽을 쑤기도 하거나 콩죽을 만들어 먹기도 하는 등의 주식메뉴를 만들었는가 하면 반찬을 고기와 야채로 고루 배합하고 여러 가지 야채를 같이 섞기도 하며 야채에 두부를 넣는 등 다양한 부식에도 신경을 써서 영양섭취에 가장 합리적인 식단을 만들었다.

예를 들어 북쪽지역의 주식을 살펴보면 단백질이 고루 섞이도록 짜여져 충분한 영양가를 높인 것으로 잡곡을 가루로 내어 식용하는 방법이 돋보였다. 곡물의 단백질에는 lysine이 부족하지만 콩 종류의 단백질에는 lysine의 함량이 비교적 많고, 좁쌀의 단백질에 들어있는 methionine의 함량은 콩의 단백질에 비하여 훨씬 높다. 이들을 혼합하면 단백질중의 여러 가지 아미노산이 충분히 보완되어 영양가가 높아진다. 또한 밀가루와 옥수수가루를 섞고 좁쌀과 쌀을 섞는 것도 똑같이 영양가를 높이기 위한 것이다.

五味의 배합방법도 다양해서 예를 들면 《食醫》에 "牛宜禾余(稻米), 羊宜黍, 豕宜稷, 犬宜粱, 雁宜麥, 魚宜苽"라고 기록하고 있다. 이것은 주로 그 氣味가 잘 어울리는 식품끼리 묶어 섭취하도록 한 것인데, 쇠고기는 쌀과 잘 어울리고, 양고기는 찰조와 잘 어울리며, 돼지고기는 붉은 수수와 잘 어울리고, 개고기는 질 좋은 좁쌀과 잘 어울리고, 기러기고기는 보리와 잘 어울리며, 생선은 줄풀 열매와 잘 어울린다.

쇠고기는 맛이 平甘하고 쌀은 苦溫하여 달고 쓴맛이 서로 맛을 돋구기 때문이고, 개고기는 맛이 酸하면서 溫하고 질 좋은 좁쌀은 맛이 甘하면서 약간 寒하여 溫과 寒이 조화되면서 달고 신 것이 서로 맛을 내기 때문이다.

질병이 생긴 경우에 臟氣에 깃든 기운이 강하면 알맞은 五味로 누르고 五臟의 기운이 부족하면 오미로 채워줄 수 있어 肝陽이 上亢하여 허한 경우에 腎으로 들어가 陰을 자양시키는 짠맛으로 간의 사기를 억제하고 脾虛한 경우는 단 맛으로 中焦의 기운을 보한다.

(2) 按時節量

식사는 늘 때에 맞추어 일정하게 하여야 하며 식사량도 규칙적으로 하는 것이 중요하다.

《素問・上古天眞論》 에서는 "飮食有節", "飮食以時" 등을 강조하였고, 《素問・痹論》 에는 "飮食自倍, 腸胃乃傷"이라고 밝혔으며, 《素問・生氣通天論》 에는 "果肉果菜, 食養盡之, 無使過之, 傷其正也"라는 내용이 있는데, 이는 모두 제때에 알맞게 식사를 하는 것의 중요성을 시사하였다.

飮食을 규칙적으로 섭취하기 위하여 개인의 체질에 따라 일상생활을 합리적으로 계획하여 식사시간을 가장 알맞게 조절함으로써 섭취된 열량과 여러 가지 영양분이 인체에 제공되어 생리활동에 가장 효율적으로 활용되도록 하면 성장과 발육을 촉진할 뿐만 아니라 건강을 유지하여 일의 능률을 높이는 효과까지 얻게 된다.

습관적으로 매일 식사를 세끼씩 하게 되는데, 식사의 간격이 대체로 5~6시간 정도 경과되는 것으로 혼합된 飮食을 섭취하는 경우 胃에서 머무르는 시간이 약 4~5시간이므로 소화기관이 飮食을 충분히 소화시키고 흡수한 뒤 일정한 시간 동안 쉴 수 있어 위장의 기능을 회복시키는 데도 도움이 되기 때문에 하루에 세끼씩, 끼니마다 5~6시간 정도 간격을 두는 것은 소화기의 생리기능에 맞춘 합리적인 식사방법이라 할 수 있다.

淸나라 曺慈山이 "早飯可飽, 午後卽宜少食, 至晩更必空虛"라고 주장하였으나, 하루 동안 먹는 식사량은 끼니마다 일정한 비율을 두는데, 아침은 하루 식사량에서 섭취하는 총 칼로리의 30~35%를 차지하고, 점심은 약 40% 정도를 차지하며, 저녁은 25~30%를 차지하도록 배분하는 것이 좋다. 이와 같은 배식방법은 인체의 생리상태와 활동에 필요한 칼로리의 양에 따라 정한 것이다. 아침은 갓 일어난 지 얼마 안되어 식욕이 별로 없는 상태에서 하루 일과에 필요한 칼로리를 제공하기 위하여서는 양이 작은 고열량식을 선택하며, 점심은 이미 하루 일과를 시작하여 어느 정도의 에너지 소모가 있기 때문에 칼로리를 계속 보충하여야 하는 한편 오후의 활동에 대비한 에너지 공급까지 하여야 하므로 가장 많은 칼로리를 섭취하기 위하여 풍부한 단백질과 지방질이 있는 飮食을 선택하며, 저녁은 저칼로리식이 적합하므로 당분이 적게 함유된 飮食이나 야채 또는 소화시키기 쉬운 飮食을 택한다.

실험에 의하면 똑같은 급식을 준 두 팀에 한 팀은 아침 7시, 다른 한 팀은 저녁 5시반에 단 한끼의 식사를 하도록 하였는데, 아침에 식사한 팀의 체중은 점차 줄어드는 양상을 보였지만 저녁에 식사한 팀의 체중은 꾸준히 올라가는 결과가 나타나 식사하는 시기가 음식의 질보다 더 중요하다는 결론을 알 수 있다.

한의학에서는 예로부터 저녁을 적게 먹는 것이 건강에 유익하다고 강조하여 왔던 것으로 예를 들면 《飮膳正要》 에 "晩餐不可多食"이라고 하였고, 민간에 널리 알려진 속담에도 "晩飯少一口, 活到九十九."라고 하였다. 저녁에는 취침을 하게 되므로 인체의 생리기능도 최저의 수준으로 낮아져 칼로리 소모가 가장 적기 때문에 과다한 영양분을 섭취하면 남은 부분을 지방질로 만들어 저장하게 되는데, 이와 같은 상태가 오래 되면 비만이 생겨 심장에 부담을 주게 되어 쉽게 심장이나 뇌혈관의 질환을 야기하게 된다.

아울러 저녁을 많이 먹으면 胃나 腸의 부담도 증가되어 배가 더부룩하고 소화가 잘 안되어 睡眠에도 영향을 준다. 한의학의 옛 서적 중에 "飽食卽臥, 乃生百病, 不消成積聚"라는 기록이 있다. 孫思邈은 "食慾數而少, 不欲頓而多"라고 주장하였는데, 곧 식사는 조금씩 여러 번 나누어 먹어야지 한꺼번에 많이 먹어서는 안 된다는 것이다.

식사시간은 대체로 아침은 7시 정도에 하고, 점심은 낮 12시 정도에 하며, 저녁은 오후 6시 정도에 하는 것이 가장 바람직하다.

계절에 맞추어 음식을 고르게 섭취하는 것도 또한 중요하다. 飮食은 인체가 외부환경과 연결하는 형식의 하나이므로 飮食도 사계절의 기후가 바뀌는 상태에 따라 제때에 바꾸어야 한다. 《周禮》에 "凡和春多酸, 夏多苦, 秋多辛, 冬多鹹, 調以滑甘."이라고 하였다. 봄철의 飮食들은 신맛이 많고, 여름철은 쓴맛이 많으며, 가을철은 매운 맛이 많고, 겨울철은 짠맛이 많은 것으로, 이에 대하여 모두 대추, 밤, 엿, 꿀 등 달착지근한 것으로 맛을 부드럽게 내어 몸에 손상을 미치지 않도록 조절하여 준다.

3 飮食 위생

옛속담에 "病從口入"이라고 하였는데, 이는 飮食의 淸潔을 강조한 것으로 깨끗하지 못한 飮食을 먹는 경우 질병을 일으켜 건강을 해칠 수 있다고 인식한 것이다. 飮食을 청결하게 먹으려면 우선 깨끗이 씻거나 끓여서 먹는 외에 부패하고 변하였거나 오염된 식품을 먹지 않는 것도 중요하다.

張仲景은 《傷寒雜病論·禽獸魚蟲禁忌》 중에서 "諸肉及魚, 若狗不食, 鳥不啄者, 不可食之", "肉中有朱点者, 不可食之", "穢飯, 餒肉, 臭魚, 食之皆傷人"이라고 하였고, 《呂氏春秋》에서는 水質이 건강과 밀접한 관계가 있다는 독창적인 인식을 가져 《盡數》에서 "輕水所, 多禿與癭人. 重水所, 多尰與躄人. 甘水所, 多好與美人. 辛水所, 多疽與痤人. 苦水所, 多尪與傴人."이라고 하였는데, 그 당시로서는 큰 발견이었다.

현대과학은 이에 대하여 각 지역마다 수질이 각각 다르므로 미량원소의 성분과 함량이 모두 다르다고 밝혔다. 함유된 미량원소 중 칼슘, 아연, 셀레늄(Se), 요오드 등은 모두 생명활동과 깊은 관계가 있는데, 요오드가 부족한 지역에는 갑상선종이 많이 생기고, 셀레늄이 부족한 지역에서는 Kaschin Beck병(중국 동북과 서북지방의 풍토병) 등이 많이 생긴다.

明나라 초기의 양생가인 賈銘은 우물물을 마시는 것이 가장 좋고 특이 땅속 깊은 데서 솟아오른 우물물의 水質이 제일 좋다고 여겼으며, 또한 물을 맑게 하는 정수제에 대하여 많은 연구를 하여 植物性 淨水劑를 발명하였을 뿐만 아니라 鑛物性 淨水劑를 개발하기도 하였다.

식사방법에 대해서도, 위생적인 부분을 강조하였는데, 예를 들어 《千金要方》에 "음식물은 마땅히 잘 씹어서 먹고,……식사를 끝낸 후에 반드시 여러 번 양치질을 하면 치아가 썩지 않고 입안도 개운하다"고 하였으며 또 "식사 후에는 마땅히 천천히 걸어야 하고……많이 먹고 바로 누우면 여러 가지 병이 생긴다"고 하였다.

《壽世保元》에서도 "배부르게 먹고 나서 빨리 뛰거나 말을 타고 달리거나 높은 곳을 오르거나 험난한 길을 건너가서는 안 된다"고 하였는데, 이것은 "기가 가득 차있다 흩어지면서 장부를 손상시킬 우려가 있기 때문이다.……몹시 허기질 때 먹거나 지나치게 배부르게 먹어서는 안되고 몹시 갈증이 날 때 마시거나 지나치게 많이 마셔서도 안 된다.……그러므로 몹시 갈증이 나더라도 함부로 마시지 말고 몹시 허기져도 마구 먹지 않는 것은 氣血이 제대로 돌지 못하여 갑자기 졸도하는 것을 우려하기 때문이다"라고 하였다. 飮食養生에 대하여 많은 연구를 하였던 李杲는 "勿睏中飮食, 雖飢渴當先臥, 至不睏乃飮食, 食後少動作", "飢而睡不安, 則宜少食; 食飽而睡不安, 則宜少行坐."라고 하여 飮食에 대한 금기사항을 상세하게 논하였다.

4 飮食의 禁忌

적절한 식사는 건강에 영향을 주는 하나의 요인으로 작용하므로, 적절한 식사를 위해 飮食物의 禁忌사항에 대하여 유의할 필요가 있다.

1) 五味의 過多攝取 禁忌

(1) 辛味의 過多攝取

辛味의 특징은 能行, 能散의 작용이다. 辛味를 적절히 먹으면 血脈을 疏通시키고 食欲을 增進시킨다. 민간에서는 生葱, 生薑, 고추를 적절한 양을 煎湯하여 服用하여 몸을 따뜻하게 하고 추위를 몰아내어 가벼운 감기를 고치기도 하였다. 자료에 의하면 목이버섯에 파, 마늘을 넣어 반찬으로 자주 먹으면 血栓의 형성을 막아 動脈硬化症을 줄이고 腦硬塞을 막을 수 있다고 한다. 그러나 辛味를 과도하게 섭취하면 人體의 正氣를 손상시키는 副作用을 낳게 된다.

正氣가 損傷되면 筋脈이 軟弱, 弛緩, 無力해지게 된다. 만약 心氣가 耗損되면 마음이 空虛하게 느껴진다. 물론 地域이나 體質에 따라 다소 차이가 있을 수는 있다. 山東地域의 사람은 大葱을 잘 먹고 湖南과 貴洲地域의 사람은 辣椒를 좋아하며 四川地域의 사람은 麻辣을 많이 먹는 등 그들의 飮食物은 지나치게 辛味가 강하다.

(2) 酸味의 過多攝取

酸味는 生津止渴의 작용이 있다. 적당하게 酸味를 섭취하면 食欲을 增進하고, 油膩한 것을 輕減시킨다. 病後에 입맛이 없을 때, 酸味가 나는 과일 절임을 조금씩 먹으면 좋다. 그러나 지나치게 먹는 것은 몸에 좋지 않다. 酸味는 多食하면 軟齒, 全身乏力을 일으키고, 평소 勞損하고 허리가 아픈 이가 많이 먹으면 腰痛을 유발시킨다. 보고에 의하면 酸味의 飮食을 즐겨 먹으면 혈액이 산성화되어 쉽게 피로하고, 오래되면 腦와 神經의 기능에 영향을 미치어 記憶力이 減退하고 思維能力이 떨어지며 심하면 神經衰弱까지 일으킨다고 한다.

(3) 苦味의 過多攝取

飮食物의 맛이 쓰면 흔히 잘 먹으려 하지 않는데, 약간씩 苦味를 攝取하면 입안을 개운케 하고 胃의 기능을 强化시킨다. 여름과 가을철에 약간 쓴맛이 나는 荔枝로 반찬을 만들어 먹으면 기분이 상쾌해진다. 민간에서는 일부 지역에서 돼지간을 절여 먹을 때 쓸개를 떼지 않는다. 그대로 약한 불에 쬐어 쓸개가 收縮하면서 膽汁이 肝으로 되흐르게 한 다음 절인다. 이렇게 만든 돼지간을 쪄서 조금씩 씹어 먹을 때 그 맛은 매우 감미롭다.

다만 苦味도 지나치게 먹으면 좋지 않다. 苦澁한 맛은 胃에 좋지 않아, 지나치게 섭취하면 胃가 損傷될 수 있다. 《內經》에는 "苦走骨, 多食之, 令人變嘔", "苦走血, 血病無多食苦"라는 기재가 있으니 참고할 만하다.

(4) 甘味의 過多攝取

인류가 섭취하는 대부분의 飮食物은 甘味가 있어, 적절하게 섭취하면 몸에 有益하다. 옛 사람은 이르기를 "不知食宜者, 不足幾以生存"이라고 하였다. 만약 甘味를 過多攝取하면 사람으로 하여금 煩悶케 하고, 蟲이 動하여 不安하게 된다.

사탕을 많이 먹으면 脾가 害를 입고, 痰이 生하고, 齒牙가 損傷된다. 자료에 의하면 慢性 咽喉炎이나 慢性 扁桃腺炎을 앓는 환자가 사탕을 많이 먹으면 목이 매우 불쾌하게 된다고 한다. 또 小兒가 사탕을 즐겨 먹으면 입안이 온통 細菌으로 번식되면서 산성 물질이 大量으로 생겨 충치가 많이 생긴다.

《素問・奇病篇》 에 "肥者, 令人內熱, 甘者, 令人中滿. 故脾氣上溢, 轉爲消渴"이라고 하여 달고 기름기가 있는 飮食物을 많이 먹는 사람은 消渴에 걸리기 쉬움을 말하였다. 糖尿病이 바로 消渴의 범위에 속하기 때문에 이 점에 유의하여야 한다.

(5) 鹹味의 過多攝取

鹹味를 지닌 대표적인 식품이 소금이다. 인체에 소금은 필수적이지만 지나치게 섭취하면 오히려 害가 된다. 《千金要方》 에 말하기를 "鹹則傷筋, 多食鹹則筋脈傷."이라고 하였다. 鹹味는 軟堅의 작용이 있는데, 多食하면 骨과 肌肉을 損傷하게 된다. 바로 《內經》 에서 이르기를 "味過鹹, 大骨氣勞, 短肌, 心氣抑."이라 하였고, 또 《內經》 에는 "鹹走血, 血病無多食鹹, 多食令人渴, 血與鹹相得則凝"의 法을 말하였다. 자료에 의하면 鹹味를 즐겨 먹는 지역에서 高血壓의 發病率이 높은 것으로 나타났다.

그러므로 일부 학자들은 앞으로는 飮食物에서 소금을 적게 하여 담백하게 먹는 것이 큰 과제라고 주장하고 있다. 특히 水腫 患者는 소금을 삼가야 한다.

결국 飮食物의 五味가 알맞게 배합되어야만 "祛邪而安臟腑", "資氣血"할 수 있다. 五味의 偏乘과 특히 五味를 지나치게 섭취하는 경우는 많은 疾病을 일으키게 된다. 이에 대하여 《素問・五臟生成篇》 에 "多食鹹, 則脈凝泣而變色; 多食苦, 則皮槁而毛拔; 多食辛, 則筋急而爪枯; 多食酸, 則肉胝腐而脣揭; 多食甘, 則骨痛而髮落"이라고 하였다.

2) 膏粱厚味에 대한 禁忌

《醫學心悟》 에 이르기를 "莫嗜膏粱, 淡食爲最"라고 하였는데 野菜類를 주로 먹고 肉類와 菜蔬를 알맞게 배합하여 섭취하는 것은 인류의 健康과 長壽의 비결이기도 하다. 《呂氏春秋》 에는 "凡食無强厚味", "味衆珍則胃充, 胃充則中大鞔"이라고 하였다. 늘 여러 가지 珍味만 골라 먹으면 위가 그득하고 답답하여 飮食物이 잘 삭지 않는다. 고기, 생선, 계란 등은 副食으로 먹어야 하고 主食이 되어서는 안 된다. 그렇지 않으면 腸胃가 淸하지 못하게 된다.

腸胃가 淸하지 못하면 자주 痔疾이 생겨 下血하게 되고 심하면 다른 疾患도 일으키게 된다. 人體가 지나치게 高脂肪, 高蛋白의 식품을 섭취하는 경우 특히 動物性 脂肪을 너무 많이 섭취하면 體內에 脂肪이 蓄積되어 血中의 脂質과 콜레스테롤이 높아지면서 心血管系의 疾病이 發生할 確率도 더욱 커지게 된다. 평소 담백하게 먹는 방법은 기름기 있는 飮食을 적게 먹고 채소를 많이 먹는 것이다.

《養生隨筆》에 말하기를 "蔬菜之屬, 每食必需"라고 하였다. 葛洪은 《抱朴子》에서 "若要衍生, 腸胃要淸"이라고 하였다 . 腸胃를 淸하게 하는데는 飮食을 담백하게 먹는 것이 중요하다. 李梴은 《保養說》 中에서 말하기를 "能甘淡薄則五味之本, 自足以養臟, 養老慈幼皆然." 이라고 하였다. 그는 "肉氣勝, 滯穀氣; 火氣勝, 滯元氣; 元氣流行者壽, 元氣滯者夭."라고 인식하였다. 唐代의 大醫家인 孫思邈은 제창하기를 飮食物은 상큼하고 깔끔하며 담백한 것이 적합하므로 보리나 밀이나 멥쌀 따위가 가장 좋고, 기름기가 많고 맛이 짙거나 고깃국이나 치즈 따위를 먹지 말아야 한다고 주장하였고, 또 몸을 잘 보양하려면 반드시 고기를 적게 먹고 밥을 많이 먹어야 한다고 하였다.

속담에도 생선은 火를 만들고 肉類는 痰을 만들며 두부나 채소만이 몸을 편안하게 지켜준다고 하였는데, 일리가 있는 말이라고 여겨진다.

3) 허기지거나 過食하거나 不潔한 飮食物 攝取의 禁忌

적절하지 못한 식사는 지나치게 허기지고, 제때에 식사하지 않고, 지나치게 과식하는 3가지 경우를 통틀어 일컫는 것이다. 제때에 식사를 하지 않으면 배가 고프기 마련이고 배가 고프다 보면 暴飮이나 暴食으로 이어진다.

인체의 胃와 腸은 규칙적인 활동을 하게 되어 있다. 만일 제때에 식사를 하지 않으면 胃에서 몹시 허기진 느낌을 받는 것 외에 각종 消化液마저 胃자체를 消化시키는 작용을 하게 된다. 그러므로 제때에 식사를 하지 않으면 胃腸病에 걸리기 쉽다.

日本에서는 바쁜 사람에게 胃炎이 많이 생긴다는 통계가 나와 있다. 오래도록 허기진 상태에 빠져 있으면 氣와 血을 만들어내는 根源이 넉넉하지 못하여 인체에 영양을 제공하기 어렵기 때문이다. 李東垣은 "飢餓不得飮食者, 胃氣空虛, 此爲不足"이라고 하였다.

飽食하는 것이 계속되면 지나치게 많은 飮食物을 섭취하게 되어 營養過多에 이르게 된다. 過食을 피하라는 것은 단순히 脂肪이나 蛋白質의 섭취를 제한하는 것뿐만 아니라 飮食의 量도 제한하여야 함을 말하는 것이다. 만일 섭취된 칼로리가 인체의 수요를 넘으면 남는 영양분은 몸속에 축적되어 肥滿을 일으키게 된다. 肥滿은 건강에 좋지 않은 영향을 미친다. 또한 "飮食自倍, 腸胃乃傷"이라는 말도 있다. 張華는 《博物志》에서 少食하면 속이 후련하고 몸에 보탬이 되지만 過食하면 속이 갑갑하고 해가 갈수록 손상이 더해진다고 하였다. 그는 특히 저녁에 少食할 것을 강조하였다.

曺慈山은 말하기를 "항상 少食함이 유익하다. 그래야 脾가 磨運작용을 통하여 飮食物을 쉽게 精微로운 液으로 化生할 수 있기 때문이다. 그러나 過食하면 아무리 消化가 잘되는 飮食이라도 損傷을 주게 된다. 그러므로 少食하는 것이 安脾하는 것이다"라고 하였다. 敖英은

《東穀攷言》 에서 "많이 먹는 사람은 五患이 있는데, 첫째는 大便이 잦고, 둘째는 小便이 잦으며, 셋째는 잠을 잘 못 자고, 넷째는 몸이 무거워서 마음대로 가눌 수 없으며, 다섯째는 흔히 消化가 잘 안 되는 것이다"라고 하였다.

하루의 배식도 과학적으로 하여야 하는 것으로 해와 달이 바뀌면서 陰陽의 이치를 지키듯이 飮食도 陰陽의 盛衰에 따라 먹어야 한다. 《內經》 에서 말하기를 "日中而陽氣隆, 日西而陽氣虛, 故朝飯可飽, 午後則宜少食, 至晩更必空虛"라고 하였다. 이와 같은 배식방법은 합리적인 것으로 하루의 해가 지고 달이 뜨는 陰陽의 變化에 부합될 뿐만 아니라 사람의 하루 일과중 活動量의 變化에도 부응된다.

썩었거나 오염된 식품을 먹으면 輕하게는 脾胃가 受納 후 여러 가지 疾病을 일으켜 腹痛, 泄瀉, 痢疾, 嘔吐 등의 병증이 생기고, 甚하면 다른 臟器의 疾患까지 유발하여 黃疸, 腎病 혹은 心臟과 腦 등에 病變이 생긴다.

화학공업의 발달에 따라 환경이나 식품이 오염될 가능성이 커지면서 이에 따른 疾病도 그 양상이 점차 증가하는 추세이다. 예를 들면 농약을 많이 쓰는 영농법에 의하여 오염된 곡식이나 채소를 먹지 않도록 조심하여야 한다. 한의학에서는 예로부터 불결한 飮食을 먹지 않아야 한다고 주장하여 왔다.

《金匱要略》 에 무릇 肝은 함부로 먹어서는 안 되는 것으로 저절로 죽은 것은 더욱 그렇고, 여러 가지 肉類와 魚類도 만일 개가 먹지 않거나 새가 쪼지 않으면 먹어서는 안 되는 것이다. 또 돌림병에 걸려 죽은 소고기를 먹으면 泄瀉가 심하게 나고, 또한 堅硬하게 되어 積에 이르게 된다고 하였다.

孔子도 飮食의 衛生을 강조하여 생선이 문드러지거나 고기가 썩은 것은 먹지 말아야 하고, 쉬거나 더러운 냄새가 나는 飮食은 먹지 말아야 하고, 재어 둔 술이나 시장바닥의 말린 고기는 먹어서 안되고, 飮食에 生薑이 들어가지 않은 것은 먹지 말아야 한다고 하였다.

4) 飮食物 배합의 禁忌

"여러 가지 飮食物을 배합하는 데에는 어떠한 禁忌가 있는가?"는 複雜하면서도 現實的인 문제이다. 옛 의학자들은 이에 대하여 많은 경험을 쌓았다. 예를 들어 《金匱要略》 에서는 날파(生葱)를 꿀과 같이 먹으면 사람이 죽을 수 있고, 상치를 꿀과 같이 먹으면 內痔를 발생시키며, 흰상추(白苣)를 치즈와 같이 먹으면 몸속에 작은 벌레가 생기고, 갓은 토끼고기와 같이 먹을 수 없다고 하였다.

《本草綱目》 에서는 63가지에 이르는 飮食物의 禁忌사항을 들고 있는데 그 중에 일상의 식생활과 관계가 있는 것으로는 토끼고기가 生薑이나 陳皮와 서로 맞지 않고, 꿩고기가 목이버섯이나 표고버섯과 서로 맞지 않으며, 들오리는 목이버섯과 서로 맞지 않고, 참새고기는 된장과 서로 맞지 않으며, 새우는 돼지고기나 닭고기와 서로 맞지 않고, 기장쌀은 꿀이나 쇠고기와 서로 맞지 않는다. 부추는 꿀이나 쇠고기와 서로 맞지 않고, 백화채는 돼지의 염통이나 허파와 서로 맞지 않으며, 붕어는 마늘이나 설탕과 서로 맞지 않고, 양고기는 콩국과 서로 맞지 않으며, 닭고기는 날파나 찹쌀과 서로 맞지 않고, 자라고기는 비름과 서로 맞지 않으며, 대추는 파나 물고기와 서로 맞지 않고, 날파는 개고기와 서로 맞지 않다는 등이 적혀있다.

그 중에 날파는 꿀과 잘 맞지 않는다는 것은 이미 많이 알려진 상식이고 다른 내용들은 옛사람들의 경험이므로 참고할만하다. 과학의 발전에 따라 끊임없이 飮食物 배합에 관한 禁忌가 밝혀지면서 감을 고구마와 같이 먹으면 건강에 해롭다는 사실도 알려졌다. 이는 고구마에 당분이 많이 함유되어 있어 胃에 들어간 후 많은 胃酸이 생기게 되는데, 胃酸이 감속에 들어있는 탄닌이나 펙틴 등과 결합하면 凝結되어 胃結石을 만들기 때문이다.

5) 老人의 飮食物禁忌

老化를 防止하기 위하여서는 老人의 養生에 보다 유의하여야 되고, 될 수 있으면 藥대신 飮食物의 調節을 통하여 건강을 지켜야 한다. 老人의 飮食物에 대한 禁忌는 일반적인 것 외에도 老人의 體質에 맞추어 飮食物을 만들 때 精, 細, 軟, 爛, 溫하도록 신경을 써야 한다.

老人들의 치아는 흔히 느슨하여 흔들거리고 빠졌거나 하여 제대로 씹을 수 없고 어떤 老人은 혀가 윤택하여 설유두가 수축되어 味覺이 감퇴하여 제대로 맛을 느끼지 못한다. 老人의 飮食物을 精微롭게 하는 것은 무조건 기름지고 진하게 하는 것과는 본질적으로 다르다.

老人들의 脾胃의 기능이 弱하므로 飮食物을 받아들이고 消化시키기가 어렵고, 삼키는 것을 힘들어하므로 飮食物은 부드럽고 천천히 먹을 수 있는 것으로 사래가 들지 않는 것으로 신경을 써야 한다. 또한 食道의 괄약근이 삼키는 동작에 따라 제때에 弛緩되지 못하기 때문에 食道가 늘어나 飮食物의 배설 속도가 더디어 가슴이 늘 답답한 양상이 나타날 수 있으므로 유의하여야 한다.

《靈樞·師傳》 에 말하기를 "食飮者, 熱無灼灼, 寒無滄滄"이라고 하여, 老人의 飮食物은 지나치게 뜨겁지도 않게 차지도 않게 하고 따뜻하게 먹는 것이 가장 좋음을 지적하였다.

曺慈山은 老人의 脾胃가 虛弱한 점에 근거하여 죽을 자주 먹도록 권하였으며 그가 만든 죽의 종류만도 100여가지에 이르는데, 이는 老人의 식생활에 참고할 만하다 《老老恒言》.

6) 小兒의 飮食物禁忌

小兒의 脾胃기능은 늘 不足하므로 消化力이 弱하여 飮食物이 조금만 맞지 않아도 胃나 腸의 疾患을 일으킨다. 小兒는 나이에 따라 몸의 변화가 크므로 飮食物의 禁忌사항이 시기별로 각각 다르지만 결론적으로 아래의 몇 가지 사항에 주의하여야 한다.

(1) 과다한 영양공급은 금물

충분한 영양섭취는 小兒의 성장 및 발육에 필요한 것이지만 지나치면 도리어 역효과를 불러오게 된다. 《養子眞訣》에 아이를 소중하게 여기려면 먹이는 것을 아낄 줄 알아야 하며, 아이가 편안하려면 늘 배가 좀 고프면서 추위도 약간 타게 하여야 한다고 하였고, 《幼科推拿秘書》에서는 肉類를 많이 먹으면 반드시 氣滯하고, 生冷한 飮食物은 반드시 疳病을 일으킨다고 하였다.

만일 小兒가 섭취한 飮食物의 총 칼로리가 성장 및 발육에 필요한 정도를 넘으면 지방이 축적되어 비만이 생기고, 맛이 좋고 기름기가 많은 飮食物을 자주 먹으면 배가 늘 불러있어 脾胃의 기능에 부담을 주므로 脾胃를 損傷시켜 飮食物이 積滯하거나 甚하면 疳積이 생긴다.

(2) 군것질은 삼가

때에 맞추어 먹는 식사 이외에 별도로 일정한 시간을 걸러 간식을 주는 것은 小兒에게 영양분을 고루 제공하여 정해진 식사에서 충분히 섭취하지 못한 부분을 채우는 방법이 된다. 그러나 지나친 군것질은 입맛을 잃게 하여 제때에 飮食物을 먹으려 하지 않게 된다. 예를 들면 밥을 먹기 전에 아이가 사탕을 먹으면 밥맛이 없어지고 잠들기 전에 군것질을 하면 과다영양섭취가 되기 쉽다.

특히 잠들기 전에 사탕을 먹으면 충치가 잘 생긴다. 과일도 간식으로서 너무 많이 먹거나 자주 먹으면 좋지 않다. 한의학에서는 "形寒飮冷則傷肺"라고 하였는데, 과일 중에는 성질이 寒한 것이 적지 않아서 이를 많이 먹으면 小兒에 脾胃의 化生하는 기운이 손상된다. 脾胃가 손상되면 온갖 疾病이 생긴다. 예를 들면 수박은 甘寒하여 여름에 더위를 식혀주는 시원한 과일로 꼽히지만 小兒가 밥 대신 수박만 먹는다면 脾胃의 어린 陽氣가 쉽게 손상 받게 된다.

밭에서 햇볕에 쪼인 수박을 따오자마자 바로 먹으면 좋지 않은데, 이는 햇볕에 쪼였던 수박은 혹독한 熱이 깃들어 있어 먹은 뒤 시원하지 않을 뿐만 아니라 도리어 熱毒이 몸속으로 쉽게 파고들기 때문이다. 배는 甘寒하여 小兒가 많이 먹으면 泄瀉를 하기 쉽다. 귤, 바나나, 야자 등의 성질도 한쪽으로만 치우치는 경향이 있으므로 적당히 먹어야 한다. 일부 가정에서는 생활방식이 절도가 없어 아침을 적게 먹고 점심은 대강 먹고 저녁을 배가 부르게 먹는다. 이런 습관은 小兒의 發育에 매우 좋지 않은 영향을 미친다.

(3) 飮食을 가리지 말 것

小兒의 成長, 腦의 發育, 智力의 發達과 開發은 모두 충분한 영양이 뒷받침하여야 한다. 이러한 영양공급은 곧 6가지 영양분의 충분한 섭취가 이루어져야 한다. 특히 비타민과 섬유소가 많이 함유된 菜蔬의 공급은 소홀히 할 수 없는 중요한 것이다.

어떤 小兒는 偏食이 심하여 좋아하는 飮食만 골라 먹으므로 몇몇 영양분의 결핍을 초래하게 된다. 또 어떤 아이는 계란을 偏食하여 蛋白質의 섭취는 과도한 반면 다른 영양분은 도리어 결핍된 상태가 된다. 과도하게 섭취된 蛋白質은 체내에서 분해되면서 많은 질소를 만들어내고 腎臟을 거쳐 小便으로 배출되게 된다. 小兒의 腎臟은 아직 완전하게 發育되지 못하였으므로 蛋白質을 과다 섭취하게 되면 腎臟의 부담이 커지게 된다.

섬유소의 섭취가 결핍되면 腸의 運動이 弱해지고 便秘가 자주 생긴다. 또 어떤 小兒는 초콜릿을 좋아하여 밥맛이 없는 경우가 많다. 小兒에게 잘 나타나는 食欲不振은 偏食과 밀접한 관계가 있다. 小兒가 偏食하지 않도록 하기 위해서는 우선 식단을 잘 짜서 쌀과 밀가루 飮食이 골고루 배합되게 하고, 쌀과 잡곡을 섞어서, 肉類와 菜蔬를 골고루 섭취할 수 있도록 한다.

어른들은 아이들의 앞에서 자기들의 偏食이나 나쁜 기호를 나타내지 않음으로써 아이들이 따라하지 않도록 주의하여야 한다. 또 어린아이에게 일일이 씹어서 입에 넣어주거나 손으로 골라 먹이는 것은 飮食物의 衛生 문제뿐만 아니라 아이들의 偏食을 조장케 되므로 삼가야 한다.

7) 임신부와 産婦의 飮食物禁忌

《醫宗金鑑》 에 "임신한 뒤 따로 방을 쓰면서 조용히 쉬어야 하고 飮食도 삼가서 脾를 편안하게 하여야 한다"라고 하였다. 임신부의 精血은 안으로 모여서 胎를 기르는데, 몸의 전체적인 상태는 陰虛하므로 産前에는 凉하게 한다는 말이 있다. 産前宜凉이라는 것은 用藥에 있어 凉하다는 것뿐만 아니라 飮食物도 凉하면서 潤한 것이 좋다는 말이다. 또 産後宜溫이라는 말이 있는데, 마찬가지로 藥으로 溫補하는 것만이 아니라 飮食物도 溫補하는 성질을 지닌 것이면 좋다는 뜻이다. 妊婦와 産婦의 體質에 따라 飮食物에 대한 선호도 각각 다르기 마련이지만 아래의 禁忌사항은 지킬 필요가 있다.

(1) 임신초기에 기름진 飮食物에 대한 禁忌

대부분의 임신부는 임신초기에 입맛이 떨어지고 惡心, 嘔吐가 나타난다. 일부 임신부의 증상은 매우 심할 수도 있으며 오래가는 경우도 많다. 임신초기 임신부의 영양분 공급은 임신 전과 크게 다를 바가 없기 때문에 지나친 영양보충이 필요하지 않다. 육류, 계란류, 지방류 등의 기름기 있는 식품을 특별히 많이 섭취할 필요는 없고, 간단하고 淸淡하며 消化가 잘 되는 飮食으로 脾胃不和, 또는 惡心, 嘔吐 등의 증상이 지속되지 않도록 하여 營養失調에 이르지 않도록 유의하여야 한다.

(2) 임신기간중 燥熱한 飮食에 대한 禁忌

임신부가 燥熱한 飮食物을 많이 먹으면 助熱하여 傷陰케 하기 때문에 陰血이 더욱 不足하게 된다. 기름에 튀기고 볶은 飮食物을 즐겨 먹으면 熱毒이 안에서 강하게 되어 출산 후에 태아에게 胎熱이나 胎毒이 많이 나타나게 된다. 임신 4개월이 지나면 태아의 발육이 빨라져 임신부의 식욕도 점차 늘어난다.

이 시기에 飮食物은 기름에 튀기거나 볶은 것만 먹지 말고 다양하게 섭취하는 것이 바람직하다. 계란이나 우유나 살코기 등을 섭취하는 것 외에 각종 잡곡이나 감자, 다양한 채소와 과일 등도 충분히 먹어야 하고 필요에 따라 특별한 영양보충도 하여야 한다. 이렇게 함으로써 임신부의 營養失調를 피하고 또 태아의 營養狀態도 조절할 수 있다.

肉類의 섭취에 있어서도 선택을 잘하여야 한다. 野生의 것보다는 가축의 것이 더 좋다. 野生의 것은 성질이 燥한 경향이 있지만 家禽이나 家畜類는 그 性이 潤하기 때문이다. 또한 수컷은 熱이 있는 반면 암컷은 潤한 성질을 지니므로 암컷이 좋다.

임신부는 되도록 熱이나 기운이 毒한 飮食物을 삼가는 것이 좋다. 개고기는 燥熱하고 쇠고기엔 熱毒이 있어(봄의 쇠고기는 뱀에 맞먹는 독한 기운을 갖고 있다는 말이 있음) 많이 먹으면 좋지 않다. 또 거위고기는 風毒이 있으므로 역시 삼가는 것이 좋은데, 민간에서는 태아가 출산한 뒤 피부에 부스럼이 생기기 쉽다고 하여 임신부에게 거위고기를 못 먹게 하는 곳도 있다.

수산물 중에서는 새우를 먹는 것보다 생선을 먹는 것이 훨씬 낫고 연어보다는 붕어가 더 낫다. 왜냐하면 새우는 助陽하고, 생선은 養陰하는데, 생선에서도 연어는 助陽하고 붕어는 養陰하는 성향이 있기 때문이다. 기타 과일이나 채소도 가려먹는 것이 바람직하고 매콤하고 냄새가 진한 것은 맛을 내는 것으로만 그치고 즐겨 먹어서는 안 된다. 임신부에게 浮腫이 나타나면 싱겁게 먹거나 소금을 아예 먹지 않는 것이 좋고 나트륨이나 칼슘이 많은 바나나 등은 먹지 않는 것이 좋다.

(3) 임신기간중 飮食物대신 補藥에 의존하는 것에 대한 禁忌

출산 후에는 氣血이 모두 虛弱하여 옛 醫家들은 産後에 氣血을 補하는 것이 중요하다고 주장하여 왔다. 氣血을 補하는 것은 주로 飮食物을 통해서 하고 補藥은 보조적인 역할을 하는 것이 바람직하다. 補藥으로 食事를 대신하는 것은 삼가야 한다. 일부 産婦는 집중적으로 産後 한달 동안 食補를 하고 그 후로는 별 신경을 쓰지 않는데, 이는 몸을 調理하는데 있어 하나의 극단적인 방법이다. 이렇게 補하는 것도 産婦의 胃와 腸에 영향을 미치어 滯氣를 일으키거나 産後의 惡露가 잘 배출되지 못하는 요인이 된다.

(4) 生, 冷, 酸, 澀한 飮食物에 대한 禁忌

예로부터 고기는 조금 차다 싶으면 입에 대지도 말고 오이나 가지와 같은 야채는 날로 먹지 말라고 하였다. 産婦는 특히 이점에 유의하여야 하는데, 生冷한 것은 쉽게 胃를 損傷시키고, 脾胃가 傷하면 生化의 根源이 모자라게 되어 乳汁이 만들어지지 못하게 된다. 生冷한 것과 酸澁한 것을 産婦가 먹으면 惡露의 排出이 잘 이루어지지 않고, 또 乳汁分泌에 대하여 回乳, 縮乳의 영향을 미치게 된다.

예를 들어 오매, 자두, 식초, 시큼한 장, 저린 부추, 동치미 등 시큼한 飮食은 産婦가 되도록 먹지 말아야 한다. 각종 과일이나 날로 무친 飮食도 産婦가 삼가야 한다. 현대의 식생활 중에서 색소나 조미료가 널리 쓰이고 있어 식품의 오염이 날로 심각해짐에 따라 많은 初産婦의 乳汁이 감소하거나 아예 나오지 않는 경우가 자주 나타나는데, 그 원인을 따져보면 飮食物 중의 화학성 색소나 조미료와 크게 관련이 있는 것으로 지적되고 있다.

8) 담배, 술, 차에 대한 禁忌

담배는 가장 먼저 남아프리카에서 재배되어 明나라 萬歷年 즈음에 동남아로부터 중국으로 유입되었다. 담배는 몸에 해로운 물질로서 현대에 이르러 점차 많은 관심을 끌고 있다. 한의학에서는 담배가 辛熱하고 毒이 있다고 여겨 歷代의 많은 醫家들이 禁煙을 주장해 왔다. 淸나라의 曺慈山은 《老老恒言》에서 "담배 풀은 맛이 맵고 성질이 燥하여 그 연기를 쐬면 精과 津液이 消耗되고 그 연기를 삼키면 肺와 胃가 이를 받게 된다……心의 구멍으로 들어가기만 하면 정신이 가물가물하여 술에 취한 것과 같다. 아침에 식사하기 전에는 삼가는 것이 좋은데, 무척 피기를 좋아하는 사람인 경우 심하면 舌苔가 黃黑하게 되고, 밥을 먹어도 無味하게 되어 醫書에도 치료할 處方이 나와 있지 않다"라고 하였다. 담배에는 毒이 있는 물질이 많이 들어 있는데, 니코틴 외에도 피리딘, 시안화수소산, 암모니아, furfural, 烟焦油, 일산화탄소 등 20여 가지나 되어 癌, 老化, 心血管의 疾病, 呼吸器 疾患 등을 일으키기 쉽다.

明代의 藥物書籍인 《本草從新》에 이미 사람이 咽風이나 咽痛, 喀血, 失音 등의 병증을 많이 앓는 것은 모두 담배를 즐겨 피우는 데서 비롯되지 않는 것이 없어 血을 消耗하고 壽命을 단축시키므로 養生을 하려면 피하여야 한다고 하였다. 젊은 부부가 흡연을 하면 기형아의 발생률이 높아진다.

술과 차는 평소 흔히 마시는 것으로서 적당히 마시면 좋지만 지나치면 좋지 않다. 元代의 《飮膳正要》에 "술은 맛이 달면서 맵고 혹독한 열이 올라 독한 기운이 있는데……조금씩 마시면 좋지만 많이 마시면 神을 損傷시켜 壽命을 短縮시키고 사람의 本性을 바꾸기까지 하며……지나치게 술을 마시는 것은 목숨을 해치는 근원이 된다"라고 하였다.

차는 인체에 害보다 有益한 점이 더 많지만 역시 적절하게 마시어야 한다. 진한 차는 흥분작용이 있어 失眠하게 되거나 심장박동이 점차 빨라지게 된다. 차를 많이 마시면 체내의 수분이 증가하여 心臟과 腎臟의 부담은 커지고, 人體의 어떤 物質에 대한 吸收力에 영향을 미치기도 한다. 술과 차의 禁忌에 대하여는 飮料攝取에서 자세한 내용을 참고할 수 있다.

5 음료의 섭취

1) 차와 건강

(1) 차의 전통

차를 마시기 시작한 역사는 아주 오래되었다. 전설에 의하면 神農이 백가지 풀을 맛보는데 하루에 72가지 독풀을 만나기까지 하였다가 맨 마지막에 차를 찾아내어 그 毒을 풀었다고 한다. 예로부터 茶宴이 있었는데, 곧 차로써 손님을 대접하는 것이었다. 차는 중국의 三國時代에서 비롯된 것으로 吳나라의 임금 孫皓가 술자리에서 술을 억지로 권하기를 좋아하였는데, 그의 충신 韋는 술을 마실 줄 몰라 오임금은 남 몰래 차를 술 대신 하사하여 마시게 하였다고 하여 술 대신 차라는 일화를 남겼다.

東晉시대 陸納이 양자강 남쪽의 吳興을 지키러 갔을 때 당시의 세속은 사치스러운 풍속에 잠겨 있어 그가 애초 강을 넘어올 때와의 포부와 너무나도 어긋나 그는 술대신 다과를 놓고 손님을 대접하는 자리를 마련하곤 하였다. 南北朝 시대에는 궁중이나 귀족 모두 차를 마시는 자리를 마련하여 차와 술에 진수성찬을 곁들였다.

唐나라 이후 차를 마시는 풍속은 더욱 홍행하여 임금에서 일반 서민에 이르기까지 모두 차를 즐겼으며 차를 마시는 자리가 호황을 이루었고 심지어 각 사찰에서까지 차를 마시는 성회가 열렸다.

宋나라 시대에 이르러서는 차를 마시는 풍속이 더욱 성행하였고 차를 마시는 풍속이 전국으로 퍼졌다. 임금의 술자리에서 차를 맛보며 하사하는 일이 있는가하면 학문을 닦는 사람들이 모여 차 모임을 만들었으며 심지어 찻집이 잇달아 나타났다. 明나라와 清나라 이후 차를 마시는 풍속은 급속도로 발전하여 양자강 남북으로 찻집이 수없이 생겨났다.

지금의 많은 차 모임을 비롯하여 민간이나 종교의식에서 행하는 의식은 대부분 옛 풍속에서 전래된 것으로 하나의 예의격식으로 자리를 굳혀가고 있다. 차문화는 우아한 풍속으로 저속하지 않고 검소하면서 사치스럽지 않으며 아울러 養生의 이치에도 부합되어 心身에 모두 유익하다.

(2) 차의 종류

산지에 따라 차의 이름도 여러 가지인데 유명한 차만도 헤아릴 수 없을 만큼 많다. 예를 들면 劍南에는 蒙頂石花란 차가 있고, 湖洲에는 顧渚, 紫笋이란 차가 있으며, 峽州에는 碧澗, 明目이란 차가 있고, 邛州에는 火井, 思安이란 차가 있으며, 渠江에는 薄片이란 차가 있고, 巴東에는 眞香이란 차가 있으며, 福州에는 柏岩이란 차가 있고, 洪州에는 白露라는 차가 있으며, 그 외에 常에서 나는 陽羨, 婺에서 나는 舉岩, 了山의 陽坡, 龍安의 騎火, 黔陽의 都濡와 高株, 瀘州의 納溪와 梅嶺, 虎丘의 山茶, 杭의 龍泓(즉 龍井), 江西省 廬山의 雲霧, 婺源의 茗眉, 遂川의 狗牯腦, 南城의 麻姑茶 등이 있다. 그 중에서 10大 名茶를 중심으로 그 특징을 소개한다.

① **祁紅** : '기홍'은 安徽省 祁門縣에서 나는 홍차의 줄인 말이다. 차의 모양이 길쭉하며 바짝 오므라들어 가늘고 까마며 찻물이 밝은 붉은 빛깔을 띠며 약간 난초 꽃의 향기가 그윽하여 "祁門香"이라고도 부른다.

② **滇紅** : '전홍'은 雲南에서 나는 홍차의 줄인 말로서 향기롭고 맛이 짙으며 찻물의 빛깔이 밝은 붉은 빛을 띠고 그 싱싱한 잎에는 페놀류의 물질이 다른 차보다 풍부하다. 이 차를 가공하는 과정에서 빠져나오는 홍색소와 황색소도 비교적 많았고, 카페인과 물에 녹는 물질도 많다.

③ **西湖龍井** : 浙江省 西湖의 유원지인 용정마을 주위의 아름다운 산 속에 자생하는 차이다. 용정차의 가공법은 독특한데 손으로 비비지 않고 특별히 제작된 가마에 넣고 손바닥으로 뒤집으면서 볶는 것이다. 찻잔에 우린 용정차는 눈 싹과 잎이 서로 엇갈려 여린

잎이 꽃송이처럼 부풀어 마치 난초 꽃봉오리가 터지려는 듯하고 깔끔한 내음에 우아함을 더하여 주므로 용정차는 예로부터 모양이 아름답고 빛깔이 푸르며 향기가 짙고 맛이 구수한 절세의 명차로 알려졌다.

④ **屯綠** : 安徽省 屯溪市와 休寧, 歙懸 등지에서 자생하는 것으로 품질이 뛰어나며, 특히 여린 잎을 따온 것이 그 특징이다. 대개 한 싹에 두세 잎만 붙어 있는 것을 뜯어 곱게 가공하여 등급을 철저하게 나누므로 엽차의 향기를 그대로 간직할 수 있고 차가 우러난 뒤에 풍기는 향기가 깔끔하면서 상큼하고 맛을 보면 구수한 내음이 입안을 감돈다. 찻물의 빛깔이 푸르스름하고 찻잎이 두툼하면서 파릇한 빛을 나타내어 아주 아름답다.

⑤ **蘇州碧螺春** : 이 엽차의 특징은 잘면서 보드랍고 향긋하며 상큼한 내음이 풍기는 것이다. 明淸 시대에 차를 따는데, 싹이 막 트면서 한 잎이 피는 것을 따므로 이 잎은 곧 막 돋아나는 여린 잎이어서 매우 부드럽다. 가공한 뒤 마치 흰 깃털에 이슬이 맺힌 듯하고 고불고불 추스러들어 소라처럼 생겼으며 향기가 코를 찌르므로 참으로 빛깔과 향기에 맛까지 산뜻한 명차이다.

⑥ **鐵觀音** : 烏龍茶 중의 이름이 귀한 품종으로서 福建省 남쪽의 安溪縣에 자생한다. 이 엽차의 특징은 말린 잎이 단단하게 뭉치고 빛깔은 짙은 푸른색을 띠어 쇠와 비슷하며 물에 타면 그윽한 난초의 내음을 뿜어 실로 차중에서도 귀한 종류이다.

⑦ **武夷岩茶** : 오룡차 중의 귀한 품종으로서 閩北의 崇安縣 지역에 위치한 무이산에서 자생한다. 이 엽차의 특징은 찻물의 빛깔이 밝은 금황색을 띠면서 맛이 진하고 구수하며 난초의 향기와 같은 내음을 풍겨 시로미 꽃의 향기보다 더 진한 호평을 얻기도 하여 역시 오룡차 중의 진품이다.

⑧ **白毫銀針茶** : 흰 차 중에서 특급 명차이다. 福建省 閩江의 상류에 자리하는 松政과 建陽 등 지역에 자생한다. 이 엽차의 특징은 싹이 약 1寸 정도로 길어 가느다랗게 바늘처럼 생겼는데 온통 흰털로 뒤덮여 반짝반짝한 은빛을 띤다. 끓인 물에 타면 찻잔에 한가닥 한가닥의 여린 잎사귀가 풀리면서 생생한 모습을 드러내며 깔끔하고 시원한 향기를 풍기고 맛을 보면 구수하면서 맛은 따뜻하지만 성질은 凉하여 胃의 기능을 강화시키고 정신을 북돋우며 濕을 없애고 熱을 내리는 효능이 있어 흔히 藥物로 적용된다.

⑨ **茉莉花茶** : 각종 花茶중에서 福州의 쟈스민이 가장 좋은 것으로 쟈스민의 향기가 가장 상큼하면서 그윽한 꽃향기를 풍긴다. '여린 엽차 잎을 꽃향기에 쏘인다'고 하여 만들 때 여린 엽차 잎에 꽃향기가 충분히 배어들도록 하는데, 흔히 막 봉오리를 터뜨리려는 꽃송이를 따 향기가 가장 진한 속에 엽차에 그 꽃향기가 충분히 스며들도록 하고 나서 열을 가하여 꽃향기가 그 속에 배어 있도록 한다.

⑩ **普洱茶**：雲南의 普洱縣에서 자생하므로 이와 같은 이름이 붙여졌다. 이 엽차의 특징은 찻물의 빛깔이 맑아 깔끔하며 맛이 구수하면서 산뜻하고 뒷맛이 달착지근하고 여러 번 우리더라도 맛을 그대로 간직한다. 오래도록 자주 마시면 중독될 수가 있다.

차의 성질과 모양으로 살펴 그 종류는 대체로 淸茶(龍井, 碧螺春, 毛峰), 花茶(茉莉, 珠蘭, 柚子, 桂花, 玫瑰花), 紅茶(紅碎花, 山夫 홍차, 小種 홍차) 3가지로 나눌 수 있다. 청차는 성질이 차므로 열을 내리고 더위를 식혀주므로 무더운 여름에 마시는 것이 좋고, 홍차는 성질이 따뜻하여 中氣를 따뜻하게 하며 健胃하는 경우나 겨울에 마시며, 화차는 성질이 온화하므로 사계절 아무 때나 마실 수 있다.

(3) 차의 작용

① 提神醒腦, 利尿强心

차가 정신을 맑게 하는 작용에 관한 기록은 매우 많다. 《神農本草經》에 "茶能令人少眠, 有力, 悅志."라고 하였고, 華佗는 《食論》에서 "苦茶久飮, 可以益思."라고 하였고, 明나라의 顧雲慶은 《茶譜》에서 "人飮眞茶能止渴, 消食, 除疾, 少眠, 利尿道, 明目益思, 除煩去膩, 人固不可一日無茶"라고 하였고, 심지어 白居易도 "졸음을 쫓는 것은 차의 효력이다"라는 글귀를 남기기까지 하였다.

현대의학에서 밝힌 바에 의하면 차에는 3~5%의 알카로이드를 함유하고 있는데 주로 카페인, 아미노필린 등이라고 한다. 그 중에서 함량이 가장 많은 것은 카페인으로 물에 쉽게 녹아 보통 상황에서 차를 타면 우러난 카페인이 약 80% 된다. 매일 5~6잔씩 차를 마시면 카페인을 약 0.3g 섭취하는 셈이다.

카페인은 中樞神經을 興奮시키고 新陳代謝를 促進시키며 血液循環을 增進시키고 心臟과 腎臟의 기능을 增强시킨다. 아울러 차에는 기타 성분이 카페인과 서로 작용하여 카페인의 작용이 서서히 나타나므로 카페인의 부작용이 훨씬 덜하다.

알카로이드는 利尿의 作用도 있기 때문에 차는 뛰어난 興奮劑이며 利尿劑이기도 하다. 근래의 연구에 따르면 차에 함유되어 있는 구연산과 구연산염은 血液의 凝固를 治療할 수 있어 尿路結石을 治療하는데 많이 적용된다.

② 淸熱降火, 止渴生津

李時珍의 《本草綱目》에 말하기를 "茶苦味寒, 茶汁最能降火, 火爲百病, 火降則上淸矣, 溫飮則火因寒氣而不降, 熱飮則借火氣而升散."이라고 하였는데, 차는 확실히 땀을 내어 더위

를 식혀 주는 효능이 있다. 아울러 차에서 우러나온 물질이 唾液과 서로 작용하여 渴症을 없애고 津液을 만들어내기도 한다.

③ 溶解脂肪, 帮助消化

차를 마시면 음식물의 느끼한 맛을 없애주고 消化를 돕는다. 그 원인은 차에 방향족 화합물이 함유되어 있어 그들이 脂肪을 분해시켜 肉類의 飮食物을 消化시키도록 돕기 때문이다. 그러므로 뜨거운 차나 식은 차 모두 "空腹"의 작용이 있어 포식후의 거북함을 덜어준다.

④ 醒酒解毒, 殺菌消炎

차를 재배하는 지역의 주민들은 흔히 다친 데에 여린 찻잎을 붙여 아물게 하는데, 이는 차에 들어 있는 석탄산의 살균 및 소염작용을 이용한 것이다. 실험적으로 밝혀진 바에 의하면 차는 대장간균, 포도상구균 및 바이러스 등을 모두 억제하는 작용이 있다고 한다. "깊이 술에 취한 경우, 정신을 차리기 위해서는 역시 차를 마셔야 한다"는 중국속담이 있듯이 차는 酒毒을 解毒하는 효능이 있다. 이는 차에 함유된 석탄산이 알코올과 상호 작용하여 중화되기 때문에 술이 깨는 것이다.

차에는 또 페놀알콜류의 물질이 들어 있는데, 담배에 함유된 니코틴을 침정시켜 體外로 배출시키므로 흡연가에게는 효과가 좋으면서도 편리한 해독제가 된다.

⑤ 豫防齲齒, 去除口臭

차를 마시면 충치를 豫防하는데 주로 차에 불소가 많이 함유되었기 때문이다. 차중의 비타민C, 芳香油, 석탄산 등은 모두 입냄새를 없애는 작용을 한다. 특히 입안에 낀 飮食物의 찌꺼기가 부패하면서 풍기는 입냄새에 매우 효과적이다.

⑥ 動脈硬化의 豫防 및 降壓作用

차는 血液과 肝臟에 에놀과 中性 脂肪이 쌓이는 것을 막고 血管壁의 彈性을 높여주므로 動脈硬化와 腦出血을 미리 豫防할 수 있고, 아울러 心臟의 活動과 微細血管의 擴張을 增强시킴으로 血壓을 내린다. 이는 차중에 카페인이 血管을 擴張시켜주고 呼吸이 빨라지게 하여 血液中의 脂質을 줄임과 동시에 차중의 석탄산이 微細血管의 투과성을 낮추어 微細血管을 强化시키는 作用을 하기 때문이다.

⑦ 원자력시대의 음료

히로시마 원폭 후 생존자 중에는 평소 차를 즐겨 마시던 사람의 경우 방사선병의 발작이 대부분 가벼웠으며 생존율도 높았던 것으로 밝혀졌다. 실험에서도 차가 90Sr을 몸밖으로 내보내는 데에 긍정적인 효과를 나타내는 것이 입증되었다.

결론적으로 대부분의 차는 맛이 甘苦하고 성질은 微寒無毒한 것으로 去痰熱, 止渴, 消食下氣, 淸神明志, 殺菌, 收斂, 强心利尿의 작용이 있다. 그 應用은 細菌性痢疾, 虛衰, shock, 腹水, 腸炎으로 인한 腹泄 등에 대하여 좋은 치료효과가 있다.

(4) 차를 마시는 방법과 주의사항

① 차를 마시는 방법

차를 우려내어 사기나 유리잔으로 마시는데 사용하는 물은 샘물이 가장 좋고, 물론 강물이나 우물물을 사용하여도 된다. 차를 우리는 물은 보글보글 끓을 정도로 끓어야 차에 포함된 물질들이 충분히 물 속에 우러나와 찻물의 빛깔이 짙으며 향기가 그윽하게 된다. 녹차를 마실 때 질그릇에 바로 우리는 경우 차의 양을 너무 많이 넣지 말고 막 끓은 물을 부어 차가 모두 밑으로 가라앉으면 줄곧 따라 마실 수 있다.

대체로 두 번째에 우려낸 차의 맛이 제일 좋은 것으로 빛깔이 짙을 뿐만 아니라 맛도 구수하다. 속담에 물은 방금 끓인 물의 맛이 좋고 차는 두 번째로 우려낸 차의 맛이 가장 좋다고 하였는데, 실로 일리가 있다. 대부분의 명차는 볶는 과정을 겪기 때문에 찻잎이 가늘고 여린 것이 돌돌 말려 뭉치므로 차의 맛이 바로 우러나오지 못하지만 두 번째에는 빛깔과 맛이 가장 알맞게 우러난다. 또한 일부 유명한 차는 그 마시는 방법이 독특하다.

② 차에 대한 禁忌

차는 알맞은 體質, 알맞은 時間, 알맞은 場所에서 마시는 것이 바람직하다. 예를 들면 胃에 寒邪가 있는 경우 녹차를 마시면 안 되는 것은 苦寒하기 때문이다. 胃가 寒한 데에 또 차가운 성질의 차까지 먹으면 이는 마치 雪上加霜의 격이다. 授乳期의 부인도 차를 적게 마셔야 하는데 그 이유는 차의 석탄산이 乳汁分泌를 減少시키기 때문이다. 藥을 먹을 때도 찻물로 服用하는 것은 삼가야 하고, 특히 土茯笭 등의 藥物과 같이 써서는 안 된다. 그리고 아래와 같은 疾病을 앓는 사람은 차를 禁해야 한다.

㉠ 鐵缺乏性貧血 : 차 중의 탄닌은 鐵分과 결합하여 불용성 물질을 형성하므로 鐵分이 더욱 缺乏되어 貧血이 더욱 심해진다. 貧血患者가 鐵分을 보충하기 위한 藥物을 먹는 동안은 특히 차를 禁해야 한다.

㉡ 潰瘍 患者 : 차는 胃酸分泌를 增加시키고 아울러 차 중의 카페인이 潰瘍의 부위를 직접 자극하므로 潰瘍을 惡化시킬 수 있다.

㉢ 肝臟疾患 : 차 중의 카페인은 대부분 肝을 통하여 代謝되는데, 만일 肝에 疾病이 발생한 환자는 차를 지나치게 많이 마시면 肝에 미치는 부담이 커져 肝組織을 파괴할 수 있다.

2) 음주와 건강

(1) 술의 역사와 제작과정

술의 기원은 이미 '飮食源流'에서 상세한 설명이 있었다. 술과 藥酒의 역사는 매우 오래된 것으로 일찍이 夏나라와 商나라 때의 甲骨文에 적힌 '鬯其性'이라는 글귀에서 찾아볼 수 있다. '鬯'은 곧 짙은 향기를 지닌 藥材인 鬱金으로 술을 빚는다는 것이다.

술이 세상에 알려지면서부터 醫藥學중에서 특히 製劑學과 食餌療法은 큰 발전을 이루었다. 술은 일부 非水容性 藥物성분을 추출하는 데 큰 기여를 하였을 뿐만 아니라, 술 자체로도 疾病을 치료할 수 있어, 醫學 및 藥學과 밀접한 관계를 가지고 있으며, '醫'자의 밑부분을 살펴보면 곧 술을 뜻하는 '酉(酒)'자로 구성되어 있다.

그 뒤로 많은 藥酒가 끊임없이 쏟아져 나왔는데, 그 빚는 방법은 冷浸法(적절한 藥材를 일정한 농도의 소주에 담가 만듦), 熱浸法(藥材를 술과 함께 달여 식힌 다음 장만해둠), 藥米同釀法(藥材를 곱게 가루로 내거나 藥材를 汁으로 내어 쌀과 같이 삶은 후 다시 누룩을 넣어 띄움) 등이 있다.

(2) 술의 종류와 효능

술은 여러 가지 곡식을 누룩이나 열매와 같이 띄워 빚은 음료의 하나이다. 주로 증류주(소주, 백주 따위)와 비증류주(황주, 포도주 따위)로 나누는데 모두 알코올성분이 들어 있다. 또한 술을 단술, 배갈소주, 황주 조리술 및 숙성 술 등으로 나누는 경우도 있다. 어떤 특별한 효능이 있는 食品으로 술을 빚거나 술에 적절하게 일부 특별한 효능이 있는 食品 또는 藥材 따위를 담가 만든 藥酒는 疾病을 치료할 뿐만 아니라 건강에도 유익한 것으로 이미 오랜 역사와 전통을 지닌 養生酒로서 한몫을 하고 있다.

또한 治療의 效果까지 있는 여러 가지 養生酒가 있는데, 예를 들면 人蔘酒는 神經衰弱, 疲倦, 心悸, 短氣, 陽痿 등의 병증을 치료하고, 青梅를 煮한 술은 "食欲不振 및 慢性 消化不良性 泄瀉를 치료하며, 枸杞子酒는 肝腎虛損型의 目暗, 視弱, 迎風流目 등의 병증을 치료하며 肌肉을 기르고 顏色을 좋게 하여 준다. 五味子酒는 頭暈, 心悸, 失眠, 健忘, 煩燥 등의 병증을 치료하고, 地黃을 煮한 술은 瘀血로 인한 産後出血證을 치료하고, 山楂酒는 勞動過度로 身痛, 疲倦하고 婦女의 月經痛을 치료하며, 紅花酒는 婦女血虛, 血瘀性痛經 등을 치료한

다. 白朮酒는 머리카락을 검게 하고, 齒牙를 곧게 하며 얼굴에 潤澤이 돌게 하며, 無病長壽하게 하는 등 그 효능은 매우 많다.

술의 효능에 관하여는 예로부터 그 평판이 여러 가지로 좋다고도 하고 나쁘다고도 하여왔다. 술은 맛이 苦甘辛하고, 성질이 大熱하고 有毒하다. 그 효능은 藥勢를 行하고, 百邪를 殺하고, 惡氣를 去하고, 血脈을 通하며, 腸胃를 厚하고, 肌膚를 潤케 하며, 憂愁를 消하는 것이다. 조금씩 마시면 좋지만 많이 마시면 神을 損傷시켜 壽命이 줄고, 인간의 본성을 바꿔놓아 그 害毒이 매우 심하다. 飮酒가 지나치면 목숨까지 잃게 된다.

그러므로 李時珍이 말하기를 "술은 하늘이 준 즐거운 복이다. 누룩으로 띄운 술은 조금씩 마시면 血을 和하게 하고 氣를 行하며 神을 壯케 하고, 寒을 다스리고, 憂愁를 덜고 興을 돋구지만, 暴飮하면 神을 傷하고 血을 耗하며, 損胃하여 亡精케 되어, 痰을 生하고 火를 動하게 된다. 邵堯夫는 '美酒飮教微醉後'라는 글귀를 남기었는데, 이른 바 술의 妙味를 잘 나타낸 것으로 곧 술에 취하여 그 홍미를 느끼고 술잔 속에서 하늘의 뜻을 깨닫는 것이다. 그렇지 못하고 한없이 술에 깊이 빠져 늘 취하게 되면, 가볍게는 疾病에 걸리고 敗行에 그치지만, 甚하면 나라와 집안을 망치고 자기 목숨마저 잃게 되니 그 해로운 점은 이루 다 말하기 힘들다"고 하였다. 한마디로 술은 적당히 마시면 有益하지만, 과도하게 마시면 害가 된다.

(3) 술이 疾病에 미치는 영향

① 술이 心臟 및 血管의 疾患에 미치는 영향

연구보고에 의하면 알코올은 冠狀動脈硬化證을 豫防하는 작용을 갖고 있다고 한다. 특히 포도주의 豫防효과는 독한 술보다 훨씬 월등한 것으로 약간 취하여 기분이 좋을 정도로 포도주를 마시면 총 콜레스테롤의 양을 낮추는 효과를 얻게 되는데, 여성에게 더욱 두드러지고 독한 술을 마신 여성과 맥주를 약간 취할 정도로 마신 남성을 비교한 결과 血漿 중의 그리세리드의 양이 둘 다 낮은 정도로 떨어졌다.

조사에 의하면 알코올이 血壓을 올라가게 하는 원리는 아직 명확하게 밝히지 못하였지만 술을 절제하거나 술을 끊으면 血壓이 내려간다는 긍정적인 결과가 나왔다. 현재 술을 절제하는 것이 高血壓에 대한 최우선 책으로 떠오르고 있다. 술을 많이 마시면 血壓이 올라가고 궁극적으로 中風을 일으키는 것은 일련의 관계를 맺고 있다.

근대 영양학자들의 분석에 의하면 순수한 포도주에는 30가지의 아미노산 및 여러 가지 비타민이 함유되어 있다. 적절한 양으로 자주 마시면 心臟疾患을 豫防하는 작용이 뚜렷하게 나타난다. 예를 들면 마늘로 빚은 술(마늘 20여 쪽을 소주 500g에 2주 정도 담가 만듦)은 腦와 心臟 및 血管의 疾病을 豫防하고 치료할 수 있다.

국제적으로 널리 알려져 있는 김으로 빚은 술은 향긋한 단술로서 인체에 필요한 여러 가지 아미노산, 비타민과 미량원소 등의 영양분을 함유하고 있고 아울러 칼슘, 인, 마그네슘과 비타민A의 함량도 비교적 높으므로 진정의 효과와 콜레스테롤을 낮추고 血管을 보호하는 작용이 있다.

㉠ 술과 肺의 疾患

근래의 연구에 의하면 알코올은 각종 肺疾患을 發生시키거나 惡化시킨다. 인체에 대한 해로움은 어떻게 보면 담배보다 더 甚하다.

臨床에서 일부 사람은 술을 마신 뒤 알코올에 대한 알레르기로 '알코올성 喘息'을 일으키는 현상을 발견할 수 있다. 알코올중독으로 인한 肺炎患者는 疾病의 상태가 매우 심각하므로 입원치료를 받는 경우가 많다. 술을 즐겨 마시는 경우 結核과도 밀접한 관계가 있다. 급성 알코올중독의 경우 흔히 嘔吐를 하게 되어 胃 속의 내용물이 氣管支나 肺로 들어가기 쉬우므로 吸入性 肺炎을 일으키게 된다.

㉡ 술과 性機能 및 心臟病

미국의 어떤 병원에서는 72명의 60~89세 老人을 상대로 술이 性機能에 미치는 영향을 조사하였는데, 그 결과 젊어서부터 술을 지나치게 마신 경우 테스토스테론의 분비가 매우 적고 아울러 心臟病의 發作率도 매우 높은 것으로 나타났다. 그러므로 飮酒는 性機能과 心臟病에 연쇄적인 영향을 미치는데 곧 술을 지나치게 마시면 일찍부터 테스토스테론의 분비가 줄어들어 性機能이 低下되며 잇달아 心臟病을 일으키기 쉽다. 또한 테스토스테론이 일단 減少되면 다시 증가될 수 없다는 결과도 나왔다.

(4) 술의 禁忌

술은 조금씩 마시는 것이 적절하고, 적당하게 마셔야 몸에 이로운 것으로 지나치면 해롭다. 이러한 원칙을 지키면서 술의 해로운 점을 감안하면 또 반드시 아래의 사항에 유의하여야 한다.

肝臟疾患을 앓고 있는 경우 술을 삼가야 한다. 알코올에서 발생하는 熱은 肝에서 代謝되므로 肝硬化를 일으킬 우려가 있는데, 알코올 의존성 肝炎, 脂肪肝과 肝硬化가 곧 이러한 경우에 속한다.

胃나 膵臟疾患을 앓는 경우도 술을 삼가야 한다. 胃나 膵臟은 알코올의 자극을 받고 炎症 또는 潰瘍을 일으키기 쉽기 때문이다.

임산부도 술을 삼가야 한다. 임신한 후 특히 임신 초기에 많은 술을 마시면 태아의 머리,

다리 및 눈이 지나치게 작은 등의 기형을 초래하며 心臟의 결함도 생길 수 있다.
또한 眼疾患이 있는 경우도 술을 마시면 안 된다.

6 藥膳

藥膳保健法이란 醫藥과 飮食을 밀접하게 서로 배합하는 방법으로, 음식은 藥의 힘을 빌고 藥은 음식의 효능을 도와 입에 쓴 좋은 약을 맛있는 약으로 변화시키는 일종의 질병예방법이다. 古代의 醫家들은 藥膳의 보건과 치료작용을 매우 중시하였다. 唐代의 醫家인 孫思邈과 宋代의 醫家인 陳直은 모두 "음식은 백성의 하늘이고 생명의 근본이다"라고 하였으며, 또한 "만약 병이 생기면 먼저 음식으로 치료하는 방법을 쓰고, ……식이요법으로 낫지 않으면 그 다음에 약을 쓴다"고 주장하여 藥膳에 대해서도 매우 중시하였다.

1) 方法

(1) 辨證配膳

藥膳은 질병의 예방과 보건의 효과가 있을 뿐만 아니라, 질병치료와 질병의 傳變을 막는 효과도 있다. 《素問·五常政大論》에서 "大毒으로 병을 치료할 때에는 6할 정도 나은 후에는 복용을 멈추고, ……곡류·육류·과일·채소 등의 음식물로 調養하면 완치되는데, 이를 과도하게 섭취하여 正氣가 손상되는 일이 없도록 해야 한다"고 지적하였다. 이것은 飮食이나 藥膳으로 正氣를 調養하고 邪氣를 완전히 제거할 수 있음을 강조한 말이다. 《金匱要略》에서는 "먹는 음식의 맛에는 질병과 서로 부합하는 것이 있는가 하면, 신체에 해로운 것이 있다. 만약 적당함을 얻게 되면 신체에 이롭고, 적당함을 잃게 되면 질병이 된다"고 하였다. 각 음식의 偏勝에 근거하여 선택적으로 藥物과 배합하면, 몸을 튼튼히 하고 질병을 예방할 수 있을 뿐만 아니라 질병치료에도 도움이 된다. 辨證配膳할 때는 반드시 病證의 陰陽·寒熱·虛實屬性에 근거하여 "虛者補之"·"實者瀉之"·"寒者熱之"·"熱者寒之" 등의 원칙을 구분·채택하여 적절하게 藥膳治療를 해야한다. 또한 질병의 臟腑屬性을 판명하고 病證이 존재하는 臟腑에 근거하여 각각의 藥膳療法을 채택해야 한다. 예를 들면 《靈樞·五味》에서는 "肝은 靑色에 속하므로 肝病이 심하면 단맛에 속하는 멥쌀·소고기·대추·葵菜 등을 섭취하여 완화시켜야 한다. 心은 赤色에 속하므로 心病이 重하면 신맛에 속하는 개고기·참깨·자두·부추 등을 섭취하여 收斂해야 한다. 脾는 黃色에 속하므로 脾病에는 짠맛에 속하는 大豆·돼지고기·밤·콩잎 등을 섭취해야 한다. 肺는 白色에 속하므로 肺病이 발생하여 氣가 上逆하면 쓴맛에 속하는 小麥·양고기·살구·염교 등을 섭취하여 上逆한 氣를 瀉下시켜야 한다. 腎은 黑色에 속하므로 腎病으로 인해 腎이 메마르면 매운맛에 속하는 기장·닭고기·복숭아·파 등을 섭취하여 腎을 적셔 주어야 한다"고 하였다.

(2) "三因"制宜

"三因"은 즉 因人·因地·因時를 말한다. 三因制宜는 바로 사람·지역·天時의 차이에 근거하여 융통성있게 藥膳을 운용하는 것이다.

① 因人配膳

《壽親養老新書》에서 "노인의 음식은 대개 따뜻하고 잘 익은 음식이 적당하며 거칠거나 딱딱하거나 날 것이나 찬 것은 피해야 한다. 매일 아침 일찍 좋은 술로 平補下丸藥 한첩을 복용하는 것이 좋다. 여자인 경우는 平補血海藥 한첩을 복용한다. 특히 燥熱이 없는 사람에게 좋다"고 하였다. 연령이나 성별이 다르면 그에 따른 음식의 안배 역시 각각 다르다. 《飮膳正要》에서 말한 姙娠하였을 때 삼가해야 할 음식 11가지, 乳母의 금기음식 19가지, 그리고 체질별 藥膳方은 비교적 높은 臨床的 가치를 지니고 있다.

② 因時制膳

淸代 沈李龍의 《食物本草·日用家鈔》에서 인용한 "孫眞人은 달에 근거하여 調養을 조절하였다"는 문구는 되새겨 볼 만한 가치가 있는데, 그 내용은 다음과 같다. "正月에는 腎臟이 병을 얻거나 肺氣가 약하므로 마땅히 酸味를 줄이고 辛味를 증가시켜 腎을 돕고 肺를 補하며 胃氣를 길러준다. 二月에는 腎이 미약하고 肝이 왕성하므로 마땅히 酸味를 먹지 않고 辛味를 증가시켜 腎을 돕고 肝을 補한다……. 三月에는 腎氣가 이미 활동을 멈추고 心氣가 점차 생기며 水氣가 왕성하므로 마땅히 甘味를 줄이고 辛味를 증가시켜 精을 補하고 氣를 돕는다……. 四月에는 肝臟이 이미 병을 얻고 心臟이 점차 왕성해지므로 마땅히 酸味를 증가시키고 苦味를 줄여서 腎을 補하고 肝을 도우며 胃氣를 調養해야 한다. 五月에는 肝臟의 氣가 활동을 멈추고 心火가 왕성하므로 마땅히 酸味를 줄이고 苦味를 증가시켜 肝을 이롭게 하고 腎을 補하며 精氣를 견고히 한다. 六月에는 肝이 미약하고 脾가 왕성하므로 마땅히 음식을 조절해야 한다. ……七月에는 腎과 心의 氣가 부족하고 肺金이 왕성해지기 시작하므로 마땅히 心情을 안정시키고 鹹味와 辛味를 증가시켜 氣를 돕고 筋을 補해야 한다. 八月에는

心臟의 氣가 미약하고 肺金이 왕성하므로 마땅히 苦味를 줄이고 辛味를 증가시켜 筋을 돕고 血을 補하며 心·肝·脾·胃를 調養해야 한다……. 九月에는 陽氣가 쇠퇴하고 陰氣가 盛하여 때때로 風이 갑자기 일어나므로 이 틈에 賊風이 인체를 손상시키는 것을 피해야 한다. 함부로 취하거나 폭식하지 않는다. 이에 마땅히 苦味를 줄이고 甘味를 증가시켜 肝을 補하고 腎을 이롭게 하며 脾胃를 돕고 元氣를 길러야 한다. 十月에는 心·肺의 氣가 약하고 腎氣가 강하므로 마땅히 辛味를 줄이고 苦味를 증가시켜 腎氣를 기르고 筋力을 도와야 한다. 十一月에는 腎氣가 왕성하고 心·肺가 약해지므로 마땅히 苦味를 증가시키며 鹹味를 줄이고 차분히 調攝하여야 한다. 十二月에는 土氣가 왕성하고 水氣가 순조롭지 않으므로 마땅히 甘味를 줄이고 苦味를 증가시켜 心을 補하고 肺를 도와야 하며 腎臟을 調理해야 한다.

③ 因地擇膳

《素問·異法方宜論》에서 "동방지역은 天地의 氣가 생겨나고 생선과 소금이 생산되는 곳으로서 바닷가근처에 해당한다. 그곳 사람들은 모두 물고기와 짠맛의 음식물을 먹는데, 이들은 동방지역에 정착하면서부터 생선과 소금을 먹고 살게 된 것이다. ……서방지역은 고원지역으로서 金과 玉(鑛物)이 풍부하고, 모래와 돌이 많으며, 天地의 氣가 수렴되는 기후가 건조하고 바람이 많으며 가을철과 같은 곳이다. 사람들은 丘陵地帶에 거주하는데 바람이 심하고 물과 토양의 성질 역시 억세므로……, 사람들은 기름기가 많은 肉類와 乳製品을 주로 섭취하여 살이 肥大하기 때문에 外邪에 의해 形體가 손상되지 않으며, 병은 주로 內部에서 발생한다. ……북방지역은 天地의 氣가 閉藏되는 지역으로서 地勢가 높아서……, 이 지역 사람들은 유목생활을 하므로 乳類로 만든 음식물을 주로 섭취한다. 이로 인해 臟이 차가워져 腹部가 脹滿한 질병이 잘 발생한다. ……남방지역은 만물을 기르는 天地의 陽氣가 왕성한 지역이다. 사람들은 신맛이 나거나 발효시킨 음식물을 즐겨 먹음으로 인해 皮膚腠理가 조밀하면서 붉다. ……중앙지역은 기후가 온화하고 지세가 평평하며 濕潤하여 天地의 氣가 만물을 생성하기에 적합하므로 産物이 풍부하다. 음식물이 풍족하여 생활이 안일하므로 대개 사람들은 痿厥이나 惡寒發熱 등의 질병이 많이 발생한다"고 하였는데, 이러한 기록은 지역이 다르면 사람의 체질과 품성, 그리고 식생활 습관에 차이가 있음을 설명한 것이다. 元代의 忽思慧는 《飮膳正要》에서 "헤아려 우리 조정을 보니 천하를 소유하여 멀거나 가깝거나 찾아와 조공하지 않는 나라가 없습니다. 맛좋고 귀한 물건이 창고에 가득 쌓여 있는데, 그 속에는 風土에 맞지 않는 것이나 燥하거나 濕한 것이 있어서 서로 어울릴 수 없는 것이 있습니다. 만약 주방을 관리하는 자가 그것들의 性味를 잘 살필 수 없어 대충 진상하게 되면, 그것을 드시고 병이 생기지 않을까 두렵습니다"라고 하였다. 이를 통해 볼 때, 각기 다른지역에서 산출된 식품이 인체에 미치는 작용 또한 다르다는 것을 알 수 있다. 그러므로 반드시 각 지방의 구체적인 상황에 근거하여 알맞은 음식을 선택해야만 건강에 유익하다.

7 病後의 飮食物조리

속담에 3할 정도는 약으로, 7할 정도는 섭생으로 몸을 다스린다라는 말이 있듯이 몸조리는 疾病의 치료와 건강회복에 있어 중요한 작용을 하는데, 몸조리에는 飮食物의 조리가 또한 큰 비중을 차지하고 있다. 한의학에서는 病後의 飮食物調理를 매우 중요시하고 있다.

1) 病後의 飮食物調理

한의학에서 病後의 飮食物調理를 매우 중요시한 이유는 다음과 같다.

첫째는 人體의 新陳代謝 및 生命活動을 維持하려면 天氣와 각종 영양물질을 제공받아야 하는데, 이와 같은 영양물질은 주로 飮食物의 攝取에서 얻게 된다. 人體에 疾病이 생기면 代謝의 기능이 제대로 진행되지 않으므로 영양물질에 대한 소모가 커져 충분한 영양분을 공급받아야만 한다.

아울러 疾病이 發生한 뒤에는 人體의 消化力 및 吸收力도 떨어지므로 飮食物의 調理가 특히 중요해지는데, 이는 잘 배합된 飮食物을 통하여 충분한 영양분을 공급하고 消化, 吸收 및 人體 이용에도 편하도록 하기 위해서이다.

둘째는 한의학에서 "穀氣助胃"라고 하여 곧 飮食物이 胃氣를 길러주는 한편 또한 "食能傷胃"라고 하여 곧 飮食物을 제대로 알맞게 섭취하지 않으면 胃氣를 損傷시킬 수도 있다는 것을 강조한 것이다. 胃氣는 人體 중의 가장 중요한 물질로서 胃氣가 왕성하면 疾病의 회복에 큰 영향을 미치는 것으로 곧 "得胃氣者昌, 失胃氣者亡"의 결과를 초래한다. 그러므로 飮食物을 통한 調理는 壽命에 직접적인 영향을 미치기 때문에 疾病이 발생한 뒤에는 특히 飮食物調理에 유의하여야 한다.

셋째는 食物에 四氣와 五味의 구분이 있어 그 補瀉의 효능은 각각 다를 수밖에 없다. 한의학에서는 飮食物의 이와 같은 氣味와 屬性을 잘 활용하여 邪氣를 몰아내고 正氣를 북돋아 陰과 陽의 균형을 고르게 해줌으로써 보조적인 치료효과를 통하여 건강회복을 기대한다.

넷째는 어떤 사물이든지 이로운 점이 있으면 나쁜 점도 있기 마련인데, 飮食物도 다를 바가 없다. 한의학에서는 飮食物의 배합에서 가능한 이로운 점을 최대로 이용하고 나쁜 점을 줄이는 데에 주의할 점을 많이 제시하였다.

예를 들면 寒한 성질의 飮食物은 陽虛한 환자에게 적절하지 않고, 알레르기성 體質의 환자는 알레르기를 잘 일으키는 飮食物을 피하여야 하며, 또 일부 飮食物과 藥物 사이에는 서로 꺼리고 싫어하는 반응이 나타나므로 같이 服用하는 것이 적합하지 못하는 등이다. 이처럼 飮食物의 해로운 요인을 피하여 환자의 몸을 더 이상 손상시키지 않는 것도 한의학의 飮食物 調理에 포함되는 중요한 내용이다.

이러한 점들로 미루어 病後의 飮食物 調理는 아래와 같은 원칙을 따라야 한다.

(1) 病後의 飮食은 淸淡하고 쉽게 消化되며 높은 영양가

한의학에서는 달고 맛이 진하고 기름기가 많은 飮食物은 內熱을 일으키고, 痰이나 濁한 기운을 만들어내 脾胃 및 각 臟腑의 기능에 영향을 주어 疾病을 일으킨다고 하였다. 환자는 대부분 疾病으로 인하여 비위 및 각 臟腑의 기능이 저하되어 있으므로 달고 맛이 진하고 기름기가 많은 飮食物은 마땅히 삼가야 한다.

그러므로 疾病이 생긴 후에 飮食物은 담백하면서 쉽게 소화되어야 胃氣의 회복에 유리하여 疾病이 낫는 데에 도움이 된다. 예를 들어 病後에 흔히 죽을 쑤어 식용하게 되는데, 이는 곧 죽이 담백하면서 잘 소화가 되고 아울러 穀神을 도와 胃氣에 유익하므로 많은 疾病에 매우 적합한 飮食物이 되며, 특히 각종 腸과 胃의 疾患에 유익하다. 만약 흰쌀을 살짝 볶은 뒤 죽을 쑤어 식용하면 暖中健脾, 化濕止瀉의 효능까지 있어 老人이나 小兒의 오래된 泄瀉에 뛰어난 치료효과가 있다.

淸淡한 飮食物에 속하는 것은 채소, 과일을 비롯하여 콩 따위도 담백한 맛을 지니며 생선 또는 고기와 같은 기름기가 있는 식품도 脂肪質 부위를 줄이고, 조리도 담백하고 잘 익혀서 소화가 잘되게 하면 역시 淸淡한 음식물에 속하는 것이다. 일률적으로 肉類를 淸淡한 飮食에서 배제시켜 동물성 蛋白質을 부정하는 것은 아니다. 특히 病後에는 충분한 영양보충이 필요하므로 무조건 肉類나 鷄卵 같은 動物性 高蛋白質을 먹지 않는 것도 바람직하지 못하다.

淸淡한 飮食物과 영양가가 풍부한 飮食物은 실제로 모순되지 않는다. 영양분은 여러 가지가 포괄되는데 蛋白質, 脂肪質, 糖分 外에 비타민, 무기염 등도 영양분에 속한다. 동물의 肉類에서 섭취되는 영양분이 물론 중요하지만 곡물과 콩 또는 채소류의 영양분도 없어서는 안되므로 서로 잘 배합시켜 섭취하는 것이 가장 좋다.

蛋白質 중에서 동물성 蛋白質은 잘 소화가 안되지만 식물성 蛋白質은 쉽게 소화가 되고 저렴하므로 많은 학자들은 식물성 단백질을 많이 섭취하도록 권유하고 있다. 민간에는 앓고 난 뒤 쌀죽과 두부로 몸조리하는 관습이 있는데 매우 과학적인 식생활이라고 할 수 있다.

病을 앓고 난 뒤에는 마땅히 脾胃의 기능을 충분히 보호하여야 한다. 한의학에서는 일반적으로 주장하기를 飽食하지 말고, 少食하고 반찬을 많이 먹으며, 묽고 충분히 익힌 消化와 吸收가 잘되는 飮食物을 먹음으로 脾胃의 기능이 정상적으로 運行되도록 한다.

(2) 辨證에 따른 섭식

辨證에 따른 섭식은 한의학의 飮食養生에 관한 매우 중요한 내용으로서 이는 환자의 증세에 따라 알맞은 飮食物을 제공하여 건강을 유지하는 것이다. 그 원칙은 寒者熱之, 熱者寒之, 虛者補之, 實者泄之, 表者發其表, 裏者攻其裏 등이다. 이러한 원칙에 근거하여 만든 病後의 몸조리에 사용 藥膳은 아래의 내용에 소개되어 있다.

藥膳 외에 飮食物 자체에 溫, 凉, 寒, 熱의 성질과 辛, 甘, 苦, 酸, 鹹의 味를 가지고 있어 나타난 병증에 따라 단독으로 사용되거나 여러 가지를 섞어 병용하게 된다. 예를 들어 熱性病證엔 淸凉한 性質의 飮食物, 즉 예를 들어 야채 중에서는 배추, 시금치, 흰무, 오이, 여주, 수세미외, 동과, 샐러리 등을 사용하고, 肉類 중에서는 오리고기, 오리알, 돼지 살코기 등을 사용하고, 과일류에서는 배, 수박, 파인애플, 야자 등을 사용한다. 또한 寒性 病證에는 溫熱한 性質의 飮食物, 즉 예를 들어 부추, 유채, 꽃양배추, 개고기, 양고기, 쇠고기, 닭고기, 계란, 복숭아, 대추 등을 사용한다. 寒과 熱의 속성 외에 飮食物의 효능에 따라 疾病에 맞추어 사용할 수도 있는데, 예를 들면 생강, 파, 메주콩 등은 風寒으로 인한 表證을 發散시키므로 感冒의 初期에 風寒이 表에 몰려 있어 發熱, 惡寒, 無汗의 증상에 사용되고, 동물의 고기는 虛한 것을 補하는데 효력이 뛰어나므로 氣血이 虛弱한 병증에 적합하며 특히 동물의 내장은 각 해당되는 臟腑를 補하는 효능이 있어서 식품의 효능에 따라 배식하는 원리에 더욱 부합된다.

病後의 회복기에 관한 飮食物의 조리도 매우 중요한 것으로 이에 대한 조리가 잘못 되면 疾病이 재발할 수도 있어 신중을 기하여야 한다. 飮食物의 조리가 잘못된 탓으로 疾病이 재발되는 경우 한의학에서는 이를 “食復”이라 한다. 이와 같은 “食復”을 防止하고 病後의 회복기에 알맞은 飮食物로 조리를 잘 하려면 두 가지 원칙을 준수하여야 한다.

첫째는 邪氣가 남아있지 않도록 완전히 祛邪하거나, 餘邪를 助長하여 觸發하지 않도록 하여야 한다. 예들 들어 溫熱性 疾病은 후기에 이르러 흔히 氣와 陰이 損傷되고 餘熱이 未盡한 경우가 잘 나타나는데, 이 때의 飮食物은 주로 淸凉하고, 養陰하고, 淸熱시키는 작용이 있는 음식물을 사용하여야 하고, 氣가 虛하여 餘熱이 남아있는 경우는 淸凉하고, 益氣하며, 淸熱시키는 작용이 있는 음식물을 사용하여 扶正祛邪한다. 溫熱한 음식물을 삼가야 하는데 그렇지 못하면 邪氣를 돕고 正氣를 소모시키는 결과를 낳아 남은 餘邪가 熾盛하게 된다. 특히 기운을 펴지게 하는 식품을 식용하면 疾病을 다시 도지게 한다.

둘째는 胃氣를 반드시 補하여야 하는 것이다. 胃氣를 補益시키는 식품을 사용하여 胃氣의 회복을 돕고, 胃氣가 旺盛해지면, 疾病의 회복이 빠르게 된다. 胃의 기능에 지장을 주고 기의 운행을 막히게 하며, 消化가 어려운 飮食物은 삼가함으로 胃氣가 손상되지 않도록 유의하여야 한다.

(3) 삼가야 하는 飮食物

한의학에서 飮食物의 禁忌에 대해 강조하였을 뿐만 아니라 현대의학에서도 飮食物의 禁忌에 대해 일부 주장을 내세워 일부 飮食物이 疾病에 대하여 큰 부작용이 있음을 확실히 입증하여 주고 있다. 알맞게 飮食物을 삼가할 줄 아는 것은 건강에 큰 도움이 된다.

① 자극성이 강한 飮食物은 삼가야 한다. 담배, 술, 매운 飮食 등은 자극성이 강한 것으로 마땅히 삼가야 한다.
한의학에서는 담배, 술, 매운 飮食物 등은 助熱生痰하는 부작용이 있으므로 熱性 病證이나 痰濕이 많은 병증 등에는 특히 삼가야 한다. 예를 들어 呼吸器 系統의 咳嗽나 喘息 또는 消化器 系統의 胃潰瘍이나 泄瀉 등을 앓는 경우 이와 같은 刺戟性 飮食物은 특히 삼가야 한다. 그러나 辛味의 飮食物은 發表散寒의 효능이 있으므로 風寒으로 인한 感冒에 사용할 수 있고, 술은 舒筋活血의 효능을 가지고 있어 뼈마디가 아프거나 저린 병증에 사용할 수 있는데, 다만 지나치게 섭취하지는 말아야 한다.

② 알레르기를 일으키기 쉬운 飮食物 및 신선하지 못한 飮食物은 삼가야 한다. 한의학에서는 물고기와 같은 비린내가 나는 식품이나 일부 채소류와 肉類는 疾病을 일으키거나 재발되게 하는 성질을 갖고 있어 환자는 되도록 삼가고 특히 慢性 疾患을 앓거나 宿疾로 瘀血이 있는 환자는 절대로 먹어서는 안 된다고 하였다. 신선하지 않은 飮食物과 하루가 지난 飮食物도 모두 환자에게 적합하지 못하므로 삼가야 한다.

③ 특수한 疾患에 특별히 삼가야 되는 飮食物. 水腫이 심한 患者는 염분의 섭취를 줄여야 하고, 高血壓과 狹心症 患者는 脂肪質이 낮고 콜레스테롤이 적은 飮食物을 주로 섭취하고 지나치게 짜게 먹지 말아야 하며, 肝炎을 앓는 환자는 3高1低(高糖, 高蛋白質, 高비타민, 低脂肪質)로 음식물을 섭취하도록 하고, 糖尿病 환자는 飮食物의 量을 조절하는 동시에 糖類의 섭취를 절제하여야 하며, 알레르기성 體質의 환자는 알레르기를 잘 일으키는 飮食物을 삼가하는 등 해당 疾患에 맞추어 飮食物을 잘 가려먹어야 한다.

④ 藥物과 서로 꺼리거나 잘 맞지 않는 飮食物은 삼가야 한다. 한약과 서로 꺼리는 飮食物에 대한 소개는 옛 문헌에서 매우 많이 찾아볼 수 있다. 그러나 시대의 발전에 따라서

이에 대한 인식이 깊어져 옛사람들의 인식이 모두 정확하다고만 볼 수 없으므로 다만 참고자료로 활용할 따름이다.

단, 寒과 熱이나 補와 瀉에 있어서 서로 반대인 식품이나 藥物은 대체로 피하여야 한다. 예를 들어 熱性 疾患에는 寒冷한 藥物로 치료하게 되는데, 이 경우에 溫熱한 飮食物을 먹는 것은 합당하지 못하다. 또한 민간에서 人蔘을 무와 같이 잘 먹지 않는데, 이는 人蔘이 氣를 補하는 반면 무는 氣를 消하므로 효능이 서로 반대이기 때문이다.

飮食物이 藥物의 치료효과에 영향을 주는 경우는 매우 많은데 이에 대한 인식도 점차 넓어지고 있다. 예를 들면 철분을 함유한 補血劑를 복용할 때 차를 마시면 차 속의 탄닌산이 철분과 결합되어 흡수가 어렵게 되므로 삼가해야 한다. 한약이든 양약이든 藥物복용 시에 飮食物에 대한 禁忌는 매우 중요하므로 특히 유의하여야 한다.

제 4 장
起居養生法

起居란 일, 휴식, 행동거지, 옷차림, 거처 등을 가리킨다. 淸代의 潘楫은 《醫燈續焰·尊生十二鑒》에서 "起居란 무엇인가? 걷고 멈추고 앉고 눕는 일체의 행위이며, 아침에 일어나고 저녁에 휴식하는 것이다"라고 하였다. 그러므로 일상생활 속에서의 일과 휴식, 수면, 옷차림, 세수, 주거환경 등은 모두 起居의 범주에 속한다. 本章에서 말하는 起居養生法은 주로 규칙적인 생활, 일과 휴식의 적당한 정도, 수면의 올바른 방법, 몸에 맞는 옷차림, 청결한 위생, 알맞은 거처 등이다.

일찍이 고대의 동양인들은 起居의 保健衛生을 매우 중시하였다. 老子는 "淸淨無爲", "歸眞返朴"을 주장하면서 "백성들에게 자신들이 밭을 갈아 지은 곡식을 맛있게 먹도록 하고, 자신들이 紡織하여 지은 의복을 훌륭하게 생각케 하며, 자신들이 지은 집에서 편안히 살게 하고, 자신들의 풍속을 즐겁게 지내게 한다(《老子·十八章》)"고 강조하였다. 莊子의 養生思想은 老子와 상통한다. 莊子는 庖丁解牛의 古事를 인용하면서 養生은 반드시 天理에 따라야 함을 주장하여 《莊子·刻意》에서 "넓은 습지에 나가고 한가롭고 넓은 곳에 처하며, 한가로운 곳에서 낚시질하면서 無爲할 따름이다"라고 하였다. 荀子는 禮로써 修身養生할 것을 주장하였다. 그는 "飮食·衣服·居處·動靜을 禮에 따르면 아무 탈없고 그렇지 않으면 壅滯하여 질병이 발생한다"고 하면서 주거환경이 사람의 건강과 밀접한 관계가 있음을 밝혔다. 그리고 "邪僻한 것을 막고 올바른 것을 가까이 하기"위해서는 "居處에 반드시 마을을 가려 택해야 한다(《荀子·勸學》)"고 하였다. 《呂氏春秋·重生篇》에는 住居環境의 養生에 대한 기록이 풍부하고 자세하게 기술되어 있다. 예를 들면 "방이 크면 陰이 많고, 둔덕이 높으면 陽이 많다. 陰이 많으면 厥證이 나타나고 陽이 많으면 痿證[1]이 나타나는데, 이는 陰陽이 적절하지 못하여 일어나는 질환이다"라고 하였다. 이와 같이 先秦의 養生思想은 한의학의 발전에 매우 큰 영향을 미쳤다. 《黃帝內經》은 다양한 養生學術思想을 집대성하여 더욱 그 가치를 발휘하였다. 起居養生을 예로 들면 《素問·四氣調神大論》에서는 봄과 여름에는 밤늦게 자고 일찍 일어나며(夜臥早起), 가을에는 일찍 자고 일찍 일어나야 하며(早臥早起), 겨울에는 일찍 자고 늦게 일어나야 한다(早臥晩起)는 四季節 養生法을 처음으로 제시하였다. 또한 《素問·上古天眞論》에서는 "음식을 먹는데 절도가 있고 起居에 일정함이 있으며 함부로 일하지 않으면 形과 神이 잘 갖추어져 天壽를 누릴 수 있다"고 하였다. 또한 이에 반하여 "생명의 즐거움을 거스르고 起居가 무절제하면 50세에 노쇠하게 된다"고 하였다. 《素問·宣明五氣篇》에서는 "五勞所傷論"을 언급하여 "오래 보면 血이 손상되고 오래 누워 있으면 氣가 손상되며, 오래 앉아 있으면 肉이 손상되고 오래 서 있으면 骨이 손상되며, 오래 걸으면 筋이 손상된다(《素問·宣明五氣篇》 久視傷血 久臥傷氣 久坐傷肉 久立傷骨 久行傷筋)"고 하였다. 《素問·移精變氣論》에서는 또한 "움직여서 추위를 피하고, 陰地에 居하여 더위를 피한다"는 養生法을 제시하였다. 이러한 保健養生에 관한 논술들은 모두 起居가 인체생리기능에 알맞아야 할 뿐만 아니라, 객관적인 자연환경의 변화에 부합되어야 함을 강조한 것이다.

漢·唐代에는 房中術이 성행하였고 상층계급들이 長生을 추구함에 따라 養生術이 크게 발전하였다. 《華氏中藏經》에서는 "起居의 조절"을 長生의 大綱으로 삼았으며, 아울러 "행동거지가 적절치 못하면 저절로 병이 생긴다. 外的으로는 風·寒·暑·濕으로, 內的으로는 배고픔과 배부름 및 노동으로 인체를 망치게 된다"고 하였다. 稽康은 《養生論》과 《難宅無吉凶攝生論》 등을 편찬하였다. 그는 "만일 주택의 위치에 있어서 遠近이 적당하고, 가옥의 배치에 있어서 마당과 구석이 알맞게 되어 있고, 주거환경이 안정되고 경관에 변화가 있으면 사람에게 이롭고 福이 있다"고 하였다. 葛洪은 "攝生을 잘하는 사람은 눕고 자는데 있어 사계절의 변화에 따라 이르고 늦음의 차이가 있으며, 興起함에 있어서 조화로운 常則이 있다"고 지적하였으며, 아울러 구체적으로 "걸음은 빨리 걷지 말며, 귀는 극도로 귀기울여 듣지 말고 눈은 오래 보지 말며, 너무 오래 앉아 있지 말고, 피로할 정도로 눕지 말며, 추위를 느끼기 전에 옷을 입고, 더위를 느끼기 전에 옷을 벗어야 한다. ……극도로 심하게 일하거나 또는 오랫동안 쉬지 말고,……겨울에는 너무 따뜻하게 지내려 하지 말고, 여름에는 지나치게 시원하게

1) 痿證 : 痿躄이라고도 한다. 이는 四肢가 약하여 쓰지 못하는 病症이다. 처음에는 다리에 힘이 없다가 점차적으로 손과 발이 모두 연약해지고, 무감각해지며 피부가 건조해진다. 때로는 高熱로 인해 四肢가 痿弱하여 들 수 없거나, 産後에 兩 다리에 힘이 없어져 쓰지 못하는 수도 있다.

지내려 하지 말라"고 하였다. 이는 《黃帝內經》의 "노동으로 인한 신체손상을 예방하는 豫防思想"을 담고 있으면서, 또한 그 자신이 힘써 행한 개인적 경험이 담겨 있다. 南朝時期에 태어난 陶弘景은 평소 養生을 즐겨하여 《養生延命錄》 등의 책을 지었다. 그는 彭祖의 養生方法에 근거하여 《養生延命錄·敎誡篇》에서 "天時를 무시하면 凶하고, 天時에 순응하면 吉하다. 봄과 여름에는 산이나 높은 곳을 즐겨 찾고, 가을과 겨울에는 지세가 낮고 깊이 차단된 곳에 起居하면 吉하며 多福하고 수명이 무궁해진다"고 하였다. 이는 거주하는 곳의 높낮이를 바꾸어서 사계절 寒暑의 변화에 적응해야 함을 설명한 것이다. "겨울에는 발을 따뜻하게 하고 뇌를 차게 하며, 봄·가을에는 뇌와 발을 모두 차갑게 한다. 이는 곧 聖人의 常法이다"라고 하였으니, 天時의 변화에 순응할 것을 강조한 말이다. 唐代의 위대한 醫家인 孫思邈은 養生學에 매우 큰 공헌을 하였다. 그는 "治未病思想" 을 토대로 수많은 養生方法을 제시하였다. 그는 "걷고, 멈추고, 앉고, 눕고, 말하고, 웃고, 잠자고, 먹는 등의 행위가 도리에 어긋남이 없으면 장수할 수 있다(《千金翼方·養老大例》)"고 말하였다. 孫思邈은 "주거지는 산을 등지고 물을 앞에 두어야 하며, 기후가 상쾌하고 토지가 비옥해야 하며, 샘물이 맑으며 아름다워야 한다"고 하였다. 또한 그는 "산림이 울창한 곳은 진실로 아름다운 경치이다. ……만일 경치가 서로 잘 어울리고 언덕의 형체가 아름다우면 그곳이 가장 吉한 땅이다"라고 하였다. 《千金養生·道林養性》에서 주택은 "너무 화려하여 탐욕에 끝이 없게 해서는 안된다"고 하면서 "반드시 단아하고 소박하며 정결해야 한다"고 하였다. 의복착용에 있어서는 "의복은 거친 면직물이라 할지라도 추위나 더위를 막을 수 있으면 된다. 첫째로 부지런히 세탁하고 향을 묻혀야 한다(《千金翼方》)"고 제시하였다. 그리고 "축축한 옷과 땀에 젖은 옷을 오래 착용해서는 안되며, ……땀을 많이 흘렸으면 깨끗하게 갈아입고, 갈아입지 못할 경우에는 빨리 세탁해야 한다"고 강조하였다. 수면에 있어서는 "겨울밤에는 머리를 덮어쓰지 않아야 장수할 수 있다"고 하였으며, 또한 "무릎을 구부리고 모로 눕는 것은 사람의 氣功에 유익하며 똑바로 드러눕는 것보다 좋다"고 하였다. 이와 같은 養生知識들은 오늘날에도 여전히 실용적 가치가 있다.

宋·元代에는 인쇄술과 제지술이 발전함에 따라 養生學에 관한 기존의 著作들을 보존하고 계승할 수 있었다. 특히 陳直(宋)·鄒鉉(元)이 편찬한 《壽親養老新書》는 兩代 사람들의 연속적인 편찬으로 내용이 더욱 풍부하고 간결하며 명료하고 실용적이다. 이는 현존하는 비교적 초기의 老年醫學專門書이다. 이 책 속에서 특별히 설정한 《宴處起居篇》에는 "무릇 걷고, 멈추고, 앉고, 눕는 것과 잔치상에서의 起居는 모두 반드시 법도를 세워서 즐거움을 더해야 한다. 머무는 방은 반드시 항상 청결하고 고상해야 한다"고 하였다. 이 글속에는 침대의 높이, 거처 시설, 의복의 폭 등에 대하여 기술하였다. 陳直은 "낡아서 새고 지대가 낮아서 습한 곳에 거처해서는 안되며, ……피로할 정도로 동작하거나 걸어서는 안되고, ……임시로 안장을 맨 말을 타서는 안되며, ……무너진 집이나 기울어진 집에 들어가서는 안되고, 묘지와 사당에서 놀아서는 안되며, 위험한 지역을 걸어가서는 안되고, 연못을 건너서는 안되며, 어두운 방에 혼자 있어서는 안된다(《壽親養老新書·戒忌保護》)"고 하였다. 元代의 丘處機가 지은 《攝生消息論》에서는 《素問》의 사계절 養生法에 대하여 언급하고 있다. 예를 들면 "봄철 3개월은 寒溫이 일정하지 않으므로 솜옷을 갑자기 벗어서는 안된다. ……몸이 너무 덥다고 느껴지면 상의를 약간 벗고, 다소 추워 참기 어려우면 곧바로 옷을 입어야 한다. ……여름철 3개월은 평소 처마 밑·복도·뒷골목·깨진 창문에 居하면서 무조건 더위를 피해 서늘한 바람을 쐬어서는 안된다. 이러한 장소들은 비록 시원하지만 賊風의 출입이 가장 심한 곳이다. 오직 빈 대청, 깨끗한 방, 연못 가운데 지은 정자, 나무그늘의 정결한 공터에서 자연스럽게 바람을 쐬는 것이 적당하다. ……가을철 3개월은 이른 아침에 잠자리에서 눈을 감고 이를 스물 한번 부딪친다. ……겨울철 3개월은 침상에서 가만히 잠시 쉬는 것이 적당하다. 추위가 심해지면 솜옷을 입어야 하는데 갑자기 많이 입지 말고 점차 두껍게 입도록 한다. 오직 춥지 않게만 하면 된다. ……아침 일찍 외출하여 서리를 맞지 않도록 한다(《素問·攝生消息論》)"고 하였다. 李鵬飛가 지은 《三元延壽參贊書》는 起居에 있어서 "마음을 위주로 하여 形體를 완전하고 견고하게 해야 한다"는 사상을 제시하였다. 즉 "대개 몸이라는 것은 집이고 마음이라는 것은 집에 살고 있는 주인과 같다. 주인이 항상 집을 관리하면 창문과 마룻대·서까래·담벽이 모두 완전하고 견고해져 땅의 근원적인 수명을 얻을 수 있다"고 하였다. 여기에는 心理養生的思想이 내포되어 있다.

明·淸時期에 의학이 발전함에 따라 養生學에 관한 著作들이 현저하게 증가하였다. 明代의 冷謙은 《修齡要旨·起居調攝篇》에서는 기상에서부터 취침까지, 衣食에서 言行에 이르기까지 모두 언급하였다. 高濂의 《遵生八箋》은 形氣養生을 중시하였다. 그는 "편안함과 스스로 足함을 아는 사람은 안락의 근본을 얻고, 집의 안락함을 살피는 사람은 안락한 보금자리를 얻으며, 아침과 저녁의 調養을 유지하는 사람은 안락한 도리를 얻고, 계곡과 산에서 한가로이 노니는 사람은 안락한 즐거움을 얻으며, 三才(天·地·人)의 삼갈 바를 아는 사람은 안락한 경계를 얻고, 벗이나 손님과의 교제를 빈틈없이 하는 사람은 안락한 도움을 얻을 수 있다"고 하였다. 한편, 明代의 醫家인 張景岳은 《景岳全書》에서 北京地域의 일산화탄소중독에 관하여 비교적 상세하게 서술하고 있다. 그는 北京地域에 해마다 가스중독환자가 생기는 원인은 "석탄을 사용하는 방법을 모르기 때문이다"라고 하였다. 北京地域은 기후가 차서 가옥구조가 밀폐되어 있고 사람들은 온돌에서 자기 때문에 석탄가스가 집 내부에 가득 차 있다. 이는 아래로 흐르는 水와 위로 타오르는 火가 모두 밖으로 빠지지 못하게 되는 상태이므로 한밤중이 지난 후에는 濁氣가 아래에 머물러 사람의 코를 막아 호흡이 곤란하게 된다. 이를 예방하는 방법에 대하여 張景岳은 "천장에 구멍을 내거나 또는 창문의 창호지를 몇군데 떼어 내면 氣가 저절로 통한다"고 하였다.

淸代에는 尤乘이 《壽世靑編》에서 "동쪽으로 머리를 향하여 자고, 陰陽이 알맞아야 하며, 明暗이 서로 반씩 차지해야 한다. 방은 너무 높지 않아야 하는데 높으면 陽이 盛하여 너무 밝기 때문이고, 또한 너무 낮지 않아야 하는데 낮으면 陰이 盛하여 너무 어둡기 때문이다. ……내가 사는 방은 사방에 모두 창문이 있는데 바람이 불면 닫고 바람이 그치면 연다. 내가 사는 방은 앞에 발이 있고 뒤에 병풍이 있는데 너무 밝으면 발을 내려 안의 밝기를 조화시키고, 너무 어두우면 발을 말아 올려 바깥의 빛을 통하게 한다"고 하였다. 비록 내용은 많지 않지만 내용이 간단명료하면서도 실용적이다. 또한 이 책에서는 거처하는 곳의 수분과 토양, 地氣, 수면자세 등에 관하여 언급하였다. 淸代의 또 다른 養生學家인 曹庭棟은 《老老恒言》(《養生隨筆》이라고도 한다) 五卷을 지었다. 여기에는 老人의 起居養生에 대하여 자세하게 논하였다. 노인의 거처는 높은 건물이 적당하다고 하였는데, 그 첫째 이유는 地帶가 높으면 濕氣가 없기 때문이고, 둘째 이유는 매일 높은 곳에 오르면 다리의 힘이 증강되기 때문이다. 노인의 의복 역시 기후변화에 따라 착용해야 하는데 이에 대하여 "껴입을 수 있는 대로 입어야 한다. 추울 정도로 얇게 입지 말아야 한다"고 하였고, "갑자기 껴입지 말고 좀 따뜻해지면 다시 잠시 벗어야 한다"고 하였다. 노인이 잠자리에 들어갈 때에는 "모든 생각들을 제거한다. 생각들을 점차 제거하면 점차 적어지고, 점차 적어지면 점차 없어지게 된다. 그러면 자연스럽게 편안한 잠에 이르게 된다"고 하였다. 노인은 일과 휴식을 억지로 해서는 안된다. 잘 때가 되면 자고 일어나고 싶으면 일어나는 식으로 적당함을 규칙으로 삼아야 한다. 노인이 여름철에 더위를 피해 바람을 쐬는 것에 대하여 "처마나 정원에 나가 바람을 쐴 때 느끼는 상쾌함은 사람에게 적당하고 쾌적하다. 그러나 어두운 밤기운이 스며들 때는 병의 근원이 잠복하므로 대부분의 쾌적하다고 느끼는 곳은 곧 병을 얻는 곳이 된다"고 하였고, "노인은 수시로 예방해야 하므로 반드시 마음에 드는 곳에 居處하더라도 다시 한 번 고려해야 한다"고 노인들에게 경고하였다.

상술한 바를 종합하면 古代 醫家들은 起居養生을 매우 중시하였음을 알 수 있다. 이는 起居가 사람들의 일상생활에서 중요한 부분이고 잠시라도 떼어 놀 수 없는 부분이기 때문이다. 만일 행동거지에 규칙이 있고, 일어나고 자는 것이 天時에 맞으며, 걷고 멈춤에 있어 신체를 살핀다면 인체의 저항력이 자연스럽게 증강되어 건강하게 장수할 수 있다. 그러나 이와 반대로 일정한 생활규칙에 따르지 않는다면 심신의 건강에 危害要素를 가져다 줄 뿐이다.

1 意義

1) 起居와 健康

사람은 하늘과 땅의 기운에 의하여 化生된 것으로 이 세상의 중요한 구성부분이다. 《素問·寶命全形論》에는 "人生於地, 懸命於天, 天地合氣, 命之曰人."이라고 하였다. 자연계는 자기의 규칙에 의하여 꾸준히 움직이고 바뀌는 것으로 이러한 자연의 법칙을 따른 결과 인체에는 춘하추동 및 주야의 四時에 따라 사라졌다 다시 생기는 음양의 변화가 있을 수 있고, 동서남북이나 濕熱燥寒에 적응하여 생긴 지역적인 체질의 차이가 나타난 것이다.

곧 자연의 변화는 직접적이나 간접적으로 인체에 영향을 주어 이에 상응되는 생리활동이 일어나면서 각자의 특이한 체질이 이루어진 것이다. 《靈樞·歲露》에 사람은 하늘과 땅에 어우러지고 해와 달에 상응한다고 하였는데, 이는 곧 天人相應觀이다.

인체는 자연에 순응한 유기적인 整體이므로 반드시 자신의 생활을 하늘의 기후 및 지리적 변화에 맡겨 잘 적응하여야만 건강을 지킬 수 있다. 만약 기거양생을 소홀히 하여 자연의 법칙에 어긋나면 결국 인체에 손상을 입히게 되어 질병을 일으킨다. 예로부터 사람들은 줄곧 天時를 거스르는 경우를 外邪의 감수, 기거무상, 지나친 감정, 절제 없는 식사, 일 및 휴식의 실조 등과 같은 것들이 질병을 일으키는 중요한 원인으로 꼽혔다.

일상생활을 자연의 법칙에 맞추어 적절한 기거생활을 함으로서 일하고 쉬는 것이 조화를 이루는 것은 섭생의 매우 중요한 내용이다. 예를 들면 《養生要論》에서 精을 아껴 기르고 숨결을 고르게 다스리며 절제 있는 기거생활에 유의하고 추위와 더위에 알맞게 적응하며 음식물의 금기를 지키고 음식물과 약물은 그 원래의 성질에 따라 알맞게 섭취하므로 질병에 의한 손상을 입지 않는 것이 섭생을 잘하는 것이라 하였다.

자연변화의 일정한 법칙에 순응하고 선조들의 양생경험을 본 받는 것은 곧 《素問·上古天眞論》에서 "法於陰陽, 和於術數."라고 하였듯이 건강을 지키고 질병을 줄이며 장수하는 가장 유익한 방법일 것이다.

기거에 각별한 관심을 가지고 신중을 기하면 건강 장수한다는 사례를 찾기가 그리 힘들지 않다. 宋나라의 陸游는 유명한 애국적 시인이며 동시에 그는 기거양생에 많은 관심을 가졌던 양생가이기도 하다. 그는 일생에 만여편의 시를 써내 탁월한 업적을 남겼다. 하지만 그는 밤에 공부를 하다가 二更(밤 10시경)의 북소리가 끝나면 곧 잠을 자고 밤을 지새우는 일이 없을 뿐더러 낮에도 낮잠을 자는 습관이 있었다.

그는 매일 꾸준히 머리를 빗고 발을 씻으며 몸을 풀고 산책을 즐기는 등 하루라도 병이 나지 않으면 나가서 돌아오기를 꺼리었고 온 마을을 돌아다니며 사립문을 두드렸다. 그는 식사를 끝낸 뒤 오래 앉아 있지 않도록 하고, 옷을 더 입거나 벗을 때는 계절의 기후에 맞추며 또는 하루에도 여러 번 갈아입어야 하는 등 기거에 관한 요점을 강조하였다.

그가 기거양생에 각별히 유의한 결과, 많은 고비를 겪고 경제적인 어려움을 겪으면서도 85세까지나 살았다. 또한 나이가 들어서도 그는 귀가 조금도 멀지 않았으며 눈도 흐리지 않아 산에 가서 직접 나무도 하였다.

인간은 자연에 순응할 뿐만 아니라 또한 능동적으로 자연환경을 바꾸는 능력까지 있어 인체에 불리한 자연조건에 맞서 싸움으로서 건강을 보다 향상시키는데 많은 노력을 하였다. 즉, 더위를 피하고 추위를 막으며 산을 허물고 물을 다스리며 나무를 심고 꽃을 기르며 깨끗하게 청소하고 벌레를 소멸하며 나쁜 기운을 피하는 등은 생활조건을 개선하기 위한 적극적인 조치였다. 사람이 자연에 대한 능동적인 작용을 적절히 발휘함으로써 자연환경이 인간생활의 좋은 터전이 되도록 하여 인체의 건강을 지키고 무병장수의 목적을 이룰 수 있다.

2) 起居와 五臟

오장은 인체의 精氣를 化生하고 저장하는 곳으로서 각각 자기가 맡은 기능이 있는데, 오장 사이의 균형이 유지되고 조화가 이루어져야만 인체의 각종 생명활동이 유지된다. 기거에 신중하지 못하고 사계절의 변화에 조심하지 않으면 오장을 손상하게 되어 그 기능에 영향을 미치므로 건강을 해치게 된다.

《素問·四氣調神大論》에서 '肝은 疏泄 및 藏血의 기능을 맡아 인체의 氣血이 조화를 이루고 정상적으로 운행하는 데에 중요한 역할을 한다. 肝은 봄철에 상응하여 솟아오르고 퍼지는 기운을 主하며, 그 기운이 筋에 채워지고, 그 윤기는 爪에 나타나며, 그 竅는 눈에 열고 있다. 해가 뜰 무렵에 기운이 돌기 시작하여 筋脈이 펴지고 기혈이 잘 돌게 되며 해질 무렵에 기운이 가라앉으면서 血이 간으로 되돌아가므로 눈이 어둡고 神이 숨어든다.' 고 하였다. 규칙적인 기거양생은 간을 잘 보양하여 疏泄이 잘 되게 한다. 만약 기거의 규칙성을 잃으면 기혈이 거슬러 멋대로 돌면서 근맥을 손상시키고 疏泄이 잘 되지 않아 정서의 이상이 생기며 음식물의 運化도 잘 이루어지지 않고 어지럽고 눈이 침침하며 근맥이 오므라들면서 당기고 팔다리가 저리고 뻣뻣한 경우 등의 병증이 나타난다. 봄철의 기거를 제대로 조섭하지 못하면 특히 이러한 병증이 잘 나타난다고 하였다(《素問·四氣調神大論》逆春氣則少陽不生, 肝氣內變).

심장은 인체의 생리활동에 주도적인 작용을 하는 것으로 온몸의 혈맥과 神明을 맡고 있으며 그 竅는 舌이고, 그 윤기는 얼굴에 나타난다. 규칙적이고 리듬이 있는 생활습관은 일과 휴식의 조화를 맞추고 몸의 운동과 뇌의 활동을 적절하게 배합시켜 心氣를 보양할 수 있으므로 심장의 정상적인 기능을 유지하여 준다. 심장은 여름철에 상응하므로 여름의 기거양생을 소홀히 하면 무더위로 가장 쉽게 심을 손상시키는데 흔히 열이 나고 속에서 안달이 나며 갈증이 생기고 가슴이 답답하며 나른한 경우 등의 병증이 나타난다. 이것을 《素問·四氣調神大論》에는 "逆夏氣則太陽不長, 心氣內洞."이라고 하였다.

각 연령층에 따라 心氣의 성쇠는 차이가 있는 것으로 대체로 젊은 사람의 심기는 왕성하고 나이가 들면 심기가 쇠약해진다. 그러므로 기거양생에 있어 이와 같은 연령에 따른 생리적 특징에 맞추어 조섭하여야 하고 이를 거스르면 곧 心을 손상시키게 된다. 예를 들면 소아가 外邪를 감수한 경우 쉽게 火로 되어 심장에 들어가 경기나 안절부절못하면서 갈증이 나고 까무러치는 등의 증상을 일으키지만, 노인의 경우는 心神이 지나치게 지쳐 있으면 心血을 더욱 소모시켜 가슴이 두근거리고 실면하거나 안달이 나면서 열이 오르는 병증이 나타난다.

脾는 水穀과 水液을 運化하는 기능을 맡고 있는 것으로 인체의 "後天之本"이며, 長夏 및 四時에 상응한다. 사계절의 기거가 모두 알맞게 조섭되어 규칙적이고 적절하면 脾胃의 조화가 이루어져 맑은 기운이 솟아오르고 탁한 기운이 내려가 온 몸을 두루 자양시킨다. 만약 기거의 조섭이 제대로 이루어지지 않는 경우는 비위를 손상시키게 된다.

《養性延命錄·敎誡篇第一》에는 靑牛道士의 말을 인용하여 "배가 부르면 앉지도 눕지도 말고 걷거나 슬슬 일을 좀 하여 풀어주어야 하는 것으로 그렇지 않으면 몸 속에 쌓이고 뭉쳐 풀리지 않는 병이 생길 수 있다……"고 하였다. 노인, 소아, 병자 등 脾氣가 부족한 사람은 마땅히 식사의 횟수를 늘리고 식사량을 줄이며 수시로 몸을 움직여 주어 脾胃運化기능이 제대로 되게 하여 정미로운 것을 온몸에 퍼지게 해야 한다.

肺는 氣를 主하여 호흡을 맡고 있으며 宣發 및 肅降의 기능을 갖고 있고, 그 竅를 코로 열고 있으며 가을철에 상응한다. 폐는 콧구멍을 통하여 바깥과 서로 통하므로 온도의 변화에 제대로 적응하지 못하는 경우 六淫이나 疫氣는 인체에 손상을 주는데, 대개 코나 살갗으로 들이닥쳐 먼저 폐를 덮치면서 감기, 기침 및 각종 온병 등을 일으킨다.

특히 가을철은 주로 燥한 기운이 자리하기 때문에 만약 제대로 몸을 조섭하지 못하면 肺津을 소모하여 肺燥로 인한 기침이나 목이 쉬는 병증이 일어나고 또한 기후가 갑자기 추웠다 더웠다 하여 몸속에 깊이 숨어 있던 邪를 건드려 천식 등의 묵었던 질병이 발작된다. 《素問·四氣調神大論》에 "逆秋氣則太陰不收, 肺氣焦滿."이라고 하였으므로 肺氣를 보양하려면 반드시 온도에 알맞게 조섭하고 항상 기공 등의 운동을 함으로서 사기를 막아내는 저항력을 길러야 한다.

腎은 精을 갈무리하는 것으로 인체음양의 근본이 되며, 뼈를 主하고 髓를 만들어내며 그 윤기는 머리카락에 나타나고 겨울철에 상응한다. 기거양생을 통하여 겨울철의 조섭이 알맞으면 腎氣가 굳게 간혀 깊게 갈무리되지만 그렇지 않는 경우는 腎이 손상되어 元陰 및 元陽이 휴손된 병증을 일으킨다.

《素問·四氣調神大論》에 "逆冬氣則少陰不藏, 腎氣獨沈."이라고 하였는데, 소아의 경우 腎氣가 아직 채워지지 않아 제대로 조섭하지 못하면 후천적인 요인으로 선천적인 기운을 뒷받침하여주지 못하므로 성장 및 발육이 늦어지는 등의 병증을 일으키고, 노인의 경우는 腎氣가 점점 쇠하여지므로 뼈가 삭아 잘 부러지고 수염이나 머리카락이 일찍 희며 추위를 타고 팔다리가 시리며 밤에 소변을 자주 보게 되고 심하면 수명에 영향을 주기도 한다.

매일의 일과를 합리적으로 설정하여 五官 및 四肢가 항상 움직이지만 지나치지 않을 정도로 유지하는 것이 五臟의 기능을 건강히 유지하는 데에 필요한 것이다. 《養生鏡·起居》에는 "눈으로 안 보이는 먼 곳을 억지로 바라보지 않으면 肝을 길러주고, 귀로 잘 안들리는 작은 것에 귀를 기울지 않으면 腎을 길러주며, 땅 바닥에 눕지 않으면 肺를 길러주고, 규범에 벗어나 기교를 부리지 않으면 心을 길러주며, 지나치게 배부르거나 허기지지 않고 날 것이나 찬 것을 많이 먹지 않는 것은 脾를 길러주는 것으로, 이는 五臟의 금기라고 할 수 있다"고 하였다.

3) 起居와 氣血

氣는 인체의 가장 기본적인 물질구성으로서 쉴새없이 움직이는 특징을 가지고 있으며 인체의 생명활동을 유지하고 추진시키는 작용을 한다. 血은 혈맥 속에서 흐르는 붉은 빛을 띠는 액체 모양의 물질로서 영양을 제공하고 온몸을 촉촉하게 자양시키는 작용을 한다. 氣와 血이 가득 차면 체내에서 제대로 돌 수 있기 때문에 정상적인 생명활동을 할 수 있도록 한다.

인체의 氣는 자연의 氣에서 비롯된다. 《素問·寶命全形論》에는 사람은 하늘과 땅의 기운에 의하여 생겼고 사계절의 변화를 본떠 만들어졌다고 하였다. 들이마신 공기 속의 맑은 氣와 음식에서 섭취한 水穀의 精氣는 선천적인 元氣와 서로 결합하여 眞氣로 되면서 온몸에 퍼진다. 眞氣의 성쇠는 직접적으로 인체의 건강 및 수명에 영향을 준다. 사람은 氣를 근본으로 삼아 태어났으므로 모든 질병이 氣에서 비롯되기 마련이다. 《抱朴子·內篇》에 "氣를 소중히 여기면 이치에 들어맞은 것이고 이치에 들어맞으면 오래 산다"고 하였는데, 이는 氣를 조절하고 잘 보양하여 인체의 건강을 지키는 것의 중요성을 시사하고 있다.

氣를 조절하고 잘 보양하려면 먼저 자연의 맑은 氣를 들이마시고 몸속의 탁한 氣를 내뱉는 곧 吐古納新을 하는 동시에 자신의 元氣를 지킴으로써 眞氣가 체내에서 끊임 없이 돌면서 솟아오르고 내려가는 운동을 고르게 하여 생명의 활기를 얻어야 한다.

춘추시대에 老子는 이미 氣를 수련하는 방법을 제시하였는데, 《老子·道經·成象第六》에 "콧구멍과 입은 하늘과 땅의 元氣가 지나는 길로서 드나들 때 콧구멍과 입으로 들이쉬었다

내쉬었다 하는 숨결은 잔잔하면서 매우 약하여 있는 듯하다 다시없는 것 같기도 하기 때문에 氣를 수련할 때는 항상 힘을 빼고 편안하게 하고 조급하게 서두르거나 너무 자주 하여 지쳐서는 안 된다"고 하였다. 역대의 양생가들은 많은 연구에서 독특한 氣功養生法을 만들어냈다. 일상생활 중에서 매일 꾸준하게 기공을 수련하면 건강을 유지하고 몸을 튼튼하게 하며 병을 없애고 장수할 수 있다는 효과가 이미 입증되었다.

氣를 조절하고 보양하려면 또한 반드시 사계절에 따라 변화하는 氣의 운동에 순응하여야 한다. 《素問·生氣通天論》에는 "하늘의 기운이 맑고 깨끗하면 마음이 다스려져 순응하는 경우 陽氣가 굳게 지키므로 邪가 있어도 해치지 못하는데, 이는 계절의 질서를 지켰기 때문이다.……잃는 경우는 속으로 九竅가 막히고 밖으로는 근육에 뭉쳐 衛氣가 흩어져 버리므로 이는 스스로 손상을 입어 氣가 꺾였기 때문이다"라고 하였다.

이는 기거를 사계절에 맞추어 조섭한 경우 陽氣가 단단하고 촘촘하게 表를 지켜 外邪가 침입하지 못하지만 만일 사계절의 氣의 변화를 거스르면 陽氣가 흩어져 겉을 굳게 지키지 못하므로 邪氣가 들이닥쳐 질병을 일으킨다는 것을 설명하고 있다.

血은 수곡의 精微에 의해서 화생된 營氣 및 진액으로 이루어진 것으로 血은 맥속에서 氣의 힘을 빌어 돌게 된다. 기거생활이 규칙적이지 못하여 몸이 지나치게 지치면 氣를 꺾고 血을 손상시키며, 지나치게 편하도록 몸을 움직이지 않아도 氣와 血이 뭉쳐 머무르게 된다. 추위와 더위에 제대로 조섭을 하지 않은 경우 더위는 氣를 소모하고 흩뜨리며 추위는 氣가 머무르고 血이 매끄럽게 돌지 못한다. 이와 같은 경우 모두 氣虛, 血虛, 氣滯, 血瘀 등의 병리적 변화를 일으킬 수 있는데, 나이나 체질의 차이에 따라 사람마다 氣血의 성쇠는 다르기 때문에 각자의 체질에 따라 기거가 적절하여야만 氣血이 충분하여 정상적인 운행이 이루어질 수 있다.

4) 起居와 精神

精神은 氣血과 마찬가지로 생명을 유지하는 근본이 되는 것으로 《靈樞·本臟》에 "人之氣血精神者, 所以奉生而周於性命者也. ……精爲神之宅, 有精則有神"이라고 하였고, 《抱朴子·內篇》에는 "寶精則神明, 神明則長生"이라고 하여 마음을 편하게 조절하는 것은 건강장수의 필수조건임을 강조하였다.

정신을 건전하게 조절하려면 반드시 기거생활을 알맞게 조섭하여야 하는 것으로 힘든 일을 하는 경우는 적당한 휴식을 취할 필요가 있고, 머리를 많이 쓰는 경우는 틈틈이 몸을 푸는 것이 필요하며 어떤 경우든 모두 일정한 수면시간을 보장하여야 한다. 그러나 또 하루종일 아무 일도 없이 배불리 먹기만 하고 한가롭게 지내기만 해서도 안 되는 것으로, 오래 되면 精力이 쇠퇴되면서 정신이 흐려지고 생각도 느려지기 마련이다. 정력이 넘치고 활기차려면 몸의 움직임과 뇌의 활동을 곁들이고 일과 휴식을 번갈아 취하여야 한다.

사계절에 맞추어 추위와 더위에 알맞게 조섭하고 각 계절의 기후특징에 따라 합리적인 기거를 하는 것도 정신을 건전하게 조섭하는 전제이다. 《內經》 에는 사계절의 기후변화에 순응하여 오장의 神氣를 잘 조섭하는 것을 매우 강조하였는데, 《素問·四氣調神大論》 에는 전문적으로 그 원칙과 구체적 방법을 논술하여 사계절의 기거양생에 관한 요점을 제시하였는데, 이와 같이 하여야 神志가 계절의 변화에 따라 생기고 자라고 추스르고 갈무리된다고 하였다.

《素問病機氣宜保命集·攝生論》 에서도 "음식물은 그 형체를 기르고, 기거는 그 정신을 조절한다.……사계절에 맞추어 기거를 조섭하는 방법은 그 정신을 조절하기 위함이다"고 하여 사계절에 맞추어 기거와 음식물을 조섭하면 神이 가득 채워져 몸이 건강할 수 있다는 것이다.

精은 인체의 생명활동에 있어 근본인 것으로 가득 채워지고 굳게 숨어들어야 하며 함부로 소모되는 것을 삼가하여야 한다. 양생의 방법에는 지나친 房勞로 精이 쇠갈되고 眞氣가 흩어지는 경우를 피할 것을 강조하였고 또한 지나치게 지치지 않도록 하여 陰을 굳게 지켜 精을 자양하는 것에도 항상 유의하였다. 《攝生三要·聚精》 에는 "精은 血에서 비롯된 것으로 房事로만 精이 소모되는 것이 아니라 평소에 血을 손상시키는 모든 경우를 깊이 삼가해야 한다"라고 하였다.

예를 들면 눈이 피로할 정도로 오래 보면 血이 보는 것으로 소모되고, 귀가 지칠 정도로 오래 들으면 血이 듣는 것으로 소모되며, 지나친 걱정으로 마음이 지치면 血은 생각 때문에 손상된다. 본인은 모든 일에 절제를 함으로써 血을 잘 길러주고 날이 갈수록 그 효력이 쌓였다. 그러므로 勞傷에 절제가 있는 것이 가장 소중하다고 하였다. 精과 血은 같은 근원에서 비롯된 것이므로 房勞나 힘든 일에 절제를 하는 것은 곧 血을 길러주는 것으로 血이 가득 차고 정이 넉넉하면 神氣도 자연히 왕성하게 된다.

취미생활을 즐기는 것도 마음을 조절하고 精神을 수양하는 적극적 방법이다. 《起居安樂箋·恬逸自足條》 에는 《書齊十樂》 의 내용을 인용하여 "義나 理에 관한 책을 읽고, 글씨 쓰는 법을 배우며, 마음을 깨끗이 하고 조용히 앉아 있거나 좋은 친구를 만나 얘기를 나누고, 술을 가볍게 마시어 약간 취하거나, 꽃을 키우고 대나무를 심으며, 음악을 듣고 새를 기르며, 향을 피우고 차를 끓여 마시며, 성벽에 올라 산을 구경하고, 골똘하게 장기를 두는 등 이와 같은 열 가지 취미 외에 다른 즐거움도 있지만 나는 바꾸지 않는다"고 하여 편안히 神을 수양하는 방법들을 많이 지적하였다. 충실한 여가생활은 피로를 풀어주고 가슴이 탁 트이도록 하며 몸가짐과 성품을 수양하고 神을 온전케 하여 장수하는 데에 도움이 된다.

2 起居養生의 방법

1) 起居有常

기거양생의 원칙은 "起居有常"이다. 다시 말하자면 구체적인 상황에 따라 일상생활을 합리적으로 하여 제때에 알맞게 일하고 휴식하는 것을 하나의 규범으로서 꾸준히 오래도록 지켜 가는 것이다.

자연계는 자체의 주기에 따라 꾸준히 움직이고 변화하므로 일년은 사계절이 있고 하루에는 네 개의 때가 있으며, 해와 달의 운행에 따라 한 바퀴 돌고 다시 시작하여 거듭된다. 인류는 이와 같은 자연환경 속에서 오래 생활한 결과 체내의 기혈이 盛하였다 衰하고, 陰陽이 消하고 長하는 상대적인 변화가 생겼다.

《素問·八正神明論》에는 "날씨가 따뜻하고 맑으면 인체의 혈이 묽고 衛氣가 뜨므로 혈이 잘 흐르고 기가 잘 돌며, 날씨가 차고 흐리면 인체의 혈이 엉기어 껄껄하고 위기가 가라앉는다. 달이 막 뜨기 시작하면 血氣가 精으로 되기 시작하면서 위기가 돌기 시작하고, 달의 둘레가 차면 혈기가 가득 채워져 근육이 단단하며, 달이 이지러지면 살이 빠지고 경락이 허하며 위기가 빠져 형체만 남는다"고 하여 자연의 때에 따라 血氣를 조절하여야 한다는 주장을 제시하였다.

일년 중의 사계절에 시간에 있어 동지에서 하지까지는 낮이 점점 길어지고 밤이 점점 짧아지며, 하지에서 동지까지는 밤이 점점 길어지고 낮이 점점 짧아지는 변화가 있고, 기후에 있어 봄은 따뜻하고 여름은 더우며 가을은 시원하고 겨울은 추운 등의 변화가 있듯이 인체의 경우 봄과 여름에는 陽氣가 점점 솟아오르고 가을과 겨울에는 陰氣가 점점 왕성하여 양기가 봄에 형성되어 여름에 자라고 가을에 추슬렀다 겨울이면 숨어드는 변화를 보인다. 그러므로 사계절의 기거는 마땅히 이러한 상태에 맞추어 활동과 휴식을 조절하여야 한다.

하루 중 四時에는 낮과 밤이 바뀌는 음양의 교체가 있으므로 인체에도 역시 陰陽消長의 끊임없는 변화가 있다.

《素問·金匱眞言論》에는 "아침에서 한낮까지는 하루 중의 陽이면서 陽중의 陽이고, 한낮에서 해질 무렵까지는 하루 중의 陽이면서 陽중의 陰이며, 밤이 들면서부터 닭이 울 때까지는 하루 중의 陰이면서 陰중의 陰이고, 닭이 울고 나서 아침까지는 하루 중의 陰이면서 陰중의 陽이다. 그러므로 사람도 이에 순응하여야 한다"고 하였다(《素問·金匱眞言論》 平旦至日中, 天之陽, 陽中之陽也; 日中至黃昏, 天之陽, 陽中之陰也; 合夜至雞鳴, 天之陰, 陰中之陰也; 雞鳴至平旦, 天之陰, 陰中之陽也, 故人亦應之).

대개 아침에서 점심까지는 인체의 양기가 왕성하고 음기는 안에 갇힌 것으로 정력이 충만한 시기이므로 작업능률이 비교적 높다. 점심에서 해질 무렵까지는 양기가 점점 사라지고 음기가 점점 성장하므로 여전히 비교적 강한 활동능력을 가지고 있지만 조금씩 지치게 된다. 밤이 되면서 양기는 숨어들고 음기가 온몸으로 퍼지므로 잠을 자야하고 닭이 울면서부터 아침까지는 다시 음기가 사라지고 양기가 자라나는 변화를 거듭하면서 새로운 순환과정을 시작한다.

환자의 경우 하루 중에서 질병이 덜했다 더했다 하는 과정은 흔히 인체의 陽氣가 자랐다 숨어드는 변화와 서로 관련이 있다. 대체로 새벽에 인체의 양기가 자라기 때문에 病氣는 점점 줄어들어 정신이 가뿐해지고 점심때 양기가 가장 왕성하여 邪氣를 이길 수 있으므로 질병의 상태도 안정되며, 해가 떨어지면 양기가 점점 사라지면서 病氣가 다시 드세져 상태가 심해지고 한밤에는 양기가 깊숙이 숨어들어 사기만 온몸에 자리하므로 병세가 가장 심하다. 그러므로 치료할 때 의사는 이와 같은 변화에 따라 사기와 정기의 변화되는 특징을 미리 짐작하여 환자의 기거를 합리적으로 배치하고 제때에 알맞은 치료를 하는 조치를 취하여야 한다.

현대의 생체리듬에 대한 연구로 이루어진 학문을 時間生物學이라고 하고 생체리듬이론이라고도 한다. 이러한 이론은 생물의 리듬이 규칙적으로 변화하는 과정을 밝혔다. 예를 들면 인체의 부신피질호르몬과 피질호르몬의 함량이 아침에 가장 빠르게 높아져 최고치에 이르고, 오전 4시간 동안의 분비량은 하루 종일 분비되는 총량의 40%를 차지하며, 오후부터 분비가 줄어들면서 함량이 떨어지다 한밤에 분비가 완전히 멈추었다 새벽이 되면서 조금씩 늘어나기 시작한다.

또한 인체의 활동능력도 새벽 2시에서 새벽 4시 사이는 인체의 대부분 기능이 억제된 상태로 들어가 밤을 새우며 작업을 하는 경우 효율이 가장 낮고, 오전 10시경에는 집중력과 기억력이 가장 좋고 작업효율도 가장 높으며, 13시에서 14시 사이는 인체의 호르몬에 변화가 있어 피곤함을 느끼게 되고, 15시는 외향적인 성격의 젊은이인 경우 창의력이 가장 왕성한 때이며 내향성적인 사람은 추스르지는 때가 되고, 22시는 체내의 많은 기능이 모두 저하된 상태에 이르러 휴식하려고 준비한다. 현대의 시간생물학적 내용은 한의학에서 주장하는 주야에 따라 인체의 음양 및 기혈의 消長이 바뀐다는 관점과 거의 일치한다.

자연계와 인체의 변화하는 원리를 파악하였으면 스스로 이를 따르고 함부로 어겨서는 안되는 것으로 봄과 여름에는 陽氣가 솟구쳐 빠져야 하므로 적당히 활동하는 시간을 늘리고 잠자는 시간을 줄일 수 있고, 가을과 겨울은 양기가 숨어들고 陰氣가 왕성하므로 적당하게 수면시간을 늘리고 활동을 줄여야 한다.

일상생활에는 긴박함과 여유가 있어야 하고 활동과 휴식이 필요하며 규칙적인 리듬을 지켜야 한다. 《孔子家語・五儀解》 중에는 "무릇 잠자리에 제때에 들지 않고, ……지나치게 쉬거나 일을 하면 병들어 모두 죽는다"고 하여 기거에 규칙이 없이 제때에 일하고 쉬지 않으면 질병이 생겨 목숨까지 위협하는 점을 시사하였다. 아울러 생활의 규칙은 또한 개인의 특징에 따라 나이, 성별, 체질 및 맡은 일과 생활환경 등을 감안하여 정하여야 한다. 그러므로 起居有常이라는 원칙을 전제로 구체적인 상황에 맞추어 합리적인 배치를 하여야 하고 일괄적인 형식에 구애되어서는 안 된다.

2) 합리적인 활동 및 휴식

《養生鏡》, 《起居安樂箋》 등의 저서에서는 모두 매일의 조섭에 관한 구체적인 방법이 제시되어 실용적인 가치가 매우 높다.

(1) 아침

매일 아침에는 마땅히 제때에 일어나고 늦잠을 자서는 안 된다. 깨어나는 시간은 해가 뜰 무렵이 가장 적절하여 해와 같이 움직이기 시작한다는 말이 있다. 아침에 깨어나면 쭈그려 누워 있지만 말고 먼저 두 눈을 뜨고 팔다리를 쭉 뻗어주며 손으로 가슴을 몇 번 두드리고 나서 곧바로 일어나 앉아 웃옷을 입고 두 손으로 열이 날 때까지 얼굴을 비빈다. 날씨에 맞추어 옷을 어느 정도 입을지 정하는데, 따뜻하게 입어야 하고 옷, 양말, 신을 차려입은 뒤 침대에서 내려와 활동하기 시작한다. 이 때 바로 이불을 뒤집어 이불 안쪽의 탁한 기운이 흩어 퍼지게 하고 창문을 활짝 열어 놓은 다음 이를 닦고 세수를 하며 집 안팎을 깨끗이 치우고 나서 이불을 개고 침대를 정리한다.

아침에 신체단련은 침대 위에서 마음을 가다듬고 호흡을 연습하거나 침을 삼키고 이를 맞부딪히거나 빗질을 하면서 머리를 문지르거나 귀나 코를 비비는 등의 활동을 할 수 있는데, 체질 및 앓고 있는 질병에 따라 그 중의 한두 가지를 골라 하면 된다. 일어나서는 밖으로 나가 拳術, 기공, 조경작업 등의 운동을 한다. 대개 이 때는 날이 밝기 시작하여 해가 떠오르므로 陽氣가 솟구쳐 오르면서 공기가 맑고 시원하여 吐納의 호흡을 곁들이면서 몸을 푸는 운동을 하면 온몸의 기혈이 잘 돌게 되므로 건강을 지키는 좋은 효과를 얻을 수 있다.

신체단련을 끝내고 나서 아침을 먹는데, 아침식사는 맑고 묽어 소화가 잘 되는 음식물을 섭취하는 것이 좋다. 예를 들면 끓인 물, 우유, 소금물에 삶은 계란, 죽 등이다. 식사가 끝나면 양치질을 하고 손으로 배를 쓰다듬어 주면서 천천히 잠시 동안 걷는 것이 바람직하다.

아침에 삼가야 할 것은 너무 늦게 일어나 하늘의 빛을 듬뿍 받을 수 있는 좋은 기회를 놓쳐서는 안되고 또한 너무 일찍 일어나지도 말아야 한다. 닭이 울기 전에 일어나면 陽氣가 아직 솟아오르지 않았기 때문이다. 밖에서 단련하는 경우 옷은 적절하게 입어야 하고, 특히 노인의 경우 찬바람이나 서리 및 이슬 등을 맞지 않도록 유의하여야 한다. 신체단련은 몸이 훈훈하여 지면서 약간 땀이 나는 정도면 되고 지나치게 운동하여 땀을 많이 흘리는 것은 좋지 않다.

(2) 적절한 활동 및 휴식

낮에는 陽氣가 밖으로 겉돌기 때문에 주로 활동을 하여야 하는 것으로 《養性延命錄·敎誡篇第一》에서 언급했듯이 아침부터 저녁까지 늘 무엇을 하고 있어야 한다. 활동의 내용은 사람에 따라 다를 수 있는데, 직장에서 근무를 하거나 농사를 짓거나 공부를 하거나 사무적인 일을 보거나 집안일을 하는 등 다양할 수 있다. 오전에 가장 활기가 차 있으므로 하루의 일은 오전에 끝낼 수 있으면 가능한 오전에 마무리하고 될수록 오후의 일을 줄이는 것이 바람직하다. 일과는 요구대로 마무리 짓고 오늘의 일은 오늘로 끝내며 미루거나 끌려고 하지 말고 또한 일에 지나치게 매달렸다 갑자기 할 일이 없어서도 안되므로 매일의 일과를 비슷하게 배치시켜야 한다.

활동하는 시간은 나이 및 체질에 따라 각각 다를 수 있는데, 일반적으로 8시간이 적합하고 젊고 건강한 경우 적당히 길어질 수 있으며 늙고 몸이 약한 사람은 적절히 줄이는 것이 적합하다. 지속적으로 일을 하는 경우 간간이 쉴 필요도 있다. 머리를 쓰는 경우와 육체적인 일을 하는 경우가 서로 어우러져 머리를 많이 쓰게 되면 몸을 자주 움직여 활동량을 늘리고, 육체적인 일을 주로 하는 경우는 자주 쉬어주어 지나치게 피로가 쌓이지 않도록 하여야 한다.

활동이 너무 과중하여서는 안 되는 것으로 지나치면 氣血을 손상시키고 精力이 안에서 소갈되지만 게으름도 삼가야 하는 것으로 체력이 날로 떨어지는 것도 방지하여야 하기 때문에 매일 적당한 운동으로 체력을 유지하는 것은 건강의 중요한 원칙이다.

활동할 때는 자세도 중요한 것으로 옛 사람들은 앉을 때는 종처럼 묵직하고 움직일 때는 바람처럼 빠르며 서 있을 때는 소나무처럼 우뚝 솟아 있어야 한다고 하여 앉고 움직이고 서 있을 때의 바른 몸가짐을 제시하였다. 《諸病源候論·腰病候》에는 "무릇 쉬는 것을 배우려면 먼저 반듯하게 앉을 줄 알아야 하는 것으로 무릎이 나오게 하고 발은 맨 처음 앉을 때 먼저 발가락을 같이 맞대고 발뒤축은 밖으로 벌어지게 하여 잘 앉은 다음 안정되면 두 발굽을 안으로 거두어 모아 댄다……"고 하였는데 곧 "正坐"의 자세를 자세히 밝혔다.

평소의 자세는 머리와 목을 꼿꼿하게 펴주고 두 어깨를 활짝 벌리며 가슴을 쑥 내밀고 배를 안으로 약간 거두어들이며 엉덩이를 뒤로 빼지 않도록 하여야 한다. 서 있을 때에는 반듯하게 몸을 펴고 두 팔을 자연스럽게 내리도록 하며, 앉은 경우는 윗몸, 넓적다리, 종아리가 서로 수직이 되도록 하며, 걸을 때에는 두 다리와 두 팔이 서로 앞뒤로 잘 맞추어져 흔들도록 하여야 한다. 올바른 자세는 소아의 정상적인 발육에 도움을 줄뿐더러 성인도 건강한 체구를 유지하는 데에 도움이 된다.

(3) 저녁 무렵의 휴식

해가 진 뒤에는 인체의 陽氣가 안으로 들어가므로 더 많은 일을 하는 것은 적합하지 않다. 저녁에는 주로 휴식과 오락을 취하며 또한 가족과 같이 이야기를 나누거나 음악을 듣고 공연을 보며 장기도 두고 책을 읽는 등 하루의 일과로 쌓인 피로를 풀면서 몸과 마음을 편안하게 하여 잠을 잘 준비를 한다.

만일 밤에 공부를 하거나 일을 해야 할 필요가 있으면 너무 오래하지 않도록 하고 보통 22시를 넘기지 말아야 한다. 밤이 깊었는데도 쉬지 않고 골똘히 생각에 잠기거나 미친 듯이 새벽까지 놀거나 논쟁으로 흥분을 하는 등은 반드시 陰과 陽의 消長되는 리듬에 영향이 미치어 잠을 이루지 못할 수 있으므로 제대로 쉬지 못하면 그 이튿날 정신이 흐려 오래 되면 건강마저 손상시킨다.

밤의 단련은 동작이 부드럽고 느린 운동을 주로 하고 격렬한 활동은 가급적 삼가며 밖에 나가 산책하는 것이 가장 적합하다.

淸나라의 시인인 龔自珍은 봄철의 밤에 서재에 앉아 속상해하기 보다는 검고 아득한 하늘로 눈길을 돌리는 것이 더 낫다고 하였는데, 이는 곧 불쾌한 일로 마음이 심란할 때 혼자 답답하게 속상해하는 것보다 밖에 나가 거닐면서 하늘의 별을 바라보고 가슴이 탁 트이도록 하여 心神을 편안하게 가다듬는 것이 더 바람직하다는 것이다.

잠들기 전에는 눈을 돌리고, 침을 삼키며, 이를 맞부딪히고, 배를 문지르며, 腎을 안마하고, 발을 비비며 목욕을 하는 등의 운동을 할 수 있는데, 개인의 상황에 따라 한 두 가지 선택하면 된다. 예를 들면 책을 보아 눈이 피로하면 눈을 돌리고, 이가 튼튼하지 않으면 이를 맞부딪혀주고, 헛배가 불러 더부룩하면 배를 문지르고, 허리와 다리가 시큰하며 힘이 빠지면 발바닥을 비빈다.

(4) 수면과 식사

수면과 식사는 모두 양생의 중요한 내용이다. 수면은 인체의 陰과 陽이 消長하는 리듬에 의하여 일어나는 현상으로서 《靈樞・口問》에 "陰은 밤을 주재하는 기운인데, 밤에는 잠을 잔다"고 하여 陰氣가 드세면 인체는 수면상태에 들어가게 되고 아울러 陽氣가 솟아오를 것에 대비하게 되며 陽氣가 어느 정도로 비축이 되면 잠에서 깨어나 하루의 활동을 시작한다. 이처럼 수면과 활동을 번갈아 하므로 비로소 몸에 충분한 활동능력을 길러줄 뿐더러 또한 충분한 휴식도 얻는 것이다.

음식은 하루에 아침, 점심, 저녁으로 나누어 세끼로 하는 것이 적절하다. 몸이 약하여 脾胃의 運化시키는 기능이 튼튼하지 못한 경우는 적당하게 식사하는 횟수를 늘리고 식사량은 줄일 수 있다. 많이 먹고 나서 바로 자는 경우는, 腸과 胃에 음식물이 가득 차 아직 소화가 채 되지 않았기 때문에 흔히 中焦의 기능이 고르지 않아 편안하게 잠들지 못하며 胃를 손상시키고 神에 영향을 미친다. 잠을 자다가 식사를 하는 것도 脾胃에 음식이 뭉쳐 머물러 있기 쉬워 수면에 지장을 줄 수 있으므로 가급적 삼가야 한다.

(5) 조심하여야 할 행동

일상생활 중에서 뜻밖의 일이 일어나지 않도록 조심하여야 할 행동도 많이 있다.

① 깨어날 때 어지러움에 유의하여야 한다. 밤에 잠을 잘 때는 氣血의 운행이 매우 느리다가 깨어나면서 온몸으로 퍼지게 된다. 기혈이 부족한 경우 만약 깨어나 갑자기 침대에서 내려오면 기혈이 밑으로 쏠리면서 온몸으로 고루 퍼지지 못하여 뇌에 공급이 안되므로 神明이 총기를 잃으면서 갑작스럽게 어지러울 수 있다. 그러므로 잠에서 깨어나면 먼저 몸을 일으켜 침대에 잠깐 앉아 가벼운 몸놀림을 하고 나서 천천히 일어나야 한다.

② 대변을 볼 때 너무 오래 앉아 있지 말아야 한다. 대변을 볼 때 책이나 신문을 읽거나 여러 가지 생각을 하면서 오래도록 끄는 것은 바람직하지 못하다. 오래 쪼그리고 앉아 일어나지 않으면 經脈이 막혀 氣血이 고루 돌지 못하므로 대변을 다 보고 일어설 때 다리가 저릴 뿐만 아니라 어지럽고 눈앞이 아찔할 수 있다. 항상 오래 쪼그리고 앉아 있으면 絡脈이 뭉쳐 막히므로 치질에 걸리기도 쉽다.

③ 노인은 넘어져 다치지 않도록 유의하여야 한다. 나이가 들면 체력이 떨어져 걸음걸이가 불편하고 반응이 더디므로 넘어져 다치기 쉽다. 노인의 뼛속은 구멍이 숭숭나 있어 넘어지면 부러지기 쉬울 뿐만 아니라 잘 아물지도 않는다. 그러므로 넘어지는 것은 노인에게 있어 가장 위험한 일이다. 넘어지는 것을 방지하기 위하여 평소에 조심하는 것도 중요하지만 지팡이를 짚고 다니는 것이 좋은 방법이다.

지팡이의 길이는 팔을 내렸을 때 손에 쥔 지팡이가 땅에 닿을 수 있는 정도가 가장 알맞다. 지팡이를 짚으면 서 있을 때 몸을 기댈 수 있고 걸을 때는 걸음을 도우며 비올 때는 미끄러움을 방지할 수 있어 행동에 안전함을 더하므로 넘어지는 것을 줄일 수 있다.

④ 소아를 안전하게 보호하여야 한다. 소아는 잘 움직이고 잘 놀며 또 위험을 알지 못하므로 매우 쉽게 뜻밖의 사고를 당한다. 明나라의 《育嬰家秘·鞠養以愼其疾》에는 "아이들

은 장난이 심하고……칼 따위를 가지고 놀게 하여서는 안되고 동전을 입에 물게 하지 말아야 하며 물이나 불 가까이에는 가지 못하게 하여야 한다"고 당부하였다.

한 돌이 못된 아이들은 아무 것이나 삼키거나 유해물을 들이마시거나 뜨거운 젖병 또는 물병 등을 엎질러 데지 않도록 하는 것에 유의하여야 하고, 걷기 시작하는 아이는 가구의 모서리에 부딪치지 않도록 조심하여야 하며, 좀 큰 아이들에게는 모험을 하지 말고 장난할 때 자기는 물론 남을 다치지 않게 하여야 한다고 타이르는 등 안전교육이 필요하다. 학부형과 선생이 항상 아이들에게 많이 관심을 가지고 교육을 하여야만 아이들의 안전을 지킬 수 있다.

3) 올바른 휴식

《論語·述而》 중에는 "子之燕居, 申申如也, 夭夭如也."라고 하였는데, 이를테면 공자가 한가할 때에는 항상 가장 편안한 자세로 쉬었다는 것이다. 예로부터 靜坐, 수면 등의 "靜養"하는 휴식방법이 있었고 또한 산책, 목욕 등의 "動養"하는 휴식방법이 있었으며 한가하게 구경을 다니거나 즐겁게 놀러 다니는 휴식방법도 있는 것으로 사람에 따라 시기에 따라 적절히 할 수 있다.

(1) 靜坐의 방법

정좌법은 靜神學說에서 비롯되었다. 靜은 정신과 마음을 안으로 가다듬어 제자리를 지키는 것이므로 靜이 神을 기를 수 있다. 《素問·上古天眞論》에는 "恬憺虛無, 眞氣從之, 精神內守, 病安從來."라고 하여 곧 靜養을 통하여 마음을 가라앉히고 질병을 물리친다는 것이다. 정좌법은 일을 하면서 또는 일을 하다 중간에 쉬는 틈을 타서 수시로 할 수 있는 휴식방법의 하나로서 특히 종일 생각에 잠기고 머리를 쓰는 사람이나 힘겨운 일을 하는 사람 및 心과 肝에 火가 강한 환자 등에게 적절하다.

정좌법은 아래와 같은 몇 가지의 요구사항이 있다.

① **바른 앉은 자세** : 머리를 앞으로 하여 눈을 약간 감고 조는 것처럼 하며 온몸은 자연스럽게 힘을 빼고 편안하면서 똑바로 앉아 넘어지지 않는 자세를 취하여야 한다.

② **안으로 가다듬는 마음** : 골똘히 생각을 모으지만 근심걱정은 버리고 모든 잡념을 없애야 한다.

③ **자연스러운 호흡** : 자연스럽게 숨을 쉬면서 들이쉴 때는 깊고 내쉴 때는 길며 몰두하여 기를 배꼽 밑의 下丹田穴로 모은다.

④ **알맞은 시간조절** : 여건에 맞추어 정좌의 시간을 조정할 수 있는데, 일반적으로 10분에서 30분 정도가 가장 적합하다.

(2) 산책법

산책은 남녀노소에게 모두 적합한 가벼운 운동으로서 역대의 양생가들은 모두 이 방법을 추천하였다. 《千金翼方·養性》에는 "사계절의 날씨가 화창할 때마다 그 계절의 온도에 맞추어 밖에 나가 2~3리씩 돌아다니거나 200~300보를 거니는 것이 가장 좋다. 자신의 체력에 맞추어 걷는데, 다만 숨이 차거나 헐떡거리지 않으면 된다"고 하였다.

식후에 천천히 수백 걸음씩 걸으면 음식물을 소화시키는데 도움이 되고, 오래 앉아 있는 경우 방에서 천천히 수십 바퀴 돌면 힘줄이나 뼈마디가 풀려 絡脈도 잘 돌게 되며, 잠들기 전에 천천히 천발자국 걸은 뒤 누우면 움직임 속에서 고요함을 얻는 격이므로 수면에 도움이 되고, 외출하는 경우 거리가 멀지 않으면 편안하게 걷는 것으로 수레를 대신할 수 있는데 걷기를 싫어하면 근육에 힘이 없고 약하며 筋脈도 느슨하여지고 숨이 차면서 기운이 없어지기 쉽다.

산책할 때는 천천히 걸으며 가슴을 쭉 펴고 숨을 느리게 쉬어야 한다. 걷는 시간이나 속도가 정해진 것은 아니지만 일반적으로 1분 동안 60~100보 걷고 한 번에 수백 보에서 천보까지 걸을 수 있다. 산책하는 장소는 될 수 있는 대로 길이 평평하고 수풀이 우거지며 공기가 맑고 환경이 고요한 데를 고르는 것이 좋다. 신체단련을 하는 경우라면 걷는 속도를 빠르게 하고 거리도 늘리는 快速步行法을 택할 수 있는데, 이 방법은 몸을 튼튼히 하는 작용이 있다. 다만 이 방법은 식후나 잠들기 전에는 삼가야 한다. 또 한가지 방법으로는 摩腹散步法이라 하여 가뿐하게 산책을 하면서 손으로 부드럽게 배를 문지르는 것인데 위나 장에 음식물이 뭉쳐 머무르는 경우에 효과가 좋다.

(3) 한가롭게 구경을 즐기는 방법

구경거리를 즐기고 가볍게 노는 것도 양생의 한가지 방법이다. 이와 같은 방법은 생활을 다채롭게 할 수 있을 뿐더러 성품을 수양하고 또한 지식을 넓히며 감상력을 높이는 데에 모두 유익하다. 《壽親養老新書·性氣好嗜第四》에 "말년의 양생은 무릇 평생을 살아가는 데에 성품을 이룩하기 위함이니 즐기는 일마다 만나면 곧 기뻐할 줄 아는 것이다"라고 하여 취미를 가꾸는 것은 곧 괴팍하고 우울한 성미를 없애는 좋은 방법이라는 점을 시사하였다. 거문고나 바둑을 좋아할 수도 있고 책이나 그림을 좋아할 수도 있으며, 골동품을 즐기는가 하면 짐승이나 새를 좋아하기도 하고 또한 꽃이나 나무에 관심을 기울이는 사람이 있는 것으로 제각각 취미를 찾아 스스로 그 속에서 기쁨을 누린다.

악기, 바둑, 붓글씨, 그림을 예로부터 四雅(琴棋書畵)라고 하였다. 음악은 우아한 흥을 돋우어 줄 뿐만 아니라 가슴을 후련하게 틔우며 새롭고 듣기 좋은 곡은 들을수록 그 속에 빠져들게 하고 흥분을 일으키는 것으로 唐나라의 李賀는 썰렁한 방에서 악기의 소리를 들은 환자는 놀랜 나머지 약주머니마저 잠시 앉았던 龍須席에서 멀리하게 된다는 詩를 남겨 음악이 또한 질병을 치료하는 작용도 있음을 밝혔다.

서로 장기를 두면서 전략 전술을 꾸미고 대책을 펴나가므로 마음속 생각을 활발하게 움직이고 지혜를 키울 수 있어 東漢의 사학자인 班固는 바둑이 사람에게 있어 깨끗하고 고요하게 성품을 다스리고 즐거움에 젖어 걱정을 잊게 하는 것이라고 극찬을 아끼지 않을 정도였다.

붓글씨를 쓰는 것은 옛 선조들이 즐겼던 전통적인 예술로서 역대의 대가들은 각자의 특이하고 신비스러운 자취를 남기었다. 王羲之의 필체는 마치 구름을 헤치고 해를 보거나 연꽃이 물위로 활짝 피어오른 듯하였고 시원한 바람이 소매 사이로 나가고 밝은 달이 품안에 들어온 것과 같은 느낌을 주는가 하면 顔眞卿의 필체는 도리어 깃털을 갑옷에 매달아 놓거나 새의 부리가 가지런하게 삐져나온 것 같기도 하며, 쇠뇌가 팽팽하게 버티거나 쇠기둥이 우뚝하게 서 있는 것과 같은 느낌을 주었다. 만일 스스로 붓을 힘껏 휘두르면서 뜻을 적어 감정을 표현하면 마음을 수양할 수 있으며 또한 아주 좋은 휴식과 훈련이 되기도 한다.

한가한 틈을 타서 유명한 그림을 감상하는 것은 예술적 수양을 높이고 덕망을 쌓는 데에 유익하며 먹을 마음껏 칠하여 직접 그림까지 그리면 여가 생활이 더욱 다채로울 뿐만 아니라 예술의 아름다운 경지에 흠뻑 젖어들게 된다.

또한, 꽃을 심고 나무를 가꾸며 새나 물고기를 기르는 취미는 환경을 아름답게 꾸며줄 수 있고 일을 마친 뒤에 긴장감을 풀어 주며 많이 앉아 있기만 하고 잘 움직이지 않거나 몸이 약하고 병에 시달리는 환자에게 적합한 운동이 되며 노인이나 외로운 사람에게는 정신적인 의지가 되기도 한다. 비좁은 방이나 작은 뜰에는 화초가 생기를 불어넣어 마음이 한결 즐겁다. 집밖으로 나가지 않아도 들과 산림의 모습을 느끼고 자연의 경치를 만끽할 수 있으며 또한 공기를 깨끗하게 하므로 건강에 더욱 유익하다.

(4) 편안하게 나들이를 가는 방법

北宋의 문학가인 蘇軾은 “강산이나 바람과 달은 본디 임자가 없는 것으로 한가하게 즐기는 사람이 곧 임자이다”고 하였다. 明나라의 徐霞客과 李時珍도 국토에 발자취를 남기지 않은 곳이 없을 정도로 이처럼 돌아다닌 결과 튼튼한 몸을 기를 수 있었을 뿐더러 남보다 많은 지식도 얻을 수 있어 탁월한 업적을 쌓을 수 있었다.

열심히 일을 하는 중간 중간, 명절이나 휴가를 보내는 한가한 시간마다 자연 속에 들어가 산과 들을 돌아다니면 건강에 매우 이롭다. 햇볕은 사람을 따뜻하게 쬐어주면서 인체의 저항력을 길러주고 소아의 뼈가 발육하도록 하며, 숲이 우거지고 꽃이 만발한 곳은 공기가 맑아 머리가 개운하고 정신이 산뜻하여 온몸이 가뿐하며, 맑고 시원한 샘물을 마시면 속이 말끔히 씻어낸 것처럼 후련하다. 돌아다니는 것은 마음이 넓어지고 정신이 개운하며 가슴이 탁 트이어 사람이 밝아지고 피곤함을 씻어주며 몸을 튼튼하게 만든다.

돌아다닐 때는 주로 걷도록 하고 급히 서두를 필요가 없으며 때때로 가다 쉬기도 하면서 단지 느긋하고 자유롭게 거닐고 좋은 경치를 구경하는 것으로 만족하는 것이다. 두 셋씩 짝을 지어 같이 다니면서 古今을 논하고 시를 주고받으면 재미가 더 할 것이다. 노인 및 몸이 약한 사람이 나들이를 할 때는 반드시 거들어 주는 사람이 같이 가야 하고 체력에 맞추어 다녀야 한다.

4) 체질에 따른 조섭

인체는 개개인마다 매우 큰 차이가 있으므로 《靈樞·論勇》에는 "有人於此, 幷行幷立, 其年之長少等也, 衣之厚薄均也, 卒然遇烈風暴雨, 或病或不病, 或皆病, 或皆不病."이라고 하였다. 이러한 경우가 나타날 수 있는 것은 外邪의 성질이 다르기 때문일 수 있지만 더욱 중요한 것이 체질의 차이가 큰 탓으로 외사에 대한 저항력이 각각 다르기 때문이다. 체질의 차이는 몸의 형태로 나눌 때 야윈 瘦人, 살찐 脂人 또는 膏人, 보통인 衆人이 있는 것으로 곧 形不足의 나약형, 形有餘의 건장형 및 적절한 혼합형이 있다.

氣質로 나누면 太陰人, 少陰人, 太陽人, 少陽人과 陰陽이 고른 平人이 있는데, 그 중에서 太陽人과 少陽人은 陽이 강한 쪽으로 치우치고 太陰人과 少陰人은 陰이 부드러운 쪽으로 치우치며 음양이 고른 平人은 動과 靜이 알맞게 조화되고 강인함과 부드러움이 서로 잘 어우러진 중간형에 속한다. 이 외에 노인, 중년, 청년, 소년의 나이차이 및 남녀의 성별차이, 건강한 경우와 앓는 경우 등에 따라서도 조섭이 모두 다르다. 체질에 따라 알맞게 기거양생을 하여야 건강을 유지하고 질병을 앓는 환자로서도 빠른 시일 내에 회복이 될 수 있는 법이다.

체질이 허약한 사람은 살결의 틈이 크므로 외사가 쉽게 들이닥치는데, 《靈樞·論勇》에는 "黃色薄皮弱肉者, 不勝春之虛風; 白色薄皮弱肉者, 不勝夏之虛風; 靑色薄皮弱肉, 不勝秋之虛風; 赤色薄皮弱肉, 不勝冬之虛風也."라고 하여 약한 체질은 특히 風邪를 피하여야 한다고 하였다. 체질이 건장한 경우는 어떤 기후에도 적응할 수 있어 상대적으로 외사의 침입을 쉽게 받지 않지만 만약 자연적인 기후를 거스르면 역시 질병이 일어날 수 있다. 《靈樞·論勇》에는 "其皮厚而肌肉堅者, 必重感於寒, 外內皆然乃病."이라고 하였다.

매일의 일과, 휴식 및 운동의 정도도 체질에 따라 적절하게 조절하여야 하는 것으로 대개 몸이 건장하고 아무런 질병을 앓지 않는 젊은이의 경우는 정력이 가장 왕성한 때를 이용하여 더 많은 일을 할 수 있고 비교적 강한 운동으로 단련할 수 있다. 몸이 약하거나 만성질환을 앓는 경우는 가능한 많이 쉬고 일을 적게 하며 산책이나 천천히 달리거나 拳術이나 氣功 등의 약한 운동을 하여 기력을 단련시킨다.

노인의 체질은 비교적 허약하므로 사기에 의하여 발병하기 쉬우므로 각별히 기거에 유의하여야 한다. 예를 들면 《攝生消息論·春季攝生消息》에는 "날씨가 추웠다 따뜻하였다 하면서 고르지 않으면 한꺼번에 솜옷을 벗어서는 안 된다. 노인은 氣가 약하고 뼈가 푸석하며 몸이 오므라들어 찬바람만 맞으면 살결을 손상하기 쉽다. 가끔은 겉옷을 차려 입어 따뜻하면 벗는데, 한 겹씩 벗고 갑자기 다 벗어서는 안 된다"고 하였다. 추위를 막고 따뜻하게 하며 조금씩 일을 하고 자주 쉬며 꾸준히 단련하고 여가를 잘 즐기는 것은 노년의 양생에 필수적인 내용이다.

소아는 稚陰이 아직 채워지지 않았고 稚陽이 아직 자라나지 못하여 겉을 지키는 기운이 굳세지 못한데, 춥거나 더울 때 스스로 조절할 줄 모르기 때문에 역시 쉽게 外邪의 침입을 받는다. 《幼幼集成》에 "소아는 차거나 따뜻한 것이 알맞아야지 지나치게 추우면 氣가 머무르고 血이 뭉쳐 매끄럽게 돌지 못하고 지나치게 더우면 또 땀을 많이 흘리고 살결이 벌어져 風寒이 쉽게 들이닥치므로 질병을 일으킨다"고 하였다.

《小兒病源方論》에는 "養子十法"을 제시하였는데, 그 중에는 등, 배, 발과 무릎은 따뜻하여야 하고, 머리는 차게 하여야 한다고 하였다.

인류가 자연의 기후에 순응할 때, 소극적으로 사계절의 기후에 맞추어 기거를 조섭하는 데만 그치는 것이 아니라, 또한 각 계절에 따라 혹독한 추위나 더위를 견디는 훈련도 하는 적극적인 면도 지니고 있다. 《抱朴子·內篇》에 "겨울에는 너무 따뜻한 것만 찾지 말고 여름에는 너무 시원한 것만 찾으려 하지 말라"고 지적하여 겨울의 가장 추운 엄동설한과 여름의 가장 더운 삼복 날에 특히 단련을 할 것을 강조하므로 체질을 튼튼히 다지는데 효과적이라고 하였다. 《宋史·郭忠恕》에는 "무더위에 해가 내리 쬐어도 몸에 땀이 배지 않고 호되게 추운 겨울에 얼어붙은 강에서 목욕을 하여도 그 옆의 얼음이 사르르 녹았다"고 하여 능동적으로 덥고 추운 기후에 맞서 단련함으로써 자연에 적응하는 체력을 높이는 일면을 강조하였다.

5) 勞逸養生

(1) 意義

운동은 모든 물체가 갖고 있는 고유한 속성이다. 생명도 끊임없이 움직이는 가운데서 지속된다. 한의학에서는 생명활동의 가장 기본적인 형식은 바로 陰陽의 氣運이 위아래로 솟았다 내려갔다 하면서 드나드는 것이라고 인식하고 있다. 陽은 올라가고 陰은 내려가며 陽은 솟고 陰은 내려가며 陽은 나가고 陰은 들어가는 것으로 상호 작용하게 되어 있다.

《素問·六微旨大論》에는 "昇已而降, 降已而昇", "高下相召, 昇降相因"이라고 하여 곧 氣의 上下, 昇降, 出入 등 운동을 밝혔다. 예를 들면 인체의 五臟에 있어 肺의 呼吸, 心의 行血, 脾의 運化, 肝의 疏泄, 腎의 啓閉 등은 모두 이와 같은 氣의 움직임을 나타내준 것이다. 인체는 自然의 淸氣와 음식물을 섭취하여 臟腑의 각종 作用을 통하여 그 필요한 부분을 받아들이고 쓸모 없는 것을 排出하여 꾸준히 新陳代謝를 함으로써 生命을 유지하는 것이다.

만약 氣의 運動에 障碍가 일어나면 질병이 생기기 마련이고 일단 氣의 上下, 昇降, 出入 등의 운동이 멈추면 목숨도 끊어지게 된다. 陰과 陽의 상대적인 역할로서 陽은 動을 맡고 陰은 靜을 맡은 것이다. 張介賓은 《類經附翼·醫易義》에서 "靜者動之基, 動者靜之機……陰陽昇降, 氣之動靜也; 形氣消息, 物之動靜也; 晝夜興寢, 身之動靜也. 欲詳求夫動靜, 須精察乎陰陽, 動極者鎭之以靜, 陰亢者勝之以陽."이라고 하여 動과 靜의 대립적이고도 일치되어 있는 관계를 잘 설명하였다.

움직임 속에 고요함이 있고, 고요함 속에 움직임이 들어 있으므로 움직임과 고요함은 서로 상반되면서도 서로 맞물려 있다. 그 動과 靜의 이치에 순응하면 건강 장수케 되지만 그 動과 靜의 이치에 거스르면 질병이 생기고 사망에까지 이르게 된다. 일을 하는 것은 곧 動이고 쉬는 것은 곧 靜이며 이와 같은 움직임은 생명활동의 주된 부분이 되고 고요함은 곧 더 활발한 움직임을 마련하기 위한 밑받침이 된다. 그러므로 인간은 일을 열심히 하려고 노력하여야 할 뿐만 아니라 또 잘 쉴 줄도 알아야 한다.

勞逸養生의 의의는 곧 動과 靜을 잘 調和시켜 인체의 각종 생리기능이 정상적으로 이루어지고 가장 좋은 상태를 유지하는 데에 있다.

① 經脈을 통하게 하여 氣血을 조절시키는 작용

經脈은 經脈과 絡脈을 포함한 것으로 經脈이 주 줄기가 되어 인체에 모두 열두 갈래의 正經이 있는데 陰經이 6갈래이고 陽經이 6갈래이며 그밖에 8갈래의 奇經이 있다. 絡脈은 가지로서 점점 더 가늘게 갈라져 온몸의 위아래와 안팎을 가득 뒤덮는다. 《靈樞·本臟》에는 "經脈者, 所以行血氣而營陰陽, 濡筋骨, 利關節者也."라고 하였다. 經脈은 마치 교통 및 통신망처럼 인체에 필요한 물질을 운송하며 또한 여러 가지 신호를 전달하게 된다. 經脈이 잘 뚫려야 막힘 없이 運行할 수 있는데, 일을 하면 營氣, 衛氣 및 氣血이 經脈속에서 잘 돌고 온몸에 충분한 영양을 주므로 정상적인 생리기능을 유지하여 건강을 지킬 수 있다.

예를 들면 氣功, 鍼灸, 推拿 등이 養生에 널리 활용되는 것은 바로 經絡의 氣血이 잘 돌아가도록 하는 효과에서 비롯된 것이다. 현대에 이르러 經絡의 실체에 대한 연구를 빌어 經絡이 존재한다는 것이 점차 입증되고 있으며 經絡은 생리기능을 조절하고 신호를 전달하는 작용을 갖추고 있는 점도 서서히 밝혀지고 있다. 만약 오래 앉거나 누워 지나치게 편안하면 營氣, 衛氣 및 氣血의 運行이 느려져 經脈이 막히면서 잘 통하지 않아 인체의 각종 기능을 약화시키므로 질병도 잘 발생하게 된다.

② 臟腑를 기르고 筋骨을 튼튼히 하는 작용

人體의 五臟六腑는 모두 氣血 및 津液이 촉촉하게 길러주어야 하고 氣血 및 津液의 化生은 또한 臟腑의 기능에 의하여 이루어진다. 臟腑에 있어 특히 五臟은 인체의 중요한 기관으로서 精氣를 갈무리하고 생리활동의 핵심이 되어 팔다리, 온갖 뼈마디, 五官九竅 등의 외부조직까지 맡고 있다. 이러한 관계는 곧 心이 血脈을 맡고 舌에 開竅하며, 肺는 皮毛를 맡고 鼻에 開竅하며, 脾는 肉을 맡고 口에 開竅하며, 肝은 筋을 맡고 目에 開竅하며, 腎은 骨을 맡고 耳에 開竅하는 것으로 되어 있다.

經絡은 氣血을 運行하고 內外를 연결하는 작용을 하여 온몸이 서로 의존하고 서로 어우러진 하나의 유기체를 이루게 한다. 活動을 통해 몸을 움직여주면 氣血 및 津液이 온몸으로 고루 퍼져 각 조직과 기관에 두루 영양을 대주므로 臟腑의 活動이 더 활발하게 이루어지고 筋肉이 튼튼하며 筋骨이 굳세지고 귀가 밝고 눈이 맑아지게 된다.

반대로 氣血이나 津液의 운행이 매끄럽지 못하면 臟腑를 촉촉하게 기르지 못하여 기능이 떨어지기 마련인데, 예를 들면 호흡이 약해지고 소화가 거북하며 더 나아가 生化의 근원이 넉넉하지 못하게 된다. 몸을 튼튼하게 단련시키지 않으면 살결이 느슨하게 풀리고 筋骨이 굳세지 못하여 악순환이 거듭되므로 몸이 점점 여위고 약해지며 허한 탓으로 병에 잘 걸려 늙기도 전에 쇠퇴하는 결과를 가져오게 된다.

③ 精을 쌓고 氣를 기르며 神을 온전케 하는 작용

勞逸養生은 몸과 마음을 둘 다 다루는 뜻을 담고 있어 궁극적으로 精을 쌓고 氣를 기르며 神을 온전케 하는 데에 목적이 있다. 精, 氣, 神은 인체의 세 가지 보물과 같아 그들은 서로 의존하면서 서로 더불어 化生되므로 하나가 盛하면 모두 盛하고 하나가 衰하면 모두 衰하게 된다. 옛사람들은 이에 대하여 매우 많은 논술을 남겼는데, 예를 들면 陶弘景은 《養性延命錄·教誡篇》 에서 "무릇 神은 목숨의 근본이고 形은 목숨이 갖추어야 하는 것으로 神을 많이 사용하면 메마르게 되고 몸을 몹시 지치게 하면 죽는다"고 하였다.

汪昂은 《勿藥元詮》 에서 "대개 精은 氣를 만들어내고 氣는 神을 만들어내며 營衛가 온몸을 두루 돌고 衛氣가 온몸을 지키므로 이것보다 더 큰 이치는 없을 것이다. 그러므로 養生을 잘 아는 사람은 반드시 그 精을 소중히 여기는데, 精이 가득 채워져야 氣가 왕성하고 氣가 왕성하므로 神이 온전하며 神氣가 굳세면 나이가 들어도 점점 건장하기에 이는 모두 精에서 비롯된 것이라 할 수 있다"고 하였다.

평소에 일이나 房勞를 휴식과 잘 조화시키면 精, 氣, 神이 서로 밑거름이 되어 精을 쌓아 氣를 돋구고, 氣를 길러 神을 化生하며, 神이 온전하여 精을 더욱 굳게 거두어들이는 효과를 얻게 되며 精이 넉넉하고 氣가 왕성하며 神이 가득 깃들어 《素問·上古天眞論》에서 지적하였듯이 "形與神俱, 而盡終其天年"의 목적을 이룩할 수 있다.

(2) 勞逸養生의 방법

勞逸養生의 방법은 勞와 逸을 가장 적합하게 맞추는 원칙을 토대로 하여 만든 것으로 지나치게 지쳐도 안되고 지나치게 편안하여도 안 된다. 《養性延命錄·敎誡篇》에는 "十二少", "十二多"에 관한 說을 제시하였는데 "十二少"는 곧 "少思, 少念, 少慾, 少事, 少語, 少笑, 少愁, 少樂, 少喜, 少怒, 少好, 少惡" 등이다. 이와 같이 열 두 가지를 줄이는 것은 가장 좋은 養生의 길이다. 반대로 걱정, 생각, 욕심, 일, 말, 웃음, 근심, 기쁨, 즐거움, 화, 취미, 실증 등이 지나치면 수명을 줄일 수도 있다. 이 내용은 보다 자세하게 勞逸을 알맞게 조절하는 방법에 대해 통틀어 일컬은 것으로 구체적인 내용은 몸을 지치게 하지 않는 "愼體勞", 마음을 피곤하게 하지 않는 "防心勞", 성생활을 절제하는 "戒房勞"와 지나치게 편안하지 않도록 하는 "勿過逸" 등이다. 앞의 세 가지 내용은 지치지 않을 정도의 勞가 필요한 것이고 마지막 내용은 충분한 휴식을 하지만 지나쳐선 안 된다는 것으로 勞逸養生의 기본 원칙에 부합한 것이다.

① 몸이 지치지 않도록 유의하는 방법

㉠ 몸이 감당하기 힘들거나 긴 시간 동안 쉬지 않고 일을 하는 것은 삼가야 한다.

인체의 體質은 强할 수도 있고 弱할 수도 있으며, 체력은 힘이 셀 수 있고 기운이 없을 수도 있어 일을 할 때는 스스로 감당할 수 있는 만큼만 정하여 하고 무리하여서는 안 된다. 사람의 정력은 한계가 있으므로 쉬지 않고 일을 하거나 한꺼번에 힘을 많이 쓰는 일을 하여서는 안 된다. 특히 나이든 사람은 정력이 衰하여 힘줄이 늘어지고 뼈가 푸석하여 지나치게 힘이 들어가거나 오래가는 일을 하면 안 된다.

일을 지나치게 하면 가벼운 경우 살결이나 힘줄이나 뼈를 손상시켜 허리 및 등이 시큰하게 아프고 무릎이나 종아리가 힘이 없으며 팔다리가 오그라지지만 심한 경우는 內傷으로 五臟마저 손상되어 虛勞의 조짐을 나타내게 된다. 예를 들면 살결이나 팔다리는 脾가 도맡은 것으로 脾의 水穀精微를 運化시키고 轉輸시키는 작용을 빌어 영양을 공급받는다. 지나치게 피곤하면 氣血이나 津液이 소모되어 脾氣가 꺾이므로 脾의 運化가 제대로 돌지 못하고 입맛마저 떨어져 살이 말라들어 여위고 팔다리에 힘이 빠지며 심지어 오그라들어 쓰지 못하게 된다.

筋은 肝이 맡은 것으로 힘줄이 부드럽고 질기며 제대로 굽혔다 폈다 하고 동작이 힘찰 수 있는 것은 모두 肝陰과 肝血의 촉촉하게 길러주는 작용에 힘입은 것이다. 지나치게 움직이면 肝陰과 肝血을 손상시켜 힘줄을 촉촉하게 기르지 못하거나 筋膜이 느슨하게 풀려 펴기는 하지만 굽히지 못하고 축 늘어져 마음대로 움직이지 못하게 되며 또는 筋膜이 메말라 오그라들면서 굽히기만 하고 펴지지 않아 오그라지고 뻣뻣하게 굳어지게 된다.

骨은 腎이 맡은 것으로 腎精이 骨髓로 化生되어 뼈를 길러주는데, 지나치게 일을 하면 뼈가 다치고 骨髓가 줄어들어 腎精이 채워지지 않으므로 무릎이 시큰하고 뼈가 아프며 다리에 힘이 없고 정강이가 약하여 걸을 때 휘청거리고 심하면 서 있기조차 어렵다. 腰는 腎의 府로서 腎이 虛하면 허리 및 등골이 시큰거리고 아프며 돌아눕지 못한다.

외생식기도 역시 腎이 맡은 것으로 筋도 역시 前陰 부분에 몰려 있어 肝과 腎이 손상되면 陽痿로 陽器不擧의 증후가 나타난다. 아울러 지나치게 일을 하여 肺와 脾의 氣를 손상시키는 경우도 있는데, 肺는 衛氣를 맡고 脾는 營氣를 맡은 것으로 營氣나 衛氣는 脾의 運化를 거쳐 水穀의 精微로운 기운에서 비롯되어 肺氣의 작용을 통하여 온몸으로 펴진 것이다. 일을 하면 땀이 나는데, 땀을 지나치게 많이 흘리면 氣가 덩달아 빠져나가므로 오래되면 脾肺氣虛가 생겨 팔다리가 무겁고 나른하며 숨이 가쁘고 헐떡거린다. 그밖에 땀이 많이 나면 津液을 손상시켜 살결과 살갗을 촉촉하게 기르지 못하므로 살갗이 푸석하고 살결이 말라들어 야위며 營氣와 衛氣가 모자라 腠理가 느슨하게 되기 때문에 방어력이 떨어져 外邪의 침입이 쉬우므로 여러 가지 外感疾病이 잘 일어난다.

臟腑는 本이고 形體는 標이므로 일시적으로 일에 지쳐 피곤하면 살결이나 힘줄이 손상되어 허리나 등이 아프고 정강이나 무릎이 시큰거리며 힘이 없고 피곤하여 기운이 없는 등 나타나는 증상이 가벼워 대체로 쉬면 회복되기 쉽지만 피로가 날로 쌓여 臟腑까지 손상되면 氣血이 쇠약해져 虛損의 증후가 생기기 쉽다. 예를 들어 흔히 말하는 五勞, 六極, 七傷 등이 모두 이와 같은 질병인데 대개 과로 때문에 일어난 것이다.

㉡ 절제가 없거나 건강에 도움이 안 되는 오락은 삼가

오락의 내용으로는 매우 많은데 예를 들면 음악, 오페라, 연극, 서예 등이다. 오락은 정신을 조절하여 피로를 풀어주고 정서를 다스릴 수 있으므로 養生에 매우 유익하다. 음악에 대하여 《禮記·樂記》에는 "무릇 音이 생기게 된 것은 사람의 마음에서 비롯된 것이고 사람의 마음이 움직일 수 있는 것은 사물이 그렇게 만든 것이다"고 하였고, 《毛詩正意 · 疏》에는 "소리가 바뀌면서 곧 音이 생기고 音이 잘 어울려 樂이 생긴다"고 하였다. 音樂은 한편으로 사람들의 생각과 감정을 드러내 속을 후련하게 하며 다른 한편으로는 사람의 감각을 거쳐 감동을 주는 힘을 갖고 있어 인체의 생리와 심리적 활동에 영향을 주게 된다.

그러므로 《史記 · 樂書》에는 "音樂은 그래서 血脈을 뒤흔들어 놓고 精神이 두루 돌게 하며 이는 곧 마음을 바르게 다잡는 것이다"고 하였다. 한의학에서는 宮, 商, 角, 徵, 羽의 五音을 脾, 肺, 肝, 心, 腎의 五臟과 서로 들어맞아 곧 脾의 소리는 宮이 되고, 肺의 소리는 商이 되며, 肝의 소리는 角이 되고, 心의 소리는 徵이 되며, 腎의 소리는 羽가 된다고 여겼다. 五音은 五臟의 생리기능을 조절하는 작용이 있어 五音이 조화롭게 어우러져 아름다운 音樂은 정서를 안정시키고 정신을 상쾌하게 하며, 밝고 격동된 음률은 또한 감정을 자극하여 정신을 북돋우고 고상한 인품을 길러주는 데도 도움이 된다. 그러나 음악을 감상하는 것도 절제가 필요하며 밤을 지새우며 날이 밝도록 피곤한 줄 모르고 이에 즐기기만 하면 건강에 유익하지 못하다. 특히 일부 어지럽고 요란한 소리나 불건전하고 음란한 음악은 마음을 초조하게 만들뿐만 아니라 정신도 맑지 못하게 되므로 몸과 마음을 크게 해칠 수 있다.

또한 五色도 역시 五臟과 서로 관계가 있는 것으로 곧 肝의 색은 青이고, 心의 색은 赤이며, 脾의 색은 黃이고, 肺의 색은 白이며, 腎의 색은 黑이다. 五色이 비록 五臟에 각각 배속되어 있지만 肝이 目에 開竅하고 있어 눈이 모든 것을 보고 느끼기에 주로 肝을 통하여 五色이 작용한다. 《靈樞 · 脈度》에는 "肝氣通於目, 肝和則目能辨五色矣."라고 하였는데, 눈이 볼 수 있는 까닭은 肝血이 촉촉하게 길러주고 아울러 心神의 부림을 받기 때문이다. 이에 대하여 《素問 · 五臟生成論》에는 "肝(目)得血而能視"라고 하였고, 《靈樞 · 大惑論》에는 "目者, 心使也."라고 하였다. 아름다운 세상에 울긋불긋하게 곱게 물든 여러 가지 꽃이 앞다투어 피어나거나 현란한 그림에 노란 종이가 받쳐낸 먹의 자국이 짙고 옅게 깔려 자연과 인간의 손을 거쳐 화려하게 펼쳐질 때 시각적인 자극을 통하여 인간에게 그 아름다움을 안겨주므로 그야말로 즐거움과 후련함을 같이 만끽할 수 있어 건강에 큰 도움을 준다. 그러나 지나치게 눈을 쓰면 가벼운 경우 두 눈이 피로하지만 심하면 질병을 일으키기까지 한다. 예를 들면 《素問 · 宣明五氣篇》에 "久視傷血"이라 하였고, 《諸病源候論 · 目暗不明候》에는 "養生方云: 恣樂傷魂魄, 通於肝, 損於目, 則目暗."이라고 하여 경치를 구경할 때도 지나치게 오래 보면 안 좋고 적절하여야 눈에 피로가 쌓이지 않음을 말하였다.

현대연구에 따르면 각각 다른 빛깔은 인체에 각자 다른 영향을 미치게 되는데, 붉은 빛깔은 흥분시키고 파란 빛깔은 안정감을 주며 짙은 쥐색은 흔히 피로를 느끼게 만든다고 밝혔고, 또한 자극성이 강한 일부 빛깔은 정신질환까지 일으킨다고 하였다.

아름답고 아늑한 환경을 만드는 것은 인체의 생리 및 심리에 긍정적인 영향을 미치지만 그렇지 못한 경우는 해가 될 수 있다. 그밖에 건전하지 못한 색으로서 예를 들면 음란한 잡지나 섹스를 짙게 그린 음란홍보물 등은 철저하게 거절하여야 한다. 만약 그 유혹을 받고 그것을 즐기면 마음을 더럽힐 뿐만 아니라 심지어 잘못된 길로 들어설 수도 있다.

옛사람들은 이에 대하여 일찍부터 깊은 인식을 가진 것으로 《呂氏春秋·貴生》에는 "耳雖欲聲, 目雖欲色"이지만 "害於生則止, 在四官者, 不欲利於生者則弗爲. 由此觀之, 耳目鼻口不得擅行, 必有所制"라고 하였고, 鄭陶齋는 《中外衛生要旨·卷一》에서 "대개 사람이 모든 일을 이루는 것이 본래 마음에서 비롯되나 모든 일을 그르치는 것도 역시 마음에서 비롯되니 만약 귀로 올바르지 못한 소리를 듣지 않으면 그 소리가 당신의 귀를 어지럽히지 않을 것이고, 눈으로 올바르지 않은 빛깔을 보지 않으면 그 빛깔이 당신의 눈에 들어오지 못하므로, 만약 몸가짐이 이런 생각에서 비롯되면 스스로 깨끗하게 된다"고 하여 오락을 즐길 때 가장 중요한 것은 스스로의 마음이 어떻게 움직이냐에 달려 있음을 강조하여 정신세계의 건전한 발전을 중요시하였다.

㉢ 지나친 말과 장난을 삼가

사람은 서로 교제하면서 가까운 사람이나 친구와 모이면 말을 주고받으며 얘기를 나누게 된다. 말은 心神의 부림을 받아 목구멍, 혀, 입 등의 조직이 서로 잘 어우러져 움직이는 가운데 氣의 작용까지 곁들여 함께 이루어지는 것이다.

肺는 氣를 主하여 呼吸을 맡은 것으로 말을 할 때 중요한 역할을 하게 된다. 言語가 肺氣에 의하여 터져나온 것이므로 지나치게 말을 많이 하면 반드시 肺氣를 소모시킨다. 가수들이 咽喉炎이나 목이 쉬는 질환을 잘 앓는 까닭이 바로 肺氣 즉 肺陰을 손상시켰기 때문이다. 《中外衛生要旨》에는 "말을 짧게 하여 中氣를 길러야 한다"고 지적하였다. 또한 말은 마음에서 우러나오는 소리로서 말이 아름답고 거친 것은 그 사람의 속마음이나 감정을 그대로 드러내므로 만약 말이 가볍고 지나치게 웃음거리나 장난기가 섞여 있으면 오해를 불러일으킬 우려가 많으며 서로의 감정에 금이 가게 할 수 있고, 말이 거칠어도 그 사람의 영혼이 건전하지 못하다는 것을 보여주므로 멋대로 말을 하여서는 안 된다.

웃음은 정신이 산뜻하고 마음이 즐겁다는 것으로 "笑一笑, 少一少"라는 속담까지 있다. 生理的 또는 心理的 시각에서 보더라도 웃음은 매우 좋은 운동인데, 횡격막, 가슴, 배의 관련되는 근육과 心, 肺, 肝 등을 모두 움직여주므로 호흡기를 터주며 혈액순환을 강화시키고 근심에 싸여 답답하거나 울적하거나 안절부절못하거나 초조한 마음을 덜어줄 수 있기에 웃음은 인체에 매우 유익하다.

다만 지나치게 장난으로 웃거나 배를 끌어안고 크게 웃는 것은 그리 좋지 못하다. 《素問·陰陽應象大論》에는 "喜傷心"이라 하였고, 《素問·擧痛論》에는 "喜則氣緩"이라 하였으며,

《靈樞·本神》에는 "喜樂者, 神憚散而不藏."이라고 하였다. 흔히 몹시 웃은 뒤 몸에 힘이 쭉 빠지면서 나른하고 생각에 몰두할 수 없는데, 이는 곧 "氣緩", "憚散"의 조짐이다. 심한 경우 癲狂 등의 정신질환을 일으키기까지 한다. 또한 일부 질환을 앓는 사람은 크게 웃는 것이 안 좋은데, 예를 들면 고혈압의 경우 크게 웃다 뇌출혈을 일으킬 수 있고, 관상동맥경화증을 앓는 환자는 협심증 또는 심근경색 또는 부정맥 등을 일으킬 수 있으며, 하악관절이 상습적으로 잘 빠지는 환자는 크게 웃다 턱이 빠지게 된다. 아울러 임신부도 크게 웃으면 유산 또는 조산의 우려가 높다.

② 마음이 지치지 않도록 유의하는 방법

《靈樞·邪客》에는 "心者, 五臟六腑之大主也, 精神之所舍也."라고 하였는데, 精神은 사람의 意識 및 思維活動과 보편적인 심리상태를 가리키는 것으로 한의학에서는 또 이를 "神"이나 "神志"라고 하여 喜, 怒, 憂, 思, 恐인 五志를 뜻하며, 이에 悲와 驚을 더하여 七情이라 하고 흔히 "情志"라고 부른다. 이와 같은 情志는 五臟에 각각 배속되어 곧 喜는 心에 들어가고 怒는 肝에 들어가고 憂(悲)는 肺에 들어가고 思는 脾에 들어가고 恐(驚)은 腎에 들어가게 되어 있는데, 이러한 관계가 절대적인 것이 아니다. 그 어느 한 가지 情志라도 그 臟에 영향을 미치는 동시에 다른 臟에도 영향을 미칠 수 있으므로 이러한 관계는 心이 가장 주도적인 자리를 잡고 있을 뿐이다.

《類經·疾病類·二十六》에는 "心爲五臟六腑之主, 總統魂魄, 兼賅志意. 故憂動於心則肺應, 思動於心則脾應, 怒動於心則肝應, 恐動於心則腎應, 此所以五志惟心所使也."라고 하여 五志나 七情이 지나치면 모두 心에 바로 자극을 주어 心神의 지나친 움직임을 불러일으키므로 곧 "心勞"가 생기는 것이다.

현대의학의 시각에서 볼 때 한의학에서 말하는 "心"은 곧 腦를 뜻하는 것이다. 精神活動은 객관적인 사물이 腦에서 그려지는 과정인데, 《靈樞·本神》에 "所以任物者謂之心"이라 하여 이를 잘 설명하고 있다. 인간은 사회의 한 구성원으로 살면서 주위의 환경으로부터 여러 가지 자극을 받고 그에 대해 여러 가지 정서변화를 일으키는데, 이는 정상적인 생리현상으로서 건강에 해가 되지 않는다.

그러나 갑작스럽거나 강렬하거나 또는 꾸준하게 어떤 자극을 받는 경우 臟腑의 氣血이 어지럽게 되어 제대로 돌지 못하므로 질병이 일어날 수 있다. 다만 질병이 생기는 결과는 개개인이 이러한 주변의 자극에 어떻게 대처하는가에 따라 결정될 수 있다. 《禮記·中庸》에는 "喜怒哀樂……發而皆中節, 謂之和."라고 하여 곧 이러한 정서에 대한 자극요인을 잘 받아들이고 해결함으로써 마음은 여전히 안정되고 조화로운 상태를 지킬 수 있다고 본 것이다. 만약 기쁨이나 화나 참을 줄 모르고 슬픔이나 걱정이 지나치면 정서의 활동이 질서를 찾지 못하여 질병을 불러일으킨다. 맹자는 《孟子・盡心》에서 "養心莫善於寡慾"이라고 하여 얻는 것에 욕심을 부리지 않고(不貪得) 잃은 것에 끄떡없으며(不患失) 감정을 함부로 쏟지 않는(不動情) 경지에 이를 것을 일깨워주었다.

㉠ 얻는 것에 욕심을 버림

의식주나 일상 활동은 인간의 삶에 필수적인 부분으로서 생산력의 발전에 따라 물질이 날로 풍요로워지면서 삶의 질을 높이려는 것이 당연히 인간이 추구하는 주제로 떠오르기 마련이다. 그러나 현실에서 벗어나 헛된 꿈만 부풀려서는 안 되는 것으로 개인의 경제상황에 맞추어 생활여건이 다소 차이가 나더라도 힘이 닿는 한에서 삶을 꾸려야 한다.

老子는 《道德經・四十四章》에서 "知足不辱, 知止不殆, 可以長久."라고 하였는데, "知足"이나 "知止"는 이득이나 욕심의 유혹을 받지 않고 걸맞지 않는 사치를 좇지 않는다는 것으로 이것이 부끄럽거나 해가 되는 것이 아니라는 것을 강조하였다. 그렇지 못하고 온갖 방법을 써서 밤낮을 가리지 않고 궁리를 하므로 마음이 달리고 힘이 부치게 되어 스스로 무거운 짐을 떠 안는 격이 되기 때문에 몸과 마음을 손상시키기 쉽다.

高濂은 《遵生八箋・起居安樂箋》에서 "흐뭇해하는 것은 사람에게 있어서 흡족하므로 그 어느 날도 모자랄 때가 없고 흡족하지 못하므로 잠시라도 넉넉할 때가 없다"고 하였으며 또 속담에도 "欲無止境"이라 하여 마냥 물질을 좇다보면 영원히 만족감을 얻지 못한다고 하였다.

㉡ 잃은 것에 아쉬움을 버림

사회는 인간이 모여 이룬 것으로 사람마다 그 사회에서의 자리가 있기 마련이고, 사회를 위하여 자신의 힘을 기여하는 데에 따라 영예가 주어지게 된다. 그러나 사람마다 맡은 분야가 다르고 능력의 차이가 있을 수 있으며 사회의 필요 및 인위적인 변화로 하여 살아가는 일생 동안 각자가 겪는 과정은 변치 않을 수 없다.

사회의 한 구성원으로서 자신의 지위, 영예, 보수, 향락 등을 덤덤하게 받아들일 수만 있다면 건강에 유익하기 마련이다.

陶鑄는 마음에 사사로움이 없으면 온 천지가 넓어 보인다는 말을 남겼고, 공자는 《論語・陽貨》에서 "其末得之也, 患得之; 旣得之, 患失之"라고 하여 이러한 사람을 못난 "鄙夫"라고 하였다. 이러한 사람은 아량이 없고 속이 좁으며 종일 울적하거나 걱정에 싸이고 답답하며 즐거운 것이 없고 그 품성이 어떠한지는 제쳐놓고 다만 生理 및 心理에 대한 영향만 따지더라도 좋을 리가 없다. 《素問・疏五過論》에는 "사람이 일단 권세를 잃거나 또는 부자였다가 가난하게 되면 비록 밖으로부터 들어오는 邪氣가 없지만 속에서 精神이 이미 손상되어 많은 질환을 일으키고 심하면 죽기까지 한다"고 하여 곧 이는 개인의 이해관계를 제대로 받아들이지 못한 탓이라고 지적하였다. 물론 세속을 벗어나 고요하고 아무 것도 안 하는 그런 삶을 말하는 것은 아니지만 흔히 이르는 "歸眞"이나 "返朴" 또는 "獨善其身" 등은 바로 올바른 인생관을 세워 范中淹이 《岳陽樓記》에서 말했듯이 "先天下之憂而憂, 後天下之樂而樂"의 고상한 인품을 갖도록 노력하여야 할 것이다.

㉢ 함부로 감정을 내색하지 않음

사람은 감정을 가지고 있어 일상생활이나 일 또는 사람과 만나는 과정에서 뜻대로 안 되는 여러 가지 일에 부딪치기 쉽고 이로 하여 어떤 자극을 받기 마련이다. 그러나 사람은 또한 이성을 지니고 있어 감정에 사로잡혔을 때라도 이성을 되찾고 차분하게 대처할 수 있으므로, 피할 것이 아니라 정확하게 해결책을 모색할 줄도 알아야 한다. 그러므로 인간은 보다 너그러운 마음을 갖고 낙관적인 정서를 유지하여야 한다. 그렇지 않으면 우울하고 슬픔에 잠기거나 분노에 가득 차고 근심걱정에 휩싸여 건강을 해칠 수 있다.

《素問·擧痛論》에는 "怒則氣上, 喜則氣緩, 悲則氣消, 恐則氣下……驚則氣亂, 思則氣結"이라고 하였는데, 이와 같이 정서의 변화로 인한 內傷에 의해서 질병이 생기는 경우가 매우 많이 나타난다. 한의학에서는 지나치게 근심걱정에 시달리면 心神이 손상되고 心氣가 울결되므로 가슴이 답답하고 더 나아가 心血이 소모되어, 血이 心을 기르지 못하면 가슴이 두근거리거나 아찔해지거나 失眠이 생기고 꿈을 자주 꾸는 등의 증상이 나타나며, 情志가 우울하면 肝이 疏泄을 제대로 이루지 못하여 氣가 두루 돌지 못하므로 옆구리가 아프고 울적하며 더 나아가 氣가 鬱結되어 火가 생기면 성격이 다급해지고 화를 잘 내며 정신이상까지 일어나게 된다. 지나치게 근심걱정에 싸이거나 슬픔이나 생각이 지나치면 또한 脾胃의 消化 및 吸收에도 영향을 끼쳐 식욕이 떨어지고 배가 더부룩하면서 아프게 되고, 영양실조로 몸이 점점 야위고 팔다리에 힘이 빠지는 등의 증상이 나타난다. 대체로 정신적인 요인에 의하여 일어나는 질병은 가장 먼저 인체의 氣의 활동에 영향을 주고 그 다음으로 血의 운행이 매끄럽지 못하여 瘀血이 생기며 마지막으로 氣와 血이 모두 虛하게 되고, 아울러 氣가 머무르고 血이 뭉치며 津液이 엉겨 맺혀 痰이 되어 오래가면 痰, 氣, 瘀가 서로 뒤엉켜 癥積, 噎膈 등의 병을 일으킨다.

현대의학에서는 癔病, 정신분열증 등과 같은 정신질환이 직접 정신적인 요인의 자극을 받고 일어나는 것일 뿐만 아니라 또한 암, 고혈압, 심장병, 胃腸病 및 피부병 등도 모두 정신적인 요인과 관계가 있다고 주장한다. 또한 정신적인 강박증으로 면역력이 저하되어 전염병에 쉽게 감염된 경우도 많아 정신상태에 따라 건강에 미치는 영향이 크다고 밝혔다.

淸나라의 曹廷棟은 《老老恒言·燕居》에서 "心不可無所用, 非必如槁木, 如死灰, 方爲養

生之道"라고 하였고, "憤懥恐懼, 好樂憂患, 皆得其正"으로서 스스로의 조절능력을 잘 기르면 발병에 이르지 않도록 막을 수 있다고 하였다. 淸나라 莫枚士는 《研經言·五志論》에서 "故肝爲怒. 怒生於恨, 成於憤. 恨而不已, 爲怨, 爲慍, 爲恚; 憤而不已, 爲奮, 爲髮, 爲自强." 이라고 하여 불리한 정서를 긍정적인 요인으로 변화시키도록 하였다. 이와 같은 그의 주장은 주위의 환경에 의하여 받은 정신적 자극에 잘 대응하여 마음을 잘 다스리고 마음이 지치지 않도록 하여 건강을 유지하는 것이 중요하다는 것을 강조하고 있다.

제 5 장
環境養生法

環境은 地理環境과 氣候環境을 포함하는데, 土壤·地勢·空氣·水分·植物·動物 등이 여기에 속한다. 환경과 사람의 건강은 서로 밀접하게 관련되어 있다. 環境養生豫防法은 환경 가운데 건강에 이로운 요소를 이용하고 건강에 불리한 요소를 제거함으로써, 인체의 건강을 보장하고 질병을 예방하는 방법이다. 本章에서는 環境綠化, 擇地養生, 空氣淨毒, 飮水衛生, 隔離豫防, 滅菌防蟲 등의 내용을 주로 기술하고자 한다.

上古時代부터 인류는 환경요인이 인체에 미치는 영향을 매우 중시하였고, 아울러 여러가지 방법을 사용하여 불리한 환경요인을 제거하거나 감소시켰다. 殷나라 甲骨文에 이미 "帚"字가 나타나 있고, 殷·周時代의 靑銅器에서도 청소하는 사람을 본뜬 象形銘文을 볼 수 있다. 敦煌에서 발견된 "殷人爟火防疫圖"[1]에서도 그 당시 사람들이 이미 불로 防疫하고 환경을 청결히 하였음을 볼 수 있다. 당시에는 불을 사용하여 연기를 쏘이고 재를 뿌려 해충의 박멸을 관장하는 관리나 전문인이 아직 없었다. 《周禮》에 의하면 "司爟은 불의 政令을 행하여 四時에 따라 國火를 바꾸어 時節에 따른 질병을 구제하는 일을 맡는다"고 하였고, "赤友氏는 담장과 벽을 청소하는 일을 맡는데, 대합껍질을 태운 재로 다스리고 재를 뿌려 이를 없애며 담장틈에 있는 貍蟲을 제거한다"고 하였으며, "蟈氏는 와민을 제거하는 일을 맡는데, 牡蘜을 태워 재를 만들어 뿌리면 죽일 수 있고 그 연기를 쏘이면 水蟲도 소리가 없게 된다"

---

1) 殷나라 사람이 들판에 불을 질러 防疫하는 그림

고 하였고, "壺涿氏는 水蟲을 제거하는 일을 맡는데, 불에 구운 흙으로 두드리고 불에 데운 돌을 물에 던져 水蟲을 없앤다"고 하였다. 司爟은 바로 불을 관장하고 사용하는 전문적인 관리로, 불을 이용하여 防疫하는 책임을 맡았다. 赤友氏·蟈氏·壺涿氏는 해충을 박멸하여 해로움을 제거하는 전문인으로, 대합껍질을 태운 재·牡蘜을 태운 재·뜨거운 돌을 물속에 던지는 등의 방법을 사용하여 해충을 박멸하여 防疫하는 일을 맡았다. 이밖에 《周禮》에는 莽草나 嘉草 등의 연기나 熏蒸을 통하여 해충을 박멸하여 防疫하는 내용도 있다.

春秋戰國時代에 이르러 環境과 健康의 관계에 대하여 진일보한 인식이 있었다. 《素問·異法方宜論》에서는 "동방지역은 天地의 氣가 생겨나고 생선과 소금이 생산되는 곳으로서 바닷가 근처에 해당합니다. 그곳 사람들은 모두 물고기와 짠맛의 음식물을 먹는데, 이들은 동방지역에 정착하면서부터 생선과 소금을 먹고 살게 된 것입니다. ……그러므로 이 지역사람들은 모두 피부는 검고 腠理가 성글어져 주로 癰瘍[2]類의 질병이 많이 발생하는데 그 치료는 砭石[3]을 사용하는 것이 적당합니다. ……서방지역은 금과 玉(鑛物)이 풍부하고, 모래와 돌이 많으며, 天地의 氣가 수렴되는 기후가 건조하고 바람이 많으며 가을철과 같은 곳입니다. 사람들은 구릉지대에 거주하는데 바람이 심하고 물과 토양의 성질 역시 억세므로 이 지역에 사는 사람들은 綿絲로 만든 옷을 입지 않고 毛布로 만든 옷을 입으며 멍석으로 자리를 삼습니다. 사람들은 기름기가 많은 肉類와 유제품을 주로 섭취하여 살이 肥大하기 때문에 外邪에 의해 형체가 손상되지 않으며, 병은 주로 내부에서 발생합니다. 이러한 질병을 치료하는 데는 攻下하는 藥物이 적당합니다. ……북방지역은 天地의 氣가 閉藏되는 지역으로서 地勢가 높아서 山丘陵地域에 거주하는데, 寒冷한 바람이 불고 얼음이 얼며 몹시 춥습니다. 이 지역의 사람들은 유목생활을 하므로 乳類로 만든 음식물을 주로 섭취합니다. 이로 인해 臟이 차가워져 腹部가 脹滿한 병이 잘 발생하는데, 이러한 질병은 뜸으로 치료하는 것이 적당합니다. ……남방지역은 만물을 기르는 陽氣가 왕성한 지역입니다. 지세가 낮아 토양은 축축하고 성글며 霧露가 많습니다. 사람들은 신맛이 나거나 발효시킨 음식물을 즐겨 먹으므로 皮膚腠理가 조밀하면서 붉습니다. 따라서 이 지역사람들에게는 대개 筋脈이 당기고 肢體가 저려오는 痹證이 주로 발생하는데, 이때는 가는 침으로 치료하는 것이 적당합니다. ……중앙지역은

2) 癰瘍 : 腫瘍이 벌겋게 부어오르면서 그 부위에 열이 나고 아프며, 주변과의 경계가 뚜렷하다. 곪기 전에는 瘡頭가 없으며 쉽게 가라앉고, 일단 곪으면 쉽게 터지며 터진 후에는 고름이 흐르고 瘡口가 쉽게 아무는 것을 모두 癰이라고 한다.

3) 砭石 : 砭·石針이라고도 한다. 석기시대에 쓰여진 일종의 가장 오래된 의료도구이다. 처음에는 인류가 질병의 고통에서 벗어나기 위해 보통의 石塊를 써서 患部를 두들겼다. 석기시대에는 도구가 만들어짐에 따라 의료전용의 석제도구인 砭石이 출현하였다. 이것은 膿疱를 절개하고, 皮下血管을 째서 피를 빼내는 등의 용도에 광범위하게 사용하였다. 이러한 치료도구는 그후 금속제의 醫療用 針과 수술칼이 출현할 때까지 매우 오랜 기간에 걸쳐 계속 民間外科에 이용되었다.

기후가 온화하고 지세가 평평하며 濕潤하여 天地의 氣가 만물을 생성하기에 적합하므로 産物이 풍부합니다. 음식물이 풍족하여 생활이 안일하므로 대개 痿厥[4]·惡寒發熱 등의 질병이 많이 발생합니다. 이러한 질병은 導引[5]·按蹻[6]療法으로 치료함이 마땅합니다"(《素問·異法方宜論》 黃帝問曰 醫之治病也, 一病而治各不同, 皆愈何也?

岐伯對曰 地勢使然也. 故東方之域, 天地之所始生也, 魚鹽之地, 海濱傍水, 其民食魚而嗜鹹, 皆安其處, 美其食. 魚者使人熱中, 鹽者勝血, 故其民皆黑色踈理, 其病皆爲癰瘍, 其治宜砭石. 故砭石者, 亦從東方來. 西方者, 金玉之域, 沙石之處, 天地之所收引也, 其民陵居而多風, 水土剛强. 其民不衣而褐薦, 其民華食而脂肥, 故邪不能傷其形體, 其病生於內, 其治宜毒藥.故毒藥者, 亦從西方來. 北方者, 天地所閉藏之域也, 其地高陵居, 風寒冰冽. 其民樂野處而乳食, 藏寒生滿病, 其治宜灸焫. 故灸焫者, 亦從北方來. 南方者, 天地所長養, 陽之所盛處也, 其地下, 水土弱, 霧露之所聚也, 其民嗜酸而食胕, 故其民皆緻理而赤色, 其病攣痺, 其治宜微鍼. 故九鍼者, 亦從南方來. 中央者, 其地平以濕, 天地所以生萬物也衆. 其民食雜而不勞, 故其病多痿厥寒熱, 其治宜導引按蹻. 故導引按蹻者, 亦從中央出也.)라고 하여, 사람들이 거처하는 지리적 환경과 생활습성이 다르면 체질에 차이가 있으며, 쉽게 감염되는 질병과 치료방법에도 각기 차이가 있다는 점을 지적하였다. 이 당시 사람들은 水質도 인체의 건강에 영향을 미친다는 점을 인식하고 있었다. 《呂氏春秋》 에서는 "輕水가 나는 지역에는 대머리와 혹달린 사람이 많고, 重水가 나는 지역에는 다리가 부은 환자와 앉은뱅이가 많으며, 甘水가 나는 지역에는 건강하고 잘생긴 사람이 많고, 辛水가 나는 지역에는 악성종기환자와 부스럼환자가 많으며, 苦水가 나는 지역에는 절름발이와 곱사등이가 많다"(《呂氏春秋·盡數》 輕水所, 多禿與癭人. 重水所, 多尰與躄人. 甘水所, 多好與美人. 辛水所, 多疽與痤人. 苦水所, 多尫與 傴人)고 하여, 水質이 좋으면 신체가 건강하고 수질이 나쁘면 많은 질병을 낳는다고 지적하였다. 이러한 이론들을 토대로 고대인들은 생명을 保養하고 질병을 예방하려면 땅을 가려 거처해야 한다고 인식하였던 것이다. 예를 들면 荀子는 "거처할 자리를 잡을 때는 반드시 마을을 골라야 한다(《荀子》)"고 주장하였다. 어떻게 마을을 골라야 하느냐 하는 문제에 대하여, 당시 사람들은 비교적 깊이 있는 인식을 가지고 있었다. 《素問·五常政大論》 에서는 "高地에 사는 사람은 陰氣로 치료하고 低地에 사는 사람은 陽氣로 치료한다. 陰氣는 선천적인 것이고 陽氣는 후천적인 것이다. 높은 곳에 살면 그 氣가 오래가고 낮은 곳에 살면 그 氣가 일찍 쇠퇴한다"고 하였다. 그러므로 高山寒地를 養生하기 좋은 곳이라 여겼다. 《左傳》 에서는 "땅이 두텁고 물이 깊은 곳에 살면 질병이 없다. ……땅이 두텁지 않고 물이 얕은 곳에 살면

---

4) 痿厥 : 四肢手足이 늘어지고 厥冷한 증상

5) 導引 : 고대에 쓰인 보건과 치료방법의 일종이다. 구체적 내용에는 기공과 체육요법의 형식을 포괄한다.

6) 按蹻 : 按摩라고도 한다. 의원의 손이나 팔로써 환자의 被動的運動을 돕는 일종의 치료방법이다.

나쁜 병을 쉽게 만난다"고 지적하였다. 따라서 땅이 두텁고 수심이 깊은 곳을 선택하여 거처하여야 한다. 《呂氏春秋》 에서는 "지나치게 건조하거나 습한 곳을 피하여 거처해야 한다"고 하였다. 이러한 것들은 모두 후세에 땅을 가려 사는 데 이론적 근거를 제공하였다. 春秋戰國時代에는 飮水衛生을 통한 질병예방법도 발전하였다. 사람들은 매년 우물물을 바꾸고 우물 안의 오물이나 나쁜 氣를 깨끗이 제거함으로써 질병을 예방하였다. 《管子》 에서는 "춘삼월에……우물의 오물을 걸러 내어 물을 바꿈으로써 毒을 제거하였다"고 하였다. 《呂氏春秋》 에서는 물을 마실 때 "九沸九度"한 후에야 마실 물로 사용할 수 있다고 하여 물끓여 마시는 것을 防疫하는 방법으로 삼았다. 당시에는 환경을 綠化하는 방법도 중시하였다. 《管子》 에서는 "十年의 계획으로는 나무를 심는 것 만한 것이 없다"고 하여, 植樹를 잘하는 사람을 장려하라고 건의함과 아울러 植樹技術을 기재하여 널리 보급하였다.

漢·晋以後에 의학이 발전함에 따라 사람들은 環境要因에 대하여 나날이 중시하게 되었다. 漢代에는 이미 土壤이 인체에 영향을 준다는 것을 인식하였다. 《淮南子》 에서는 "堅土에 사는 사람은 강하고, 弱土에 사는 사람은 살찌며, 腐植土에 사는 사람은 키가 크고, 沙土에 사는 사람은 키가 작으며, 息土에 사는 사람은 아름답고, 耗土에 사는 사람은 추하며, ……輕土에 사는 사람은 날쌔고, 重土에 사는 사람은 더디다"고 하였다. 이는 土質의 좋고 나쁨이 體質에 영향을 미침을 지적한 말이다. 또한 "水氣가 많은 지역에는 벙어리가 많고, 風氣가 많은 지역에는 귀머거리가 많으며, 木氣가 많은 지역에는 곱사등이가 많으며, 濕氣가 많은 지역에는 다리가 부은 환자가 많고, 陰氣가 많은 지역에는 혹이 달린 사람이 많으며, ……谷氣가 많은 지역에는 마비환자가 많고, 丘氣가 많은 지역에는 미치광이가 많다"고 하여 자연환경이 다르면 인체에 미치는 질병도 相異하다는 것을 설명하였다. 漢代에는 公共衛生에 대해서도 매우 중시하였다. 도시에는 "都厠"이라는 공공화장실을 설치하여 대소변의 관리를 강화하였다. 그리고 전문적인 청소원이 길거리를 청소하였으며 "翻車"와 "渴烏"라는 撒水기계를 사용하여 물을 뿌려서 먼지가 날리는 것을 방지하였다. 晋代에 사람들은 이미 일부질병은 신체적 접촉이나 공기를 통해 전염된다는 것을 인식하였고, 隔離豫防法을 채용하여 질병이 퍼지는 것을 방지하였다. 《抱朴子》 에서는 "趙·瞿地域에 문둥병이 몇년간 橫行하면, 인적없는 산으로 보낸다"고 하는데, 이로 볼 때 환자를 격리하여 다른사람에게 전염되는 것을 방지하였음을 알 수 있다. 또, 당시에 전염병의 전염성에 대해 어느 정도 인식하였음을 알 수 있는데, 《晋書》 에 의하면 "永和 末期에 질병이 많아서 만약 집안에 전염병에 걸린 사람이 세사람 이상이면 비록 그 당사자가 질병이 없더라도 백일동안 입궐할 수 없었다"고 한다. 《肘後方》 에서는 肺勞[7]가 시체를 통해서도 전염될 수 있다는 점을 인식하고서 問病이나 弔問을 반대

7) 肺勞 : 肺結核의 일종으로 전염성을 띤 만성소모성질환이다.

하였다. 공기중의 더럽고 사나운 毒氣에 대해, 사람들은 煙氣나 燻蒸의 방법을 사용하여 대처하였다. 예를 들면 《肘後方》 中에는 연기를 사용하여 毒氣를 청결히 하는 藥方이 적지 않게 기재되어 있다. 이밖에도 貫衆 등의 藥을 사용하여 우물을 소독하는 방법이 기재되어 있다.

唐·宋時期에 이르러 環境養生豫防法에 새로운 발전이 있었다. 唐代의 孫思邈은 唐 以前의 養生法을 집대성하여 《千金要方》과 《千金翼方》 속에 많은 環境養生豫防에 관한 내용을 담았다. 거처할 환경을 선택함에 있어 그는 "산을 등지고 물가에 任하며, 기후가 높고 상쾌하며, 토지는 비옥하고 물은 맑으며, ……만약 좌우에 구릉지대를 끼고 있는 곳이라면 가장 좋은 지역이다"라고 인식하였다. 이러한 인식은 지금까지도 실용적인 가치가 있다. 이 책속에는 약초를 태워 燻蒸하거나 연기를 피워 공기를 정화함으로써 溫病의 발생을 막는 여러가지 藥方이 기록되어 있다. 또한 그는 사람들에게 미친개에게 물린 상처로 인해 광견병이 발생하므로 미리 대처하여 피해야 한다고 하면서, "늦봄에서 초여름사이에는 미친개가 많으므로 반드시 어린아이에게 몽둥이를 지니도록 훈계하여 예방하였다"고 하였다. 宋代의 張杲는 쥐를 통하여 전염병이 퍼진다는 것을 인식하고 "쥐오줌이 떨어진 식기에 음식을 먹으면 黃疸이 걸린다"(《醫說》)고 하였다. 그러므로 쥐에 오염된 음식물은 피해야 하며 여러방법을 사용하여 쥐를 죽여서 질병이 퍼지는 것을 방지하여야 한다. 宋代에는 飮食衛生에 대해서도 매우 주의하여, "비록 가난하여 길바닥에 있더라도 반드시 물은 끓여 마셔야 한다"(《鷄肋篇》)고 하였다. 이 당시 완성된 《齊民要術》에서는 산초나무잎이나 수유나무잎을 사용하여 우물물을 소독하였다.

明·淸時期에 이르러서는 戾氣[8]가 질병을 발생시킨다는 학설이 발전되어, 사람들은 蟲害에 의해서도 질병이 퍼진다는 점에 매우 깊은 관심을 가졌다. 明代의 醫家인 李時珍은 여러 충해, 즉 모기·파리 등에 대해 세밀히 관찰하였고 이들이 일으키는 病性을 이해하여 쥐의 침이나 분비물을 통해 黃疸이 생긴다고 밝혔다. 《本草綱目》에는 蟲害를 박멸하는 많은 방법과 약물을 기록하고 있다. 그 후 趙學敏은 모기·파리·벼룩·이·빈대 등을 여름철 5大害라고 열거하고는 그의 저서 《本草綱目拾遺》에서 이러한 蟲害를 박멸하는 효과적인 방법을 비교적 상세하게 소개하였다. 《本草綱目》은 古來로 내려오는 飮水衛生에 관한 지식이 총망라되어 있는데, 水源의 선택·水質의 優劣判斷 및 飮用水의 淨化消毒 등에 대해서 매우 상세하게 설명하였다. 예를 들면 "우물물은 도시 인근 도랑의 오염된 물이 섞여 戾氣를 지니므로, 반드시 한차례 끓인 후에 음용수로 사용해야 한다"고 하였으며, 만약 "비가 온 후에 물이 혼탁해지면 반드시 桃仁·杏仁을 갈아서 우물물을 맑게 한다"고 하였다. 淸代에 사람들은

8) 戾氣 : 疫癘之氣·毒氣·異氣·雜氣라고도 한다. 戾는 凶惡 또는 어그러짐을 뜻한다. 戾氣는 강렬한 傳染病을 일으키는 일련의 邪氣를 뜻한다. 古人들은 氣候의 이상변화로 인해 이러한 熱性發病物質이 생기며, 사람이 이를 感受하여 疫病이 유행하는 것으로 알았다.

강물에 더러운 물건을 세척하면 水源이 불결하게 되어 질병의 유행, 즉 오염된 하수를 마셨을 때 콜레라 등을 유발한다고 인식하였다. 이로 인하여 청결한 물을 사용하고 아울러 끓인 후에 마심으로써 질병유행을 방지하였다(《時症指明》). 거주민의 건강을 보장하기 위하여 清代의 名醫인 王孟英은 "평일에 黃河의 물길을 잘 소통시켜 오물이 적체되지 않도록 하고 탁한 물을 마시지 않도록 하고 나서야 비로소 백성들은 長壽의 경계에 오를 수 있다"고 주장하였다. 우물물에 대하여 王孟英은 우물속에 "정제된 雄黃과 明礬 몇斤을 넣어 蛇蟲이나 陰濕한 毒을 막을 수 있고, 어떨 때는 朱砂 몇兩을 넣으면 더욱 뛰어난 효과가 있다"고 하였다. 물항아리에 "香 1~2토막을 넣으면 좋고 菖蒲뿌리를 수면에 자라게 하면 더욱 좋다"고 하였다. 王孟英은 물맛의 좋고 나쁨을 시험하는 다섯가지방법을 제시하여 사람들에게 水源을 선택할때 사용하도록 하였다(《隨息居飮食譜》).

한편, 清代 養生家인 曹慈山은 綠化에 대해 터득한 바가 있었다. 그는 《老老恒言》에서 "정원에 花木 수십종을 심는 것이 중요한데 이름나고 특이한 卉木을 구하지 말고 사계절 동안 끊이지 않고 아름답게 해야 한다"고 주장하였다. 아울러 "城內에 圓林地域을 조성하여야 한다"라고 하면서, 이렇게 하면 환경을 美化할 수 있고 공기를 淨化하며 情緖를 도야할 수 있다고 하였다. 曹慈山은 이러한 환경속에서 養生한 결과 90여세까지 살았다.

상술한 바를 종합하면 環境要素는 건강에 매우 중요한 역할을 한다. 옛사람들은 이에 대해 매우 중시하여 질병을 예방하는 과정에서도 환경을 이용하거나 개조하고 병충해를 제거하는 養生防疾의 많은 방법을 모색하였다. 그 가운데 많은 방법들이 오늘날까지도 여전히 높은 실용적 가치를 지니고 있다.

1 環境綠化法

環境綠化法은 樹木과 花草를 심음으로써 공기를 정화하고 局部的으로 기후를 개선하며, 아울러 환경을 美化하여 養生防疾의 목적에 도달하는 방법을 가리킨다.

1) 方法

(1) 庭園綠化

庭園과 房에 있는 테라스나 창문 등 비교적 협소한 공간을 빌어 花木을 화분에 심음으로써 주택환경을 綠化한다. 일반적으로 海棠・茉莉・文竹・月季・牡丹・蘭花・菊花・萬年

靑・仙人掌・君子蘭 등을 심어서 신선한 공기를 유지시키고 아름다운 향기를 느낄 수 있다. 花草에서 발산되는 맑은 향기는 사람들의 기분을 상쾌하고 유쾌하게 한다.

(2) 宅旁綠化

주택부근과 문앞이나 뒤뜰에는 대개 약간의 자투리땅이 있으며 특히 농촌지역에서는 주택부근에 비교적 넓은 공터가 있으므로 이러한 빈 공간을 이용하여 여러 교목이나 관목 또는 화초를 심는다. 즉 수양나무・버드나무・夾竹桃・배나무・복숭아나무・포도덩굴・爬山虎・牽牛花・金銀花・菊花・祁艾 등을 심으면 먼지를 감소시키고 騷音을 줄이며 溫度・濕度를 조절할 수 있다. 여름에는 나뭇잎이 무성하여 태양의 직사광선을 차단하고 겨울에는 나뭇잎이 떨어져 햇빛이 직접 투사됨으로써 방안이 겨울엔 따뜻하고 여름에는 시원하게 할 수 있다. 宅地가 비교적 낮고 地面이 濕하면 주택부근에 나무를 심어 나무가 자랄 때 그 뿌리가 대량의 지하수를 흡수하도록 하여 地面을 건조하게 함으로써 風濕性疾病을 예방할 수 있다. 어떤 식물, 예를 들면 吳茱萸나 祁艾 등은 揮發性成分을 발산하여 모기나 파리를 쫓아내는 작용을 한다.

(3) 都心綠化

도회지에는 길가주변을 이용하여 가로수를 심을 수 있으며 도회지안의 빈공간을 이용하여 공원을 건립하고 이곳에 나무나 화초, 즉 수양나무・버드나무・소나무・잣나무・은행나무・참죽나무・녹나무・플라타너스・장미꽃・국화 등을 심을 수 있다. 이를 통하여 도회지내부에 綠陰이 지게 하고 生花가 활짝 피며 푸른 잔디가 눈길을 끌 수 있게 하여 청결하고 쾌적하며 생기발랄한 환경을 조성한다. 사람들이 이러한 환경에서 생활하면 심리상태를 조절할 수 있어서 고민을 잊고 피로를 해소할 수 있게 된다.

2 擇地養生法

《素問・五常政大論》에서는 "같은 지방에서도 生化와 사람들의 수명이 각기 다른 것은 높고 낮은 地勢의 차이로 인해 발생한다"고 하였다. 이것은 상이한 지리적 환경이 사람의 건강과 수명에 지대한 영향을 미친다는 사실을 설명한다. 따라서 擇地養生法이란 좋은 生活環境과 居住環境을 선택함으로써 인체의 건강을 촉진하고 수명을 연장시키는 방법이다.

1) 方法

옛사람들은 좋은 養生・長壽環境을 선택하는 데 풍부한 경험이 있었다. 《素問・五常政大論》에서는 地勢가 높은 곳은 기후가 寒冷하여 生長發育이 상대적으로 늦으므로 그 수명 역시 상대적으로 길고, 지세가 낮은 곳은 기후가 무더워 生長發育이 상대적으로 빠르므로 그 수명 역시 상대적으로 짧다고 하였다. 고산지대는 日照量이 충분하고 공기가 맑으며 기후가 서늘하여 陰精을 封藏하기에 유리하여 사람들은 쉽게 長壽하기 때문에 古代 養生家들에게 사랑받는 곳이었다. 《千金翼方》에서는 "山林이 深遠하니, 진실로 佳境이로다"라고 하였다. 산을 등지고 물이 앞에 있으며 기후가 높고 상쾌하며, 토지가 비옥하고 물이 맑으면 養生하기 좋은 곳이며, 만약 좌우에 구릉지대를 끼고 있는 곳이라면 가장 좋은 지역이라고 인식하였다. 농촌의 전원은 땅이 두텁고 水深이 깊으며 산수가 푸르고 수려하며 풍경이 아름답고 환경이 안정되어 있고 시끄러운 도시와 멀리 떨어져 있으며 공기와 水源이 오염되지 않아서 健康・長壽에 유리하므로 山水를 낀 山村田園은 예로부터 養生家들에게 사랑받는 곳이었다. 해변가도 養生・長壽에 좋은 곳이다. 蘇東坡는 《書海南風土》에서 海南사람들은 대부분 장수한다고 하면서 "백여세가 된 노인이 자주 보이니, 팔구십 먹은 사람은 말할 필요없다"고 기재하고 있다. 기록에 의하면 明・淸以後에도 海南地域은 여전히 장수하는 노인이 많아서 "海南은 예로부터 사람들이 장수한다"는 말이 있을 정도였다. 이러한 까닭은 해변의 기후가 온화하고 공기가 신선하며 日照量도 충분하여 內陸地域처럼 지나치게 춥거나 덥지 않으므로 健康・長壽에 이롭다. 상술한 바를 총괄하면 高山의 서늘한 地域과 山村田園地域, 그리고 海邊地域은 모두 養生・長壽하기에 좋은 환경을 지니고 있다. 옛사람들은 養生하려면 각자의 체질과 질병의 성질에 근거하여 거처를 선택해야 한다고 강조하였다. 체질로 보면 偏熱한 경우에는 마땅히 高山의 서늘한 지역에서 養生하여야 하며, 偏寒한 경우에는 마땅히 南方의 해변지역에서 養生하여야 하고, 偏燥한 경우에는 마땅히 바다를 끼고 있는 濕한 지역에서 養生하여야 하며, 偏濕한 경우에는 마땅히 乾燥한 지역에서 養生하여야 한다. 이와같이 해야 가장 훌륭한 養生・健康의 효과를 얻을 수 있다.

3 因地制宜法

因地制宜法이란 상이한 지역과 상이한 기후조건 및 상이한 생활습관에 따라 각기 다른 조치를 運用함으로써 건강에 불리한 環境要素를 감소시키나 제거하는 養生豫防法이다. 예를 들면 《新刻攝生要義》에서 "산이나 언덕이 있으면 그곳에 오르고, 浸水되는 평지에는 樓臺를 세운다"고 말한 바와 같다. 因地制宜法은 《內經》의 地理的 醫學思想에 그 源流를 두며 歷代 養生家의 발전을 얻어 사람들의 지대한 관심을 얻게 되었다.

1) 方法

中國을 예로 들면 東部 沿海地域의 사람들은 물고기를 먹고 소금을 좋아하는데, 물고기는 인체에 內熱을 유발하고 鹽分은 血을 손상시키므로 그곳 사람들은 顔色이 검고 皮膚의 살결도 거칠어져 癰瘍 등의 질병이 발생하기 쉽다. 《內經》에서는 "東方은 木에 속하여 바람이 많은데 인체내부로는 肝臟과 상응하며, 體表에서는 筋이 되고 五味에서는 신맛이 되므로 養生은 마땅히 집을 견고하게 하여 風邪가 침입하여 인체를 손상시키는 것을 피해야 하며, 음식은 마땅히 맵고 달고 뜨겁고 담백한 음식을 가려 肺와 脾를 助養하여야 하며 너무 짜거나 지나치게 신 음식을 먹어서는 안된다"고 하였다. 지나치게 짜면 血이 손상되고 肝氣를 지나치게 왕성하게 하여 脾土를 억눌러 脾胃의 運化機能[9]이 失調된다. 西部沙漠地域은 기후가 건조하고 바람이 많으며 물과 토양의 성질 역시 억세다. 사람들은 乳製品과 肉類를 주로 섭취하므로 신체는 건장하고 實하여 외부적인 邪氣에 의해 쉽게 손상받지 않지만, 일반적으로 飮食이나 情志가 적절하지 않으면 내부에서 병이 발생한다. 《內經》에서는 "西方은 金에 속하여 기후가 건조한데 인체내부로는 肺臟과 상응하고, 體表에서는 皮毛가 되며 五味에서는 매운 맛이 되므로 養生은 마땅히 주거환경에 주의를 기울여 집주위에 樹木과 花草를 심음으로써 습도를 증가시켜서 공기를 습하게 해야 하며, 만약 실내가 지나치게 건조하다면 地面에 물을 뿌림으로써 공기의 습도를 조절하고, 음식은 마땅히 시고 달고 수분이 많은 것을 먹어야 하며 매운음식을 지나치게 먹어서는 안된다"고 하였다. 지나치게 매우면 熱을 발생시켜 건조한 것을 더욱 조장하므로 肺가 건조해져 병이 발생하며, 아울러 肺金이 지나치게 왕성하여 肝木이 손상되어 肝의 疏泄機能[10]이 실조되고 情志가 失調된다.

南方溫帶地域은 땅이 낮고 토양은 축축하며 陽氣가 盛한데다가 안개가 많다. 이 지역사람들은 酸味의 과일을 즐겨 먹으며, 음식물에 醱酵시킨 것이 많으므로 攣痹[11]와 濕熱한 疾病

---

9) 運化機能 : 脾機能의 하나인 運化는 運輸와 消化를 주관하는 기능이며, 이는 음식물의 소화와 營養成分의 輸布를 위주로 한다.

10) 疏泄機能 : 肝은 울결된 것을 풀어주고 펴지게 하며 배출하는 기능을 갖고 있는데, 이를 肝의 疏泄機能이라 한다.

11) 攣痹 : 일반적으로 痹證에서 피부가 마비되어 무감각해지고 아프며 관절을 마음대로 움직일 수 없고 힘줄이 당기는 일련의 증상을 말한다.

이 발생하기 쉽다. 《內經》에서는 "南方은 火에 속하여 熱이 많은 지역인데 인체내부로는 心臟과 상응하고, 體表에서는 脈이 되며 五味에서는 쓴맛이 되므로 남방에 거주하려면 주택은 마땅히 서늘한 통풍이 부는 곳에 지어야 하며 居室은 通風이 잘되어야만 공기의 유통에 이롭고, 만약 地面이 낮아 濕하거나 雨期에는 樓閣을 지어 그 위에 거주함으로써 邪氣가 침입하여 인체를 손상시키는 것을 방지하고 攣痹가 발생하지 않도록 해야 한다"고 하였다. 南方은 매우 더우므로 외출할 때 풀로 짠 모자로 뜨거운 태양이 인체에 직접 내리쪼이는 것을 방지해야 한다. 음식은 辛溫한 음식을 적당히 섭취해야 하며, 苦寒하거나 생것, 차가운 음식을 과다하게 먹어서는 안된다. 苦寒한 음식을 과다하게 먹으면 心陽을 손상시키고, 생것이나 찬 음식을 지나치게 먹으면 脾陽을 손상시켜 心臟과 脾臟의 질병을 야기한다. 火熱은 肺를 쉽게 손상시켜서 肺氣에 영향을 준다. 그러나 매운 맛은 肺를 助養하여 肺를 조절한다. 남방은 매우 더운데 왜 도리어 맵고 뜨거운 음식을 먹어야 하느냐에 관해서 옛사람들은 그 이유를 몇 가지로 해석하였다. 王倫은 "동남쪽은 지대가 낮고 습한 곳이 많아서, 맵고 뜨거운 약초가 오히려 濕을 물리칠 수 있다"고 하였고, 薛己則은 "동남쪽은 濕熱하여 그곳의 사람들은 腠理가 잘 통하고 땀이 많이 나와 陽氣가 안으로 虛하므로, 마땅히 맵고 뜨거운 음식을 먹음으로써 陽氣를 助養해야 한다"고 하였다.

北方과 高山地帶는 天地의 氣가 封藏되는 곳으로 매우 춥고 물이 얼어 陽氣가 손상되기 쉽다. 臟腑가 추우면 慢性的인 病이 생긴다. 《內經》에서는 "北方은 水에 속하는데 인체내부로는 腎臟과 상응하며, 體表에서는 骨이 되고 五味에서는 짠맛이 되므로 주택은 마땅히 日照量이 충분한 곳을 택하여야 하고 바람부는 곳에 건설해서는 안된다"고 하였다. 주택의 보온이 잘되려면 防壁을 잘하여 추울 때 추위를 막을 수 있어야 한다. 음식은 맵고 뜨거운 것을 적당히 증가시켜 섭취함으로써 心陽을 助養해야 한다. 지나치게 짜게 먹어서는 안되는데 지나치게 짜게 먹으면 腎水를 助養하기는 하지만 心火를 傷하게 하여 心脈에 질병을 발생시킨다. 그밖에도 맵고 뜨거운 음식물로 寒氣를 발산시킴으로써 臟이 寒하여 발생하고 각종 질병의 발생을 예방한다.

中部平原地域은 땅이 평평하고 기후가 습하여 사람들은 무엇이든 먹을 수 있으나 이로 인해 생활이 안일해지므로 體質이 弱하고 쉽게 陰陽이 失調되어 發熱惡寒 증상이 발생한다. 《內經》에서는 "中央은 土에 속하는데 인체내부로는 脾臟에 상응하고, 體表에서는 肉이 되며 五味에서는 甘이 된다"고 하였다. 養生은 반드시 이러한 특징을 근거로 해야 하며, 지대가 낮은 곳에 집을 지으면 濕邪가 사람을 해쳐 痿厥과 같은 질병이 발생할 수 있으므로 주의해야 한다. 만약 居處가 濕하면 주택의 사방에 도랑을 만들어 排水하거나, 모래흙으로 지반을 다져 주거나 2층에 거주해야 한다. 집주위에 나무를 심으면 나무가 생장할 때 대량의 지하수를 흡수하므로 地面을 건조하게 유지할 수 있다. 예를 들어 5년 이상된 버드나무 한그루는 매일 약 1톤의 지하수를 흡수하므로 風濕으로 인한 질병을 예방할 수 있다.

4 空氣淨毒法

空氣淨毒法은 약초의 연기나 증기 등을 이용하여 空氣中의 불결한 毒을 제거하고, 공기를 淨化하여 전염성질병을 예방하는 방법이다. 《瘟疫論》 에서는 "瘟疫[12]의 病因은 風도 아니고 寒도 아니며 暑도 아니고 濕도 아니다. 瘟疫은 天地間에 존재하는 異氣에 의해 감염되는 것이다. 이것에 감염되면 男女老少 · 身體强弱을 막론하고 모두 병에 걸린다"고 하였다. 그러므로 전염병의 유행을 예방하려면 반드시 공기를 정화하여 毒을 없애야 한다.

1) 方法

(1) 烟燻淨毒

전염병을 막고 불결함을 제거하는 효과가 있는 약초를 향로에 태우거나, 약초와 연료를 일정한 비율로 혼합하여 향을 만들어 태워 그 연기로써 공기를 소독하는 방법이다. 《肘後備急方》 과 《千金要方》 에는 이 방법에 대한 기록이 많이 보인다. 常用되는 藥物로는 蒼朮 · 白芷 · 艾葉 · 蕪荑 · 鬼臼 · 皂莢 · 香薷 · 貫衆 · 柴胡 · 柏葉 · 青蒿 · 松枝 · 野菊花 · 丁香 · 降香 · 鬼箭羽 · 羖羊角 · 硫黃 · 雄黃 등이 있다. 처방전을 예로 들면 太乙流金方[13]과 虎頭殺鬼方[14] 등이 있다. 급성전염병이 유행할 때에는 매일 1~2丸을 태우면 불결한 독소와 전염병을 제거하는 효능이 있다.

(2) 燻蒸淨毒

휘발성약물을 수용액으로 만들어 용기속에 넣고 끓이면서 공기중으로 휘발시켜 消毒하는 방법이다. 예를 들면 급성전염병이 유행하는 기간에 식초 한컵(50㎖ 정도)을 뜨거운 물 위나 약한불 위에 놓고 가열하면 식초가 천천히 공기중으로 증발되어 더러운 독과 邪氣를 제거하여 전염병유행을 예방할 수 있다.

---

12) 瘟疫 : 疫癘의 邪를 感受하여 발생하는 각종 급성전염병의 總稱이다.

13) 雄黃 90g, 雌黃 60g, 鬼箭羽 45g, 羖羊角 60g을 모두 곱게 빻아 밀랍(蜡)으로 丸을 만든 것

14) 虎頭骨 150g, 朱砂 45g, 雄黃 45g, 鬼臼 30g, 皂莢 30g을 모두 곱게 빻아 밀랍(蜡)으로 丸을 만든 것

(3) 氣霧淨毒

전염병과 더러운 독을 제거하는 약물을 수용액으로 만들어 분무기 등을 이용, 공기 중에 분사함으로써 공기를 淨化消毒하는 방법이다. 전염병이 유행하는 기간에는 大青葉·野菊花·金銀花·貫衆·魚腥草·荊芥·薄荷·甘草 등의 약을 끓여서 여과한 뒤 일정한 농도로 희석하여 집안이나 공공장소에 분무함으로써 전염병유행을 예방하는 것이다.

5 飮水衛生法

물은 중요한 환경요소로 인체의 정상적인 생리활동과 건강을 유지하는 데 필수적이다. 飮水衛生法은 위생적인 飮用水를 선택하고, 비위생적인 飮用水를 정화·소독함으로써 질병을 예방하는 방법이다. 先人들은 이를 매우 중시하여 생활거주지에서부터 水源이 적절한 장소를 택했다. 만일 水源이 좋지 않으면 거주할 만한 땅이 아니라고 여기고 다른 곳으로 이주하였다. 아울러 "끓인 물"을 飮水衛生의 가장 중요한 일환으로 삼았다.

1) 方法

(1) 水源選擇

水質의 좋고 나쁨은 주로 水源에서 결정되므로 신중해야 한다. 水源은 일반적으로 水源이 멀고 길게 흐르는 물을 우선으로 한다. 그 이유는 길게 흐르는 물은 여러 갈래의 水脈이 합쳐져 흐르기 때문에 고갈되지 않고, 많은 오물을 받아들여도 쉽사리 더러워지지 않기 때문이다. 지하수의 경우는 地脈이 깊은 곳으로부터 퍼 올린 것이 좋다. 이는 土質이 깊고 물이 깊으면 지면의 더러운 오물과 독으로부터 쉽게 오염되지 않고, 또한 긴 地層의 여과를 거치므로 우물의 自然淨化가 용이하기 때문이다. 한편 물이 얕고 적거나 水源附近에 黑土·毒石·惡草가 있으면 마실 수 없다. 상대적으로 흐르지 않는 우물물은 자주 퍼내야 한다. 이렇게 해야만 새로 스며 나오는 지하수가 끊임없이 보충되어 우물물의 流動을 조성함으로써 물이 흘러 썩지 않게 된다. 따라서 오래도록 퍼내지 않은 우물은 죽은 물이 되므로 마실 수 없다. 지하수중에는 養生과 疾病豫防에 효과적인 鑛泉水種類도 있다. 《水品全秩》에서 "물은 乳泉을 최상으로 치는데, 乳泉은 반드시 달며 그 무게가 지하수보다 무겁다"고 하였다. 乳泉水는 바로 인체에 유익한 원소들이 적당량 함유된 鑛泉水이다. 일반적으로 水源이 좋으면 수질도 우수하다. 그러나 이 역시 감별을 거쳐야만 한다. 감별방법에 관해서 《調疾飮食辯》에서는 다음과 같이 기록하고 있다. "우선 맛으로 판별해야 한다. 맛이 달고 담백하면 우수한 것이고, 짠 맛은 石氣와 泥氣를 조성하므로 수질이 나쁜 것이다. 다음으로 색을 보는데 수정같이 맑으면 우수한 것이고, 쌀뜨물같이 허옇거나 비록 맑더라도 수면에 붉은색·황색·자색 등의 거품이 있으면 나쁜 것이다"라고 하였다. 또한 샘물이 "첫째 맑고, 둘째 차가우며, 셋째 향기롭고, 넷째 부드러우며, 다섯째 달고, 여섯째 깨끗하며, 일곱째 변질되지 않고, 여덟째 병을 제거하면(《方輿勝覽》)" 이를 "八功淸水"라 부르는데, 이는 良質의 飮用水이다. 이러한 것들은 모두 先人들이 水源을 선택했던 경험들로서 참고로 삼을 만하다.

(2) 汚染防止

水源이 좋더라도 반드시 오염을 방지해야 하며, 그렇지 않으면 질병을 유발할 수 있다. 오물과 분뇨가 水源附近에 퇴적되지 않도록 하고, 오물을 배출하는 도랑도 水源附近에는 만들지 않도록 하여 분뇨와 오물이 섞여 들어가 오염되는 것을 방지해야 한다. 우물은 우물테두리와 우물덮개 등을 설치하여 오물 및 해충이 우물속으로 들어가지 못하도록 해야 한다. 《忘懷錄》에는 "우물위에 기둥을 설치하여 항상 막아 두는데, 그것은 해충이 들어가거나 어린아이가 장난칠까봐 두려워서이다"라고 하였는데, 결국 우물물이 오염되지 않도록 보호해야 함을 지적한 것이다. 이밖에도 매년 우물을 청소하여 바닥에 침전된 오물찌꺼기를 제거하여 우물을 위생적으로 유지해야 한다.

(3) 食水淨化

만약 飮用水가 혼탁하면 즉시 정화해야 한다. 정화방법으로는 濾過淨化法과 沈澱淨化法이 있다. 濾過淨化는 일정한 두께의 濾過材料를 이용하여 飮用水를 濾過시켜 물 속에 있는 혼탁한 물질을 흡수·제거함으로써 물을 맑게 하는 방법이다. 규모가 큰 하천은 굵은 모래·가는 모래·돌 부스러기 등을 여과재료로 삼아 濾過池나 濾過井을 만들도록 한다.

沈澱淨化는 물속에 일정한 약물을 넣어 혼탁한 물질이 응집·침전되도록 하는 방법이다. 《調疾飮食辯》에서 "봄·여름에 큰 비가 내리면 산의 물이 갑자기 불어서 毒이 있게 된다. 이때 산에 거주하여 다른 물을 길어 올 수 없을 경우에는 마늘이나 백반을 찧어 만든 가루 약간을 물 항아리에 넣는다"고 하였는데, 바로 沈澱淨化의 한 예라 할 수 있다. 그밖에도 先人들은 鐘乳石·磁石·桃仁·杏仁·仙人掌·錦蔡·木芙蓉·木綿樹·劍花·木槿·楡樹白皮 등을 이용하여 飮用水를 정화하였다.

(4) 食水消毒

비록 정화시킨 물이라 하더라도 다시 소독을 통해 불결한 독을 제거한 뒤라야 비로소 마실 수 있다. 《肘後備急方》에는 屠蘇酒[15]를 달인 뒤 그 찌꺼기를 이용해서 우물물을 소독했다는 기록이 있다. 그밖에도 《齊民要術》에는 吳茱萸잎을, 《本草正義》에서는 貫衆을 사용해 우물물을 소독하였다는 기록이 있다. 그 방법은 약물을 명주자루에 넣고 우물바닥이나 물항아리 바닥에 놓으면 된다. 이와 같이 하면 급성전염병이 돌 때에도 좋은 예방효과를 볼 수 있다. 《本草正義》에서는 "그러므로 전염병이 유행할 때는 貫衆을 항아리에 넣고 물을 마시면 병에 전염되지 않으며, 우물속에 넣으면 여러 독이 범할 수 없으니 解毒의 효능이 있다"고 하였다. 가장 일반적인 소독방법은 물을 끓이는 것으로 《呂氏春秋》에서 이르길 飮用水는 "九沸九度"해야만 마실 수 있다고 하였다. 또 《鷄肋篇》에서는 "설사 가난하여 길바닥에 있더라도 반드시 물은 끓여 마셔야 한다"고 하였다. 이처럼 물을 끓여 마시는 것은 중요한 위생습관임을 알 수 있다.

6 隔離豫防法

隔離豫防法은 전염성질병에 걸린 환자나 불결한 독을 지닌 사람을 정상인과 격리시켜 서로 접촉하지 못하게 함으로써 毒의 확산을 막고 질병을 예방하는 방법이다. 古人들은 "五疫之至 皆相染易"라고 하였다. 따라서 반드시 격리조치를 취하여 질병의 전염을 방지해야만 한다. 예를 들어 《治疫全書》에서는 "時氣[16]가 크게 발생하고 급성전염병이 성행하여 점차 전염될 즈음에……그 불결한 오물이 묻으니 환자의 침상에 접근하지 말고, 그 더러움에 접촉되니 죽은 자의 棺에 기대지 말며, 병든 자의 집에 있는 茶를 먹지 말고, 죽은 자의 衣服을 줍지 말라"고 하였는데, 이것은 바로 隔離豫防의 한 예라 할 수 있다.

1) 方 法

(1) 患者隔離

심한 전염성질환에 걸린 환자는 반드시 엄격한 격리조치를 취하여 환자와 정상인의 접촉

15) 大黃, 川椒, 蒼朮, 肉桂, 桔梗, 烏頭, 菝葜로 빚은 藥酒

16) 時氣 : 時行 혹은 時行戾氣라고도 한다. 流行中인 强烈한 傳染性을 가진 病邪를 말함

을 방지해야 한다. 환자의 배설물은 반드시 정화・소독하여 더러운 氣가 공기・물・토양 등 환경을 오염시키는 것을 막아야 한다. 그리고 도시와 읍에서 멀리 떨어진 곳에 전문의원을 설치하여 이러한 환자들을 격리치료해야 한다. 古代에는 깊은 산 속에 "癘人坊"을 만들어 문둥병환자를 격리치료하였다. "癘人坊"에는 전문 간호인이 있어서 환자의 각종생활을 편리하게 돌보고 환자가 외출하여 건강인과 접촉하는 것을 막았다. 환자의 가족이나 가까이 접촉하는 사람 역시 격리시켰다. 《晋書》 에는 전염병이 유행할 때에 만약 조정신하의 집에 전염병 환자가 3인 이상 있으면 그 신하가 비록 병이 없더라도 백일동안 입궐할 수 없었다는 기록이 있다.

(2) 正常人隔離

심한 전염병이 유행하는 기간에는 전염병이 유행하는 지역의 공기・물 등이 더러운 毒과 惡氣에 의해 오염되므로 그 지역이 거주하는 정상인은 될 수 있으면 빨리 전염병 지역을 떠남으로써 전염되어 병에 걸리는 것을 예방해야 한다. 《避疫說》 에서는 전염병이 유행하는 기간에는 나무 아래 바람이 부는 곳에 살거나 船上에서 생활하여 疫氣와의 접촉을 피할 것을 주장하였다. 이밖에도 급성전염병이 유행하는 기간에 정상인은 환자집에 문병을 가서는 안되며, 또한 환자의 의복과 침상을 가까이하여 疫氣에 노출되어서는 안된다. 급성전염병이나 폐결핵환자가 죽은 후에도 조문을 가거나 관에 접근해서는 안된다. 옛사람들은 폐결핵은 "癆蟲"에 의해 야기되며 환자가 죽은 후에도 퍼져 나갈 수 있으므로 관에 접근해서는 안된다고 생각하였다.

(3) 穢物處理

전염성질병환자가 사용했던 의복 등은 소독처리를 거친 후에야 비로소 다시 사용할 수 있다. 의복은 고온으로 끓이거나 증기소독한다. 《行軍方便方》 에서는 급성전염병환자의 의복을 찜통 속에 넣어 찌고, 향을 오랫동안 피우면 전염병의 전염을 예방할 수 있다고 하였다. 또한 《本草綱目》 에서는 "전염병이 돌 때, 환자의 의복을 꺼내어 시루 위에서 찌면 가족에게 전염되지 않는다"고 하였다. 그리고 사용하지 않는 물품들은 水源과 멀리 떨어진 땅속에 깊이 묻는다. 환자의 배설물은 석회 등의 약물을 사용하여 소독 처리할 수 있다.

7 環境淸潔法

環境淸潔法은 환경을 위생적으로 유지하고 불결한 毒과 곰팡이를 없앰으로써 질병을 예방하는 방법이다. 《朱柏廬治家格言》에서는 "여명이 밝으면 즉시 일어나 물을 뿌리고 마당을 쓸어 청소한다"고 하였는데, 이는 사람들에게 매일 주택주위를 청소하여 청결을 유지함으로써 질병을 예방하도록 요구한 것이다.

1) 方法

(1) 住宅淸潔

주택의 정원은 항상 청소하여 청결을 유지해야 한다. 《禮記》에는 "무릇 남녀 모두가 첫닭이 울면 모두 깨끗이 씻고 방·마루·뜰을 청소한다"고 하였는데, 옛사람들이 주택의 정원을 청소하는 것을 하루 일과중 가장 먼저 해야 할 일로 여겼음을 알 수 있다. 주택을 청소할 때는 일반적으로 먼저 집의 윗부분을 청소하고 나서 아랫부분을 청소하고 마지막에 바닥을 청소한다. 어두운 구석도 반드시 주의해서 청소해야 하는데, 이는 어두운 곳에 더러운 독과 곰팡이가 쉽게 생겨나기 때문이다. 이밖에 먼지가 날리는 것을 방지하기 위하여 여름에 청소할 때는 먼저 물을 뿌리고 쓸었으며, 겨울에는 눈을 이용하였다. 평소에는 톱밥을 물에 약간 적신후에 땅을 쓸면 먼지를 묻혀들이고 또 먼지가 날리지도 않게 할 수 있다. 이처럼 주택을 깨끗이 하여 더러운 독과 곰팡이를 없애면 사람이 생활하는 거주공간에 자연히 전염병이 생기지 않는다.

(2) 都市淸潔

都市의 거리, 공공장소는 항상 물을 뿌려서 먼지가 날리는 것을 방지하고 질병의 전파를 방지해야 한다. 漢代에는 이미 전문적으로 물을 뿌리도록 고안된 기계인 "翻車"·"渴烏"를 이용하여 시내의 거리에 물을 뿌려 "백성이 길에 물뿌리는 수고를 덜었다"고 한다. 또한 청소할 때에도 먼저 물을 뿌리고 청소해야 하며, 청소시간은 일반적으로 야간에 사람이 없거나 사람이 적은 시간에 하여야 한다. 그렇지 않으면 먼지가 흩날려서 행인에게 쌓이므로 도리어 질병이 쉽게 유발된다. 청소후의 쓰레기는 보통 주택가와 水源에서 멀리 떨어진 공터로 운반하여 쌓아 놓거나 태워버린다. 한편 《農書》에는 다음과 같이 쓰레기를 퇴비와 결합하여 사용하는 방법을 제시하였다. "청소후에 나온 흙·태운 뒤의 재·키질하고 남은 겨와 기울·낙엽 등에 분뇨를 뿌려서 오래 쌓아 둔다. 파종시에 기와조각과 돌을 제거한 나머지의 가늘고 고

운것을 취하여 종자와 고루 섞어서 뿌려 놓았다가 다시 긁어모아 싹이 자라면 재차 뿌려 준 후 비료를 준다." 이러한 쓰레기처리방법은 쓰레기속의 불결한 독과 해충을 제거할 수 있을 뿐만 아니라, 농업생산을 위해 비료를 제공하므로 과학적으로 취할 만한 가치가 있다. 그리고 도시에서는 대소변관리를 강화해야 하며, 노상방료나 가축을 놓아기르는 것을 금지해야 한다. 변소는 반드시 그 전담자를 두어 청소하여 "깨끗하지 않은 것을 제거하고 그 악취를 없애야 한다(《周禮》)." 대소변은 일반적으로 퇴비법과 밀봉법으로 처리한다. 퇴비법은 쓰레기 처리방법과 유사하다. 즉 쓰레기・사람이나 가축의 분뇨・식물의 줄기・주방 쓰레기 등을 혼합하여 쌓아올리고 발효・분해시켜 푹 썩도록 만든다. 그 기준은 식물의 줄기가 완전히 썩고 단단한 분뇨덩어리가 없으며 악취도 없으며 파리가 모여들지 않으면 된다. 밀봉법은 대개 묽은 분뇨가 배출되는 중국 남방에서 사용된다. 이 방법은 분뇨를 큰 항아리에 쏟아 붓거나 식물줄기・오수・오물 등을 첨가하여 일정시간(보통 여름은 보름, 겨울은 한 달 정도)을 밀폐・보존하여 완전 발효시켜 분뇨덩어리가 없이 묽게 되어 암록색을 띠며 식물줄기가 완전히 부식되도록 한다. 이렇게 처리하면 분뇨에서 해충 및 더러운 독을 없앨 수 있으므로 질병의 전파를 막을 수 있다. 거주민들은 좋은 위생습관을 길러서 아무데나 가래침을 뱉거나 음식 찌꺼기 및 기타 더러운 물건을 함부로 버리지 말아야 한다. 孫思邈은 《千金要方》에서 "땅에 침을 뱉지 않는 습관을 길러야 한다."고 하였으니, 이처럼 옛사람들은 청결한 환경을 유지하는 데 매우 주의하였음을 알 수 있다.

8 滅菌防蟲法

모기・파리・이・벼룩・쥐 등과 같은 해충은 각종 전염성질병을 전염시켜 인류의 건강에 큰 피해를 끼친다. 재 뿌리기・연기 쏘이기・독살・잡아 없애기나 생활조건을 변화시키는 등의 수단으로 害蟲을 소멸시켜 질병을 예방하는 방법을 滅菌防蟲法이라 한다. 이 방법은 蟲媒에 의한 전염병의 발생과 전염을 예방・억제하는 중요한 조치로 무시할 수 없는 부분이다.

1) 方法

(1) 燒燙滅蟲

불에 태우거나 물에 끓이는 고온살충법을 燒燙滅蟲이라고 한다. 예를 들면 바퀴벌레가 모여 사는 종이상자를 태우거나, 침대 틀의 빈대를 태우거나, 진흙속의 벼룩을 풀을 쌓아 태우거나, 내의에 있는 이와 서캐를 뜨거운 다리미로 태워 죽일 수 있다. 그리고 내의나 침대 시트 등을 끓는 물에 삶아 이를 죽이거나, 끓는 물을 침대널판자와 가구 틈에 부어 빈대를 죽이거나 끓는 물로 변소의 구더기를 죽일 수 있다. 또한 찜통에 옷을 쪄서 옷에 붙어 있는 虱과 虱卵를 죽일 수 있다.

(2) 洒灰滅蟲

灑灰滅蟲은 石灰 등을 벽틈새나 구석에 뿌리거나 혹은 해충이 사는 구멍을 막음으로써 해충을 박멸하는 방법이다. 이 방법은 간편하고 실행하기 쉬워서 옛사람들이 많이 이용하였다. 《周禮》의 기록에 따르면 당시에는 전문적으로 해충을 박멸하는 사람이 있어서 大蛤炭·杜蘜灰 등을 사용하여 벽주위와 틈속에 뿌려서 해충을 없앴다고 한다. 灑灰滅蟲은 적절히만 운용하면 그 효과가 매우 좋다. 《千金月令》에서 "驚蟄에 석회를 가져다 문지방밖에 뿌리면 벌레와 개미를 없앨 수 있다"고 하였다. 그밖에 《月令輯要》에는 "북방인들은 2월 2일에 재를 방주위에 뿌려 벌레와 개미를 방지하고, 재를 창고 주위에 뿌려 쥐를 방지한다"는 기록이 있다.

(3) 烟燻滅蟲

烟燻滅蟲은 약물을 태워 그 연기로 해충을 죽이는 방법이다. 烟燻藥料를 일정한 비율의 연료와 혼합하여 점화한 후 약한 불로 천천히 태워 약의 연기가 사방으로 퍼지게 하여 해충을 죽인다. 이 방법 역시 전통적인 해충박멸 방법이다. 周代에는 莽草나 嘉草를 태워 그 연기로 벌레를 없앴다. 烟燻滅蟲은 모기·파리·벼룩·이·빈대 등을 박멸하는 데 적용한다. 예를 들어 모기에는 浮萍·荊芥·麻葉·艾葉·芫花·蒼朮·菖蒲·苦楝子·臭樗皮·阿魏·薺花·除蟲菊·駝糞·夜明砂·鱉甲 등을 태워 연기를 쏘이고, 파리를 없애는 데는 除蟲菊·藜蘆·雄黃을 태운다. 벼룩과 이를 없애는 데는 百部·秦艽·菖蒲·苦楝花를 태워 연기를 내며, 빈대를 죽일 때에는 百部·黃柏·木瓜·蕎麥秸·牛角屑·雄黃을 태워 연기를 쏘인다. 이러한 방법은 지역에 따라 약물을 달리 선택할 수도 있다.

(4) 藥物滅蟲

약물을 이용하여 해충에게 毒性을 가함으로써 해충을 박멸하는 방법을 藥物滅蟲이라고 한다. 사용시에는 약물을 먹이와 섞거나 직접 해충이 활동하는 장소에 뿌려놓아 해충이 먹거나 체내에 침투되게 함으로써 박멸한다. 예컨대 쥐를 죽이고자 할 경우에는 砒石을 먹이에 섞어서 쥐구멍이나 쥐가 다니는 길목에 놓으면 그것을 먹고 중독되어 죽게 된다. 빈대의 경우에는 菖蒲·蒴藋·楝花·辣蓼·浮萍·枸桔子·葱·樟腦·雄黃 등을 침상아래에 놓아 없앤다. 벼룩을 없애려고 할 경우에는 菖蒲·苦楝花나 그 잎을 침상밑에 뿌린다. 이를 없애려고 할 경우에는 水銀·雄黃·砒石·藜蘆를 의복에 지니고 다니거나 또 百部·藜蘆·白礬 등을 끓인물에 목욕하는 방법이 있다. 구더기를 없애려면 百部·藜蘆·毛茛·艾葉·野菊花·苦楝葉·靑蒿·辣蓼·草烏·芥子·皂莢 등을 분말로 갈아서 변소에 뿌려 고루 섞으면 된다. 이러한 방법들은 역대의 本草書, 예를 들면 《神農本草經》·《本草綱目》·《本草綱目拾遺》 등에 상세히 기록되어 있어 참고할 수 있다.

(5) 捕殺除害

天敵을 이용하여 해충을 없애는 방법이다. 《瘟疫論》에서 "만물은 각기 제압하는 바가 있는데, 예를 들면 고양이는 쥐를 제압하고……"라고 하였다. 그러므로 가정에서 고양이를 길러 쥐를 잡을 수 있다. 논·도랑·연못에는 미꾸라지·잉어 등을 놓아길러 모기의 유충을 잡아먹게 할 수 있다. 이 방법은 모기 유충의 밀도를 낮추면서 또한 벼의 생산을 증가시킬 수 있으므로 널리 보급할 만한 가치가 있다.

제 6 장
時辰養生法

時辰養生豫防法이란 계절 및 밤낮의 변화에 따라 양생하고 질병을 예방하는 방법이다. 이 방법은 "天人相應" 사상과 함께 발생하였으며, 周・秦시기에서부터 자연환경 및 기후요소와 건강과의 관계에 대하여 주의를 기울인 흔적을 볼 수 있다. 《周禮・食醫》 에서 주장한 "四季飮食法"[1]과 《五十二病方》 에서 제기한 "擇時祝由法"[2]・"擇時沐浴法"[3] 등은 최초의 時辰養生에 대한 구체적인 기록이다.

《內經》 은 先秦醫學을 계승하며 "天人相應"의 체계를 받아들여 時辰養生法을 중요한 위치로 끌어 올렸다. 《素問・寶命全刑》 에는 "인간은 天地의 氣로써 생겨나고, 四時의 法으로써 이루어지며, ……인간은 四時에 순응해야 한다"고 하였고, 《靈樞・刺節眞邪》 에서는 "天地에 順應하고 四時와 함께 하면 인간은 곧 天地와 같게 된다"고 하였다.

사계절에 따라 인체의 오장기능 또한 상응하여 변화하는 것에 대해 "봄은 木氣가 다스리는 계절이므로 이와 상응하는 肝氣가 발생하기 시작하고, ……여름은 火氣가 다스리는 계절이므로 이와 상응하는 心氣가 자라기 시작하고,……가을은 金氣가 다스리는 계절이므로 이와 상응하는 肺氣가 肅殺을 시작하고, ……겨울은 水氣가 다스리는 계절이므로 이와 상응하

1) 봄에는 酸味의 섭취를 늘리고, 여름에는 苦味의 섭취를 늘리며, 가을에는 辛味의 섭취를 늘리고, 겨울에는 鹹味의 섭취를 늘려 건강을 유지하고 질병을 예방・치료하는 方法

2) 時를 택하여 주문으로 병을 고치는 方法

3) 時를 택하여 좋은 물이나 藥物에 목욕을 함으로써 병을 고치는 方法

는 腎氣가 閉藏하기 시작한다(《素問 · 水熱穴篇》)"고 하였다.

또한, 계절뿐만 아니라 하루에서도 낮과 밤에 변화에 따라 변화함에 대해서는 《素問 · 金匱眞言論》에서 "하루 중 日出에서 正午까지는 陽中之陽이고, 正午에서 日沒까지는 陽中之陰이다. 日沒에서 子正까지는 陰中之陰이고, 子正에서 日出까지는 陰中之陽이다. 사람의 陰陽 역시 이에 순응한다"고 하였다. 이를 기초로 하여 《內經》에서는 인간의 생활은 매일 매일의 시간과 사계절의 기후변화에 적응하여야 한다고 주장하면서 "지혜로운 자의 養生은 반드시 사계절에 순응하여 寒暑에 적응한다(《靈樞 · 本神》)", "天地의 陰陽四時는 萬物의 시작과 끝이며 生死의 근본이다. 이에 거스르면 災害가 생겨나고, 이에 따르면 疾病이 발생하지 않으니, 이를 "得道"라 한다(《素問 · 四氣調神大論》)"고 하였다.

한편 《素問 · 上古天眞論》에서는 고대 성인이 장수했던 이유를 설명하면서 "陰陽의 변화에 따르고 四時의 변화에 순응하며", "天地의 변화를 법칙으로 삼고 四時의 변화를 분별한다"고 하였다. 이밖에도 《內經》은 수많은 時辰養生에 대해 소개하고 있다. 예컨대 "봄 · 여름에는 陽을 기르고 가을 · 겨울에는 陰을 기른다", "春生 · 夏長 · 秋收 · 冬藏"의 四季調神法, "날이 저물면 마땅히 몸을 거둬들여 근육과 뼈를 피로하게 하는 것을 피하며, 안개와 이슬을 맞지 말라"는 晝夜作息法 등은 모두 역대의 養生家들에게 커다란 영향을 미친 이론이다.

漢 · 唐時代에 時辰養生의 학설은 이미 보편적으로 받아들여지고 있었고, 그 내용 또한 《內經》보다 더욱 풍부해졌다.

晋代의 葛洪은 "攝生을 잘하는 사람은 자고 깨는 시간을 사계절에 따라 조절한다. ……겨울에는 너무 따뜻하게 하지 말고, 여름에는 너무 시원하게 하지 말라. ……겨울철의 아침에는 굶는 것을 피하고, 여름철의 밤에는 너무 많이 먹는 것을 피하라(《抱朴子 · 極言》)"고 말하였다. 南朝의 陶弘景은 《養性延命錄》에서 "봄에는 3일에 한번 성교하고, 여름과 가을에는 한달에 한번 성교하며, 겨울에는 精을 閉藏하고 절대 방사하지 말라"고 하였고, "봄 · 여름에는 높은 산지에 오르고, 가을 · 겨울에는 낮고 깊숙한 곳에 머무르면 吉하고 多福하여 수명이 무궁해진다", "겨울에는 발을 따뜻하게 하고 머리를 차게 하며, 봄 · 가을에는 머리와 발을 모두 차게 한다"는 다양한 이론을 펼쳤다.

唐代의 孫思邈은 《千金翼方 · 養性禁忌》에서 "사람은 氣의 盈虛消息으로써 天地와 통하고 萬物에 순응한다", "攝生을 잘하는 자는 日月의 삼갈 바를 결코 범하지 않으며, 사계절의 造化를 깨뜨리지 않는다", "하루의 삼갈 바는 날이 저문 후에 飽食하는 것이고, 한 달의 삼갈 바는 날이 저문 후에 過飮하는 것이며, 일 년의 삼갈 바는 날이 저문 후에 內室에 드는 것이며, 평생에 삼갈 바는 날이 저문 후에 氣를 함부로 하는 것이다"라고 하였다. 또한 "해마다 동짓날에는 북쪽 벽 아래에 풀을 두텁게 깔고 누워 元氣를 받아들여 튼튼히 하고, 해마다 8월 1일 以後에는 약한 불로 발을 덥혀 下體가 冷해져 元氣가 없어지는 것을 막아야 한다

(《千金要方・道林養性》)"고 하였으며, "봄에는 小續命湯 다섯 첩을 복용하고, ……여름에는 腎瀝湯 세 첩을 복용하고, ……가을에는 黃芪等丸藥을 복용하고, ……겨울에는 藥酒를 복용하고, ……평생을 이와 같이 하면 어떤 병에도 걸리지 않는다(《千金要方・服食法》)"고 하였다. 孫思邈은 많은 養生專門書를 남겼는데, 그 중에서도 특히 《孫眞人攝生論》은 時辰養生을 전문적으로 논술한 것으로 1년 12개월에 따라 금해야 할 것과 반드시 해야 할 것들을 정리하여 그 실용가치가 매우 높다.

宋・元時期에 陳眞, 鄒鉉의 《壽親養老新書・冬時攝養篇》은 노인양생전문서적으로 사계절의 변화에 따른 섭생법을 조목조목 분석하여 기술하고 있다. 예를 들면 "겨울철 3개월은 밀실에 거처하는 것이 가장 적당하고, 옷을 따뜻하게 입으며, 음식을 조절하고, 寒溫을 적절히 해야 한다. ……寒風을 맞으므로 옷을 가볍게 입고 외출해서는 안 된다. 老人은 血氣가 허약하고 眞氣와 陽氣가 부족하므로 만약 寒邪에 감염되면 바로 질병이 발생한다"고 하였다.

宋代 蒲虔貫은 《保生要錄》에서 "의복의 두께는 때에 맞추어 적절히 해야 한다. 더운 때라고 너무 얇게 입어서도 안 되고, 추운 때라고 너무 두껍게 입어서도 안 된다"고 하여 계절에 알맞은 의복착용에 대해 기술하였다. 같은 책의 《論飮食門》에서는 음식양생과 시진양생을 결합하여 "사계절마다 그에 상응하여 왕성해지는 臟氣가 있는데, 그 氣를 왕성하게 하거나 억제하는 味를 너무 많이 먹지 말라. 모두 왕성해지는 臟氣를 손상시킬 수 있다. 그러므로 相生의 효과가 있는 味를 적당히 먹어서 왕성해지는 氣를 돕도록 해야 한다"고 하였다. 즉 봄에는 肝氣가 왕성하므로 肝氣를 왕성하게 하거나 반대로 肝氣를 억제하는 음식을 많이 먹어서는 안 된다. 그 밖의 다른 계절도 이와 같다. 이러한 종류의 飮食法은 "왕성한 臟을 손상시키지 않고 왕성한 氣를 이롭게 하며, 음식이 적절하고 寒溫이 적당하면 萬病이 발생하지 않고 수명이 저절로 길어진다"고 하였다.

南宋・劉完素의 《素問病機氣宜保命集・攝生論》에서는 "聖人은 봄에는 木이 盛하므로 膏香으로 脾氣를 돕고, 여름에는 火가 盛하므로 膏腥으로 肺氣를 도우며, 가을에는 金이 盛하므로 膏臊로 肝氣를 돕고, 겨울에는 水가 盛하므로 膏膻로 心氣를 도우니, 이것이 이른바 이길 수 없는 것으로 그것을 돕는 것이다"라고 하였는데, 이는 "오행생극"이론을 기반으로 계절의 음식에 대해 논한 것으로 蒲虔貫의 학설과는 서로 보완관계에 있다.

符度仁은 《修眞秘錄・食宜篇》에서 時辰飮食養生에 관한 宋代이전의 경험을 수집하여 十二月飮食忌宜를 기록하고 있다.

元代 丘處機는 《攝生消息論》에서 古代의 四季養生에 관한 학설들을 집대성하였으며, 특히 노인들의 四時養生원칙과 방법에 대해 구체적이고 실용적으로 서술하고 있다.

明・淸時期에 이르러 時辰養生은 더욱 발전하고 충실해졌다. 明代의 冷謙은 《修齡要旨》에서 역대의 時辰養生과 관련된 이론과 학설을 광범위하게 수집하여 월별로 調養忌宜를 나열하였다. 여기에 수록된 "四季却病歌"는 외워서 부르기 쉬울 뿐만 아니라 매우 간단하고 실용적이다. 胡文煥의 《類修要訣》은 古人들의 養身却病 學說을 수록하였으며, 그 중에서도 晝夜時辰養生에 관한 내용은 대단히 풍부하다. 그는 "養生銘篇"에서 導引·吐納法을 행할 때에는 반드시 적절한 시간을 선택해야 한다고 언급하면서 "한밤중인 子時에 行功하는 것이 적당하다. ……子時이후에 마음을 거둬들이고 靜坐하면 전신에 元氣가 생긴다"고 하였다. 그리고 晝夜飮食忌宜에 관해서는 "飮食篇"에서 "空腹에는 차를 마시지 말라. 술은 卯時를 피하고 戌時以後에 마셔라. 이 원칙을 반드시 지키도록 하라"는 주장을 펴고 있다.

龔廷賢은 《壽世保元》에서 "四時에 따라 攝養하고 朝夕으로 보호하면 장수할 수 있다"고 하였으며, 李梴은 《醫學入門》에서 "사람의 氣血은 봄에 升하고 여름에 浮하며 가을에 降하고 겨울에 沈하여 하늘의 주기에 순응하고 四時의 常度를 따라야 한다"고 하였다. 그는 여기에서 모름지기 養生은 계절변화에 따른 氣血의 승강을 고려해야 하는데, 특히 음식과 복양은 四時의 변화에 상응해야 한다고 주장하였다.

清代의 王應鶴은 《孫眞人衛生歌注釋》에서 "음식을 먹음에 반드시 그 맛을 조절한다. 즉 많고 적음, 적당한지의 여부에는 반드시 절도가 있어야 하는데, 특히 계절을 잘 살펴서 그 평형을 얻도록 해야 한다. 계절의 변화에 따른 調攝을 모르고 어느 一味만을 많이 섭취하면 반드시 그 균형은 깨지고 만다"고 하였다.

위 내용을 종합하면 時辰養生法은 天人相應사상에 근거하여 《內經》에서 그 기틀이 확립되었으며, 후에 많은 의가에 의해 계속 보충되어 발전되어 왔다. 또한, 정신, 기거, 환경, 휴식, 의복, 음식, 방사, 기공, 복약 등의 방법으로 다양화되었다.

1 春季養生法

1) 作息宜夜臥早起, 多緩形散步; 情緒應開懷舒暢, 勿憂鬱怒罰

《素問·四氣調神大論》에서 "봄철 3개월을 發陳이라 하는데, 萬物이 소생·발육을 하는 시기로서 자연계에 새로운 氣가 충만해지고 만물이 자라난다. 이때 사람들은 저녁 늦게 잠자리에 들고 아침 일찍 일어나서 정원을 산보하며 옷을 느슨하게 입고 머리를 풀어 늘어뜨리며 신체를 편안하게 함으로써 의지가 생기게 하여 봄기운과 서로 조화를 이루도록 해야 한다. 기르되 죽이지 말고, 주되 빼앗지 말며, 상을 주되 벌하지 말아서 봄철의 발생하는 기운에 적응해야 하며, 이것이 바로 봄철에 여름을 대비하여 행하는 양생의 도이다. 이를 거역하면 반드시 肝이 손상되어 여름철에 寒性의 病變이 발생하여 奉長하는 氣가 부족해진다"고 하였다. 즉 봄에는 늦게 자고 일찍 일어나야 하며, 일어난 후에는 뜰을 거닐고, 머리를 풀어 편안하게 하고, 옷은 넉넉하게 입어 몸을 속박하지 않게 해야 한다고 제시하였다. 여기에 각종의 보건체조를 더하면 더욱 좋다. 精神攝生은 유쾌한 마음을 유지하고, 가슴을 활짝 열어 殺生하려는 마음, 빼앗으려는 욕심, 벌하려는 분노를 품지 말아야 한다. 만약 이를 지키지 않는다면 生養의 氣가 부족하게 되어 肝氣의 기능을 손상시키고 심지어는 여름철에 마땅히 왕성해야 하는 陽氣가 부족하여 寒變의 病이 발생하게 된다. 《孫眞人攝養論》에서는 봄에 신체를 많이 움직여서 "피부로 약간의 땀을 배출하여 겨울에 잠복해 있던 氣를 발산시켜야 한다"고 하였다. 이 역시 《內經》의 緩形散步說에 근거를 둔다. 《壽親養老新書·春時攝養》에서 "봄철에……항상 온화한 날을 택하여……뜰이나 누각처럼 탁 트인 곳에서 마음 놓고 관망하면서 속마음을 털어놓음으로써 氣를 활발하게 한다. 때때로 꽃과 나무를 찾아 감상함으로써 마음을 즐겁게 한다. 저절로 우울해지므로 혼자 앉아 있거나 혼자 자지 않는다"고 하여, 老人은 봄철에 높은 곳에 올라 먼 곳을 바라보거나 꽃을 감상하거나 일광욕을 하여 정서를 쾌적하게 해야 하며, 문을 걸어 닫고 집안에 홀로 머물러서 生氣를 잃게 해서는 안 된다는 뜻이다.

2) 衣着初春應下厚上薄, 轉暖宜漸漸脫減

《千金要方·道林養生》에서는 "아직 얼음이 풀리지 않은 봄에는 下衣는 두껍게 입고 上衣는 얇게 입는다"고 하였고, 《老老恒言·燕居》에서는 "이른 봄, 얼음이 완전히 풀리기 전에는 下體는 따뜻하게 하는 것이 좋고, 上體는 어느 정도 얇게 입어도 무방하다. 이는 陽의 활력을 기르기 위함이다"라고 하였다. 이처럼 기후가 비교적 寒冷한 이른 봄에는 下體의 보온에 주의하면 陽氣의 생성을 충분히 도울 수 있다.

봄에는 기후변화가 심하기 때문에 노인이나 허약자들은 의복착용에 특히 주의해야 한다. 《孫眞人衛生歌注釋》에는 "봄에 맑고 따뜻한 날씨가 계속되면 사람들은 쉽사리 추위가 끝났다고 생각하지만, 봄바람이 매섭고 차서 肺를 상하게 한다는 것은 알지 못한다. 이때의 寒氣는 사람들이 虛한 틈을 타 스며들기 마련이므로 반드시 옷을 잘 갖추어 입어야 한다."라고 하였다. 봄은 여전히 冷氣가 남아 있어 쉽게 寒邪의 침입을 받으므로 그러므로 옷차림에 신중해야 한다. 《壽親養老新書·春時攝養》에서 "봄에 따뜻한 날씨를 만나도 갑자기 솜옷을 벗어서는 안되며, 특히 老人은 氣·骨이 弱하기 때문에 風冷을 견디지 못하여 몸이 쉽게 손상된다. 그러나 옷을 많이 껴입고 따뜻해질 때 차츰 벗으면 暴傷에 이르지 않는다"고 하여 노인들의 봄철 의복착용방법에 관하여 구체적으로 제시하였다.

3) 飮食宜溫凉適中, 五味可辛甘增多

唐代의 王冰은 《內經》 의 "春夏養陽"에 근거하여 봄에는 찬성질의 음식을 먹음으로써 陽을 기른다는 이론을 제시하였다. 이것은 "陽氣는 陰에 근원을 두므로 凉性의 음식물을 먹으면 陽氣가 다함이 없다"는 인식을 바탕으로 제시한 養陽法이다. 《飮膳正要·四時所宜篇》 에서 "春氣는 溫하므로 마땅히 밀을 먹어서 그것을 차게 해야 한다"고 하였는데, 이것은 甘凉한 性味의 밀이 봄철의 주식으로 적당함을 가리키는 말이다. 《云笈七籤》 에는 "春氣는 溫하므로 熱性의 음식은 피해야 한다"고 하였는데, 이것은 熱性의 음식물은 元氣를 손상시켜 봄철 陽氣의 生長에 불리하기 때문이다. 《壽親養老新書·春時攝陽》 에서는 "水가 뭉쳐져 있고 粘性을 지니면서 冷하고 기름진 음식은 대개가 脾胃를 손상시켜 소화가 어려우며, 특히 노인에게는 더욱 나쁘므로 주의하여 돌보아야 한다"고 하여 봄철에는 脾胃를 따뜻하게 해야 함을 주장하였다.

종합하자면 이른 봄에는 溫性의 음식물을 섭취함으로써 陽을 돕고 寒을 제거해야 하며, 늦은 봄에는 약간 찬 음식을 먹음으로써 陽氣가 극성해지는 것을 막아야 한다. 봄철음식의 五味속성에 대하여 《孫眞人攝養論》 에서는 "봄철 3개월간에는 辛味를 증가시켜" 肝氣의 원활한 疏通을 도울 수 있다고 하였다. 반면에 元代의 丘處機는 "봄철 3개월은……肝木에 해당하고 酸味로 대표된다. 木은 土를 이기며 土는 脾와 甘味에 속한다. 따라서 봄이 되면 음식을 섭취함에 있어서 반드시 酸味를 줄이고 甘味를 더하여 脾氣를 길러야 한다(《攝生消息論·春季攝生》)"는 학설을 주장하였다. 이 두 가지의 학설은 모두 타당한 이론적 근거를 가지고 있어 어느 하나를 선택하기 어려우나 임상적으로는 각자의 상황에 맞추어야 한다.

주의할 것은 溫性 혹은 凉性의 음식은 단순히 온도차이를 말하는 것이 아니라 각 음식의 성미를 말하는 것이다.

4) 약물예방

《孫眞人攝養論》 에는 "봄에 小續命湯을 복용하면 어떤 병도 생기지 않는다"는 주장이 있다. 小續命湯은 肝經에 들어가 中風을 치료하는 처방으로 陽氣를 활발하게 하고 祛風活血의 효능을 갖추고 있으므로 봄철의 肝氣疏通에 유리하다. 《壽親養老新書·春時攝養》 에서는 "老人은 봄철에 延年草를 먹어 氣에 순응하는 식사를 해야 한다"고 하였다. 延年草는 甘草·靑橘皮로 구성되며, 이 처방은 辛甘하고 溫和하여 理氣和中의 효과가 있어서 春季 調肝健脾의 양생법에 부합한다.

2 夏季養生法

1) 作息宜夜睡早起, 午後稍憩, 調神要恬憺淸靜, 愉快勿怒

《素問·四氣調神大論》에 이르기를 "여름철 3개월을 蕃秀라 하는데, 天地의 氣가 끊임없이 교류하므로 모든 식물들이 꽃을 피우고 열매 맺는다. 이때에 사람들은 저녁 늦게 잠자리에 들고 아침 일찍 일어나야 하며 해가 길고 무더운 것을 싫어하지 말고, 화를 내는 일이 없게 하여 만물이 꽃을 피우고 아름답게 성장하는 것처럼 마음에 기쁨이 충만하게 하며, 氣를 통하게 하여 外界에 적응해야 한다. 이것이 바로 여름철에 가을을 대비하여 행하는 養長의 道이다. 이를 거역하면 반드시 心이 손상되어 가을철에 이르렀을 때 학질이 발생하며, 奉收(收斂)하는 氣가 부족하게 되므로 겨울철에 이르면 重病이 발생한다"고 하였다. 이처럼 여름에는 반드시 저녁에 늦게 자고 아침에 일찍 일어나며, 기상후에 많은 활동을 하여 체내의 陽氣가 외부로 발설되도록 한다. 그리고 유쾌한 마음을 유지하고 화를 내지 않도록 해야 하는데, 화를 내면 心火가 더욱 왕성해지기 때문이다. 이것을 지키지 않으면 心氣를 손상시킬 수 있으며 가을이 되어도 계절변화에 적응할 수 없어 질병이 발생한다.

《混俗頤生錄·夏時消息》에서도 "여름에는 늦게 일어나서는 안 된다. 늦게 일어나면 사지가 무겁고 정신이 혼미해진다"고 하여, 일찍 일어남으로써 陽氣가 잘 발설될 수 있도록 하였다. 《千金要方·養性序》에서는 "여름날 오후에 잠깐 휴식하는" 養生法을 주장하였는데 이것은 여름에는 밤이 짧아 수면 시간이 상대적으로 부족해지고 더위로 땀이 나서 氣가 소모되고 津液이 손상되어 쉽게 피로감을 느낀다. 따라서 오후의 휴식은 元氣를 保養하는 데 좋을 뿐만 아니라, 피로를 풀어 주고 정신을 맑게 해주므로 이와 같은 양생습관은 현재에도 유효한 방법이다. 《攝生消息論·夏季攝生消息》에서는 여름철의 精神調攝은 반드시 淸靜을 원칙으로 삼아야 한다고 밝히고 있다. 즉 "여름 3개월간 정신을 안정시키려면 忠孝의 마음을 품고 의로운 일을 하여 火의 극성을 안정시키며, 심신을 깨끗이 하고 밖으로는 聲色을 끊으며 안으로는 진한 맛을 피한다. 그리고 높은 곳에 거처하여 탁트인 곳을 바라보며, 일찍 자고 일찍 일어나 태양을 피하지 않고 正陽에 순응하면 暑氣를 없앨 수 있다"고 하였고, "호흡을 조절하고 마음을 안정시켜 항상 얼음과 눈이 마음속에 있는 것처럼 해야만 炎熱도 나에게서 사라진다. 그러니 熱을 熱로 여지기 말라. 熱이 더욱 끓어 오르게 하기 때문이다."고 하였다.

2) 盛暑勿因汗冷浴，起居忌貪凉露臥

여름에는 인체의 陽氣가 외부로 확장되어 땀이 나는데, 이것을 찬물로 닦거나 갑자기 찬물에 뛰어들게 되면 腠理가 급하게 수축하여 陽氣가 내부에 울결되기 때문에 쉽게 질병을 일으킨다고 보았다. 또한, 너무 잦은 목욕은 腠理를 성글게 만들어 노약자가 쉽게 風邪에 감수되는 원인이 되기도 한다. 따라서 여름철의 목욕은 매일 한번 정도가 가장 적당하다.

《攝生消息論 · 夏季攝生消息》 에서는 "여름에 露宿하지 말아야 하고 자면서 부채바람을 쐬어서도 안된다. 이는 일시적으로는 시원할지 모르나 風邪가 腠理에 침입하게 하여 질병이 엄중해질 수 있다. 시원한 것을 탐하여 몸을 바람에 마주하고 자면 대부분 風痹가 와서 手足에 감각이 없어지고 말을 더듬게 되며, 사지마비가 생긴다"고 하였다. 이처럼 한여름에 더위를 피하려고 야외에서 노숙하거나 계속 찬바람을 쐬는 것은 건강에 해롭다. 《保生要錄 · 論衣服門》 에서는 "한여름 더위에는 홑옷이나 잠옷을 입고 장막을 치고 자거나 허리 · 배 · 무릎 · 정강이는 이불을 덮고 자는 것이 인체에 이롭다"고 하였는데, 특히 노인은 잠잘 때 뿐만 아니라 낮에도 함부로 바람을 쐬서는 안되고 찬기운을 맞아서는 안된다고 보았다.

차라리 시원하게 트인 마루와 깨끗한 방 또는 나무그늘의 청결한 곳에 거처할 것을 권장하였다(《壽親敬老新書 · 夏時攝養》).

상술한 바를 종합하면 여름에는 暑熱을 막아야 하는데, 시원함을 지나치게 탐하다가 邪氣를 감수하는 일이 없도록 주의해야 한다.

3) 盛夏單衣總須穿，衣粘汗濕宜勤換

《孫眞人衛生歌注釋》 에서 "여름에 땀이 난다고 옷을 벗은 채로 바람을 맞아서는 안된다. ……비록 한여름이라 할지라도 홑옷을 걸쳐야 한다. 무릇 옷아래로 흐르는 소량의 땀은 사람을 건강하게 한다"고 하였고, "옷이 땀에 젖으면 반드시 재빨리 갈아입어야 한다. 특히 햇볕 아래 먼길을 가는 경우, 땀은 暑濕煩勞의 氣를 지니게 되어 땀에 젖은 옷을 입고 있으면 종기가 발생한다. 게다가 땀에 젖은 채로 햇볕을 쬐면 熱毒이 크게 범할 수 있으므로 반드시 옷을 갈아입어야 한다"고 지적하였다. 따라서 여름철에 옷을 자주 갈아입는 것은 피부의 청결을 유지하고 땀구멍을 소통시키므로 피부병의 발생을 예방하는 데 매우 유익하다.

4) 飮食少進寒凉，常宜溫暖，五味可選苦辛，總宜淸淡

더운 여름에는 차가운 음식을 찾게 되는데 이에 대해 "여름에 寒性飮食을 섭취함으로써

陽氣를 기르되, 지나치게 盛하게 해서는 안된다(《養生四要・法時篇》)"고 하였다. 또한 《飮膳正要・四時所宜》에서는 "夏氣는 炎熱하므로 豆類를 먹어 차게 해야 한다"고 하였다. 豆類로는 綠豆가 특히 좋은데 그 性味가 甘寒하기 때문에 여름철에 죽으로 쑤어 먹으면 좋은 淸熱解暑・養胃生津 작용을 한다.[4)]

찬 음식보다 오히려 따뜻한 음식을 먹어야 한다고 강조하였는데, 《養生四要・法時篇》에는 "여름철에는 寒性飮食을 먹는 것이 적당하지만 지나치게 寒하면 脾를 손상시킨다"고 하였고, 《千金翼方・養性禁忌》에는 "늙어서 병이 많은 까닭은 젊은 시절 봄・여름철에 지나치게 바람을 쐬고 음식을 너무 차게 먹었기 때문이다"라고 하였다. 이에 대하여 《壽親養老新書・夏時攝養》에서는 "노인들은 氣가 弱하기 때문에 여름이 되어도 받아들인 陰氣가 내부에서 쌓인다. 이로 인해 약해진 腹部가 冷性의 음식을 만나면 대부분 설사를 한다. 일단 精氣가 한번 손상되면 다시 회복되기 어려우니 반드시 조심해야 한다"고 하였다. 이러한 해석에 근거하여 《三元延壽參贊書・四時調攝》에서는 "여름 한철은, ……老少를 불문하고 반드시 따뜻한 음식을 먹어야만 霍亂에 걸리지 않으며, 또한 배를 따뜻하게 하여 병에 걸리지 않도록 해야 한다"고 하였다. 《孫眞人衛生歌注釋》에서는 여름철 飮食養生에 대하여 다음과 같이 구체적으로 설명하고 있다. "한여름에는 체내에 陰氣가 潛伏하여 소화가 더디다. 과일과 채소는 대개가 痰이 되며, 더구나 氷水・桂漿[5)]은 生冷한 음식물에 속하므로 소화가 특히 어렵다. ……비록 더울지라도 冷淘・氷水・凉粉・冷粥 등은 먹지 않는 것이 좋다. 특히 氷水는 그저 뙤약볕속의 暑氣만 몰아낼 뿐이므로 먹어서는 안된다"고 하면서, 이것을 지키지 않으면 "약하게는 설사를 하고, 심하게는 霍亂으로 嘔吐・泄瀉를 한다"고 하였다. 이것은 모두 여름에는 비위기능이 약화되므로 위장질환이 발생하기 쉽다는 인식에서 출발한 것이며, 특히 노인의 경우에는 주의해야 한다.

또한, 여름에는 苦味와 辛味를 먹어야 하는데, 苦味는 心火가 왕성해지는 것을 막기 위함이고, 辛味는 心火가 肺金을 손상시킬 것을 우려해서 나온 이론이다. 《攝生消息論・夏季攝生消息》에서는 "여름철 3개월은 火에 속하며 만물이 성장하는 시기이다. 天氣에 있어서는 火氣가 盛하고, 臟氣에 있어서는 心氣가 다스리며, 五味에 있어서는 苦味에 속한다. 火는 金을 克하고 肺는 金에 속하는데, 辛味는 肺를 다스리므로 여름철에는 苦味를 줄이고 辛味를 증가시킴으로써 肺氣를 길러야 한다"고 하였다.

이밖에도 여름철의 음식은 淸淡을 원칙으로 삼아야 한다. 이에 대해 《孫眞人衛生歌注釋》에서는 "夏至에서 秋分까지는 기름진 떡이나 油酥같은 음식물은 먹지 않도록 한다. ……특

---

4) 즉 天生白虎湯을 가리킨다. 여름철 解暑止渴에 좋은 효과가 있다.

5) 桂漿 : 소나 양의 젖으로 만든 음료

히 三伏의 음식 맛은 반드시 淸淡해야 한다. 그래야만 脾胃가 쉽게 소화를 시키고 腹疾이 발생하지 않는다"고 하였다.

5) 약물예방

《養生四要・法時篇》에 따르면 孫思邈은 여름철에는 항상 生脈散을 달여 차대신 마셨다고 한다. 李東垣 역시 이 방법을 좋아하여 《脾胃論・脾胃虛弱隨時爲病隨時制方》에서 주장하길 生脈散[6]에 黃芪・甘草를 첨가하여 여름철에 국 대신 마시면 肺와 腎을 滋潤하고 元氣를 보강할 수 있어 매우 좋다고 하였다. 여름은 땀으로 진액의 소모가 많기 때문에 생맥산을 복용하는 것은 여름에 할 수 있는 좋은 예방법이다. 《壽親養老新書・夏時攝養篇》에서는 "氣가 허약한 노인은 夏至이후에는 燥熱하지 않고 腎氣를 보충하는 藥을 20~30회 복용함으로써 元氣를 보양할 수 있다. 처방으로는 菟蓉丸과 八味丸 등이 있다"고 하여, 夏至이후에 노약자에게 약간의 溫補藥을 복용시킴으로써 가을과 겨울의 질병을 줄이거나 예방할 수 있다고 보았다. 이밖에도 玉露飮・藕茶・荷葉茶 등은 여름철 약물예방음료로 참고할만 하다.

3 秋季養生法

1) 起居宜早起早臥, 少浴暖足; 調神應收斂神志, 勿使悲憂

《素問・四氣調神大論》에서는 "가을철 3개월을 容平이라 하는데, 모든 식물들의 성장이 平定을 이루는 시기로서 金風(秋風)이 점점 다가오므로 天氣는 조급해지고 地氣는 淸明해진다. 이때에 사람들은 일찍 잠자리에 들고 아침 일찍 일어나야 하는데, 起居를 닭의 활동시간과 같게 하며, 정신을 안정시켜서 가을철의 肅殺하는 기운을 피하고, 神氣를 收斂하여 가을철의 기후와 조화를 유지하도록 함으로써 외부의 요인들에 의해 의지가 흩어지지 않게 하고, 肺氣를 맑게 해야 한다. 이것이 바로 가을철에 겨울을 대비하여 행하는 養收의 道이다. 이를 거역하면 반드시 肺가 손상되어 겨울철에 이르렀을 때 飧泄이 발생하며, 封藏하는 氣가 부족하게 된다"고 하였다.

가을에는 일찍 자고 일찍 일어나는 것을 원칙으로 삼았고, 精神은 神氣를 수렴하고 욕심

6) 生脈散 : 氣가 虛하고 津液이 손상된 것을 치료하는 益氣生津藥으로서, 人蔘・麥門冬・五味子로 구성되어 있다.

을 버려 마음의 안정을 유지한다. 이렇게 하는 것이 인체의 陽氣收斂과 肺氣淸肅에 좋으며, 더불어 가을의 스산한 기운이 인체에 미치는 영향을 완화시키는 데 도움이 된다. 만약 이를 지키지 않는다면 肺氣가 손상되어 陽氣를 수렴하지 못하므로 겨울이 닥쳤을 때 陰寒의 邪氣를 제어할 수 없게 되고, 그 결과 泄瀉가 발생한다.

《千金要方·道林養生》에서는 "해마다 8월 中秋節이후에는 약한 불로 발을 따뜻하게 함으로써 하체가 냉하여 元氣를 잃는 일이 없도록 한다"고 하였는데, 이는 노인이 간단히 할 수 있는 추위를 이기는 방법이다. 《攝生消息論·秋季攝生消息論》에서는 "아침·저녁으로 눈을 감고 이를 21번 부딪쳐 그 침을 삼키고, 두 손을 비벼 열을 낸 후 눈에 대고 따뜻하게 해준다. 이를 가을철 3개월간 행한다면 눈을 밝게 할 수 있다"고 하였다. 《壽親養老新書·秋時攝養篇》에는 "가을에는 바람이 차고 비가 처량하게 내리며 초목이 시들어 낙엽이 떨어진다. 노인들은 몸은 비록 늙어 쇠약할지라도 마음으로는 친구를 그리워하고, 또 우울해지기 쉽다. 더구나 가을이 깊어 물이 얼고 초목이 마르면, 노인들은 오랜 질병이 재발하기 쉽다. 그러므로 이때에 자식은 아침저녁으로 잘 봉양하고 안색을 자세히 살펴야 한다. 만약 조금이라도 불편한 기색이 보이면 정답게 여러 가지 이야기를 하여 心神이 우울해지지 않도록 해야 한다."고 하였는데, 노인들은 精氣가 쇠약하고 心神이 나약하기 때문에 가을의 정서로 인해 우울해지고 비관적으로 되기 쉽다. 따라서 활기차고 낙관적인 정서를 유지하도록 노인 스스로는 물론 자식도 가까이서 자세히 보살펴드려야 한다.

2) 飮食宜溫, 減辛增酸, 養陰潤燥

《養生四要·法時篇》에서는 "가을에 따뜻한 음식을 먹음으로써 陰을 기른다"고 하였다. 가을은 陽氣가 弱해지고 陰寒이 점차 盛해지는 계절이므로 따뜻한 음식물을 먹어야 한다. 특히 노약자의 경우는 가을바람이 불기 시작할 때에 맞춰 적절한 溫補하는 음식을 먹으면 예방효과가 있다. 이에 대해 《飮膳正要·回時所宜》에는 "秋氣는 건조하므로 반드시 참깨를 먹어서 그 건조한 것을 적셔주어야 한다"고 하였다. 참깨는 그 性味가 溫潤하여 養血潤燥하기 때문에 건조한 가을철에 좋은 보양식품이다.

또한, 가을에는 추수로 인해 五穀이 풍부한데, 《壽親養老新書·秋時攝養篇》에서는 "가을에 새로 나온 五穀은 宿患을 유발할 수 있으므로 먹지 않는 것이 좋다"고 하였다. 물론 이러한 주장의 타당성 여부는 과학적 검증이 필요하다. 지금도 중국에서는 五穀을 한해 묵혀 두었다가 먹는 습관이 있으며, 또한 한의학에서는 창고에 묵혀 두었던 쌀로 補養하는 처방이 많은 것도 사실이다.

음식의 五味에 관하여는 《攝生消息論·秋季攝生消息論》에서 "가을철 3개월은 肅殺을 주관하고 肺氣가 왕성하며 辛味에 속한다. 金은 木을 克制하고, 木은 肝에 속하며, 肝은 酸味를 다스린다. 따라서 가을의 음식은 辛味를 적게 하고 酸味를 증가시켜 肝氣를 길러야 한다"고 하였다.

3) 약물예방

《壽親養老新書·秋時攝養篇》에서는 "宿患은 대개 가을철에 많이 발병한다. 痰涎喘息·風眩痹癖·秘泄勞倦·寒熱進退 등, 그 질환을 잘 살펴 미리미리 적절한 藥을 택하여 복용하면 발병을 막을 수 있다"고 하였다. 노인은 元氣가 부족해서 외부변화에 대한 적응력이 약하기 때문에 가을철 기온변화가 있을 때에 여러 가지 고질병이 쉽게 재발할 수 있으므로 立秋가 지나면서 바로 약을 복용하여 宿患의 발병을 막아야 한다. 구체적인 처방은 노인의 체질과 병증을 고려하여 정하도록 한다. 예를 들어 保救丹[7]은 "가을에 나타나는 노인의 기관지천식 및 모든 喀痰을 예방할 수 있다(《壽親養老新書·秋時攝養篇》)"고 하였다.

4 冬季養生法

1) 作息宜早臥晩起, 避寒就溫, 調神應思慮深藏, 安靜自如

《素問·四氣調神大論》에서 "겨울철 3개월을 閉藏이라 하는데 물이 얼고 땅이 갈라지는 시기이다. 이때에 사람들은 함부로 房事하거나 망령되게 행동하여 陽氣를 어지럽히지 말고 저녁 일찍 잠자리에 들며 아침태양이 비칠 때를 기다려서 늦게 일어나고, 정신을 안으로 지켜서 귀중한 것을 가슴속에 숨기고 있는 것처럼 하고 생각을 밖으로 드러내서는 안된다. 동시에 寒邪의 침입을 막고 따뜻함을 유지해야 하는데, 그렇다고 하여 지나치게 따뜻하게 해서 땀을 흘리면 땀과 함께 陽氣가 밖으로 빠져나가게 된다. 이것이 바로 겨울철에 봄을 대비하여 행하는 養藏의 道이다. 이를 거역하면 반드시 腎이 손상되어 봄에 痿厥이 발생하며, 奉生하는 氣가 부족하게 된다"고 하였다. 겨울철의 수면은 해가 지고 뜨는 것에 맞춤으로써 寒氣를 피하고 溫氣를 취해야 한다. 후대 의가도 《內經》의 뜻을 이어 "겨울철에는 일찍 자고 늦게 일어남으로써 서리의 매서움을 避한다(《壽親養老新書·冬時攝養篇》)", "겨울철에는 아침 일찍 외출하거나 밤늦게 귀가해서는 안되는데, 이는 寒氣의 침입을 받기 때문이다(《孫眞人衛生歌注釋》)"라고 하였다.

---

7) 保救丹：蛤蚧 · 炙皂角 · 乾地黃 · 五味子 · 杏仁 · 半夏 · 丁香 · 生薑 · 蜂蜜로 만든 丹藥

2) 睡眠勿覆其首, 炕被不可太熱; 衣着勿驟寒驟熱, 下肢更要保暖

겨울에 춥다고 머리를 덮어쓰고 자는 것은 좋지 않다. 머리는 모든 陽氣가 모이는 곳으로 머리를 덮고 누우면 熱이 위쪽에서 막혀 정신이 몽롱해지고 머리가 어지러워진다. 《孫眞人衛生歌注釋》 에서는 "겨울밤의 잠자리와 거처는 반드시 꼼꼼하게 살펴서 寒風이 머리를 범하지 않도록 해야 한다. 그렇지만 만약 따뜻한 곳에서 머리를 덮고 자면 도리어 상부에 熱이 쌓이게 된다"고 하였으며, 《千金要方 · 道林養性》 에서는 "겨울밤에는 머리를 덮지 말아야 장수할 수 있다"고 하였다.

《保生要錄 · 論衣服門》 에서는 "겨울에는 솜옷을 너무 두껍게 입지 말고, 추워짐에 따라 차츰 옷을 겹쳐 입도록 한다. 이와 같이 하면 갑자기 寒하거나 갑자기 熱하지 않게 할 수 있다"고 하였는데, 이것은 평소에 기온변화에 적절히 적응하게 하여 면역력을 높이는 방법으로 현대에도 유효하다. 겨울에 너무 따뜻하게 지내면 면역력이 약해서 감기에 쉽게 걸리게 된다. 그 밖에도 "겨울철에는 발을 따뜻하게 하고 머리를 차게 하고, ……허리 · 배 아래에서부터 발 · 정강이는 항상 따뜻하게 하고, 가슴 위부터 머리까지는 약간 차게 해야한다. 그러나 그 찬 정도가 심하지 않게 하고, 그 따뜻한 정도가 燥에까지 이르지 않게 한다"고 제시하였다.

3) 洗澡不宜多, 浴中不可大汗出; 睡前應洗足, 手足不宜火上烤

《攝生消息論 · 冬季攝生消息論》 에서 "겨울은 陽氣가 안으로 收斂되고, 陰氣가 밖으로 표출되는 계절이다. 따라서 대개 上熱下冷의 질환이 있게 마련인 노인은 함부로 목욕해서는 안 된다. 陽氣가 體內에 쌓였을 때 만약 뜨거운 욕탕에 들어가면 반드시 많은 땀이 흐르고, 이때 노인은 뼈가 약하기 때문에 쉽게 寒邪를 感受하여 痰이 생긴다"고 하여 겨울철의 잦은 목욕은 陽氣가 內藏되는 양생원칙에 역행한다고 주장하였다. 뜨거운 물에 오래 있게 되면 腠理가 열려 寒氣에 쉽게 당할 수 있기 때문에 겨울철의 목욕횟수는 1~2주에 한번이 적당하다고 보았다. 한편 《混俗頤生錄 · 冬時消息》 에서는 목욕후 寒邪의 침입을 예방하는 방법에 대해 "목욕 후에는 즉시 두 잔의 술을 마시고 곧바로 자면 風을 맞지 않을 수 있으며 또한 편안하게 잠을 이룰 수 있다"고 하였다.

《千金要方 · 道林養性》 에서는 "겨울철에 발을 씻고 자면 冷病에 걸리지 않는다"고 하였는데, 실제로 겨울철 취침 전에 따뜻한 물로 발을 씻으면 혈액순환이 잘되고 경락의 소통이 원활해져 陽氣가 골고루 퍼질 뿐만 아니라, 정서를 안정시켜 편안한 수면을 이룰 수 있다. 특히 이 방법은 下元이 虛冷하고 발이 찬 노인들에게는 좋은 방법이다.

그러나 아무리 추위가 심할지라도 불에 직접 손발을 쬐는 것은 좋지 않다. 《混俗頤生錄 ·

冬時消息》에 이르기를 "심한 추위라 하여 손발을 자주 불에 쬐는 것은 인체를 손상시킬 우려가 있다. 手足은 모두 心과 상응하므로, 만약 불을 지나치게 쬐면 火氣를 끌어들여 心이 燥熱하게 된다"고 하였다. 이밖에도 《三元延壽參贊書·四時調攝》에는 "눈위를 맨발로 다닌 사람은 뜨거운 물로 씻거나, 뜨거운 술을 마시거나 발끝에 떨어뜨려서는 안된다"고 하였는데, 이것은 동상예방을 언급한 것이다.

4) 動形作勞勿汗出泄陽

《養性延命錄·雜誡忌禳 害祈善篇》에서는 "겨울은 天地와 陽氣가 閉藏되는 계절이므로 함부로 땀을 흘려 陽氣를 發泄해서는 안된다"고 하였는데, 이는 땀이 나면 陽氣가 發泄되어 겨울철의 양장원칙에 어긋나고, 결국 몸을 손상시키기 때문이다. 겨울철 인체의 陽氣伏藏을 위해서는 "筋骨을 피곤하게 하지 말고, 피부로는 땀을 배설하지 말아야 한다(《孫眞人攝養論》)." 따라서 겨울철에는 지나친 노동과 운동은 삼가는 것이 좋다. 심지어 《養生四要·法時論》에서는 "按摩·導引은 方士의 養生術이지만 겨울철에 行功하여 陽을 어지럽히거나 빠져나오게 해서는 안된다"고 하여, 겨울철에는 땀을 흘려 陽氣를 발설하는 경우라면 양생술조차도 함부로 하지 않도록 조심해야 함을 역설하였다.

5) 飮食溫熱勿燥, 五味鹹苦適度

겨울에는 溫熱한 음식을 먹어 寒邪를 물리치도록 한다. 예를 들어 중국의 北方에서는 겨울철에 양고기를 주로 먹고 南方에서는 개고기를 주로 먹는데, 이들 모두가 겨울철에 적절한 온보식품에 속한다. 이는 "겨울에는 熱性의 음식을 먹어 養陰함으로써 陰氣가 偏勝에 이르지 않게 한다"고 한 《養生四要·法時篇》의 주장과 일치한다. 《飮膳正要·四時所宜》에서는 "겨울은 춥기 때문에 마땅히 기장을 먹어 그 熱性으로써 寒氣를 다스려야 한다"고 하였다. 기장은 溫熱補養의 효과가 있으므로 겨울철의 主食으로 삼을 만하다. 또한 《攝生消息論·冬季攝生消息》에서는 "겨울에는 아침 일찍 일어나 순한 술한잔을 마심으로써 寒氣를 막는다"고 하였는데, 술은 性味가 溫熱하여 陽氣를 돕고 血脈을 유통시키기 때문에 조금씩 마신다면 좋은 방법이 될 수 있다.

한편 《養生要錄·法時篇》에서는 "사람들은 겨울철에 熱한 음식을 먹는 것이 좋다는 것은 알아도, 너무 熱하면 胃를 손상시킨다는 것은 모른다. ……겨울에는 陽이 체내에 잠복하므로 性味가 辛하거나 燥하거나, 혹은 불에 구운음식을 많이 먹어서는 안된다"고 하여, 겨울철 음식은 溫熱하되 燥熱해서는 안된다고 하였다. 왜냐하면 辛燥太熱한 음식물은 인체의 陰液을 쉽게 소모시켜 陰火(肝腎의 虛火)를 조장하고 이로 인해 陰陽의 균형을 깨뜨리기 때문이다. 《壽親養老新書 · 冬時攝養》 에서도 "겨울철은……노인에게 上熱下寒疾患이 발생하기 쉽다. 이때는 陽氣가 內部에 있고 虛陽이 上部를 공격하므로 만약 굽거나 燥熱한 음식을 먹으면 대부분 목이 메거나 기침가래 · 눈병이 생긴다"고 하였다. 이처럼 燥熱이 陰을 손상하거나 虛火가 上攻하는 질병은 모두 음식물을 조심하지 않아서 야기된 것이다.

음식의 五味에 관한 부분은 《周禮 · 天宮》 에서 "겨울은 건조하므로 鹹味를 먹어 부드럽게 조화시켜야 한다"고 하였으며, 後代의 《養性延命錄 · 食誡篇》 에서도 "겨울에는 鹹味를 먹어야 五臟을 돕고 血氣를 이롭게 하며, 모든 질병을 물리칠 수 있다"고 하였다.

그러나 唐代 이후에는 많은 醫家들이 "겨울철음식은 鹹味를 줄이고 苦味를 증가시켜야 한다"라고 주장하였다. 그 이유를 《壽親養老新書 · 冬時攝養篇》 에서는 "겨울은 腎氣가 盛한데, 腎은 水에 속하며 鹹味를 다스린다. 水는 火를 克制하고, 火는 心에 속하며, 心은 苦味를 다스린다. 따라서 겨울에는 鹹味의 섭취를 줄이고 苦味의 섭취를 늘림으로써 心氣를 補養해야 한다"고 밝혔다.

6) 약물예방

겨울에는 陽氣가 잠복되고 陰寒이 심하므로 이때에 적절한 약물을 복용하면 寒邪를 막고 藥力이 저장되어 다음 해에도 왕성한 氣力을 갖출 수 있다. 특히 노약자에게는 겨울철이 약물복용에 가장 좋은 시기이다. 《千金要方 · 服食法》 에는 "겨울에 藥酒를 복용하여 봄에 그친다. 이를 평생 거르지 않는다면 萬病이 달아난다"고 하면서, 獨活酒 · 牛膝酒 · 杜仲酒 · 人蔘酒 등 겨울철 壯陽補腎에 좋은 약주가 기록되어 있다. 《壽親養老新書 · 冬時攝養》 에서도 "몹시 추울때는 山藥酒나 肉酒를 한잔 씩 마셔 衰弱을 扶助하고 寒氣를 막는다"고 하였다. 한편 술을 못 마시는 사람은 溫補藥만으로 조양할 수 있는데, 大補元煎 · 右歸丸 · 全鹿丸 등이 겨울철에 상용되는 처방이다.

제 7 장
房事養生法

房事는 성생활을 가리키는 말로서 "入房"·"行房"·"合陰陽"·"陰陽交媾"·"房室"·"房中之事" 등으로 불리기도 한다.

적당한 性生活은 심신의 건강에도 좋지만, 지나치면 도리어 질병을 일으키고 신체를 손상시켜 생명을 잃을 수도 있으므로 역대 의가들은 모두 이 점을 지적하고 있으며, 실제 임상에서도 무절제한 성행위로 인해 질병이 생기는 사례가 적지 않다. 이 책에서는 주로 節慾保精法·固精益腎法·適度行房法·擇時入房法·合房養生法·房事禁忌法 등의 내용을 다루었다.

현재까지 알려진 가장 오래된 房事養生書는 長沙의 馬王堆 漢墓에서 竹簡으로 출토된 《十問》·《合陰陽》·《天下至道談》이다. 그중에서 《十問》은 房事養生法으로 蓄精氣·防早衰·煉筋骨 등의 내용을 담고 있으며, 《合陰陽》은 男女의 교합방법에 대해 五慾·三音·十動·十節·十修·十已·八動 및 男女練精 법칙을 제시하면서 비교적 자세한 설명을 하고 있다. 《天下至道談》에서는 房中損益의 방법을 논하고 있는데, 오늘날에도 여전히 참고할 만한 가치를 지니고 있다. 소실된 자료로는 《漢書·藝文志》의 《容成陰道》·《務成子陰道》·《堯舜陰道》·《湯盤庚陰道》·《天老雜子陰道》·《天陰道》·《黃帝三王養陽方》·《三家內房有子方》 등 8종의 방중술에 대한 기록이 있었는데 모두 전해지지 않는다.

한편 《黃帝內經》은 節慾養精을 중시하여, "무릇 精이야말로 신체의 근본이다"라고 강조하면서 "入房過度"·"醉中入房"의 해로움을 기술하고 절제할 것을 주장하였다. 예를 들어 《素

問·上古天眞論》에서는 "지금 사람들은 어떠한가? 술을 마치 물처럼 마시고 일상생활에 절도가 없으며 술에 취하여서도 종종 房事함으로 인해 精氣는 고갈되고 眞氣(元氣)는 계속 소모하여 흩뜨리고 있다. 眞元을 충실하게 유지시키지 못하고 정신을 다스리지 못하며, 일시적인 쾌락을 추구하고 養生의 즐거움을 거역하며, 起居에도 절도가 없으니 이로 인해 50세가 되면 곧 노쇠해지고 만다"고 하여 무절제하고 술취한 상태에서의 성생활이 노화의 원인임을 밝혔다.

《抱朴子》를 저술한 晋代의 葛洪은 房事養生에 대하여 많은 연구를 하였는데, 《抱朴子內篇·微旨》에서는 "모름지기 陰陽術은 크게는 질병을 다스릴 수 있으며, 작게는 虛損을 면할 수 있으면 족하다. 이러한 이치는 저절로 極에 달해야 하는 것으로, 어떻게 하면 神仙의 경지에 이르고 禍를 없애며 福을 이룰 수 있겠는가? 사람은 陰陽이 서로 流通해야 한다. 그렇지 않으면 앉아서 병을 얻게 된다. 만약 방종하여 情慾을 절제하지 못하면 天命을 거역하는 것이 된다. 陰陽術을 잘하는 자는 走馬로써도 腦를 보양할 수 있고 金池에서 玉液을 얻고 華梁에서 三黃五帝를 이끌어 낼 수 있으니 사람이 늙어도 항상 美色이 있고, 天壽를 다 한다"고 하였다.

唐代의 孫思邈은 《千金要方·房中補益》에서 房事의 방법·원칙·금기 등을 자세히 설명하고 있다. 그는 "무릇 陰陽交接에 있어 그 氣가 아직 교감하여 움직이지 않고 陽氣가 미약한데도 무작정 交合하려고 해서는 안 된다. 우선 천천히 여체를 희롱하여 神과 意의 좋은 느낌이 무르익어 陰氣가 이에 응하게 되면 陽氣 역시 저절로 강해진다. 進退에 있어서는 약하게 밀어 넣고 강하게 빼내는 방법으로 하되 情이 動하면 이내 그친다. 높은 곳에서 투척하지 말라. 그러면 五臟이 뒤집히고, 精과 脈이 끊어지고 손상되어 만병의 근원이 된다"고 하였고, 또한 연령·체질의 차이에 따라 성교횟수를 달리할 것을 주장하였다. 특히 이상기후·불결한 환경·피로·월경 기간 중에는 성교를 금하여 건강에 악영향을 주지 않아야 한다고 강조하였다. 日本의 丹波康賴가 지은 《醫心方·卷二十八·房內》의 30편은 모두 房事에 대하여 논하고 있는데, 그 내용이 매우 많다. 이 책은 《素女經》을 인용하여 말하길 "交接의 道를 깨닫고 이를 따르면 남자는 쇠약해지지 않고 여자는 만병이 제거되며 마음이 즐겁고 氣力이 강해지지만, 모르고 행하는 경우에는 점차 쇠약해지니, 그 道가 定氣·安心·和志에 있음을 알아야 한다. 三氣가 모두 지극해지면 神明이 하나로 모아진다. 춥거나 덥지 않고 배고프거나 배부르지 않을 때 교접한다. 성행위는 반드시 천천히 하고 차츰 안으로 들어가고 서서히 움직인다. 進退는 드물게 하여 여자가 즐거워하고 남자가 왕성하여 쇠하지 않으면 적절한 것이 된다"고 하여 반드시 마음이 편안하고 氣가 안정되며 정신이 평화롭고 유쾌하며 동작은 부드럽고 완만해야만 비로소 부부 모두의 건강에 유익하다고 설명하였다.

宋·明 시대에는 성리학의 영향으로 房事養生에 관한 저서가 드물었다.

元代에 이르러 朱丹溪는 《格致餘論》의 《飮食色慾箴》·《色慾箴》·《房中補益論》 3편에서 房事에 대해 논하였다. 그는 성욕이 신체에 미치는 위해를 중시하여, “女子가 향락에 빠지면 그 욕망이 더욱 많아지고 부인이 정숙함을 잃으면 가정의 화목이 깨어진다. 선비가 향락에 빠지면 그 가문이 저절로 망하고 덕을 잃게 되며 몸 또한 초췌해진다. 침실을 멀리하고 방종한 마음을 거두어들이며 음식으로 조양하면 어찌 병이 들겠는가”라고 하였다. 李鵬飛는 《三元參贊延壽書》에서 元代이전의 房事養生자료를 종합하고, 《慾不可絶》·《慾不可早》·《慾不可縱》·《慾不可强》·《慾有所忌》·《慾有所避》 등의 편을 지어 房事의 원칙·방법·금기 등 房事養生을 전문적으로 기술하였다.

明代의 萬全은 “寡慾이야말로 長壽하고 좋은 자손을 두는 데 있어 가장 중요한 요소이다”라고 하였는데, 寡慾은 성욕을 절제하라는 것이지 결코 성교를 하지 말라는 의미가 아니며, “謹獨”을 성욕을 절제하는 좋은 방법으로 제시하였다. 그는 평생을 결혼하지 않고 節慾保精하는 방법은 인간의 상식적인 도리에 어긋난다고 여겼다. 張介賓은 《景岳全書》에서 天時·地理·人事의 방면에서 房事의 원칙과 방법을 논하였는데, 男女交合에는 “十機”가 있다고 주장하면서 “十機”를 파악하면 房事를 즐겁고 원만하게 할 수 있으므로 건강과 후손에도 유익하다고 하였다. 高濂은 《遵生八箋·色慾當知所戒論》에서 절제의 중요성을 강조하면서 “色慾을 경계할 줄 알면 열 가지 장수효과가 있다. 陰陽이 잘 합쳐지고 절도가 있으면 장수할 수 있다. 入房에 있어서 기술이 있고 적절한 시기에 정욕을 잊을 수 있으면 장수할 수 있다. 젊은 미인에 빠지지 않고 잘생긴 청년에 빠지지 않으면 장수할 수 있다. 요염함을 탐하지 않고 저자거리의 여인을 가까이하지 않으면 장수할 수 있다. 精을 金같이 아끼고 몸을 보물처럼 아끼면 장수할 수 있다. 藥物을 부지런히 복용하고 下元을 補益하면 장수할 수 있다. 外色을 탐하지 않고 마음을 혼란시키지 않으면 장수할 수 있다. 망상에 빠지지 않고 夢精에 탐닉하지 않으면 장수할 수 있다. 젊어서 환락을 탐하지 않고 늙어서 경계할 줄 알면 장수할 수 있다. 色을 원수처럼 피하고 욕망을 금할 줄 알면 장수할 수 있다”고 하는 10종 절욕법을 제시하였다.

이상에서 보았듯이 역대 의가들은 房事養生에 있어 풍부한 경험과 이론을 지니고 있었으며, 그 중 많은 이론과 방법들은 오늘날에도 실용적 가치가 있다.

1 節慾保精法

節慾保精은 성욕을 절제하여 정기를 잃지 않도록 하는 것을 말한다. 張介賓은 “욕망을 함부로 좇아서는 안 된다. 방종하면 精이 소진되고, 精이 소진되면 眞氣가 흩어진다. 精을 지키면 氣가 생성되고, 氣는 神을 生하게 하니, 營衛도 여기에서 비롯된다. 그러므로 養生을 잘하는 자는 그 精을 귀하게 여긴다. 精이 가득 차면 氣가 왕성해지고, 氣가 왕성해지면 神이 온전해지며, 神이 온전해지면 신체가 건강해지고, 신체가 건강하면 질병이 사라진다. 神氣가 견고하고 강하면 비록 늙더라도 날로 건강해지니, 이 모두가 精에 근본을 둔다"고 하였다.

1) 心神收養

心은 君火로서 神을 저장하는데, 이를 지켜 心神이 편안하면 陰精이 固密해진다. 만약 心神이 외부자극에 의해 손상되면 火가 내부에서 動하여 君火가 相火를 動하게 만들고, 相火가 함부로 動하면 쉽게 陰精이 소모된다. 그러므로 節慾保精에 있어서 우선 心神을 수양해야 한다. 《格致餘論·陽有餘陰不足論》에서는 "封藏을 주관하는 것은 腎이고 疏泄을 주관하는 것은 肝이다. 이 두 臟은 모두 相火로서 心과 서로 통한다. 心은 君火이며 外物에 접촉되면 쉽게 動한다. 心이 動하면 相火 역시 動하는데, 그 결과 精이 저절로 흩어지고 相火도 이와 함께 일어나게 된다. 이렇게 되면 교접하지 않더라도 암암리에 흘러나와 疏泄된다. 그러므로 성현들은 사람들에게 다만 心을 收養할 것을 가르쳤으니, 그 뜻이 매우 심오하다"라고 하였다. 張介賓 역시 《類經·攝生類》에서 "오늘날 사람들은 그저 禁慾만을 養生으로 삼을 따름이지, 心이 망동하면 氣가 흩어지고, 氣가 흩어지면 精이 사라진다는 것은 전혀 모른다. 釋迦는 戒慾에 대하여 다음과 같이 말하였다. 女色을 끊는 것은 마음을 끊는 것만 못하다. 心은 功曹[1]와 같은데, 功曹가 그만두면 그를 따르는 자들이 모두 쉬게 되어 邪心이 그치지 않으니 女色을 끊는 것이 어찌 이롭다고만 하겠는가! 이 말은 정욕을 절제하는 요체를 깊게 이해한 것으로, 또한 養生의 입문에 있어 좋은 조언이다"라고 하여 心神收養의 節慾保精에 대한 작용을 강조하였다.

2) 早婚切忌

조혼은 무절제한 성생활을 조장하여 질병과 노화를 쉽게 유발할 수 있으므로 역대 의가들은 조혼에 반대하였다. 萬全은 《養生四要·卷一》에서 "젊었을 때는 氣가 왕성하여 쉽사리 넘치게 된다. 血氣가 넘치도록 왕성한 이때에 젊은 미인의 사랑이 더해지면 情慾이 우월해져

---

1) 功曹 : 漢代의 관직명. 人事를 관장하는 것 외에도 한 郡의 政務에 참여하였다.

무절제한 방사를 하게 된다. 뜰 안의 꽃도 일찍 핀 것이 일찍 지게 마련이거늘 하물며 허약한 사람은 어찌될꼬!"라고 하였다. 또한 王垚는 《泰定養生主論·論童壯》에서 "孔子께서 말씀하시길 사람이 젊었을 때는 血氣가 아직 안정되지 않았으므로 色을 경계해야 한다. 옛 法에 남자는 서른 살에 장가들고 여자는 스무살에 시집간다고 하였다. 또한 그 血色의 강약에 따라 이를 조절하며, 그 품성의 선악을 살펴 이에 대처해야 한다"고 하였다. 이와 같은 주장들은 모두 조혼을 삼가고 성욕을 절제하여야만 陰精을 지킬 수 있음을 설명한다.

3) 性慾節制

결혼한 후에 청장년은 성생활에 절도가 있어야 한다. 건강에 자만하여 정욕에 함부로 따르는 것은 腎精을 손상시킬 뿐이다. 《千金要方·房中補益》에서는 "무릇 攝生을 잘하려면, 교합이 잦다고 느껴질 때 반드시 삼가고 참아야 하며, 마음 내키는 대로 하여 스스로 賊이 되게 해서는 안된다. 한번 억제하면 한번 火가 꺼지고 한번 油(精)가 증가되며, 억제하지 못하고 情慾에 따라 瀉해버리면 火는 장차 꺼지겠지만 그 油는 소모되니 어찌 자신을 단단히 지킨다고 할 수 있겠는가! 늙어 병든 사람은 필시 젊어서 이러한 이치를 몰랐거나 알았다 하더라도 믿고 행하지 않았기 때문이니, 이제 늙어 그 이치를 깨달았다 한들 이미 늦어 날로 병색만 짙어 가는구나!"라고 하였다.

노인은 색욕을 더욱 삼가야 한다. 역대 의가들은 60세가 지나면 정욕을 끊고, 성생활을 하지 말아야 한다고 주장하였다. 《壽世保元·老人》에서는 "나이가 많은 사람은 血氣가 약하므로, 비록 陽氣가 盛해질 때라 하더라도 반드시 삼가고 참는 마음을 지녀야 한다"고 하였으며, 《老老恒言·防疾》에서는 "노년에 들어 정욕을 끊는 일은 자연적인 盛衰의 이치이다"라고 하였다. 그러나 노년에 성교를 반드시 금지해야 하는 것은 아니고, 체질이 건강한 사람이라면 억지로 정욕을 과하게 억제할 필요는 없다.

4) 獨宿蓄精

獨宿은 혼인 후에 각방을 쓰거나 따로 잠으로써 방사를 절제하고 정기를 모아 기르는 방법이다. 獨宿은 결코 방사를 끊는 것이 아니라 心神을 안정시켜 음란한 마음이 생기지 않게 함으로써 精血을 보양하고 방사를 줄임으로써 건강을 유지하는 방법이다. 朱丹溪는 《格致餘論·色慾箴》에서 침실의 이부자리를 멀리하고 성욕을 절제할 것을 강조하였고, 오행학설에 근거하여 매년 4·5·6·10·11월중에는 부부의 잠자리를 따로 함으로써 精血을 길러야 한다고 주장하였다. 그는 "옛사람들은 욕망을 일으키는 것을 보지 않으면 마음을 어지럽히지 않을 수 있다고 하였다. 무릇 溫柔함이 몸에 가득하고 소리가 귀에 가득하며 色이 눈에 가득하고 향기가 코에 가득하다면 아무리 목석같은 사람일지라도 어찌 마음이 흔들리지 않을 수 있겠는가? 攝生을 잘하는 자는 이 5개월 동안 따로 거처한다. 참으로 한 달 동안 마음을 비울만 하며, 또한 잠시 동침하기를 멀리하여 각자가 스스로를 아끼고 하늘의 조화를 보전해야 한다"고 하였다. 정욕이 쉽게 동하고 절제하지 못하는 사람이나 陰虛火動이 쉽게 되는 사람은 아예 각방을 써서 혼자 자는 것이 좋은 방법이다.

여성의 경우 임신기간에는 陰血이 편중되고 부족하므로 반드시 獨宿으로 養血함으로써 태아를 보호해야 한다. 獨宿으로 淸心寡慾하여 五臟을 안정시키고 氣血의 소통을 원활히 하며 衝脈과 任脈을 조화롭게 하는 것은 胎兒의 건강에 좋다. 萬全은 《婦人科》에서 "옛날에 부인이 임신하면 측실에 거처하고 남편과 관계를 갖지 않았다. 그렇기 때문에 출산에 어려움이 없었고 자식이 현명했으며 또한 잔병이 적었다"고 하여, 부인이 임신한 후 우선 房事를 절대 금지하고 혼자 잠으로써 태아를 보호해야 한다고 주장하였다. 만약 임신중에 房事를 절제하지 않으면 陰精이 쉽게 흩어지고 胎元이 손상된다.

병에 걸린 사람의 경우에도 혼자 잠으로써 精氣를 보호하고 요양해야 한다. 만약 성교하게 되면 精氣가 쉽게 소모되어 병세를 악화시키거나 전이되고, 임신한 경우라면 해로움이 태아에게까지 미치므로 백해무익하다. 이에 대하여 孫思邈은 "질병이 있는데도 성교를 하면 精氣가 소모되고 血脈이 충실하지 않으므로……아이가 병이 많고 체질이 허약하게 된다"고 하여 병환기간의 성교에서 오는 해로움을 지적하였다.

2 固精益腎法

固精益腎은 陰精을 지키고 腎氣를 기르며 精力를 키우는 방법이다. 《三元參贊延壽書》에서는 "聖人은 和合의 道를 끊지 않고, 단지 단단하게 지키는 것을 귀하게 여김으로써 先天의 眞氣를 지킨다"고 하였다. 固精益腎法은 음식・약물・침구・기공・안마 등 많은 종류가 있는데, 모두 精을 기르고 腎을 튼튼히 하는 데 그 목적이 있다. 여기에서는 간단한 방법을 몇 가지 소개한다.

1) 立式排尿

남자의 경우 소변을 볼 때에 발끝에 힘을 주고 체중을 실어 꼿꼿이 서고, 여자의 경우에도 쪼그려 앉은 상태에서 발끝에 체중을 실은 뒤 긴장을 풀지 말고 어금니를 꽉 물고 온 힘을 다해 곧바로 소변을 본다. 이를 꾸준히 지켜 精氣가 外泄되지 않게 하면 固精壯腎의 효과를 볼 수 있다.

2) 睡臥暖睾

취침 전에 옆으로 누워 고환을 사타구니사이에 감추고 두 다리로 睾丸을 꾸준히 조여주고 따뜻하게 하는 방법으로 오랫동안 계속하면 强精益腎의 효과가 있다.

3) 肛門收縮

항문을 수축하는 방법으로 언제 어디서나 가능하다. 마음을 안정시키고 의식을 집중하여 두 눈을 가볍게 감은 뒤에 천천히 항문을 수축시킨다. 그리고 다시 점차 이완시킨다. 이와 같은 요령으로 수축과 이완을 반복하여 매회 2~3분 동안 지속한다. 이를 꾸준히 지속하면 男女 모두 精力을 증강시킬 수 있다.

4) 揉按睾丸

취침 전에 손으로 睾丸을 가볍게 마찰해서 따뜻해지면 睾丸을 끌어올리거나 아래로 밀어 낸다. 이때 음경이 발기하면 잠시 멈추었다가 위축되면 다시 반복하되 점차 힘을 가하며 매번 5분 동안 지속한다. 이를 꾸준히 지속하면 精力이 왕성해진다.

3 適度行房法

房事는 정상적인 생리욕구이므로 무절제하면 안되지만, 역시 억지로 참아서도 안되므로 적절한 정도를 지켜야 한다. 《醫方類聚·養生門》에서는 "房事는 사람을 죽일 수도 있고 살릴 수도 있으므로 그 방법을 알고 응용할 수 있는 사람은 養生할 수 있으며, 그렇지 못한 사람은 바로 죽음에 이르게 된다"고 하여 방사에 있어 그 적절한 정도(度)를 파악하는 것이 매우 중요함을 설명하였다.

1) 慾不可絕

성생활을 하되 끊어서는 안 된다는 의미이다. 《三元參贊延壽書》 에서는 "黃帝께서 一陰一陽을 道라고 하시고 偏陰偏陽을 病이라 하셨다. 陰陽이 조화되지 않는 것은 봄은 있으나 가을이 없고, 겨울은 있으나 여름은 없는 것과 같다. 그러므로 이 두 가지를 조화시키는 것을 聖度라 한다"고 하였다. 《抱朴子內篇 · 釋滯》 에서는 "사람은 陰陽을 모두 끊어서는 안된다. 陰陽이 교합하지 않으면 앉아서도 壅閼의 병에 이르게 된다. 그러므로 幽閉되어 원망이 많아질수록 병이 많아지고 장수하지 못한다. 情慾에 따라 방종하면 역시 수명에 해를 끼친다. 오직 그 적절함을 얻어야만 손상을 입지 않을 수 있다"고 하였다.

2) 房中節度

"度"란 房事의 횟수를 가리킨다. 일반적으로 정상적인 성교의 횟수는 연령에 따라 달라진다. 한의학에서는 40세가 지나면 정기가 반으로 줄어들고 腎氣가 약해진다고 보아 行房횟수를 줄여 腎精을 지키고 腎氣를 길러야 한다. 이에 대하여 《千金要方 · 房中補益》 에서는 "사람의 나이가 20세이면 4일에 한번 房事하고, 30세이면 8일에 한번 房事하며, 40세이면 16일에 한번 房事하고, 50세이면 20일에 한번 房事하며, 60세가 지나면 房事하지 않는다"고 하였다. 《古今醫統 · 房中節度篇》 에서는 "長生의 요체는 房中에 있다. 賢人은 이를 깨달아 장수하고 병을 다스릴 수 있으며, 스스로를 해치지 않게 할 수 있다. 어리석은 이는 욕망에 따라 방종하여 수명을 해치니, 이 모두가 節度에 있는 것이다. 20세에는 2일에 한번 房事하고, 20세 이후에는 3일에 한번, 30세 이후에는 10일에 한번, 40세 이후에는 한 달에 한번, 50세 이후에는 3개월에 한번, 60세에는 7개월에 한번 房事하고 그 이후로는 세속과 인연을 끊고 은거해야 한다"고 하였다. 《古今醫統》 에서 주장한 房事횟수가 비록 《千金要方》 과 약간의 차이가 있지만 다 같이 연령에 따라 行房의 횟수를 달리할 것을 주장하고 있다.

房事의 횟수는 반드시 연령에만 구속되는 것이 아니라 체질과 정력도 고려해야 한다. 만약 체질이 튼튼하고 정력이 왕성하다면 적절히 증가시켜도 무방하다. 이에 대하여 孫思邈은 "간혹 氣力이 남들보다 왕성한 사람이 있는데 나이에 연연하여 억지로 참아서는 안된다. 오래도록 發泄하지 않으면 癰疽가 생기게 된다"고 하였다. 만약 체질이 약하고 정력이 부족하다면 위의 횟수보다 적게 하여 精氣를 손상시키지 않도록 한다. 즉 "신체가 더욱 약한 자는 더욱 삼가야 한다."

일반적으로 房事의 횟수는 체질 · 연령 · 정서 · 환경 등의 여러 요소와 관계가 있으므로 그 표준적인 횟수를 규정짓기는 어렵다. 청장년은 매주 1~2회의 성교가 적당한데 적절한 성교는 긴장을 줄이고 정서를 유지하면서 만족감을 주는 동시에 건강에 악영향을 주지 않는다. 성생활이 과도한지의 여부를 판단하는 기준은 성교 다음날 정신적으로 만족감을 느끼는지, 심신이 유쾌한지의 여부에 있다. 만약 피로하거나 정신이 산란하고 집중력이 떨어지며, 허리와 무릎이 시리고 아프다면 과도한 것이다.

4 擇時行房法

擇時行房이란 성교시기를 택해 자연의 春生·夏長·秋收·冬藏의 변화에 상응하게 함으로써 건강하고 장수하도록 하는 방법을 말한다. 방사도 역시 생명활동의 하나이므로 자연계의 변화에 영향을 받고 시기를 잘 파악하여 적절하게 조절한다면 補益의 효능을 얻을 수 있다.

1) 四時行房

《醫心方·卷二十八》에서는 《養生集要》를 인용하여 "道人 蒯京이 이르길 봄에는 3일에 한번 房事하고 여름과 가을에는 한달에 한번 房事하며, 겨울에는 閉精하여 房事하지 않는다. 무릇 天道에서 겨울에 그 陽을 閉藏하면 사람 역시 이에 상응하여야 한다. 겨울의 한번 房事는 봄에 백번의 房事를 한 것과 같다"고 하여, 春生·夏長·秋收·冬藏의 자연규율에 근거하여 房事를 조절할 것을 주장하였다.

2) 行房時期

이는 하루 중에서도 성교의 시기가 있음을 말한 것으로 하루 중에는 반드시 絪蘊(기운이 쌓이는)의 시기가 있기 마련인데, 이 한 시진동안 氣가 뜨겁게 발산되어 정신이 혼미하고 답답해지며 교접하고픈 욕망이 강렬해 지는 상태가 합방의 가장 좋은 시기라고 여겼다. 《妙一齊醫學正印種子篇》에서는 "腎의 陽氣는 子時에 이르러 興하게 되니, 인체의 氣가 天地의 氣와 서로 통하기 때문이다"라고 하였으며, 孫思邈은 "한밤중에 陰陽이 交合하면 건강하고 현명한 자식을 낳는다"고 하였다.

5 合房養生法

부부의 성교는 올바른 절차・자세・동작・방법을 따라야 한다. 역대 의가들은 많은 성교 기술에 대해 논하였는데, 《天下至道談》의 "七損七益", 張景岳의 "十機" 등이 그 예로써 모두 건강유지와 질병예방에 있어서 오늘날까지도 상당한 의의를 지니고 있다.

과거 봉건시대의 시대적 편견으로 성교기술에 대한 논의는 금기시 되어 왔으며, 외설과 음란이라는 오해를 받아 선뜻 의가들이 자세한 연구를 진행하지 않았다. 하지만, 성교행위 역시 건강과 밀접한 연관이 있으므로 쾌락의 추구와 구별되는 의학적인 내용이 타당하다면 금기시할 필요는 없다.

1) 八至補益

清代의 沈金鰲는 合房八至說을 제시하였다. 즉 남자의 三至와 여자의 五至를 합해 말한 것인데, 이 八至가 모두 갖춰져야 비로소 交合의 좋은 조건이 되며 아울러 건강을 補益하는 효과가 있다고 하였다. 그는 《婦科玉尺》에서 "交合하기 전에 남자에게는 三至, 여자에게는 五至가 존재한다. 남자의 三至란 남자의 생식기가 흥분하여 발기되는 경우로 肝氣가 이른 것이고(肝氣至), 커지고 뜨거워지는 것으로 心氣가 이른 것이며(心氣至), 단단한 기운이 오래가는 것으로 腎氣가 이른 것이다(腎氣至). 三至가 모두 충분하면 여자는 즐거워진다. 만약 위축되고 발기되지 않으면 肝氣가 이르지 않은 것인데, 肝氣가 이르지 않았는데도 억지로 交接하면 筋을 손상시키고, 精液이 흘러 射精되지 않는다. 그리고 커졌는데도 뜨겁게 되지 않는 경우는 心氣가 이르지 않은 것인데, 心氣가 이르지 않았는데도 억지로 交接하면 血을 손상시키고, 그 血과 精이 차갑고 따뜻하지 않다. 또한 단단하지만 오래 가지 않는 경우는 腎氣가 이르지 않은 것인데, 腎氣가 이르지 않았는데도 억지로 교접하면 骨을 손상시키고, 그 精을 내보내지 못하며 비록 내보낸다 하더라도 그 양이 적다. ……여자의 五至란, 얼굴이 붉게 상기되고 보조개가 갑자기 생기는 것으로 心氣가 이른 것이고(心氣至), 눈빛이 촉촉하고 곁눈질로 情을 보내오는 것으로 肝氣가 이른 것이며(肝氣至), 머리를 떨구고 말을 하지 않으며 콧물이 나오는 것으로 肺氣가 이른 것이고(肺氣至), 남녀가 화목하여 서로 다가들어 몸이 저절로 움직이는 것으로 脾氣가 이른 것이며(脾氣至), 질이 열리고 음액으로 촉촉해지는 것으로 腎氣가 이른 것인데(腎氣至), 이 五至가 모두 충분해진 뒤에 交接해야만 情이 통하고 마음이 즐겁다. 그 징후에도 또한 다섯 가지(五候)가 있는데, 즉 낮은 소리로 교성을 내면 心氣가 이른 것이고, 눈을 감고 뜨지 못하면 肝氣가 이른 것이며, 목이 마른 듯 헐떡거리면 肺

氣가 이른 것이고, 두발을 구부리거나 펴면서 죽은 듯이 누워 있으면 脾氣가 이른 것이고, 입김과 콧김이 차갑고 질에서 흘러나온 液이 점액질이면 腎氣가 이른 것이다. 이 五候가 보이고 즐거움이 극에 달하여 남자가 그 상황을 알고 여자를 취하면 자식을 얻을 뿐만 아니라 또한 補益의 효능도 볼 수 있다"고 하였다.

2) 八益導引

八益導引은 합방할 때의 유익한 8가지 동작을 가리킨다. 이는 治氣・致沫・知時・蓄氣・和沫・積氣・待贏・定傾을 말하며 氣功導引을 결합시킨 성교기법이다. 八益導引이 처음 기록된 문헌은 죽간으로 기록된 《天下至道談》 이다. 治氣는 아침에 기상한 후 등을 곧게 펴고 앉아 둔부를 이완시키고 항문을 수축하며, 氣를 움직여 陰部에 이르게 하는 방법이다. 致沫은 기마자세 상태에서 신선한 공기를 호흡하고 입안의 침을 삼키며 동시에 허리를 곧게 펴고 항문을 수축하여 氣를 하강시켜 음액이 끊임없이 생산되게 하는 방법이다. 知時는 男女가 交合하기 전에 반드시 서로 애무하고 충분한 전희를 즐김으로써 정서를 가볍고 유쾌하게 만들어 남녀 모두에게 강렬한 성욕이 생기게 한 후에 교합하는 것을 말한다. 蓄氣는 교합시에 등줄기를 이완하고 항문을 수축하여 氣를 下降시킴으로써 陰部에 精氣가 충만하도록 하는 방법이다. 和沫은 교합시 성기의 진퇴에 관한 방법으로 가볍고 부드럽고 천천히 할 따름이며, 결코 빠르고 난폭하게 하지 않아야 한다. 積氣는 교합시에 그 환락에 빠지지 않고 반드시 음경이 아직 발기해 있을 때 그만두는 것이다. 待贏은 방사가 끝나갈 때 納氣하여 척추를 따라 운행시키면서 요동하지 않고, 精氣를 수렴하여 氣를 아래로 움직이면서 조용히 기다리는 방법이다. 定傾는 방사가 끝났을 때 반드시 남은 정액을 완전히 배설하고 음경이 위축되기 전에 즉시 빼내는 방법이다. 이상의 여덟 가지 절차에 따라 精氣를 導引하고, 시기를 잘 파악하여 精氣가 충만해지고 陰陽이 조화되면 房事가 저절로 유익해 진다. 이를 일러 "노인은 다시 건강해지고, 젊은이는 노쇠하지 않는다"고 하였다.

3) 十機宜忌

"十機"는 《景岳全書・卷三十九》 에서 나온 말로서 그 요지는 다음과 같다. 즉 "첫째는 闔辟라 하며 곧 여자의 動機를 말한다." 이는 男女의 성교는 시기를 파악하여 이에 알맞게 해야 하는데, 대략 여자의 월경이 끝나고 일주일후의 며칠 내에 交合하면 임신하기가 쉽다는 것을 가리킨다. "둘째는 遲速이라 하며 곧 남자의 會機를 뜻한다." 남녀의 성교는 반드시 서로 어우러져야 하는데, 성충동이 빠른 사람은 흥분을 억제하고 성충동이 늦은 사람은 흥분의 정도를 증강시켜 절정의 순간을 서로 맞추도록 해야 한다. 이 속도의 늦고 빠름을 잘 조절하여 남녀가 동시에 절정에 도달하는 것이 가장 좋은 방사이다. "셋째는 强弱으로 곧 남자의 畏機를 가리킨다." 이는 사람의 체질이나 성기능 등의 차이에 따라 성교능력에 있어서도 강약이 있게 된다는 말이다. 남자가 강하고 여자가 약하면 남자는 애무를 잘 해주어 여자가 방사에 대한 욕구가 일어나도록 해야 하며, 반대로 여자가 강하고 남자가 약하면 여자 쪽에서 다양한 방법을 강구하여 남자의 방사에 대한 욕구를 자극시켜 음경이 강해지고 단단해졌을 때 교합해야 비로소 즐거움을 누릴 수 있다. "넷째는 遠近으로 곧 男女의 會機를 말한다." 교합시 성기의 결합이 지나치게 깊거나 지나치게 얕아서는 안 된다는 것이다. 음경이 강한 경우에 너무 깊게 들어가면 여자가 아픔을 참기 어려우며, 음경이 약한 경우에는 너무 얕게 들어가면 여자가 느끼지 못하여 교합의 목적에 이르지 못한다. 음경이 미치지 못하는 경우에는 補陰壯陽하여 精氣를 길러야 한다. "다섯째는 盈虛로 곧 男女의 生機를 뜻한다." 이는 陰精을 적절하게 기르는 방법을 가리키는 것으로, 蓄積만 하고 배설하지 않거나 배설만 하고 蓄積하지 않는 것은 모두 좋지 않다. "여섯째는 勞逸이라 하며 곧 男女의 氣機를 가리킨다." 방사에는 반드시 절도가 있어야 함을 강조한 말이다. 그러므로 精氣를 아끼고 기르면서 충분한 휴식을 취한 후에 방사를 하게 되면 건강에도 좋다. "일곱째는 懷抱로 곧 男女의 情機를 뜻한다." 이는 교합전에 우선 情을 서로 나누어 마음을 가볍고 유쾌하게 하여야 한다는 것이다. 그래야만 남녀 모두 방사에 대한 흥취가 고조되며, 우수한 2세를 출산할 수 있다. "여덟째는 暗産이라 하는데 곧 남자의 失機를 가리킨다." 정욕을 자제하지 못하는 남자의 방종과 난폭한 방사는 여자의 조산을 일으키는 중요한 원인이 됨을 의미한다. "아홉째는 童稚라 하는데 곧 여자의 失機를 뜻한다." 이는 男女가 완전히 성숙하지 못했거나 지나치게 나이가 많아 신체가 허약한 경우는 모두 교합하여 임신하기에는 부적당함을 나타낸 말이다. "열번째는 二火라 하는데 곧 男女의 陽機를 말한다." 이는 성생활이 반드시 자연에 순응해야 함을 가리키는 것으로 "先腎後心[2]"할 따름이지 결코 "先心後腎[3]"해서는 안된다. 이상의 十機를 깨닫고 실천한다면 男女 모두 房事의 즐거움과 心身의 건강을 도모할 수 있다.

---

2) 先腎後心 : 腎精이 충만하면 자연스럽게 交合의 욕구가 생기게 된다. 그러므로 우선 補腎養精한 후에 마음을 움직여 交合한다.

3) 先心後腎 : 마음에는 房事慾求가 가득하지만 腎精이 부족하여 陰莖이 이에 상응하여 발기하지지 않는 것을 말한다.

6 房事禁忌法

房事禁忌란 특정한 상황에서 방사를 금하거나 또는 신중하게 함으로써 질병발생을 예방하는 방법을 말한다. 예를 들면 唐代의 孫思邈은 "새로 머리를 감았거나, 먼 여행으로 피로해졌거나, 배불리 먹었거나, 술에 취했거나, 지나치게 기쁘거나, 지나치게 화나거나, 熱病이 말끔히 낫지 않았거나, 여자가 월경중이거나, 출산직후에는 교합해서는 안된다"고 하였다.

1) 음주

음주 후에는 자제력이 떨어지고 쉽게 흥분하므로 방사에 있어서도 욕정에만 급급하여 腎精을 소진하므로 온갖 병을 야기한다. 그러므로 과음한 후에는 반드시 방사를 금해야 한다. 이에 대하여 張景岳은 "술은 지나치게 熱한 性味이므로 性을 어지럽힐 뿐만 아니라 精도 어지럽힌다. 술에 의해 精이 어지럽혀지면 濕과 熱이 각각 반으로 줄어들고 精 역시 반으로 감소된다. 이처럼 精이 충실하지 않으면 胎元이 약해진다"고 하였으며, 孫思邈은 "취한 상태로 入房해서는 안된다. 醉中房事하면 작게는 얼굴이 검어지고 천식이 생기며, 크게는 臟을 손상시켜 수명에 해를 끼친다"고 하였다.

2) 식사

배불리 먹었거나 배고픈 경우에는 방사를 금하는 것이 좋다. 《三元參贊延壽書·慾有所忌》에서는 "포식한 후에 방사를 과도하게 하면 血氣가 손상되고, 만약 그 血氣가 大腸으로 들어가면 대변이 묽고 피가 섞여 나오며 복통이 오는데, 이 병을 腸澼이라 한다"고 하였다.

3) 감정

七情이 太過하거나 不及한 경우에 방사하는 것 역시 좋지 않으므로 삼가 해야 한다. 과도한 정신적 자극은 氣血을 혼란하게 하고 장부기능실조를 야기한다. 이때에 무리하게 방사하면 더욱 장부를 손상시키고 氣의 작용을 혼란시킨다. 孫思邈은 "분노하면 氣血이 안정되지 않으므로 이때 交合하면 癰疽가 발생한다. ……지나치게 기뻐하거나 크게 노여워하면……모두 陰陽을 交合해서는 안된다"고 하였다.

4) 피로

몹시 피로하여 아직 회복되지 않은 상태에서는 房事를 삼가는 것이 좋다. 과로는 精氣를 쉽게 소모시키고, 방사 역시 일정한 精力이 필요하므로 과로후의 입방은 氣를 소모시키고 精을 손상시킨다. 옛말에 이르기를 "먼 여행으로 피로한데도 入房하면 五勞虛損을 야기하여 자식이 드물다"고 하였다.

5) 질병

병을 앓는 동안이나 치유초기의 회복단계에서는 욕정을 절제하여 精氣을 기르고 正氣를 지켜야 하므로 합방은 절대금물이다. 병에 걸리면 氣血이 부족하고 장부가 유약하며 正氣가 虛하고 邪氣가 盛하여 음양실조가 나타난다. 그리고 질병이 치유된 초기에는 元氣가 아직 부족하고 체질 역시 유약하다. 만약 이 상태에서 入房을 강행하면 틀림없이 精氣가 손상되어 병세를 악화시키거나 正氣가 손상되어 병이 재발한다.

6) 이상기후

大寒·大暑·暴風·雷雨 등의 이상기후상태에서는 방사하지 말아야 한다. 두드러진 이상기후는 인간의 심리 및 생리변화를 쉽게 야기하므로 氣의 작용이 역란되고 음양실조가 나타난다. 그러므로 이때에는 精氣를 아끼고 외부 기후변화에 적응함으로써 질병을 예방해야 한다. 이에 대하여 孫思邈은 "여자를 다루는 데 있어서 반드시 丙·丁日을 피하고 반달·보름달·그믐달·초승달을 피하며 大風·大雨·大霧·大寒·大暑·雷電·霹靂·天地晦冥·日食·月食·무지개·地震이 있을 때는 교접을 피한다. 만약 이때에 여자와 관계를 맺으면 神이 손상되어 좋지 않다. 남자는 크게 손상되고 여자는 병을 얻으며, 자식이 생기게 되면 반드시 顚痴頑愚이거나 장님·벙어리·귀머거리거나 손발이 굽거나 병이 많아 요절하며 어질지 못하고 효도하지 못한다"고 하였다.

7) 불결한 환경

성교 전후에 남녀 모두 음부를 깨끗이 씻어야 한다. 성교 전에 음부가 깨끗하지 못하거나 주위환경이 오염되어 있으면 病邪가 쉽게 침입하여 질병을 일으키게 된다. 이에 대하여 고인들은 "우물·부뚜막·변소주변과 무덤·시체 옆에서 房事해서는 안된다"고 하였다.

8) 여성의 월경, 임신, 출산

여성의 월경기간 · 임신기간 · 출산기간에는 氣血이 편중되어 부족해지고 체질이 허약해지므로 성교를 삼가지 않으면 精氣가 더욱 손상되거나 病邪가 虛를 틈타 쉽게 침입하게 된다. 그러므로 孫思邈은 이를 지키지 않아 생기는 위해에 대해서 "부인의 月經이 끝나지도 않았는데 交合하면 질병이 생긴다. ……출산 후 백일동안은 반드시 정성을 다해야 한다. 마음대로 범하거나 바로 行房해서는 안된다. 만약 범하면 부인의 몸이 强直되어 마치 角弓反張처럼 되는데 이를 褥風이라고 한다"고 하였다.

제 8 장
婚育養生法

“婚”은 결혼, “育”은 아이를 낳아 기르는 것을 가리킨다. 따라서 婚育養生이란 결혼하는 데 좋은 연령, 배우자의 선택, 임신의 최적기, 임산부의 심리·음식·기거, 태아의 생장·발육과 교육, 피임 등에 관한 양생방법이다. 婚育養生은 晩婚晩育·擇配種子·胎教胎養·避妊保健 등으로 구분된다.

婚育은 인류 생존과 번식의 중요한 요소로서 고대에 이미 많은 기록이 있었다.

殷商시대의 갑골문에도 婚育에 대한 관심을 반영한 기록이 보이며, 先秦시기에 들어서면서부터 혼육에 대한 이론적 기틀이 마련되어 《周禮》에 “男子는 30세에 장가들게 하고, 여자는 20세에 시집가게 한다”는 기록이 있다. 《山海經·西山經》에는 “燔衆의 山에는……풀이 하나 있다. 그 잎은 곡식의 이삭 같고, 그 뿌리는 식물의 줄기 같으며, 검은 꽃이 피고 열매를 맺지 않는데, 그것을 골용(蓇蓉)이라고 부른다. 그것을 먹으면 임신하지 않게 할 수 있다”고 하였다. 또한 《山海經·中山經》에는 “황극(黃棘)을 복용하면 자식이 없다”는 기록으로 미루어 볼 때 蓇蓉과 黃棘은 고대에 피임약으로 사용되었던 것 같다.

胎教에 관해서도 매우 중시하였는데, 《大戴禮·保傅》에 “태교의 道를 玉板에 기록하여 금궤에 넣고 宗廟에 놓아둠으로써 후손들의 경계로 삼는다”는 기록이 있으며, 賈誼의 《新書·胎教》 중에도 “周妃가 成王을 임신한 후 비스듬하게 서지 않고, 앉더라도 함부로 앉지 않으며, 웃더라도 큰소리로 웃지 않고, 혼자 있어도 교만하지 않으며, 비록 화가 나는 일이 있어도 욕하지 않았으니 이를 胎教의 道라고 한다”는 기록이 보인다. 이 기록은 周文王의 어머니가 임신했을 때 정신적으로 양호한 상태를 유지하고 행동거지 등의 모든 면에서 胎敎의 道를 지켰기 때문에 결국 賢德한 왕을 낳을 수 있었음을 설명하고 있다. 이것은 胎敎에 관한 최초의 기록이라고 볼 수 있다.

《內經》 에서는 婚育養生에 대해서 자주 언급하고 있다. 《素問 · 上古天眞論》 에서 "女子二七而天癸至……三七腎氣平均……男子二八腎氣盛……三八腎氣平均……四八筋骨隆盛……"이라고 하여 적절한 혼인연령에 대한 이론적 근거를 제시하였다. 《素問 · 奇病論》 에서는 여자의 임신기간과 정신적인 요소가 태아에게 미치는 영향에 관하여 기술하여 "胎兒가 母體의 뱃속에 있을 때 그 어미가 크게 놀라면 氣가 상승하여 하강하지 못하므로 精과 氣가 함께 居하며, 그 결과 자식에게 巓疾이 발생할 수 있다"는 기록이 있다.

漢 · 唐시대의 혼육양생에 대한 기록으로는 長沙의 馬王堆에서 출토된 《胎産書》 가 있으며, 이 책에서 최초로 10월 양태설에 대한 기록이 있다. 몇 가지 예를 들면 임신 1개월째는 음식을 정선하여 먹고, 소화되기 쉬운 음식을 먹고 맵고 비린 것은 먹지 말아야 하고, 임신 2개월째는 거처하는 곳이 반드시 조용해야 하며, 임신 3개월째는 태아가 형성되는 시기이므로 "見物而化"(임부가 보는 것이 태아에 영향을 주어 변화함) 이론을 제시하면서 諸侯와 君子는 보되, 광대나 천하거나 상스러운 것을 보아서는 안된다고 하였다. 4개월째는 血이 형성되는 시기이므로 생선을 먹어야 하며, 5개월째는 氣가 형성되는 시기이므로 쇠고기와 양고기를 국으로 끓여 먹고 늦게 일어나서 아침에 햇살을 쬐어야 한다고 하였다. 北齊 徐之才의 逐月分經養胎法과 隋代의 《諸病源候論》, 唐代의 《千金方》 등에 기록된 월별 養胎法은 모두 《胎産書》 의 내용을 기반으로 한다.

또한, 南齊의 褚澄은 《褚氏遺書 · 問子篇》 에서 "결혼에는 그 적당한 나이가 있다. 남자가 비록 16세가 되어 精이 충만하더라도 반드시 30세에 장가를 가야 하며, 여자가 비록 14세가 되어 월경이 시작하더라도 20세에 시집을 가야 한다. ……이렇게 해야 임신하여 자식을 낳으면 튼튼하고 장수한다. ……성년이 되지 않은 여자가 월경이 시작되었다고 男色을 가까이하면 ……임신하더라도 발육하지 못하고, 발육하더라도 체질이 허약하여 장수하지 못한다"고 하여 조혼의 폐해를 지적하였다.

晋代의 陳延之는 《小品方 · 婦人門》 에서 早婚早育이 태아의 발육에 영향을 미칠 수 있으며, 또한 임산부 자신도 병에 걸리거나 심지어는 목숨을 잃을 수도 있음을 밝혔다. 그는 "옛날 부인들이 병이 쉽게 치유될 수 있었던 이유는 시집을 늦게 가므로 腎氣가 안정되어 병이 적고 신체가 심하게 손상되지 않았기 때문이다. 오늘날은 시집을 일찍 가서 腎氣가 안정되지 않은 상태로 출산을 하므로 腎을 손상시키게 된다. 이러한 까닭으로 지금은 젊은 부인에게 질병이 있으면 그 치료가 쉽지 않다. 일찍 시집가고 일찍 출산을 경험하면 비록 병이 없다 하더라도 일찍 죽는다"고 하였다.

唐代 孫思邈은 婚育養生을 특별히 중시하여 《千金要方》에서 따로 養胎篇을 두어 胎敎와 임산부의 음식·행동 등에 관하여 기술하였다. "임신 3개월에는 ……詩書와 古今의 훈계를 읊조리고, 단아하고 고요한 곳에 거처하며, ……비파를 연주하고 心神을 조절하며, 성정을 부드럽게 하고 욕망을 절제하며, ……자식을 낳으면 머리가 우수하고 건강하며 장수한다"고 하였다. 또한 피임과 인공유산의 방법에 관해서도 기록하면서 임신중절의 처방과 灸法을 기록하였다.

宋·元시대 陳自明은 부인과 전문서적 《婦人大全良方·求嗣門》에서 "자식을 얻고자 한다면 반드시 먼저 부부에게 勞傷이나 고질병이 있는지 없는지를 살피고, 미리 치료하여 內外가 조화롭게 된 후에 자식을 낳는다"고 하여 부부 모두 임신 전에 미리 질병을 치료해야 한다고 주장하였다. 그는 胎敎胎養을 매우 중시하였으며, "胎敎門"에서 "임신 3개월에는 형상이 만들어지기 시작하여 아직 형태가 정해지지 않았으므로 보는 사물의 형상에 따라 바뀌며, ……자식이 뱃속에 있을 때는 어머니가 듣는 것을 따르게 되는데 ……이것을 소위 外象에 따라 내부에서 느끼는 것이다"라고 함으로써 胎敎에 대한 이론적 근거를 제시하였다. 그리고 임산부의 음식·행동 등에 대하여 구체적으로 언급하여 "임신하여 출산달이 되면 정신을 안정시키고 항상 천천히 걷도록 하며, 너무 오랫동안 자거나 많이 먹어서는 안되며, 술을 많이 마시거나 약을 함부로 복용해서는 안된다"고 하였다.

明·淸시대에는 婚育에 관한 양생이론이 더욱 발전하여 明代 萬全은 《廣嗣紀要》에서 寡慾篇·擇配篇·配合篇·協期篇 등을 두어 婚育養生에 대해 체계적으로 기술하였고, "五不男"1)과 "五不女"2)는 결혼해서는 안된다는 이론과 성교시의 금기사항 등을 제시하였다. 萬全은 또한 《幼科發揮·胎疾》에서 "부모가 건강하면 자식 역시 건강하고, 부모가 허약하면 자식 또한 허약하다"고 지적하였다. 明代의 張景岳은 《景岳全書·婦人規·子嗣類》에서 "씨를 뿌릴 날짜를 택하고자 할 때는 반드시 먼저 삼가는 바가 있어야 한다"고 제시하면서 "오직 날이 맑아 시원한 바람이 불고, 기후가 상쾌하고 정서가 안정되며, 정신적으로 여유가 있는 상황에서……자식을 얻었을 때 질병이 적을 뿐만 아니라 총명하고 어질게 되니 태아의 선

1) 五不男 : 男性에게 생식능력이 없는 다섯 가지 병증으로서 天·漏·犍·怯·變을 말한다. "天"은 天宦을 말하는데 일반적으로 남성에게 선천적인 외생식기 혹은 睾丸의 결함 및 제2차 성징의 발육부전을 말한다. "漏"는 정액이 항상 저절로 배출되는 것을 말한다. "犍"은 외생식기나 고환이 절개된 것을 말한다. "怯"은 음경이 발기되지 않는 병증을 말한다. "變"은 人痾라고도 하는데 두가지 性을 함께 가지고 있는 기형으로서 속칭 陰陽人이라 한다.

2) 五不女 : 여성의 선천적 생리결함, 즉 螺·紋·鼓·角·脈을 가리킨다. "螺"는 窒속에 소라 모양의 주름이 있어서 성생활에 장애가 되는 것이고, "紋"은 紋陰으로서 선천적으로 질이 좁은 것이다. "鼓"는 鼓花로서 窒入口가 팽팽하여 마치 구멍이 없는 듯한 것으로 처녀막폐쇄와 비슷하다. "角"은 "角花"로서 陰核이 지나치게 긴 것이며, "脈"은 여자가 평생 월경이 없어서 임신할 수 없는 것이다.

천적인 원천은 여기에 있다"고 하였다. 淸代의 亟齋居士는 《達生篇》에서 임산부의 음식섭취에 관하여 "三宜三不宜"를 제시하였으며, 임산부는 情慾을 절제하고 잡념이 생기지 않도록 할 것을 강조하여 "임신한 후에는 욕망을 절제해야 하며, 경거망동으로 子宮을 손상시키지 않도록 해야 한다. 이를 주의하지 않으면 다행히 유산하지 않더라도 우둔하고 질병이 많은 허약한 아기를 낳는다"고 하였다.

1 晩婚晩育法

晩婚晩育은 남녀가 적당한 연령에 결혼하고 임신해야 함을 말한다. 晩婚晩育은 이미 오래 전부터 제시되어 왔다. 《內經》에서는 생리발육의 측면에서 볼 때 여자는 21세에 성숙해지고 남자는 24세에 비로소 발육이 성숙해진다고 하였다. 《褚氏遺書·問子篇》에서 "성인이 되지 않은 여자가 월경이 시작되었다고 해서 男色을 가까이하면 陰氣가 早泄되므로 완전하지 않은 상태에서 손상을 입고 충실해지지 않은 상태에서 動하게 된다. 이런 까닭에 성교하더라도 임신이 이루어지지 않고, 임신하더라도 發育하지 못하며, 발육하더라도 체질이 허약하여 장수하지 못한다"고 하였다. 이것은 早婚早育이 腎氣를 손상시켜 불임과 유산을 조성할 뿐만 아니라 허약하고 병이 많은 아기를 낳으며, 심지어 요절할 수도 있음을 지적하고 있다.

1) 결혼과 임신의 적절한 시기

《素問·上古天眞論》에서 여자는 14세가 되면 天癸가 이르러 생식능력이 생기고 21세에 腎氣가 충만해 진다고 하였고, 남자는 16세에 天癸가 이르고 생식능력이 생기고 24세가 되면 腎氣가 고르게 튼튼해진다는 기록으로 미루어 볼 때 여자는 14세에 월경을 시작하고 21세에 腎氣가 비로소 충만해지며 28세에 신체가 가장 건강하고, 남자는 16세에 精氣가 넘쳐흐르기 시작하고 24세에 腎氣가 충만해지며 32세에 肌肉과 筋骨이 가장 건장해지는 시기임을 설명하고 있다.

《褚氏遺書·問子篇》에서는 "男女의 결혼에는 그 적당한 나이가 있다. 남자는 비록 16세가 되어 精이 충만하더라도 반드시 30세에 결혼해야 하고 여자는 비록 14세가 되어 월경이 시작하더라도 20세에 시집을 가야 한다. 이것은 모두 陰陽의 氣가 완벽하게 충실해진 후 성교해야 자식이 건강하고 장수할 수 있기 때문이다"라고 하여, 남자 30세와 여자 20세가 인체의 발육이 성숙하고 陰陽이 충실해지는 시기이며, 이 시기에 결혼하여 임신해야 건강한 아이를 출산할 수 있음을 강조하고 있다.

그러므로 한의학에서 인식하고 있는 적절한 결혼연령은 대체로 여자는 21세에서 26세 사이이고, 남자는 24세에서 32세사이이다.

2 擇配種子法

擇配란 배우자를 선택하는 것이고, 種子란 부부가 성교하여 임신이 이루어지는 것을 말한다. 擇配와 種子는 서로 밀접한 관계가 있다. 古人들은 擇配를 매우 중요하게 여겨 《萬氏婦人科·種子章》에서는 "남녀가 짝을 지음에 있어 후손을 많이 늘리기 위해서는 이 관계를 가벼이 여겨서는 안되니, 人事와 관계없다고 말하지 말라"고 하였다. 즉 배우자를 선택함에 있어서 남녀 쌍방이 반드시 신체가 건강하고 발육이 정상이며, 또한 근친혈족이 아니어야 함을 강조하였다. 種子는 성교시 환경조건, 시간의 선택, 감정의 융합, 방사금기 등을 포함한다. 《廣嗣紀要·協期篇》에서는 남녀가 성교할 때 삼가해야 할 것이 있으니 신중히 이를 지키면 총명하고 건강한 자손을 얻을 수 있다고 지적하였다.

1) 近親避婚

근친간의 결혼을 금지한다는 것으로 이에 대한 기록으로 춘추전국시대의 《禮記》에 "男女同姓, 其生不蕃"이라는 기록이 있는데, 男女同姓이란 혈연관계가 있는 근친간의 결혼을 뜻한다. 근친이란 선조가 몇 대 안에서 같을 경우를 말하고, 유전적 결함이 후대에 이어지는 것을 막기 위함이다.

2) 婚前調治

《婦人大全良方·求嗣門》에서 "자식을 얻고자 하면 반드시 먼저 부부에게 勞傷이나 痼疾病 등이 있는지 없는지 살피고, 치료하여 內外가 조화로울 때 자식을 낳는다"고 하였다. 즉 후손의 건강을 위해 반드시 부부 모두 후손의 건강에 영향을 미칠 수 있는 질병이 있는지를 살펴야 한다. 특히 五不男과 五不女 등의 선천적 결함이 있을 경우 반드시 치료한 후에 결혼하여야 한다.

3) 種子佳期

이는 성교를 통해 후손을 얻고자 할 때에 좋은 시기를 골라야 한다는 의미이다. 이에 대해서 《廣嗣紀要·寡慾篇》에서 "자식을 얻는 道에 있어서 남자는 淸心過慾을 귀하게 여김으로써 그 精을 기르고, 여자는 平心定意를 귀하게 여김으로써 그 血을 기른다. ……交合함에 때를 정해야 하며 함부로 交合해서는 안된다"고 하였다. 《婦人秘科·種子章》에서는 "잉태하려면 반드시 적당한 시기에 남자는 補腎益精하는 약을 복용하고, 여자는 음식물을 조절하여 맛은 담백하게 하고 寒暑를 피하며, 한밤중에 生氣가 왕성한 틈을 타서……, 자연스럽게 交合하면 임신이 이루어진다"고 하였다.

張景岳은 《景岳全書·婦人規·子嗣類》에서 성교시기에 대하여 "오직 날이 맑아 시원한 바람이 불고, 기후가 상쾌하고 정서가 안정되며, 정신적으로 여유가 있는 상황에서……자식을 얻었을 때 질병이 적을 뿐만 아니라 총명하고 어질다. 태아의 선천적인 원천은 여기에 있다"고 하였다. 또한 《廣嗣紀要·協期篇》에서는 "남녀가 情이 動하여 서로 정신을 교류한 후에 交合하면 陰陽이 순조롭게 조화되고 精血이 합쳐지니 이것이 孕胎의 道이다"라고 하였다.

그러므로 건강하고 총명한 자손을 얻기 위해서는 부부가 情慾을 절제하고, 음식을 조절해야 하며, 또한 마음을 융합하고 정신을 아름답게 다스려서 좋은 시기와 좋은 환경에서 生氣가 왕성한 시기에 성교해야 한다. 이렇게 하여야 비로소 자손이 현명하고 건강하며 장수할 수 있다.

4) 交合禁忌

성교시 금기사항에 대한 내용으로 《廣嗣紀要·協期篇》에서 "정신적으로 피곤하고, 우울하거나 두려우며, 슬프거나 화가 나고, 질병이 발생하였거나……, 술에 취했거나 배가 부른 경우, 병이 막 치유되었을 경우……. 만약 이 때에 孕胎하면 母子가 생명을 보존하기 어렵다"고 기술함으로써 위와 같은 경우에는 부부관계를 금해야 한다고 주장하였다. 이러한 때에 房事하면 元氣를 손상시켜 인체가 虛해질 뿐만 아니라, 유산·사산·태아의 발육불량 등이 나타나고 심지어는 임산부와 태아의 생명까지도 위태로워진다. 위대한 시인인 陶淵明은 만년에 "자손의 우둔함은 아마도 술잔 속의 물건이 준 해로움에 연유하는 것 같구나!"라고 한탄하였다고 하며, 李白·杜甫의 후손도 평범하였다고 한다.

성교시 외부의 환경은 태아의 생장발육 및 부부의 건강에 중요한 영향을 준다. 《婦人大全良方·求嗣門》에서는 "무릇 자손을 얻고자 한다면 항상 다음의 것들을 피해야 한다. ……大

風·大雨·大霧·大寒·大暑·雷電·霹靂·天地昏冥·日月無光……. 이 때에 잉태하면 부모를 백 배로 손상시키고 자식을 낳으면 瘖啞, 聾聵, 頑愚, …… 多病短壽"라고 지적하였다. 주변환경과 기후가 좋지 못할 때 잉태하는 것은 모자에게 모두 해롭다.

3 胎教胎養法

胎教胎養은 임신기간 중에 태아가 모체의 양호한 소질을 충분히 얻을 수 있도록 하는 일련의 조치를 말한다. 여기에는 임산부의 調養과 胎兒에 대한 교육을 포함된다. 《列女傳·胎教論》 에는 "太妃는 文王의 어머니인데, 文王을 임신하자 눈으로는 나쁜 색을 보지 않고, 귀로는 음탕한 소리를 듣지 않았으며, 입으로는 오만한 말을 하지 않았다"는 기록이 있다. 《諸病源候論》 에 기록된 부녀자가 임신 10개월 동안 해야 할 調養法과 徐之才의 逐月養胎方은 간단하고 실용적이어서 이에 대하여 宋代의 陳自明은 "이 논술은 오묘하고 지극한 이치가 담겨 있어 나의 책에서 논하고 있는 바가 모두 이에 미치는 것이 없다"고 찬양하였다.

1) 調心神, 怡性情

부인이 임신하면 母子가 일체이므로 氣血이 서로 통하고 모친이 느낀 정신감정이 태아에 영향을 미친다. 北齊의 徐之才가 쓴 逐月養胎方에는 "임산부는 반드시 정신적으로 깨끗하고 유쾌함을 유지해야 한다"고 강조하였다. 예를 들면 임신 1개월에는 취침 시에 반드시 안정을 취해야 하고 두려움을 느껴서는 안 되며, 임신 2개월에는 태아를 보호하는 데 주의하여 태아가 놀라도록 해서는 안 된다고 하였고, 임신 3개월에는 단정하게 앉아 마음을 비우며, 임신 4개월에는 몸을 고요히 하고 마음을 평화롭게 하며, 임신 7개월에는 큰소리로 말하지 말고 큰소리로 울지 말며, 임신 8개월에는 마음을 고요하게 하여 氣가 극에 달하지 않게 해야 한다고 하였다. 《婦人大全良方·胎教門》 에서는 "자식이 뱃속에 있으면 모친이 듣는 것을 따르게 된다. 임신한 후에는 반드시 걷는 것과 앉는 것을 단정히 하고, 性情을 기쁘게 갖으며, 항상 조용한 방에 거처하고, 아름다운 말들을 많이 듣는다. 다른 사람에게 詩書를 강독하게 하고 禮와 樂을 말하게 하여 그것을 듣는다. 귀로는 이상한 말은 듣지 말고 눈으로는 나쁜 일을 보지 않는다. 이렇게 하여 낳은 자식은 장수하고 忠孝하며 현명하다. 이를 어기면 자식을 낳아도 대개 비천하고 장수하지 못하며 우둔하다"라고 하였다. 그러므로 임산부는 반드시 心神을 調養하고 情志를 조화시키는데 주의해야 한다. 항상 마음을 쾌적하게 유지하고 정서를 안정시키며 지나친 정신적 자극을 피하면서 내면을 충실하게 하는 詩歌를 듣고, 선율이 아름다우면서 편안한 음악을 듣는다.

2) 宜飮食, 忌烟酒

임산부는 충분한 영양을 섭취해서 태아의 생장발육에 필요한 영양을 공급해야 한다. 徐之才의 逐月養胎方에는 임신부터 출산까지 음식에 대하여 자세하게 논술하고 있다. 즉 "임신 1개월을 始胚라고 하는데, 이때는 음식을 잘 조절하여 酸味를 억제하고 밀을 먹는 것이 좋다. 임신 2개월을 始膏라고 하는데, 이때는 辛躁한 음식을 먹어서는 안된다. 임신 4개월을……, 멥쌀을 먹고 물고기와 기러기를 고아 먹는다. 임신 5개월을……, 쌀과 밀을 먹고 소와 양을 고아 먹는다. 임신 6개월을 ……, 猛禽의 고기를 먹는다"는 등의 기록이다. 《醫學正傳·小兒總論》에서는 "무릇 아기가 뱃속에 있을 때는 어머니가 배고프면 아기도 배가 고프고, 어머니가 배부르면 아기도 배가 부르다"라고 하여 산모가 음식물을 적당히 섭취함으로써 태아에게 좋지 못한 영향을 주지 않도록 해야 함을 강조하였다.

또한 《達生篇》에서는 "산모가 섭취하는 음식은 담백해야지 기름져서는 안 되며, 맑아야 하며 탁해서는 안 되며, 甘平해야 하며 辛熱해서는 안 된다"고 지적하였다. 기름지거나 자극적인 식품은 濕熱을 조장하므로 산모와 태아에게 좋지 않다. 《普濟方·姙娠諸疾門》에서는 "부인은 임신한 후부터 解産할 때까지……술을 마셔서는 안 된다"고 하였다.

3) 愼起居, 謹寒溫

임신기간 동안에는 血이 모여 태아를 기르기 때문에 신체의 저항력이 저하되므로 반드시 起居를 신중하고 寒溫의 조절에 힘써야 하며, 일과 휴식을 적당히 배합하여 外邪가 침입하지 않도록 해야 한다.

徐之才의 逐月養胎方에서는 임신 후 5개월 동안은 "취침시에 안정을 취하고, 조용한 곳에 거처하며, 몸을 고요히 하고, 잠자리에서 늦게 일어나며, 목욕을 하고 옷을 깨끗이 빨며, 거처를 깊고 조용한 곳에 두며, 옷을 두껍게 입고, 아침에 햇살을 쬐어 寒氣로 인한 피해를 막아야 하며, 지나치게 피곤하지 않도록 한다"는 등의 주의사항을 논술하였다. 임신 5개월 이후에는 점차적으로 활동을 증가시켜 "6개월에는 조금씩 운동을 하고 산책을 하며, 7개월에는 몸을 움직이고 손발을 흔들어 주며 굴신동작(스트레칭)을 함으로써 氣血의 소통을 원활하게 하고 옷을 얇게 입지 말며 목욕을 하지 말고 찬 음식을 먹지 말아야 한다. 9개월에는 습냉한 곳을 피하고 허리띠는 느슨하게 하며 때를 기다려야 한다"고 하였다. 또한, 淸代의 張曜孫은

"너무 편안하지 않게 하라. 편안하면 氣가 울체되기 때문이다. 너무 많이 움직이지 말라. 지나치면 氣가 쇠퇴하기 때문이다. 5개월 이전에는 적당히 몸을 편안하게 하고 5개월 이후에는 적당하게 움직여야 한다"고 하였다.

4) 勿縱慾, 護胎元

임신시기에 성생활을 절제하지 않으면 필연적으로 腎氣가 손상되어 모체의 건강과 태아의 발육에 영향을 미치게 된다. 특히 임신초기와 임신말기에는 더욱 주의해야 한다. 徐之才는 "임신 1개월에는……힘든 일을 하지 말고 잠은 반드시 조용한 곳에서 자야 한다. 임신 2개월에는……반드시 조용한 곳에 거처해야 하며 성행위를 해서는 안된다"고 하였고, 《普濟方·難産門》에서는 "임신 6~7개월 되면 이미 태아의 형태가 갖추어진다. 그러나 세인들은 금기를 지키지 않고 함부로 교합하여 욕망을 절제하지 않아 敗精游氣가 태반 속에 쌓이도록 하여 母子를 손상시킨다"고 하였으며, 《達生篇》에서는 "임신 후에는 욕망을 절제하고 경거망동을 삼가며 자궁을 손상시키는 일이 없도록 한다. 임신한 뒤 진실로 이를 경계하지 않으면 유산될 수도 있고, 그렇지 않더라도 아이가 우둔하고 질병이 많다"고 지적하였다.

5) 審藥治, 保母兒

明代의 萬全은 《育嬰家秘·胎養以保其眞》에서 "무릇 임신시기에 질병이 없으면 약을 복용해서는 안된다"고 하였다. 임신 후 질병을 치료해야 할 경우에는 신중을 기해 반드시 질병치료와 태아보호를 함께 고려해야 하며, 약을 사용할 때는 금기사항에 주의해야 한다. 모든 有毒한 약물과 峻下滑利·破血작용이 있는 약재는 사용해서는 안 되며, 耗氣散氣行血작용이 있는 약물 역시 삼가야 한다. 그렇지 않으면 모체나 태아를 손상시켜 좋지 않다. 宋代의 陳自明은 《婦人大全良方·孕婦禁忌》에서 사용해서는 안 되는 약물 72가지를 열거하였고 李時珍은 《本草綱目》에서 임신금기약 85종을 수록하였는데, 烏頭·附子·桃仁·巴豆 등이 포함되어 있다.

임산부의 질병치료에 관하여 明代의 萬全이 자신의 임상경험을 토대로 "임신했을 때 질병이 있더라도 함부로 藥餌를 복용해서는 안 된다. 반드시 의사가 병증의 경중을 살피도록 해야 한다. 藥性의 上下는 中庸으로 처리하되 많은 약물을 써서는 안 된다. 병증이 이미 물러갔으면 약물의 사용을 즉시 멈추어야 한다. 이렇게 하여야만 질병이 모체에서 제거되고 태아 또한 죽지 않는다"고 지적하였듯이 임산부에게 질병이 있으면 반드시 병세의 輕重에 근거하여 신중하게 약물을 복용하고, 병세가 완화되면 즉시 약을 끊어야 한다.

기록에 의하면 《婦人大全良方》에서 열거하고 있는 72종의 약물이외에도 大黃·硫磺·桃仁·紅花·槐花·虎掌·狼牙·蕘花·生鼠·溲疏·木鱉·蘇木·甘遂 등 13가지의 약물 역시 복용해서는 안 된다고 한다.

4 避妊保健法

피임보건법은 인체건강에 손상을 주지 않으면서 임신을 피하는 방법을 가리키며, 한의학에서는 피임을 "無子"·"不字"·"不孕"·"斷産" 등으로 부르기도 한다. 문헌에 의하면 針灸法·按壓法·外敷法·內服法 등이 있는데, 현대에서 그 활용도는 낮으며 이 책에서는 몇 가지 예를 골라 기술한다.

1) 針灸法

(1) 石門穴에 針灸하면 피임효과가 있다.
(2) 石門을 主穴로 삼고 合谷穴을 덧붙여 시술한다. 刺針時에는 침을 맞는 사람에게 三呼三吸시키고, 그에 따라서 三進三退한다. 1寸정도 進針하고 왼쪽이나 오른쪽으로 捻轉을 균일하게 한다. 그러나 바로 빼지 말고 30분정도 留針한다. 針灸하는 기간에는 性交를 금한다. 일반적으로 10회이면 피임효과가 있다.
(3) 배꼽아래 2寸 3分지점을 灸한다. 월경후에 隔日로 1회 灸한다. 매월 3회, 연속 3개월 지속하면 피임효과가 있다.
(4) 월경을 재촉하여 피임할 경우에는 合谷·足三里·至陰을 함께 瀉해 주고, 허약한 사람은 合谷을 補하고 至陰을 瀉한다.
(5) 부인이 斷産하려면 右上踝 1寸 지점에 3壯을 灸하면 즉시 斷産된다.

2) 按壓法

(1) 性交後에 손가락으로 부인의 關元穴을 세게 누르면 정액이 흘러나와 피임이 된다.
(2) 點穴法 : 性交時에 손가락으로 남자의 會陰穴을 點壓함으로써 射精을 지연시켜 피임

의 효과를 볼 수 있다. 이 2가지 방법은 그 효과를 보장할 수 없다.

3) 外敷法

(1) 附子 2枚를 빻아서 가루로 만들고 醇苦酒를 알맞게 배합하여 오른쪽 발에 바른다(《千金翼方 · 卷五》).

(2) 껍질을 벗긴 아주까리를 진흙처럼 짓이겨 흰베 위에 도포한 뒤에 産母의 涌泉穴에 붙이고 産後에 떼낸다. 9~30g정도를 상태에 따라 바르면 피임이 된다.

4) 內服法

(1) 古代의 避孕方藥

① 四物湯에 蕓苔子를 加한 후 달여서 溫服한다(《千金要方 · 卷三》).

② 蠶卵紙 사방 1尺을 태워 가루로 만든 뒤 産後나 월경이 끝난 후 공복에 酒服하면 평생 임신하지 않는다(《千金翼方 · 卷五》).

③ 冬蟲夏草의 夏草部分을 복용하면 임신이 안된다. 이 풀의 뿌리부분은 子宮을 冷하게 하므로 百粒의 분량을 汁으로 빻아 복용하면 평생 임신되지 않는다(《本草拾遺 · 卷五》).

④ 薑 3兩 · 桂心 3兩 · 豉 1ℓ · 물 4ℓ를 1.5ℓ가 될 때까지 달여서 복용한다(《外臺秘要 · 卷三十四》).

⑤ 白麵麯 1ℓ와 無灰酒 5ℓ를 2.5ℓ가 될 때까지 풀처럼 쑤어 찌꺼기를 여과한 후 세번으로 나누어 복용한다. 월경전에 저녁에 한 번, 다음날 새벽 五更 및 동틀 무렵에 각각 한 번씩 복용하면 평생 임신되지 않는다(《濟陰綱目 · 卷六》).

⑥ 白鶴仙根 · 白鳳仙子 · 百日紅 · 辰砂를 가루로 빻아 꿀을 섞어서 梧子大의 丸을 빚은 뒤에 술 반잔과 함께 복용하거나, 馬檳榔核仁 2枚를 꼭꼭 씹어 생수로 삼키는데 오래되면 子宮이 冷해져 임신이 되지 않는다. 薇銜을 복용하여도 피임이 된다(《本草綱目 · 卷三十一》).

(2) 民間療法

① 끓여서 식힌 물로 올챙이를 깨끗이 씻은 뒤에 월경후 3~4일에 산채로 14마리를 삼키고, 다음날 다시 10마리를 삼키면 5년 동안 피임할 수 있다. 이후에 다시 피임하고 싶으면 연속해서 2차례를 삼키면 평생 임신이 안된다.

② 車前子 60g・蓮須 60g・산초열매 1.5g・寒水石 45g・零陵香 45g을 모두 곱게 갈아서 월경후 30g씩 매일 세 차례 복용하거나, 반으로 나누어 월경이 끝난 후에 반을 복용하고 월경후 15일째 되는 날에 나머지 반을 복용하면 1년 동안 피임할 수 있다.

③ 黃柏 9g・麝香 1g・靑柿蒂 9g을 식초에 담가 두었다가 불에 말린 후에 분말로 갈아서 3包로 나눈다. 월경 1~2일전에 1包를 복용하고, 월경이 도래한 후 3~4일째 되는 날에 1包를 복용하며, 월경이 끝난 2~3일 후에 1包를 복용하면 1년간 임신이 되지 않는다.

④ 누에고치를 잘라 번데기를 제거하여 솥에 황색이 되도록 구운 뒤에 분말로 만든다. 월경이 끝난 날, 혹은 産後惡露가 끝나려는 날부터 매일 아침공복에 끓인 물과 함께 0.9g씩 7일간 복용한다.

⑤ **四子苦丁茶湯**：益母子・急性子・蕓苔子・冬葵子 각 6g, 苦丁茶 15g을 첨가하여 월경후나 산후에 3첩을 달여 먹는다.

⑥ **冷宮湯**：寒水石・生龍骨・生牡蠣・鹿含草 각 30g을 월경이 시작된 3일째 되는 날부터 3일간 복용하고, 다음달에도 같은 방법으로 3첩을 더 복용한다. 이를 3개월간 한다.

⑦ **白花藤**：白花藤의 뿌리 1兩・산초열매 2錢・甛白酒 적당량을 중탕하여 복용한다. 이때 미나리는 피한다. 만약 다시 임신하기를 원하면 흰후추로 계란을 삶아 복용한다.

⑧ **錢箭巖陀**：錢箭巖陀 全草 1兩을 물에 달여 월경이 끝난 직후 2~3일 동안 매일 1첩씩 복용한다. 약을 복용한 후 1개월간 房事를 하지 않는다면 6개월간 피임이 가능하며 임신중절이 되기도 한다.

제 9 장
運動養生法

1 개 론

예로부터 선조들은 인류의 생명활동이 끊임없이 움직이는 특징을 갖고 있다고 여겨 적극적인 운동을 통하여 양생을 할 것을 주장하였다. 《庄子 · 刻意》에는 "吹呴呼吸, 吐故納新, 熊經鳥伸, 爲壽而已矣. 此道引之士, 養形之人, 彭祖壽考之所好也."라고 하여 일찍부터 導引 등의 방법을 사용한 것을 알 수 있다. 《呂氏春秋 · 盡數篇》에는 "流水不腐, 戶樞不蠹, 動也. 形氣亦然."이라고 하였고, 《荀子 · 天論篇》에는 "養備而動時, 則天不能病; 養略而動罕, 則天不能使之全."이라고 하여 일반적인 양생을 하면서 몸을 자주 움직이는 운동을 곁들여야 한다고 하였는데, 이는 현대의 양생학에서 영양위생, 생활환경 및 신체활동을 양생의 삼대요소로 꼽는 이론과 상통한다. 《內經》에서는 "形勞而不倦"을 주장하여 오래 앉아만 있거나 누워만 있는 경우를 반대하였으며 "和於術數"하여야 한다고 강조하였다. 長沙의 馬王堆에 자리하는 漢나라 무덤에서 출토된 帛畫인 《導引圖》에는 성별과 연령이 각각 다른 인물이 나타낸 여러 가지 도인에 관한 동작이 44개 그려져 있었다. 그들은 4줄로 나뉘어져 줄마다 11명씩 되어 있으며 사람의 모습은 높이가 9~12cm 정도이다. 그림 속의 인물들은 모습이 생동하게 그려져 각각 특이한 자세를 하고 있으며 옷차림도 다 다르고 살아 있는 듯하다. 일부 그림의 옆에는 설명하는 글이 적혀 있는데, "熊經"이나 "信"(伸은 鳥伸을 뜻함)과 같은 글이 있어 어떤 동물의 몸짓을 본뜬 동작임을 설명하고 있다. 이 44개의 자세는 대체로 3가지로 나눌 수 있는데, 하나는 호흡운동이고 하나는 사지와 몸통의 운동이며 또 하나는 기구를 이용한 운동이다. 예를 들면 그림 중에는 "以丈(杖)通陰陽"이라는 글이 있는데, 이 그림은 치마를 입은 한 여인이 손에 긴 막대기를 잡고 몸을 숙여 허리를 굽힌 다음 막대기를 빌어 두 손을 일직선으로 꼿꼿하게 쭉 벌리고 상체를 되도록 낮추고 하체를 상대적으로 들어올려 전신의 기혈을 잘 순환시킴으로써 음양을 조화시키는 내용을 담고 있다. 그림 중에는 또 도인으로 일부 질병을 예방하거나 치료할 수 있음을 나타내는 내용이 기록되었는데, 예를 들면 "引聾"은 곧 도인으로 귀머거리를 치료한다는 뜻을 담고 있고, "引脾病"은 곧 도인으로 痹證 또는 복통 등을 예방 치료한다는 뜻을 담고 있다. 이와 같이 일찍이 西漢이전부터 도인은 몸을 튼튼하게 하는 운동으로 삼아왔으며 질병을 예방하고 치료하는 방법으로 활용되었던 것이다.

後漢에 이르러 삼국시대의 명의인 華佗는 "五禽戲"를 만들었는데, 곧 호랑이, 사슴, 곰, 원숭이, 새의 몸짓을 본떠서 만든 체조로서 질병을 치료할 수 있을 뿐만 아니라 또한 전신의 근육, 근골, 관절 등을 움직여주는 데에도 모두 유익한 동작이었다. 華佗의 제자인 吳普는 "五禽戲"를 매일같이 연습하여 구십 세가 되어서도 여전히 귀가 밝고 눈이 맑았으며 이가 가지런하게 튼튼하였다고 한다.

唐나라의 孫思邈은 의학자이면서 백세를 넘긴 장수한 양생가이기도 하다. 그는 《保生銘》에서 "人若勞於形, 百病不能成."이라고 하였고, 아울러 흐르는 물이 썩지 않고 문지도리가 좀먹지 않는 것은 바로 끊임없이 움직이기 때문이라고 하였다. 구체적인 운동방법은 안마, 사지 흔들기 및 行氣導引 등이 있는데, 곧 지금의 보건안마, 체조, 권술 및 氣功 등이다. 그는 꾸준하게 걷는 연습을 하였고, 사계절에 따라 기후가 화창한 날을 골라 그 계절의 기온에 알맞게 옷을 차려 입고 나가서 300보든 200보든 걷는 것이 가장 좋다고 주장하였다. 孫思邈은 육체적인 일을 하는 것이 양생에 있어서 매우 중요하다고 여겼으므로 양성의 방법은 늘 작은 일이라도 찾아 하고 다만 몹시 지치거나 억지로 감당하기 힘들 정도로 하지만 않으면 된다고 하였다.

明나라 시대 高濂의 《遵生八箋》에는 "生身以養爲先, 養身以却病爲急. 經曰: 我命在我, 不在於天; 昧用者夭, 善用者延. 人之所生, 神依於形, 形依於氣, 氣存則榮, 氣敗則滅, 形氣相須, 全在攝養. 養氣以保神, 氣淸則神爽; 運體以却病, 體活則病離."라고 하였는데, 그의 이와 같은 양생에 관한 논점은 후세의 한의학에 큰 영향을 주었다.

淸나라의 유명한 사상가 및 교육자인 顔習齋는 움직이는 습관을 길러야 한다고 강조하였고 몸을 조섭하는데 움직이는 것보다 좋은 것이 없다고 주장하였다. 그는 늘 제자들에게 책벌레만 되지 않도록 하였고 몸을 한 번씩 움직일 때마다 그만큼 튼튼해진다고 가르쳤다. 스스로 모범을 보이기 위하여 활도 쏘고 말도 타며 격투도 하고 무술을 연습하는 등 몸을 단련하는데 혼신의 힘을 쏟아 그는 나이가 들어서도 노익장을 과시하였다. 그가 직접 펴낸 《四百

編》과 그의 제자와 같이 펴낸 《顔習齋先生言行錄》 및 《習齋先生辟易錄》 등에는 그의 자주 움직이는 습관에 관한 養生사상을 담고 있다.

淸나라의 養生家인 曹庭棟은 비록 靜이 養生法의 가장 중요한 부분이라고 주장하였지만 그도 養生에서의 動의 작용을 중요시하였다. 《老老恒言・導引》에서 도인의 방법이 매우 많은데, 예를 들면 八段錦, 華佗五禽戱, 브라만십이법, 天竺按摩訣 따위가 있는 것으로 그 작용은 氣血이 두루 잘 돌도록 하고 근육 골격을 신전시켜 몸에 유익하고 해가 없다고 하였다.

2 運動養生의 意義

운동은 건강의 근본으로서 五臟, 氣血, 形體, 精神 등과 밀접한 관계를 가지고 있다.

1) 運動과 五臟

(1) 運動의 心기능 증강 효과

心은 血을 주관하고 血은 脈속에서 도는데, 운동은 혈액순환을 개선시켜주어 자주 운동을 하면 심장의 기능이 튼튼해져 높은 산을 올라도 반듯한 길을 걷는 것처럼 느끼고 숨이 덜 차게 된다. 대개 적당한 운동을 자주 하면 심혈관계의 질병을 예방하고 心筋의 혈중 산소 공급을 개선시키며 허혈성 심장병을 미리 막을 수 있다. 장기간 지속적으로 운동을 하면 또한 혈압을 안정시키고 혈중의 지질을 감소시킬 수 있어 동맥경화증을 효과적으로 예방할 수 있다.

(2) 運動의 肺기능 증강 효과

肺는 氣를 주관하고 外로는 皮毛와 짝을 이루는데, 운동을 하면 肺氣가 강해지고 腠理가 촘촘해진다. 운동을 자주 하면 폐 속의 氣가 새롭게 전환되어 산소를 받아들이고 이산화탄소를 내보내게 되므로 혈중의 산소량이 충분하게 증가되어 신진대사가 활발하게 이루어지게 된다. 일반적으로 폐의 활동량이 적으면 환기의 효율도 낮아 조금만 움직여도 숨이 가쁜데 운동을 자주 하면 심호흡을 통하여 환기율을 높일 수 있게 된다. 또한 운동을 오래하면 신체의 면역기능도 강화되어 기후의 변화로 인한 호흡기 질환을 예방하는데 도움이 된다.

(3) 運動의 脾胃기능 증강 효과

脾는 運化를 주관하고 또한 근육을 주관하는데, 운동을 자주 하면 脾胃의 運化 및 受納 등의 기능을 촉진시키고 근육이 튼튼하게 된다. 운동을 하면 영양물질에 대한 소화력이 강화되고 전신의 대사가 증강되어 식욕을 높일 수 있다. 운동을 통하여 또한 胃와 腸의 운동이나 소화액의 분비 및 간장과 췌장의 기능까지 개선되어 소화계의 모든 기능이 활발하여진다. 아울러 운동을 자주 하면 근육이 발달하므로 체중이 조절되면서 비만을 예방하여준다.

(4) 運動의 肝기능 증강 효과

肝은 血을 藏하고 筋을 주관하는데 운동을 자주 하면 心血이 왕성하여져서 筋脈에 영양을 공급함으로 신체 및 사지의 굴신운동이 원활하여진다. 만약 血이 부족하면 血虧로 肝이 虛하고 血이 筋을 기르지 못하여 어지럽고 눈이 가물거리며 근골이 시큰거리면서 아픈 등의 증상이 나타날 수 있다. 운동은 肝臟을 튼튼하게 하여 인체의 일이나 운동에 대한 적응력을 높일 수 있는데, 《素問・六節臟象論》 에서는 肝을 "罷極之本"(이중에 罷는 음과 뜻이 疲와 같은 것으로 《說文》 에는 勞라고 풀었음)이라 하여 곧 간장은 피로를 견디는 근본이라고 설명하고 있다. 간장이 근육, 힘줄, 관절 등을 도맡고 있으므로 간 기능이 정상이어야 피로를 견딜 수 있는 것이다.

(5) 運動의 腎기능 증강 효과

腎은 골을 주관하여 골수를 만들어내고 뇌와 통하는데, 운동을 자주 하면 인체의 생명력이 더욱 왕성하여 성장 및 발육이 제대로 이루어지고 활기가 넘쳐흐르게 된다. 운동은 근골을 강하게 하여 기형을 예방할 수 있다. 많은 사람이 중・노년에 일찍부터 등과 허리가 굽고 휘는 것은 근육이 萎弱하여져서 발생하는 것이다. 평소에 운동을 자주 하면 근골을 바르게 펴고 튼튼하게 하여주어 서 있는 자세는 소나무처럼 꼿꼿하고 앉은 자세는 종처럼 묵직하여 흐트러짐이 없다. 그밖에 중년이나 노인은 흔히 뼈의 칼슘이 줄고 골극이 생기고 관절이 위축되는 등의 질병을 앓는데, 운동을 통하여 이러한 질병을 예방할 수 있다. 腎은 水를 다스리므로 인체 내의 水分代謝를 주관하여 淸한 것은 臟腑 및 전신에 두루 돌게 하고 濁한 것은 膀胱으로 내려 보내 몸 밖으로 배출시킨다. 평소의 운동을 통하여 인체의 비뇨기계의 기능이 활발하여지므로 대사로 인한 노폐물을 순조롭게 배출할 수 있다.

2) 運動과 氣血

"氣爲血之帥", "氣行則血行", "氣滯則血滯" 등의 의미는 혈액순환은 氣의 추동작용을 통하여 이루어진다는 것으로 곧 "心氣推動, 血行於脈"이다. 운동을 하면 스스로 뜻대로 氣血의 운행을 조절하여 氣가 온몸으로 퍼지면서 머물거나 막히지 않는 상태를 만들어주기 때문에 활기가 넘치고 온몸이 가뿐하며 튼튼하고 건강한 체력을 다질 수 있다.

운동은 氣血의 운행을 시원스럽게 뚫어주며 臟腑의 기능을 잘 조화시키는데, 인체의 각 臟腑나 조직은 氣로 인하여 북돋우어져 각자의 작용을 충분히 수행하게 되고 특히 元氣가 가득 차 넘쳐흐를수록 臟腑 및 조직의 기능은 더 건강하고 왕성하며 더불어 인체도 건강 장수할 수 있게 된다.

3) 運動과 形體

알맞은 체형은 튼튼하고 건강하며 균형이 잡히고 자세가 올바르며 몸의 각 부분이 적절하게 조화를 이루는 것이 가장 이상적이다.

몸이 움직일 때는 주로 어깨, 허리, 허벅다리, 무릎, 발목 등의 관절에서 이루어지는데 이와 같은 관절의 둘레에는 모두 어느 정도의 근육이 분포하고 있다.

똑바로 서 있는 자세를 유지하기 위하여 인체의 등, 엉덩이, 허벅지 앞쪽 및 종아리의 뒤쪽에 붙은 근육은 모두 두텁고 이와 같은 근육들은 서로 힘을 맞서 겨루고 앞뒤로 끌어당기어 척추, 골반, 무릎이 쭉 펴져 꼿꼿하도록 지탱하면서 안정된 균형을 이루고 있다. 운동은 지방질을 없애줄 뿐만 아니라 근육의 힘을 길러주기도 한다.

키가 비록 유전적인 요인의 영향을 크게 받고 있지만 일부 연구에 따르면 후천적인 요인의 영향이 약 25%를 차지한다고 한다. 체중, 가슴둘레, 엉덩이 둘레 및 기타 신체의 기능과 체격조건도 후천적으로 다듬어지는 가능성이 약 50~70%를 차지하는 것으로 밝혀졌다. 평소 체육단련을 꾸준히 한다면 성장하는 청소년(이중에는 선천적으로 부족한 자를 포함함)의 키를 높이는데 긍정적인 효과가 있고, 아울러 근육 및 장부를 튼튼하고 건강하게 다져주어 인체의 생리기능과 체질을 높이는 데도 중요한 영향을 미친다.

4) 運動과 精神

운동은 청소년에게는 굳센 의지와 용감한 정신을 길러주고 노인들에게는 젊은 활기를 되찾아주며 낙천적인 성품을 키워준다.

사람이 나이가 들어 노화되는 과정은 가장 먼저 동작이 느려지는 데에서 알아볼 수 있다. 이러한 변화는 흔히 노인에게 늙어간다는 느낌을 주는데 심한 경우 환경에 대한 적응에서 자신감을 잃게 되고 또한 이와 같은 정신상태로 하여 도리어 노화의 과정을 더 빠르게 다그칠 수 있는 것이다. 평소에 늘 부지런하게 움직여주는 것은 나이가 들어도 몸놀림이 빠르고 운동기관의 노화과정을 늦추며 노년기의 정서를 보다 안정시켜 스스로 생명력이 아직도 활발하게 움직이고 있음을 느끼도록 하여 몸이 감당할 수 있는 잠재력이 아직 강하다는 것을 터득하도록 만들어준다. 이와 같은 정신상태는 또한 건강에 좋은 영향을 미치게 된다. 결국 노화를 방지하는 가장 좋은 방법은 곧 스스로 적절한 운동을 꾸준히 하는 것이다.

3 運動養生의 원칙

운동양생의 원칙은 動과 靜을 잘 조화시키는 것이다. 옛날의 養生사상에는 "宜動"과 "宜靜"이라는 두 가지 養生觀이 있었는데, 이 두 관점은 모두 道家에서 비롯되었다. 唐나라의 孫思邈은 "惟無多無少, 畿道矣."라고 주장하여 곧 지나치게 움직이거나 가만히 있는 것은 모두 알맞지 못하다고 하였다. 元나라의 朱丹溪는 "天主生物, 故恒於動; 人有此生, 亦恒於動."이라고 하여 자연계의 변화되는 규칙은 "動"이 많고 "靜"이 적다고 하였다. 動은 陽이고 靜은 陰이며 모든 사물이 움직이면서 발전하는 것은 陽을 이끌어주는 것이므로 시시각각 "陽動"의 상태에 놓여져 있다고 지적하였다. 운동양생은 자연스럽게 운동하는 것이 가장 중요한데 자연스럽게 調息 및 調心을 하며, 침착하고 잡념을 떨쳐버리고 神과 形을 잘 조화시켜 外로는 動을 內로는 靜을 또한 靜에서 神을 길러 動과 靜이 잘 조화되는 것을 운동양생의 원칙으로 한다.

운동양생에서는 운동량이 적절하여야 한다. 운동량은 곧 몸을 움직일 때 인체의 생리적으로 감당할만한 정도를 가리키는 것으로 운동량에 대한 측정은 흔히 운동할 때의 호흡, 심박동, 맥박, 산소의 소모량 등을 기준으로 삼게 되며 또한 운동할 때의 스스로 느끼는 여러 가지 느낌을 종합하여 그 정도를 가늠하게 된다. 맥박 및 심박동으로 운동량을 측정하는 경우가 있는데, 운동량이 클수록 심박동 및 맥박은 빠르기 마련이다. 대체로 정상적인 성인의 경우 운동량은 1분 내에 심박동 또는 맥박이 140회까지 빨라질 수 있고 노인의 경우 운동량은 1분 내에 120회까지 빨라지는 것이 적절하다고 본다. 매일 한 두 차례 운동을 하고, 매번 운동시간을 20~40분 정도로 하는 것이 가장 적합하다. 대체로 운동하기 전에 먼저 1분 동안의 맥박 수를 측정하고 나서 운동을 마치고 다시 한번 측정하는데, 만약 운동량이 적절할 때 건강한 노인은 운동한 뒤의 심박동 수가 가장 빠르더라도 170에서 나이를 뺀 숫자를 넘지 않는다. 예를 들어 나이가 60세인 경우 운동을 하고 난 뒤의 심박동 수가 가장 빠르더라도 1분에 110회를 넘어서는 안 되는 것이다. 아울러 빨라진 심박동 수가 1시간 안에 정상으로 회복될 수 있어야 한다. 이와 같은 정도의 심박동 수는 바로 나이든 사람의 몸 속 산소의 수요량과 소모량 사이의 평형을 나타내주고 있기 때문에 가장 적절하다고 여겨지는 것이다. 운동을 하고 나서 식욕이 늘어나거나 잠을 잘 자거나 마음이 가벼워지거나 활기에 차있거나 하는 등의 경우 운동량을 어느 정도 늘려도 피로를 느끼지 않는데, 이는 動과 靜이 잘 어우러져 운동량이 적절하다는 것을 말해준다. 이와 반대로 운동을 하고 나서 식욕이 떨어지고 머리가 맑지 못하고, 통증이 오거나 피곤이 풀리지 않고, 땀을 많이 흘리며 나른한 것 등은 운동량이 지나쳤다는 것이므로 적절히 줄여야 한다. 만약 운동량을 줄인 뒤에도 여전히 이와 같은 증상들이 남아 있고 또한 오래도록 피로를 느끼면 신체검사를 받는 것이 좋다.

운동을 하는 시간은 대체로 이른 아침이 가장 좋다. 만약 식사 전에 운동을 하는 경우 적어도 30분 동안 쉬고 나서 밥을 먹어야 하고, 식사한 뒤 적어도 1시간반 정도 쉬고 나서 운동을 하여야 한다. 운동을 하고 난 뒤에 지나치게 흥분되어 잠을 제대로 이루지 못하는 경우가 없도록 운동을 잠들기 전 2시간 즈음에 끝내어야 한다.

운동은 체질, 시간, 장소에 따라 알맞게 조절하여야 하는 것으로 사람마다 자신의 신체조건, 나이, 체질에 맞추어 운동량을 정하고 몸에 맞는 운동방법과 운동량을 골라 평소에 꾸준히 이어주어야 한다. 만성질환을 앓고 있는 경우 몇 가지 자신의 질병에 적합한 운동방법을 골라 치료목적으로 집중적인 운동을 할 수도 있으며 조금씩 운동의 방법을 많이 바꾸어가거나 운동량을 늘릴 수 있다. 태극권 등의 운동은 거듭할 수 있는 운동으로서 두세 번 반복하여 운동량을 늘리므로 더 좋은 효과를 얻을 수 있다. 대체로 이른 아침에 운동을 하는 것이 좋은데, 아침의 공기가 가장 맑기 때문에 밖으로 나가 맑은 공기를 들이마시면서 운동을 하면 밤에 움직이지 않았던 팔다리를 뻗어주어 또 하루의 활동에 대비하는 효과도 있다. 자신에게 가장 알맞은 운동을 골라 하여야 하듯이 어떤 사람은 저녁에 잠들기 전에 운동을 하기 좋아하는데, 역시 개개인의 습관에 따르면 된다.

태극권이나 달리기 등은 아무런 운동기구가 필요하지 않고 특정한 장소에서만 하여야 하는 것도 아니므로 공원, 광장, 길, 공터, 집 앞, 복도 등 어디에서나 가능하며 물론 밖으로 나가 숲이 우거진 곳에서 맑은 공기를 마시며 운동을 하면 더욱 좋을 것이다.

1) 運動養生의 방법

운동양생의 방법은 매우 많은데, 특히 跑步(달리기)나 태극권은 널리 알려진 방법이라고 할 수 있다. 또한 태극권은 운동양생뿐 아니라 더 나아가 기공양생으로서도 중요한 위치를 차지하고 있으며, 八段錦 六字訣 易筋經 五禽戲 등도 健康氣功, 養生氣功으로 활성화되고 있다.

(1) 跑步(달리기)

① 跑步의 槪況

달리기는 일찍이 元나라 시대에 경기 항목에 들어 있었다. 당시 야외 달리기를 "貴由赤"이라 한다. 그의 뜻은 두 가지가 있다. 하나는 元나라 末期 陶宗儀의 《南村輟耕錄》 중에 "빨리 뛰어간다"라고 하였고 다른 하나는 淸나라 시대 阮葵生이 《茶餘客話》 란 책에 "貴"는 빨리 뛰어간다의 뜻이고 "由赤"은 官員이 주관한다 라고 해석하였다. 어느 說이든지 모두 十二世紀에 이미 장거리 달리기 운동이 있었다는 것을 설명하여 준다.

현재 많은 운동 항목 중에서 달리기는 많은 사람이 인정하는 즐거운 항목의 하나이다. 달리기가 사람들의 환영을 받는 원인은 간단하여 하기가 쉽고 몸을 강건케 하는 효과가 뚜렷하며 또한 안전하고 무해하기 때문이다. 왜냐하면 많이 달리는 것은 모두 자신에게 달렸기 때문이다. 달리기를 한 후에는 몸이 홀가분하고 기분이 유쾌해지고 정력이 왕성해진다.

달리기는 자기가 속도를 조절할 수 있는 일정한 리듬이 있는 운동이며, 허벅지와 종아리의 근육 운동을 통하여 안전하게 또 최대한도로 심폐기능을 증강시킨다. 달리기를 꾸준히 계속하면 정신 노동자의 체중을 조절할 수 있을 뿐만 아니라 비만을 막고, 장시간 두뇌활동으로 인한 피로를 회복시키고, 체질을 증강시킨다.

달리기는 高血壓, 冠狀動脈硬化, 肥大症, 神經衰弱, 關節炎 등을 防止할 수 있다. 그러나 달리기의 중요한 목적은 약한 체질을 강하게 하는데 있고 건강한 사람은 건강을 항상 유지함으로써 생활능력을 높여 주는데 있다.

② 跑步의 要領

跑步는 점차적으로 심화시켜 나가야 한다. 좋은 시작을 하기 위해서는 먼저 급한 마음을 버리고 차근차근 전진하여야 한다. 그러므로 달리기를 처음 시작할 때 나이가 많은 사람은 처음엔 걷는 것이 좋고, 빠르게 걷다가 속도가 붙으면 달리는 것이 좋다. 물론 건장한 사람은 처음부터 달릴 수도 있다. 그러나 너무 많은 거리를 너무 빠르게 달리는 것은 삼가는 것이 좋다. 달리기는 자신의 체력, 즉 연령과 체질에 근거하여 속도와 거리를 알맞게 조절해야 한다.

연습은 1분 동안에 50m부터 시작하며 매번 적어도 10분은 달려야 한다. 운동량을 증가시킬 때는 먼저 1~2주일의 과도기를 두어야 한다. 1~2주일 후에는 1분 동안에 100m로 증가할 수 있다. 천천히 달리기의 속도는 1분 동안 100~160m가 적합하다. 연습시간은 10분부터 시작하여 20~30분까지 연장할 수 있다. 물론 장시간 달리기를 계속할 때에도 거리와 속도는 자신이 알아서 알맞게 조절하여야 한다. 천천히 뛰는 과정에서 신체의 반응에 주의를 기울이고 맥박은 180 혹은 170에서 연령을 뺀 범위내를 유지하여야 한다. 달리고 난 후 약간 피로한 것은 정상현상이다. 만일 하루 밤을 휴식하고 나서도 사지가 나른하고 정신이 맑지 않고 다시 운동하는 것이 싫으면 운동량이 과하였다는 것을 나타내 준다. 알맞게 운동량을 줄여야 할 것이다.

달리기 운동을 통하여 건신의 효과를 얻기 위해서는 반드시 꾸준히 운동을 계속하여야 한다. 일반적으로 매주에 네 번은 달려야 기대하는 효과를 얻을 수 있다. 일찍이 단련을 계속한 경험이 있다고 할지라도 중단한 시간이 너무 길면, 이미 좋은 효과를 보았던 것도 모두 잃어버리게 된다. 그러므로 시작을 할 때부터 달리기가 한가지 습관으로 되어야 하며 매일 규정한 시간에 실행하여야 한다. 달리기를 오랫동안 계속하면 생활 중에서 빠질 수 없는 즐거움이 되면서 또한 신체건강과 정신건강을 가져다준다.

이 밖에 달리는 자세가 정확하여야 한다. 그러나 사람들의 정황이 같지 않으므로 자연스럽고 조화로우며 긴장되어 있지 않으면 된다. 완전한 운동생물력학의 이상적인 동작에 부합될 필요까지는 없다. 단지 마음 편하게 달리면 뛰는데 힘도 적게 들고 지구력도 강해진다.

③ 慢跑의 몇 가지 방법

健身跑는 慢跑라고 한다. 그것은 일종의 長時間, 慢速度, 遠距離의 운동으로 심폐기능을 증강하며 산소 흡수를 촉진하는 보건운동이다.

慢跑는 아래의 몇 가지 방법이 있다.

㉠ 慢速放鬆跑 : 속도는 본인의 체질에 근거하여 정한다. 노인과 체질허약자는 일반적으로 걸음을 걷는 것보다 약간 빠르면 좋다. 最大負荷强度는 심장 박동수 180에서 연령을 뺀 수를 초과하지 말아야 한다. 예컨대 60세의 노인은 응당 180-60=120(회/분)이하로 제어하여야 한다. 호흡도 헐떡거리지 않을 정도가 좋다. 달릴 때 걸음걸이는 경쾌하며 전신의 근육을 이완시키고 양팔은 자연스럽게 흔든다. 운동량은 매일 20~30분이 좋다.

㉡ 反復跑 : 일정한 거리를 한 구간으로 하고 반복적으로 여러 번 달린다. 구간은 길 수도 있고 짧을 수도 있는데 짧으면 100~400미터, 길면 1000~2000m로 한다. 각각 자기 상황에 따라 정한다. 처음 반복 달리기를 하는 사람은 단거리 구간을 취한다. 달리는 회수도 적당히 하며 일반적으로 10(회)×200(m) 혹은 5(회)×200(m)가 좋다. 이 구간을 천천히 걸으면서 휴식할 수 있다.

㉢ 變速跑 : 달릴 때 한동안 빨리 달리기도 하고 한동안 천천히 달리기도 한다. 천천히 달리는 것은 두 번 빨리 달리는 사이에 진행하여 회복단계로 삼아야 한다. 평소에 변속 달

리기를 할 때 빨리 달리는 단락의 거리와 이런 단락의 수를 규정하고 반드시 같은 속도로 모든 빨리 달리기 단락을 다 뛰어야 한다. 예컨대 400m를 빨리 달리면서 휴식한다. 그 후 다시 400m를 빨리 달리고 이어서 천천히 달린다. 이와 같이 快와 慢이 교차되며 계속 순환한다.

㉣ 原地跑 : 이 운동은 장소, 기후, 설비 등 조건의 제한을 받지 않는 운동이다. 초보자는 천천히 뛰기 자세를 잘하여야 한다. 처음 시작할 때는 100~200걸음으로 하고 단련을 4~6개월을 한 후 자기의 신체상황과 단련효과에 근거하여 매 번에 560~800걸음을 뛸 것이다. 제자리 뛰기는 다리를 높이 들어서 뛰는 방법으로 운동량을 증가할 수 있다.

㉤ 定時跑 : 이는 속도와 거리에는 제한하지 않고 다만 일정한 시간을 달려야 한다. 다른 한가지는 거리와 시간에 제한이 있다. 예컨대 6분 동안에 800m를 달려야 하며 이후 운동수준이 높아짐에 따라 시간을 단축할 수 있으며 속도를 빨리할 수도 있다. 이런 달리기 방법은 노인과 체질허약자의 인내력과 체력을 높여주는데 아주 좋다.

2) 病後運動調攝

병후의 운동은 건강을 빨리 회복하는 데 도움이 있다. 각 사람의 앓고 난 질병이 같지 않으므로 선택하는 운동방법도 다르다. 그러나 한 가지 공통점이 있는데 그것은 건강을 회복하기 위하여서는 무리하지 말아야 한다. 개개인이 자기의 연령과 체질과 취미 등 구체적인 상황에 근거하여 자기에게 적합한 운동을 선택하는 것이 좋다.

(1) 調攝原則

일반적으로 병에 걸린 후 체질은 비교적 약하게 되고, 전신이 무력하며, 운동에 대한 적응능력이 차이가 난다. 따라서 운동량은 완만하게 증가하여야 하고 조급해서는 안 된다. 지나치게 힘을 써야 하거나 동작이 빠르고 동작전환이 빠르며 몸을 갑자기 앞으로 숙이며 또는 뒤로 젖히거나 머리를 숙이며 허리를 굽히며 몸을 돌리거나 넘어지기 쉬운 운동은 삼가야 한다. 마땅히 부드럽고 일관되며 느리면서도 균일하고 리듬이 있는 항목을 선택하여 단련하는 것이 좋다.

병후에는 일반적으로 靜養이 필요하며 精氣가 회복된 후 그 때 상황을 보아서 조절하는 것이 좋으며, 적당한 운동은 기혈의 소통에 유리하며 건강회복을 촉진시킨다. 그러나 운동량이 과도하여 피로하지 않도록 해야 한다. 피로하면 기가 소모되며 정기가 손상되어 병사가 들어와 병을 재발시킨다.

운동량에는 두 가지 요소가 포함된다. 즉 운동강도와 시간이다. 운동량이 적당하여야 하며 과도해서는 안 된다. 적당하다는 것은 점차적으로 심화시켜야 한다는 것이다. 다시 말해서 점차 운동시간과 운동량을 증가시켜야 한다. 노인과 허약자는 시작하기 전에 "점검해 보는" 단계가 있어야 하는데 일반적으로 7~10일이다. 운동강도는 심장 박동수가 운동하기 전의 박동수의 50%를 초과하지 않는 것이 좋다. 점검해보는 단계가 지난 후 단련의 강도를 적당히 증가할 수 있다.

(2) 運動宜忌

太極拳, 八段錦, 五禽戲, 천천히 달리기 등은 모두 병후에 단련하기 좋은 방법이다. 처음 일주일 동안 연습하다가 얼마동안 중지한 다음 다시 시작하면 근육이 시큰하며 아프고 국부의 근육은 반응이 크다. 이것은 근육에 젖산의 누적량이 계속 증가되어 발생되는 정상적인 생리현상이므로 걱정할 필요가 없다. 3~4회 단련을 계속하면 시큼하는 현상이 점차 사라진다. 만일 시큼하는 현상이 지속되고 신체가 피로하며 나태하고 맥이 없고 식욕이 부진하며 잠이 잘 오지 않는다면 이것은 운동량이 적합하지 않다는 것을 설명하기 때문에 운동량을 줄이거나 잠시 연습을 중지하여야 한다. 만일 그래도 여전히 피로를 느끼며 기타 불량한 반응이 있으면 의사의 검사를 받는 것이 좋다.

병후의 수련은 안전에 주의하여야 한다. 대개 아래의 몇 가지 환자는 운동을 금지하거나 의사의 지도와 감독 하에서 운동을 하여야 한다. 가벼운 운동도 가슴이 아픈 中期 혹은 重한 冠狀動脈 疾病患者, 3개월 이전에 狹心症이 發作한 患者, 風濕性 後遺症의 重症 心瓣膜症 患者, 高血壓 혹은 기타 進行性 心臟病을 일으킨 心臟이 肥大한 患者, 心臟搏動이 고르지 않아 자주 藥으로 制御하고 있는 患者, 糖尿病 患者가 高血糖과 低血糖이 치열하게 變動하는 患者, 藥을 써도 血壓이 여전히 180/110mmHg 이상인 高血壓 患者이다.

제 10 장
氣功養生法

1 개론

醫學氣功은 한의학의 일부분으로서 수천 년의 발전과정을 거치면서 독립적인 학문으로 발돋움하게 되어 醫學氣功學으로 발전하게 되었다. 따라서 醫學氣功學은 역사가 매우 길지만 새로운 한의학 영역이라고 볼 수 있다.

근래 중국에서는 정부가 주도하여 기공을 재정비하고, 전통기공의 신비화를 버리고, 기공의 과학화, 사회화, 대중화, 생활화로 전통기공에서 기공과학으로의 변화를 시도하였으며, 2000년 7월에는 "醫療氣功管理 臨時施行規則"을 公布하고, 中醫師가 아니면 醫療氣功을 할 수 없다고 법을 제정하였으며, 지역제한, 물품의 제조·사용·선전도 규제를 시작하였다. 또한 醫療氣功 시술자의 지식 및 능력을 검증하기 위해 국가에서 실시하는 '醫療氣功技能試驗'을 통과한 사람에 한해서만 할 수 있도록 제한했으며, 중의약관리부는 의료기공에 대한 감독과 관리를 대폭 강화하였다.

2001년에는 國家體育總局에 健身氣功管理센터를 두고 健身氣功을 발굴하기 시작하였으며, 2005년에는 八段錦 六字訣 易筋經 五禽戲의 4가지를 제1차 健身氣功으로 정해서 국민들에게 보급하기 시작하였다. 현재 中醫學의 氣功은 주로 健康氣功, 養生氣功으로 활성화되고 있다.

1) 醫學氣功의 基本 概念

醫學氣功은 調心, 調息, 調身을 바탕으로 하여 질병을 예방, 치료하고, 건강을 유지하여 수명을 연장시키고, 인체의 잠재능력을 개발하는 것을 목적으로 하는 심신단련 방법이다.

調心은 심리적인 활동을 잘 조절해주는 것이고, 調息은 호흡을 고르게 잘 조절하는 것이며, 調身은 몸의 자세와 동작을 바르게 조정하는 것을 말한다.

이 3가지 조절・조정방법은 氣功을 수련하는데 있어 가장 기본적인 방법이라 할 수 있으며, 醫學氣功學의 3가지 요소로서 기본 규범이라고도 한다. 醫學氣功學은 한의학의 이론을 토대로 하고 여기에 현대과학을 결부시켜 연구함으로써 인류의 건강을 지키고 나아가 인류의 진화에 기여하는 '人體科學'이라 할 수 있다.

고대에는 '性命之學', '黃老之學'이라고도 불렀으며, 醫學氣功學은 즉 醫學氣功을 한의학 영역에 도입시켜 한의학적 기본이론을 바탕으로 하였기 때문에 고전적이면서도 새로운 한의학체계로 등장한 학문이다.

고대에는 오늘날의 醫學氣功에 準하는 명칭이 매우 많이 있었는데 현대에 이르면서 점차 정리되기 시작하였다. 원시적인 醫學氣功은 사실상 氣功이란 명칭을 사용하지 않았었다. 그 당시에는 일부를 춤 [舞] 이라고 하였는데, 예를 들면 《呂氏春秋》 에는 "筋骨이 오므라져 잘 펴지지 않으면 춤을 추어 펴고 소통시켜준다."고 하였다. 춘추전국시대에는 醫學氣功을 "導引按蹻"에 귀속시켰는데 《素問・異法方宜論》 에 "痿厥寒熱 등의 치료로 導引按蹻하는 것이 적합하다."라고 한 것이 그 예이다.

그밖에 역대 명인들의 서적에 자주 나타나는 靜坐, 坐忘, 禪定, 胎息, 行氣, 服氣, 調氣, 周天, 內丹, 吐納, 食氣, 養氣, 布氣, 移精變氣, 存想, 存神, 冥想, 觀想, 內觀 心齋, 打坐, 修身養性, 閉目養神, 抱一, 守一, 守中及修煉(仙), 修道, 悟眞, 煉內丹, 歸元, 艮背, 行庭, 河車搬運, 法輪常轉, 六妙法門(數隨止觀還淨), 止觀法門, 參禪, 面壁, 坐禪, 運功, 內功, 外功和太極, 形意, 八卦, 站樁, 動功, 靜功(醫, 儒, 道, 釋, 武) 등도 모두 氣功의 범주에 속한다고 볼 수 있다. 氣功이란 용어는 일찍이 晉나라 시대의 도사인 許遜이 편찬한 《淨明宗敎錄》 에 '氣功闡微'라는 문구가 나타난다. 비록 이 책은 후세의 사람들이 이름을 빌어 지은 것이라고 하지만 늦어도 隋・唐시대에 이미 사용되었을 것으로 추정된다. 隋・唐 이후에 나타난 《中山玉櫃服氣經》 에도 "氣功妙篇, 氣術之道略同……."라고 기록되어 있는데, 내용으로 보아 지금의 氣功과 완전히 일치하지는 않는다. 현재 보편적으로 활용되는 醫學氣功은 50년대에 北戴河氣功療養院을 설립한 뒤에 널리 보급된 것이라 할 수 있다.

醫學氣功은 사람들이 일상생활이나 의료보건활동 중에서 점차 경험을 쌓고 수련과정을 통하여 발전된 것이며, 그 과정에서 또한 인접한 여러 학문의 영향을 많이 받아 다른 학문과도 일정한 관련을 가지고 있지만 한편으로 그들 사이에는 많은 차이점도 발견된다.

氣功과 養生과의 관련 및 구별 점을 보면 養生은 養性, 攝生, 道生, 衛生, 保生, 頤養이라고도 칭하는데, 한의학에서는 독특한 예방 보건적 차원의 여러 가지 조치를 다루고 있다. 또 養生이 관련되는 범위는 매우 넓어 《素問・上古天眞論》에서 보면 養生에 대한 내용에 "法于陰陽, 和于術數, 飮食有節, 起居有常, 不妄作勞."가 포괄된다고 하였다. 여기에서 "和于術數"가 氣功養生에 해당된다고 볼 수 있다. 그러나 氣功 역시 그 응용되는 범위가 넓은 만큼 養生에 미치는 범위를 이것으로 다 함축시킬 수는 없으며, 그 밖의 여러 가지 다른 작용도 많이 있다.

醫學氣功療法은 체육요법과도 관련성을 가지지만 차이점도 있다. 醫學氣功療法은 체육요법을 포괄하고 있으나 체육요법으로 醫學氣功療法을 대체할 수는 없다. 팔다리의 운동이 醫學氣功에서는 단지 調心하기 위한 방법의 하나이고, 호흡운동도 역시 調心을 돕는 것으로 三調는 일치된 整體로서 그 핵심은 調心에 있다. 내적인 단련과 외적인 단련은 유기적으로 결합되어 있으나 내적인 단련이 주도적이다. 醫學氣功에서 말하는 氣는 바로 '內氣', '眞氣'를 말하며, 더욱 깊은 뜻이 담겨져 있다. 즉 醫學氣功療法은 심리요법과 체육요법이 결부된 종합적인 운동법이라고 볼 수 있다.

醫學氣功療法에는 심리요법도 포함되는데 또한 차이점이 많다. 심리요법은 일반적으로 의사가 말이나 표정, 자세, 태도 등으로 각성상태의 환자와 대화를 나누며, 이치를 논하거나 암시를 통하여 치료하는 방법이고, 혹은 일부 특수한 유도 방법으로 환자를 외견상 수면상태와 유사한 최면상태로 유도하고 다시 그 상태 하에서 환자에게 암시치료를 행하는 방법이다. 그러므로 환자는 계속 수동적인 자세에 있다. 그러나 醫學氣功療法의 특징은 환자의 주관적인 능동성을 발휘시켜 의사의 지시에 따라 자아단련을 통해 자아조절을 강화시킴으로서 효과를 얻도록 한다.

그리고 醫學氣功과 종교와의 관계에 대하여서는 본질적인 차이가 있다. 氣功은 학문의 체계로서 각 종교 敎派의 宗旨, 敎義에 구애받지 않고 단지 신도들의 修練 실천을 통하여 과학적인 취지를 정리한 것이다. 이러한 점들은 道藏이나 佛經에 기록된 적지 않은 고대 氣功에 관한 자료에서 알 수 있으며, 그밖에 종교의 일부 어떤 理論은 修練者에게 때때로 참고가 되기도 한다.

2) 氣功의 應用 및 原理

醫學氣功의 작용은 주로 질병을 없애고 수명을 연장하는 것으로 그 중요한 원리는 바로 음양조화에 있으므로 환자, 의사와 일반 수련자들의 호응을 얻었다. 근래 醫學氣功學의 발전과 과학적 연구가 깊어지면서 응용범위가 부단히 넓어짐과 동시에 그 작용원리도 점차 밝혀지기 시작하였다.

(1) 氣功의 應用 範圍

醫學氣功은 50년대에서부터 의료수단의 한 방법으로서 疾病치료에 본격적으로 도입되기 시작하였다. 현재 많은 의료기관에서 醫療氣功으로 疾病을 치료하고 있으며, 적응증도 최초의 몇 가지 종류에서 점차 늘어나 그 범위는 내과, 외과, 골상과, 오관과, 부인과, 안과, 종양과 등으로 넓어져 가고 있다. 잠정적인 통계에 따르면 대부분의 만성질환, 노인성질환, 心身疾患 일부 난치병과 복잡한 疾病 및 많은 疾病의 회복기에 적합한 방법으로 알려지고 있고, 그 외에 지능계발, 노화방지, 인체건강미 등에도 활용되고 있다. 또한 醫學氣功은 항공, 군사, 교육, 체육, 예술 등 분야에서도 이미 각광을 받기 시작하였으며, 앞으로의 연구도 더욱 활발하게 전개되어 활용범위도 훨씬 확대될 것으로 기대된다.

(2) 氣功의 作用 原理

醫學氣功療法은 어느 한 가지 질병이나 혹은 어느 부위에만 작용을 일으키는 특수한 치료법이 아니라 인체를 하나의 整體로 보고 온 몸의 기능을 조절하므로 치료효과를 얻는다. 즉 醫學氣功은 바로 효과를 얻기보다는 인체의 잠재능력을 발휘시켜 여러 가지 작용을 일으키는 것으로서 원리가 복잡하고 매우 포괄적이지만 대체적으로 다음과 같이 설명할 수 있다.

① **正氣培養, 元神補益** : 이 작용은 醫學氣功이 몸을 튼튼하게 하고 건강을 지키며, 수명을 연장시키면서 여러 가지 허로병증을 다스리는 기초가 된다. 기공수련은 意守丹田을 통하여 '呼吸精氣'와 기타 상응되는 수단으로 精足, 氣充, 神全하는 데에 있다. 실험연구를 통하여 이미 증명된 바와 같이 氣功을 수련하면 인체의 면역기능이 뚜렷하게 상승되거나 혹은 조절되어 수련자의 세포면역, 체액면역, 특이성면역, 비특이성면역 등이 모두 일반사람보다 증강된다.

② **陰陽平衡, 臟腑協調** : 음과 양의 균형을 잘 유지하는 것은 醫學氣功의 중요한 작용원리로서 수련자는 호흡방법이나 정신을 집중시키는 방법을 교대로 몸의 동작과 조화를 이룸으로써 음과 양의 균형을 유지하고 장부의 기능을 조절하여준다. 醫學氣功療法에

서 整體작용과 이중조절작용은 바로 이러한 원리를 통하여 이루어지는 것이다.

실험연구결과 氣功은 자율신경의 기능 및 cAMP, cGMP의 수치를 조절할 수 있는 작용을 가지고 있는 것으로 나타나 氣功이 인체의 음과 양의 균형을 유지하여 줄 수 있다는 점이 증명되었다. 임상에서 醫學氣功으로 고혈압이나 궤양성 질환 등의 여러 가지 질병을 치료하는 방법과 수련을 통하여 스트레스를 해소하여 피로원인을 제거하는 방법 등은 모두 이에 따른 것으로 볼 수 있다.

③ **經絡疏通, 氣機活躍** : 옛사람은 醫學氣功을 '導引'이라고 불렀으며, "導氣令和, 引體令柔"라 하여 氣功이 氣機에 미치는 작용을 충분히 개괄하였다. 또한 氣功에서 일부 氣가 임맥, 독맥을 통하거나 氣를 병이 있는 부위로 모이게 하여 치료하는 것과 같은 현상들을 통하여 經絡에 미치는 영향을 알 수 있게 하기도 한다. 실험상으로 氣功을 실행하는 과정에서 인체의 말단 혈액순환이 빨라지면서 손가락과 발가락 끝의 혈액량이 많아지고 혈액의 점도가 떨어지고, 뇌로 흐르는 혈액의 양 및 간 등 기타 장기로 흐르는 혈액의 양도 많아지게 된다.

④ **人體潛在能力發掘** : 사람의 몸에는 많은 잠재능력이 있으나 그것을 다 발견하여 활용하지 못하고 있다. 어떻게 하면 인체의 잠재 능력을 계발할 것인가 하는 문제는 인체과학에서 탐구하고 있는 중대한 목표이다. 氣功을 수련함으로써 나타난 일부 기억력이나 자아 조절 능력이 대폭적으로 높아지는 경우 및 초능력을 길러주거나 유발할 수 있는 현상들은 아직은 미미하나 인체의 잠재능력을 계발할 수 있을 것으로 기대된다. 물론 氣功이 이와 같은 과정에서 어느 정도로 작용을 하고 어떤 기전을 통해 이루어지는 것인지에 대하여는 확실한 증거가 없는 점을 고려하여야 한다.

(3) 醫學氣功의 機能狀態 및 生理的인 意味

醫學氣功은 自我心身의 修練 방법이므로 氣功의 여러 가지 작용은 모두 스스로 수련하는 데에 기초를 두고 있다. 그러므로 氣功을 얼마 동안 수련하였고, 수련요령을 잘 파악하여 어느 정도로 열심히 하였는지 등은 모두 氣功의 효과에 직접적인 영향을 미치게 된다.

일반적으로 氣功이 점차 숙련되어 가는 과정은 바르게 학습하기 위한 요령을 점차 파악하여 나가는 과정이라 할 수 있다. 이러한 과정에는 일정한 시간투자와 노력이 필요하다. 그러나 수련한 기간만으로 氣功을 잘 학습하였다고 평가하기는 부족하다. 이전에는 수련지도자가 자신의 경험에 의하여 수련자의 수련한 상태(자세, 호흡, 표정, 태도 등)에 대하여 평가하였기 때문에 결과가 주관성이 강하였고, 수련자 사이에 비교할만한 지표가 없었다.

현대과학이 도입된 이후로는 氣功을 수련한 정도에 대하여 보다 객관적으로 평가를 할 수 있게 되었다. 전통기공은 內氣의 수련을 강조하여 전신을 이완시키고 고요한 상태로 들어가는 放鬆入靜에 의존하여 연구자들은 放鬆入靜한 상태를 측정할 수 있는 많은 지표를 설정하였다.

예를 들면 뇌파, 근육전위, 피부전위, 血管容積 등이 있는데 이와 같은 지표들로 氣功의 기능상태를 평가할 수 있는 체계를 구성하였다. 물론 현재까지 사용된 평가기준이 아직은 성향에 대한 평가에 그치고 있어 氣功의 기능상태를 어떻게 양적으로 평가할 것인가 하는 문제는 앞으로 연구할 과제이다.

氣功의 기능상태의 생리적 측면에서의 의의는 사실상 몸을 충분히 이완시킨 '鬆'과 '靜'이 이루는 생리반응에 있다. 이러한 효능은 수련자로 하여금 많은 영향을 받게 하는데 인체의 각 계통과 각 부분이 기능을 발휘하고, 자율신경의 활동과 에너지대사를 조절하며, 인체의 내적 환경이 조화를 이루도록 유지시키는데 모두 좋은 효과를 나타낸다.

수련을 통하여 질병을 예방, 치료하고 몸을 튼튼하게 하여 수명을 연장시키며, 인체의 잠재능력을 계발하는 등의 작용은 바로 앞에서 말한 氣功의 기능상태가 구체적으로 나타난 생리적 변화이다.

3) 醫學氣功 功法學

氣功功法은 氣功의 핵심과 기초를 연구하는 것이다. 氣功의 기초이론 연구, 현대연구, 문헌연구에서부터 임상응용연구에 이르기까지 모두 분리할 수 없는 공법이다. 氣功의 역사가 유구함에 비추어 볼 때 분포지역이 넓으며, 氣功공법이 醫, 儒, 釋, 武, 藝 등의 각 방면에 분산되어 그 유파도 많다. 게다가 요즈음 발견, 창작된 공법이 더욱 대단히 많다. 이런 이유로 氣功공법학을 연구하는 임무는 매우 어렵고 방대하다.

氣功공법학은 주로 氣功의 분류, 氣功鍛鍊의 기본방법, 공법, 본원, 응용 등을 연구하고 그 연구 수단으로 현대임상과 실험연구 및 고서문헌정리를 포괄한다.

(1) 氣功三調

한의학적인 입장에서 보면 기공이란 기본적인 원리로서 調身, 調息, 調心의 단련에 의해 경락을 소통시키고 기혈을 조화시켜 생명의 기본물질인 정(精), 기(氣), 신(神)을 개선 강화하여 체질을 보강하고 저항력을 높일 수 있다고 한다.

이를 氣功三調라 하며 이에 의해서 정(精)을 단련하여 기(氣)로 변화되고 기(氣)를 단련하여 신(神)이 개발되며 신(神)을 단련하여 정신적, 육체적으로 높은 경지에 이르는 것이 가능하다고 한다.

① 調身

기공에서는 올바른 자세와 올바른 동작을 취하도록 훈련하는 것을 조신(調身)이라 하여 연공의 첫째 조건으로 삼는다. 기공은 형식면에서 정공과 동공으로 분류되는데, 정공에서는 특히 자세에 중점을 두며 동공에서는 동작에 중점을 둔다. 정공은 앉아서도 서서도 누워서도 할 수 있다. 그러나 어느 경우에서나 거기에 알맞는 정확한 자세가 요구된다. 이에 관해 옛부터 "앉기를 큰 종(鐘)처럼 하고 서기를 소나무처럼 하고 눕기를 활처럼 하라"고 했다. 비뚤어진 자세는 기혈의 통로와 신경을 압박하여 갖가지 장애를 일으키며 고르고 깊은 호흡을 불가능하게 하여 대자연의 기와 산소의 흡입을 방해할 뿐 아니라, 의념의 집중을 어렵게 하여 연공의 목적을 이룰 수 없게 한다. 또한 잘못된 몸놀림은 기혈을 고루 흐르지 못하게 하여 신체 균형에 불균형을 초래하며 자세를 더욱 나쁘게 만든다.

그러므로 調身에는 두가지 목적이 있다고 하겠다. 하나는 비뚤어진 몸의 형태를 바로잡고 올바른 몸놀림을 함으로써 기혈의 소통을 원활하게 하여 건강을 증진하려는 데 있고, 다른 하나는 바른 자세를 취함으로써 調息과 調心에 유리한 상태를 조성하여 연공을 효과적으로 진행하려는 데 있다.

② 調息

기공에서는 올바른 호흡법을 익히고 더 나아가서 의식적으로 호흡을 조절하는 것을 조식(調息)이라 한다. 여러 기공법중에서 특히 정공(靜功 : 움직이지 않고 하는 수련)에서는 호흡조절이 중요한 부분을 차지하고 있으며, 동공(動功 : 움직이며 하는 수련)에서는 몸놀림에 따라서 호흡을 조절하는 것을 중점으로 삼는다. 옛부터 호흡을 조절하는 방법으로서 행기법(行氣法), 토납법(吐納法), 복기법(服氣法) 등의 명칭이 사용되어 왔는데, 이런 호흡에 의한 조절법은 대자연의 기운을 적절히 받아들여 인체내의 에너지로 전환시키려는 데 있고, 마음을 편히 다스리는 데에 효과를 줄 수가 있는 것이다.

이런 호흡을 조절하는 것은 기공에 있어서 기본이 되는 것으로 호흡을 통한 외기와 인체의 내기의 조절이 필요하다. 한의학적인 호흡법의 근원으로서 일찍이 내경에 호흡과 정(精)·기(氣)·신(神)의 중요성과 관계를 논하고 있는 바, 호흡과 정·기·신의 단련에 의해서 연년익수할 수 있다고 하였다.(呼吸精氣 獨立守神 肌肉若一) 도덕경(道德經)에는 내적조화를 이루는 데 있어서 집중과 정화를 위한 호흡 훈련을 권유하고 있으며, 포박자(抱朴子)에서는 태식법과 행기의 중요성에 대해 논했고, 그 외에 조기법과 조식법에 대하여 논하였다. 양생부어(養生膚語)에서는 이렇게 말하고 있다: "허병(虛病)은 수렴(收斂)과 내양(內養)으로써 이를 보하고, 실병(實病)은 안마 도인(按摩 導引)하고 怒氣를 누르고 養生하며, 分散하는 효과로 이를 풀어주며, 열병(熱病)은 오래된 것을 吐하고 새 것을 받아들이며, 입으로 내보내고 코로 들이 마셔서 이를 시원하게 하고, 냉병(冷病)은 기(氣)를 남겨두고 숨을 닫으며 주위에 불을 피워 이를 따듯하게 한다. 이 네가지 방법은 治病의 첩경이 될 수 있으며, 초목금석(草木金石)의 약을 먹는 것보다 훨씬 낫다." 이는 질병의 치료에 있어서 다른 각도로 접근하여 효과를 보는 것이다.

각종 나쁜 정서와 감정에 대해서는 호흡 토납(吐納)의 방법을 이용한 육자기결(六字氣訣) 공법으로 이를 내보낼 수도 있다고 한다. 남북조 시대의 명의 도홍경(陶弘景)은 양성연명록(養性延命錄)에서 복기경(服氣經)을 인용하여 치료에 응용하였다.

1973년 장사(長沙)의 마왕퇴 한묘(馬王堆 漢墓)에서 출토된 의학 백서(帛書, 비단에 쓴 글) 중에는 채색화로 된 <도인도(導引圖)>가 있었는데, 여기에는 44가지 도인 자세가 그려져 있었다. 그 중 몇 폭의 도인도와 그 문자 소주(小注)는 "육자기결"과 어떤 상관관계가 있음을 보여주고 있다. 예를 들어 "환한(患恨)"이라는 제목의 導引圖는 화가 나서 속이 끓는 듯한 정서를 가라앉히기 위한 방법을 살아있는 것처럼 생동적으로 그려내고 있는데, 두 눈은 전방을 응시하고 입술은 약간 오므리면서 아랫입술을 앞으로 내밀며 두 손은 힘껏 앞으로 곧게 펴는 동시에 배는 안으로 집어넣고 어깨를 으쓱거리면서 천천히 쌓인 원한과 분개를 "내뿜기에" 편한 자세를 하고 있다.

㉠ 호흡법의 종류

호흡조절은 중요한 만큼 그 방법 또한 다양해서 전래의 호흡법만도 수십여종에 이른다. 그러나 그것을 모두 배워 익힐 수도 없거니와 그 모든 것이 실용성과 효율성을 겸비한 것이라고 할 수도 없다. 일반적으로 사용되고 있는 호흡법에는 다음과 같은 것들이 있다.

◉ 자연호흡

여러 가지 호흡법중 가장 중요하면서도 기본이 되는 자연호흡이 있다.

즉 가장 초보적인 단계로서 수련자의 평상시의 호흡을 그대로 진행하는 방법이다. 어떤 사람은 평상시에 호흡할 때 가슴부위가 움직이고, 어떤 사람은 복부가, 또 어떤 사람은 가슴과 복부가 함께 움직이기도 한다.

이것을 기준으로 해서 자연호흡법을 '흉식 자연호흡법', '복식 자연호흡법', '흉복식 자연호흡법'으로 나누기도 하며, 우선은 평소에 호흡하는 데로 편안하게 호흡을 하고 자세를 바로 하면서 호흡을 고르게 하는 것이 중요하다.

◉ 복식호흡법

다음에는 숨을 고르게 한후 복식호흡을 연습한다.

복식호흡은 호흡시에 아랫배를 조금씩 내밀면서 하는 호흡으로 숨을 들이 쉴 때는 의식적으로 아랫배를 앞으로 내밀어 볼록하게 만들고 숨을 내쉴 때는 자연스럽게 아랫배가 들어가게 하는 호흡이다. 이런 복식호흡이 어느정도 익숙해지면 호흡을 점차 깊고 길고 고르고 가늘게 하려는 노력을 하여야 한다. 또한 이러한 호흡이 궁극적으로는 자연스러운 호흡이 되도록 하여야 한다.

동시에 호흡을 깊게 하여 호흡을 통하여 들어마신 기가 배꼽아래로 들어가는 것을 의미하는 데 아랫배가 약간 따뜻하고 편한 감각이 생기게 하는 방법이다.

또한 호흡을 길게 하는 것은 깊고 고르게 하는 것이 필요하다. 호흡의 횟수를 줄여 기의 순환을 체내에서 원활하게 하는 방법이다. 그리고 호흡을 고르게 하는 것은 호흡의 세기를 일정하게 하고 호흡이 끊어지지 않고 일정하게 유지하는 것인데 기의 순환을 고르게 하는 방법이다. 가는 호흡이란 호흡을 가늘게 하는 것으로서 호흡을 길고 고르게 하여 정신을 안정시키는 방법이다. 이처럼 지속적인 수련을 통해서 자연스러운 호흡이 점차 깊고, 길고, 고르고 가늘게 되도록 한다. 이러한 호흡법은 단시일 안에 이루어지는 것은 아니며, 차츰 강도를 높여 간다는 데에 유념하여야 한다. 복식호흡에는 호흡시에 숨을 들이쉴 때 배가 들어가고 내쉴 때 배가 나오는 것을 위주로 하는 복식 역호흡법(腹式 逆呼吸法)도 있다.

그러나 이러한 복식 역호흡법은 초보자에게는 무리이며, 특별한 경우에만 사용한다.

● 지식법(止息法)

숨을 들이쉬고 나서 호흡을 멈추었다가 내쉬고, 또는 숨을 내쉬고 나서 호흡을 멈추고 다시 들이쉬는 방법이다. 내부장기에 압력을 주어 소화 기능 증강에 현저한 효과가 있으나 초보자에게는 적합지 않다.

호흡법중에 태식법(胎息法)이 있다. 옛부터 호흡 단련의 높은 단계로 알려져온 이 호흡법은 글자 그대로 뱃 속의 태아처럼 배꼽으로 호흡을 한다는 뜻이다. 그러나 배꼽으로 호흡한다는 것은 관념상의 표현일 뿐 생리적으로는 역시 코로 호흡을 할 수 밖에 없다. 다만 호흡횟수가 1분간에 한두번 정도로 감소되고 그나마도 숨결이 있는지 없는지 모를 만큼 가늘어져서 본인 자신도 배꼽의 미미한 기복운동 이외에는 아무 것도 느끼지 못하게 된다. 심지어는 호흡활동이 주로 피부의 모공을 통해 이루어진다 하여 피부호흡이라 부르기도 한다.

㉡ 호흡법의 자세

호흡법의 자세에는 여러 가지가 있으며 상황에 따라서 적절하게 응용할 수가 있다. 호흡법은 먼저 가장 편한 자세에서 연습을 한 후에 점차 여러 동작을 바꾸어 가면서 시행을 하고 결국에 가서는 일상생활 속에서도 이러한 호흡을 유지할 수 있도록 노력한다.

- 좌공(坐功) : 앉아서 하는 자세로 가장 흔히 사용하는 자세이다.
  평좌식(平坐式) : 의자에 앉아서 하는 방법
  반좌식(半佐式) : 바닥에 앉아서 하는 방법
- 와공(臥功) : 누워서 하는 자세로 몸이 피곤할 때나 수면을 취하고자 할 때에 활용한다.
  앙와식(仰臥式) : 얼굴을 위로 하여 똑바로 눕는다.
  측와식(側臥式) : 몸을 좌우로 하여 눕는다.
- 입공(入功) : 입식기공은 참장공이라 하며 서서하는 자세로서 기를 빨리 느낄 수 있으나 약한 사람은 무리하지 않도록 한다.
  자연식(自然式) : 양발을 어깨 넓이로 벌이고 등을 똑바로 하여 서 있는 자세
  참장공(站庄式) : 기마자세를 취하고 손을 자연스럽게 올리는 동작
  보행식(步行式) : 태극권과 같이 움직이는 자세

위의 방법 중 호흡법은 와공, 좌공에서 입공시에도 익숙해지도록 한다.

③ 조심(調心)

격심한 감정의 흐름, 정서의 불안정 등 편치 못한 마음의 상태는 곧 건강을 해쳐서 발병 원인이 된다. 기공에서는 몸의 단련 못지 않게 마음의 단련을 매우 중요시하며 그것을 가리켜 조심(調心)이라 부른다.

이의 첫째 목적은 건강을 해치는 편치 못한 마음의 상태를 평온한 상태로 전환·개선시킴으로써 직접적으로 건강증진과 질병치료에 기여하려는데 있다.

조심은 '意念'을 중심으로 해서 이루어진다. 그래서 조심을 의념 수련 또는 의념 활동이라 부르기도 한다. 의념이란 어떤 한가지 일을 생각하거나 정신을 집중한다는 뜻으로 사용되는 기공 용어이다. 의념의 힘을 염력(念力)이라 한다.

정공에는 정지된 동작에서 의념 수련(調心)과 호흡 조절(調息)이 큰 흐름을 이루게 된다. 이 두가지는 상부상조의 관계에 있기 때문에 따로 떼어 진행해서는 안되며 반드시 하나로 합쳐서 동시에 진행해야 한다. 그로써 상승 효과를 얻을 수 있기 때문이다.

자세·동작과 호흡의 결합은 비록 내용은 다를망정 일부 건강 체조나 의료 체조에도 포함되어 있다. 그러나 의념 수련과 호흡조절의 결합은 기공에서만 볼 수 있는 독특한 수련 양식이다. 이러한 의념 수련의 방법들로서 의념으로 몸과 마음의 긴장을 이완시키는 방법인 방송공(放鬆功)이 있고, 신체의 일정 부위(경혈이나 다른 어떤 사물)에 주의력을 집중시키는 방법인 의수법(意守法)이 있으며, 신체의 일정 부위로부터 다른 부위로 집중된 주의력을 이동시키는 방법인 관기법(貫氣法)이 있다.

부연해서 말하면 내경(內經)에 이르기를 '심은 고요하기를 요하며 동(動)함은 불가하다'라 하였고, 노자(老子)의 도덕경(道德經)에서는 텅 비움의 극함에 도달하고 진정으로 정려하여 비존재(無), 혹은 공(空)의 경지, 무아(無我)의 경지에 이르러야 된다고 하였고, 정기를 기르고 어린아이와 같은 순수한 마음을 가지라고 했다. 장자(莊子)의 대종사편(大宗師篇)에서는 육신을 벗어나 보고 듣는 것으로부터 자유롭게 되어 몸을 떠나고 모든 지식을 내던지고 큰 도와 하나가 되어 앉아서 일체를 잊는다 하였다.

(2) 수련반응

氣功을 수련하면 調身, 調息, 調心 등의 작용으로 인체내부에 변화가 생겨 보통 때와 다른 현상과 느낌이 발생한다. 크게 정상반응과 이상반응으로 나눌 수 있다.

① 正常反應

良性反應이라고도 한다. 氣功을 修練한 후에는 氣血의 운행이 활발해져 여러 가지 현상이 나타나 신체에 유익한 작용을 일으킨다. 정상감각과 효과반응이 있다.

● 動燭現象

氣功을 修練하는 중에 나타날 수 있는 평상시에는 느낄 수 없는 특수한 감각이다. 童蒙止觀에는 痛, 養, 冷, 暖, 輕, 重, 澁, 滑의 8가지 감각이라고 하였는데 '八觸'이라고도 한다. 또한 掉(動搖), 猗(修長), 冷, 熱, 浮, 沈, 軟이라는 설도 있는데 모두 十六景이라고 한다. 현재는 自發動과 氣感을 練功에서의 動燭現象이라고 한다.

이러한 느낌이 드는 곳은 대부분 신체일부인데 단시간동안 나타났다가 저절로 없어진다. 이것은 氣功修練 후 氣血의 흐름이 좋아지고 入靜 후 대뇌의 감수성이 증진되는 것과 관계가 있다. 수련과 신체에 대하여는 나쁜 영향은 없으므로 정상적인 감각에 속한다. 그러나 이러한 현상을 추구하거나 조장해서는 안 된다. 이러한 감각들이 지나치게 강해지면 정상적인 생활에 영향을 미쳐 偏差가 될 수 있으므로 자연스럽게 흘려 보내도록 한다.

② 效果反應

㉠ 온몸이 편안해지고 가벼워짐

가장 일반적이고 보편적인 현상으로 몸과 마음이 이완이 되어 온 몸이 가벼워지고 편안해짐을 느끼게 되며, 수련후에는 상쾌하고 안정된 기분을 느끼게 된다.

㉡ 온열감

호흡 수련이나 기공체조 등을 하게 되면 기혈순환이 촉진되고 모세혈관이 확장이 되어 온몸이 따뜻해진다. 하복부에 의념을 집중하는 호흡수련의 경우 단전부위에 온감을 느끼게 된다. 기의 반응중에서 제일 많이 느끼는 온기(溫氣)이며, 수족냉증이나 온 몸이 냉한 경우 기공수련으로 개선이 되기도 한다.

㉢ 感電현상 혹 磁氣感

온몸에 찌릿찌릿하고 전기가 흐르는 느낌이나 자석이 밀고 당기는 자력을 몸에서 느끼는 경우가 있다.

㉣ 진동현상

진동에는 가볍게 떨림이 오는 진동(振動)과 임독맥이 통할 때 오는 커다란 진동(震動)이 있다. 대개 막혀있던 경혈과 경락이 풀리면서 일어나는 현상으로 이야기 하고 있으며, 혹은 정극생동(精極生動)의 원리로 외동이 일어난다고 이야기하는 경우도 있다. 그외에 한열(寒熱)의 온도변화에 의한 떨림증상도 올 수가 있으며, 춤추는 것처럼 커다란 외동(外動)현상이 일어나는 경우도 있다. 그 원인이 무엇이든 일반적인 진동은 가볍게 흘려 보내면 되며, 의식적으로 이를 만들어내거나 또는 이에 빠지거나 하면 몸에 좋지 않다. 단전에서 진동을 일으켜 외기로 보내서 치료하는 영동(靈動)도 있으나, 일반인들은 건강이 상하기 쉬우므로 조심해야 한다.

㉤ 물흐르는 느낌

신체내에 물이 흐르거나, 혹은 무엇이 흐르는 것 같은 느낌을 느끼게 되는 경우가 있다.

㉥ 통증

신체의 어느 부위가 아파오는 경우가 있는 데, 이는 병이 있는 부위에 생기는 경우가 많으며, 차츰 치료가 되면서 사라지게 된다. 옛날에 다쳤던 부위가 다시 통증을 느끼게 되며, 다시 풀려가는 경우도 있다.

㉦ 감정의 폭발

수련시에 갑자기 울고 웃고 소리치는 경우가 종종 있다. 이는 내부에 쌓여있던 의식들이 밖으로 표출되는 현상이다. 고요한 내부 의식으로 들어가게 되어 잠재의식 속에 의식이 개입하게 되면, 내부의 응어리되어 있던 감정들이 외부로 폭발되는 현상인데, 자연스러운 현상이며 정화가 되어 마음이 편해지게 된다.

◎ 自發動作현상(自發動功)

수련을 하다가 보면 갑자기 사람들이 일어나서 춤을 추거나 이상스런 동작을 하는 경우가 있다. 무술을 배워본 적이 없는 사람이 무술동작을 하는 경우도 있다. 인도의 명상에서는 명상상태에서 춤동작이나 몸의 동작들을 끌어내는 방법들이 있는 데, 치료에서도 자발동공이라고 해서 수련상태에서 무의식적인 몸의 상태를 끌어내어 치료에 응용하는 경우도 있다. 이런 경우는 대개 집단치료를 하여 집단으로 自發動功을 일으키는 경우가 많은 데, 집단최면과 비슷한 현상이 일어나게 된다.

③ 일반적인 생리반응

수련을 하다보면 그 효과로서 여러 생리적인 반응들이 나타난다.

㉠ 소화기계통

수련중에는 타액선에 자극을 주어 타액분비를 증가시킨다. 또한 수련중에 복식호흡을 하면 위장활동을 불러 일으켜 반사적으로 타액분비가 많아지기도 한다. 타액 분비량이 많아져 입에 가득 차면 몇 번에 나누어 삼켜서 丹田으로 보낸다고 생각한다. 津氣를 삼키는 것은 식욕을 증진시키고 소화를 도우므로 각종 만성 소화성 疾病에 효과가 매우 좋다. 예를 들면 위궤양 및 각종 만성위병의 內養功 治療에 효과가 좋다.

또한 수련시에는 복식호흡의 증가로 횡격막이 상하로 운동하는 폭이 커져 내장운동을 촉진시키므로 胃腸의 연동운동이 현저히 증가한다. 그러므로 氣功을 修練하면서 종종 자신의 뱃속에서 腸鳴音을 들을 수 있다. 방귀를 많이 뀌거나 트림이 많아지기도 한다. 수련 후에는 胃腸의 연동운동 기능과 타액분비기능이 모두 강화되므로 만성 위장기능약화의 소화불량과 습관성변비에 모두 좋은 효과가 있다. 그리고 수련시 복식호흡을 하면 위장, 간, 비 등 腹腔의 臟器에 직접적으로 부드럽게 하는 안마작용을 일으켜 胃腸 기능을 조절하므로 소화흡수에 도움이 되어 식욕을 증진시킨다. 일반적으로 練功이 일정한 단계에 이르면 신체가 허약한 사람은 모두 정도는 다르지만 체중이 늘어난다. 반대로 원래 체형이 뚱뚱하거나 고혈압, 관상동맥경화증 환자에게는 복식호흡이 배고픈 느낌을 없어지게 하여 음식을 절제하도록 돕는다.

㉡ 호흡기계통

호흡이 고르게 되며 안정이 된다. 호흡의 리듬과 박자를 익히게 되면 호흡장애가 있는 경우 도움을 줄 수 있다.

㉢ 순환기계통

전신적으로 혈액순환이 좋아지면, 피부가 윤택해지고 땀이 나며 상쾌해지는 데, 이는 말초혈관이 확장되며 피부온도가 상승되기 때문이다.

㉣ 신경정신계통

심신이 안정되므로 잠이 쉽게 들며, 수면이 깊어진다.

수련 중에는 放鬆入靜을 하므로 대뇌피층의 기능 활동이 점차 흥분, 집중되는 상태로 들어가며 흥분된 주위는 그것의 확산을 막아 전신의 放鬆과 대뇌의 휴식을 강화한다. 이렇게 하여 피층의 세포가 기능을 회복하면 전신이 편안하며 가볍고 경쾌한 느낌이 들게 된다. 수련이 일정한 入靜 단계에 이르면 대부분 두뇌가 맑아지고 기억력이 증진되며 체력이 왕성해지게 된다.

④ 개선해야 할 불량반응

정상적인 생리반응외에도 일상생활에 불편을 주고 불쾌감을 일으키는 감각이 생기는 경우에는 수련방법의 문제점을 살펴보아야 하며, 일시적으로 나타나는 경우가 많지만, 장기간 계속되면 반드시 그 원인을 파악하고 꼭 바로 잡아주어야 한다.

㉠ 疲勞와 全身痛

온몸이 피곤하고 전신의 근육이 아픈 경우는 평소에 운동을 안하다가 갑자기 무리해서 몸살이 나는 경우 생길 수 있다. 이런 경우는 크게 문제될 것이 없으며 자신의 체력에 맞게 차츰 수련의 양을 늘려가는 것이 중요하다.

㉡ 頭痛症

머리가 터지는 것처럼 아프거나 양미간사이에 통증이 심한 경우가 생긴다. 이는 충분히 몸과 마음이 이완이 되지 않은 상태에서 무리한 호흡을 계속하는 경우에 생기기가 쉬우며, 먼저 이완을 충분히 시키고 수련을 하는 것이 좋으며, 상단전에 무리하게 집중을 하여 수련하는 것을 피한다.

㉢ 項强과 肩臂痛

목이나 어깨, 허리가 무겁고 통증이 오는 경우가 있는 데, 이는 자세에 문제가 있는 경우가 많다. 억지로 허리를 바로 세우려고 하거나 이완이 충분히 되지 않고 긴장이 심하게 되는 경우에 이런 일이 생기게 된다. 어깨와 목, 허리에서 힘을 빼야 한다.

㉣ 신체의 냉감

몸이 추워지고 떨리는 경우가 있다. 체내의 양기가 부족한 사람의 경우에 종종 일어 나는데, 의념으로 몸을 따뜻하게 해주거나 추운 곳에서의 수련을 피하고 따뜻한 물을 마시고 몸을 가능한 한 따뜻하게 해준다.

㉤ 여성의 경우

남성과는 달리 여성들은 신체구조상 다른 변화를 보이게 된다.

생리나 임신중에는 보다 자연스러운 호흡으로 바꾸어주며 수련 시간을 단축하고, 의념을 하단전보다 중단전으로 바꾸어 준다.

⑤ 부작용이 일어나는 경우

㉠ 긴장상태에서 수련을 할 경우

몸과 마음이 이완이 된 상태에서 수련을 해야 하는 데, 긴장상태에서 하는 경우는 정신적으로 무리가 올 수가 있고, 육체적으로도 부담이 오게 된다. 수련의 첫단계는 몸과 마음의 이완과 더불어 편안함이 우선되어야 하는 것이다.

㉡ 무리하게 힘을 주는 경우

호흡법을 수련하는 경우, 무리하게 하복부에 힘을 주는 수가 있는 데, 그런 경우에는 오히려 장에 부담을 주기 때문에 탈항이나 치질이 있는 경우에는 조심을 해야 한다. 상단전에 의념을 너무 강하게 하는 경우도 무리가 오며, 그런 경우에는 두통과 현훈 증상이 발생할 수가 있다. 가슴에 너무 힘이 들어가서 계속 오래 되면 흉민이나 흉통이 오는 수가 있다.

㉢ 무리하게 호흡을 참는 경우

호흡수련중에 무리해서 오랜 시간을 연습하거나 체력을 넘어서는 긴 호흡을 하다보면 몸에 무리가 올 수 있다. 뇌에 산소공급이 제대로 안되어 저산소증이나 환각 환청이 보이는 수도 있으며, 또한 호흡을 멈추는 지식호흡을 오랜동안 하다보면 腸에 산소공급이 제대로 안되어 소화기계의 장애나 복부의 통증, 심지어는 폐색이 오는 경우도 있다.

정신적으로 환상이나 환각에 빠지는 경우도 있으며, 육체적으로는 신체내부의 각 장기를 상하는 경우도 있다.

㉣ 몸의 외동(外動)에 빠지는 경우

수련중에 저절로 몸을 떨거나 요동하는 경우가 있는 데, 이런 현상을 '외동(外動)'이라고 한다. 대개 호흡수련을 하다가 깊은 명상상태에서 일어나며 부위에 따라서 단전부위의 진동, 척추를 타고 올라가는 진동, 몸전체의 진동, 국소부위의 진동 등 여러 증상으로 나타나게 된다. 소주천(小周天)의 경우 임독맥이 타통하게 될 때에 몸전체가 크게 진동하는 경우도 있다. 정상반응으로서도 오기는 하나, 너무 지나쳐서 조절할 수 없는 경우에는 문제가 된다.

(3) 基本功法

① 放鬆功(방송공)

放鬆은 練功入靜의 기초이다. 放鬆功은 고대에는 그 명칭이 없었지만 유사한 내용이 있는데, 《太淸調氣經》에서 '委身'이라고 하였다.

放鬆功은 靜功에 속하는데 초심자가 입문하는 기초공법이다. 모든 수련 과정에서 몸과 마음의 이완이 기본적으로 일관되어야 한다. 이 방법은 안전하고 효과가 좋으며 배우기 쉽고 수련이 용이하다. 行步式, 立式, 坐式, 臥式에서 모두 가능하며 건강한 사람이 수련할 때나 환자가 건강회복을 위하여 수련하는 데 모두 적합하다.

放鬆功은 의식적으로 전신의 각 부위에 주의하고 '鬆'자를 조용히 생각하면서 점차 전신을 자연스럽고 가볍고 편하게 조절하여 심신의 긴장상태를 풀어주는 것이다. 동시에 주의력을 점차 집중하여 잡념을 없애고 심신을 안정시켜 기혈을 조화롭게 하고 오장육부를 협조하며 경락을 소통시켜 체질을 증진시키고 질병을 예방 치료하도록 한다.

三線放鬆功

신체를 양 측면과 전면 그리고 후면의 3개의 선으로 구성하는 것이라 생각하여 위에서 아래를 따라 순차적으로 이완시킨다.

- 제1조: 머리의 양측면 → 목의 양측면 → 어깨 → 상비부(上臂部) → 팔굽 → 팔 → 완관절 → 양손 → 열 손가락
- 제2조: 얼굴 → 목 → 가슴 → 복부 → 양쪽 대퇴(大腿) → 무릎 → 소퇴(小腿) → 양발 → 열 발가락
- 제3조: 뒷머리 → 뒷목 → 등 → 허리 → 양 대퇴의 후면 → 양 무릎의 오금 → 양소퇴(小腿) → 양발 → 양 발바닥

먼저 의식을 일정 부위에 집중시킨 후에 마음속으로 송(鬆: 편안하게 이완된다)이라 묵념을 한다. 다시 의식을 다음의 한 곳에 집중시키고 송(鬆: 편안하게 이완된다)을 묵념한다. 제

1조부터 시작하여 이를 모두 마치면 제2조, 제3조의 순서를 따른다. 매 조마다 마지막 지점에서는 1~2분 동안 가볍게 의식을 집중시킨다.

제1조는 가운데 손가락, 제2조는 엄지손가락, 제3조는 발바닥의 앞부분인데 3조까지의 방송이 끝나면 다시 배꼽부분에 의식집중을 두고 안정상태에서 3~4분간 지속시킨다.

지나치게 신경을 곤두세우면 상체나 머리가 긴장될 수 있고 너무 느긋하면 잠들어 버릴 수가 있다. 순서에 의하여 수련하여도 금방 집중되지 않으며 뚜렷한 효과가 나타나지 않는 것이 상례이다. 묵념을 할 때에는 입술을 움직이거나 소리를 내서는 안된다.

이 방송공은 여러 가지 기공의 예비수련으로 채용할 만큼 보편적이다.

② 內養功과 强壯功(내양공과 강장공)

內養功과 强壯功은 고대의 內丹術을 기초로 이루어진 것으로서 吐納과 守竅를 위주로 한 靜功이다. 본질적으로는 같은 계통으로 구체적인 동작에 약간의 차이가 있을 뿐이다.

內養功은 字句의 묵념, 호흡의 중단, 혀를 들고 내림, 氣를 丹田에 모으는 등의 동작을 강조하는데, 대뇌를 조용하게 하고 臟腑를 움직이게 하여 培補元氣, 靜心寧神, 調和氣血, 協助內臟 등의 작용이 있다. 임상실험에서 이 氣功法은 소화계의 질병과 각종 만성병에 치료효과가 좋으며, 신체를 건강하게 하고 질병을 예방 치료한다. 간단하고 효과가 좋으며 偏差(부작용)가 잘 발생하지 않는 방법이다.

强壯功은 內養功의 기초에서 좀더 발전된 靜功이다. 자세와 호흡방식에서 內養功과 차이가 있다. 强壯功은 培元固本, 壯力强身, 延年益智, 질병의 예방과 치료에 효과가 있다.

强壯功은 좌식(坐式) 혹은 입식(立式)을 사용하며, 주로 기해 단전(氣海 丹田)에 의식을 보내며, 정신을 집중하고 잡념을 배제함으로써, 고요한 상태에 들어간다. 또 아름다운 풍경이나 사물과 같은 풍경의 상상을 통해 긍정적인 생각을 증가시키고 그러한 좋은 의식으로 나쁜 의식을 물리치고 잡념을 배제하여 건강을 증진시킨다. 강장공은 고혈압, 신경증, 심장병, 관절염 등에 대해 좋은 효과를 나타낸다.

③ 保健功(보건공)

唐代의 釋慧琳은 一切經音義에서 모든 사람은 스스로 안마하고 눌러주며 손발을 폈다 굽혔다하면 피로하고 가슴이 답답한 것을 없앨 수 있는데 이것을 導引이라 한다(凡人自摩自捏, 伸縮手足, 除勞祛煩, 名爲導引)라고 하였다. 이 氣功法은 전통적인 導引法을 토대로 정리 개편한 것이다. 전신운동과 自我按摩를 하므로써 氣血을 잘 흐르게 하고 經脈을 소통시킨다. 동작이 부드러우면서 강하여 남녀노소가 모두 할 수 있다. 질병의 치료뿐만 아니라 보건효과가 있으며 가장 간단한 動功이다.

또한 보건공은 기공의 보조적인 방법으로 많이 쓰이며 몸이 허약한 환자나 노인들에게 좋다. 보건공은 안마박타공(按摩拍打功)이라 하는 데, 자신의 몸을 스스로 안마하거나 두드려 단련하는 방법이다. 역시 경락의 소통을 원활히 하고 기혈을 조화시켜 건강을 증진시킬 수 있으며, 위장병이나 심장병, 신경증, 간장병, 신장병 등의 만성질환에 효과가 있다. 이 방법에는 다음과 같은 것들이 있다. 이공(耳功 : 귀를 마찰하는 방법), 고치(叩齒 : 치아를 서로 마주치도록 하는 것), 설공(舌功 : 혀를 움직이는 법) 그리고 신체 각 부위의 마찰법이나 주무르기 등의 방법이 있다. 횟수나 힘을 가하는 정도는 사람에 따라 다르며, 너무 과도히 하여 무리가 가하지 않도록 한다.

결론적으로 이런 이완공이나 내양공, 강장공, 보건공을 적절히 배합하여 치료에 응용하도록 한다. 즉 고혈압, 심장병 환자에게는 이완공, 소화기질환에는 내양공을 선택하고, 체질이 약하여 좌식이나 입식 등의 강장공을 할 수가 없으면 일시적으로 내양공의 와식을 채택하여 체력이 호전되어 가면 강장공의 자세로 바꾸어 훈련하도록 한다. 보건공은 보통 내양공이나 방송공, 강장공을 마친 후에 다시 실시하는 것이 좋다. 따라서 보건공은 기공의 보조단련으로 사용하면 좋다.

④ 站樁功(참장공)

站樁功은 고대 養生導引法에서 기원하여 무술에서 허리와 다리를 단련하는 기본공법으로 쓰였으며 여러 종류의 방법이 있다.

참장공의 특징은 外靜內動, 形鬆意緊, 上鬆下緊, 呼吸自然에 있으며 시간과 장소에 구애받지 않고 어느 곳에서나 修練할 수 있다.

참장공은 動靜, 鬆緊, 剛柔, 虛實이 조절되었고 陰陽이 협조되어 水火를 가지런히 하고 氣血이 周流하며 內外가 溫養하므로 練形할 수 있을 뿐만 아니라, 養神하고 질병을 예방치료하고 몸을 건강하게 하며 장수하게 하는 효능이 있다.

가장 널리 알려진 참장공은 삼원식 참장공으로서 팔을 가슴 앞에 올리고 큰 공을 가슴에 안은 자세로 서 있는 방법이다. 약간 무릎을 굽힘으로써 다리의 안쪽에 생기는 타원형, 팔을 가슴 앞으로 내밀고 나무 줄기를 안듯이 하여 생기는 큰 동그라미, 손가락의 힘을 빼고 가볍게 벌림으로 생기는 조그만 동그라미, 이들 세 가지 원을 몸을 가지고 만들기 때문에 "삼원식"이라고 불린다.

이 자세를 설명하면 먼저 발을 어깨 폭으로 벌리고 평행하게 하고 몸을 약간 구부리고 선다. 그리고 등을 곧게 펴고 몸이 전후 좌우에 기울지 않고 지면과 수직으로 선다. 이러한 상태로 무릎을 약간 굽힌다. 엉덩이를 높은 의자에 약간 걸치고 있는 느낌이다. 이때 무릎 끝이 발 끝 보다 앞으로 나오지 않도록 주의한다. 또 복부가 나오는 사람도 있으나 그러한 사람은 다소 복부가 들어가도록 한다.

그리고 양팔을 앞으로 가슴 높이까지 들어올리고 팔꿈치를 약간 낮게 하며, 양손가락 끝을 가슴 앞에서 마주 보게 한다.

손가락은 힘을 주지 말고 자연스럽게 펴고 벌린다. 이때 눈은 약간 감고 입을 다물며 혀를 위턱의 치경 뒤에 댄다. 이상의 자세로 긴장을 늦추어 자기가 좋아하는 이미지를 머리 속에 떠올리면 된다.

호흡은 처음 시작할 때는 자연스러운 호흡을 하며 차차 복식 호흡으로 바꾸어 나간다. 서 있는 시간은 각자의 체력에 맞도록 하며 1~2분에서부터 시작하여 점점 늘려 나간다. 20~30분 정도 서있을 정도까지 가면 건강에 매우 좋은 효과를 볼 수가 있다. 하루에 2~3회 정도 실시한다.

이런 방법은 심화(心火)가 아래로 하행하므로 마음의 안정에 도움을 주어 심인성질환에 도움을 주며 소화능력을 높여서 소화기 질환에 효과가 있고, 하지를 단련시키므로 무릎의 관절염 등에 효과가 있다. 그러나 이는 서서히 꾸준히 하는 것이 중요하며, 하루에 1시간하고 일주일을 쉬면 효과가 없으며, 하루에 5분씩 일주일을 하는 것만 못하다.

⑤ 六字訣(육자결)

六字訣은 《尙書》에 가장 먼저 나와 있다. 남북조시대의 陶弘景은 《養性延命錄》에서 納氣에는 1가지가 있고 吐氣에는 6가지가 있다고 하였는데, 納氣에는 吸이 있고, 吐氣에는 吹, 呼, 呬, 呵, 嘘, 嘻가 있다. 韓醫學의 天人合一의 이론을 근본으로 목화토금수의 오행과 춘하추동의 4계, 5장과 5음을 배합한 것으로, 5장에 삼초를 더하여 사계절, 내장, 경락에 대응한 6개의 문자를 발성한다.

六字訣과 臟腑의 配合은 嘘肝, 呵心, 呼脾, 呬肺, 吹腎, 嘻三焦膽과 같다. 嘘는 肝에 통하여 肝經의 모든 熱聚한 氣를 없애고, 呵는 心에 통하여 心家의 모든 熱氣를 없애며, 呼는 脾에 통하여 脾家의 모든 濁氣를 없애며, 呬는 肺에 통하여 肺家의 모든 積氣를 없애고, 吹는 腎에 통하여 腎中의 모든 虛熱의 氣를 없애고, 嘻는 膽에 통하여 膽中의 모든 客熱의 氣를 없앤다. 이처럼 六字訣은 有餘한 病症에 효과가 있으므로, 虛中夾實, 實中有虛, 上虛下實, 下虛上實 등의 상황에서는 유의하여 사용하여야 한다.

東醫寶鑑【六字氣訣】

嘘肝氣呵心氣呼脾氣肺氣吹腎氣三焦氣其法以口吐鼻取能去病延壽
肝若嘘時目爭精肺知氣手雙擎心呵頂上連叉手腎吹抱取膝頭平脾病呼時須撮口三焦客熱臥
春嘘養肝夏呵養心秋養肺冬吹養腎四季呼養脾不時養三焦切忌出聲聞於口耳也(仙)
肝病大呼三十遍細呼十遍心病大呵三十遍細呵十遍脾病大呼三十遍細呼十遍肺病大三十遍
細十遍腎病大吹五十遍細吹十遍皆須左右導引然後乃爲之〈得效〉

⑥ 易筋經(역근경)

易筋經은 근골을 변화시켜서 건강하게 하는 목적을 가지고 있으며, 達磨大師가 소림사의 승려들에게 전해준 것이라고도 전해지고 있다. 고대로부터 전해 내려오는 動功의 일종으로서 동작은 고대의 각종 노동자세를 모방하였다. 예를 들면 방아 찧는 동작, 짐을 옮기는 동작, 창고로 들어가는 동작, 물건을 쌓는 동작 등이다. 이 氣功法은 몸을 굽히고 펴며(屈伸), 숙이고 젖히며(俯仰), 비트는 특징으로써 筋을 펴고 骨을 내빼는(伸筋拔骨) 효과를 거둘 수 있는데 옛날에는 이것을 '易筋經'이라고 하였다. 이 氣功을 연습하면 筋骨을 강하게 할 뿐만 아니라, 더욱 중요한 의의는 丹田의 氣를 內練하여 장부의 氣血을 통하게 하고 이것을 유지함으로써 정신이 충만하게 되고 식욕이 증진되며 성기능이 왕성하게 된다는 데 있다. 또한 外氣의 기초공법의 하나이기도 하다.

⑦ 八段錦(팔단금)

八段錦은 이미 八百年전 南宋시대에서 볼 수 있으며, 전체의 연습동작은 여덟 가지 자세로 순서에 따라 연결하여 진행한다. 이 8가지의 동작은 조선시대의 의서인 의방유취(醫方類聚)에도 여진인안락법(呂眞人安樂法)으로 소개가 되어 있다.

이는 운동량이 크지 않기 때문에 누구나 할 수 있고 아무 때나 할 수 있으며 선 자리에서 연습할 수 있다. 淸나라 시대 顔元은 《顔習齊言行錄》에서 "한번 몸을 움직이면 온 몸이 강해진다.", "항상 움직이면 筋骨이 튼튼해지며 氣脈이 편하다."라고 하였다. 八段錦의 운동과 단련은 특히 각 장부나 전신기능이 쇠약한 사람에게 적합하며, 노인들과 만성병 환자들에게 유용하다.

八段錦의 動作名稱

第一段 兩手托天理三焦	第五段 搖頭擺尾去心火
第二段 左右開弓似射雕	第六段 兩手攀足固腎腰
第三段 調理脾胃須單擧	第七段 攢拳怒目增氣力
第四段 五勞七傷往右瞧	第八段 背後七顚諸病消

⑧ 五禽戱(오금희)

五禽戱는 東漢의 名醫인 華佗가 熊, 虎, 猿, 鹿, 鳥 5가지 동물의 동작을 엮어 만들어 낸 것으로서 질병을 예방하고 치료하며 장수하게 하는 의료기공이다. 이것은 일종의 外動內靜, 動中求靜, 動靜兼備, 有剛有柔, 剛柔并濟, 練內練外, 內外兼練의 생물을 모방한 氣功法이다.

五禽戱를 수련할 때는 전신을 방송하고 丹田에 意守하며 호흡을 가지런히 하고 몸과 마음을 일치시킨다(形神合一). 熊戲를 수련할 때는 안정된 가운데 가볍게 하여 민첩하고 용맹스러운 성질을 표현해야 하며, 虎戲를 수련할 때는 위풍당당하고 용맹스러운 자세를 표현하는데 부드러운 중에 강인함이 있고 강함 중에 부드러움이 있어야 한다. 猿戲를 수련할 때는 원숭이의 민첩하고 재빠른 성질을 따라 해야 하며, 鹿戲를 수련할 때는 고요하고 태연스러운 태도를 나타내어야 하고, 鳥戲를 수련할 때는 날개를 벌리고 기세가 하늘을 찌르는 듯한 자세를 나타내야 한다. 이렇게 몸과 마음이 일치되어야 한다. 항상 五禽戲를 수련할 때는 허리와 사지의 관절을 움직여 將腰健腎, 疏肝健脾, 補益心肺함으로서 질병을 없애고 장수하도록 한다. 五禽戲의 유파도 여러 가지로 나누어진다.

㉠ 外功型 : 이 五禽戲는 체조형식으로 虎, 鹿, 熊, 猿, 鳥, 등 다섯 가지 동물의 동작을 모방하여 단련하는 것이다. 운동량이 크고 어렵지만 체질을 증강하는데 현저한 효과가 있다.

㉡ 內功型 : 이 五禽戲는 氣功을 연습하여 발생하는 內功과 外功으로 다섯 가지 동물의 動作을 이끌어 낸 것이다. 경락을 소통시키고 기혈이 잘 유통되게 하여 병을 고치고 몸을 건강하게 하는 작용이 있다.

㉢ 外內功 結合型 : 이 五禽戲는 呼吸 혹은 意念活動을 配合한 것이다. 五禽戲 動作을 하는 동시에 지정된 신체의 부위, 경혈을 두드리거나 쳐서 몸을 건강하게 하고 병을 고치는 데 그 목적이 있다.

여러 종류의 “五禽戲”는 비록 流派, 風格과 動作이 다르지만 모두 “吹呴呼吸, 吐故納新, 熊經鳥伸” 등의 일관된 원칙이 있다. 비록 각가 각파가 다르지만 모두 몸을 강건케 하고 병을 고치는 효과가 있고 치료효과도 대개 비슷하며 또한 단기간에도 효과를 볼 수 있다.

⑨ 周天功(주천공)

周天功은 고대 천문학 용어로서 관측자가 천체의 大圓周를 눈으로 관측하는 것이다. 현대의 周天功은 도가양생 수련의 내단술로서 이미 많이 간략화되었다. 그러므로 周天功이라는 것은 氣功法 특징이 內氣가 돌며 운행한다는 뜻이다. 內丹術이라고 하는 것은 氣功法의 효능이 마치 丹藥을 복용한 것과 같이 장수의 효과가 있기 때문이다. 내단술은 인체의 精, 氣, 神을 修練대상으로 한다. 첫 번째 단계의 初關을 통하여 精化氣(小周天)를 수련하고, 두 번째 단계인 中關을 통하여 氣化神(大周天)을 수련하며, 세 번째 단계인 上關을 통하여 神還虛의 수련을 한다. 이 三關의 修練은 三花聚頂이라고도 한다.

練靜化氣의 內氣는 任脈과 督脈만을 운행하고 練氣化神은 奇經八脈을 통해 이르므로 小周天(전자)과 大周天(후자)의 구분이 있다.

⑩ **太極拳(태극권)**

㉠ 양생 및 예방의학으로서의 태극권

태극권은 장기간 수련할 경우 생리적 효과와 더불어 체육적 원리가 적절히 배합되게 되는 건신 운동으로, 질병을 치료하는 유효한 수단으로 활용하였으며, 태극권은 임상실험을 거쳐 의원과 요양소에 채택되어 종합치료의 회복단계에서 큰 성과를 발휘하였다. 이러한 결과로 중국과 구미에서는 의료체육의 한 종목으로 위치를 굳혀 가고 있다.

태극권은 오랜 세월 동안 여러 사람들에 의해 전수되는 과정에서 약간씩 차이가 생기게 되었다. 태극권의 시초는 무당산의 도가선인인 장삼풍(張三豊) 창시설, 태극권보(太極拳譜)의 저자인 왕종악(王宗岳) 창시설, 진가구의 시조인 진복(陳卜) 창시설, 기효신서(紀效新書)와 황정경의 호흡법을 연구한 진왕정(陳王廷) 창시설 등이 있다.

1956년도에 중국정부의 명에 따라 이천기노사를 중심으로한 노사들이 여러 태극권을 수집 및 정리하여 대대적인 태극권 통합이 이루어졌으며, 양식태극권을 기초로 한 간화태극권 24식이 새롭게 단장하여 제정되었고, 1957년에 88식, 1976년에 48식 그리고 북경 아시안게임을 대비해서는 통합태극권인 42식이 제정되었다. 또한 지금까지의 태극권은 성인들에 무술 또는 건강운동으로 이루어 졌다고 볼 수 있는데 중국체육원회에서는 1997년에 보급형투로인 태극권8식(=태극권10식)과 16식태극권을 보다 쉽게 제정하게 되었다.

태극권의 종류로는 陳式, 楊式, 吳式, 武式, 孫式, 趙堡式 등이 있으며, 진가태극권(56式, 24式, 40式, 48式, 88式, 老架1로, 2로, 新架1로, 2로), 양가태극권의 大架式(81式-115式), 우슈태극권의 양가식 8, 16, 24, 88式과 양가태극권에 다른 태극권의 기법을 더한 12, 32, 42, 48式, 그리고 진가56式, 양가40式, 오가45式, 무가46式, 손가73式, 등 수많은 방법이 있다.

㉡ 태극권의 효과

태극권 수련시에는 바른 자세가 이루어져야 자연스러운 호흡이 되며, 마음의 안정도 얻을 수 있다. 즉 기본적으로 조신(調身), 조식(調息), 조심(調心)의 氣功三調가 기본이 되어야 한다.

- 신경계통을 단련하며 감각기관의 능력을 높인다. 정신을 집중하고 의식을 단전에 모으며 잡념을 없애고, 신경계의 협조 통일과 조화를 이루며 수련이 장기간 반복됨에 따라서 신경계통의 전달이 발전되어 민첩성이 생긴다.
- 심장, 혈관, 임파계통의 기능을 좋게 한다. 氣沈丹田 복식호흡은 심장의 영양과 혈관의 능력도 높인다. 혈액순환이 좋아지면 각종 질병을 예방하는 효과도 높인다.
- 호흡기능을 증감시키고 폐활량을 높인다. 호흡을 동작과 자연스럽게 배합하고 유연한 호흡을 유지하여, 복식호흡은 폐조직의 탄성을 높여주며 호흡을 주도하는 근육을 발달시킨다. 수련하면 폐활량이 증가하고 폐의 공기 교환 능력이 양호해진다.

- 소화 능력을 높이고 체내의 물질 대사를 좋게 한다. 장운동과 혈액 순환이 좋아지면 체내의 물질대사가 좋아진다.
- 근육을 강화시키고 골격과 관절의 활동을 강화한다. 태극권의 나선운동과 호형동작은 전신 각부의 근육과 근섬유의 활동량을 높이고 긴장과 이완을 반복시켜 근육의 탄성력과 수축력을 강하게 된다.

㉢ 태극권의 연권십요

태극권 연권십요란 태극권 수련에 있어서 매우 중요한 10가지 요령으로 양징보(楊澄甫) 선생이 정리한 것이다.

- 허령정경(虛靈頂勁) : 일명 정두현(頂頭懸)이라고도 한다. 머리의 자세를 바르게 하고, 힘을 넣지 않는다. 힘이 들어가면 목이 굳어지고 기혈이 유통되지 못하기 때문이다.
- 함흉발배(含胸拔背) : 함흉은 가슴부위의 힘을 빼고 안쪽을 들여 넣는 듯한 동작으로, 함흉이 되면 저절로 발배가 된다. 즉, 자연스럽게 등이 펴진다. 이때 척추에서 경이 나오게 된다.
- 침견추주(沈肩墜肘) : 침견수주라고 하기도 한다. 침견은 어깨를 이완시켜 아래로 내리는 것이다. 어깨가 뜨면 상기되며, 전신에 힘이 없어진다. 추주는 팔꿈치를 이완시켜 아래로 내리는 것이다. 팔꿈치가 들리면 어깨는 당연히 들리게 되어, 경력이 끊긴다.
- 송요(鬆腰) : 허리는 상하를 연결시키는 교량역할을 하기 때문에 허리의 긴장을 풀고 부드러운 상태를 유지하도록 한다. 회전운동을 원활히하여 중심을 가라앉혀서 두발에 힘이 생기게 하고 하반신을 견고해지도록 한다.
- 분허실(分虛實) : 허실분청, 허실분명이라고도 한다. 태극권에서 허(虛)와 실(實)의 변화는 공격과 방어의 원동력이 된다. 즉, 허실이 분명히 구분되어야 동작과 방향전환이 가볍고 원활해지며 힘의 낭비가 없다.
- 용의불용력(用意不用力) : 용의(用意)는 신체의 모든 활동을 의식(意識)으로 조정한다는 뜻이며, 의식은 정신작용을 가리키는 말이다. 부용력(不用力)은 원래 부용졸력(不用拙力), 즉 졸력(拙力)을 사용하지 말라는 뜻이다. 즉, 의(意)를 사용하고 력(力)을 사용하지 않으며, 몸을 부드럽게 이완시켜 벌리며 조금의 졸경(拙勁)을 사용해서도 안된다는 뜻이다.
- 상하상수(上下相隨) : '상하상수'라는 것은 권법 수련시 손, 허리, 다리를 일치시키는 것을 말한다. 한 번 움직일 때 모든 것이 함께 움직이고(一動全動), 한번 안정할 때 모든 것이 함께 안정하는(一靜全靜) 것을 말한다.
- 내외상합(內外相合) : 의식의 주체가 되어 몸이 그의 지시에 따르게 한다. 따라서 정신이 제기되어야 행동이 가볍고 영활해진다. 투로에서 수족이 개(開)이면 심의(心意)도 개

(開), 수족이 합(合)이면 심의(心意)도 합(合)이 되어야 한다.

- 상련부단(相連不斷) : 상련부단은 태극권의 모든 동작에서 '의식의 집중'과 '경의운경(運勁)'이 연속되어 끊임없어야 한다는 뜻이다. 태극권은 시작부터 끝까지 일식(一式, 한동작)에 이어 다시 일식이 이어져서 전체가 하나의 기(氣)로써 이루어진다.
- 동중구정(動中求靜) : 동중구정은 태극권 수련시 정신을 편안하게 진정시키고 동작을 완만하게 하면서 침착하고 안정됨을 추구하는 것이다. 의식을 내면으로 수렴하여 집중함으로써 머리 속의 온갖 잡념을 제거하고, 오관(五官)의 작용을 초월해 이른 바 도가(道家)에서 말하는 입정(入靜)과 허무(虛無)의 경지에 이르게 된다.

㉣ 간화태극권의 동작 명칭

- 태극권 10식

1. 기세(起勢) 2. 도권굉(倒卷肱) 3. 루슬요보(摟膝拗步)
4. 야마분종(野馬分鬃) 5. 운수(運手) 6. 금계독립(金鷄獨立)
7. 등각(蹬脚) 8. 남작미(攬雀尾) 9. 십자수(十字手)
10. 수세(收勢)

- 태극권 16식

1. 기세(起勢) 2. 야마분종(野馬分鬃) 3. 백학량시(白鶴亮翅)
4. 루슬요보(褸膝拗步) 5. 반란추(搬瀾錘) 6. 여봉사폐(如封似閉)
7. 단편(單鞭) 8. 수휘비파(手揮琵琶) 9. 도권굉(倒卷肱)
10. 좌우천사(左右穿梭) 11. 해저침(海底針) 12. 섬통비(閃通臂)
13. 운수(雲手) 14. 좌우람작미(左右攬雀尾) 15. 십자수(十字手)
16. 수세(收勢)

- 태극권 24식

1. 起勢(기세) 2. 左右野馬分鬃(좌우야마분종) 3. 白鶴亮翅(백학량시)
4. 左右摟膝拗步(좌우루슬요보) 5. 手揮琵琶(수휘비파) 6. 左右倒卷肱(좌우도권굉)
7. 左攬雀尾(좌람작미) 8. 右攬雀尾(우람작미) 9. 單鞭(단편)
10. 左雲手(좌운수) 11. 單鞭(단편) 12. 高探馬(고탐마)
13. 右蹬脚(우등각) 14. 双峯貫耳(쌍봉관이) 15. 轉身左蹬脚(전신좌등각)
16. 左下勢獨立(좌하세독립) 17. 右下勢獨立(우하세독립) 18. 左右穿梭(좌우천사)
19. 海底針(해저침) 20. 閃通臂(섬통비) 21. 轉身搬攔捶(전신반란추)
22. 如封似閉(여봉사폐) 23. 十字手(십자수) 24. 收勢(수세)

제 11 장

藥物養生法

한의학의 이론에 따라 약물을 내복 또는 외용함으로써 신체를 건강하게 하고 病邪를 막는 방법을 藥物養生이라 한다. 약물의 내복은 허약함을 보강하고 정기를 증강시키며 체질을 개선하고 병을 제거한다. 그리고 약물의 외용은 邪氣를 방어하고 疫氣를 제거하여 질병이 인체에 침입하는 것을 방지한다.

약물을 이용한 질병의 예방은 오랜 역사를 가지고 있는데, 《山海經》에서도 "靑耕은 疫病을 다스릴 수 있다", "三足龜를 먹으면 큰 병이 없다", "箴魚를 먹으면 疫病이 없다", "薰草……를 지니고 다니면 瘟病을 그치게 할 수 있다"는 등과 같은 毒氣·疫病·臟腑病·五官病·外科病을 예방하는 약물에 대한 기록이 있다. 춘추전국시기에는 蘭草와 靈芝를 佩用함으로써 疫病을 방지하는 풍습이 있었다. 長沙 馬王堆 漢墓에서 출토된 熏囊과 藥枕은 茅香·良姜·肉桂·花椒·辛荑·佩蘭·蒿本 등의 방향성약물을 넣어 독을 없애고 전염을 방지하며 질병을 예방한 물건이었다. 漢·唐의 皇宮 향로에는 하루 종일 방향성 약물을 태웠는데, 이는 향기를 얻기 위한 것일 뿐만 아니라, 공기의 소독을 통해 질병을 예방하는 효과도 있었다고 한다. 민간에서 蒼朮·雄黃·艾葉 등을 태운 연기로 방역을 하거나, 단오날에 藥佩를 지녀 더러운 氣를 물리치는 풍습은 모두 여기에서 비롯된 것이다.

위진남북조시대에는 약물로 瘟疫을 예방하는 방법에 대한 기록이 있는데, 王燾의 《外臺秘要》와 葛洪의 《肘後備急方》에서는 약물복용으로 瘟疫을 물리치고, 외용약물로 질병예방하는 방법을 자세히 소개하고 있다. 한편 당시 귀족층에서는 단약(丹藥)을 중시하던 秦·漢代

의 영향으로 "寒食散(五石散)"이 크게 유행하여 부작용으로 요절하는 경우도 많았다. 北周의 姚僧垣은 《集驗方》에서 養胎法과 상응하는 약물처방을 상세히 수록하여 임신중독증예방 등에 공헌하였다.

唐代의 孫思邈은 《千金要方》에서 계절에 따른 약물복용을 제시하여 봄에는 小續命湯, 여름에는 腎瀝湯, 가을에는 黃芪等丸, 겨울에는 藥酒를 복용하기를 꾸준히 한다면 질병이 생기지 않는다고 하였다. 또한, 내복과 외용으로 질병을 예방·치료하는 처방을 많이 수록하였다.

宋代의 嚴用和는 《濟生方》에서 "補脾는 補腎만 못하다. 만약 腎氣가 왕성하면 丹田의 火가 脾土를 데워 온화하게 되고 中焦가 저절로 다스려지며 膈膜이 열려 소화가 왕성해지기 때문이다."라고 하여 補腎의 양생효과를 강조하였다. 陳直은 《壽親養老新書·醫藥扶持》에서 노인의 약물양생은 扶助를 근본으로 한다고 강조하였다. 그러므로 溫平·順氣·進食·補虛·中和의 藥을 처방하고 함부로 攻伐을 가해서는 안되며, 그렇게 하지 않으면 체력이 약력을 당하지 못하기 때문에 도리어 병이 생길 수 있다고 하면서 汗法을 쓰면 陽氣가 누설되고, 吐法을 쓰면 胃氣가 역류하며, 瀉法을 쓰면 元氣가 탈진된다고 하였다. 따라서 《壽親養老新書》에 수록된 양생장수처방은 대부분 精氣를 기르고 陰血을 더하며 脾腎을 補하는 藥物로서, 神仙不老丸·小丹·三黃丸 등이 기록되어 있다.

金·元時期에 이르러서는 李東垣이 《脾胃論》에서 사람이 수명을 다하지 못하는 것은 음식과 과로로 脾胃를 손상시키기 때문으로 "脾胃의 氣가 손상되고 元氣가 충만하지 않으면 온갖 병이 생긴다"고 주장하였다. 따라서 그는 脾胃를 補하여 元氣를 固攝하는 것을 건강과 질병예방의 근본으로 삼았다. 《養老論》을 지은 朱丹溪는 "陽有餘陰不足"이론에 따라 보통 6~70세가 넘으면 精血이 소진되고 뜻대로 되는 일이 없기 때문에 怒火가 타오르기 때문에 陰血을 滋養함으로써 양생예방할 것을 주장하였다.

明代의 薛已·趙獻可·張景岳 등은 李東垣이 주장한 "脾胃爲本"학설을 따랐으며, 腎과 命門의 성쇠가 건강에 미치는 영향을 매우 중시하였다. 특히 趙獻可는 《醫貫》에서 命門의 火야말로 생명의 근본으로 질병의 예방과 치료는 물론 섭생에 있어서도 이 火를 유지하고 보호해야 한다는 "命門說"을 밝히면서, "火"가 盛하면 그에 따라 생명활동도 旺盛해지고, "火"가 쇠약하면 생명활동도 약해지며, "火"가 소멸되면 생명활동 역시 정지되고 만다고 주장하였다. 한편 張景岳은 命火는 眞陽에 속하고, 腎水는 眞陰에 속하며, 이 두가지 모두를 保養하는 것이야말로 養生保健·無病長壽의 근본이라는 입장을 밝히면서 "補陽에 있어서는 마땅히 陰가운데 陽을 구하면 陽을 얻고 陰을 도와서 생명의 化育이 무궁해지며, 補陰에 있어서는 마땅히 陽가운데 陰을 구하면 陰을 얻고 陽을 도와서 생명의 원천이 고갈되지 않는다(《景岳全書》)"라는 유명한 학설을 펼쳤다.

이와 같이 약물내복에 있어서는 주로 健脾固腎·保養精血을 원칙으로 하여 예방, 장수에 대한 처방에 대해 기록하고 있고, 혹은 固護肌表를 원칙으로 하여 病邪를 예방하는 처방을 연구하였다.

한편 약물외용에 있어서는 주로 방향성 약물을 이용하여 浴(목욕)·佩(장신구)·熏(훈증)·枕(베개) 등의 방법으로 病邪를 피하려고 하였다. 明代 王肯堂은 《證治準繩·幼科準繩·幼兒篇》에서 간편하고 실용적인 신생아 약물목욕법을 구체적으로 설명하였으며, 李時珍은 《本草綱目》에서 다양한 방향성 약물로 전염병을 예방하는 방법에 대해서 기술하였다. 《相感志》에서는 "옻나무가 있는 곳에 갈 때 川椒를 씹고 코위에 바르면 옻이 옮지 않는다"고 하였고, 趙學敏은 《串雅外編》에서 연지를 눈언저리에 바르거나 우엉열매를 잘게 씹어 囟門에 붙임으로써 痘瘡을 예방하는 방법, 외톨마늘을 잘게 빻아 正月七日에 얼굴과 手足에 바름으로써 동상을 예방하는 법, 椿樹열매와 青桑葉으로 머리를 감아서 눈을 밝게 하는 법, 桃仁·吳萸·青監으로 瘴癘을 예방하는 법 등을 기록하였다. 특히 吳師機의 《理瀹駢文》은 淸代이전의 약물외용법을 집대성하여 후대의 연구에 큰 기여를 하였다.

1 藥物養生의 원칙

약물을 적절하게 복용하는 경우 陰陽을 조절하고 장부를 補益하며 氣血을 자양시켜 질병 예방은 물론 연년익수의 효과를 기대할 수 있는 가장 기본적인 방법이 된다.

한의학에서 약물양생법을 활용한 역사는 매우 오래되고 내용도 풍부한데 일례로 《神農本草經》에 기록된 "輕身益氣, 不老延年"의 작용을 하는 약물이 160여종에 이른다.

인간의 노화는 자연스런 과정이므로 불가역적이지만, 보약을 잘 복용하게 되면 질병을 효과적으로 예방하고 체질증강을 통하여 연년익수의 목적을 달성할 수 있다. 다만 약물양생을 하는 동시에 기타 양생법을 병행하여야 약물의 효력을 높일 수 있다. 대략적인 약물양생의 원칙은 다음과 같다.

1) 脾腎을 중시

脾는 主運化하여 氣血의 生化之源으로서 後天之本이 되고, 腎은 主藏精하여 인체의 성장과 발육 및 생식을 관장하므로 先天之本이 된다. 따라서 脾腎의 기능이 정상을 유지하여야 精·氣·血·津液이 충분히 생성될 수 있으며 장부조직을 자양하여 건강할 수 있게 된다. 그러므로 調補脾腎은 약물양생의 중요한 원칙이다.

최근의 연구에서도 대부분의 補益脾腎劑는 면역력을 증강시키고 인체의 적응력을 강화하며 노화방지 등 다양한 효과를 나타내는 것으로 입증되었다. 연구 개발된 淸宮壽桃丸이나 還精煎 등은 모두 培補脾腎에 착안한 약물섭생법이다.

調理脾腎에 있어서 脾胃는 健脾益氣·滋養胃陰을 원칙으로 삼고, 腎精은 固藏塡精을 중심으로 하여야 하며, 기타 다른 장부와의 관계도 고려해야 한다.

2) 체질과 남녀의 고려

체질[1]은 선천적, 후천적인 요인에 의해 이루어진 개체의 특정한 경향을 말하는 것으로 구조적인 형태, 대사상태, 생리기능의 차이를 말한다. 이러한 체질의 차이는 질병요인에 대한 감수성을 다르게 하며, 질병의 발전경향에도 영향을 주므로 이러한 경향을 이해하고 陰陽의 편파와 氣血의 다소에 따라 적합한 보익약물을 선별해야 효과적인 결과를 얻을 수 있다.

대체로 五心煩熱, 午後潮熱, 顴紅, 盜汗, 舌紅少苔, 脈象細數 등이 나타나면 陰虛로 滋陰法을 채용하고 形寒肢冷·乏力自汗·腰膝酸軟無力·小便不利 혹 餘瀝不盡 등이 나타나면 陽虛로 溫補腎陽한다. 氣短懶言, 四肢無力, 食少便溏 등이 나타나면 氣虛로 補脾法을 위주로 하고 面色萎黃 혹 蒼白·頭目眩暈·心悸·失眠·手足痲木·爪甲不榮 등이 나타나면 血虛로 補血과 함께 肝·腎·脾 三臟을 함께 고려해야 한다.

이러한 방법을 통해 체질의 편파를 바로 잡고 체력을 증강시켜 질병에 대한 저항력을 향상시키게 된다. 다만 주의할 것은 補法은 단순히 채워주기만 하는 "補益"이 아니고 조절을 통한 補法이다. 체질이 허약한 것은 단순하게 虛象으로만 나타나는 것이 아니고 雜症으로 복합적인 양상을 나타내기 때문에 여러 가지를 고려해야 한다. 예를 들어 陰虛에는 흔히 火旺이 수반되고 陽虛에는 痰飮이 수반되며 氣虛에는 外感이 수반되고 血虛에는 瘀滯가 대부분 수반된다. 따라서 補虛시키는 동시에 祛邪를 같이 겸하여 化痰, 淸火, 疏風, 活血 등을 적절하게 배합하여야 한다. 만약 획일적으로 補法만 사용하면 필히 邪氣가 제거되지 않아 補虛의 목적을 이루지 못할뿐더러 체력을 더욱 저하시킬 수도 있다.

또한 약물복용시 남녀의 체질적 특성을 감안해야 한다. 남자는 일반적으로 陽氣虛가 발생하고 여자는 陰血虛가 쉽게 발생하므로 이러한 특성을 충분히 고려해야 한다.

---

1) 여기서 말하는 체질은 사상체질이 아니라 중의학의 체질을 말함

3) 계절과 지역의 고려

약물복용 또한 계절변화에 맞추어 기후적 요인을 고려하여야 한다. 크게 2가지 원칙이 있는데, 하나는 계절에 따라 변화하는 인체의 陰陽 偏盛 혹 偏衰에 대한 직접적인 약물조절이고, 다른 하나는 계절에 따른 六淫之氣가 유발할 수 있는 외감성 질환이나 재발가능한 질환에 대해 약물을 미리 복용하여 예방하는 것이다.

봄에는 겨울동안 활동력이 떨어지고 따듯한 곳에서 고량후미를 많이 섭취하여 쌓인 伏熱이 생기며, 흔히 體熱頭暈, 痰壅咳喘, 四肢軟弱, 腰膝酸軟 등이 나타나기 쉬운데 이럴 때 消風, 和氣, 凉膈, 化痰劑를 사용하게 된다.

여름에는 무더운 날씨로 脾胃가 약해지고, 찬 음식으로 인한 설사가 발생하거나, 暑熱에 의해 內擾心神, 傷津耗氣 등이 나타나므로 淸暑, 生津, 益氣, 芳香化濕시키는 약물을 복용하여야 한다.

가을은 건조하고 기후변화가 심하므로 보통 宿疾이 재발하여 痰涎이 많이 생기고 咳嗽가 발생하며, 또한 燥氣가 傷肺하기 쉬우므로 淸潤, 養陰補氣劑를 주로 사용하여야 한다.

겨울은 춥고 陽虛氣弱해져 寒邪에 感受되기 쉬우므로 咳喘, 痺厥 등이 나타나는데, 이와 같은 병증에는 溫腎, 塡精劑를 사용하여야 한다. 특히 겨울은 藏精의 시기이므로 補益藥을 복용하여 다음 계절을 준비하는데 좋은 시기로 인식되어져 왔다. 겨울에 補益劑를 복용하도록 강조하는 것은 영양성분이 에너지로 전화하여 최대한 인체 내에 저장하게 되므로 차후에 인체의 陽氣가 발산하는 데 도움이 되기 때문이다.

또한, 환자가 사는 지역적 특성도 고려할 수 있는데, 북방의 겨울은 기후가 寒冷하여 이 지역에 사는 환자에게는 溫補劑가 적합하므로 녹용, 육계, 용안육, 하수오 등을 사용할 수 있고, 남방의 겨울은 춥고 건조하기 때문에 溫潤劑가 더 적합하므로 숙지, 토사자, 상기생, 인삼 등을 사용할 수 있다.

4) 약물의 편중과 남용에 주의

건강유지와 질병예방의 목적을 위해 보익약을 복용하는 것은 옳은 방법임에도 불구하고 지나치게 강한 보익제를 편중되게 사용하면 오히려 원래의 목적을 달성할 수 없게 된다. 예를 들어 補氣劑를 과다복용하면 腹脹納呆, 口乾胸悶을 일으킬 수 있고, 補血劑는 대개 黏膩하여 과다 복용 시 脾胃를 壅滯시키며, 補陰劑는 대부분 甘寒滋膩하므로 陽氣를 손상시키고 脾胃의 기능이 원활하지 않게 하며, 補陽劑는 대부분 溫燥하므로 火를 조장하여 傷陰의 우려가 있다. 따라서 보익제의 처방구성은 화평하고 완만하게 조절해서 처방을 신중하게 선택해야 하며, 유기적으로 조화되도록 해야 질병예방 및 노화방지의 목적을 달성할 수 있다.

약물남용도 역시 인체에 위해를 초래하므로 무절제하게 남용해서는 안된다. 대체로 正氣不足하거나 체질이 약하고 질병을 앓는 환자에게는 젊었을 때부터 補藥을 복용하여도 되지만 시간적 간격을 두고 복용하도록 하고, 건강한 체질은 50, 60세 이후부터 補益劑를 복용하고 노년기에도 약물조섭은 일정한 시간적 간격이 있어야 바람직하며, 약물복용 중에 부작용이 나타나면 바로 중단하여야 한다.

2 藥物內服法

약물은 보익의 목적으로 사용된다 하더라도 본래 性味가 편중되어 있는 것이므로 약물의 효능과 환자의 체질을 파악하는데 주의해야 하며, 역시 같은 이유로 계절과 기후의 적절함도 고려해야 한다. 그렇지 않고 滋補에만 집착하면 도리어 질병을 초래할 수도 있으므로 한의학 원리에 따라 종합적으로 고려하여 합리적으로 처방해야 한다.

1) 四時服藥豫防

사계절의 기후에 근거하여 약물을 복용함으로써 질병을 예방하는 방법으로 唐代의 孫思邈에게서 비롯되었다. 그는 《千金要方》에서 "무릇 봄에는 小續命湯 다섯 첩과 기타 補·散劑를 각각 한 첩씩 복용하고, 한 여름에는 腎瀝湯 세 첩을 복용하며, 가을에는 黃芪丸 한두 첩을 복용하고, 겨울에는 立春때까지 藥酒 두 세잔씩을 복용한다. 이 방법을 평생 지켜 나간다면 병이 생기지 않는다"고 하였다. 손사막 이후에는 비교적 실용적인 내용이 없고 다만 《石室秘錄》에 수록된 처방이 적절하므로 아래에 소개한다.

(1) 春季服迎春湯

人蔘 3g·黃芪 3g·當歸 6g·白芍藥 6g·陳皮 1.5g·甘草 3g·六曲 1.5g을 물에 달여 복용한다.

(2) 夏季服養夏湯

麥冬 9g·元蔘 9g·五味子 3g·白朮 15g·陳皮 1.5g을 물에 달여 복용한다.

(3) 秋季服潤秋湯

麥冬 15g・人蔘 3g・五味子 3g・甘草 3g・百合 15g・款冬花 3g・香薷 2~4g・六麯 1g・茯苓 9g・蘇子 3g을 물에 달여 복용한다.

(4) 冬季服溫冬飮

白朮 15g・茯苓 9g・山茱萸 6g・熟地黃 15g・肉桂 1g・生棗仁 3g・枸杞子 3g・菟絲子 3g・薏苡仁 9g을 물에 달여 복용한다.

2) 藥物內服辟疫

明代의 吳又可는 "疫은 天地의 癘氣에 감염된 것으로 이 氣에 접촉되면 남녀노소를 막론하고 병들며, 그 邪氣는 코와 입으로 들어온다"고 하였다. 疫氣는 전염성질환을 일으키는 요인을 말하며, 약물을 복용하여 瘟疫을 예방하려면 각 계절과 瘟疫이 유행하는 실제 상황에 근거하여 처방하여야 한다.

(1) 辟瘟疫藥乾散(《肘後備急方》)

大麻仁・柏子仁・乾姜・細辛 각 30g과 炮附子 15g을 분말로 만들어 정월 초하루에 井水로 3~5g을 복용한다. 매일 1차례 복용하되 전염병이 심할 때는 3차례를 복용하면 瘟疫의 전염을 예방할 수 있다.

(2) 歲旦屠蘇酒(《千金要方》)

大黃 7g(15銖[2])・白朮 9g(18銖)・桔梗 7g(15銖)・蜀椒 7g(15銖)・桂心 9g(18銖)・烏頭 3g(6銖)・菝葜 6g(12銖)를 붉은색주머니에 담아서 섣달그믐에 우물속에 매달아 진흙처럼 되게 한 다음 정월초하루에 꺼내 술을 부어 여러번 달여 복용한다. 疫氣를 물리쳐 瘟疫 및 傷寒에 감염되는 것을 예방한다.

(3) 一物柏枝散(《千金要方》)

柏枝를 햇볕에 말린 다음 갈아서 분말로 만들어 3~5g씩을 술과 함께 복용한다. 瘟疫을

---

2) 銖 : 古代의 중량단위. 1兩의 1/24로 1兩이 대략 37g이므로 1銖는 1. 54g에 해당한다.

예방할 수 있다.

(4) 板藍根 10~60g을 물에 달여서 복용한다. 매일 한 첩씩 두 번을 달여, 사흘 동안 복용하면 유행성B형뇌염·유행성이하선염 등과 같은 전염병을 예방할 수 있다.

3) 固護肌表禦邪

이는 주로 肺·脾의 氣를 補益하는 처방으로 衛氣를 충실하게 함으로써 肌肉과 腠理를 溫養하고 開闔을 조절하여 邪氣를 방어하고 肌表를 견고하게 하는 예방법이다. 따라서 신체가 허약하고 衛氣가 견고하지 않은 사람에게 외감성질병에 대한 방어효과가 있다. 처방은 《世醫得效方》에 수록된 玉屛風散(黃芪 18g·白朮 12g·防風 6g을 곱게 가루로 빻아 매일 두차례 10g씩을 生薑湯과 함께 복용)이 있는데, 감기 및 기타질병을 예방할 수 있으며, 黃芪 10g과 大棗 5개를 물에 달여 茶대신 마셔도 좋다.

4) 滋補保健豫防

滋補하는 처방을 복용하여 체질을 증강시키고 면역력을 향상시키는 방법이다. 주로 健脾益腎·補氣養血의 처방을 丸·膏 등의 제형으로 복용하는 방법이다. 선천의 근본이면서 노화와 관련되어 있는 腎을 보하며, 후천의 근본이면서 소화와 운화와 관련된 脾를 보하고, 실제 생활의 운용되는 氣血을 보양함으로써 질병예방과 노화방지의 목적을 달성하도록 한다. 다만, 환자의 병증을 고려해야 한다.

(1) 補腎豫防

① **胡桃丸(《御藥院方》)**：胡桃仁·破故紙·杜仲·萆薢末 각 120g을 가루로 빻아 梧子大丸을 빚는다. 따뜻하게 데운 술이나 淡鹽湯과 함께 한번에 50丸씩을 복용한다. 이는 腰腎을 강화하고 精血을 補하여 각종 질병을 제거하고 長壽를 돕는 처방이다.

② **龜齡集(《集驗良方》)**：鹿茸(製)·人蔘·生地黃(乳製)·熟地黃·海馬(酒製)·杜仲炭·肉蓯蓉(酒製)·鎖陽(酒製)·補骨脂·菟絲子·枸杞子(蜜製)·天門冬(酒製)·黑附子(醋蜜製)·麻雀腦(製)·蠶蛾(다리와 날개를 제거한 것)·蜻蜓·丁香·甘草·淫羊藿(乳製)·大青鹽·細辛(醋製)·石燕·砂仁·急性子·穿山甲·地骨皮·朱砂·牛膝(酒制) 등으로 만든다. 補腎壯陽의 效能이 있으며 오래 복용하면 疾病이 장기화되는 것을 막

을 수 있다. “龜齡集”은 매일 아침식사 두 시간 전에 淡鹽水와 함께 0.6g을 복용한다. 복용기간중에는 날 음식과 찬 음식 및 자극적인 음식을 피하며, 임산부와 감기환자는 복용을 禁한다.

③ **牛髓膏子(《膳食正要》)** : 黃精膏 150g(5兩) · 地黃膏 150g(5兩) · 天門冬膏 30g(1兩) · 牛骨頭油 60g(2兩)을 잘 저어가면서 끓인 후에 膏가 될 때까지 식힌다. 이를 매일 아침공복에 한 순가락씩 따뜻하게 데운 술과 함께 복용하면 精髓를 補하고 筋骨을 튼튼하게 하며 氣血을 순조롭게 하여 無病長壽를 돕는다.

④ **二精丸(《聖濟總錄》)** : 껍질을 벗긴 黃精 1,000g을 깨끗한 물에 담가 놓았다가 枸杞子 1,000g을 섞어 곱게 빻은 후, 淨水로 반죽하여 梧子大로 丸을 빚는다. 空腹에 30~50丸을 따뜻하게 데운 술과 함께 복용하면 腎에 이롭고 신체를 건강하게 하여 질병이 생기지 않는다.

⑤ **首烏延壽丹(《世補齋醫書》)** : 何首烏 2,250g · 豨薟草 500g · 杜仲 250g · 牛膝 250g · 女貞子 250g · 霜桑葉 250g · 忍冬藤 125g · 生地黃 125g · 桑椹膏 500g · 黑芝麻膏 500g · 金櫻子 500g · 旱蓮草膏 500g을 빻은 후에 정제한 꿀을 적당량 첨가하여 丸을 만든다. 매일 두차례 9g씩을 복용한다. 腎과 精을 補하고 모발을 검게 하며 筋骨을 튼튼하게 하여 無病長壽를 돕는다.

(2) 健脾豫防

① **瓊玉膏(《洪氏集驗方》)** : 生地黃 800g으로 汁을 낸 것에 人蔘粉末 720g · 茯苓 분말 720g · 꿀 500g을 고루 섞어 단지에 넣고 밀봉한 다음 수증기를 쐬어 膏形으로 만든다. 두숟가락씩 매일 두차례 복용하면 益氣健脾 · 潤肺生津 · 防病强身效果를 볼 수 있다.

② **陽春白雪膏(《壽世保元》)** : 白茯苓 · 山藥 · 芡實仁 · 蓮肉(去心皮) 각 120g을 묵은 쌀 250g · 찹쌀 250g과 함께 푹 찐 다음, 흰설탕 750g을 고르게 섞어 떡을 만들어 햇볕에 말린다. 매일 6g씩 2~3차례 복용하면 식욕을 증진하고 체질을 강화하여 질병예방은 물론 長壽를 돕는다.

③ **輕身散(《聖濟總錄》)** : 黃芪 500g을 생강즙에 끓인 다음 불에 말려 가루로 만든다. 여기에 茯苓 · 甘草 · 人蔘 · 山茱萸 · 雲母粉 각 3g씩을 가루로 만들어 고루 섞는다. 매일 3~6g씩을 약간의 소금과 함께 1~2차례 복용하면, 胃氣를 補益하고 몸을 가볍게 하여 질병의 예방과 장수의 효과를 볼 수 있다.

④ **五芝地仙金髓丹(《慈禧光緖醫方選議》)** : 人蔘 60g · 生白朮 60g · 雲苓 90g · 甘菊 60g · 枸杞 60g · 大生地180g · 麥門冬 90g · 陳皮 60g · 葛根 60g · 蔓荊子 60g · 神麯 90g을

곱게 갈아서 꿀로 반죽하여 9g정도의 丸으로 빚어 끓인 물과 함께 복용한다. 이는 脾胃를 돕고 五臟을 충실하게 하며 피부를 윤택하게 하고 장수의 효과를 볼 수 있다.

(3) 氣血補益

① **九轉黃精丹(《淸內廷法制丸散膏丹各藥配本》)** : 같은 분량의 當歸와 黃精을 黃酒 960㎖에 담가서 검은 증기가 생길 때까지 끓인 다음 볕에 말려 곱게 빻는다. 이를 꿀로 반죽하여 9g정도의 丸으로 만들어 하루 1丸씩 두차례 복용한다. 이는 氣血을 충실하게 하고 건강유지와 질병예방에 큰 도움이 된다.

② **保養延壽不老丹(《集驗良方》)** : 그늘에서 말린 扁柏枝 1,500g · 紫河車 3개 · 茯苓 50g을 가루로 만들어 꿀로 梧子大로 丸을 빚는다. 이를 매일 9g씩 끓인 물과 함께 복용하면, 氣血을 돕고 精髓를 보충하며 老衰를 방지하고 몸을 튼튼하게 한다.

5) 服食藥物防病

《神農本草經》 이래 모든 본초서들은 약물의 보건예방 및 장수효과를 다루어 왔다. 이에 따르면 補氣藥으로는 黃芪 · 人蔘 · 靈芝 · 茯苓 · 山藥 등이 있고, 補血藥으로는 當歸 · 首烏 · 紫河車 등이 있으며, 補陰藥으로는 女貞子 · 黃精 · 玉竹 · 枸杞 등이 있다. 이들 藥物을 단방으로 적절하게 수치하여 복용하면 신체를 건강하게 하고 질병을 예방할 수 있다.

① **烏麻散服食法(《千金翼方》)** : 純黑烏麻에 물을 적당하게 적신 다음 푹 쪄서 햇볕에 말린다. 이와 같이 아홉번을 반복한 후에 껍질을 벗겨 가루로 빻아 매일 6~10g씩 따뜻한 물이나 술과 함께 두차례 복용한다. 이를 오랫동안 복용하면 병이 생기지 않고 不老長壽하며 寒暑를 견딘다.

② **菟絲服食法(《太平聖惠方》)** : 菟絲子 한말을 술 한말에 담갔다가 술이 다 없어질 때까지 햇볕에 말린 다음 곱게 가루로 빻는다. 이를 매일 6g씩 술과 함께 두차례 복용하면 신체가 건강해지고 장수를 돕는다.

③ **蒺藜服食法(《太平聖惠方》)** : 잘 익은 蒺藜 1~2㎏정도를 가시를 제거하고 빻아서 가루를 낸다. 하루 세차례 6g씩을 淨水와 함께 오래도록 복용하면 寒暑를 물리치고 모발을 검게 하며 질병을 예방하여 장수의 효과를 볼 수 있다.

④ **黃精服食法(《太平聖惠方》)** : 黃精의 根莖을 깨끗하게 씻고 잘게 잘라 흐르는 물에 헹구어 쓴맛을 없앤 다음 아홉번 찌고 아홉번 햇볕에 말려 그대로 복용하거나, 그늘에 말린 다음 가루로 빻아서 끓인 물과 함께 복용한다. 분량에 구애받지 말고 장기간 복용하

면 老衰를 방지하고 장수를 돕는다.

⑤ **靈芝服食法(《太平聖惠方》)** : 靈芝 5kg을 햇볕에 말려서 절단한 다음 24시간 쪄낸 다음 다시 햇볕에 말려 곱게 빻는다. 이를 꿀로 반죽하여 梧子大로 丸을 빚는다. 매일 아침·저녁으로 술과 함께 29丸씩을 복용하면 신체를 건강하게 하고 정신을 안정시키며 질병예방은 물론 노쇠를 방지하여 장수의 효과를 볼 수 있다.

⑥ **茯苓服食法(《千金翼方》)** : 白茯苓 15kg을 껍질을 벗기고 얇게 잘라 햇볕에 말린 후 쪄낸다. 이를 물에 헹구어 쓴맛을 제거하고 다시 햇볕에 말려 체로 친 다음, 술 15kg과 꿀 1.5~2kg을 섞어 항아리에 넣고 여러 번 저은 후에 밀봉한다. 겨울에는 50日, 여름에는 25日정도 숙성시키면 달콤한 乳脂가 술위로 떠오르게 되는데, 이것을 걷어 내어 손바닥 크기로 빚어서 붉어질 때까지 그늘에서 말린다. 배고플 때마다 술과 함께 하나씩 먹으면 온종일 든든할 뿐만 아니라 질병을 예방하고, 장기간 복용하면 長壽의 효과를 볼 수 있다.

⑦ **地黃服食法(《太平聖惠方》)** : 大生地黃을 그늘에 말린 후에 가루로 빻아 꿀과 함께 梧子大로 丸을 빚는다. 이를 항상 식사전에 따끈한 술과 함께 복용하면 腎陰을 滋補하고 질병을 예방할 수 있다.

⑧ **柏葉服食法(《普濟方》)** : 계절과 분량에 관계없이 柏葉을 잘라 증류기로 3시간 가량 찐 다음, 백여 차례 깨끗하게 씻어 내고 그늘에 말려서 곱게 가루로 빻는다. 매일 두 차례, 9g씩을 따끈한 술과 함께 복용하면 氣를 돕고 老衰를 방지하여 장수할 수 있다.

⑨ **澤瀉服食法(《太平聖惠方》)** : 澤瀉를 곱게 가루로 빻아 9g씩 매일 두 차례 끓인 물과 함께 복용한다. 이를 오랫동안 복용하면 몸이 가벼워지고 체질이 증강되며 얼굴에 윤기가 돌고 氣力이 날로 새로워진다.

⑩ **杏仁服食法(《圖約本草》)** : 杏仁을 다섯시간 정도 찐 다음 약한불에 여러 번 살짝 볶는다. 매일 空腹에 5~7개를 꼭꼭 씹어 먹으면 주름살이 사라지고 장수할 수 있다.

3 藥物外用法

약물외용예방은 약물을 외용하여 흡수하도록 하여 질병을 예방하는 방법으로 藥熏·藥蒸·藥浴·藥佩·藥枕·藥敷·藥粉 등이 있으며, 이밖에 살균소독과 공기정화 등의 환경청결도 포함된다.

1) 藥熏

藥熏法은 약물을 태워서 나오는 연기로 질병예방의 효과를 내는 방법으로 흔히 蒼朮·白芷·艾葉 등이 사용된다. 이러한 연기에는 살균소독성분이 포함되어 가정이나 직장, 공공장소 등의 호흡기질환 발생과 전염 등을 예방하는데 적합한 방법이다. 약물을 향로나 훈증기에 넣고 연기가 자욱할 정도로 뿜어 나오게 하여 공기를 소독·살균·정화하며, 연기 자체는 인체에 좋지 않으므로 사람이 없는 상태에서 해야 한다.

2) 藥蒸

藥蒸法은 약물을 끓여서 나오는 증기를 이용하여 질병을 예방하는 방법이다. 예를 들어 식초 250~500g을 솥에 붓고 끓임으로써 감기와 같은 유행성 질환을 예방할 수 있다. 또는 신체가 허약한 임산부의 경우에는 방안에서 當歸·酒白芍·川芎·熟地黃를 끓여 그 증기를 임산부가 호흡하게 함으로써 氣血을 자양하고 난산을 예방할 수 있다.

3) 藥浴

藥浴法은 약물을 끓인 물로 목욕을 하는 방법으로 특히 피부병예방에 좋다. 《證治準繩·浴兒》에는 돼지쓸개즙과 益母草를 끓인 물로 아이를 목욕시키면 옴을 예방할 수 있다고 하였으며, 《慈禧光緒醫方選議》에는 穀精草 36g·茵陳 36g·石決明 36g·桑枝 36g·白菊花 36g·木瓜 45g·桑葉 45g·青皮 45g을 넣은 물에 목욕하면 온갖 피부병을 예방할 수 있다고 하였다.

4) 藥佩

藥佩法은 복합처방된 약물을 가루로 빻아 물과 함께 적절한 형태로 빚어 그늘에 말린 후에 "香藥佩"(장신구)로써 몸에 지니거나 혹은 가루로 빻은 약물을 주머니에 넣어 몸에 지님으로써 질병을 예방하는 방법으로, 쉽고 간편하기 때문에 널리 이용되었다. 몸에 藥佩를 지니고 다니면 각종 호흡기 전염병을 예방할 수 있는데, 韓鄂은 《四時纂要》에서 "한 사람만 차고 다녀도 온 집안에 병이 생기지 않는다"고 하였고, 葛洪은 《肘後方》에서 "한 집이 藥을 차면 사방 一里에 병이 없는데, 이는 차고 다니면서 病氣를 모두 소멸시키기 때문이다"라고 하였다. 흔히 사용되는 藥佩處方으로는 다음과 같은 것들이 있다.

① **太乙流金散(《千金要方》)** : 雄黃 90g · 雌黃 · 羚羊角 각 60g · 礬石 · 鬼箭羽 각 45g

② **辟溫囊方(《理瀹騈文》)** : 羌活 · 大黃 · 柴胡 · 蒼朮 · 細辛 · 吳茱萸 각 3g

③ 高良薑 150g · 佩蘭 50g · 桂皮 50g · 龍腦香 16g

위 약물을 가루로 빻아 고루 섞은 후 향주머니에 3~5g정도 담아 가슴이나 목에 찬다.

5) 藥枕

藥枕法은 약물을 베개 속에 넣고 잠으로써 질병을 예방하는 방법으로, 불면, 두통 등에 특히 효과가 좋다.

① 草決明 · 杭菊花 각 1,000g씩을 곱게 분말하여 내어 베개 속에 넣는다(《中國醫學療法大全》).

② 蔓荊子 2.4g · 甘菊花 2.4g · 細辛 1.8g · 白芷 1.8g · 白朮 2.4g · 藁本 1.8g · 羚羊角 2.4g · 犀角 2.4g · 石菖蒲 2.4g · 川芎 1.8g · 通草 2.4g · 防風 2.4g · 黑豆 500g을 분말하여 비단주머니에 담아 베개 속에 넣는다(《保生要錄》).

6) 藥敷

藥敷法은 약물을 체표의 특정부위에 발라 질병을 예방하는 방법이다. 즙이 많은 약물은 직접 찧어서 바르고, 그렇지 않은 약물은 가루를 내어 적당량의 조화제(물 · 술 · 진한 차 · 달걀 흰자위 · 꿀 등)와 섞어 바른다. 이 방법은 각종 질병예방에 적용할 수 있는데, 예를 들어 《醫案餘箋》 에는 논에 들어가기 전에 부추나 쇠비름을 찧어서 종아리와 팔뚝에 바름으로써 피부염을 예방할 수 있고, 阿魏汁을 배꼽에 바르면 肝炎을 예방할 수 있으며, 神效膏[3]를 배꼽에 바르면 유산을 막을 수 있다는 처방이 있다.

7) 藥粉

藥粉法은 약물을 가루로 곱게 빻아 분처럼 바름으로써 질병을 예방하는 방법으로, 대개 소아의 피부병 등을 예방하는 데 사용된다.

---

3) 神效膏 : 當歸 30g · 酒炒黃芩 30g · 益母草 30g · 白朮 15g · 續斷 15g · 白芍 15g · 黃芪 15g · 肉蓯蓉 15g · 甘草 15g · 麻油 1,000g을 일주일 동안 달여서 膏藥을 만들고, 白蠟과 黃丹을 소량 첨가하여 용해시킨 후 龍骨粉 30g을 고루 섞어서 만든 膏藥

① **六一散** : 滑石 · 甘草를 곱게 빻아 몸에 바르면 소아 땀띠, 습진을 예방할 수 있다.

② **粉身散(《千金要方》)** : 川芎 · 白芷 · 藁本을 곱게 빻아 粉에 섞어서 소아의 몸에 바르면 감기를 예방할 수 있다.

제 12 장

刺針養生法

刺針豫防法은 침으로 인체의 경락과 수혈을 자극함으로써 경락·장부·기혈의 기능을 조절하고 음양의 평형을 유지하여 질병을 예방하는 방법이다.

《素問·刺法篇》 에서는 "刺針은 精神을 보존하고 眞氣를 調養하는 의의가 있으며, 또한 眞氣를 다스리는 원리에서 취하였으므로 단순히 질병을 치료하는 데에만 사용하는 것은 아니다"라고 하였다. 역대 의가들은 刺針의 全神養眞[1]하는 작용을 인식하고는 있었지만, 病이 없는 경우에는 주로 灸法을 사용하였으며, 刺針은 2차 예방에 많이 사용되었다. 예를 들면 五臟熱病의 치료에 대해 《素問·刺熱論》 에서는 "肝에 熱이 있는 病은 먼저 좌측 뺨이 붉어지고, 心에 熱이 있는 病은 먼저 이마가 붉어지며, 脾에 熱이 있는 病은 먼저 코가 붉어지고, 肺에 熱이 있는 病은 먼저 우측 뺨이 붉어지며, 腎에 熱이 있는 病은 먼저 턱이 붉어진다. 비록 病이 아직 발생하지 않았더라도 이와 같이 얼굴이 붉어지면 침을 놓아 치료하는데, 이를 '治未病'이라 한다"고 하였다. 여기에서 적색은 五臟熱病의 전조가 되며, 적색이 드러난 얼굴 부위에 근거하여 병이 생긴 장부를 판단하고 자침을 행하여 오장열의 발작을 2차적으로 예방할 수 있다는 것이다.

漢代의 張仲景은 傷寒病의 치료에 있어서 胃氣를 보호하는 것을 매우 중시하였는데, 예를 들어 《傷寒論·第8條》 에서 "太陽病에 있어서 頭痛이 7일 이상 계속되다가 저절로 치료되는

---

1) 全神養眞 : 정신을 온전하게 하고 진기를 조양한다는 의미

까닭은 그 經을 지나는 것이 다하였기 때문이다. 만약 재차 經을 지나려 하면 足陽明에 침을 놓아 傳變되지 않게 하여 치유한다"고 함으로써 刺針으로 胃氣를 補하고 太陽病의 邪氣가 재차 陽明經에 들어오는 것을 예방하였다.

唐代의 孫思邈은 《千金要方》에서 질병의 전조를 판별하고 조기에 자침함으로써 질병을 예방하는 방법을 제시하였는데, 예를 들면 급성중풍의 예방에 대해서는 "風은 마땅히 귀에 刺針함으로써 예방해야 한다. 귀 앞의 動脈과 風府에 침을 놓으면 정신이 맑아진다"고 하였고, 客忤病症에 대해서도 "무릇 客忤에 걸려 병이 되면 青·黃·白色의 水穀을 吐하고 얼굴색이 변하며 그 증후는 간질병과 비슷하나 그 맥이 急數하다. ……客忤病에 걸린 小兒의 입안을 살펴보면 검고 콩알만한 것이 있는데, 그것은 붉은 것일 수도 있고 백색이나 황색인 경우도 있다. 만약 이러한 것이 생겼을 때는 빨리 針으로 제거하여야 한다. ……시기를 놓치면 치료할 수 없고, 조금만 오래되어도 치료하기 어렵다"고 하여 먼저 刺法을 실행해야 함을 강조하였다. 客忤病은 위급하여 조기에 刺針으로 전변을 막으면 병세의 악화를 예방할 수 있다.

이밖에 明淸時期의 《針灸大成》·《針灸聚英》·《針灸集成》·《醫宗金鑒·刺灸心法》에는 刺針豫防에 대한 논술이 많이 기록되어 있다. 최근 刺針으로 인한 질병예방에 대한 원리연구를 통해 刺針이 인체의 면역글로불린과 호르몬을 조절하고 인체의 저항력을 증가시킨다고 밝혀졌다.

1 자침예방의 방법

1) 刺針調理脾胃法

혈위에 자침함으로써 脾胃를 조리하여 和裏固表에 이르게 하는 질병예방법이다. 脾胃는 후천의 근본으로 脾胃의 氣가 쇠퇴하면 질병과 노화를 일으킬 수 있으므로 자침을 이용하여 비위를 조리하면 예방효능이 있다.

이 방법은 주로 足三里에 침을 놓게 되는데, 일반적으로 1~1.5寸을 직자하여 20~60분 동안 보법유침한다. 《針灸眞髓》에서는 "三里는 선·후천의 氣를 자양한다"고도 하였다.

(1) 감기

호침으로 足三里에 직자하여 보하여 得氣한 후 뽑거나, 혹은 20분 유침한 후에 발침한다.

2일에 1회씩 3회 실시하면 유행성감기를 예방할 수 있다.

(2) 이질

유행하는 계절에 足三里와 大腸腧에 자침한다. 매번 두 혈위 중 한 곳에만 자침하되, 번갈아 진행하면서 두 혈에 3차례씩 자침한다. 중간정도의 자극강도로 5~7회 提揷[2]한 후에 발침하면 급성이질 발병률이 현저히 낮아진다.

(3) 수술후 감염

부인과 수술을 끝낸 후에 足三里・八髎穴에 자침하고, 다음날 曲池에 자침하기를 3~7일간 연속 실시하면 수술 후의 감염을 예방할 수 있다.

(4) 수혈부작용

足三里・內關에 자침한 후에 輸血이나 輸液하면 수혈로 인한 과민반응이나 발열반응을 예방할 수 있다.

(5) 수술 부작용

足三里에 자침하여 1~2회 염전한 후 침을 뽑고, 內關은 자침하여 득기한 후 수술이 끝날 때까지 유침한다. 이러한 방법을 사용하면 일부 환자에게 발생하는 惡心・嘔吐・顔色蒼白・汗液過多分泌 등의 반응을 막을 수 있다.

(6) 급성척수회백질염

小兒의 足三里・肝腧・曲池・委中穴에 刺針한다. 가볍게 자극하고 유침하지 않으며, 매주 한차례씩 3~4회 침을 놓으면 예방할 수 있다.

(7) 수술 후 복부창만

足三里・天樞穴에 자침하며 平補平瀉手法을 사용한다. 수술 후에 자침하며 격일로 1회 실시한다. 脾胃를 調理하는 작용이 있어 腹部脹滿을 막을 수 있다.

---

2) 提揷 : 침끝이 표피에 들어간 다음에는 마땅히 피부 아래나 肌肉사이에서 아래 위로 進退 동작을 하게 되는데, 이를 "提揷"이라 한다.

2) 刺針補腎益精法

사람의 생장과 노화는 腎氣의 성쇠에 의해 결정되는데, 만약 腎氣가 虛衰하고 腎精이 견고하지 못하면 先天元氣가 손상되어 노화와 질병이 잘 발생하므로 이를 막기 위해서는 補腎益精하여야 한다. 즉 關元·氣海·命門·腎腧 등을 主穴로 취하여 補法(혹은 灸法을 配合함)을 채택한다.

만약 腎虛不固하면 腰酸·疲乏·頭暈·不眠症狀이 나타나는데, 이때에는 命門·腎腧·關元에 자침함으로써 補腎壯陽할 수 있다. 또한 熱邪가 精室을 擾動하면 夢遺症狀이 발생하는데, 이때는 腎腧·關元·心腧·中封·三陰交 등의 穴에 刺針함으로써 補腎益氣하여 精液을 固澁한다. 陽萎·早泄 등이 나타나면 腎腧·關元·命門·中極·八髎·三陰交 등의 穴에 자침함으로써 腎元을 북돋우고 溫腎助陽한다.

3) 辨病刺針豫防法

(1) 유행성 뇌척수막염

大椎에 0.5~1寸정도 침을 놓아 針感이 尾骨部까지 전달되도록 2~3분 동안 留針하고, 曲池에 1~1.5寸정도 침을 놓아 針感이 손가락까지 이르면 침을 뽑는다. 3~5회침을 놓으면 발생률을 낮출 수 있다.

(2) 유행성 이하선염

合谷에 자침하여 5分가량 進針하며 平補平瀉手法으로 득기한 후 발침한다. 보통 한번만 刺針하면 질병의 유행을 막을 수 있다.

(3) 재발성 편도선염

合谷·孔最에 刺針한다. 전침으로 合谷에 음극, 孔最에 양극을 연결하며, 주파수를 1Hz로 하고 20~30분간 자극한다. 간헐기에 진행하여 매주 1회 3주 동안 연속으로 실시하면 편도선염의 재발을 막을 수 있다.

4) 刺針瀉絡豫防法

刺針瀉絡豫防法이란 邪氣가 鬱積된 경락의 질병에 대하여 먼저 邪氣가 울결된 經絡에 침을 놓아 邪氣를 몰아냄으로써 질병이 장부로 옮아가는 것을 막는 방법을 가리킨다. 예를 들면 丹毒初期에 부은 부위를 三棱針·小眉刀로 散刺하거나 皮膚針으로 叩刺하여 혈액을 방출시키는데 매일 1~2회 실시함으로써 그 전변을 막을 수 있다. 또한 급성임파선염에는 먼저 三棱針으로 염증부위에 가까운 絡脈에 자침하고 다시 그 먼 곳의 絡脈에 자침하며 마지막으로 그 중간부위에 자침하여 경락밖으로 邪氣를 내보냄으로써 邪氣가 내부로 들어가 전신감염이 발생하는 것을 막을 수 있다.

5) 冬病夏刺豫防法

계절변화에 따라 항상 반복적으로 재발하는 질병이 있는데, 冬病夏刺豫防法은 이와 같은 질병이 완화될 때 辨證을 통해 자침함으로써 재발을 방지하는 방법을 가리킨다. 예를 들어 喘息의 경우 한랭한 계절에 기후가 급격히 변할 때 흔히 재발하는데, 哮喘이 완화되는 계절에 그 虛實에 근거하여 祛邪化痰이나 扶正化痰의 방법을 취함으로써 천식의 발작을 방지하거나 재발을 줄일 수 있다. 痰盛한 체질이면 足三里, 豊隆, 膻中을 배합하여 刺針함으로써 健脾化痰하고 調理氣機하며, 虛證에 속하면 肺腧·氣海·腎腧·足三里·太溪·太淵·膏肓腧 등을 선택하여 肺·脾·腎의 氣를 補함으로써 扶正固本한다. 이와 같이 완화기에 예방치료는 천식재발을 막을 수 있다.

6) 其他豫防法

이외에도 이침·매화침·약침 등의 방법으로 질병을 예방하기도 한다.

耳針은 輸血·輸液 부작용을 예방하는 데에도 비교적 좋은 효과가 있는데, 輸血·輸液前에 副腎·神門·皮質下·內分泌 등에 자침한다.

梅花針을 사용한 叩刺는 유행성감기를 예방하는 데에 효과가 있다. 방법은 頸部前後와 鼻翼部에 叩刺하고 前額과 관자놀이를 배합하여 1~3회 叩刺한다.

제 13 장

艾灸養生法

艾灸豫防은 인체의 혈위에 뜸을 뜸으로써 질병을 예방하고 신체를 건강하게 하며 장수를 돕는 방법으로, 이 장에서는 灸法의 예방, 양생효과와 구체적인 방법들이다.

《黃帝內經》에는 구체적인 灸法豫防에 대한 언급이 없고, 晋代 范汪이 지은 《范東陽雜藥方》이 가장 오래된 기록이다. 이 책의 《醫心方·卷二十》에서는 灸法으로 霍亂을 예방하여 "평생 죽음에 대한 근심을 없앴다"는 기록이 있는데, 이처럼 질병예방에 쓰이는 灸法을 "逆灸"라고 하였다. 隋代의 巢元方이 지은 《諸病源候論·卷四十五》에는 灸法으로 小兒의 驚風을 예방한 풍습을 소개하면서, "河洛유역은 추운 날이 많아 아이들이 痓攣에 잘 걸린다. 생후 3일이 되면 逆灸하여 예방하고, 또한 빰에 灸하여 痓攣을 막았다"고 하였다. 巢元方은 寒熱을 가리지 않고 일률적으로 逆灸하는 것을 반대하면서 灸法을 사용할 때에도 증상을 보고 판단해야 한다는 입장을 견지했다.

唐代에 이르러 양생학이 크게 성행함에 따라 灸法養生도 유행하기 시작하였으며 임상에서 널리 운용되었다. 孫思邈은 灸法養生을 적극적으로 도입한 의학자로 《千金要方·卷二十七》에서는 "건강이 유지될 것이라 장담하지 말고, 항상 위급할 때를 생각하여 질병을 예방해야 한다"고 하면서 灸法을 통한 질병예방을 주장하였으며, 瘴疾같은 전염병예방에 대해서도 "吳蜀지방에서 생활하면 인체의 두 세 곳을 항상 灸함으로써 瘡이 잠시라도 엄습하지 않도록 하여 瘡癘溫瘴의 毒氣가 침입하지 못하게 해야 한다(《千金要方·卷二十九》)"고 하였다.

孫思邈은 최초로 "膏肓灸"를 만들어 허약하고 왜소한 사람들에게 사용하였는데, 이는 "사람들의 陽氣를 강성하게 하는" 작용을 지니고 있다고 하였다.

王燾는 자신의 경험을 바탕으로 30세가 넘으면 항상 足三里에 灸할 것을 권장하면서 "30여세가 되었으나 足三里를 灸하지 않으면 氣가 상승하고 눈이 어두워질 수 있다(《外臺秘要·卷三十九》)"고 하였다. 唐代의 灸法전문서적인 《黃帝明堂灸經》에는 足三里 등의 혈에 灸하여 中風을 예방할 수 있음을 밝혔다. 이 책에는 그 응용방법을 자세히 소개하여 "무릇 사람이 중풍에 걸리기 3~5개월 전에 다리가 시리고 마비되다가 다시 풀리게 되는데, 이것이 바로 중풍의 전조증이다. 이 때 신속하게 좌우 三里와 絶骨 네 곳에 각각 3장씩 灸한 후에 파·박하·복숭아·버들잎을 끓여 灸瘡을 씻어 내어 風氣를 灸한 흉터 밖으로 몰아낸다(《針灸四書·黃帝明堂灸經·正人形第四》)"고 하였다. 《舊唐書·卷百六十九》에는 氣海穴을 灸함으로써 노년의 건강을 유지하였다는 예가 기록되어 있는데, 柳公度는 나이가 80여세이나 발걸음이 편하여 어떤 사람이 그에게 養生의 방법을 묻자, 그는 "별다른 방법은 없고 그저 元氣로써 喜怒의 감정을 돋우지 않고 氣海穴을 항상 따뜻하게 하였을 뿐이다"라고 대답하였다. 唐代에 주목할 만한 사실은 艾灸法을 질병예방뿐만 아니라 체질증강·노화방지·장수연명에 이용함으로써 건강을 유지하는 일상적 보건방법으로 여기게 되었다는 점이다.

宋代에 이르러 灸法養生은 더욱 발전하여 竇材는 《扁鵲心書·住世之法》에서 "保命의 방법으로는 灼艾가 첫째, 丹藥이 둘째, 附子가 셋째이다"라고 하면서 양생하는 혈자리로 關元·氣海·命門·中脘 등의 穴을 제시하였으며 병이 없을 때에도 이러한 穴位를 항상 灸하면 "비록 長生을 얻지 못한다고 해도 백여 년을 보장할 수 있다"고 하였다. 또한 "陽精이 강하면 천년을 살고 陽精이 있으면 반드시 長生한다(《扁鵲心書·須知扶陽》)"는 입장을 밝히고, 사람이 노쇠하는 까닭은 元陽이 점차 쇠약해지는 데에 있으며, 이에 關元穴을 자주 灸함으로써 元陽을 강화하고 노화를 방지하며 장수할 수 있다고 하였다. 이러한 이론에 근거하여 竇材는 關元灸法을 연령에 따라 壯數를 점차 늘림으로써 신체의 노화를 늦출 수 있다는 학설을 제시하였다. 竇材가 灸法을 적극 강조하였기에 자신의 경험에 대해 "나는 50세에 항상 關元에 500壯을 灸하여……점점 신체가 가볍고 튼튼해지고 식욕이 좋아졌다. 63세에 근심과 분노로 인하여 갑자기 死脈이 왼손마디 부분에서 19번 진동하고서 멈추는 것을 보았다. 이에 곧바로 關元·命門에 각각 500壯을 灸하니 50일후에 死脈은 다시 나타나지 않았다. 매년 이와 같이 灸함으로써 노년의 건강을 유지할 수 있었다"고 하였다. 이처럼 關元穴은 병이 없을 때 灸함으로써 신체를 건강하게 할 수 있으며 발병한 이후에도 灸를 통해 질병의 전변을 막을 수 있으므로 중년·노년층의 장수혈 중의 하나에 속한다. 王執中은 《針灸資生經·第一》에서 氣海穴의 보건작용에 대해 설명하면서, "氣海는 元氣의 바다이다. 사람은 元氣를 근본으로 삼으니, 元氣가 상하지 않으면 비록 병이 생긴다 하더라도 해치지 못하며, 일단 元氣가

傷하면 질병이 없어도 죽는다. 따라서 이 穴을 자주 灸하여 元陽을 왕성하게 해야 한다. 만약 질병이 생긴 후에야 비로소 灸한다면 늦는 경우도 있다"고 하였다. 張杲는 足三里에 化膿灸(瘢痕灸)를 시술하여 중풍을 예방하는 옛 방법을 더욱 계승·발전시켰다. 그는 灸瘡을 항상 화농상태에 있게 함으로써 중풍을 예방할 수 있으며, 그 이치는 "三里는 五臟六腑의 氣가 운행되는 水路와 같으므로 항상 소통시키면 風이 없다(《醫說·卷二》)"고 밝혔다. 이처럼 宋代에 들어 灸法은 풍부한 내용을 담게 되었다.

明·淸시대에 이르러 朱權은 《乾坤生意》에서 中風의 전조에 대해 "風邪가 腑에 들어가는 시기"와 "風邪가 臟에 들어가는 시기"로 구분하였는데, 전자의 경우에는 百會·髮際·肩髃·曲池·風市·足三里·絶骨에 灸하고, 후자의 경우에는 百會·大椎·風池·肩井·曲池·足三里·間使에 灸함으로써 中風을 예방할 수 있다고 하면서, "대략 風勢가 잡힌 뒤라도 봄·가을에는 항상 이 일곱穴에 灸하여 風氣를 몰아내도록 해야 한다(《針灸大成·中風癱瘓針灸秘訣》)"고 하여, 灸法을 통한 중풍예방은 규칙적으로 꾸준하게 시술해야만 효과를 볼 수 있음을 지적하였다. 李梴은 《醫學入門》을 통해 두 가지의 색다른 灸法을 제시하였는데, 그 하나는 "溫臍種子灸"로 부녀자의 下元虛寒(腎陽不固)에서 不姙에까지 적용되며, 다른 하나는 "煉臍法"으로 虛勞한 사람의 질병을 치료하고 건강을 유지하는 방법이다. 이들 방법을 계절마다 한 번씩 시술하면 "元氣를 견고하게 하고 질병이 생기지 않게 할 수 있다"고 하였다. 楊繼洲는 《針灸大成·卷九》에서 "蒸臍法"을 제시하였는데, 이것은 李梴의 "煉臍法"과 藥物處方만 다를 뿐 시술방법은 유사하다. 또한 楊繼洲는 灸를 시술하는 시간에 대해서도 언급하여 "立春에는 巳時, 春分에는 未時, 立夏에는 辰時, 夏至에는 酉時, 立秋에는 亥時, 冬至에는 寅時"를 주장하면서, "이는 곧 四時의 天氣에 부합되니, 天地의 조화를 온전히 한다면 어찌 灸의 효험이 없을 수 있겠는가? ……天地의 陰陽正氣를 취하여 五臟에 받아들이면 어떠한 邪氣라도 들어오지 못하여 脾胃가 튼튼해지며 불로장생한다"고 하였다. 張景岳은 灸法에 있어서도 독창적인 견해를 밝혔다. 첫째, "風門穴은 몸의 熱氣를 排泄할 수 있다(《類經圖翼·經絡(五)》)"고 밝히면서 이 穴에 灸하여 毒瘡·부스럼·옴 등의 질병을 예방하는 방법을 개발하였고; 둘째, 전래의 神闕穴隔鹽灸法을 더욱 발전시켜 "이는 많이 할수록 좋으며, 만약 3~500壯을 灸하면 질병이 나을 뿐만 아니라 장수할 수 있다(《類經圖翼·經絡(六)》)"고 하였으며; 셋째, "小兒에게는 三里에 灸하는 것을 금하며, 30세 이후에는 灸하지 않으면 도리어 병이 생긴다(《類經圖翼·經絡(四)》)"고 지적하였다. 한편 明代에 시작된 艾卷灸法은 그 조작이 간편하고 살이 타는 고통이 적어서 淸代에 이르러서는 가장 널리 애용되는 灸法으로 발전하였다.

1 艾灸養生의 방법

1) 足三里灸

足三里는 補益脾胃・調氣和血・扶正培元・御邪防病・降逆明目의 효능이 있어 중・노년층의 養生保健에 많이 이용되고 장수에 도움이 되므로 足三里灸를 "長壽灸"라고도 한다.

足三里灸는 반드시 30세 이후부터 시술해야 하는데, 《外台秘要・卷三十五》에서는 "나이가 서른이 지나서 만약 足三里를 灸하지 않으면 氣가 상승하여 눈이 어두워진다"고 하였으며, 《類經圖翼・經絡(四)》에서는 "소아에게는 三里에 灸하는 것을 금하며, 30세 이후로는 灸하지 않으면 도리어 병이 생긴다"고 하였다. 日本의 代田文志 역시 "30세 이후에 足三里를 灸하면 비위기능을 증강시켜 질병을 예방할 수 있다. 노인의 경우는 足三里외에도 曲池에 灸함으로써 눈을 밝게 하고 치아를 튼튼하게 하며 혈압을 정상적으로 유지시켜 中風을 예방할 수 있다"고 하였다.

足三里灸法으로는 古代에 성행했던 化膿灸法(瘢痕灸法)이 있는데, 이 방법은 횟수가 적고 효과가 높으며 오래 지속된다는 장점이 있지만, 통증과 흉터가 남아 최근에는 非化膿灸法(非瘢痕灸法)이나 艾卷溫和灸法이 사용된다.

(1) 足三里化膿灸

足三里에 마늘즙을 약간 바르고 大豆大 또는 米粒大로 뜸을 뜬다. 뜸이 완전히 타면 다시 마늘즙을 바르고 새 뜸으로 교환한다. 이와 같이 반복하여 양쪽 穴을 7~9壯씩 灸하는데, 양쪽을 동시에 해도 되고 한쪽씩 번갈아 가며 해도 된다. 灸가 끝난 뒤에는 고약이나 반창고를 붙이고 매일 갈아주어야 하며, 단백질이 풍부한 음식을 섭취해 灸瘡이 생기도록 한다. 며칠이 지나면 灸한 부위에 무균성 화농이 생기는데, 만약 고름이 많으면 자주 고약을 갈아주어야 한다. 이렇게 35~45일이 경과하면 딱지가 떨어지고 작은 흉터가 생기는데, 이후 같은 자리에 다시 灸해도 무방하다.

정기적으로 施灸해야 효과가 있으며, 아울러 나이에 따라 점차 施灸횟수를 늘려야 한다. 즉 30~40세는 3년마다 한번 灸하고, 40~50세는 2년마다, 50세 이상은 매년 한 번씩 灸한다. 고혈압이나 중풍의 조짐이 보이는 경우는 연속적으로 여러 차례 灸하고, 병세가 안정되면 매년 정기적으로 봄과 여름, 여름과 가을이 바뀌는 시기에 施灸하도록 한다.

(2) 足三里非化膿灸

혈자리에 바셀린을 바르고(바르지 않아도 무방하다) 大豆大 또는 米粒大로 뜬다. 통증이 생기면 제거하고 다른 뜸으로 바꾸며, 모두 5~7壯을 灸하며 화상이 심하지 않도록 한다. 灸가 끝나면 발적과 홍조가 나타나고 물집이 생기기도 하는데, 저절로 가라앉을 때까지 터트리지 말고 놔둔다. 화농하지 않고 흉터도 생기지 않으나, 반드시 꾸준하게 施灸해야만 효과가 있다. 養生을 위해 施灸할 때에는 정기적으로 매월 초부터 시작하여 매일 혹은 격일로 3~5회 施灸한다. 《江間式心身鍛錬法》에서는 "매월 열흘 동안 足三里에 灸하면 無病長壽하여 天壽를 누릴 수 있다"고 하였으며, 《針灸眞髓·澤田派的要穴》에서는 "예로부터 足三里灸는 長壽灸로 여겨졌으며, 민간에서는 八日灸라 불렀으니, 월초에 한번 灸하고 계속해서 八日간격으로 한번씩 灸하기 때문이다"라고 하였다.

(3) 足三里溫和灸

艾條에 불을 붙여 溫熱이 적당하게 느껴질 정도(보통 足三里穴에서 3㎝쯤 떨어진 위치)로 접근한 다음, 홍조를 띨 때까지 灸한다. 매일 혹은 격일간격으로 한번씩 10~15분 동안 灸하는데, 매월 10회 내외가 적당하며, 非化膿灸와 같은 요령으로 정기적으로 施灸해도 된다. 이 방법은 간편하고 통증이 없어 일반적으로 사용된다.

2) 神闕灸

神闕은 곧 배꼽이며 先天之氣가 결집되어 있고, 後天之氣가 머무르는 곳으로 溫補元陽·健運脾胃·益氣固脫의 효능이 있는 혈자리이다. 《針灸資生經·第三》에는 "아무리 늙어도 얼굴이 동자같을 수 있는 것은 대개 해마다 鼠糞(쥐 똥)으로 배꼽 가운데를 1壯씩 灸했기 때문이다"라고 하였으며, 《針灸集成·卷二》에도 매년 배꼽에 施灸함으로써 백세가 넘도록 젊은이와 같은 氣力을 유지한 사람에 관한 기록이 있으니, 모두 神闕灸로 무병장수할 수 있음을 설명한 것이다.

神闕灸는 건강한 사람의 양생보건에 이용되는데, 특히 脾腎陽虛한 사람에게 좋으며, 元氣不足과 脾胃虛弱으로 인해 만성위장병에 걸린 사람의 경우 질병의 전변을 방지하고 신체를 건강하게 할 수 있다.

(1) 神闕隔鹽灸

깨끗하게 건조된 소금을 곱게 갈아 배꼽 안쪽에 넣어 평평하게 메운다(이때 배꼽의 함몰이 너무 얕은 경우에는 밀가루반죽으로 배꼽의 함몰부위에 둘러쌓고 소금을 채운다). 그리고 大豆大, 綠豆大로 소금 위에 뜸을 뜬다. 통증이 느껴지면 즉시 뜸을 교환한다. 이와 같은 요령으로 반복하여 적당한 열감이 느껴지고 약간의 홍조가 나타날 때까지 灸하는데, 매일 한차례씩 5~10壯씩 해야 한다. 또는 격일로 1회씩 월 10회 정도 灸하기도 한다. 병이 없는 사람은 횟수를 줄여야 하는데, 그렇지 않으면 熱證이 발생할 수도 있다. 반면에 병이 있는 사람은 많이 해야 한다. 참고로 《類經圖翼》에 기록된 "灸三五百壯"은 여러 차례 施灸하여 누적된 壯數를 가리키는 말이지, 결코 1회에 灸하는 300~500장씩 한다는 의미가 아니다.

(2) 神闕煉臍法

蒸臍法, 熏臍法이라고도 하며, 처방에 따라 몇 가지 방법으로 나뉜다.

① 《醫學入門》煉臍法

麝香 15g · 丁香 9g · 青鹽 12g · 夜明砂 15g · 乳香 9g · 木香 9g · 小茴香 12g · 沒藥 15g · 虎骨 15g · 蛇骨 15g · 龍骨 15g · 朱砂 15g · 雄黃 9g · 白附子 15g · 人蔘 21g · 附子 21g · 胡椒 21g · 五靈脂 15g을 모두 가루낸 후 삼등분하여 매회 하나씩을 사용한다. 밀가루반죽으로 배꼽 주위를 두른 후, 먼저 麝香 5分을 배꼽에 채우고, 상술한 약을 밀가루 둘레안에 꼭꼭 눌러 채운 다음, 가운데에 몇 개의 구멍을 뚫은 홰나무껍질로 약을 덮은 후 艾炷에 불을 붙여 온 몸에 땀이 날 때까지 灸한다. 勞疾의 치료와 保健을 위해 시술하며, "무릇 사계절마다 한번씩 灸하면 元氣가 견고해지고 병이 생기지 않으며 氣가 補益되어 장수한다"고 기록되어 있다.

② 《針灸大成·卷九》蒸臍法

生五靈脂 24g · 生青鹽 15g · 乳香 3g · 沒藥 3g · 夜明砂 9g · 葱頭(乾) 6g · 木通 9g · 麝香 약간을 모두 곱게 가루낸다. 메밀가루를 반죽하여 배꼽주위를 두르고 준비된 藥粉 6g을 채운 다음, 홰나무껍질에 구멍을 내어 약을 덮는다. 연령에 따라 壯數를 결정하는데, 1세는 1壯, 2세는 2壯,……40세는 40壯을 灸하며, 매번 약을 새로 갈아준다. 또한 立春에는 巳時, 春分에는 未時, 立夏에는 辰時, 立冬에는 亥時, 冬至에는 寅時에 施灸함으로써 "天地의 陰陽正氣를 취하여 五臟에 받아들이면 어떠한 邪氣가 침범하지 못하고 병이 들어오지 못하여 脾胃가 튼튼해지며 불로장생한다."

③《理瀹騈文》太乙眞人熏臍法

처방은 《醫學入門》의 煉臍法과 대체로 비슷한데, 단지 白附子와 人蔘이 빠지고 대신 兩頭尖이 들어가며, 灸法은 ①과 같다. 勞傷·貧血·遺精·淋疾·陽痿·精神倦怠·氣管支喘息·子宮冷症 등의 예방치료에 적용한다.

④《理瀹騈文》濟衆熏臍法

川烏 6g·草烏 6g·乳香 6g·沒藥 6g·雄鼠糞 6g·續斷 6g·麝香 약간, 혹은 五靈脂·夜明砂·枯礬·麝香을 사용하며 灸法은 위와 같다. 氣가 부족하고 몸이 피곤하며, 腹部가 冷한 증상의 예방과 치료에 적용한다.

(3) 溫臍種子灸

醫學入門·針灸》에 따르면 메밀가루를 반죽하여 배꼽주위를 두른 다음, 五靈脂 6g·白芷 6g·青鹽 6g·麝香 0.3g을 곱게 분말하여 그 속에 채우고 艾灸한다. 배꼽이 따뜻하게 느껴지면 즉시 멈추고 며칠이 지난 후에 다시 灸하는데, 너무 지나치면 熱症이 발생하기 쉬우므로 적당히 한다. 臍腹이 結冷하고 下元이 虛寒하여 발생한 不姙·氣虛崩漏[1]·血寒으로 인한 閉經의 예방과 치료에 사용한다.

3) 氣海灸

흔히 丹田으로 불리는 氣海穴은 納氣의 근본이다. 《銅人腧穴針灸圖經·卷四》에서는 "氣海는 男子의 氣가 생기는 바다이다"라고 하였고, 《針灸資生經·第一》에서는 "氣海는 무릇 사람의 元氣가 생겨나는 곳이다"라고 하였으며, 또한 "氣海는 元氣의 바다이다. 사람은 元氣가 근본인데, 元氣가 손상되지 않으면 비록 질병이 있어도 살 수 있고, 元氣가 손상되면 질병이 없어도 죽는다. 그러므로 이 穴에 자주 灸하여 元陽을 튼튼히 해야 한다. 만약 질병이 생긴 후에 灸하면 늦을 수도 있다"고 하였다. 이와 같이 氣海穴에 꾸준히 灸하는 것은 溫補元氣·益腎納氣의 효과가 있으며, 특히 중년 이후 男子의 養生에 적합하다.

王執中은 《針灸資生經·第一》에서 "나는 오랫동안 많은 병을 앓아 항상 숨이 차고 고통스러웠다. 그런데 氣海에 灸하는 것을 배운 후로 고통이 사라지니, 매년 잊지 않고 한 두차례씩 氣海에 施灸하였다"고 하였다. 방법은 다음과 같다.

---

1) 氣虛崩漏 : 氣虛로 인해 血을 調理하지 못하여 야기된 陰道의 大量出血이나 淋瀝이 멈추지 않는 증상을 가리킨다.

(1) 氣海化膿灸

매년 가을·겨울에 수일에서 10여 일간 연속해서 100~300壯을 施灸하며, 灸法은 "足三里化膿灸"와 같다.

(2) 氣海非化膿灸

격일로 5~7壯씩 灸하는 것을 1회로 10회를 1단계 치료과정으로 한다. 한 과정이 끝나면 5~7일 후에 다시 2차 치료과정으로 넘어가는데, 매년 2~3차의 치료과정을 진행한다. 구체적인 灸法은 "足三里非化膿灸"와 같다.

(3) 氣海隔薑灸

生薑을 3~5㎜두께로 잘라 몇 개의 작은 구멍을 뚫은 다음 氣海穴에 놓고 그 위에 콩 또는 대추씨 크기로 뜸을 뜬다. 매일, 격일, 2일 간격으로 한차례씩 3~10壯을 灸하는데, 10~15회가 하나의 치료과정이 되며, 매월 10~15회 정도가 적당하다.

(4) 氣海隔附子灸

附子를 4㎜두께로 잘라 물에 적신 후에 가는 구멍을 뚫어 사용하며, 열감과 홍조가 나타날 정도로 한다. 격일에 한차례씩 3~5壯을 施灸하는데, 매월 10회 정도가 적당하다.

(5) 氣海溫和灸

艾卷의 한쪽 끝에 불을 붙여 氣海穴로 접근시키다가 적당한 열감이 느껴지면 멈춘다. 매번 10~15분 가량, 매일, 격일에 한번 施灸하여, 10회를 하나의 치료과정으로 친다. 보통 일년에 3~5차례의 치료과정을 기준으로 하고 陽氣가 부족한 중·노년층은 매월 1차례의 치료과정을 정기적으로 施灸한다.

4) 關元灸

보통 下丹田으로 불리며, 남자는 精을 저장하고, 女子는 血을 저장하며, 溫腎壯陽·培補元氣·益精調經의 효능이 있다. 이 穴을 꾸준히 施灸하는 것은 신체를 건강하게 하고 장수에 도움이 되며, 虛弱하고 氣力이 없거나 추위를 잘 타고 사지가 냉하며 아랫배가 虛寒하거나, 정신이 부진한 사람, 元氣가 점차 쇠퇴하는 중・노년층에 좋은 혈자리이다.

과거에는 주로 關元化膿灸가 사용되었는데, 매년 가을・겨울철에 연속해서 백장에서 수백장을 施灸하면 건강을 유지할 수 있다. 竇材는 《扁鵲心書・住世之法》에서 30세 이후에는 關元灸를 취하되, “30세가 되면 3년에 한번씩 關元에 300壯을 灸하고, 50세에는 2년에 한번씩 300壯을 灸하며, 60세에는 1년에 한번씩 300壯을 灸한다. 이를 꾸준히 하면 능히 불로장생할 수 있다”고 하였다. 그러나 최근에는 非化膿灸・隔薑灸・隔附子灸・溫和灸 등이 널리 사용되는데, 구체적인 灸法은 “氣海灸”를 참고로 한다. 關元灸로써 불로장생했다는 실례나 일화는 대단히 많다. 그 가운데 《扁鵲心書・住世之法》에 있는 것을 간단히 소개하면 다음과 같다. 옛날 紹興에 王超라는 이가 살았는데, 그는 일찍이 仙人을 만나 불로장생의 仙術을 전수받아, 90세가 되어도 기운이 넘치고 피부에 주름살이 없으며 늘 윤기가 흘렀다. ……후에 刑官이 ‘남다른 술법이라도 있는가?’라고 묻자, 王超가 대답하기를 ‘없소 오직 火力일 따름이오. 해마다 여름과 가을이 바뀌기를 기다려 關元에 四柱를 태우니, 寒・暑가 침범하지 못하고 굶어도 배고픈 줄을 모르게 되었소’라고 하였다“는 일화가 있다.

5) 湧泉灸

湧泉은 寧神開竅・補腎益聰・舒肝調氣의 효능이 있어 노인보건의 중요한 혈자리이다.

湧泉灸의 구체적인 방법은 承淡安의 《仙傳壽灸法》에 상세히 기록되어 있으니 “매월 초하루에 시작하여 이레까지, 매일 卯時에 시작하여 辰時까지 施灸하는데 1일에 26壯을, 2일부터 7일까지는 7壯을 灸한다. 뜸의 크기는 작은 蓮子정도로 만들며, 통증이 느껴지면 즉시 제거한다. 이때 生薑을 써도 좋고 쓰지 않아도 좋다”고 하였다. 이것은 非化膿灸法과 隔薑灸法의 방법과 같다. 이밖에도 艾條溫和灸法이 있는데, 매월 10회 정도, 매일 혹은 격일간격으로 취침 전에 한차례씩 10~15분 施灸한다.

6) 三陰交灸

三陰交는 여성의 중요한 혈자리이다. 여성은 월경, 임신, 출산 등과 같은 생리적 특징으로 인해 월경질환, 대하, 출산과 관련된 질환에 쉽게 걸리는데 이는 모두 肝・脾・腎 三臟과 衝・任・帶 三脈의 기능과 밀접한 관계가 있다. 三陰交는 健脾統血・益腎柔肝・通調衝任[2]・固經止帶의 효능이 있으므로 三陰交를 꾸준히 灸하면 생리기능을 정상적으로 유지하

2) 通調衝任 : 衝脈과 任脈을 순조롭게 소통시키는 것

고 여성질환을 예방할 수 있다. 또한 여성질환이 이미 있더라도 三陰交灸를 통해 질병의 전변을 막고 건강회복에 도움을 줄 수 있다.

三陰交灸에는 艾炷非化膿灸·隔薑灸·艾條溫和灸 등의 방법이 있으며, 어느 것이든 매회 양쪽 혈자리에 5~7壯씩 施灸한다. 일반적인 양생의 목적으로는 매월 또는 각 계절마다 서너 차례 施灸하며, 비뇨생식계 질환이나 여성질환에 있는 경우에는 매일 또는 격일간격으로 1회씩 총 10회를 치료과정으로 하는데, 5~7일 간격으로 병이 완치될 때까지 치료과정을 반복한다. 병이 다 나으면 일반 방법에 따라 施灸하도록 한다.

7) 膏肓腧灸

膏肓腧는 通宣理肺·益氣補虛의 효능이 있다.

《千金要方·卷三十》에서는 "膏肓腧는 치료하지 못하는 바가 없지만 주로 羸瘦·虛損·遺精·上氣咳逆을 치료하며……이곳을 灸하면 陽氣가 强盛해진다"고 하였으며, 《針灸問對》에서도 "편안하기를 바란다면 膏肓·三里를 침범하지 못하게 하라"고 하였다. 日本의 代田文志는 70~80세에 이르렀을 때, 膏肓·風門 두穴에 꾸준히 灸하면 신체의 저항력이 높아지고 폐결핵과 감기를 예방할 수 있다고 하였다.

고대에는 艾炷化膿灸法을 많이 사용하였으며, 壯數가 수백에 이르게 되면 건강해진다고 여겼다. 최근에는 주로 艾炷非化膿灸法·艾條溫和灸法·隔薑灸法을 사용하며, 매회 7~15壯 혹은 15~20분 정도, 매일 또는 격일간격으로 1회씩 施灸하여 총 10회를 치료과정으로 삼는다. 虛勞·虛陽하거나 비만 또는 야윈 사람은 매월 10회씩 정기적으로 施灸하여 신체가 건강해지면 중지한다.

8) 大椎灸

大椎는 百勞라고도 하며 手足三陽經과 督脈이 交會하는 穴로서 모든 陽을 총괄하는 작용을 한다. 이 혈자리에 꾸준히 灸하면 陽氣를 진작시키고 병에 대한 저항력을 높일 수 있다. 그러므로 평소 陽氣가 부족하거나 추위에 약하고 사지가 냉한 사람에게 특히 적합한 혈자리이며, 또한 陽氣가 점차 쇠퇴하여 저항력이 떨어지기 시작하는 노인에게는 정기적으로 施灸함으로써 체질을 증강시키고 질병을 예방하며 노화를 늦출 수 있다.

大椎灸에는 艾炷非化膿灸法와 艾條溫和灸法을 사용하는데, 매회 3~7壯씩 혹은 15~20분 가량을 매일 혹은 격일에 한차례씩 매달 10회 정도 施灸한다. 일주일 간격을 두고 눈에 띄는 효과가 있을 때까지 계속해서 施灸하며, 노인은 해마다 가을·겨울에 정기적으로 施灸

한다.

9) 中脘灸

中脘은 調理中焦·健脾化濕·和胃降逆 효능이 있어 꾸준히 施灸하면 脾胃를 튼튼하게 하고 식욕을 증진시켜 後天之氣를 배양하게 하는 要穴이다.

中脘灸는 비위허약·식욕부진 및 비위기능실조로 야기된 전신허약에 적용된다. 대개 艾條溫和灸를 취하는데 매일 또는 격일간격으로 한차례씩 15분 정도 施灸하며, 隔薑灸法을 취할 경우에는 3~5㎜두께의 生薑을 사용하고 艾炷는 대두나 녹두크기로 하여 7~10壯씩, 3~5일 간격으로 매월 10회 가량 灸하다가 脾胃가 튼튼해지면 곧 중지한다.

10) 風門灸

風門穴은 모든 風症을 다스리고 宣通肺氣·疏散風邪·調理氣機의 효능이 있으며, 감기·고혈압·중풍·毒瘡·옴·부스럼의 예방에 좋은 효과가 있다. 《類經圖翼·卷七》에는 "風門穴을 통해 몸의 熱氣를 瀉할 수 있으므로 꾸준히 灸하면 毒瘡·옴·부스럼 등의 질병이 사라진다"고 하였다.

風門灸는 艾炷非化膿灸法·隔薑灸法·艾條溫和灸法을 취하는데, 肺·胃가 허약하고 감기에 잘 걸리는 사람은 평소에 10~15壯 15~20분가량, 매일 또는 격일 간격으로 한차례씩 風門을 灸한다. 건강한 사람도 감기의 징후가 보일 때에 이 穴에 灸하여 감기를 예방하고 치료할 수 있다.

독감일 경우 隔薑灸法을 택해 매일 한차례씩 국소적인 홍조와 열감이 있을 때까지 매회 10~15壯 施灸하면 좋다.

고혈압이나 중풍전조가 있을 경우 艾條溫和灸法으로 매월 10회 홍조나 열감이 느껴질 정도로 매회 15~20분가량 施灸하면 예방효과를 볼 수 있다.

11) 身柱灸

身柱는 通陽利氣·祛風退熱·强健筋骨·淸心寧神·降逆止咳의 효능이 있으며, 특히 소아의 발육을 촉진하고 신체를 건강하게 하는 要穴이다.

《養生一言草》에서는 "매월 소아의 身柱穴과 天樞穴을 灸하면 질병 없이 키울 수 있다. 특히 蟲氣가 있는 아이에게는 약물보다 더 좋은 효과가 있다"고 하였고, 《日用灸法》에서는 "身

柱穴은……身柱灸, 小兒必灸라고 부른다. 생후 75일이 지나면 이 穴에 灸할 수 있는데, 만약 疳瘡이 있거나 驚悸가 발생할 경우에는 생후 75일 전이라도 灸할 수 있다"고 하였으며, 代田文志는 취학연령아동들에게 保健灸를 실시한 연구결과 "身柱穴에 灸한 후에는 감기에 걸리지 않았고 식욕이 증가되었으며 발육상태가 좋아지는 등, 전체적으로 건강상태가 개선되었으므로 身柱穴은 취학아동의 保健灸에 있어 매우 중요한 혈자리이다."고 하였다.

身柱灸에는 보통 艾炷非化膿灸法과 溫和灸法을 사용한다. 영아와 유아의 경우에는 가는 艾柱를 사용하여 매회 3壯씩 施灸한다. 매회 5~10분정도 灸하는데, 每月 10회를 넘지 않는 범위에서 격일에 한 번씩 施灸한다.

12) 腧募配穴灸

腧募穴은 오장육腑의 背腧穴과 腹募穴을 말한다. 背腧穴과 腹募穴은 각 장부의 기능을 보익하고 조리하는 작용이 있어 특정한 장부의 背腧穴과 腹募穴을 취하여 동시에 施灸하면 해당 장부기능을 강화하고 질병을 예방하고 전변을 막을 수 있다.

(1) 肺腧와 中府는 肺의 기능을 조화롭게 하고 호흡기 질병을 예방하며, 전변을 막는다.
(2) 心腧와 巨闕은 心의 기능을 조화롭게 하고 심·뇌혈관질병과 그 전변을 예방한다.
(3) 脾腧와 章門 및 胃腧와 中脘은 비위기능을 조화롭게 하고 소화기계 질병을 예방하며, 그 전변을 막는다.
(4) 肝腧와 期門은 肝의 기능을 조화롭게 하고 간담질병을 예방하며, 그 전변을 막는다.
(5) 腎腧, 京門, 膀胱腧, 中極은 腎과 膀胱의 기능을 조화롭게 하고 비뇨생식기 질환을 예방하며, 그 전변을 막는다.
(6) 大腸腧, 天樞, 小腸腧와 關元은 大·小腸의 기능을 조화롭게 하고 장질환을 예방하며, 전변을 막는다.

구체적인 施灸法은 환자의 상태에 따라 艾炷化膿灸法·非化膿灸法·隔薑灸法·隔附子灸法·艾條溫和灸法을 선택적으로 취하며, 매일 혹은 격일간격으로 한차례씩 총 10회를 치료과정으로 삼아 5~7일 간격을 두고 반복하여 施灸하되, 장부기능이 정상으로 회복되면 곧 중지한다.

13) 按時保健灸

按時保健灸는 하루의 十二時辰과 인체의 十二經脈이 각각 상응한다는 이론을 근거로 특정 장부의 기능실조가 나타나면 해당 장부의 경맥이 가장 왕성한 時辰을 택해 施灸하는 방법이다. 《保健灸法》 에서는 "保健灸法의 시술시간이 경맥유주와 부합하면 그 효과가 더욱 좋다"고 하였다. 十二經脈流注가 가장 왕성한 時辰은 위의 대조표와 같다. 따라서 폐기능이 실조되었을 때는 매일 寅時에 肺經의 腧穴에 施灸하고, 대장기능이 실조되었을 때는 매일 卯時에 大腸經의 腧穴에 施灸하며, 이와 같이 다른 장부의 경우에도 이에 준한다.

十二時辰과 十二經脈 대조표

十二時辰	十二經脈	十二時辰	十二經脈
寅 時	肺 經	申 時	膀胱經
卯 時	大腸經	酉 時	腎 經
辰 時	胃 經	戌 時	心包經
巳 時	脾 經	亥 時	三焦經
午 時	心 經	子 時	膽 經
未 時	小腸經	丑 時	肝 經

제 14 장

按摩養生法

按摩는 "推拿"라고도 하는데, 침구와 약물을 사용하지 않고 혈위에 撫·擦·壓·叩·진동 등의 자극을 손바닥과 손가락 기교로 줌으로써 질병을 예방하는 방법이다. 안마요법은 오랜 역사를 갖고 있고 다양한 방법으로 발전하여 보건안마·기공안마·경혈안마·장부안마·소아안마·상과안마·운동안마·채마(踩摩)[1] 등의 종류가 있다. 이 책에서는 보건안마의 방법으로 질병을 제거하고 건강을 유지하는 방법을 주로 논술하였다.

《史記》의 기록에 의하면 秦代 扁鵲이 안마로 虢太子의 尸厥症을 치료했다는 기록이 있으며, 《素問·血氣形志篇》에서는 "잘 놀라는 사람은 경락의 운행이 순조롭지 못하여 痲痹不仁이 발생하므로 안마와 약주를 사용하여 치료하는 것이 적절하다"라고 하였으며, 《素問·異法方宜論》에서는 "中央地域은 기후가 온화하고 地勢가 평평하며 濕潤하여 天地의 氣가 만물을 생성하기에 적합하므로 물질이 풍부하다. 음식물이 풍족하고 생활이 안일하므로 이 지역사람들에게는 대게 痿厥[2]·惡寒發熱하는 등의 질병이 많이 발생한다. 이러한 질병은 導引·按摩法으로 치료함이 마땅하다"라고 하였다.

안마는 隋唐시대에 크게 성행하여 隋의 太醫院에는 按摩專科가 설치되어 2인의 전문가가 안마법을 연구하고 전문인력을 기르는 일을 맡았다. 唐代에는 按摩가 이미 太醫署 四大科의

1) 발로 밟는 안마

2) 痿厥 : 四肢手足이 힘없이 늘어지고 厥冷한 症狀

하나로 발전하였는데, 《唐典》에서는 안마는 "八疾", 즉 風·寒·暑·濕·飢·飽·勞·逸 등을 제거할 수 있다고 기록하였으며, 아울러 "무릇 사람의 관절과 臟腑에 氣가 적체되면 疾이 생기므로, 마땅히 導宣하여 안으로는 疾이 생기지 않게 하고 밖으로는 邪氣가 침투하지 못하게 해야 한다"고 하였다.

안마는 宋·金·元시대에 잠시 쇠퇴하였다가 明初에 이르러서는 성인위주의 예방치료에서 소아질병의 예방치료로 점차 새롭게 발전하였다. 당시의 의학서로는 《小兒按摩》·《推拿秘訣》·《活嬰秘指推拿》 등이 있다. 淸代에 이르러, 按摩는 "推拿"로 불리면서 각종 질병을 예방치료하는데 광범위하게 응용되기 시작되었다. 이 시기에는 많은 전문서적이 출판되었으며, 안마에 관한 문헌도 가장 많아서 30여종이나 된다.

1 按摩健竅法

인체에는 九竅[3]가 있으며, 각각 오장이 九竅를 주관한다. 按摩健竅法은 九竅와 臟腑가 상응한다는 것에 근거하여 오관과 음부·항문주위를 안마함으로써 눈을 맑게 하고 귀를 잘 들리게 하며 정신을 맑게 하고 장부의 기능을 조절하여 질병예방과 신체건강을 목적으로 하는 양생법이다.

1) 눈

眼筋은 눈의 피로와 관계가 있으므로 눈 주위를 안마함으로써 눈의 피로를 없애고 눈의 질병발생을 예방할 수 있다. 《諸病源候論》에서는 "손가락으로 눈을 27번 마찰하여 눈이 어두워지지 않게 한다"고 하였다. 《內景經》에서는 "항상 두 손으로 눈썹 뒤의 小穴을 29번 1년간 안마하면 밤에도 작은 글씨를 쓸 수 있다"고 하였다.

(1) 梳頭櫛髮

머리는 모든 陽이 모이는 곳이므로 머리를 안마하면 風을 제거하고 눈을 밝게 하며 정신을 편안하게 할 수 있다. 梳頭櫛髮은 두부의 안마법 중 하나로 다른 용어로는 "浴頭"라고도 한다. 방법은 열손가락 끝을 두피에 대고 빗질하듯이 앞에서 뒤로 넘긴다. 모발의 끝까지 할

3) 九竅 : 눈·코·귀의 각각 두 구멍씩 여섯 구멍과 입·항문·尿道의 세 구멍을 합친 아홉 구멍

필요는 없으며 자주 하면 좋다.

(2) 摩手熨目

《諸病源候論》 에서는 "닭이 울 무렵에 두 손을 마찰하여 뜨겁게 한 후 세 차례 눈두덩에 대고 손바닥으로 누른다. 이와 같이하면 좌우에 神光이 생겨 눈이 밝아지고 병이 없어진다" 라고 하였다. 《夷門廣牘》 에서도 "아침저녁으로 두 손을 비벼 뜨겁게 하여 눈을 세 번 비비고 손가락으로 두 눈가를 누른다"고 하였다. 즉 두 손바닥을 마찰시켜 뜨겁게 한 다음 두 눈가에 대고 세 번 반복하여 문지른다. 그런 후에 검지, 중지, 약지로 가볍게 안구와 눈 주위의 睛明, 瞳子髎를 누른다. 다만 세게 누르면 안구를 압박하므로 좋지 않다.

(3) 按揉穴位

주위의 혈위(睛明, 絲竹空, 攢竹, 瞳子髎 등)을 안마한다.

① **睛明穴을 揉按한다** : 양손의 중지를 사용하여 같은 쪽의 睛明穴을 누르면서 20~30회 揉按한다. 혹은 한손의 무지와 식지 끝으로 揉按한다<그림 14-1>.

② **攢竹穴을 揉按한다** : 식지나 양손의 중지로 攢竹穴을 30회 揉按한다.

③ **上明穴을 揉按한다** : 양손 엄지로 눈썹의 가운데의 上明穴을 동시에 30회 揉按한다.

④ **承泣穴을 揉按한다** : 양손 검지로 같은 쪽의 눈두덩 주위를 안쪽으로 30회 揉按한다.

⑤ **눈주위를 비빈다** : 엄지로 睛明穴에서 눈두덩 아래쪽으로 천천히 바깥쪽으로 돌리고 나서 다시 반대쪽으로 睛明穴을 향해 천천히 돌린다. 반복하여 10~20회 按摩한다 <그림 14-2>.

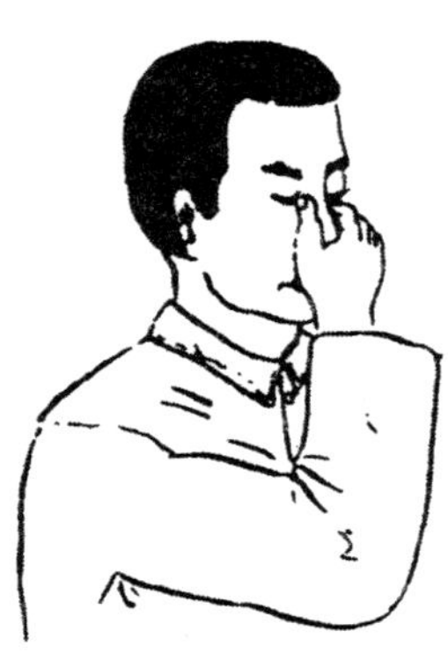

그림 14-1. 揉按睛明

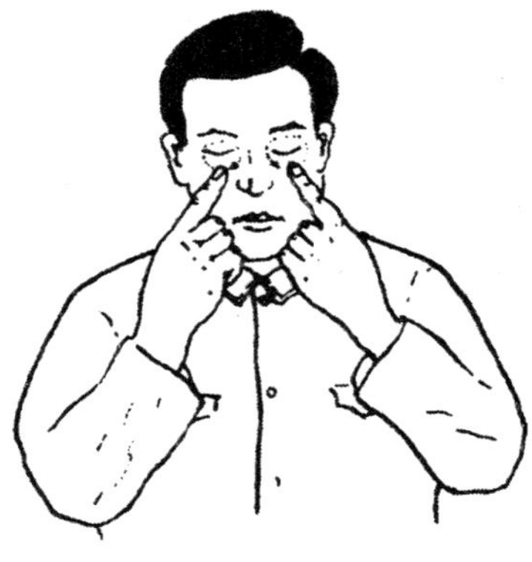

그림 14-2. 摩眼眶

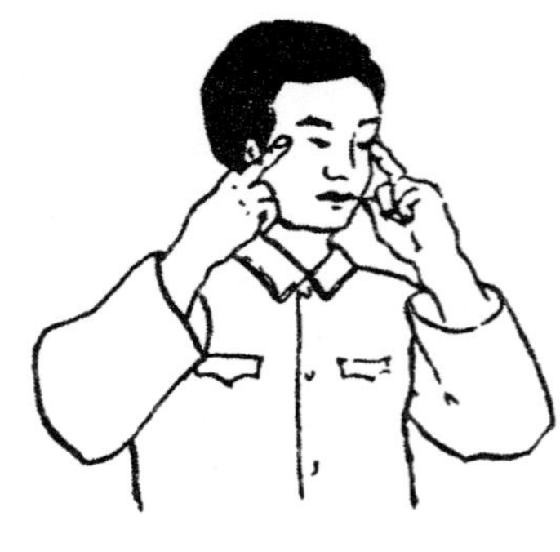

그림 14-3. 揉按太陽

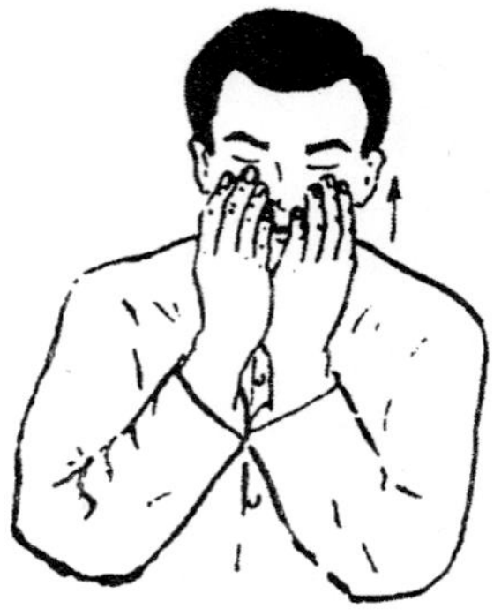

그림 14-4. 上推面頰

⑥ **太陽穴을 揉按한다** : 양손 엄지나 중지로 같은 쪽의 太陽穴을 각기 누르고 반복하여 10~20회 推摩[4]한다<그림 14-3>.

⑦ **이마를 나누어 민다** : 양손의 네 손가락을 한데 모아 印堂部를 누르고 양눈썹 끝에서 太陽穴을 향해 3~5회 민다. 이후 양손을 위로 옮겨 다시 안에서부터 밖으로 3~5회 민다. 이와 같이 점차로 위로 옮겨가면서 밀어서 머리카락이 난 곳에까지 이르면 다시 위에서 아래로 내려온다. 같은 방법으로 10회 반복한다.

⑧ **뺨을 위로 민다** : 양손의 손가락을 한데 모아 소지를 아래 턱부분에 놓고 위를 향해 눈 아래까지 이르도록 20~30회 반복하며 민다. 손바닥을 사용하여 일제히 위로 밀어도 된다. 코 옆에서 귀 앞까지의 전체 뺨을 문질러 얼굴에 열이 나서 붉게 될 정도로 한다 <그림 14-4>.

⑨ **風池穴을 揉按한다** : 양손의 엄지로 각각 같은 쪽의 風池穴을 누르고 나머지 손가락은 머리 양쪽에 붙인다. 처음에는 약하게 하다가 점점 강하게 밖을 향해 20~30회 揉按한다<그림 14-5>.

⑩ **天柱穴을 揉按한다** : 양손의 중지로 각각 같은 쪽 天柱穴을 누르고, 바깥쪽으로 20~30회 揉按한다.

⑪ **大椎穴을 斜擦한다** : 斜擦法[5]을 사용하는데, 먼저 왼손을 사용하고 뒤에 오른손을 사용한다. 네손가락을 한데 모아 頸背部에 놓고 大椎를 각기 20~40회 반복하여 斜擦하되, 열이 느껴질 때까지 해야 효과가 있다<그림 14-6>.

---

4) 推摩 : 밀듯이 문지르는 按摩手法

5) 斜擦法 : 사선으로 문지르는 按摩手法

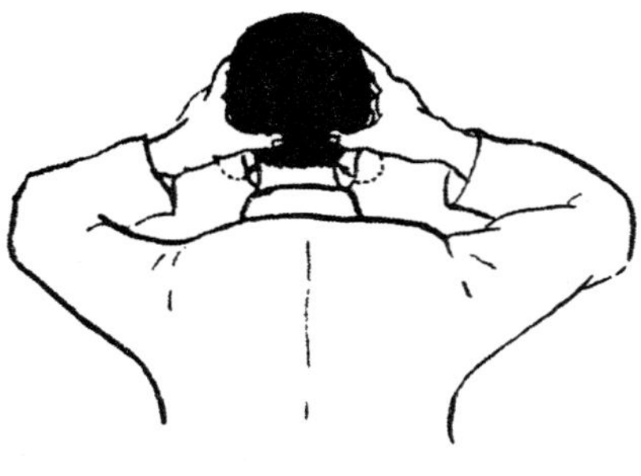

그림 14-5. 揉按風池

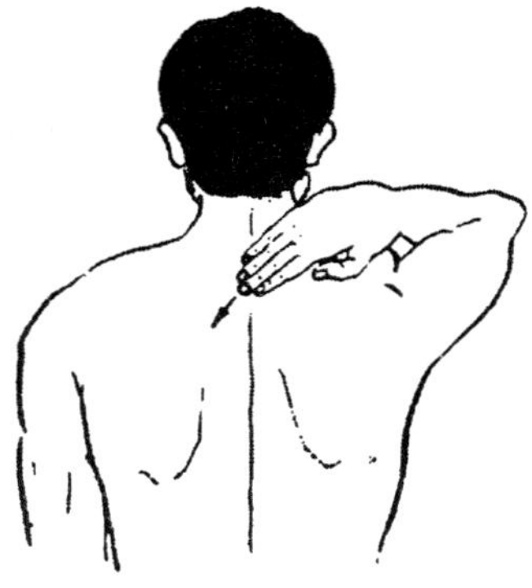

그림 14-6. 斜擦大椎

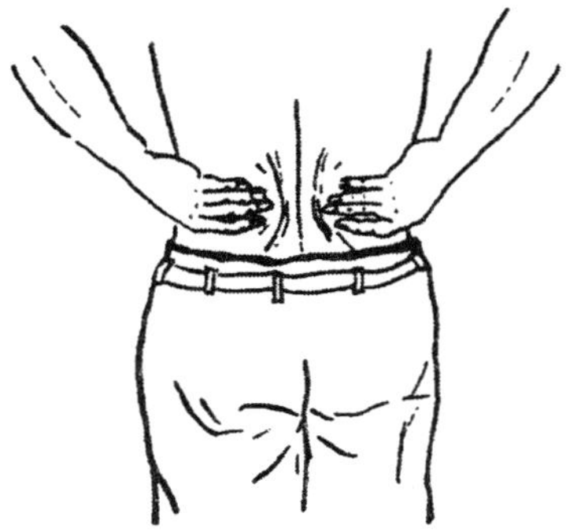

그림 14-7. 擦揉腎腧

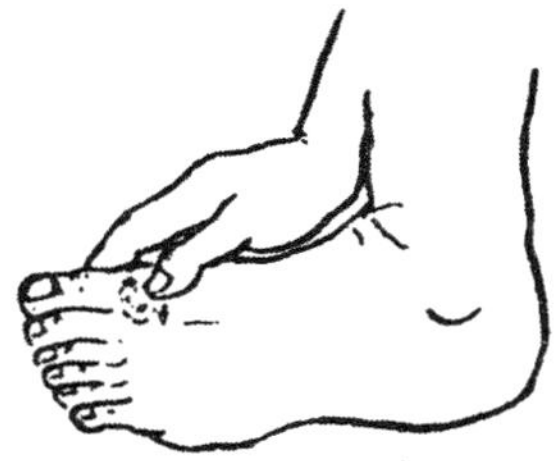

그림 14-8. 掐揉太衝

⑫ **腎腧穴을 擦揉한다** : 양손의 엄지로 각각 같은 쪽 11번째 늑골끝을 동시에 누르고, 중지는 腎腧穴을 누른 채 밖으로 20~30회 斜擦하여 허리부위에 열이 나도록 한다<그림 14-7>.

⑬ **光明穴을 揉按한다** : 중지로 같은 쪽 光明穴위를, 약지로 三陰交위를 누른 뒤에 20~30회 揉按한다.

⑭ **太衝穴을 掐揉한다** : 엄지나 검지의 끝부분을 사용하여 발등의 太衝穴을 20~30회 按揉한다<그림 14-8>.

⑮ **合谷穴을 拿揉한다** : 한손의 엄지를 사용하여 반대쪽 合谷을 누르고 식지는 손바닥의 상응하는 부위를 누르되 가볍게 시작하여 점차 세게 20~30회 揉拿한다. 임산부는 금한다<그림 14-9>.

눈 주위의 혈자리와 눈과 관계되는 혈자리를 안마하여 눈과 뇌를 맑게 하고 시력을 향상시킬 수 있다. 눈 주위는 민감하기 때문에 처음에는 가볍게 揉하고 횟수도 적게 하다가 익숙해지면 점차 세게 하면서 횟수를 증가시킨다. 매일 아침저녁으로 한차례씩 행하면 머리와 눈을 맑게 하는 효과를 볼 수 있다.

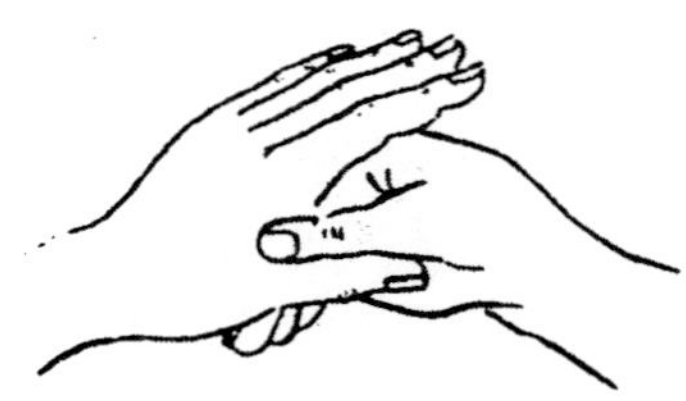

그림 14-9. 拿揉合谷

2) 귀

귀는 많은 장부와 경락과 연관관계를 갖는다. 手陽明의 別絡은 귓속으로 들어가고, 足陽明經은 귀 앞으로 올라가며, 手太陽經은 귓속으로 들어가고 足太陽의 支脈은 귓속으로 들어가며, 足少陽經은 귀 뒤로 내려가고 支脈은 귓속에 이르러 귀 앞으로 나온다. 手·足三陽經脈은 모두 귀와 관계되고, 陰經도 經別을 통하여 陽經과 결합해 귓바퀴와 통한다. 奇經은 陰·陽蹺脈과 함께 귀 뒤로 들어가고, 陽維脈은 머리를 돌아 귀로 들어간다. 그러므로 《靈樞·口問篇》에서 "귀는 宗脈이 모이는 곳이다"라고 하였다. 귀는 결코 단순한 청각기관이 아니라 인체의 모든 장부경락과 상통한다. 耳針의 원리도 이러한 측면에서 이해될 수 있다. 따라서 귀부위의 穴位를 안마하면 귀를 밝게 하면서 장부경락의 기능을 조절하여 각종 질병을 예방·치료할 수 있다.

(1) 摩耳

양손바닥으로 귓구멍을 꽉 누르다가 갑자기 놓는 방법을 연속해서 10여 회 실시한다. 그런 후에 양손의 엄지, 검지로 귓바퀴주위를 위에서 아래로 20회 안마한다. 이때 엄지는 귓바퀴 뒤에 두고 식지는 앞에 둔다. 다시 같은 방법으로 귓불을 20회 안마한다. 귓바퀴에 발열감이 느껴지면 된다.

(2) 叩耳

"擊探天鼓"라고도 하는데, 《遵生八箋·延年却病箋》에서는 "天鼓라는 것은 귓 속의 소리를 울리도록 하는 방법이다. 양 손바닥 중심부로 귓구멍을 꽉 막고 손가락으로 후두부를 치면 소리가 서로 이어져 흩어지지 않는다"라고 하였다. 즉 양손바닥 중심부로 귀를 막은 후에 손가락을 후두부에 두고서 두드리면 머릿 속에서 "둥둥"하는 북소리를 느낄 수 있다. 반복해서 3~5회 실시한다. 이 방법은 귀를 잘 들리게 하고 뇌를 깨우는 방법이다.

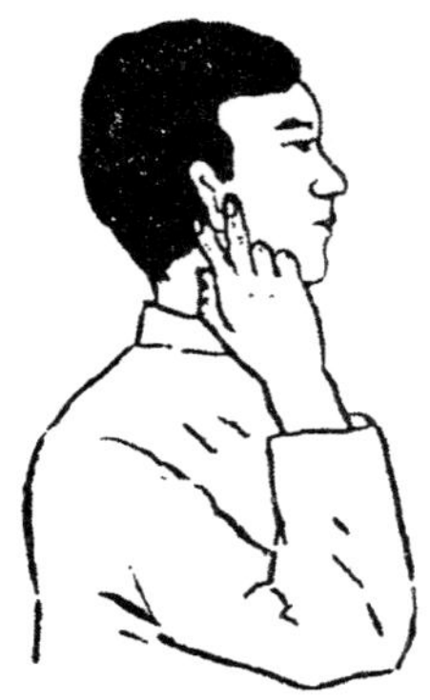

그림 14-10. 揉按聽宮·翳風

(3) 扯耳

양손가락으로 귓볼·귀 끝부위를 여러번 반복해서 문지른다.

(4) 屈耳

손으로 귀를 앞으로 굽혀서 중첩하여 누르기를 여러번 반복한다.

(5) 귀 주변의 안마

중지로 같은 쪽의 귀앞 聽宮穴을 누르고 식지는 귀뒤의 翳風穴에 두고서 동시에 점차 강하게 천천히 앞쪽으로 10~20회 揉按한다. 그런 후에 식지와 중지 사이에 귀를 끼우고 위를 향해 耳門·聽宮·完骨 등의 穴을 推摩하는데, 20~30회 반복한다<그림 14-10>.

3) 코

코의 안마는 肺氣와 기타 장부의 기능을 조절하여 각종 질환의 예방효과가 있다.

① **鼻根을 揉한다** : 양손의 엄지로 콧대에서 迎香穴이 있는 곳까지를 揉按한다.

② **콧구멍을 捏한다** : 양손가락으로 콧구멍을 잡는다. 코에 시큰한 통증이 느껴지면 적당하다.

③ **콧대를 推한다** : 한손의 엄지손가락으로 콧대를 여러번 반복해서 민다.

④ **迎香穴을 揉推한다** : 양손 중지와 검지로 같은 쪽의 迎香穴을 누르면서 안쪽으로 20~30회 揉按한다. 그런 후

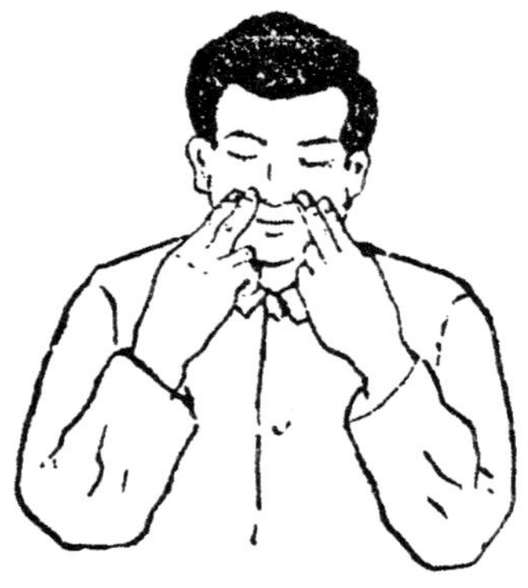

그림 14-11. 揉推迎香

에 위를 향해 20~30회 문지른다. 똑같은 방법으로 巨髎穴을 揉推한다<그림 14-11>.

⑤ 양손가락으로 코바깥을 빠르게 마찰하여 피부가 뜨거워 질 때까지 한다.

4) 陰竅

陰竅는 腎이 주관하며 腎은 元氣・元精을 저장하기 때문에 선천적인 근본이며 생명의 뿌리이다. 陰竅를 안마하면 腎의 기능을 강화하여 몸 전체의 元氣가 충만해지고 전체 기능이 왕성해져 예방효과가 있다.

① **陰部를 마찰한다** : 양손바닥으로 양쪽의 대퇴부 안쪽을문지른다<그림 14-12>.

② **고환을 裹揉한다** : 양손바닥으로 고환을 감싸 쥐고 가볍게 주무르면서 움직인다. 좌우로 각각 30~50회 주무르면서 움직이는데 통증이 일어나지 않게 하는 것이 원칙이다.

③ **고환을 捏한다** : 양손으로 고환을 주물러 열감이 허리부분까지 느껴질 때까지 한다.

④ **曲骨穴을 揉한다** : 양손가락으로 曲骨穴을 주무른다.

⑤ **少腹을 비스듬히 마찰한다** : 양손의 다섯 손가락을 한데 모아 먼저 손목의 새끼손가락 쪽을 髂前下棘에 대고 손가락과 손바닥을 가랑이에 연하여 아래로 사선방향으로 문지르고 다

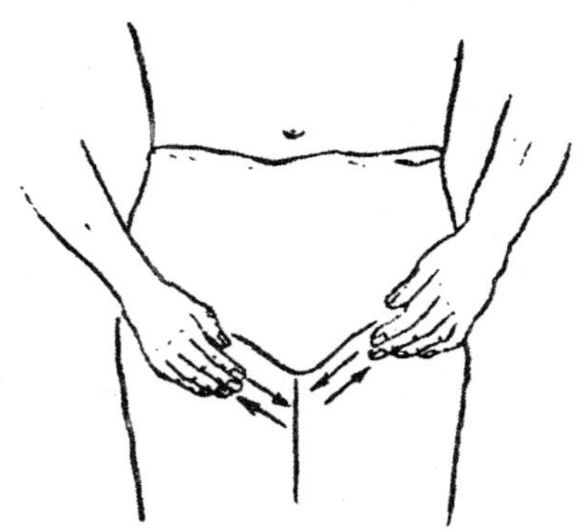

그림 14-12. 陰部摩擦

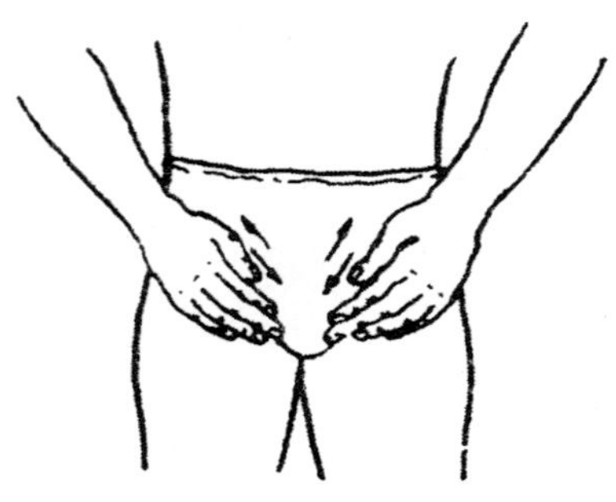

그림 14-13. 少腹斜擦

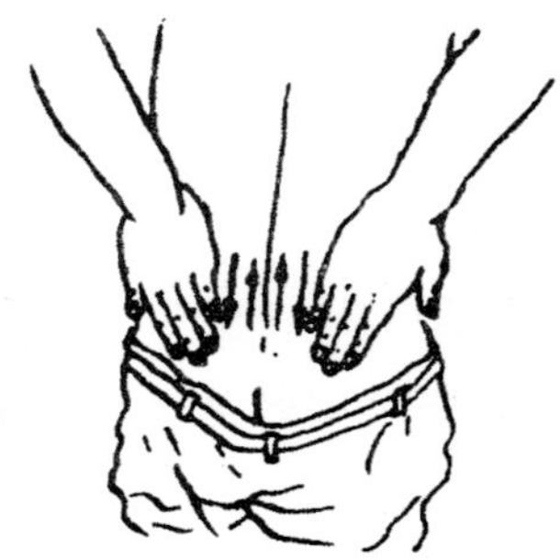

그림 14-14. 尾骶骨重擦

시 배꼽방향을 향해 한데 모아 번갈아 가며 20~30회 반복 斜擦한다<그림 14-13>.

⑥ **長强穴을 揉按한다** : 손가락으로 長强穴을 누르며 주무른다.

⑦ **尾骶骨을 重擦한다** : 양손의 다섯 손가락을 한데 모아 손목을 같은 쪽의 제12번늑골위에 대고 동시에 위에서 아래로 30~50회 반복하여 사선방향으로 문지른다. 허리아래부위에서 열이 느껴질 때까지 반복한다<그림 14-14>.

2 强筋壯骨按摩法

强筋壯骨按摩法은 손으로 인체의 국소부위에 자극을 주어 경락을 소통시키고 營氣와 衛氣를 조화롭게 하며 氣血을 활성화시켜 筋骨을 튼튼히 하는 방법이다. 그 효과에 대해 《遵生八箋·延年却病箋》에서는 "按摩導引法은 血氣를 움직이고 關節을 원활하게 하며 邪氣의 침입을 물리침으로써 邪氣가 몸 안으로 들어올 수 없게 한다"고 하였다. 이를 꾸준히 시행하면 근육과 뼈를 강건하게 하고 사지의 활동이 원활해지며 병을 제거할 수 있다.

1) 上肢按摩法

상지안마법은 양손·완관절·주관절·견관절·삼각근의 안마와 상지부의 혈위추나 등을 포함한다.

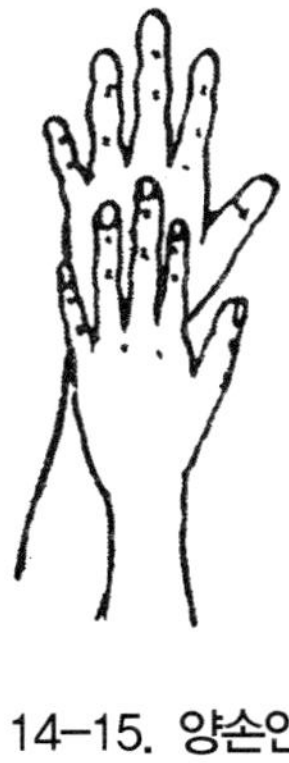

그림 14-15. 양손안마

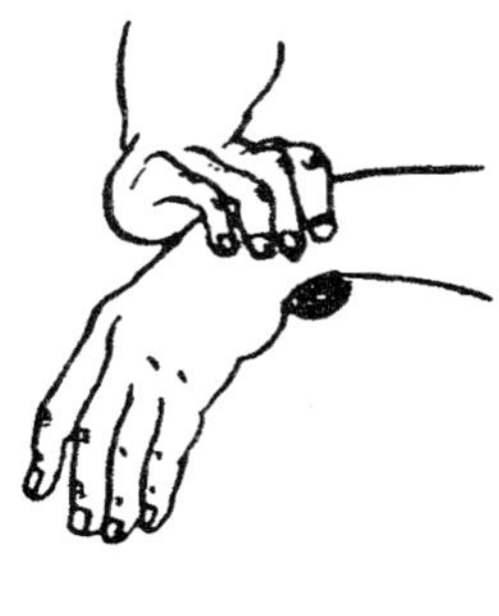

그림 14-16. 腕關節按摩

(1) 양손안마

양손 손가락을 벌리고 양손바닥을 한데 모은 후에 위에서 아래로 30분간 비비다가 열감이 느껴지면 왼손을 오른쪽 무릎 위에 놓고 오른손바닥으로 왼쪽 손등 위를 30분간 마찰한다. 반대도 같은 방법으로 한다<그림 14-15>.

(2) 손목관절

앉은 자세에서 왼쪽팔꿈치를 굽혀 책상위에 놓고 손바닥은 자연스럽게 아래로 늘어뜨린다. 오른손으로 엄지를 아래로, 다른 네 손가락은 위에 놓아 왼쪽 완관절을 감아쥐고 힘을 주어 안마하고 손목관절을 상하좌우로 돌려 30분간 안마한다. 반대도 동일한 방법으로 한다<그림 14-16>.

(3) 팔꿈치관절안마

의자에 앉아서 왼쪽다리를 오른쪽다리 위에 놓고 오른손을 왼쪽넓적다리위에 놓고, 다시 왼쪽 팔꿈치를 오른손바닥 위에 놓는다. 상체를 약간 기울여 오른손바닥으로 왼쪽 팔꿈치를 둥글게 30분간 눌러 준다. 반대도 동일하다<그림 14-17>.

(4) 어깨관절안마

의자에 앉아서 왼쪽다리를 오른쪽다리 위에 놓는다. 오른손바닥은 왼쪽 어깨관절부위에 대고 둥글게 죄면서 눌러 준다. 그런 후에 다시 원형으로 1분 동안 주무른다. 반대도 동일하

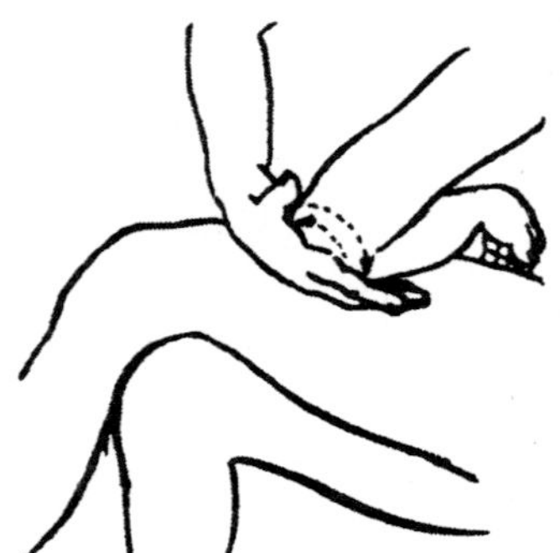

그림 14-17. 肘關節按摩

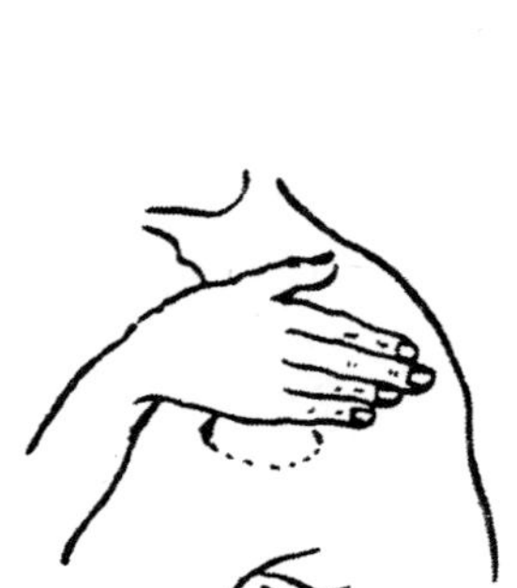

그림 14-18. 어깨관절안마

다<그림 14-18>.

(5) 上肢穴位按摩

손으로 手三陽經과 手三陰經의 穴位를 안마한다. 三陽經穴에는 肩髃・曲池・手三里・合谷・支溝・外關・後溪가 있으며, 三陰經穴位에는 尺澤・太淵・少商・間使・內關・神門이 있다<그림 14-19>.

① **肩髃** : 한손의 검지로 반대쪽 肩髃를 누르고 무지로 어깨 앞을 30~50회 반복해서 누른다.

② **曲池** : 한손의 엄지로 반대쪽 曲池를 밖을 향해 누르면서 문지르는데 처음에는 약하게 하다가 점점 강하게 30~40회 반복한다.

③ **手三里** : 한쪽 손 엄지로 반대쪽 手三里를 누르고, 처음에는 약하게 하다가 점점 강하게 밖을 향해 20~30회 문지르면서 누른다.

④ **合谷** : 한손의 엄지로 반대쪽 合谷을 누르고 그 손 식지로 손바닥에 상응하는 부위를 누른다. 처음에는 약하게 하다가 점점 강하게 20~30회 마주 잡아 준다<그림 14-9 참조>.

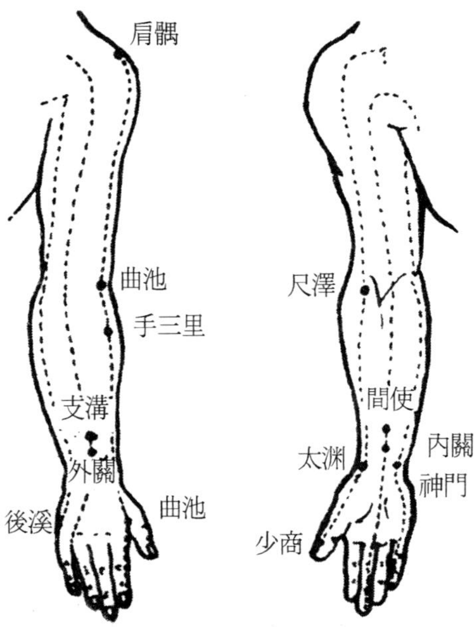

그림 14-19. 推拿上肢 常用穴位

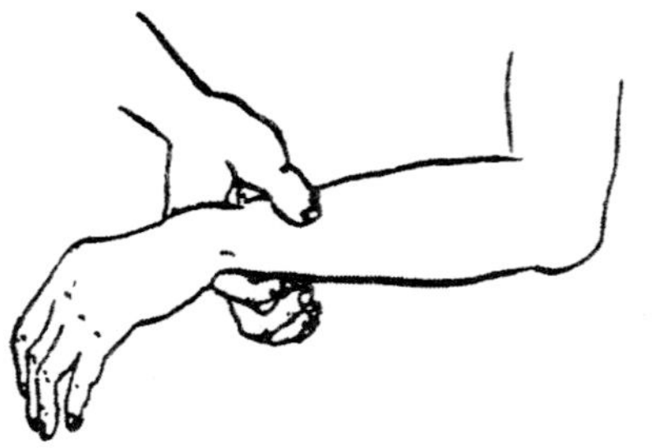

그림 14-20. 外關對拿

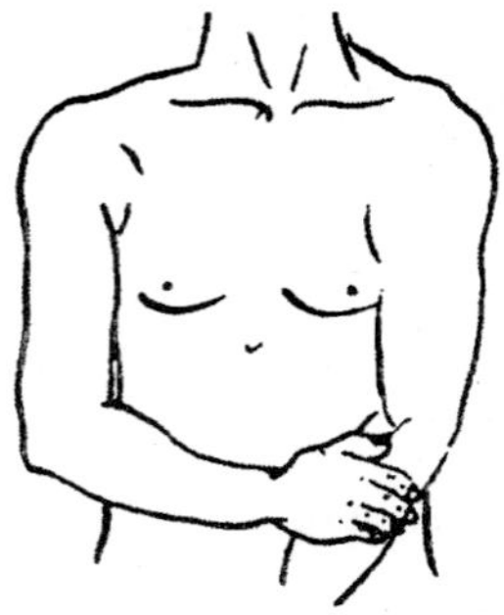

그림 14-21. 尺澤揉按

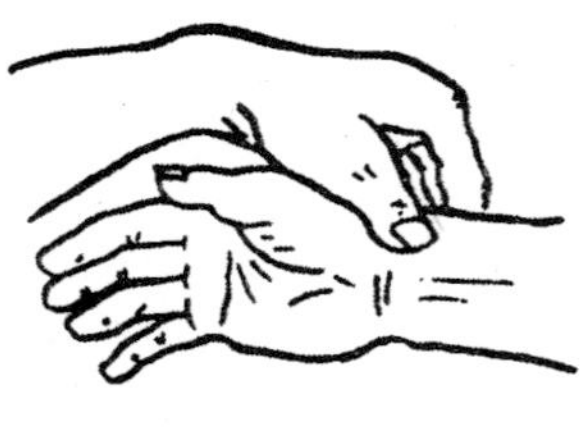

그림 14-22. 太淵掐揉

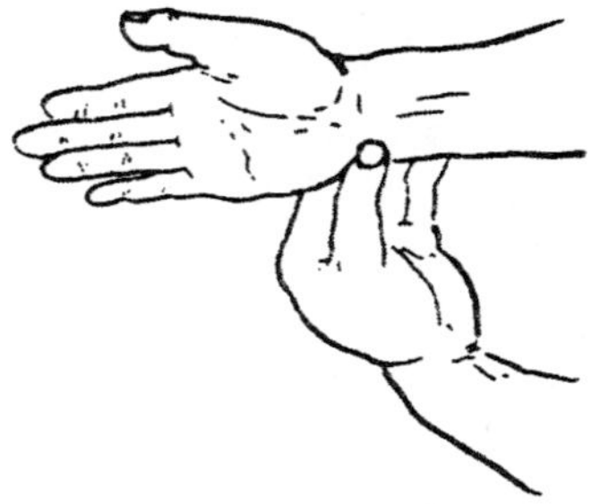

그림 14-23. 神門掐揉

⑤ **外關** : 한손의 엄지 끝으로 다른쪽 손의 外關穴위를 누르고 그 식지로 內關穴을 누르면서 20~30회 마주 잡아 준다<그림 14-20>.

⑥ **支溝** : 한손의 엄지로 다른 손의 支溝穴을 누른 채 식지로 支溝의 반대쪽 間使穴을 누른다. 처음에는 약하게 하다가 점점 강하게 20~30회 잡는다.

⑦ **後溪** : 한손의 식지나 중지로 다른 손의 後溪穴을 누르고, 처음에는 약하게 하다가 점점 강하게 20~30회 누르면서 문지른다.

⑧ **尺澤** : 한손의 엄지로 반대쪽 尺澤을 누른다. 밖을 향해 20~30회 문지른다<그림 14-21>.

⑨ **內關** : 外關穴과 같은 방법으로 한다.

⑩ **間使** : 支溝穴과 같은 방법으로 한다.

⑪ **太淵** : 한손의 무지 끝으로 반대쪽 손의 太淵穴을 누르고, 처음에는 약하게 하다가 점점 강하게 10~20회 먼저 누른 다음 문지른다<그림 14-22>.

⑫ 神門 : 한손의 엄지 끝으로 반대쪽 穴位를 누른다. 먼저 누른 다음 20~30회 문지른다<그림 14-23>.

⑬ **少商** : 한손의 엄지 손톱 끝으로 반대쪽 손의 少商穴을 먼저 누른 다음 20~30회 문지른다<그림 14-24>.

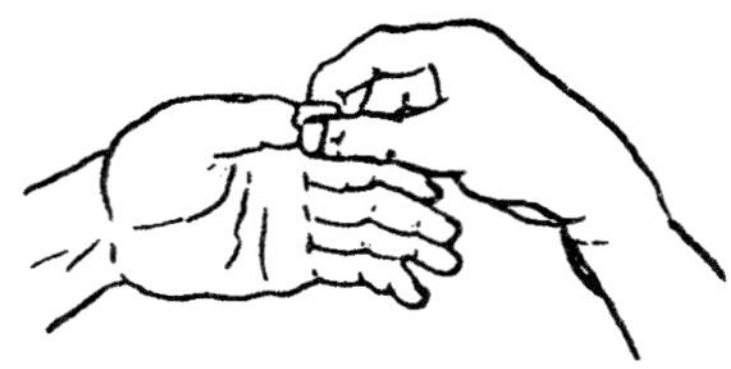

그림 14-24. 少商掐揉

2) 下肢按摩法

下肢推拿法은 복사뼈관절과 발 안마 · 무릎관절 안마 · 엉덩이뼈관절 안마 · 둔부 안마 및 下肢穴位 推拿 등을 포괄하는데, 그 방법은 다음과 같다.

(1) 踝關節按摩

양손의 손바닥을 마주 보게 하여 복사뼈관절을 잡고 복사뼈관절 위를 집중적으로 推摩한다. 그런 후에 양손손가락으로 복사뼈관절 위를 위에서 아래로, 아래에서 위로 반복하여 나선식으로 주무른다.

(2) 膝關節按摩

의자에 앉아 오른쪽다리를 땅에 디디고 왼쪽 다리는 오른쪽넓적다리위에 얹고서 왼쪽 무릎관절위를 집중적으로 推摩한다. 推摩方法은 양손을 무릎관절 위에 놓고 손바닥은 아래로 향하게 하는데 가능하면 서로 근접시켜서 엄지손가락이 관절의 안쪽으로 들어갈 수 있도록 한다. 동시에 양손으로 둥글게 밀면서 문지르는 동작을 행한다. 이때 왼손은 시계반대방향으로 움직이고 오른손은 시계방향으로 움직인다<그림 14-25>.

推摩後에 무릎관절을 문지른다. 그 手法은 양손으로 무릎관절을 감싸고 손바닥쪽의 손목과 엄지손가락의 마디를 이용하여 상하로 문지른다. 무릎관절의 아래 부분은 정강이뼈와 연하고 윗부분은 넓적다리뼈와 연하고 있는데, 이 부분 역시 둥글게 문지른다<그림 14-26>.

이어서 양손의 엄지손가락을 넓적다리뼈 앞쪽의 무릎관절 윗부분에 놓고서 엄지손가락을

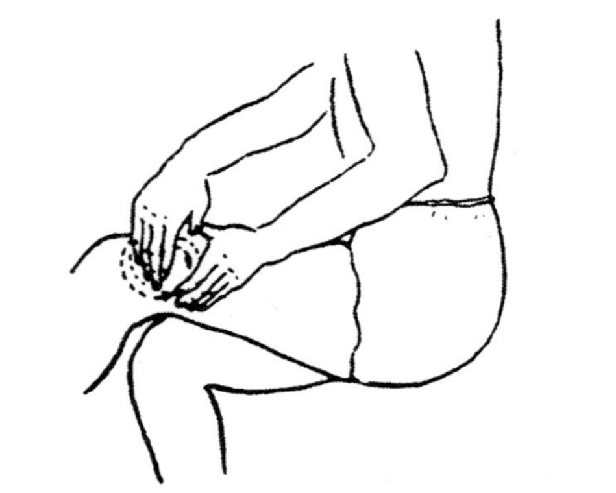

그림 14-25. 膝關節推摩

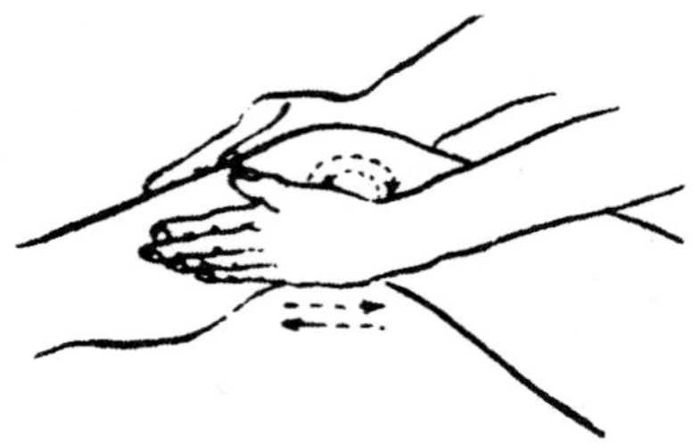

그림 14-26. 膝關節按摩

중심점으로 삼고 다른 네 손가락은 膝蓋骨 周圍에서 나선식으로 문지른다. 여러 회 문지른 후, 무릎관절을 굽혔다가 펴는 동작을 몇 차례 반복한다. 마지막으로 무릎관절 위를 집중적으로 推摩하면서 왼쪽 무릎관절을 自我按摩하는 것으로 끝맺는다. 동일한 방법으로 오른쪽 넓적다리뼈와 오른쪽 무릎관절을 안마한다.

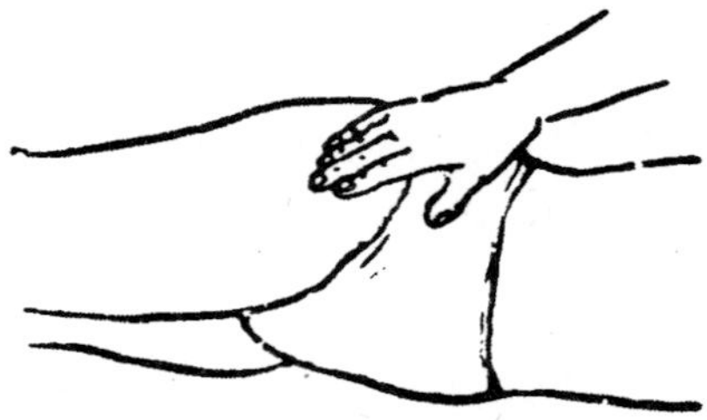

그림 14-27. 髖關節按摩

(3) 髖關節按摩

위를 향해 누운 다음 양쪽넓적다리를 곧게 약간 벌린다. 약간 굽힌 오른손 네 손가락으로 오른쪽궁둥이뼈관절부위를 새끼손가락방향으로 1분간 둥글게 안마하는데, 원형을 작게 하다가 점차 크게 그리면서 모든 궁둥이뼈관절에까지 확산한다<그림 14-27>.

(4) 둔부안마

선채로 오른쪽다리를 약간 굽히면서 체중을 싣고 상체를 전후좌우로 움직여 둔부의 근육을 이완시킨다. 오른손바닥을 오른쪽둔부에 대고 위에서 아래로 직선형으로 推摩한다. 그런 후에 손바닥을 대고 동일한 방향으로 안마하는데, 둔부를 엄지손가락과 다른 손가락으로 한번은 강하게 한번은 느슨하게 움켜잡고 위에서 아래로 문지른다. 이렇게 모든 둔부에 행하면 활기차게 된다. 다른 쪽도 동일한 방법으로 한다.

(5) 下肢穴位按摩

손으로 下肢의 足三陰・三陽經에 있는 穴位를 推拿한다. 三陽經穴位에는 環跳・髀關・伏兎・足三里・豊隆・丘墟・俠溪・解溪・內庭・風市・陽陵泉・光明・懸鍾・昆侖・承扶・委中・承山 등의 穴이 있으며, 三陰經穴位에는 血海・曲泉・陰陵泉・三陰交・太溪・商丘・涌泉 등의 穴이 있다<그림 14-28 참조>. 각 穴位에 대한 구체적인 手法은 표와 같다.

① **髀關** : 양손엄지로 같은 쪽의 혈위를 각각 누른다. 동시에 밖을 향해 20~40회 가볍게 누른다. 伏兎穴도 마찬가지이다.

② **足三里** : 엄지로 같은 쪽 혈위를 누르고, 나머지 네 손가락을 小腿뒤에 갖다 대고 바깥쪽으로 20~40회 누르며 문지른다<그림 14-29>.

③ **豊隆** : 엄지손가락으로 같은 쪽 穴을 누르고 중지로 承山穴을 잡는다. 밖을 향해 20~30회 잡고 누른다<그림 14-30>.

④ **解溪** : 엄지손가락 끝으로 20~30회 가볍게 누른다<그림 14-31>.

⑤ **內庭** : 엄지손가락 끝으로 20~30회 누르면서 주무른다<그림 14-32>.

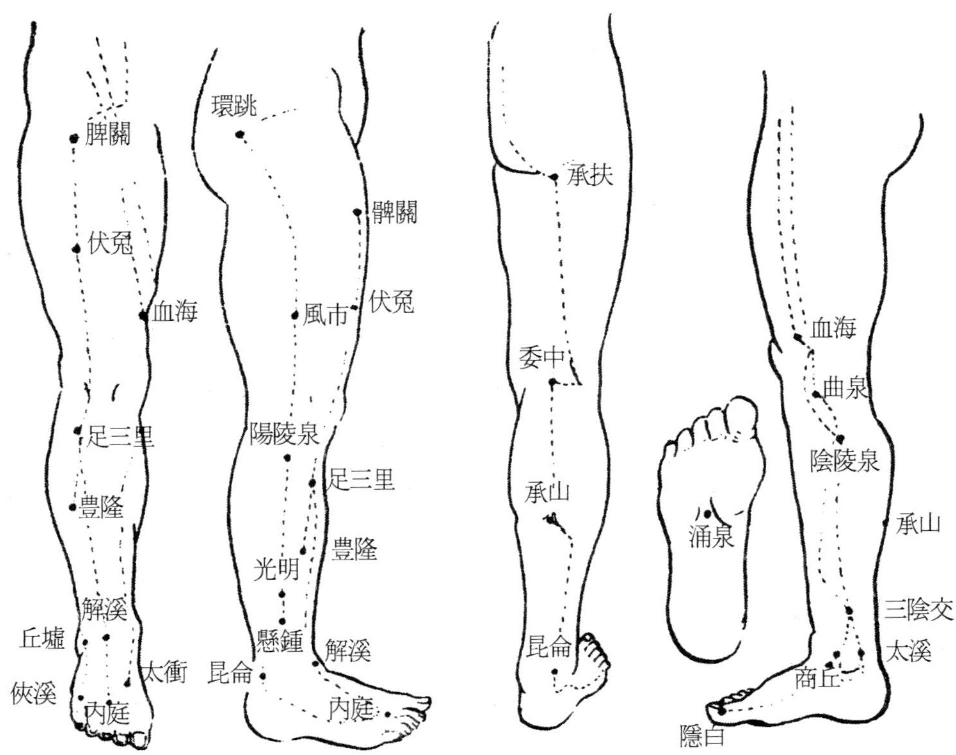

그림 14-28. (1) 下肢正·外側 常用穴 (2) 下肢後·內側 및 足底 常用穴

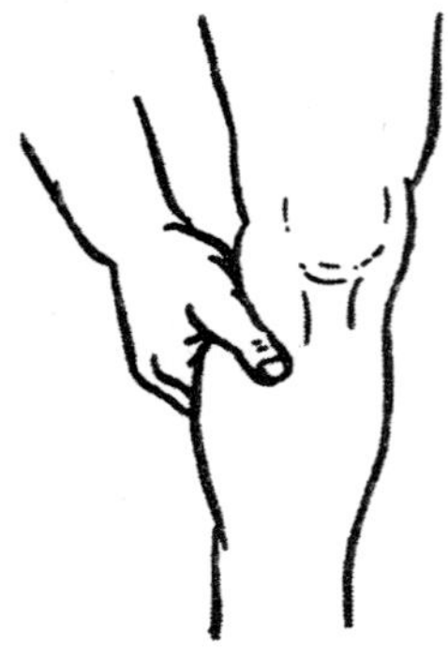

그림 14-29. 足三里按摩

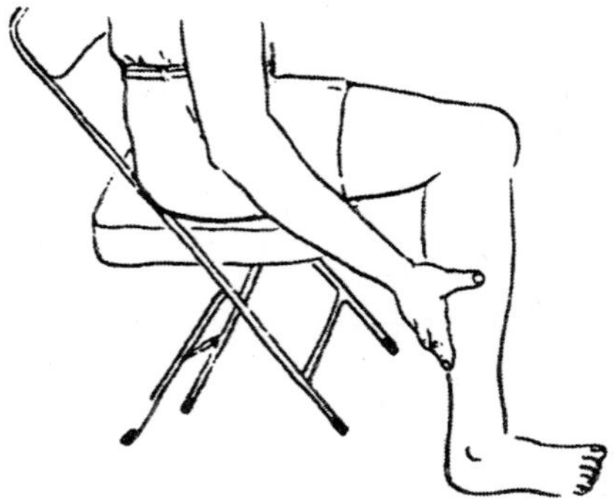

그림 14-30. 豊隆按摩

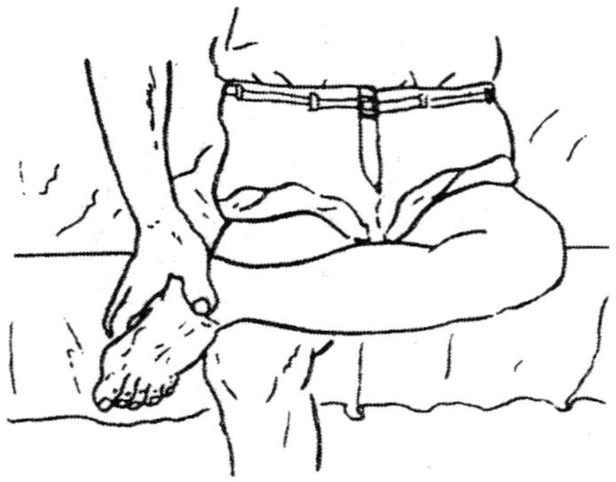

그림 14-31. 解溪按摩

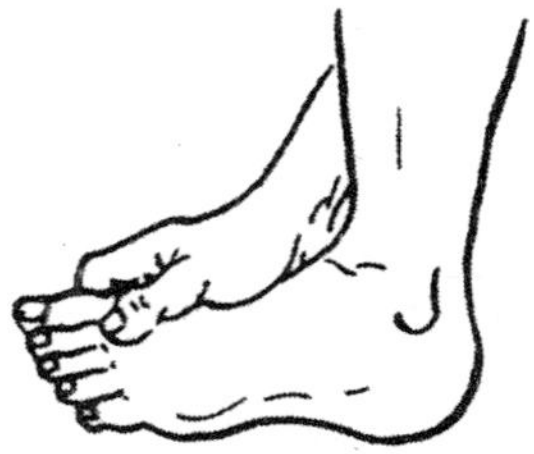

그림 14-32. 內庭按摩

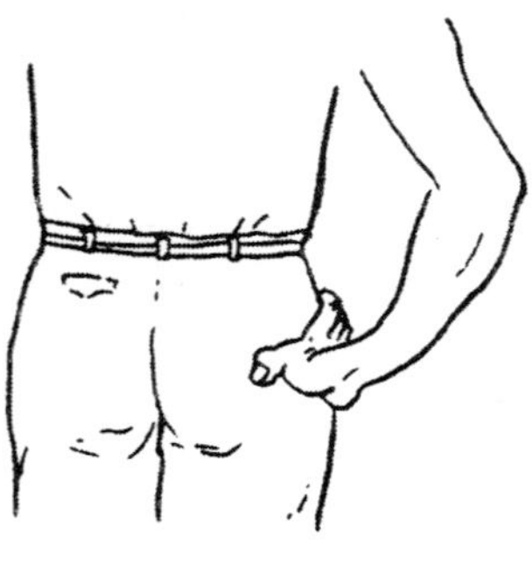

그림 14-33. 環跳按摩

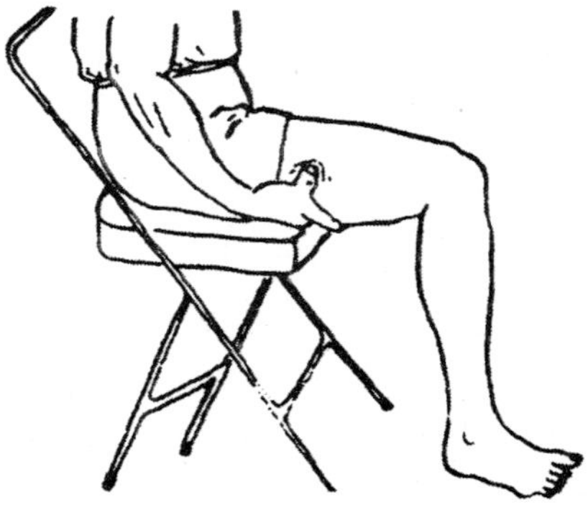

그림 14-34. 風市按摩

⑥ **環跳** : 주먹을 쥐고서 식지 관절의 돌출부로 가볍게 누르거나 엄지손가락 끝으로 20~50회 가볍게 누른다<그림 14-33>.

⑦ **風市** : 直立한 상태에서 중지 끝으로 20~30회 가볍게 누르거나, 端坐하여 엄지손가락으로 30~40회 가볍게 누른다<그림 14-34>.

⑧ **陽陵泉** : 중지로 같은쪽 陽陵泉穴을 누르고 엄지손가락으로 陰陵泉穴을 누른 다음, 20~40회 마주 잡는다<그림 14-35>.

⑨ **光明** : 중지로 같은 쪽 光明穴을 누르면서 엄지손가락으로는 三陰交위쪽을 누른다. 20~30회 문지르면서 누른다.

⑩ **丘墟** : 중지로 같은 쪽 丘墟穴을 누르고 무지를 內踝뒤에 붙여 20~30회 문지르며 누른다<그림 14-36>.

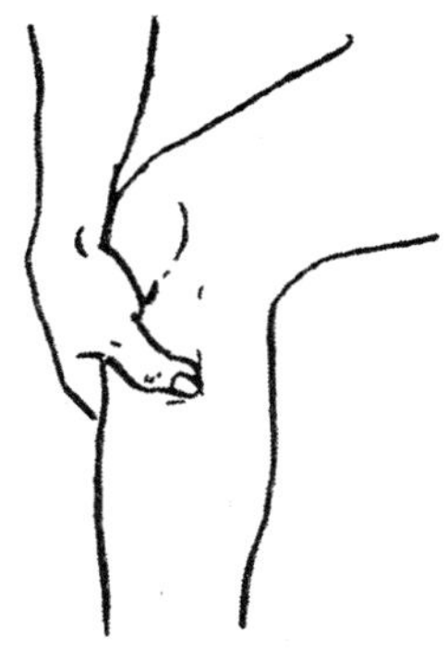

그림 14-35. 陽陵泉按摩

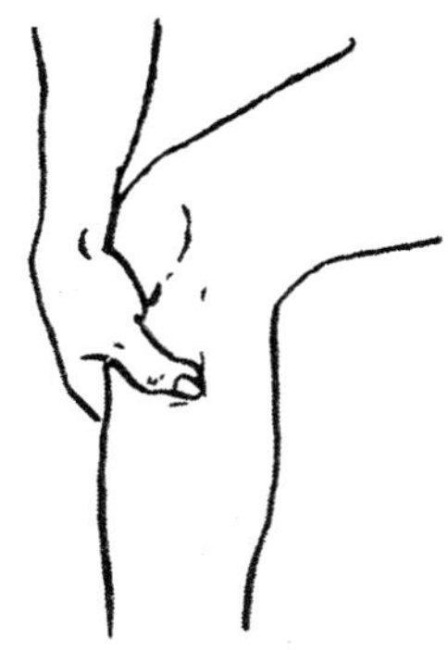

그림 14-36. 丘墟按摩

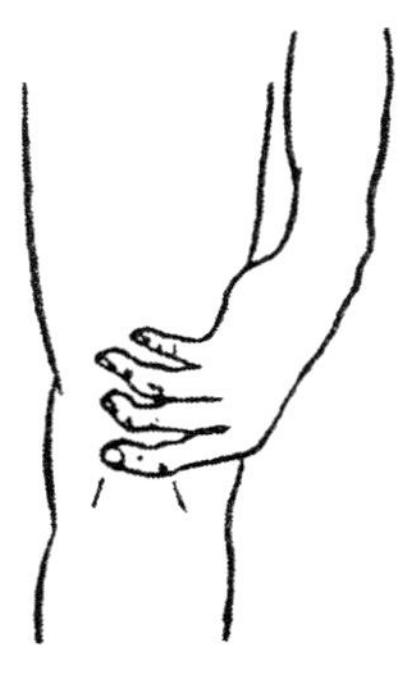

그림 14-37. 委中按摩

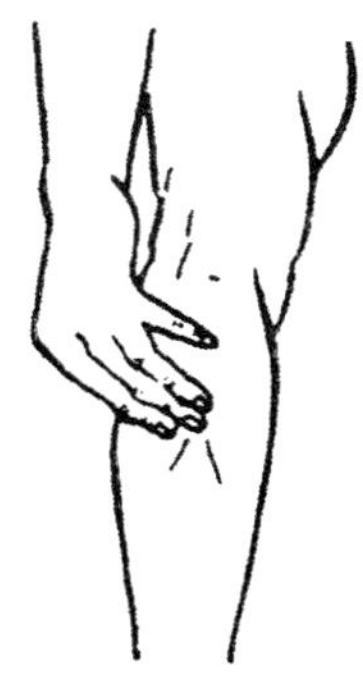

그림 14-38. 承山按摩

⑪ **委中** : 중지나 식지로 같은쪽 委中穴을 누르고 무지로 外膝眼을 누른다. 처음에는 약하게 하다가 점점 강하게 10~30회 누르고 문지른다<그림 14-37>.

⑫ **承山** : 중지로 같은쪽 承山穴을 누르고 무지를 豊隆穴에 붙인다. 10~30회 잡고 누른다<그림 14-38>.

⑬ **昆侖** : 엄지로 같은 쪽 昆侖穴을 누르고 식지로 內踝 뒤의 太溪를 누른다. 20~30회 반복한다<그림 14-39>.

⑭ **血海** : 무지로 같은 쪽 血海穴을 누르고 그 나머지 손가락을 膝蓋의 위쪽 바깥에 붙인다. 20~30회 문지르면서 누른다<그림 14-40>.

⑮ **陰陵泉** : 수법은 陽陵泉과 동일하다<그림 14-35 참조>.

⑯ **三陰交** : 무지로 같은 쪽 三陰交를 누르고 중지로 小腿바깥쪽의 懸鍾穴을 눌러 10~20

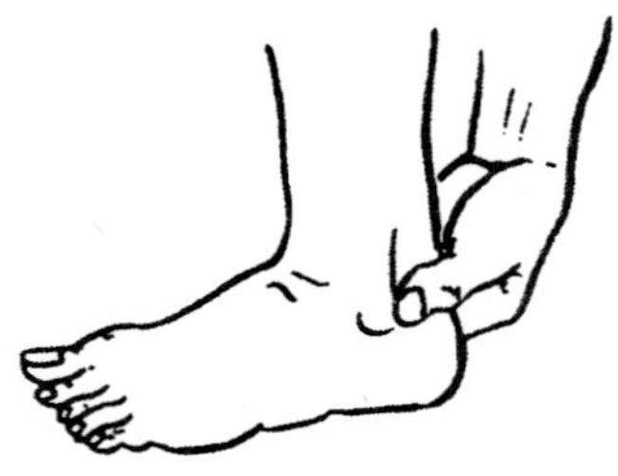

그림 14-39. 昆侖按摩

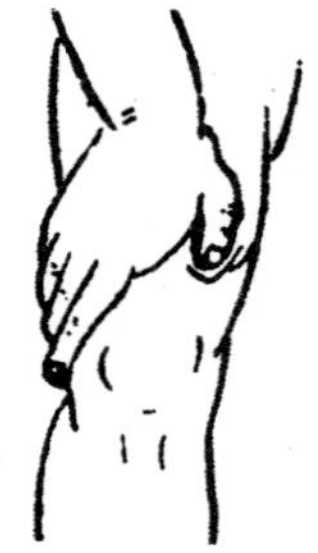

그림 14-40. 血海按摩

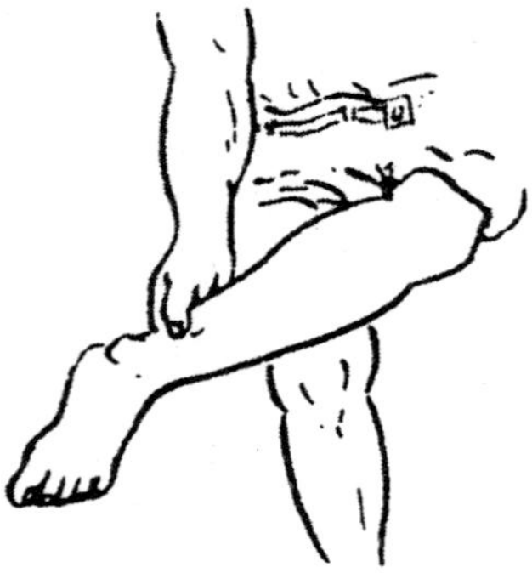

그림 14-41. 三陰交按摩

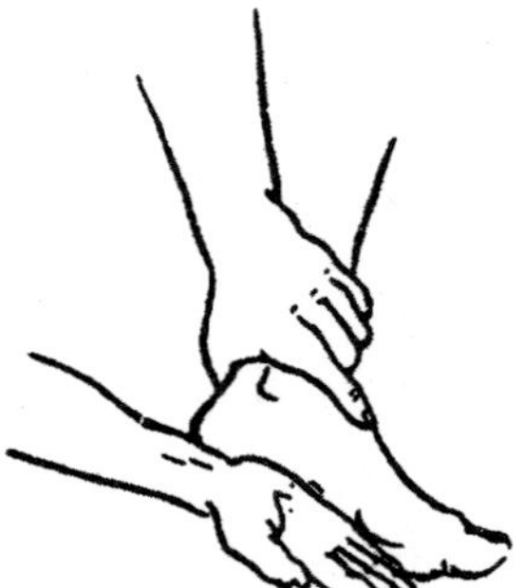

그림 14-42. 涌泉按摩

회 잡고 눌러 준다. 혹은 무지로 반대쪽 三陰交를 20~30회 문지르면서 누른다. 임산부에게 사용해서는 안된다<그림 14-41>.

⑰ **太衝** : 무지나 식지 끝으로 20~30회 가볍게 누른다<그림 14-28 참조>.

⑱ **太溪** : 手法은 昆侖穴과 같다<그림 14-42 참조>.

⑲ **涌泉** : 식지 끝으로 반대쪽 穴位위쪽을 누르고, 처음에는 약하게 하다가 점점 강하게 20~30회 문지르면서 누르거나, 네 손가락을 한데 모아 손바닥으로 10~30회 사선방향으로 문지른다<그림 14-42>.

3) 가슴 · 등 안마

(1) 흉부안마

침대나 의자 위에 앉아서 왼쪽넓적다리를 오른쪽 다리위에 얹는다. 왼쪽 팔꿈치와 팔을 왼쪽넓적다리 위에 놓는다. 오른손바닥의 엄지손가락을 한쪽으로 펴고 다른 네 손가락을 한데 모아서 胸腔 아래쪽에서 왼쪽의 겨드랑이쪽으로 왼쪽흉부근육을 推摩한다. 그런 후에 오른손바닥의 엄지손가락을 다른 네 손가락과 붙여서 엄지손가락마디와 손목으로 胸骨에서 왼쪽의 겨드랑이쪽으로 왼쪽흉부근육을 죄면서 눌러 준다. 양 팔꿈치와 양다리의 자세를 바꾸고 나서 똑같은 방식으로 오른쪽흉부근육을 문지르고 눌러 준다. 연이어서, 양다리를 어깨너비로 가지런하게 놓는다. 양손의 엄지손가락을 흉부근육 위에 놓고 다른 네 손가락으로 胸骨위를 누른다. 양손의 네 손가락은 肋骨角頂에서 胸骨頸窩를 향해 胸骨위에서 직선으로 문지른 후 胸骨양측에서 새끼손가락방향으로 나선식으로 문지른다<그림 14-43>.

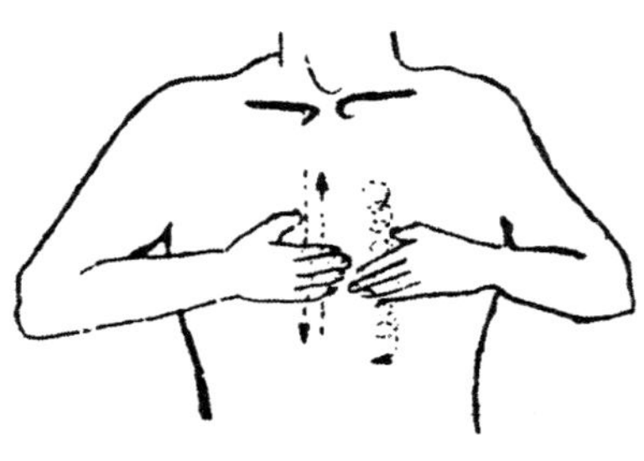

그림 14-43. 胸部按摩

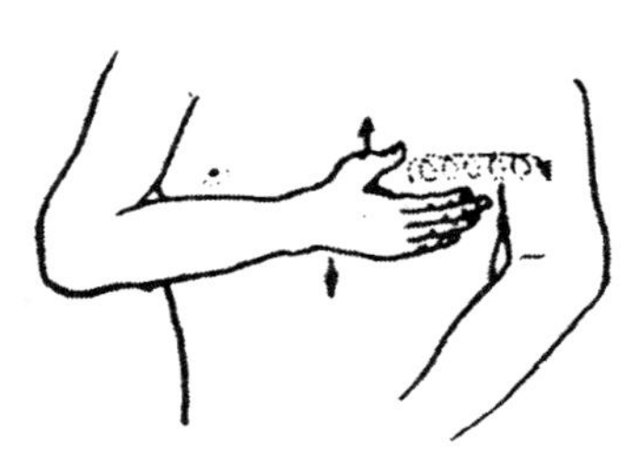

그림 14-44. 左胸筋按摩

왼쪽흉부근육을 문지른 것과 마찬가지로 오른쪽흉부근육을 문지르는데, 그 방법은 오른손가락을 곧게 펴서 엄지손가락은 위에 두고 나머지 네 손가락은 아래에 두어서 가로로 흉부근육을 잡고 손바닥과 근육사이에 조금의 틈도 없도록 한 다음, 약간 흉부근육을 들어 새끼손가락방향으로 이동시키면 바로 흉부근육은 네 손가락 쪽으로 이동하게 된다. 다시 원래의 자세로 돌아가되 손가락을 떼어서는 안된다. 잠시 멈춘 후에 손가락에 힘을 빼고 흉부근육을 풀어 주면서 손바닥은 여전히 흉부에 붙인 다음 손바닥중심을 약간 흉골 쪽에서 겨드랑이쪽으로 이동시켜 왼쪽흉부근육의 나머지 부위를 문지른다. 왼쪽흉부근육을 모두 문지른 후에 다시 엄지손가락과 새끼손가락으로 왼쪽흉부근육을 잡고 흔든다. 흔들 때 手法은 수직방향으로 하고 동시에 손바닥은 흉골에서 어깨관절과 겨드랑이쪽으로 이동한다. 똑같은 방법으로 오른쪽 흉부근육을 문지르고 흔들어 준다<그림 14-44>.

참고로 여성이 흉부근육을 문지를 때는 유방을 통과하게 되므로 흉부근육을 흔드는 동작은 하지 않도록 한다.

(2) 肋骨사이의 근육밀기

의자위에 앉아서 왼쪽다리를 오른쪽다리위에 놓는다. 오른손의 네 손가락을 약간 벌리면서 구부려 肋骨주위를 누르고, 손가락을 肋骨사이의 움푹 들어간 곳에 놓고서 미끄러지듯 움직이며 새끼손가락 쪽으로 나선형으로 문지른다. 다시 흉부왼쪽늑골 사이의 근육에서 미는 동작을 한다<그림 14-45>.

오른손으로 똑같은 수법을 사용하여 오른쪽 肋骨사이의 근육을 밀고 문지른다. 여성이 이러한 동작을 할 때는 유방을 우회하여 지나가야 하는데 일반적으로 흉부아래 1/3부위가 적당하다.

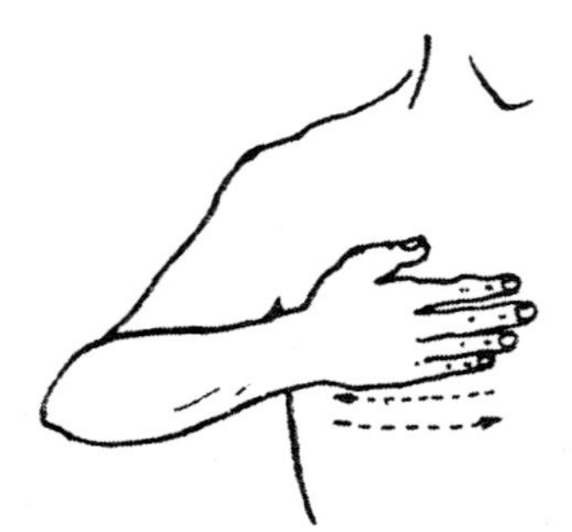

그림 14-45. 肋間筋肉按摩

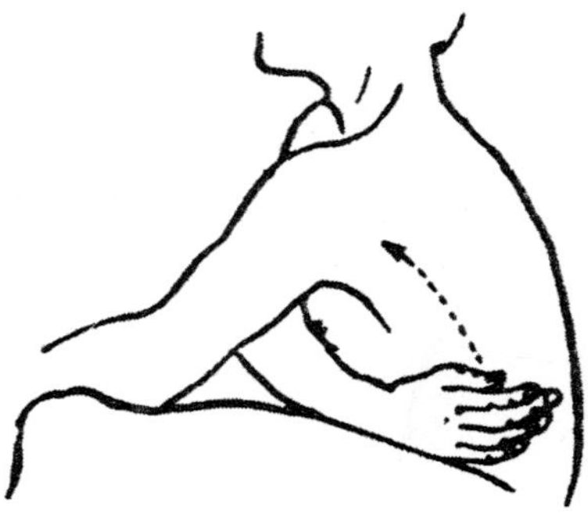

그림 14-46. 背部按摩

(3) 등안마

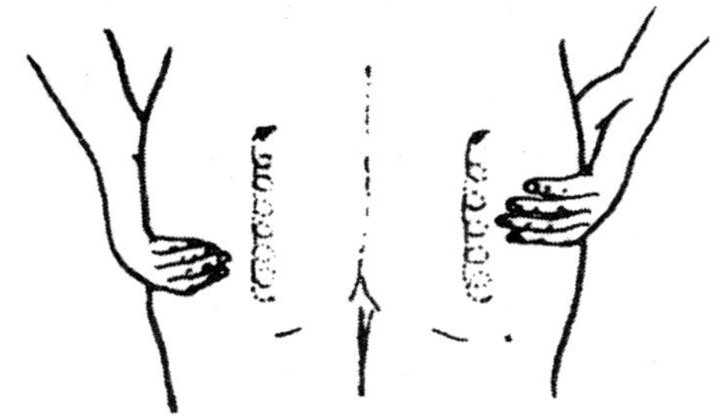
그림 14-47. 腰骶部按摩

등안마는 後頸과 上肩을 안마하는 것으로 시작하며, 침대나 의자에 앉아서 양다리를 어깨너비로 벌려 가지런히 하고 上體는 약간 왼쪽으로 기울인다. 왼쪽팔뚝을 왼쪽 넓적다리 위에 놓는다. 오른손바닥의 엄지손가락은 한쪽을 향해 펴서 등의 左闊筋을 밀듯이 문지른다. 엄지손가락을 식지에 붙여서 엄지손가락의 마디와 측면으로 등의 左闊筋部位에 죄듯이 누른다<그림 14-46>.

이어서 등의 左闊筋部位를 평상시 행하는 방법으로 주무르는데, 다섯 손가락으로 등의 左闊筋을 肋骨쪽으로 누르고, 새끼손가락 쪽으로 나선식으로 움직이며 주무른다. 동시에 손을 아래에서 위로 이동한다. 엄지손가락과 무명지로 左闊筋을 잡고서 위에서 아래로, 아래에서 위로 흔들어 준다. 끝으로 推摩法으로 이 부위의 안마를 끝맺는다. 다른 쪽도 동일한 방법으로 진행한다.

(4) 腰骶部按摩

양다리를 어깨너비로 벌리고 서서, 양손을 등뒤에 놓는다. 양손의 손등이나 주먹으로 위에서 아래로 腰骶部位를 직선으로 밀어내거나, 손가락으로 腰骶部를 직선형으로 문지른다. 마찰하고 문지를 때, 脊柱양쪽을 따라 행한다<그림 14-47>.

끝으로 동일한 방향으로 腰骶部位를 누른 상태에서 원형으로 문지른다. 피부에 發熱感이 느껴질 정도로 하는 것이 적당하다.

3 調理臟腑按摩法

調理臟腑按摩法은 추나안마 수기법을 이용하여 氣血의 通行・陰陽의 協助와 調和・臟腑의 調理를 이루어 질병을 예방하고 신체를 건강하게 하는 방법이다.

1) 强心益肺

(1) 흉부마찰

왼손의 네 손가락을 한데 모아서 손목을 흉골 중상단에 놓고, 왼손 무지를 오른쪽 鎖骨위에 놓는다. 가로로 20~30회 반복해서 문지르면서 점차 아래로 내려가 乳頭에 이르게 한다. 오른손으로 바꾸어 왼쪽 흉부를 문지른다<그림 14-48>.

여성의 경우는 유방을 우회하여 지나가야 한다.

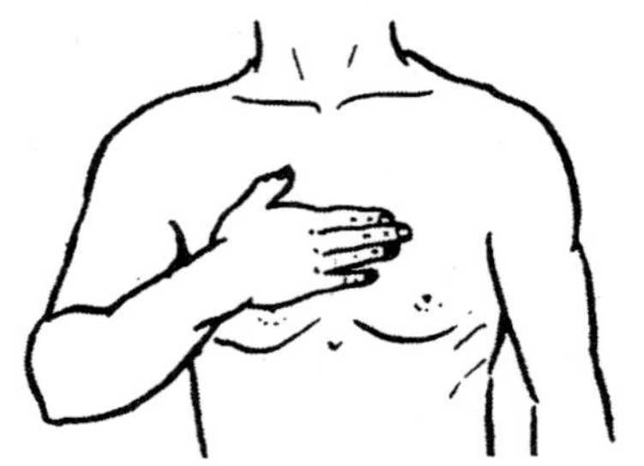

그림 14-48. 흉부마찰

(2) 膻中揉按

왼손 大魚際나 손목을 양쪽 乳頭사이의 중간에 있는 膻中穴에 붙이고 시계반대방향으로 30~40회 문지르며, 다시 오른손으로 바꾸어 시계방향으로 30~40회 문지른다.

膻中을 揉按할 때 심호흡운동을 병행하면 아주 좋은데, 이렇게 하면 寬胸理氣·和胃寧心·增强心肺의 효과를 볼 수 있다<그림 14-49>.

(3) 心肺背腧 按揉[6]

먼저 왼쪽손목을 右側肩井穴에 대고 중지끝으로 右肺腧穴을 찾아서 30~40회 按揉한다. 오른손으로 바꾸어 左肺腧穴을 안마한다. 문지른 부위에 發熱感이 느껴져야 효과가 있으며, 같은 방법으로 心腧穴을 눌러 문지른다<그림 14-50>.

(4) 內關·神門·太淵·外關·支溝 등의 穴位를 揉按한다. 그 手法은 强壯筋骨法을 참고로 한다.

2) 和胃健脾

(1) 脾胃腧募會穴(脾腧·胃腧·中脘·章門 등)을 안마한다.

---

6) 按揉 : 누르면서 문지르는 按摩手法

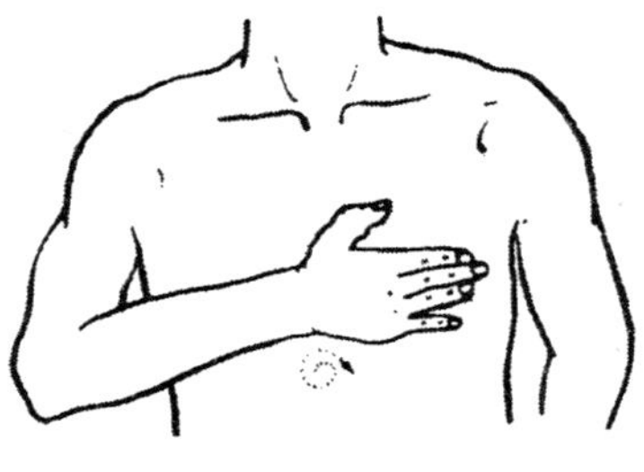

그림 14-49. 膻中按摩

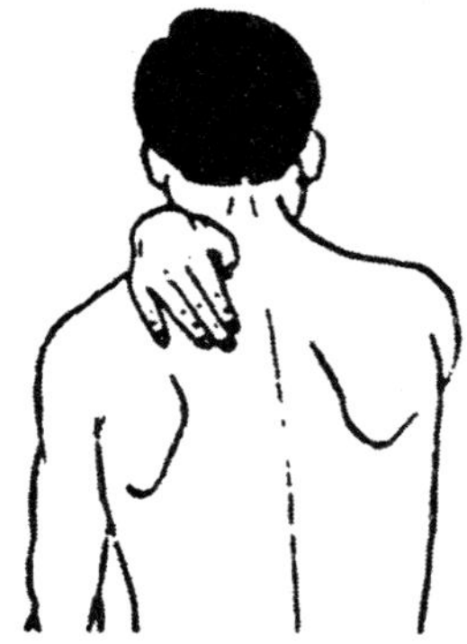

그림 14-50. 肺兪按摩

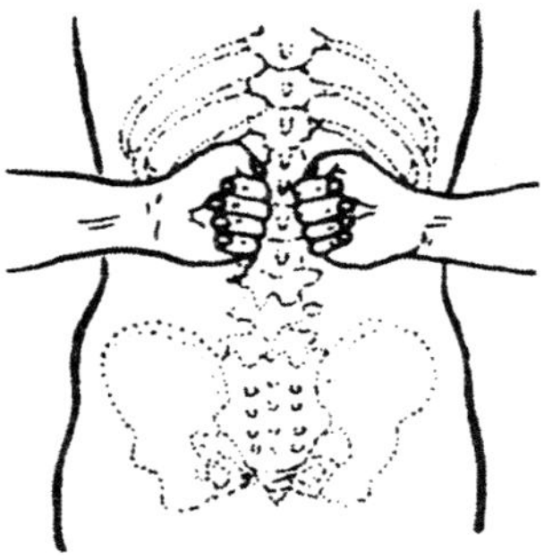

그림 14-51. 脾兪按摩

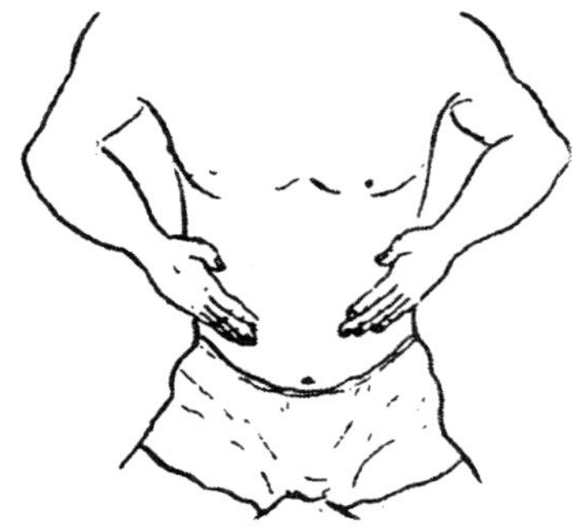

그림 14-52. 章門按摩

① **脾兪** : 양손의 중지로 穴位(제11胸椎棘突 아래에서 옆으로 1.5寸)를 누르고 무지를 肋骨위에 붙이고서 힘껏 30~50회 안마하거나, 혹은 주먹을 쥐고 식지마디관절의 돌기부분으로 안마하거나, 혹은 맨주먹으로 혈위를 30~50회 비빈다. 비빈 부위에 熱感이 있으면 적당하며, 같은 수법으로 胃腧穴을 안마한다<그림 14-51>.

② **中脘** : 왼쪽손바닥을 오른쪽 손바닥아래에 놓고 혈위에 중첩시켜 시계반대방향으로 50~100회 마찰한다. 다시 손을 바꾸어 시계방향으로 50~100회 마찰한다. 熱感이 있으면 좋다.

③ **章門** : 양손의 大魚際를 같은 쪽의 章門穴(腋中線, 제11肋骨 끝에 해당한다)에 붙이고 앞을 향해 20~30회 문지른 다음, 손바닥과 손가락으로 유방에서 髂前上棘에까지 상하로 20~30회 마찰한다<그림 14-52>.

(2) 手足三里・陰陵泉・三陰交 등을 안마하는데 수법은 强壯筋骨法을 참고한다.

(3) 복부 안마

위를 보고 누워서 양무릎을 굽히고 어깨 너비로 벌린 상태에서 안마하는 것이 가장 적당하지만, 서거나 의자에 앉는 것도 무방하다. 왼쪽손바닥을 오른쪽 복부아래에 놓고 아래에서 위로, 오른쪽에서 왼쪽으로 복부를 30~50회 시계방향으로 둥글게 문지른 후 다시 30~40회 죄듯이 누른다<그림 14-53>.

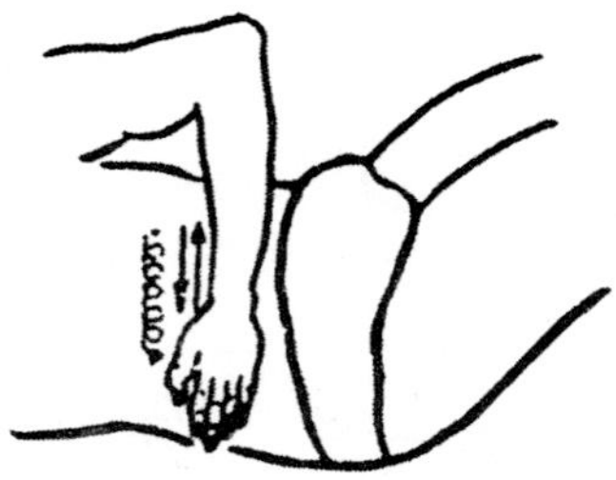

그림 14-53. 腹部按摩

3) 養肝利膽

(1) 肝膽背腧를 揉按한다.

양손의 중지로 등의 肝膽腧를 나누어 누르되 처음에는 약하게 하다가 차츰 강하게 30~50회 揉按하거나, 주먹을 쥐고 식지마디 관절로 등의 肝膽腧를 30~50회 揉按한다.

(2) 期門·日月·中脘·章門穴을 揉按한다.

① **期門** : 양손의 大魚際로 같은 쪽의 期門穴(乳頭 바로 아래 第6肋骨 사이)를 각각 누르고 힘껏 30~50회 揉按한다. 혹은 무지로 30~50회 揉按한다. 같은 수법으로 日月穴(乳頭 바로 아래 第7肋骨 사이)을 揉按한다.

② **中脘·章門** : 手法은 和胃健脾法과 같다.

(3) 脅肋을 搓摩한다.

의자에 앉아서 오른손 네손가락을 느슨하게 굽혀서 벌리고 胸部左側 肋骨사이에 놓고서 왼쪽팔뚝을 향해 직선형으로 마찰한다. 반대쪽도 같은 수법으로 하며, 여성이 행할 때는 유방을 우회하여 지나가야 한다.

(4) 陰陵泉·太衝穴을 掐按한다.

手法은 本章 第2節의 관련 항과 동일한 방법으로 한다.

4) 補腎益精

(1) 穴位를 揉按한다

推拿하는 穴位는 腎腧·命門·三焦腧·志室·氣海·關元·湧泉·太谿穴 등이다.

① **腎腧** : 양손의 무지로 같은 쪽의 第11肋骨 끝을 동시에 누른 다음, 중지로 같은 쪽의 第11肋骨 끝을 누르고 밖을 향해 20~30회 揉按한다. 다시 손바닥으로 腎腧 및 그 주위를 20~40회 사선방향으로 문지르면 腰部에 發熱이 느껴진다.

② **命門** : 중지끝으로 命門穴(第二腰椎와 第三腰椎棘突사이에 위치하며 肚臍와는 마주본다)을 처음에는 가볍게 하다가 점점 강하게 20~40회 揉按한다.

③ **三焦腧** : 手法은 脾腧穴을 揉按하는 것과 동일하다.

④ **志室** : 양손을 등에 대고 식지마디관절의 돌기부분으로 같은 쪽 志室穴(第2·3腰椎棘突 사이에서 옆으로 3寸)에 대고 20~40회 揉按하거나, 손바닥으로 20~40회 熱感이 느껴질 정도로 문지른다.

⑤ **氣海** : 왼쪽손바닥을 오른쪽손바닥아래에 놓고 손목을 氣海穴(氣海穴은 배꼽아래 1.5寸, 배 정중앙에 위치하며, 丹田이라고도 한다) 위에 붙이고 시계반대방향으로 50~100회 문지른 후, 다시 오른손으로 바꾸어 시계방향으로 50~100회 문지른다. 역시 熱感이 느껴질 정도로 한다.

⑥ **關元** : 關元은 제하 3寸, 정중앙선에 위치하며, 수법은 氣海와 같다.

⑦ **太谿** : 手法은 本章 第2節을 참고로 한다.

⑧ **湧泉** : 手法은 本章 第2節을 참고로 한다.

(2) 손을 중첩시켜 腰骶部를 문지른다.

양손의 다섯 손가락을 한데 모아 손목으로 같은 쪽 第12肋骨에 대고 동시에 두개의 腎腧穴에서 尾骨 끝까지, 위에서 아래로 30~50회 반복하여 비스듬히 마찰한다.

5) 健腦寧神

(1) 頭部毛髮部位를 안마한다.

《眞誥》에서는 "얼굴은 정신의 뜰이고, 두발은 腦의 정화이다"라고 하였다. 두발부위를 안마하는 것은 개인위생과 미용에도 좋을 뿐만 아니라 뇌를 건강하게 하고 정신

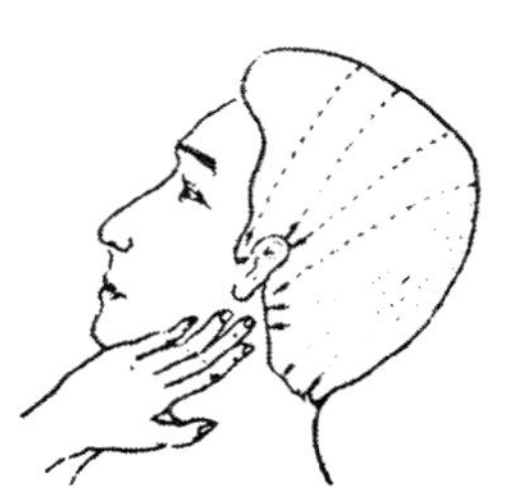

그림 14-54. 頭髮部位按摩

을 편안하게 하는 처방이기도 하다.

구체적 방법은 다음과 같다. 의자에 앉아 양다리를 어깨너비로 벌려 가지런히 하고 양손바닥을 이마에서 後腦까지 밀어내고 다시 손가락으로 머리정중앙에서 양쪽으로 밀듯이 마찰한 다음, 머리정중앙에서 아래로 양쪽 귀밑머리와 두 귀를 향해 밀듯이 마찰한다<그림 14-54>.

이어서 손목으로 양쪽귀밑머리에서 귀뒤와 아래턱부분까지 推摩한다<그림 14-55>.

推摩할 때, 양쪽손바닥은 동시에 평행으로 움직인다. 다시 손바닥과 손등으로 後腦部位를 推摩하고, 머리의 肌肉과 頭皮를 주무른다. 손가락을 펴서 두피를 잡고서 간헐적으로 죄듯이 누르는 동작을 행하고 아울러 손가락으로 리듬에 맞춰 가볍게 두드린다. 끝으로 推摩手法으로 안마를 마친다.

(2) 穴位를 揉按한다

상용되는 推拿穴位는 百會·三神穴 등이다.

① **百會穴을 揉按한다** : 한손의 중지나 식지로 머리의 百會穴(양쪽 귀 끝에서 정수리로 이어지는 지점)을 누르고, 처음에는 가볍게 하다가 점점 강하게 앞을 향해 20~30회 揉按한다. 처음 동작은 부드럽게 하고 힘도 가볍게 하다가 점차 가중시켜 나가되 통증이 느껴지지 않을 정도로 한다. 揉按할 때 정수리에 溫熱感이 있고, 揉按後에는 두뇌가 맑아지고 정신이 증강되는 감각이 들면 가장 좋다<그림 14-56>.

② **三神을 掐揉한다** : "三神"이란 神聰·神庭·本神 세 穴을 가리킨다. 무지와 식지의 손톱을 정수리부위의 百會穴 전후좌우 1寸되는 곳에 전후로 각각 놓는다. 먼저 掐法을 시행한 후 다시 2~3분간 指揉法을 한 다음, 손가락으로 本神·神庭 두穴을 掐揉한다. 掐法은 힘을 비교적 강하게 하지만 指法은 가볍게 揉하여야 한다. 그렇게 해야만 掐法으로 인해 頭皮가 상하는 등의 부작용을 없앨 수 있으며, 掐揉後에 머리가 맑아지면 제대로 된 것이다.

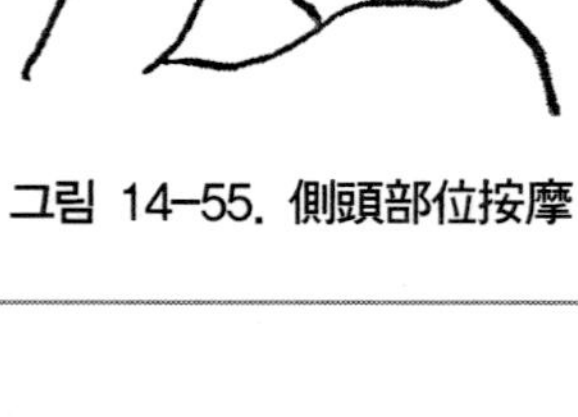

그림 14-55. 側頭部位按摩

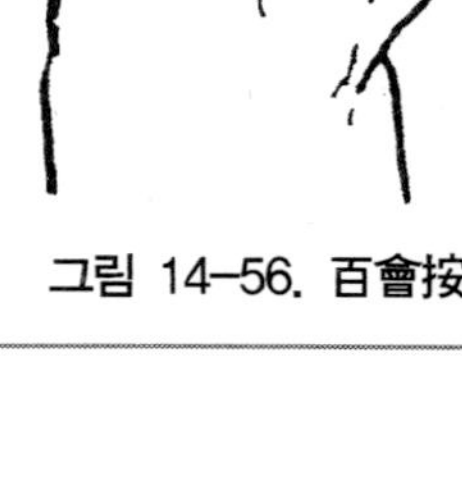

그림 14-56. 百會按摩

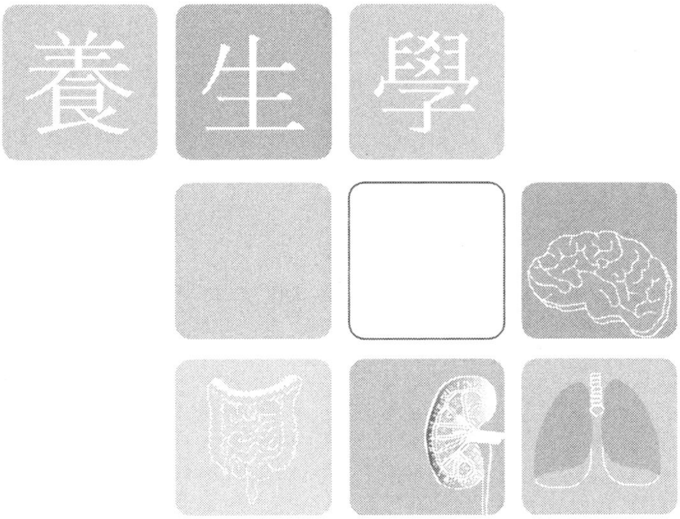

第3篇

老人(老齡期)養生

養生學은 건강장수를 목적으로 하는데, 여러 연령층 중에서 특히 노령기의 건강관리는 가장 중요할 수밖에 없다. 모든 신체기능이 저하되거나 퇴행성화 되기 때문에 노령기에는 많은 질병으로 고통 받을 수 있다. 최근에는 인간의 평균수명연장으로 노년기의 건강한 삶(삶의 질)문제가 세계보건의료의 심각한 문제이며 현재까지 이 분야에 대한 의학적인 적절한 대책이나 해결책을 제시하지 못하고 있다. 따라서 제3편에서는 노령기 건강에 대한 한의학적인 접근을 통해 좀 더 건강(삶의 질 향상)하게 노령기를 맞이할 수 있는 방법을 알아야 한다.

제 1 장
概 論

1 老人養生의 意義

양생은 예로부터 건강장수를 중요한 목적으로 삼고 있으며, 특히 그 중에서 노인양생은 보건학에서 가장 중요한 내용의 하나로 자리 잡고 있다.

옛날에는 사회적인 여건으로 인하여 많은 사람들이 굶주림과 불안한 생활속에서 건강을 챙길 여유가 없어 평균수명이 30세에 불과한 것으로 장수를 누리는 경우는 매우 드물었다. 사회 및 경제적 발전을 이룩하면서 정신적 물질적 풍요로움을 누릴 수 있는 사람들이 많아져 의료보건의 여건이 점차 개선되었고, 인구의 평균수명은 배로 연장되었다. 현재 노인층의 수가 늘어나면서 고령화현상은 나날이 상승세를 타고 있어 이미 사회적 문제로 대두되고 있다. 이와 같은 사회적 변화에 발맞추어 노인양생을 연구하는 것은 더욱 현실적 의의를 지니게 된다. 특히 수천 년의 역사를 갖고 있는 노인양생학은 독특한 내용으로 인류의 건강장수에 중요한 역할을 하고 있다.

1) 무병장수

훌륭한 후손을 낳고, 인재를 기르며, 건강을 지키고, 장수를 유지하는 것은 인류문명의 피라미드를 세우는 것과 비슷한 것으로 중요하다고 보는 경우가 있다. 인류는 건강과 장수를 추구하면서 큰 희망을 안고 살아간다. 노인양생은 이와 같은 목적을 위하여 실현 가능성을 제공하며 노인의 몸과 마음을 건강하게 유지하고, 무병장수를 누리도록 함으로서 《素問》에 나오는 "春秋皆度百歲, 而動作不衰"의 경지를 이룩하도록 한다. 문헌에는 양생, 攝生, 保生, 壽老, 養老 등에 관하여 다양한 내용은 기록하였는데, 곧 장수의 비결이나 방법을 찾아내려는 노력이 엿보인다.

2) 노인질환의 예방

노화현상은 생명활동과정 중에서 반드시 겪게 되는 단계로서 노년기에 접어들면 인체의 모든 기능이 저하되어 질병에 대한 저항력이 현저하게 떨어진다. 예를 들면 《養老奉親書·卷一·醫藥扶持第三》에 "上壽之人, 血氣已衰, 精神減耗, 危若風燭, 百疾易攻"이라고 설명하고 있다. 노인양생에 관한 문헌에는 대개 음식을 조섭하고 [調停飮食], 마음을 즐겁게 가지며 [怡愉精神], 의약으로 보조하고 [醫藥扶持], 금기를 잘 지키는 [戒忌保護] 등을 통하여 각종 노인성질환을 예방하고 질병의 고통으로 인하여 수명이 줄지 않도록 조심하라고 주장하였다.

3) 건강회복

노년기에는 청년 및 중년보다 더욱 병에 걸리기 쉬운데, 특히 노화는 각종 노인성질환을 유발하는 온상이 되고 있다. 통계에 따르면 독일은 65세 이상의 노인 중 각종 만성질환을 앓는 환자는 약 78%에 이른다고 하였다. 노인은 질병에 걸린 뒤 노화과정이 가속화되어 수명에 지장을 준다. 뿐만 아니라 일부 환자들은 오래도록 질병의 고통에서 벗어나지 못하여 환자의 心身에 큰 상처를 줄뿐만 아니라 가정 및 사회적 문제를 야기하기도 한다. 환자가 가급적 빨리 건강을 되찾아 고통에서 벗어나고 삶의 질을 높이며 병을 앓더라도 무난하게 노후를 보낼 수 있게 하는 데도 양생학은 큰 역할을 하게 된다. 예를 들어 노년기의 중풍환자에 대하여 기공, 침구, 추나, 導引 및 약물조섭 등의 풍부한 방법은 건강을 회복시키는데 한 몫을 한다.

4) 알찬 노년기

점점 현저해지는 고령화 현상은 노인층의 건강에 더 많은 관심을 쏟게 한다. 노인들이 스스로 건강을 지키고 사소한 질병은 스스로 예방치료할 수 있도록 하는 것도 역시 노인양생의 중요한 내용이다. 노인들이 필요한 지식을 갖고 생활속에서 쉽게 실천할 수 있는 양생법을 터득하면 건강하게 노년기를 보낼 수 있을 뿐만 아니라 사회적으로 기여할 수 있는 기회를 충분히 활용할 수도 있어 알찬 노후를 맞을 수 있다.

2 老人養生의 내용

노인양생은 양생학의 기본이론과 일반적인 방법이 포괄되면서 또한 노인의 특수한 생리현상에 걸맞은 구체적인 내용들이 포함되어 있는 것으로, 그 중에는 아래와 같은 내용들이 들어 있다.

(1) 한의학의 노년기 생리 및 병리적 특징, 노화 등에 대한 인식을 담고 있으며 노화방지 및 건강장수의 방법에 대한 탐구가 돋보인다.

(2) 노인의 자연환경 순응과 정신 조섭방법, 음식섭취나 운동이나 기거 등 여러 측면에서의 효과적인 양생법이 소개된다.

(3) 노인성질환에 대하여 그 예방과 병후의 조절 및 건강회복에 유익한 양생법들이 소개된다.

(4) 노인양생에서 사용되는 약물이나 처방 및 침구, 추나, 기공 등의 시술 또는 행하는 요령, 그 유의사항 등도 소개된다.

3 老人養生의 원칙

전통의학은 2천여년 동안 攝生 또는 養生, 道生, 保生, 衛生이라 하는 내용과 壽老 또는 壽親, 壽世, 養老라고 하는 내용에 관하여 많은 문헌과 논술이 있었는데, 그 중에는 노인양생에 관한 내용도 많이 들어 있었다. 역대의 노인양생 및 무병장수에 관한 이론을 정리하여 그 원칙을 살피면 아래와 같은 내용으로 되어 있다.

1) 자연에 대한 순응

인간은 땅을 본받고 [人法地] 땅은 하늘을 본받으며 [地法天], 하늘은 이치를 본받고 [天法道], 이치는 자연을 본받아 [道法自然] 생기므로 도가는 人과 天地를 하나로 여겼다. 한의학은 도가의 이와 같은 취지에서 天人相應의 학설을 발전시켰는데, 이를테면 사계절 기후의 변화나 밤낮의 교체, 지리적 여건 등 자연환경의 요인은 인체 질병의 발생 및 건강과 밀접한 관련이 있는 것으로 주장하였다. 역대 양생학자들은 모두 자연에 순응하는 것을 양생과 질병의 예방에 있어서 중요한 원칙이라고 여겼다. 노인은 氣血이 부족하고 臟腑의 음양이 허쇠하여 적응능력이 떨어지므로 질병에 대한 저항력이 매우 약하여 자연의 사계절 기후변화나 밤낮과 아침저녁의 기후차 또는 지역적 환경변화 등에 잘 순응할 수 있도록 유의하여야 하며, 이에 따른 상응한 양생조치를 취하여야 질병을 예방하고 무병장수할 수 있다.

2) 陰陽의 조화

인체의 건강상태는 陰平陽秘의 생리적 조건에 달려 있으며, 질병의 발생과 노화의 원인 역시 음양의 균형이 실조된 것이므로 《內經》에서는 "陰平陽秘, 精神乃治; 陰陽離決, 精氣乃絶"이라고 하였다. 노년기로 접어들면 인체의 陰精과 陽氣는 나날이 쇠약해지고, 인체내의 음양은 실조되어 자연의 음양이 사계절에 따라 변화하는 규칙에 제대로 순응하지 못하므로 쉽게 병에 걸리고, 노화를 가속시킨다. 그러므로 노년기에는 특히 음양을 조화시켜야 하는 것으로 사계절의 陰陽變化에 순응하여 인체의 음양을 기르는 한편 노년기 체질쇠약 및 각종 병증 등으로 인하여 일어나는 음양의 실조나 휴손 등에 대하여 益陰補陽시켜 그 균형을 조절하여야 한다. 또한 정서적인 조섭과 음식조섭에도 유의하여 음양을 조화롭게 자양시켜야 한다. 인체는 陰精이 속에서 모이면 陽氣가 충성하여 陰平陽秘의 상태를 유지시키며 또한 자연의 음양변화에 순응할 수 있어 장수를 누릴 수 있다.

3) 精氣神의 보양

《內經》 에는 精, 氣, 神을 매우 중요시하였다. 《素問》 의 처음 3篇인 "上古天眞論", "生氣通天論"과 "四氣調神大論"에서는 각각 정, 기, 신에 대한 논술을 중점적으로 폈다. 이는 인신의 세 가지 가장 소중한 것으로 어느 하나가 없어도 생존할 수 없다. 이에 대하여 《素問 · 上古天眞論》 에는 "……以欲竭其精, 以耗散其眞, 不知持滿, 不時御神,……故半百而衰也"라고 지적하였다. 그러므로 노년기에 精, 氣, 神이 충성하도록 유지시키는 것은 노화를 방지할 뿐만 아니라 장수를 누리는 중요한 조건으로써 곧 《素問 · 上古天眞論》 에서 이른바 "形與神俱, 而盡終其天年, 度百歲乃去"의 경지에 이를 수 있게 된다.

4) 動靜의 조화

動靜과 장수의 관계에 대하여 예로부터 靜神學派와 動形學派가 존재해왔다. 靜神學派는 노년기에 形氣가 쇠약해져 精血이 모두 소모되므로 神氣를 자양시키지 못하여 신이 안에서 제자리를 지키지 [守恃於內] 못한다고 하였고, 아울러 수십년 동안의 경륜에서 비롯된 온갖 근심걱정으로 인하여 신이 더욱 쉽게 움직이고 잠재우기 어려운 상태라고 주장하였다. 그러므로 마음을 비우고 고요하고 아늑함을 만끽하며 [虛靜恬淡], 사리사욕을 덜고 [少私寡慾], 보고도 못 본 척 들어도 못들은 척하며 [抑目靜耳], 정서를 조절하는 [調攝情志] 등을 통하여 淸靜內守하고 神氣를 調養하여야 생명을 보존하고 장수를 누릴 수 있다고 하였다. 動形學派는 몸을 움직여야 비로소 精氣가 잘 돌고 울체되지 않아 脾胃가 튼튼하고 음식이 잘 소화된다고 여겨 노동, 導引, 按蹻, 춤, 산책 등을 꾸준히 하되 지나치게 무리를 빚지만 않는다면 그야말로 생명력이 왕성하고 몸이 튼튼하며 강한 체력을 다져 장수를 누릴 수 있다고 주장하였다. 사실상 靜神과 動形은 모두 양생의 중요한 원칙과 방법으로서 서로 뒷받침이 된다. 淸靜은 상대적인 것이고 운동은 영원한 것이다. 도가에서는 허망한 절대적인 "靜"이나 지나친 운동 또는 지치도록 몸을 사리지 않는 것은 모두 바람직하지 않다고 하였다. 노년기에는 마땅히 자신의 신체적 특성에 걸맞게 靜養과 운동을 잘 곁들여 조섭하여야 한다.

5) 식이조절

《周易 · 序卦》에는 "頤者養也"라고 설명하였는데, 頤卦는 고대의 음식양생이 싹트는 초창기를 대표하는 것으로, 양생을 또한 頤養이라고도 한다. 고대에 백성은 음식을 하늘에서 내린 것으로 받든다(民以食爲天)는 속말이 있듯이 정상적인 음식섭취는 생명을 유지하는 기본 요인의 하나이고, 건강을 지키고 장수를 누리는 중요한 조건으로 여겼다. 《壽親養老新書 · 卷一 · 飮食調治第一》에는 "老人腸胃虛薄, 不能消納", "高年之人, 眞氣耗竭, 五臟虛弱, 全仰飮食以資氣血, 若生冷無節, 飢飽失宜, 調停無度, 動成疾患"이라고 하여 음식조섭의 유의할 사항을 자세하게 논술하였다. 곧 노인은 음식을 절제하여야 하는 것으로, 지나치게 허기지거나 배불러서는 안되고 특히 음식은 차거나 뜨거워도 안되며 푹 익혀 먹어야 하고 담백하여야 하며 五味를 고루 갖추고 영양분이 풍부한 노인에게 적합한 음식을 섭취하여야 하며, 아울러 장수에 유익한 보약이나 식이요법을 같이 곁들이는 것도 노인양생에 중요한 영향을 미친다고 하였다.

6) 신중한 기거생활

《素問 · 上古天眞論》에는 起居有常을 천수를 누리거나 장수할 수 있는 양생법의 중요한 내용 중 하나로 지적하였다. 특히 노인양생은 기거조섭에 더욱 신중하여야 하는 것으로, 《壽

親養老新書・卷一・宴處起居第五》에 “凡人衰晚之年, 心力倦怠, 精神耗短, 百事懶于施爲, 蓋氣血筋力之使然也. 全籍子孫孝養, 竭力將護, 以免非橫之虞. 凡行住坐臥, 宴處起居, 皆須巧立制度, 以助娛樂.”라고 하였다. 이와 같은 원칙에 따라 노인은 마땅히 합리적이고 규칙적인 기거생활을 하여야 하고 충분한 수면을 취하여야 하며 房事를 절제하고 勞傷에 신중하여야 하며 아울러 거처가 편안하고 아늑하여야 하며 옷차림이 몸에 맞고 좋은 위생습관을 지켜야 身心의 건강을 유지하여 편안한 여생을 즐기고 천수를 누릴 수 있다.

7) 보조적인 약물

젊은이나 장년은 병을 앓지 않을 때 특별히 약을 복용할 필요가 없으나 노인은 양생의 차원에서 적당하게 보조적으로 補益劑를 사용할 수 있다. 東漢시대의 王充은 일찍이 “夫服食藥物, 輕身益氣, 頗有其驗”, “適輔服藥引導, 庶冀性命可延, 斯須不老”라고 지적하였다. 역대에 걸쳐 나온 양생 및 益壽에 관한 약물과 방제만도 매우 다양하다. 노인에게는 천부적인 체질과 臟腑의 氣血 및 陰陽의 虛衰 정도 또는 실조된 상태 등에 따라 적절하게 알맞은 처방이나 약을 선택하여 사용하는데, 이는 노화방지에 중요한 영향을 미치게 된다. 노화와 노인성질환은 대개 氣血陰陽의 허손과 선천적인 腎 및 후천적인 脾의 虧虛 등과 밀접한 관련이 있으므로 섭생 및 장수에 유익한 약재는 주로 益氣, 養血, 滋陰, 補陽과 補腎, 健脾 등의 효능을 지닌 것이다. 이와 같은 補益劑를 알맞게 골라 사용하면 체질을 증강시키고 노화를 방지할 수 있지만 오용이나 남용은 오히려 부작용을 일으키므로 올바른 인식이 필요하다. 그 밖에 침구, 기공, 추나 등의 비약물적 방법을 활용하는 것도 노인양생에 유익하다.

8) 祛邪防病

《內經》에는 “邪之所湊, 其氣必虛”라고 하였다. 노인은 正氣가 허약하기 때문에 쉽게 外邪의 침습을 받아 병을 일으킨다. 그러므로 노인은 항상 외사를 감수되지 않도록 조심하여야 할 뿐만 아니라 외사를 감수하면 제때에 사기를 밖으로 내몰도록 알맞은 조치를 취하여야 하고 때를 놓치면 절대 안 된다. 노인은 또한 항상 혈액이 응체되는 성향을 지니고 있어 혈액의 점도가 높고 미세순환까지 변화를 일으키는데, 예를 들면 미세혈관이 외관상 흐려진 상태가 가중되고 불규칙적인 배열을 나타내며 미세혈관반 [管襻] 이 길어지고 이상한 변형이 늘어나는 등이 일어난다. 이러한 병리적 변화에 맞추어 적당하게 活血化瘀의 방법으로 어혈을 제거하고 경락을 소통시키면 심혈관 및 뇌혈관성 질환을 예방할 수 있어 장수를 누리게 된다. 노인양생에서 祛邪防病도 매우 중요한 의의를 갖는다.

제 2 장
생리 및 병리적 특성과 노화방지

1 인간의 수명과 노년기의 분류

1) 인간의 수명한계선 – 천수

인류는 生, 長, 壯, 老, 死의 과정을 거치면서 자연적인 법칙에 따라 변화하는 생명현상에 대하여 그 인식이 점차 깊어졌다. 《內經》의 첫편 《素問·上古天眞論》에는 생명과정의 법칙을 전문적으로 논술하였고 양생장수의 이치를 심도 있게 토론하였는데, 天年의 개념을 제시하여 인류의 자연적인 수명의 한계를 지적한 것으로 곧 천수를 일컫는 말로 이는 인류의 壽限이라고도 한다. 이는 장수를 추구하는 사람들의 관심이 몰리는 부분이기도 하다. 上古天眞論에서는 양생의 이치를 깨닫고 이를 몸소 실천한 上古의 사람들은 "春秋皆度百歲, 而動作不衰"하였고, "盡終其天年, 度百歲而去"할 수 있었다고 하였다. 곧 명확하게 백세라는 인류의 천수를 밝히고 있다. 다른 고대 의서에서도 壽限에 관한 내용을 살펴볼 수 있는데, 《莊子·盜跖》에는 "人上壽百歲, 中壽八十, 下壽六十"이라 하였고, 《禮記》에서는 백세를 期頤라고 하였으며, 王充은 《論衡·氣壽篇》에서 "百歲之命, 是其正也.……人年以百爲壽……"라고 하였다. 물론 천수가 백세에만 그치지 않는다고 여기는 경우도 있는데, 《尙書·洪范篇》에는 백이십세를 천수로 보았고, 《養生論》에는 "上壽百二十, 古今所同"이라고 하였으며, 《三元參

贊延壽書》 에는 "人之壽, 天元六十, 地元六十, 人元六十, 共一百八十歲"라고 하여 인간의 壽限이 대개 120세에서 160세까지 이를 것으로 예상된다.

천수에 관하여 한의학의 인식은 현대의 생명과학에서 연구한 결과와 거의 일치한다. 미국 세포학자의 연구에 따르면 인체의 세포를 체외배양 하였을 때 단지 50회의 분열이 이루어지고 이 한계를 넘으면 곧 노화를 일으켜 죽는 것으로 밝혀졌다. 이와 같은 논리에 따라 인류의 수명을 계산하면 약 120세에 이를 것으로 예측된다. 또한 과학자들은 수명의 지표를 제시하여 포유동물의 수명은 대개 그 성장기의 5~7배 정도에 이른다고 보고, 대부분 포유동물의 천수가 이와 같은 원칙에 부합된다고 주장하였다.

이와 같은 추산방법에 따라 인간의 성장기를 20년으로 잡았을 때 수명은 100~140세에 이르는 결과가 나온다. 서독의 한 과학자도 만약 인간이 그 어떤 질병도 앓은 적이 없고, 또한 외부로부터 불량한 요인의 자극을 받은 바 없이 단순하게 고령으로 노화한 경우 120세까지 천수를 누리고 나서야 비로소 생리적인 사망을 맞게 된다고 밝혔다. 이는 한의학에서 밝힌 천수와 거의 일치한 것으로, 인류가 生長壯老死의 자연법칙을 거역할 수 없음을 시사하고 있고 수명을 무한정 지연하여 장생불로하려는 것은 희망사항에 불과하다는 이치를 입증하고 있다.

각종 사회적 요인이나 뜻밖의 상황 또는 앓고 있는 질환 등으로 인하여 인류는 예로부터 지금까지 평균수명이 자연수명에 훨씬 못 미치고 있다. 《素問·上古天眞論》 에는 곧 요즘 사람들은 양생의 이치를 어기므로 "故半百而衰也"라고 하였다. 평균수명은 시대별로 차이가 있는데, 40~50만년전의 北京人은 평균수명이 약 15세이고, 유럽의 청동기시대 평균수명은 18세이며, 고 로마시대에는 29세이고, 르네상스시대에는 35세에 이르렀고, 19세기말에는 45세에 이르렀으며, 1952년에는 평균 68.5세였다. 일본은 1945년 평균수명이 49.8세인데, 1982년에 이르러 남자는 평균 74.22세이고 여자는 평균 79.22세로서 세계에서 가장 장수하는 나라로 되었다. 인류의 수명은 현대과학이 발전하면서 정신적 물질적 혜택을 누리게 되고 의료보건이 발달하면서 점차 길어지는 추세이다. 앞으로 꾸준한 노력에 힘입어 인간의 평균수명은 천수에 더욱 가까워질 것이며 장수노인이 점차 늘어나 천수를 누리는 사람이 더욱 많아질 것으로 전망된다.

2) 노년기의 분류

인류의 평균수명은 지역이나 시대에 따라 큰 차이가 나는 것으로 성장 및 발육의 단계를 구분하는 기준이 일치하지 않다. 한의학에서는 흔히 소아시기, 소년기, 장년기, 노년기 네 단계로 나누는 것으로, 《靈樞·衛氣失常》 에 "人年五十以上爲老, 二十以上爲壯, 十八以上爲少, 六歲以上爲小"라고 하였다. 《千金方》 에는 《小品方》 의 내용을 인용하여 "무릇 사람은 여섯살 이상이면 소아기이고, 열여섯 이상이면 소년이며, 서른 이상이면 장년이고, 쉰이 넘으면 노인이다"라고 하였다. 先秦시대에서 唐나라에 이르기까지 대개 쉰이 넘으면 노인으로 여겼던 것으로 지금의 노년기 기준보다 낮았는데, 이는 그 당시의 평균수명과 관련이 있기 때문이다. 고대 문헌을 살펴보면 老자에 관한 설명도 천차만별이다. 예를 들면 《說文》에는 老를 해석할 때 "考也, 七十曰老,……言須髮變白也, 凡老之屬皆從老"라고 하여 老는 장수를 뜻하고 있는데, 속담에서 이른 바와 같이 "人生七十古來稀"라는 것이다. 노년기에 대해서도 고대 문헌에는 각종 주장과 전문용어가 나타나는데, 《莊子·盜跖》에는 60세를 下壽라고 하였고, 80세를 中壽라고 하였으며, 100세를 上壽라고 하여 60세를 넘어야 오래 살았다고 하는데 이는 지금의 노년기 기준과 들어맞는다. 또한 "耄"나 "耋"도 고령을 비유한 글인데, 역시 문헌마다 그 구체적인 나이를 설명한 내용이 다 다르다. 《禮記·曲禮上》에는 "八十, 九十曰耄"라고 하였고, 《鹽鐵論·孝養》에는 "七十曰耋"라고 하였으며, 옛사람들은 "年九十曰耋", "八十曰耋", "七十曰耋" 등의 다양한 주장을 내놓았다. 그러므로 노년기를 "耄耋之年"이나 "耄期"로 표현하는 경우가 있다. 100세를 넘어 장수한 경우는 "期頤"라고도 하였다.

현재 의학계에서 성장 및 발육의 단계를 다음과 같이 분류하고 있다. 유년기는 출생 후부터 6세까지이고, 아동기는 6~12세이며, 사춘기는 12~18세이고, 청년기는 18~25세이며, 장년기는 25~45세이고, 老年前期는 45~59세이고, 노년기는 60세 이상이다. 일부 서구나라에서는 노년기를 65세 이상으로 하는 경우도 있지만 아세아지역에서는 60세를 분계선으로 삼고 있다. 또한 60~89세를 노년기라고 하고, 90세가 넘으면 장수기라고 하며, 45~59세를 老年前期로 구분하는 주장도 있다. 인간의 평균수명이 길어지면서 노년기를 靑年老人(60~74세), 老年老人(75~84세), 高齡老人(85세 이상)으로 구분하는 경향도 있다. 노화는 서서히 진행되므로 같은 사람의 각 장기나 각 개체의 노화과정은 매우 큰 차이를 보인다. 그러므로 앞서 구분한 노년기는 단지 상대적인 개념으로서 특수한 경우를 배제하고 있다.

2 생리적 특성

《靈樞·天年》에는 "四十歲, 五臟六腑十二經脈, 皆大盛以平定, 腠理始疏, 榮華頹落, 髮頗斑白"이라고 하여 40세 전후에 이른 장년은 장부의 기능이나 체형이 모두 가장 성숙한 상태에 이르게 된다고 설명하였다. 이 후에는 나이가 들면서 점차 형체와 장기의 기능이 퇴행성 변화나 노화현상이 나타나는데, 노화를 생리적 노화와 병리적 노화로 구분하여 생리적인 노화를 늙어 가는 과정으로 보고 병리적인 노화를 노화로 보는 경우가 있다. 사실 노화를 명확하게 구분하기가 어렵기 때문에 흔히 통틀어 衰老라고 한다. 인체는 건장한 상태에서 노화로 이어지기까지는 필연적인 과정이므로 이 시기의 변화 특성을 올바르게 인식하는 것은 노인 양생에 있어서 중요한 의의가 있다. 그 특징을 노년기 생리적 특성과 병리적 특성으로 나누어 살피면 노년기에 생리적인 특성은 별다른 질병을 앓지 않고 다만 나이가 들어가면서 몸이 늙어 나타나는 퇴행성 변화를 꼽을 수 있고, 병리적인 특성은 노화와 관련된 질병을 앓아 나타나는 일련의 변화를 꼽을 수 있다. 노년기의 생리적 특징은 주로 臟腑와 氣, 血, 精, 神 등의 생리기능이 자연적으로 쇠퇴하고 陰陽의 균형이나 조절능력이 저하되는 것인데, 구체적으로 아래와 같이 귀결할 수 있다.

1) 五臟의 허약

《靈樞·天年》에는 "五十歲, 肝氣始衰, 肝葉始薄, 膽汁始滅, 目始不明. 六十歲, 心氣始衰, 若憂慮, 血氣懈惰, 故好臥. 七十歲, 脾氣虛, 皮膚枯. 八十歲, 肺氣虛, 魂魄離散, 故言善誤. 九十歲, 腎氣焦, 四臟經脈空虛. 百歲, 五臟皆虛, 神氣皆去, 形骸獨居而終矣."라고 하여 쉰이 넘으면 점차 五臟의 생리기능이 쇠퇴하여 몸이 허약해진다고 하였다. 인체의 生, 長, 壯, 老의 과정은 장부의 氣 특히 腎氣의 盛衰에 의하여 결정된다. 오장이 점차 허쇠해지는 것은 노화를 일으키고 노화를 가속화시켜 일련의 변화를 일으키며 神氣 및 精血을 소모하고 氣化의 기능도 약해지며 형체나 조직 또는 五官七竅 등에 모두 노화로 인한 이상변화가 나타나게 된다.

《內經》에서는 五臟의 기능이 쇠퇴하는 과정은 肝에서 비롯된다고 보고 있다. 肝臟은 昇發시키는 성향과 疏泄의 기능을 지니며 氣機의 승강출입, 혈액 조절 및 저장, 脾의 운화 및 精血의 化生 등에 영향을 주고 있다. 이와 같이 생명체의 기능을 북돋고 조절하는 작용을 통하여 인체는 정상적인 생리를 유지한다. 또한 바로 이와 같은 인체 장부의 정상적인 생리활동을 유지하기 위하여 肝陰 및 精血은 조금씩 소모되고 肝體가 陰精의 滋養을 잃어 얄팍하게 변하며 분비되는 精汁도 줄어들고 위로 수송되어 눈을 기르는 자양분도 점차 달려 물체가 흐릿하게 잘 안 보인다. 《內經》에서 이른 바 나이가 쉰이 넘어 나타나는 각 장부의 노화과정은 10년을 한 주기로 하였다. 또한 五行의 相生관계로 母臟이 쇠약하면 그 영향이 子臟에 미치는 법칙에 따라 차례대로 心, 脾, 肺, 腎으로 파급되면서 각 장부가 虧虛해진다고 설명하였다. 이는 옛사람들이 五行學說에 근거를 두고 五臟의 생리기능이 점차 虛衰하는 과정을 대략 개괄한 것으로, 개개인에 따라 그 변화는 더욱 복잡할 수도 있어 반드시 이 순서에 모두 따르는 것은 아니다. 《內經》에서 논술한 바와 같이 五臟의 생리기능이 노화하여 나타나는 각종 증상들은 肝臟虛衰로 인하여 肝葉이 얄팍해지고 담즙이 줄어들기 시작하며 눈이 잘 안 보이고 筋이 제대로 움직이지 못하며 몸이 무거워지는 등이 나타나고, 心臟虛衰로 인하여 괴롭고 걱정이 쌓이고 슬프며 氣血이 점차 달려 자주 누우려하며 낮에는 주눅이 들고 밤에는 잠을 못 이루는 등의 증상이 나타난다. 脾臟虛衰로 인하여 살결이 느슨해지고 살갗이 메마르며 얼굴이 거칠어지는 등의 증상이 나타나고, 肺臟虛衰로 인하여 氣가 몹시 쇠약해지면서 넋(魄)이 빠져 말을 자주 엇갈리게 하고 눈물콧물이 같이 흘러나오는 등의 증상이 나타나며, 腎臟虛衰로 인하여 起居할 기력마저 쇠약해지고 주저앉기만 하려하고 안색이 거무튀튀하며 머리가 하얗게 되고, 또는 머리카락이 빠지면서 이도 으스러지며, 또는 머리카락이나 이가 죄다 빠지고 귀가 잘 안 들리며 陰痿가 생기고 經脈은 공허해지는 등의 증상이 나타난다. 이와 같은 노화현상은 반드시 모든 노인에게 완전히 부합되는 것은 아니다. 후세에 이르러 70세 이상의 노인에 대한 관찰보고에서 95%가 이미 腎虛의 양상을 보인다고 밝혔으며, 90세 이상의 건강한 노인도 대부분 腎虛가 나타나는 동시에 기타 臟腑의 기능도 각각 쇠퇴한 양상을 보인다고 한다. 노인에게 있어 체질적인 차이로 인하여 노화현상은 다양하게 나타날 수 있는데, 통계에 따르며 腎虛가 약 47.87%를 차지하고, 肝虛가 약 34.04%를 차지하며, 脾虛가 약 8.51%에 이르고, 心虛가 7.45%를 차지하며, 肺虛가 2.13%를 차지하는 것으로 나와 있다(浙江中醫雜誌: (2):75, 1987). 이와 같은 통계에서 노인은 五臟의 생리적 변화에서 腎虛와 肝虛가 가장 두드러지게 나타나는 것을 쉽게 알 수 있고 그 다음으로 脾虛와 心虛를 꼽을 수 있다.

2) 精血의 쇠갈

金나라 시대 의학자인 劉完素는 "五十歲至七十歲者, 和氣如秋, 精耗血衰."라고 하여 노년기 생리적 변화의 중요한 특징을 지적하였다. 精血은 생명활동의 중요한 물질적 바탕이 된다. 精은 생식과 발육을 도맡고 臟腑를 촉촉하게 滋養하며 髓를 형성하고 腦로 通하며 머리카락과 수염을 윤택하게 한다. 血은 속으로 臟腑를 滋養하고 겉으로는 皮毛 및 筋骨에 영양분을 공급하며 장부와 조직 및 인체의 정상적인 모든 기능 활동을 유지한다. 精과 血은 서로 滋生하고 전환되는 것으로, 정혈이 왕성한 상태는 건강장수의 중요한 조건이 된다. 노년기에 접어들면 陰精이 耗散되고 精血이 줄면서 나이에 따라 臟腑와 조직, 五官七竅 등에 충분한 영양을 공급하지 못하게 되어 노인의 기타 생리 및 형태변화에도 영향을 주게 되므로 五臟이 허쇠하고 형체가 오그라들며 자식을 못 낳고 각 竅도 제 기능을 다하지 못하며 氣化의 실상으로 精이 쇠갈되고 안색이 윤기를 잃는 등 노화한 모습을 보이게 된다. 한 연구관찰에 따르면 陰虛 곧 精과 血이 허한 양상은 노년기 생리적 기능이 자연적으로 쇠퇴하는 특징 중의 하나로 밝히고 있다.

3) 神氣의 쇠퇴

인체의 생명활동은 주로 神으로 드러나고, 생명활동의 유지는 주로 氣에 달려 있어 곧 神과 氣는 생명을 主宰하고 있다. 《壽親養老新書·保養》에는 太乙眞人의 말을 인용하여 "人由氣生, 氣由神往, 養氣全神, 可得眞道."라고 하였고, 《脾胃論·省言箴》에는 "氣乃神之祖……氣者神之根蒂也"라고 하였다. 건강한 청년 및 장년은 精이 가득 차고 氣가 넉넉하며 神이 온전하여 생명력이 활기차 있다. 생명활동의 진행과정에서 神과 氣는 動적인 상태에 있어 쉽게 소모되므로 노년기에 이르러 神氣는 이미 쇠퇴된 생리적 특징으로 나타난다. 《壽親養老新書·卷一》에는 여러 곳에서 이와 같은 특징을 강조한 것으로, 이를테면 "高年之人, 眞氣耗竭", "老人精氣已衰", "上壽之人, 血氣已衰, 精神減耗, 危若風燭, 百疾易攻", "凡人衰晩之年, 心力倦怠, 精神耗短, 百事懶於施爲, 蓋氣血筋力之使然也" 등이라고 하였다. 생리기능의 노화로 인하여 神志의 쇠퇴로 이어지는데, 이는 한편 노년기에 陰精의 휴허로 神이 생길 수 있는 근원이 부족한 탓이고, 또 한편은 노년기에 氣血의 허쇠로 하여 神을 기르지 못하기 때문이다. 노년기에 神氣를 滋養시키지 못하고 오히려 쇠갈되며 체내에서 제자리를 지키지 못하는 등의 특성에 맞추어 精神을 조섭하고 淸靜內守하는 것은 노년양생에 있어 중요한 의의가 있다.

4) 쇠갈된 陰陽의 낮은 수준의 균형유지

노년기는 陰氣가 절반으로 줄어 陰精이 부족할 뿐만 아니라 陽氣도 역시 쇠약하다. 건강한 노인은 정상상태에서 곧 손상이 없고(非損) 勞傷되지 않으며(非勞) 질병을 앓지 않는(非疾) 상태에서는 陰損과 陽衰의 병리상태가 두드러지게 나타나지 않는다. 그러나 이는 단지 衰陰과 衰陽이 낮은 수준에서 간신히 유지하고 있는 陰陽의 균형이나 조화일 뿐이다. 陰과 陽이 이미 휴손된 상태이므로 청년이나 장년보다 그 균형이 훨씬 취약하고 안전성이 떨어지며 균형이 실조되기 쉽고 실조된 후에 쉽게 회복되지 않는 등의 특징이 있다. 이와 같은 노년기의 생리적 특성은 곧 百疾易攻의 근본적인 원인이기도 하다. 건강한 노인의 虛證 곧 陰虛와 陽虛에 대한 생화학적 실험에서 陽虛 또는 陰虛의 경우 cAMP는 모두 건강한 청장년 그룹보다 현저하게 낮고, cGMP는 별다른 차이를 보이지 않았으며 cAMP/cGMP의 비율은 모두 정상치를 유지하는 것으로 나타나 청장년 그룹과 현저한 유의성이 없는 것으로 밝혀졌다. 이는 사실상 陰虛 또는 陽虛 환자의 일반적인 특징과 부합되지 않는 결과이다. 분자생물학적 시각에서는 건강한 노인의 대사과정은 낮은 수준의 균형을 유지하면서 미약한 조절이 이루어져 약간의 내적 또는 외적 영향을 받아도 변화를 일으키며 생리적 균형이 쉽게 파괴되고 실조된 균형을 바로 잡기 무척 어려운 것으로 밝혀지고 있다.

劉完素는 일찍이 50~70세를 和氣如秋로 비유하였고, 70~100세는 和氣如冬이고 "五臟空洞, 猶蛻之蟬. 精神浮蕩, 筋骨沮弛"라고 하였다. 이는 나이가 지긋이 든 고령 노인은 일반적인 노화상태에서 좀 더 발전하여 五臟이 텅 비고 氣血이 쇠갈되며 정신이 주눅이 들고 精이 쇠갈되어 안색이 까칠하고 형체가 오그라들면서 나른하고 百骸가 느슨해지는 등 쇠약한 상태에서 쇠갈로 변화하는 특징을 설명한 것으로, 이와 같은 상태에서는 특히 外邪의 침입이 쉬워 병을 잘 앓고 심하면 생명을 위협한다고 하였다.

3 병리적 특성

1) 쉽게 일어나는 陰陽의 실조 및 병후 회복의 어려움

勞損이나 눈에 띠는 질병을 앓고 있지는 않는 비교적 건강한 노인일지라도 신체적 노화로 퇴행성 변화가 일어나 陰陽虛衰에 따른 병증을 보일 수 있다. 예를 들면 노화로 인해 나타나는 눈이 흐려 사물이 잘 안보이고, 귀가 잘 안 들리며, 이가 흔들거리면서 머리카락이 빠지고, 머리카락이 하얘지며 얼굴이 거칠어지고, 사고력이 둔화되며, 생식능력을 잃는 등의 증상은 陰精이 부족하여 생기는 병증이고, 몸이 나른하면서 움직이기 싫고, 숨이 짧고, 목소리가 가라앉으며, 걸음걸이가 휘청대고, 자주 추위를 타며 옷을 껴입으려 하고, 밤에 소변이 잦은 등의 증상은 陽氣가 왕성하지 못하여 생기는 병증이다. 노년기에 이러한 신체조건은 간신히 낮은 수준의 陰陽상태를 유지하고 있는 것이므로 극히 불안정하고 쉽게 각종 外感이나 內傷 등에 손상되어 陰陽의 실조를 일으켜 발병한다. 노년기에 陰陽의 실조는 생리적 노화로 일어난 陰陽의 虧虛상태를 가중시켜 병리적 陰虧나 陽衰가 나타나 추위를 타고 팔다리가 시리며 잠만 자려하고 몸을 잘 움츠리며 얼굴이나 눈이 잘 붓고 대변이 묽으며 소변은 淸長하고 舌淡하면서 부풀어 물컹물컹하며(胖嫩) 脈은 沈遲하는 등 陽虛의 병증이 나타나고, 또한 五心煩熱, 口乾舌燥, 面頰潮紅, 盜汗, 虛煩少寐, 大便秘結, 舌紅少苔, 脈細 등의 陰虛한 병증이 나타나기도 한다. 또한 흔히 陰液虧損으로 陰虛火旺이나 陰虛陽亢 등의 병증도 일어날 수 있고, 陽氣虛損으로 인하여 陰을 제압할 수 없어 陽虛陰盛의 虛寒證이 나타날 수도 있다. 노년기에 만약 이와 같은 병리변화가 나타나면 물질적 바탕이 되고 있는 陰精이 이미 취약해지고 인체의 기능 및 생명력을 나타내는 陽氣도 부족하여 陰陽이 서로 뒷받침되고 서로 滋生하는 관계가 유지되기 어려워 그 균형이 깨지면 다시 재건하기 힘들다. 그러므로 노년기의 질병은 더욱 치유되기 힘들고 가중되는 경향이 강하며 빠르게 발전되어 위급한 상황으로 치닫는 경우가 많다.

2) 虛證의 소견 및 여러 臟腑에 파급되는 경향

노년기의 질병은 대부분 허증으로 나타나며 또한 여러 臟腑로 파급되는 경향을 보인다. 이는 노인의 생리적 기능이 떨어져 臟腑가 본래 허약한 데다 거듭된 질병으로 인한 손상으로 五臟六腑의 精血이 소모되고 陰陽이 실조되어 상태가 가중되기 때문이다. 아울러 노년기에 잘 치유되지 않는 각종 만성질병을 앓고 있거나 합병증이 수반되므로 역시 허한 증상이 전형적이고 여러 장부로 파급되는 원인이 되기도 한다.

3) 正氣 허약으로 인한 腠理疏鬆 및 外邪의 침입

《靈樞·刺法》에는 "正氣存內, 邪不可干"이라 하였고, 《素問·評熱病論》에는 "邪之所湊, 其氣必虛"라고 하였다. 노년기에 臟腑, 陰陽, 氣血은 모두 虛衰하여 百骸가 느슨해지고 腠理가 촘촘하지 못하여 衛氣不固로 外感六淫은 모두 쉽게 허한 틈을 타고 인체에 침입한다. 일단 外邪가 침입하면 邪氣와 正氣가 서로 다투는데, 노화한 몸은 그 상태를 버티기 힘들어 병세는 점차 깊게 발전되면서 表證에서 裏證으로, 衛分에서 氣分으로 파고들어 깊숙이 營分과 血分에까지 미치게 된다. 그러므로 노년기에 마땅히 六淫의 邪氣가 침입되지 않도록 철저한 예방을 하며, 일단 外感表證을 발생하면 제때에 알맞은 치료를 하여 裏證으로 발전되지 않게 방지하여야 한다.

4) 本虛 및 標實의 기전에 의하여 나타나는 虛實兼雜의 병리양상

노년기에 대부분 환자들은 주로 虛證이 근본이지만 그 중에는 일부 實證이 같이 나타나는 경우가 상당수 있어 단순하게 허증으로만 발병하는 경우는 드물다. 노년기에 흔히 겸비할 수 있는 實證은 대개 痰濁, 瘀血, 痰瘀, 濕邪 등을 꼽을 수 있는데, 이와 같은 병리적 부산물이 생길 수 있는 근본원인은 역시 正虛와 관련이 있다. 만약 脾虛로 運化가 제대로 이루어지지 못하면 痰濕이 체내에 정체되고 陰虛로 인하여 內熱이 생기면 진액을 졸이어 痰이 형성되며 氣虛로 血을 인솔할 기운이 달리면 瘀血이 머무르게 된다. 이는 모두 正虛邪實이나 本虛標實 또는 因虛致實의 병증에 속하는 것으로, 노년기질환의 병리기전이 복잡하고 병세가 심하며 치료효과가 저조한 중요한 요인으로 작용한다.

5) 肝腎의 虧虛 및 下虛上盛의 상태

노년기질환에서 五臟의 陰陽이 실조되어 나타나는 병증 중 특히 肝腎의 陰虧로 아래가 허하여 下虛上盛이 되는 경우가 가장 전형적이다. 오래 또는 심하게 앓거나 병세가 복잡한 경우 이와 같은 양상은 더욱 두드러지게 나타난다. 肝과 腎은 같이 下焦에 자리를 잡고 있어 乙癸同源이며 모두 陰臟에 속하여 각각 血과 精을 저장하고 있다. 노년기에 肝腎의 陰이 이미 부족한 상태에서 거듭 질병에 손상되어 精과 血이 모두 소모되면 흔히 肝腎陰虧의 병증이 발생한다. 腎陰 또는 腎精이 부족하면 骨髓가 채워지지 못하고 腦髓가 공허하여 滋養되지 못하며, 肝陰 또는 肝血이 부족하면 筋脈이 滋養되지 못하고 血이 위로 올라가 영양을 공급할 수 없게 되어 頭暈目眩, 視物昏花, 耳鳴耳聾, 多夢健忘, 虛煩少寐, 肢體麻木, 腰膝酸軟, 步履不穩, 舌紅少苔, 脈弦細 등의 증상이 발생한다. 아래쪽에서 陰虛가 발생하여 陰이 陽을 통제하지 못하면 또한 陰虛陽亢이나 陰虛火旺의 병변이 일어나 肝陽亢盛, 風陽上擾 또는 虛火上炎 따위의 上盛한 증세가 드러난다. 虛火나 風陽이 巓頂을 上犯하고 경락으로 마구 거슬러 돌아다니면 가볍게는 頭痛眩暈, 煩躁易怒, 目赤, 耳聾, 肢顫麻木 등이 생기고, 심하게는 卒然昏仆, 인사불성, 口眼喎斜, 반신불수 등이 일어나 중풍으로 발전된다. 이와 같은 질환들은 노년기의 건강과 생명에 큰 위협을 주는 요인의 하나이다.

6) 脾胃의 실조 및 中氣의 부족한 상태

《壽親養老新書 · 飮食調治第一》에는 "衰老人腸胃薄弱, 不能消納", "若頓令飽食, 則多傷滿", "若生冷無節, 飢飽失宜, 調停無度, 動成疾患"이라고 하여 노년기에 脾胃의 실조나 脾虛로 運化기능이 제대로 이루어지지 않는 병리적 변화가 쉽게 발생한다고 하였다. 나이가 들수록 소장의 흡수능력이 점차 저하되며 노년기 虛證으로 한개 臟腑에만 병변이 생기는 경우 대개 脾虛로 나타나는 것이 대부분인 것으로 밝혀졌다. 곧 나이가 들어 건강한 몸이 질병을 앓는 경우 가장 먼저 脾胃에 병변이 생긴다는 것이다. 노년기에 脾胃의 실조 또는 허약은 대부분 氣虛, 氣陷, 陰虛 등의 양상으로 나타난다. 脾胃虛弱으로 中氣가 부족한 경우 神疲倦怠, 納食減少, 腸鳴腹脹, 大便溏薄 등이 발생하고 음식을 약간 잘못 섭취하여도 이와 같은 증상들이 심해진다. 中氣虛가 회복되지 않으면 쉽게 中氣下陷으로 발전되어 氣短乏力, 頭暈目眩, 少腹下墜, 脫肛不收 등이 나타나나고 심하면 설사가 멎지 않는다. 胃陰이 부족한 경우는 口燥咽乾, 煩渴易飢, 大便秘結 또는 隱隱胃痛 등이 나타난다. 그러므로 노년기질환에 대하여 脾胃를 조절하고 후천을 保養하는 것은 양생에 있어 매우 중요한 의미가 있다.

7) 心肺의 氣虛 및 氣虛로 인한 血瘀의 병변

心肺는 胸中에 자리하고 모두 陽臟이다. 心은 神明과 血脈을 主하고 혈액의 운행을 도맡고 있다. 肺는 宣發작용을 하고 氣를 主하며 호흡을 도맡고 朝百脈 등의 생리적 기능을 한다. 心肺의 陽氣는 혈액의 운행이나 호흡 또는 氣機의 승강출입 등과 같은 생명활동을 유지하는 데에 중요한 기능을 발휘한다. 노년기환자는 臟腑의 陰陽이 모두 虛衰하여 흔히 心肺陽氣의 虧虛로도 나타난다. 노년기에 일어나는 心氣虛衰나 心陽衰微의 병리기전은 胸痺心痛, 心悸, 心水 등과 같은 병증이 발생하는 중요한 원인이 되며, 대개 心悸, 氣短, 胸悶, 憋氣胸痛 등의 증상을 유발하고 심하면 心痛徹背, 冷汗肢厥 또는 喘促, 浮腫 등이 생기기도 한다. 肺中의 陽氣가 虛衰하면 衛外의 기능이 不固하여 호흡기능이 저하되고 宣降治節의 기능이 제대로 이루어지지 않아 外感으로 여러 가지 병증을 앓게 되어 흔히 氣短, 喘憋, 咳嗽 등이 발생한다. 心은 혈액의 운행을 도맡고 肺는 朝百脈의 기능을 하므로 心肺의 陽氣가 허약하면 혈액을 운행시키고 行血하는 작용이 무력해져 혈액이 瘀滯되면서 노년기의 胸痺心痛, 만성 咳喘 등을 유발하며, 氣虛血瘀證의 형성기전이 되어 또한 心胸刺痛, 舌黯瘀斑, 脈澀 혹은 結代하거나 혹은 口脣靑紫 등이 나타난다. 이와 같은 노년기질환은 益氣溫陽活血의 치료법을 사용하여야 하는 것으로 최근에 益氣活血法으로 노화를 방지하는 연구가 활발하게 진행되고 있다.

4 노화현상

노화는 나이가 들면서 생리적으로 일어나는 변화를 말하는데, 이는 병리적인 상태가 아니고 생명의 마지막단계에 필연적으로 생기는 현상이라 할 수 있다. 노년기에 접어들면 臟腑가 점차 허약해지고 精血이 소모되며 神氣가 꾸준히 형성되지 못하여 반드시 퇴행성 변화나 노화로 이어지게 된다. 노화현상에 관하여 일찍이 《內經》에서는 이미 체계적인 논술이 있었던 것으로 그 내용을 살피면 다음과 같다.

1) 頭面과 五官

《素問・方盛衰論》에는 "老從上"이라 하여 노화는 대개 머리와 안면 그리고 五官 등위에서부터 가장 먼저 나타난다고 하였다. 주로 머리카락이 빠지고 머리카락이나 수염이 하얗게 변하며 얼굴에 주름이 늘어나 쭈글쭈글하면서 윤기가 없어지고 화사한 빛이 사라지며 시력이 흐려지고 눈이 말라 껄끄러우며 귀가 잘 들리지 않고 귀속에서 소리가 나며 이가 빠지고 잇몸이 위축되는 것을 들 수 있다.

2) 정신과 언어

《千金翼方》 에는 "人年五十以上……忘前失後……萬事零落, 心無聊賴, 健忘瞋怒, 情性變異"라고 하였다. 이는 노년기에 陰精이 부족하여 腦髓를 채우지 못하고 心神을 滋養시키지 못하여 일어나는 것이다. 대개 사고력이 둔화되고 건망증이 생기며 말을 헷갈리게 하고 잠이 줄어들고 꿈을 자주 꾸며 기뻤다가 갑자기 화를 내는 등 변덕스러우며 담담하고 괴팍하게 변하며 혼자 중얼중얼 거리고 심한 경우 치매, 망상증, 의심 등과 같은 정신이상 상태를 보이기도 하는 변화가 생긴다.

3) 음식

《千金翼方》 에는 "人至老年, 五十以上……食飮無味"라고 하였다. 노년기에 접어들어 脾胃의 運化기능이 저하되므로 입맛을 잃고 식사량이 줄며 식후 소화가 잘 안되어 배가 더부룩하며 受納, 소화 및 흡수 기능이 모두 청년이나 장년보다 약한 변화가 일어난다.

4) 肢體 및 살결

노년기엔 흔히 허리가 시큰거리고 다리에 힘이 빠지며 몸이 무거워지고 나른하여 눕기를 좋아하며 똑바로 걷지 못하고 일부 노인은 등이 구부러져 어깨가 비틀리고 손발을 떠는 증상까지 보인다. 또 일부 노인은 살결이 메말라들어 야위고 살갗이 거칠고 쭈글쭈글하다. 이는 대개 腎, 肝 및 脾의 虛衰와 관련이 있다.

5) 생식기능

《素問・陰陽應象大論》 에는 "年六十, 陰痿, 氣大衰"라고 하였다. 陰痿는 나이가 들면서 생식기능이 점차 쇠퇴하는 현상을 가리키는 것으로 노화에 따른 腎虛로 인하여 발생한 것이다. 陰痿는 또 陽痿라고도 하고, 여성은 陰冷이라고 한다. 이는 인체의 노화가 어느 정도로 진행되면 성기능이 쇠퇴하여 생식능력을 잃게 되는 현상을 설명한 것이다.

이와 같은 노화현상 외에 인체의 각 장부 및 조직도 모두 기능이나 형태의 노화가 일어나는데, 전형적인 노화현상을 크게 여덟 가지로 나누어 볼 수 있다. 곧 오래된 일은 기억하지만 최근에 일어난 일은 기억하지 못하는 현상, 웃을 때는 눈물이 고이지만 울 때는 눈물이 없는 현상, 손자는 귀여워하나 아들은 거들떠보지도 않는 현상, 굳은 음식을 좋아하고 말랑말랑한 음식은 싫어하는 현상, 눈이 흐려 가까운 물체가 잘 안 보이는 현상, 귀가 어두워 별거 아닌 일을 자주 물어보는 현상, 이상한 사람을 만나면 다짜고짜로 따지는 현상, 소변을 멀리 보려고 하지만 오히려 신발에 보는 현상 등을 꼽을 수 있다. 그밖에 허리와 수염이 희어지고 지팡이를 짚고 다니며 고기를 먹고 나서 이를 잘 쑤시고 외로워하며 추위를 타고 사람을 그리워하는 등도 노인에게서 쉽게 찾아볼 수 있는 현상들이다.

인체의 노화과정은 체질에 따라 매우 큰 차이가 있는데, 쉰 즈음이 되어 이미 눈이 흐리고 머리가 희끗희끗하며 사고력이 아둔한 경우가 있나 하면 일흔이 넘어도 정력이 넘치는 경우가 있으며 이른 여든이 넘어서도 성기능과 생식능력을 유지하는 경우도 있다. 앞서 언급된 노화의 현상들은 다만 보편적인 상황에 불과하다. 이와 같은 노화현상을 이해함으로써 노화를 나타내는 지표를 보다 객관적으로 규명할 수 있다.

5 老化의 원인

1) 건강장수에 영향을 미치는 요인

인류의 건강장수에 영향을 미치는 요인은 매우 복잡한 것으로 다음과 같은 요소들을 들 수 있다.

(1) 사회적 요인

東漢시대의 철학자인 王充은 사회가 발전하면 장수에 유익하다고 여겨 "世俗之性, 好褒古而毁今, 少所見而多所聞"이라고 지적하였다. 실제로 상고시대의 백성은 "飮血茹毛, 無五穀之食,……又見上古岩居穴處, 衣禽獸之皮"의 생활을 하면서 수명이 그리 길지 못하였다. 그러나 후세에 이르러 "後世竄地爲井, 耕土種穀, 飮井食粟, 有水火之調……後世易以宮室, 有布帛之寶"의 생활을 누리게 되면서 수명이 점차 길어지게 되었다. 그러므로 속담에 태평성세에 사는 사람은 장수한다는 말이 있다. 사회적인 발전으로 인류의 삶의 질이 높아지면서 수명은 길어지기 마련이다.

(2) 천부적 체질

일찍이 《素問·陰陽二十五人》에는 "火形之人"의 경우 대개 오래 살지 못하고 갑자기 죽는다고 하여 체질적인 요인이 장수에 영향을 크게 미친다는 내용이 가장 오래된 기록이다. 王充은 《論衡·氣壽篇》에서 "强弱壽夭, 謂稟氣渥薄也"라고 하여 壽夭는 선천적인 稟賦나 유전적인 요인과 관련이 있다고 하였으며, 褚澄은 《褚氏遺書·問子》에서 "皆欲陰陽之氣完實交闔, 則交而孕, 孕而育, 育而有子, 堅壯强壽"라고 하여 유전 및 태교는 후손의 건강과 장수를 보장하는 중요한 의의가 있다고 지적하였다. 宋나라의 愚谷老人은 《延壽第一紳言》에서 三谷子의 《金丹百問》에 나오는 내용을 인용하여 "男女神和氣順精强, 卽生端正福壽之人; 若神傷氣憊精虧者, 卽生怪狀夭薄之人"이라고 하였는데, 부모로부터 물려받는 선천적인 稟賦가 강하면 후손은 정상적으로 발육하고 노화가 미루어져 장수할 수 있지만 선천적인 품부가 부족하거나 손상되면 후손은 기형아로 태어나거나 노화가 쉽게 발생하여 수명이 단축된다고 명확하게 밝혔다.

(3) 정신적 요인

《素問·疏五過論》에는 "……暴樂暴苦, 始樂後苦, 皆傷精氣, 精氣竭絶, 形體毁沮. 暴怒傷陰, 暴喜傷陽, 厥氣上行, 滿脈去形."이라고 하여 "故貴脫勢, 雖不中邪, 精神內傷, 身必敗亡."이라 하였다. 王充은 《論衡》에서 "愁精神而幽魂魄, 動胸中之靜氣, 賊年損壽, 無益於性"이라고 하였다. 이는 지나친 喜怒, 苦樂, 憂愁 또는 우울함 등과 같은 정신적 정서적 요인은 모두 몸에 손상을 주어 수명을 줄이게 된다고 밝히고 있다.

(4) 지리 및 기후적 요인

《素問·五常政大論》에는 "陰精所奉其人壽, 陽精所降其人夭." 및 "高者其氣壽, 下者其氣夭"라고 하여 서북쪽 지세가 높고 추운 지역은 陰精을 위로 떠받들어 氣가 밖으로 새어나가지 못하므로 그 지역 사람들은 대개 장수한다. 동남쪽으로 지세가 낮고 더운 지역은 陽精이 밑으로 가라앉아 氣가 흔히 소모되므로 그 지역 사람들은 대개 요절하는데, 지세가 높을수록 장수하고 지세가 낮을수록 요절한다고 밝혔다. 이와 같은 논술은 실제로 지리 및 기후적 요인이 인간의 수명에 미치는 영향을 비슷하게 설명하였다. 이에 관하여 王冰은 "卽事驗之, 今中原之境, 西北方衆人壽, 東南方衆人夭"이라고 밝혔다. 많은 나라에서 이와 같은 사실이 입증되는데, 예를 들면 소련의 코카서스 지역은 지세가 높은 산으로 되어 있어 세계에서도 장수지역의 하나로 알려져 있다. 그 곳에는 60세 이상의 노인 중 80세를 넘긴 경우는 14%에 이른다. 西晉의 문학자인 張華는 《博物誌》 에서 "居在高中之平, 下中之高, 則産好人"이라고 적었는데, 이는 산허리나 고산지대의 비교적 평탄한 곳 또는 평야지대의 비교적 높게 솟아오른 곳 등은 대체로 기후가 온화하고 공기가 맑아 和氣相感이므로 그 곳의 백성은 장수한다고 하였다. 세계적인 장수촌을 조사한 결과에 따르면 대부분 장수노인들은 산허리 부분에서 거주한 경우가 많았다.

(5) 음식과 기거

역대의 의학자들은 후천적인 조섭도 건강과 장수에 중요한 영향을 미친다고 주장하였다. 淸나라의 袁開昌은 《養生三要》 에서 "盡管先天賦予强壯之身軀, 若不注意調養, 也必然損壽或夭折"이라 하였다. 후천적인 조섭은 주로 음식, 기거, 嗜欲 등으로 나눌 수 있는데, 이는 모두 건강과 수명에 직접적인 영향을 줄 수 있다. 음식에 대한 절제가 없고 기거에 규칙이 없으며 色慾에 방탕하면 요절하여 수명이 줄게 된다. 음식을 절제하고 기거를 규칙적으로 지키며 욕구를 억제할 줄 알면 몸이 튼튼해지고 장수를 누리게 된다. 그러므로 건강과 수명은 선천적인 稟賦와 후천적인 조섭에 의하여 좌우된다. 淸나라의 孟日寅은 《養生擥要 · 卷一》 에서 "始而胎氣充實, 生而哺乳有方, 長而滋味不偏, 壯而聲色有節者, 强而壽. 始而胎氣虛耗, 生而哺乳不足, 長而滋味過多, 壯而聲色恣放者, 弱而夭. 生長而合度, 加之以道養, 壽年未可量也."라고 하였다.

(6) 병리적 요인

東晉의 葛洪을 비롯하여 많은 양생학자들은 "養生以不傷爲本"이라고 지적하였는데, 어떠한 원인이라도 인체를 손상시키면 모두 질병으로 이어져 요절 또는 수명단축을 초래하게 된다. 특히 稟賦가 나약한 사람은 더욱 쉽게 질병으로 인하여 減壽된다.

(7) 기타 요인

공자는 가장 먼저 도덕수양과 수명의 관계를 밝혔는데 그는 《禮記 · 中庸》 에서 "仁者壽", "大德必得其壽"라고 하였고, 淸나라의 의학자인 陳修園은 《醫醫偶錄 · 惜福》 에서 "儉約不貪則可延壽,……吝縱奢侈, 立見敗亡"이라고 하였으며, 《博物誌》 에는 태교가 장수에 유익한 내용에 관하여 "婦人姙身, 不欲令見丑惡物,……聽誦詩書諷咏之音, 不聽淫聲, 不視邪色, 以此産子必賢明端正壽考, 所謂父母胎敎之法."이라고 기록하였다. 王孟英은 《潛齋醫話 · 飢飽勞逸》 에서 "勞力者恒享大年, 逸惰者常多疾疢."이라고 하였고, 《衛生要術 · 全圖說》 에는 "動靜

合宜, 氣血和暢, 百病不生, 乃得盡其天年"이라고 하여 勞逸, 動靜이 적절하게 조화를 이루어야만 건강 장수할 수 있다는 것이다.

인류의 생명에 영향을 미치는 요인은 또한 五臟의 虛衰, 陰陽의 실조 등으로 인하여 노화를 일으키는 내적인 요소와도 관련이 있다.

2) 老化의 원인

노화의 원인을 老因이라고 하는데, 내적 요인과 외적 요인이 인체에 영향을 미치어 내적 변화를 일으키면서 노화가 발생하고 또한 그 과정이 가속화되는 현상을 연구하여 생리적 노화와 병리적 노화의 기전을 밝히는 것이 주된 목적이다. 老因에 대한 인식은 노화의 이론적 핵심이며 장수의 비결을 밝히는 기본이 된다. 앞서 밝힌 건강장수에 영향을 미치는 각종 요인들이 만약 인체에 불리하게 작용하면 곧 모두 노화의 원인이 될 수 있다. 노화의 외적 요인과 내적 요인을 보면 外因은 조건이 되고 인체의 內因을 통하여 작용하며 內因은 기본적인 바탕이 되어 노화현상에 결정적인 영향을 주게 된다. 노화의 내적 요인에 관하여 주로 陰陽, 臟腑, 先天 및 後天, 精氣神 등의 측면에서 분석해 볼 수 있다. 하지만 인체는 하나의 유기적인 整體로서 이와 같은 요인들은 흔히 서로 상관되고 서로 영향을 주며 제약하는 관계로 얽혀 있어 노화를 단순한 內外적 요인으로 인하여 일어나는 것으로 보기에는 어렵다.

(1) 陰陽의 실조

《素問·寶命全形論》에는 "人生有形, 不離陰陽"이라고 하였고, 《素問·生氣通天論》에는 "自古通天者, 生之本, 本於陰陽. 天地之間, 六合之內, 其氣九州, 九竅, 五臟, 十二節, 皆通乎天氣, 其生五, 其氣三, 數犯此者, 則邪氣傷人, 此壽命之本也."라고 하였다. 이는 생명활동은 체내의 陰陽을 근거로 하고 있고, 체내의 음양은 또한 반드시 자연의 陰陽이 변화하고 교체되는 상황에 맞추어 적응되어야만 비로소 정상적인 상태를 유지할 수 있고, 따라서 건강하고 장수할 수 있는 이치를 설명한 것이다. 《素問·生氣通天論》에는 또 "陰者, 藏精而起亟也; 陽者, 衛外而爲固也..……是以聖人陳陰陽, 筋脈和同, 骨髓堅固, 氣血皆從, 如是則內外調和, 邪不能害, 耳目聰明, 氣立如故."라고 하였고, 아울러 "陰平陽秘, 精神乃治; 陰陽離決, 精氣乃絶."이라고 하여 체내의 陰陽이 조화롭고 아울러 자연의 陰陽과도 균형을 맞추면 인체는 비로소 外邪의 침입을 막을 수 있어 무병장수할 수 있다고 하였다. 이와 반대로 체내의 陰陽이 실조되고 인체와 외부환경의 균형도 파괴된 경우는 건강을 손상시키고 쉽게 질병에 걸리며 노화를 초래하게 된다. 예를 들면 起居生活에서 외부 사계절의 기후변화 또는 지역적 환경변화에 적응하지 못하면 흔히 그 五臟과 精血을 손상시키고, 그 근본을 꺾으며, 그 眞元을 무너뜨려 邪氣가 쉽게 침입하므로 오래 묵었던 질환이 다시 도지면서 그 수명을 감소시킨다.

《素問・生氣通天論》에는 "陽氣者, 若天與日, 失其所, 則折壽而不彰."이라고 하였고, 《景岳全書・傳忠錄・陽不足再辨》에는 "陽强則壽, 陰衰則夭"라고 하였고, 아울러 "難得而易失者唯此陽氣, 旣失而難復者, 亦惟此陽氣"라고 하여 "陽常不足"이라는 주장을 내세웠는데, 이는 대부분 사람들이 천수를 다 하지 못하는 중요한 요인이라고 지적하였다. 孫思邈은 《千金要方・養老大例》에서 또한 "人年五十以上, 陽氣日衰, 損與日至"라고 하여 여러 가지 노화의 조짐을 보이는데, 예를 들면 앞일을 잊지 않으면 뒷일을 챙기지 못하고 몸이 나른해지며 시력과 청각이 좋았다 나빴다 하며 성격이 변덕스럽고 입맛이 떨어지며 잠을 제대로 못 이루는 등이 있을 수 있다.

《素問・陰陽應象大論》에는 "年四十, 而陰氣自半也, 起居衰矣."라고 하였는데, 朱丹溪는 《格致餘論》에서 이와 같은 논점을 발전시켜 사람의 情欲은 끝이 없어 陰精이 나날이 소모되며 陰陽이 完實한 상태에서 비롯하더라도 陰氣는 단지 30년 동안만 시력, 청각, 언어, 활동 등에 소모되는 부분을 충당할 수밖에 없기 때문에 陰은 虧虛의 상태가 되기에 앞서 늘 부족하다. 그러므로 60세, 70세 이후의 노인은 陰이 늘 부족하여 陽과 더불어 균형을 맞추기 힘들고 홀로된 陽은 자주 위로 떠올라(孤陽飛越) 쉽게 병을 일으키고 수명을 단축시킨다. 老衰가 眞陰의 부족과 관련이 있는 점으로 미루어 많은 의학자들은 節欲하는 섭생법으로 陰精을 아끼고 노화를 예방할 것을 주장하였다.

(2) 선천부족 및 腎氣의 虛衰

한의학에서는 先天을 두 가지 측면으로 논술하고 있다. 하나는 선천적인 稟賦를 가리키고, 하나는 腎이 선천의 근본이 된다는 것이다. 張景岳은 선천적 稟賦에 관하여 "以人之稟賦言, 則先天强厚者多壽, 後天薄弱者多夭", "夫稟受者, 先天也……先天責在父母."라고 지적하여 부모로부터 물려받은 유전적인 요인 곧 타고나는 稟賦가 만약 부족하면 쉽게 요절하거나 早衰하고 장수하기 어렵다는 것이다. 이는 현대의학에서 밝힌 노화가 유전학적 요소와 관련이 있다는 학설과 일치한다. 또한 《醫宗必讀》에서는 "先天之本在腎"이라고 하여 腎氣가 인체의 건강상태와 장수여부를 결정하는 매우 중요한 원인이 된다고 하였다. 《素問・上古天眞論》에는 "丈夫八歲腎氣實, 髮長齒更; 二八腎氣盛, 天癸至, 精氣溢瀉, 陰陽和, 故能有子; 三八腎氣平均, 筋骨勁强, 故眞牙生而長極; 四八筋骨隆盛, 肌肉滿壯; 五八腎氣衰, 髮墮齒槁"라고 하였고, 아울러 天壽를 넘길 수 있는 자는 腎氣가 남아도는 상태이므로 늙어서도 자식이 생길 수 있다고 하였다. 곧 腎氣의 盛衰는 인체의 건강상태와 수명을 결정하고 성장, 발육 및 노화 등에 중요한 영향을 미친다. 腎氣가 充盛한 청년 및 壯年期에는 생기발랄하고 힘이 솟구치지만 腎氣가 虛衰하면 곧 늙거나 나이가 들지 않았는데도 일찍 노화하고 또는 노화과정이 빨라지면서 수명이 단축된다. 腎氣는 선천적인 稟賦와 밀접한 관계가 있는데, 타고나는 稟賦가 강한 경우는 腎氣도 盛하여 대개 장수한다. 반대로 타고나는 稟賦가 약한 경우는 腎氣가 부족하여 흔히 早衰하고 대부분 수명이 짧다. 알맞은 섭생법은 腎氣에 대한 영향이 큰 것으로, 節欲하여 眞氣를 아끼고 保精하면 腎氣가 소모되지 않게 할 수 있고, 眞元을 培補하는 데에 유의하면 腎氣를 가득 채워 넣을 수 있어 이와 같은 양생법은 모두 노화를 예방하고 수명을 연장시키는 유익한 대책이다. 반대로 房勞를 절제하지 않고 평소의 起居가 불규칙하며 몸을 지나치게 피곤하게 하면 腎精이 衰竭하여 眞元을 耗散시키므로 早衰를 가속화하고 수명을 단축시킨다.

근래의 동서의학적 연구에서는 노년기의 腎虛는 체내의 내분비계 기능이 저하되고, 면역기능이 약화되며, 대뇌피질의 노화 등과 밀접한 상관성을 보이고 있는 것으로 밝혀졌다. 이와 같은 노화기전이 밝혀지면서 腎氣-免疫-壽命에 관한 가설이 새롭게 제시되고 있다. 한의학에서 老衰를 腎虛學說로 해석하고 있고, 현대의학에서는 노화를 神經內分泌學說, 免疫學說 등으로 설명하여 이에 대한 연구는 노화방지 및 노년기 질환에 대한 예방에 중요한 의의가 있다.

(3) 후천실조 및 脾胃의 虛損

선천적인 稟賦가 수명에 결정적인 영향을 주지만 후천적인 조섭도 역시 수명과 노화에 큰 영향을 미치므로 소홀히 해서는 안 된다. 《景岳全書·傳忠錄》에서 "蓋人自有生以來, 惟賴後天以爲立命之本,……其有先天所稟原不甚厚者, 但知自珍而培以後天, 則無不猶壽"라고 하였고, 張介賓은 "後天培養者壽者更壽, 後天斫削者夭者更夭"라고 하였다. 구체적으로 음식조절, 규칙적인 起居, 정신 및 情志의 조섭, 건강운동, 적절한 勞逸, 사계절 기후에 대한 순응 등은 모두 후천적인 섭생법이라 할 수 있는데, 이와 같은 요인들도 인체의 건강상태, 正氣의 盛衰 및 수명 등에 복합적인 영향을 주고 있어 어느 한 요인이 적절하지 못하면 곧 早衰를 초래하여 노화를 가속시키고 수명을 단축시킨다. 노화를 일으키는 각종 후천적인 요인 중에서 脾胃의 虛損은 가장 중요한 원인이 된다. 張介賓은 《景岳全書·雜證謨·脾胃》에서 "故人之自生至老, 凡先天之有不足者, 但得後天培養之力, 則補天之功亦可居其强半, 此脾胃之氣所關于人生者不小……胃强則强, 胃弱則衰, 有胃則生, 無胃則死, 是以養生家必當以脾胃爲先."이라고 지적하였다. 만약 음식으로 脾胃가 손상되고 勞倦으로 몸이 허약해지면 脾胃虛弱으로 인하여 生化의 근원이 부족하게 되어 선천의 腎精을 滋養시키지 못하므로 臟腑도

濡養할 수 없어 정상적인 성장과 발육이 이루어지지 못하기 때문에 노화를 유발한다. 脾胃가 허약하면 精血이 부족하여 근육, 안면, 모발이나 수염, 五官 등도 모두 濡養되지 못하므로 얼굴이 까칠까칠하고 머리카락이 빠지며 살결이 느슨해지는 노화 현상을 일으킨다. 脾胃가 허약하면 또한 運化의 기능이 제대로 이루어지지 못하여 水濕이 화생되지 않아 몸속에 정체되면서 水飮이나 痰濁을 형성한다. 이와 같은 병리적 부산물로 인하여 각종 질병을 가중시키게 된다. 예를 들면 咳喘, 胸痺心痛, 痰飮, 水腫, 眩暈 등이 생길 수 있다. 아울러 이러한 노폐물들은 건강과 장수에도 막대한 영향을 미치게 된다.

(4) 기타 臟腑의 휴허

五臟에서 노화와 관련된 요인 중 이미 언급된 腎과 脾胃 외에 다른 臟腑도 老衰와 일정한 관계가 있다.

心은 君主之官이라 하여 神明과 血脈을 主하고 생명활동을 主宰하고 있는 것으로, 《內經》에는 "五臟六腑之主", "生之本", "神之舍" 등으로 심장의 기능을 논술하였다. 心의 통솔하에 각 臟腑는 서로 조화를 이루면서 인체의 정상적인 기능을 유지하므로 인체는 비로소 건강하고 장수할 수 있다. 《素問·靈蘭秘典論》에는 이에 관하여 "凡此十二官者, 不得相失也. 故主明則下安, 以此養生則壽, 歿世不殆; 以爲天下則大昌. 主不明則十二官危, 使道閉塞而不通, 形乃大傷, 以此養生則殃."이라고 하였다. 그러므로 心이 손상되면 神이 흔들리고 각 臟腑의 기능이 혼란에 빠져 精神이 失常되면서 건강을 해치고 老衰를 초래하게 된다. 노년기에 心이 虛衰하여 온갖 老衰의 현상들이 나타날 수 있는데, 《千金要方·養老大例》에는 쉰이 넘으면 "心力漸衰, 忘前失後, 興居怠惰, 計授皆不稱心"의 상태로 빠지고, 《靈樞·天年》에는 "六十歲, 心氣始衰, 若憂悲, 血氣懈惰, 故好臥."라고 각각 논술하였다. 心氣가 허하면 곧 血脈의 운행이 막히므로 노년기에 발생하는 氣虛血瘀는 胸痺心痛, 中風 등의 발병기전 중 중요한 요인이 되며 심한 경우 생명을 위협하기까지 한다. 心의 氣血이 허하여 안색이 창백하고 윤기가 사라지는 현상은 노화한 조짐의 하나이기도 하다.

肝은 疏泄을 主하고 藏血하는 장기이다. 肝氣가 條達하여 氣機가 순조로우면 疏泄과 藏血의 기능이 제대로 이루어져 정상적으로 精神 및 情志가 조절되고, 氣血이 매끄럽게 운행되면서 瘀滯되지 않으며 脾胃도 정상적인 昇降, 受納 및 運化를 유지하여 온몸의 혈액공급을 원활하게 하기 때문에 이들은 건강을 유지하고 노화를 막는 전제가 된다. 老年前期에 들어서서 인체의 肝氣가 衰하기 시작하면서 五臟은 나이에 따라 하나씩 점차 허쇠해지는데, 《內經》에는 "五十歲, 肝氣始衰"라고 하였다. 肝氣衰로 肝陰 및 肝血이 부족하면 肝臟의 기능이 제대로 이루어지지 않으며 疏泄과 藏血의 작용이 약화되어 情志, 消化, 혈액순환 등이 모두 정상상태를 유지할 수 없어 여러 가지 노화의 조짐이 나타나게 된다. 이를테면 의심이 많고 근심걱정에 싸이며 홍겹지 못하고 과묵하며 성격이 급해지고 화를 잘 내며 꿈을 자주 꾸고 잠이 줄어들며 식사량이 줄고 배가 늘 더부룩하면서 트림을 잘 하고 가슴이 답답하거나 心痛이 생기고 어지럽고 눈앞이 가물거리며 사물이 흐리게 보이는 등이다. 肝은 筋을 主하고 그 윤기는 손발톱에 나타난다. 《素問·上古天眞論》에는 "丈夫……七八, 肝氣衰, 筋不能動"이라고 하였다. 이 시기에 이르면 肝血이 筋膜 및 爪甲을 영양할 수 없어 동작이 느려지고 움직이면 힘이 달리며 손발톱이 바삭바삭하게 잘 부서지고 두꺼워지며 윤기가 사라지는 등 여려가지 노화의 조짐을 보인다. 그러므로 肝이 衰하는 변화는 역시 노화와 밀접한 관계가 있다.

肺는 온몸의 氣를 主하고 呼吸을 도맡고 있으며 宣發과 肅降의 기능을 하고 겉으로는 皮毛와 合한다. 氣는 생명활동의 원동력이면서 생명활동의 물질적 바탕이 되기도 한다. 인체의 元氣, 宗氣, 營氣, 衛氣 등을 포함한 모든 氣의 형성, 운행 및 기능은 모두 肺의 생리적 기능과 밀접하게 연관된다. 肺의 기능이 정상상태에 있어야 모든 氣가 旺盛하고 호흡 및 水液代謝가 정상적으로 이루어져 피부가 보드랍고 살결이 탄탄하며 旺盛한 생기가 돌면서 쇠퇴하지 않고, 또한 外邪를 막아 병에 걸리지 않음으로써 요절을 면할 수 있기 때문에 역시 건강을 유지하고 장수를 누리는 중요한 조건이라 할 수 있다. 肺氣가 虛衰하면 모든 氣의 化生, 운행 및 기능 등이 모두 영향을 받아 호흡 및 吐納이 약화되고 水液代謝가 실조되어 피부를 촉촉하게 자양시키지 못하므로 살결도 느슨하고 외부에 대한 방어기능도 약해져 생기가 없고 충분한 淸氣를 빨아들이지 못하여 外邪에 감수되기 쉬우며 노화를 촉진시키고 질병으로 수명이 단축될 우려가 있다. 肺氣가 허하면 흔히 숨이 짧고 목소리가 가라앉으며 힘겨운 일을 하지 못하고 감기에 잘 걸리며 기침이나 숨이 차오르면서 힘이 달리고 自汗하며 추위를 타고 피부의 탄력이 저하되거나 메말라 비늘이 생기며 넋이 빠지고 자주 헛소리를 하게 되는 등 노화의 조짐이 나타나게 된다. 그러므로 肺虛도 역시 노화를 일으키는 중요한 요인으로 작용한다.

腦는 奇恒之腑라고 하여 精髓가 모이는 바다와도 같으며 인체를 主宰한다. 《醫宗金鑑》에는 "腦爲元神之府, 以統全身者也"라고 하였고, 《靈樞·海論》에는 "腦爲髓之海,……髓海有餘, 則輕勁多力, 自過其度; 髓海不足, 則腦轉耳鳴, 脛酸眩冒, 目無所見, 懈怠安臥."라고 하였다. 또한 《醫林改錯·腦髓說》에는 耳, 目, 鼻가 모두 腦로 통한다고 인식하였으며, 明나라의 金正希는 "人之記性, 皆在腦中"이라고 밝혔다. 이는 腦髓가 인체의 건강과 수명에 매우 중요한 영향을 주고 있음을 설명하였다. 나이가 든 사람이 눈이 흐려지고 귀가 먹고 귓속에서 소리가 나며 기억력이 떨어지고 반응이 둔화되며 정신이나 神志 또는 언어 등에 이상이 생기는 것은 모두 腦髓가 점차 空虛해지기 때문이다. 인체는 태어나서 자라고 장성하여 나이가 들어가는 과정에서 腦髓도 따라 발육하고 소모되며 점차 비워지므로 腦髓의 소모도 역시 노화의 중요한 원인 중 하나이다.

(5) 精衰, 氣耗 및 神傷

전통적인 양생학에서는 精, 氣, 神에 대하여 매우 중요시하였고, 특히 精衰, 氣耗, 神傷은 노화의 근본적인 원인이 된다고 밝혔다. 梁나라의 陶弘景이 펴낸 《養性延命錄》은 비교적 빠른 양생학 전문 저서로서 그는 이 책에서 "道者, 氣也, 保氣則得道, 得道則長存; 神者, 精也, 保精則神明, 神明則長生; 精者, 血脈之川流, 守骨之靈神也, 精去則骨枯, 骨枯則死矣."라고 하였고, 宋나라의 《養生類纂 · 保神氣精論》에는 "精者神之本, 氣者神之主, 形者氣之宅. 故神大用則竭, 精大用則竭, 氣大勞則絶. 是以人之生者神也, 形之托者氣也, 若氣衰則神耗, 而欲長生者未之聞也.……夫神明者生死之本也, 精氣者萬物之體也, 全其形則生, 養其精氣神, 則性命長生矣."라고 하였다. 그러므로 精, 氣, 神은 인체의 생명활동에서 가장 중요한 물질적 바탕이며 이들은 서로 밀접한 관계를 맺고 있다. 精은 곧 陰精을 말하는 것으로, 腎臟에 깃들어 있는 선천적인 精도 포함하는데, 인체를 구성하고 성장 및 발육을 촉진시키는 물질적 바탕이 되며, 精은 氣로 化하고 神을 형성할 수 있다. 氣는 곧 眞氣를 가리키는 것으로 元氣, 營氣, 衛氣, 臟腑의 氣 등을 포함하는데, 이는 생명활동의 근본이고 원동력이며 生化의 뿌리가 되므로 精과 神이 형성되려면 모두 氣에 의존한다. 神은 곧 정신 및 의식, 지각, 움직임 등을 포함하는 것으로, 인체의 생명활동 및 그 겉으로 드러나는 각가지 현상들을 통틀어 일컬은 것이며, 생명의 主宰이고, 精과 氣를 통제하고 부리며 이들을 맡아 활용하는 주인과도 같아 역시 精과 氣의 근본이 된다. 精, 氣, 神은 서로 뒷받침되고 생명을 유지하는 중요한 조건들이다. 精이 가득 차고(精充), 氣가 솟구치며(氣盛), 神이 왕성하면(神旺) 노화를 방지하고 건강을 지켜 무병장수할 수 있다. 그러나 精이 손실되고(精虧), 氣가 주눅이 들며(氣憊), 神이 소모되면(神耗) 일찍 쇠약해지고 노화를 재촉하는 원인이 된다. 모든 損精, 傷氣 및 勞神을 일으킬 수 있는 내적 요인과 외적 요인은 모두 노화를 가속시켜 수명을 단축시킨다. 그러므로 각 양생학파는 精, 氣, 神에 대한 섭생법을 제각각 다른 시각에서 강조하였다. 固精學派는 精이 神과 氣의 근본이 된다고 주장하여 精이 가득 차고 튼튼하게 뿌리를 내리면(充盈固密) 쉽게 虧虛되지 않지만 陰精이 虧虛하면 곧 일찍 노화를 부르고 수명이 단축된다고 강조함으로써 節欲惜精의 섭생법을 내세워 장수의 목적을 이루고자 하였다. 調氣學派는 氣가 精과 神의 뿌리가 된다고 여기고 인체는 氣를 근본으로 삼고 있어 元氣가 인체의 수명을 결정한다고 주장하였고 타고나는 氣가 약하면 몸이 허약하고 병이 많아 수명을 단축시키므로 正氣를 調養하는 섭생법을 내세웠다. 靜神學派는 神이 精과 氣를 거느리므로 생명의 근본이고 관건이라고 여기며 神은 고요히 안에서 제자리를 지키기(靜而內守) 어렵고 잘 움직거려 소모되므로(動而致耗) 神이 소모되고 제자리를 지키지 못하면 곧 노화를 일으킨다고 주장하였고, 淸靜內守養神의 섭생법을 내세워 장수를 추구하였다. 노화에 대한 인식을 각 양생학파의 주장과 결부시켜 전반적으로 그 원인과 방지방법을 연구한다면 보다 효과적인 장수의 비결을 찾아낼 수 있을 것이다. 또한 精, 氣, 神은 五臟 및 腦髓와 밀접한 관련을 갖고 있어 노화에 대한 인식을 넓힐 필요가 있다.

(6) 질병과 노화

老年前期에 들어서면서 많은 질병의 발생률은 현저하게 높아지는데, 예로 심장 및 뇌혈관질환, 종양 등을 들 수 있다. 이와 같은 현상은 노년기의 생리 및 병리적 특성에 따른 것으로 노화로 인하여 正氣가 虛衰해진 상태와 관련이 있다. 노화는 질병을 초래하기 쉽고, 질병으로 인하여 또한 노화를 가속화시켜 사망으로 이어지고 천수를 다 누리지 못하는 결과를 빚는다. 사망한 노인들의 시체를 검사한 결과 사망의 원인을 밝히지 못하고 무병으로 천수를 다한 것이라 판단되는 경우는 극히 드물고, 대부분은 질병에 의해 사망한다. 질병은 또한 일찍 노화를 불러 요절하는 등 수명을 단축시키는 큰 요인으로 작용한다. 질병을 앓게 되면 인체의 陰陽이 실조되어 氣血이나 정신이나 臟腑의 虧損을 가중시키고 심한 경우 氣가 흩어지고 精이 쇠갈되며 神이 빠져나가 陰과 陽의 离決을 초래하여 사망에 이른다. 그러므로 건강은 노화를 지연시키고 장수의 보장이라 할 수 있다. 질병을 예방하고 적극적인 조기치료를 함으로써 노화를 막는 것은 장수를 누리는 중요한 방법의 하나이며 노인양생에서 큰 의미를 갖고 있다.

6 老化防止의 기본원칙

노화방지에는 가장 기본적인 몇 가지 원칙이 있다. 이와 같은 원칙들은 건강장수에 영향을 미치는 요인과 노화원인을 밝히면서 터득한 경험을 토대로 세워진 것이다. 노화방지는 중년기 및 노년기의 양생의 중요한 내용이므로 다음과 같은 원칙을 기본으로 삼는다.

1) 음양의 조화와 자연에 대한 순응

2) 음정의 보존과 氣의 조절 및 神의 調養

고대의 양생학자들은 精, 氣, 神을 인체의 세 가지 보물로 여겨 保精, 益氣, 養神은 섭생의 근본적인 大法이라고 강조하였다. 예를 들면 《養生類纂》에는 도가의 관점을 인용하여 "修身之法, 保身之道, 因氣養精, 因精養神, 神不離身乃常健."이라고 하였고, 또 "養其精氣神, 則性命長生矣."라고 하였다. 《壽世新編》에는 "善養生之人, 少色欲, 所以養精也; 少言語, 所以養氣也; 少思慮, 所以養神也. 此調養三寶之大旨也."라고도 하였다.

3) 알맞은 動靜 및 勞逸의 결합

노년기에는 각자의 체력에 맞추어 적당한 운동과 필요한 휴식을 취하고 활동과 靜養을 적절하게 곁들여야 하는데, 지나치게 피로 및 스트레스가 쌓이거나 반대로 지나치게 안일하고 움직이려 하지 않는 것은 모두 양생에 도움이 안되며 장수에 지장을 준다. 《孔子家語》에는 "智者壽"라는 주제를 논증한 바 있고, 《顔氏家訓》에는 "살면서 몸을 지나치게 사려서는 안되고 늙도록 배움에 지칠 줄 몰라야 한다"고 주장하였으며, 《潜齋醫活》에는 "勞力者恒享大年, 逸惰者常多疾疢."이라 하였는데, 나이가 들어도 남은 힘을 발휘하고 끊임없이 노력하는 것이 장수에 도움이 된다는 것이다.

4) 음식의 절제 및 규칙적인 기거

5) 脾 및 腎의 허손에 대한 補益

五臟 및 氣血의 허손은 노화의 가장 중요한 원인이므로 古今을 막론하고 노화방지에는 대개 補益을 중요시한 경우가 많다. 대체로 補益은 先天의 근본인 腎과 後天의 근본인 脾胃를 다스리는 데에 초점을 맞추고 있다. 《內經》에서 腎氣가 虛하여 노화가 발생한다는 설이 제기된 뒤로 固腎益精을 통하여 노화를 방지하는 주장이 많이 등장하였고, 《脾胃論》이 나오고부터는 後天의 근본인 脾胃를 자양하여 노화를 방지하는 양생법이 적지 않게 제시되었다. 물론 노화의 기전은 단순한 원인으로 발생하는 것이 아니므로 선천적 요인과 후천적인 요인을 모두 중요시하여 補腎과 健脾의 특성을 살려 알맞게 활용하는 것이 바람직하다. 예를 들어 노년기에 脾胃가 虛弱하여 소화기능이 약하면 健脾益氣法이 더욱 큰 효과적인 양생법이 된다. 그러므로 구체적으로 補腎 또는 健脾 또는 補腎과 健脾를 서로 결합시키는 방법을 검토하여 쇠약한 몸을 補益시키고 노화를 방지하도록 하여야 한다.

6) 病邪의 제거 및 化痰과 消瘀

질병은 노화를 가속시키고, 노화는 또한 쉽게 질병을 초래한다. 그러므로 病邪를 제거하고 질병을 예방하며 치료하는 것은 노화방지 및 무병장수에 있어서 중요한 의의를 갖는다. 노년기에 臟腑의 기능이 실조되어 흔히 여러 가지 병리적 부산물이 형성되기 쉬운데, 주로 痰이나 瘀血이 많다. 연구 분석에 따르면 노년기에는 痰濕이 血瘀보다 더 많이 형성되고 그 정도는 젊은이에 비해 심각한 상태로 밝혀졌다. 그러므로 노년기에는 祛痰化濕, 活血化瘀의 치료방법이 보다 널리 활용되어야 할 필요성이 있다.

7) 종합적인 조치로 노화의 조기 예방

수명에 영향을 주는 요소와 노화의 원인은 여러 가지가 있고 노화의 기전도 복잡하다. 그러므로 노화를 방지하기 위해서는 종합적인 조치가 필요하다. 인체의 건강상태나 수명은 稟賦, 태교 및 후천의 조리 등과 밀접한 관련이 있어 노화방지는 단순히 중년기 이후에 실행하거나 노년기에 접어들어서야 필요한 것이 아니고 일찍부터 양생법을 실행하는 것이 보다 효과적이다. 일찍이 元나라의 王珪는 《泰定養生主論》에서 양생이 반드시 결혼을 하여 아이를 낳아 기르면서부터 시작되어야 한다고 강조하였고, 또한 "婚合, 孕育, 嬰幼, 童壯, 老衰宜攝避忌, 以御未然之病."의 구체적인 방법을 상세하게 소개하여 몸이 성숙한 뒤에 결혼하고 아이를 낳도록 하며, 임신기간의 금기나 태교, 소아의 조기교육 및 노년기의 섭생 등에 대하여 일일이 언급하였다. 이와 같이 선천과 후천을 같이 중요시하여 나이가 들기 전에 노화를 미리 방지하는 것이 무엇보다 중요하다.

7 노화의 지연방법

노화를 지연시키는 방법이나 조치에는 여러 가지 내용이 있으며 종합적이고 평생 동안 실행하여야 하는 것이다. 일생 동안 각 시기별로 취하는 섭생법은 궁극적으로 건강과 장수를 도모하고 나이가 들어서도 늙지 않고 천수를 편안히 누리기 위한 것이다. 평생 동안의 섭생은 임신기간의 태교를 비롯하여 조기 교육, 소아기, 청년 및 중년기 부인의 보건 등에서 이미 각각 논술되었고, 老年前期로 접어들면서 노화를 지연하기 위하여 실행할 수 있는 방법으로는 아래와 같은 세 가지 측면에서 조치를 취할 필요가 있다.

1) 평소의 攝養

일상생활 속에서 늘 즐거운 기분으로 정신을 조절하고, 사계절에 맞추어 환경변화에 순응하며, 음식을 절제하고, 起居에 유의하며, 動靜과 勞逸을 적절하게 결부시키는 등이 포함된다.

2) 비약물성 노화지연 방법

운동, 기공(導引), 침구, 推拿 등이 포함되는 것으로 독특한 전통 의학적 노년양생법에 해당한다.

3) 노화지연의 약물

노년기의 건강에 유익한 약물이나 노인성 질병을 예방 치료하는 약물들이 포함된다.

8 장수노인과 장수의 비결

건강과 장수에 많은 관심이 쏠리면서 장수의 비결을 연구하는 경향이 점차 늘어나고 있다. 대개 장수노인들은 평생 살아오면서 삶 속에서 자신도 모르게 섭생의 이치를 따라 몸소 실행하여 고령에도 건강을 유지할 수 있었다. 이는 그들의 인생과 가정의 행복이라 할 수 있고 또한 건강장수를 추구함에 있어 충분한 가능성을 보여주고 있다.

1) 건강 장수한 노인의 특징

장수한 노인들이 늙어서도 쇠약하지 않고 건강을 유지할 수 있는 비결은 생리적 노화를 지연시켰고 아울러 병리적 노화도 나타나지 않거나 거의 없었기 때문이다. 《靈樞・天年》에는 "五臟堅固, 血脈和調, 肌肉解利, 皮膚致密; 營衛之行, 不失其常, 呼吸微徐, 氣以度行; 六腑化穀, 津液布揚. 各如其常, 故能長久."라고 하여 臟腑의 기능이 정상을 유지하고, 營衛氣血이 고르며, 진액이 제대로 퍼지고, 피부와 살결이 탱탱하여 外邪가 쉽게 침입할 수 없는 등이 곧 장수노인들의 신체적 특징이다 라고 하였다. 곧 "各如其常"의 상태가 나이가 들어서도 쇠퇴한 모습이 나타나지 않을 수 있는 비결이다.

건강하고 장수한 노인의 겉모습에 관하여 《靈樞・壽夭剛柔篇》에는 "形與氣相任", "皮與肉相果", "血氣經絡勝形", "形充而皮膚緩", "形充而脈堅大", "形充而……肉堅" 등으로 설명하였고, 《靈樞・五閱五使篇》에는 "明堂廣大, 藩蔽見外, 方壁高基"라고 하였으며, 《素問・陰陽應象大論》에는 "耳目聰明, 身體輕强"이라 하였고, 《素問・上古天眞論》에는 "身年雖壽, 能生子也"라고 하는 등 장수노인의 건강상태를 살펴보면 다음과 같은 특징을 지니고 있다. 곧 몸이 튼튼하고 피부에 윤기가 돌면서 살결이 촘촘하며, 행동이 날래고 허리와 다리가 거뜬하며, 정력이 왕성하고 기억력이나 분석능력 및 이해력이 강하고, 안색이 불그스름하면서 촉촉하고 윤기가 나며 두 눈이 부리부리하고, 수염과 머리카락이 윤택하고 거의 빠지지 않으며, 숨결이 고르고 소리가 온화하고 맑으며 말이 시원시원하고, 양쪽 귀가 잘 들리며, 이가 튼튼하고 씹는 힘이 강하며, 식사나 수면 상태가 모두 비교적 정상이고, 대소변이 제대로 나오며 소변을 시원스럽게 볼 수 있고 밤에 소변을 자주 보는 경우가 없으며, 脈象이 원만하고 고르면서 혀에 검푸르거나 반점이 나타나는 현상은 없다. 또한 비록 이미 나이는 들었지만 여전히 어느 정도의 성생활 능력을 갖고 있는 경우가 있다.

노년기에 이와 같은 특징을 지니고 있으면 섭생이 제대로 이루어진 것으로 장수의 가능성은 얼마든지 있다.

2) 古今의 장수노인

고대에는 장수자가 매우 많은 것으로 양생에 관심이 많았던 사상가 공자나 맹자는 물론이고, 《後漢書》에 기록된 명의 華佗는 "年且百歲猶有壯容"이었으며, 唐나라의 명의인 甄權은 103세까지 살았고, 藥王으로 알려진 孫思邈은 102세에 이르렀으며 그는 백세를 넘어서도 여전히 책을 펴내어 《千金翼方》을 편찬하였다. 宋나라 때의 成都에서 알려진 명의 譚仁顯은 108세까지 살았고, 《傷寒明理論》을 펴낸 成無己는 93세까지 살았다. 역대에 고희를 넘은 의학자도 많았는데, 薛雪(89세), 趙學敏(86세), 吳鞠通(78세), 葉天士(79세), 朱丹溪(77세), 李東垣(71세), 李時珍(75세), 吳尙先(80세) 등을 꼽을 수 있다. 대체로 장수자 중에는 승려나 道士가 매우 많고, 그밖에 문학자나 예술분야의 인물을 꼽을 수 있다. 《西游記》의 저자 吳承恩은 81세이고, 시인 白居易는 74세로서 그 당시는 장수자에 속한다. 이와 같이 사상가, 의학자, 문학자 및 예술가, 승려나 도사 중에서 장수자가 많이 나타나는 것은 그들 나름대로 양생의 이치를 깨우치고 몸소 실천한 것과 관련이 있는 것으로, 각자의 분야에서 크게 기여할 수 있었으므로 노인양생에 좋은 경험을 남겼다.

3) 長壽의 경험

장수노인들의 경험을 모아 그 비결을 살피면 대개 낙관적인 정신, 드넓은 마음가짐, 명랑한 성격, 외부로부터 받는 정신적 스트레스를 최대한 줄이고, 근심걱정이나 괴로움 또는 슬픔을 떨쳐버리며, 지나치게 화를 내지도 기뻐하지도 않는 등 정서의 조절을 철저하게 하였다. 또한 나이가 들어서도 적당히 몸을 움직이고 알맞은 가사 일을 꾸준히 한 경우도 많다. 傳連璋은 《養生之道》 에서 "노동은 장수에 필수적인 요소이다."고 강조하였다. 꾸준히 신체단련을 하고 적합한 운동을 하는 것도 장수에 도움이 되는데, 華佗의 제자인 吳普는 華佗가 만든 "五禽戱"를 수련하여 나이가 아흔이 되어도 귀가 밝고 눈이 맑으며 이가 튼튼하여 전혀 빠지지 않았다고 한다. 많은 장수 노인들은 평소에 등산을 즐기고 산책이나 拳術 또는 기공 등을 수련하여 건강을 단련하였다. 아울러 담백한 음식을 선호하고 영양가가 높고 신선한 음식을 주로 섭취하고 음식위생에 유의하며 음식량을 절제하는 등 규칙적인 식생활도 중요한 장수비결의 하나이다. 대부분의 장수 노인들은 평소에 육류보다는 신선한 야채류를 많이 먹고 잡곡을 고루 섭취하며 일정한 시간에 일정한 양만 규칙적으로 섭취하고 군것질을 안하며 끼니마다 약간 부족할 정도로만 먹고 과식은 하지 않으며 염분을 적게 섭취하고 날 것으로 또는 차고 맵게 먹지 않고 담배와 술을 삼가하였다. 여가생활을 즐기는 것도 장수에 매우 유익한 것으로, 많은 장수자들은 개인의 취미에 따라 붓글씨를 쓰거나 그림을 그리거나 꽃을 가꾸거나 야채를 심거나 물고기를 기르거나 낚시를 하거나 장기를 두거나 음악을 즐기거나 우표를 수집하거나 여행을 하는 등 정력을 쏟을 수 있는 일을 찾아 함으로써 정서적으로 늘 기분이 산뜻하고 외로움과 우울함을 떨쳐버릴 수 있었다. 평소생활에서는 규칙적으로 쉬고 활동하며 제때에 자고 일어나고 잠을 푹 자도록 하고 잠자기 전에 가급적으로 마음을 쓰는 일이 없도록 하며 먼저 마음을 차분하게 가라앉히고 나서 깊은 잠을 자고 낮잠을 자는 습관이 많다. 충분한 휴식 뒤에는 적당한 야외활동이나 일광욕을 즐기며 여건이 주어지면 온수 또는 냉수욕을 하여 항상 운동과 휴식을 조화롭게 맞추고 勞逸을 결부시켜 긴장하지도 않고 나태하지도 않는 생활을 하였다. 일부 노인들은 나이가 들면서 絶欲하기 위하여 獨居함으로서 장수를 누리는 경우도 많다. 60~69세에 이르러 성적인 욕구가 여전히 남아 있는 경우 남성은 73.63%를 차지하고 여성은 44.6%를 차지한다. 그러므로 예로부터 노인의 房事를 절제하고 욕구를 절제하여 장수를 누리도록 섭생법에 많이 강조되어 왔다. 또한 금실이 좋은 부부관계나 화목한 가정도 건강장수자들에게서 흔히 찾아볼 수 있다.

물론 장수에는 자연적인 요인도 큰 몫을 하므로 장수자들은 대부분 조용하고 깨끗하며 공기가 맑은 산간지대나 고지대와 같은 좋은 환경에서 생활한 경우가 많다. 明나라의 徐春甫는 《養生餘錄》 에서 "居高者壽"라고 밝혔다. 인체에 적합한 산간지대의 기후는 공기 속에 대량의 음이온이 함유되어 있고 환경과 공기의 오염이 거의 없으며 소음의 피해가 없고 물이나 곡물이나 채소 중에 인체에 유익한 미량원소가 많이 함유되어 있어 장수에 충분한 조건을 제공한다. 아울러 장수 노인들은 적당하게 건강보조식품을 복용하고 한약으로 건강을 유지한 경우도 많다. 장수 노인들이 흔히 찾는 건강에 유익한 보조식품이나 약물은 땅콩, 沙蔘, 山藥, 火痲仁, 꿀, 黃精, 蛤蚧 등이 있었다. 그리고 무엇보다 장수 노인들은 질병에 대한 예방과 치료를 소홀히 하지 않고 적극적인 조치를 취한 것으로, 추위를 잘 타면 옷을 든든하게 입고 모자를 쓰고 외출하고 손발을 따뜻하게 보호하며 앓고 있는 질병은 조기 진단과 조기 치료를 받는 등 여러 가지 경험들을 꼽을 수 있다.

제 3 장
노년양생방법

1 정신양생

1) 정신과 장수

정신양생은 양생학의 중요한 내용으로서 역대로 의학자 및 많은 사람들의 관심을 끌어왔다. 《內經》 에는 "積精全神"을 양생의 大法으로 간주하여 精充, 氣足, 神全이 곧 건강장수의 근본이고, 精虧, 氣虛, 神弱은 질병을 일으키고 노화를 초래하는 중요한 원인이라고 밝혔다. 《壽世靑編》 에는 "夫神者生化之本, 精氣萬物之體, 全其形則氣生, 養其精則神全, 神全則形全, 形全則長存矣, 然則精神固可不知保乎."라고 하였다.

한의학에서는 노년기에 정신적으로 쇠퇴하는 양상이 신체적으로 노화하는 과정과 대체로 일치한다고 여기고, 정신적인 노화현상과 뇌의 노화가 관련된다는 점에 관한 인식도 갖고 있다. 淸나라의 汪昂은 《本草備要》 중에서 "人之記性皆在腦中, 小兒善忘者, 腦未滿也; 老人健忘者, 腦漸空也."라고 명확하게 밝혀 거시적인 시각에서 노인의 정신상 노화가 뇌의 노화와 밀접한 관계가 있다고 주장하였다. 王淸任은 《醫林改錯》 중에서 또한 인간의 "靈機記性, 不在心而在腦也"라고 하였고, "高年無記性者, 腦髓漸空"이라고 논술하였다. 노년기의 정신적 노화는 나이가 들면서 腎이 虛하여 일어나는 것으로 腎精이 허손되고, 精이 虧虛하여 腦

로 올라가 채워주지 못하여 정신이 쇠퇴하게 되는데, 물론 기타 요인과 관련이 있기도 하다. 이와 같이 정신은 장수와 밀접한 관계가 있어 노년기의 정신적 노화를 지연시키는 것은 중요한 의의가 있으므로 정신양생이 건강장수에 미치는 영향을 중요시하여야 한다.

(1) 낙관적이고 명랑한 성격과 장수

고금을 막론하고 장수의 비결을 연구한 많은 학자들은 정신을 조섭하고 낙관적이며 명랑한 성격을 지닌 경우 장수자가 많다는 사실을 발견하여 밝고 상쾌한 기분을 갖는 것이 장수의 기본적인 요인이라고 밝혔다. 陶弘景은 《養性延命錄》 중에서 "養性之道……莫大愁憂, 莫大哀思, 此所謂能中和, 能中和者必久壽也"라고 하였다. 고대 양생학자들은 모두 "養生莫若養性"을 강조하였는데, 孫思邈은 "養性"과 장수의 관계를 매우 중요시하여 그는 《千金方》에서 "老人之性, 必恃其老無有藉在, 率有驕恣, 不循軌度, 忽有所好, 即須稱情"이라 하였다. 곧 나이가 들면 수시로 心神이 편안하고 흐뭇하도록 섭생을 잘하여 정서적으로 흥분되거나 주눅이 들지 않도록 하여야 한다고 강조하였다. 민간에서 널리 알려진 "十叟長壽歌"에는 "十叟軒雙眉, 坦坦無憂愁"라는 구절이 있는데 역시 낙관적인 정서는 장수에 유익하다는 것을 엿보게 한다.

(2) 우울함 및 화와 노화

마음이 울적하고 성질이 급하며 화를 잘 내고 허둥지둥하고 두려움에 쌓이는 등의 정서는 흔히 노화를 가속시킨다. 노년기에 생리기능의 감퇴로 인하여 정신적인 변화가 같이 나타나는데, 예를 들면 울적하고, 화를 잘 내며, 안절부절못하는 등이다. 《壽親養老新書》에는 "眉壽之人, 形氣雖老, 心亦自壯……故多咨煎背執, 等閑喜怒, 性氣不定"이라 하였는데, 이러한 변화는 생리적인 노화와 정신적인 노화를 쉽게 가속시킨다.

한의학에서는 정신과 건강의 관계를 매우 중요시하여 정신의 조섭이 제대로 이루어지지 않으면 인체의 眞氣가 耗散되어 온갖 질병을 일으키고 궁극적으로 수명을 단축시킨다고 하였다. 《孫眞人衛生歌》에는 "衛生切要知三戒, 大怒大欲竝大醉, 三者若還有一焉, 須防損失眞元氣"라고 하였고, 《壽親養老新書》에는 "若忿怒一作, 血氣虛弱, 中氣不順, 因而飮食, 便成疾患……."이라고 하였으며, 孫思邈은 《備急千金要方》에서 "多思則神殆, 多念則志散, 多欲則志昏, 多事則形勞, 多語則氣乏, 多笑則臟傷, 多愁則心懾, 多樂則意溢, 多喜則忘錯昏亂, 多怒則百脈不足, 多好則專迷不理, 多惡則憔悴無歡. 此十二多不除, 則營衛失度, 血氣妄行, 喪生之本也."라고 지적하였다.

일상생활 중에서 화가 나고 우울하고 슬프고 두려운 정서 등은 수시로 인체에 자극을 줄 수 있다. 편안하고 고요한 마음을 가지려면 스스로 감정조절을 하여 마음을 다스릴 수밖에 없다. 《老老恒言》에는 "老年肝血漸衰, 未免生急躁, 旁人不及應, 每至急躁益甚, 究無濟於事也, 當以一耐字處之……."라고 하였고, 《友漁齋醫話》에는 "遇逆境, 善自排解, 因腎水上交於心, 此者, 病從何來……肝喜條達, 戒喜怒, 當拂逆而善自釋, 以養心氣"라고 하였고, 《壽親養老新書》에는 특히 노년기에 강한 정신적 자극을 피하여야 한다고 강조하여 "凡喪葬凶禍不可令弔, 疾病危困不可令驚, 悲哀憂愁不可豫報……墳園冢墓不可令遊"하도록 하고, "一遭大驚, 便致冒昧, 因生餘疾"의 결과를 빚지 않도록 유의하여야 한다고 하였다. 노인이 스스로 자신의 감정을 조절하고 해소시키며 마음을 다스림으로써 정신적인 스트레스를 풀어나가는 섭생법은 심신건강에 중요한 영향을 미친다.

2) 정신양생의 내용

(1) 과욕을 버리고 잡념을 비우는 마음가짐(淸心寡慾, 排除雜念)

《素問·上古天眞論》에는 "外不勞於事, 內無思想之患, 以恬憺爲務, 以自得爲功, 形體不弊, 亦可以百數."라고 하였고, 《千金翼方》에는 "養老之要, 耳無妄聽, 口無妄言, 身無妄動, 心無妄念, 此皆有益老人也"라고 하여 노인에게는 편안하고 고요한 마음과 욕심을 비운 상태가 건강장수에 유익하다고 하였다. 한의학에서는 "恬憺虛無"를 양생의 중요한 골자로 간주하여 恬憺은 그 마음을 다스리는 것이고, 虛無는 그 神을 온전하게 하며, 생각은 적절하게 하고, 神明을 스스로 아껴야 한다고 주장하였다. 《攝生要錄》에는 "凡人不能無思……但能不思飮食, 不思聲色, 不思勝負, 不思得失, 不思榮辱, 心不勞神不極, 但爾可得延年"이라고 하여 사람은 생각이 없을 수 없지만 단 그 생각을 지나치지 않게 하고 알맞을 정도로 하는 것이 바람직하고, 고상한 성품을 키워 사소한 일로 마음을 어지럽히지 않아야 한다고 하였다. 만약 욕망이 끝이 없고 그 것을 다 얻지 못하면 우울하고 슬퍼지기 마련인데, 지나치게 노심초사하면 결국 神을 손상시켜 병을 초래한다. 《素問·生氣通天論》에는 "陰平陽秘, 精神乃治"라고 하였다. 노년기에는 흔히 陰陽의 실조가 발생하여 음양이 균형이 맞지 않으므로 특히 정신조섭을 통하여 마음을 다스리고 지나친 욕심을 버리고 마음을 비워 편안한 상태를 유지하여야 한다.

(2) 넓은 마음과 낙관적인 생각(豁達大度, 樂觀開朗)

노년기에 접어들면 넓은 마음과 낙관적인 생각을 갖는 것이 건강장수에 유익하다. 《壽世青編》에는 "未事不可先迎, 遇事不可過憂, 旣事不可留住, 聽其自來, 應以自然, 任其自去, 忿懥恐懼,

好樂憂患, 皆得其正, 此養生之法也."라고 하였다. 이처럼 순리에 따라 마음을 편안하게 갖고 즐거운 생각을 하며 활달한 성격을 가지려고 노력하면 몸도 튼튼해진다. 노인들은 생리기능의 감퇴와 일상생활의 변화로 대개 스트레스를 받아 성격의 변화를 일으키게 된다. 예를 들면 괴팍해지고 대화를 꺼려하며 고집스럽고 억지를 부리거나 잘난척하며 포악해지고 화를 잘 내는 등 성격의 변화가 크다. 그러므로 노인들은 스스로 마음을 다스려 침착함을 잃지 않아야 하고 안정적인 정서를 유지하며 밝고 낙천적인 성격을 키워 노화를 지연시키고 건강을 지켜야 한다.

(3) 수양을 쌓고 삶을 소중히 아끼는 태도(加强修養, 熱愛生活)

明나라의 양생학자인 龔應園은 《萬壽丹書》에서 "人年五十以上, 陰氣日衰, 精力減退; 忘前失後, 興居怠懶; 視乃不穩, 多退少進; 萬事零落, 心無聊賴; 健忘嗔怒, 情性變異"라고 하여 노인의 정서적인 변화를 명확하게 지적하였다. 노인의 감정이 젊은 사람과 확연하게 다르고 특히 정년퇴직으로 직장을 떠나면서 생활습관이나 일상리듬이 바뀌어 허탈하고 외롭고 심심한 등의 감정이 생기기 쉽다. 이러한 정서가 오래 지속되면 쉽게 정신적인 노화를 일으키고 수명에도 해롭다. 그러므로 스스로 수양을 쌓아 변화한 삶에 적응하고 더욱 아끼는 마음을 기르며 긍정적인 태도가 필요하다.

노년기를 맞으면서 더욱 충실한 생활을 꾸리도록 마음을 쓰고 적절한 지적 사고력과 육체적 노동을 잘 결합시키며 끊임없이 배움에 도전하고 지능적으로 뒤떨어지지 않도록 노력해야 한다. 독서를 통하여 많은 새로운 지식을 터득하고 또한 생각을 공부에 몰두함으로써 잡념이나 번뇌 또는 우울함과 같은 스트레스를 해소시킬 수도 있다. 스스로의 지능이나 신체조건에 맞추어 할 일을 찾아보고 억지로 맡으려고 해서는 안 된다. 그밖에 사회적인 활동을 유지함으로써 고독이나 심심한 마음을 해소시키도록 노력하여야 한다. 또한 자신의 취향에 맞추어 도예, 창작, 서예, 음악, 낚시, 바둑, 기공, 체조 등을 취미생활로 삼아 다채로운 말년을 즐기는 것도 노년기 정신양생의 중요한 내용이 된다.

사회와 가정에서는 노인을 위하여 보다 많은 배려가 있어야 하고 쾌적한 생활환경을 만들어 노인을 존중하고, 노인의 생리 및 심리적 변화에 맞추어 많은 관심과 보살핌을 보여야 하며 행복한 가정을 만들어 노인들의 건강장수에 뒷받침이 되어야 한다.

(4) 정신적 노화를 예방하는 약물

노화방지에 대한 관심이 높아지면서 益智시키고 정신적 노화를 방지하는 약물에 대한 연구가 활발하게 진행되고 있다. 古方을 토대로 개발된 龜齡集, 至寶三鞭丸, 康寶口服液, 淸宮長壽丹, 靑春寶, 生脈口服液 등은 모두 뇌의 기능을 개선시키고 기억력과 사고력의 향상에 유익하며 정신적 노화를 예방하는 효과가 있는 것으로 보고되었다. 人蔘, 党參, 珍珠, 遠志, 가시 오가피, 鹿茸, 淫羊藿 등은 인체의 지능을 향상시키고 기억력을 증강시키며 노인성 정신장애를 예방 치료하는 효과가 있는 것으로 밝혀졌다. 대개 한약 중에서 補腎, 益氣시키는 효능이 있는 약물들이 노화방지에 많이 활용되고 있다. 또한 오래도록 기공수련을 하는 것이 노인의 뇌기능을 개선시키고 건강장수를 유지하는 효과가 있는 것으로 밝혀져 비약물요법으로서 많은 관심을 끌고 있다.

2 자연에 순응하는 양생법

자연은 인간에서 삶을 준 터전이고 인간은 자연에 의존하면서 살아간다. 《素問·寶命全形論》에는 "人以天地之氣生, 四時之法成"이라 하였고, 《素問·六節臟象論》에는 "天食人以五氣, 地食人以五味"라고 하였다. 자연의 모든 변화는 인류의 생명활동과 긴밀하게 연관된다. 《左傳》에는 "天有六氣, 降生五味, 發爲五色, 征發五聲, 淫生六疾"라고 하였다. 자연계 변화의 영향을 받아 인체에도 바로 상응하는 생리적 반응이나 병리적 변화가 나타난다. 따라서 인류는 정상적인 생명활동을 유지하고 건강장수의 목적을 이룩하려면 반드시 자연의 각종 변화에 적응하여야 한다.

1) 자연환경과 장수

자연환경은 주로 기후와 지리여건 두 가지 측면을 포함한다. 자연환경은 인류의 생명활동 및 건강장수에 큰 영향을 주고 있다. 《呂氏春秋·盡數》에는 "天生陰陽寒暑燥濕, 四時之化, 萬物之變, 莫不爲利, 莫不爲害. 聖人察陰陽之宜, 辨萬物之利, 以便生, 故精神安於, 而壽長焉."이라고 하였고, 《素問·五常政大論》에는 "一州之氣, 生化壽夭不同, 其何故也? 岐伯曰: 高下之理, 地勢使然也, 崇高則陰氣治之, 汚下則陽氣治之, 陽勝者先天, 陰勝者後天, 此地理之常, 生化之道也", "高者其氣壽, 下者其氣夭, 地之小大異也, 小者小異, 大者大異."라고 하였다. 실제로 많은 장수노인은 고산지역에서 생활한 것으로 보고된다. 지리환경이 비교적 좋고 공기가 맑고 깨끗한 환경은 장수에 매우 유익하다.

인류가 건강장수를 얻으려면 반드시 자연환경을 중요시하여야 한다. 기후변화나 지역특성 등이 인류의 건강에 영향을 주고 있어 오로지 양호한 자연환경 중에서 생활하여야 비로소 장수를 누릴 수 있다. 《內經》에서 "壽弊天地"라고 하였는데, 인간은 자연에 순응하고, 동시에 자연환경의 변화에 맞추면서 또한 자연을 잘 지키고 좋은 방향으로 바꾸어야 한다. 자연환경에 순응함으로써 질병을 줄이고 건강을 지킬 수 있다. 그러므로 노년기에 자연환경에 순응하는 섭생은 환경에 대한 적응과 환경을 보호하는 두 가지 측면으로 언급할 수 있다.

2) 자연에 순응하는 섭생법

노년기에 접어들면서 인체의 생리 및 병리상태는 특수한 변화를 일으키기 때문에 자연환경의 변화에 특히 더 유의하고 적응할 필요가 있다. 곧 정상적인 자연환경의 변화에 적응하는 한편 자연환경의 이상변화로부터 몸을 보호하는 방어기능을 향상하는 것이다.

(1) 사계절의 기후변화에 대한 순응

사계절 기후변화의 특징을 파악하는 것은 그 변화에 순응하기 위한 전제조건이 된다. 특히 계절에 따라 변하는 노인의 신체적 특징은 자연에 순응하는 섭생법의 근본이라 할 수 있다. 곧 계절변화에 순응하는 노인양생은 노인의 신체적 특징과 자연의 사계절 기후변화를 서로 결부시켜야 한다. 《壽世傳眞 · 修養宜四時調理》 에는 "延壽之法, 惟自護其身而已. 冬溫夏凉, 不失時序, 卽所以自護其身也."라고 하였다.

봄은 陽氣가 솟아오르고 만물이 자라는 계절이다. 《遵生八箋 · 四時調攝箋》 의 내용을 보면 노인의 신체적 특징은 "高年之人, 多有宿疾, 春氣所攻, 則精神昏倦, 宿疾發動. 又兼去冬以來, 擁爐熏衣, 啖炙炊煿, 成積至春, 因而發泄, 致體熱頭昏, 壅隔涎嗽, 四肢倦怠, 腰脚無力" 등이 나타난다고 하여 섭생에 "惟用消風和氣, 凉膈化痰之劑, 或選食治方中性稍凉, 利飮食, 調停以治, 自然通暢"하여야 하고, 만약 질병이 없으면 "天地俱生, 萬物以榮"의 계절적 특징에 맞추어 늦게 자고 일찍 일어나며 정원을 거닐고 머리를 풀어헤치고 몸을 풀며 심지가 활기를 되찾도록 하고(夜臥早起, 廣步於庭, 披髮緩形, 以使志生), 또한 봄날은 푸근하기 때문에 뜰이나 숲 속의 정각에서 멀리까지 내다보고 움츠러든 가슴을 활짝 펴줌으로써 생기가 돌게 하며 홀로 우두커니 앉아 우울한 기분이 들지 않도록 하여야 하며, 그밖에 날씨가 찼다 따뜻했다 하며 고르지 못하기 때문에 한꺼번에 두꺼운 옷을 죄다 벗어서는 안되며, 항상 홑옷을 챙겨 따뜻해지면 갈아입고 한겹 한겹씩 겨울옷을 벗어놓고 갑자기 다 벗어서는 안 된다. 이는 노인들이 대개 氣가 쇠하고 뼈대가 느슨하며 몸이 약하여 風冷이 쉽게 腠理를 손상시킬 수 있기 때문이라고 밝히고 있다. 그러므로 봄철을 맞아 노인에게 적합한 섭생법은 곧 아침 일찍 일어나 산책을 하고 몸가짐을 느긋하게 편히 하며 야외활동을 많이 하고 옷차림을 따뜻하게 하며 날씨가 좋을 때는 친구들과 야외로 여행을 떠나 즐거운 기분을 갖는 것이 바람직하다.

여름은 陽氣가 위로 떠올라 치솟고(浮長) 만물이 무성한 계절이다. 《攝生消息論》의 내용을 보면 여름에 노인의 신체적 특징은 "心旺腎衰"하고 "腹內常冷"하며 특히 시원한 것을 즐겨 찾는 등인데, 낮은 지붕 밑이나 복도 또는 길목이나 부서진 창문 가까이에서 바람을 쐬어서는 안 되는 것으로, 대개 이와 같은 장소는 비록 시원하기는 하지만 賊風이 인체에 침입하였을 때 가장 갑작스럽게 발병할 수 있기 때문이고, 다만 널찍한 거실이나 고요한 방, 물가의 정자나 나무그늘, 깨끗하고 넓으며 시원한 자연 속에서 바람을 쐬는 것이 좋다. 날씨가 무더울 때 특히 달밤에 밖에서 편안하다고 잠을 청하거나 잠든 뒤 부채질을 하는 것은 일시적으로 상쾌할 수는 있지만 風이 腠理로 들어가 병을 일으키면 가장 깊은 곳으로 파고들 수 있어 조심하여야 한다고 지적하였다. 《遵生八箋·起居安樂箋》에는 "夏月則披襟散髮, 白眼長歌. 坐快鬆楸綠陰, 舟泛芰荷淸馥"의 방법이야말로 무더위에 노인에게 적합한 섭생법이라고 하였다. 그러므로 여름에 노인들은 일찍 일어나고 햇빛을 자주 쬐며 일광욕을 즐기고 편안한 마음가짐을 가지며 올바른 방법으로 적합한 장소에서 더위를 식히며 피서지에서 더위를 쫓는 방법도 좋다.

가을은 만물이 가득 채워지는 계절이다. 가을철 노인의 신체적 특징은 肺盛肝弱이다. 《攝生消息論》에는 노인의 가을철 섭생법에 대하여 "淸晨睡覺, 閉目叩齒二十一下, 咽津, 以兩手搓熱熨眼數多, 于秋三月行出, 極能明目."이라고 하여 가을에 기공이나 吐納으로 자연에 순응하는 노인섭생법을 제시하였다. 이 책에는 또한 "秋間不宜吐幷發汗, 令人消爍, 以致肺腑不安"이라고 하였다. 《衛生歌》에는 "秋冬衣冷漸加添"이라고 하여 가을은 겨울로 접어드는 계절이므로 날씨가 점차 추워져 기온이 떨어지면 옷을 조금씩 껴입도록 하고 갑자기 옷을 두껍게 껴입거나 제때에 두꺼운 옷을 입지 않는 것은 바람직하지 않아 쉽게 병에 걸릴 수 있다고 하였다. 《遵生八箋·起居安樂箋》에는 "秋則凭高舒嘯, 臨水賦詩……觀濤江渚, 興奔雪浪云濤; 聽雁汀沙, 思入蘆花夜月. 蕭騷野趣, 爽朗襟期, 較之他時, 似更閑雅."라고 하였다. 가을에 노인에게 적합한 섭생법은 곧 일찍 잠들고 일찍 일어나며 神을 소모하고 氣를 손상시키지 않도록 하고 적당히 기공이나 吐納 등을 곁들여 수련하며 날씨가 차지므로 옷을 제때에 조금씩 껴입고 느닷없이 옷을 많이 껴입거나 추위에 떠는 것은 모두 바람직하지 못하며 강이나 호수가 있는 곳에서 조용히 쉬면서 가슴을 펴고 드높은 기상을 키우는 것도 유익하다.

겨울철은 만물을 갈무리하는 계절이다. 이 계절에 노인의 신체적 특징은 陽氣가 깊이 추스러드는 것이다. 《素問·四氣調神大論》에는 "早臥晩起, 必待日光. 使志若伏若匿; 若有私意, 若已有得; 去寒就溫, 勿泄皮膚, 使氣亟奪"이라 하였고, 《攝生消息論》에는 "忌發汗, 恐泄陽氣故也. 宜服酒浸補藥, 或山藥酒一二盃, 以迎陽氣. 寢臥之時, 稍宜虛歇. 宜寒極方加棉衣,

以漸加厚, 不得一頓便多", "不得頻用大火烘炙", "宜居處密室, 溫暖衣衾, 調其飮食, 適其寒溫. 不可冒觸寒風", "不宜沐浴" 등의 원칙을 제시하였으며, "陽氣內蘊之時, 若加湯火所通, 必出大汗, 高年骨肉脆薄, 易于感動, 多生外疾, 不可早出, 以犯霜威."라고 주장하였다. 《云笈七簽》에는 또한 "冬月夜臥, 叩齒三十六通"이라고 하였고, 《遵生八箋·起居安樂箋》에는 "冬月則杖藜曝背, 觀禾刈於東疇; 策蹇衝寒, 探梅開於南陌."이라고 하였다. 그러므로 겨울철 노인에게 적합한 섭생법은 陽氣를 지키고 추위를 막는 것이 가장 중요하다. 구체적인 방법은 일찍 자고 늦게 일어나는 것으로, 반드시 해가 뜬 다음 일어나도록 하고 약주를 마셔 陽氣를 보하며 꽉 막힌 방에서 생활을 하면서 춥거나 지나치게 더워서는 안되고, 불을 강하게 쬐지 않도록 하며 목욕할 때 땀을 많이 흘려서는 안되고, 잠들기 전에 누워서 이를 맞물려 부딪치도록 하며, 새벽에 외출할 때 서리를 맞지 않도록 조심하는 등이다.

(2) 기거환경에 대한 적응

인간의 사는 곳은 지리적 위치 및 그 주변 환경의 영향을 받기 마련이므로 노년기 자연에 순응하는 섭생법에는 지리환경에 대한 적응과 사는 곳을 잘 선택하고 좋은 환경으로 바꾸는 것도 매우 중요하다.

지리적 위치가 다르면 기온, 생활습관, 걸리는 질병의 양상 등도 달라진다. 《素問·異法方宜論》에는 그 까닭을 "地勢使然也"이라고 밝혔다. 곧 주거환경을 가리킨 것이다. 수명은 지리환경과 밀접한 관련이 있는 것으로, 특히 주거지의 자연여건이 수명에 중요한 영향을 미친다. 예를 들면 바람, 추위, 습도, 건조도 등의 변화를 꼽을 수 있다. 고원, 저지대, 사막, 평야 등과 같은 지세에 맞추어 환경에 적응하고, 알맞은 섭생법을 세우는 것은 노인의 건강장수와 질병예방에 중요한 의의가 있다. 대개 고산, 고지대, 숲이 우거진 곳, 기후가 한랭한 곳, 공기가 맑은 곳 등의 사람들은 장수자가 많다. 이와 같은 지역은 공기가 거의 오염되지 않아 인체에 해를 끼치지 않기 때문이다. 또한 이러한 지역의 식수원도 깨끗하고 인체에 유익한 미량원소를 함유하고 있으며 또한 소음이 적어 정신적인 안정감을 주고 스트레스를 받지 않는 것도 중요한 요인으로 작용한다. 그러므로 노후에 시골이나 해변, 숲이 무성한 산 속이나 벽촌 등에서 생활하는 것은 건강과 장수에 유익하다.

宋나라의 陳直은 《養老奉親書》에서 노년기의 기거생활에 관하여 "凡人衰晩之年, 心力倦怠, 精神耗短, 百事懶於施爲, 蓋氣血筋力之使然也."라고 하여 섭생에 반드시 "凡行住坐臥, 宴處起居, 皆須巧立制度, 以助娛樂."의 원칙을 세울 것을 지적하였다. 또한 노인들이 거주하는 실내 환경은 "栖息之室, 必常潔雅. 夏則虛敞, 冬則溫密"하여야 한다고 하였다. 그밖에 원나라 鄒鉉은 《壽親養老新書》에서 노후에 외지지 않은 한적한 시골마을에서 맑고 시원한 공기를 마시며 가벼운 밭일을 하면서 지내거나 꽃을 키우고 낚시를 즐기는 등의 여가를 보내는 것이 건강장수에 유익하다고 자세하게 밝혔다.

3 음식양생

1) 음식과 장수

음식과 건강장수는 밀접한 관계를 가지고 있다. 노년기에 들어서면 脾胃의 기능이 약화되어 음식섭취에 각별한 주의가 필요하다. 《養老奉親書》에는 "若少年之人, 眞氣壯, 或失於飢飽, 食於生冷, 以根本强盛, 未易爲患. 其高年之人, 眞氣耗竭, 五臟衰弱, 全仰飮食, 以資氣血."이라고 하였다. "衰老人腸胃虛薄, 不能消納"하기 때문에 陳氏는 음식섭생을 이 책의 첫 부분에 담아 그 요지를 명확하게 밝혀 노인양생의 大要라고 강조하였다. 노년기 합리적인 음식섭취는 건강장수의 필수적인 조건이라 할 수 있다.

2) 음식섭생의 내용

(1) 담백한 음식의 섭취

대부분의 장수노인들은 시골이나 산간지대에서 생활하면서 평소의 식생활은 담백한 야채 따위를 주로 섭취한 것으로 밝혀졌다. 노인들은 腸胃의 기능이 약하여 잘 소화하고 흡수하지 못한다. 특히 체내의 대사과정은 소모적인 분해대사가 주축을 이루고 있어 많은 단백질을 필요로 한다. 그러므로 노인들의 음식은 야채나 말랑말랑한 음식 및 단백질이 풍부하고 수분이 많이 함유된 것을 섭취하여야 한다. 《十叟長壽歌》에는 담백한 음식이 곧 "淡泊甘蔬糗"라고 하였는데, 주로 식물성 단백질, 식물성 유지 및 비타민이 풍부한 식품으로서 밀가루나 쌀, 잡곡, 콩 제품, 야채 및 과일 등이 있다.

야채 및 과일에는 식물성 섬유와 비타민, 광물성 염분 등이 풍부하여 인체에 충분한 영양 공급을 하므로 노인들은 특히 매일 섭취하여야 한다. 식물성 섬유질은 腸의 움직임을 촉진하고 소화액의 분비를 증가할 수 있어 변비를 방지하고, 유해물질의 축적과 흡수를 막을 수 있다. 또한 혈중 콜레스테롤을 저하시키고 腸癌을 예방하는 데도 유익하다. 그러므로 노년기에 식물성 섬유질을 많이 함유하고 있는 과일과 야채를 많이 섭취하도록 하고, 기름지고 맛이 진한 음식은 가급적 삼가하여 熱毒이 쌓이지 않도록 함으로써 疔瘡 따위의 질환을 예방할 수 있다. 이와 같은 음식섭생은 노년기에 흔히 나타나는 비만, 고혈압, 고지혈증, 동맥경화 등을 예방하는 데도 매우 필요하다.

그밖에 한의학에서는 "過食鹹則脈凝泣而變色", "味過於鹹, 大骨氣勞, 短肌, 心氣抑"이라고 주장하여 노년기에 음식섭취는 담백한 것이 좋다고 밝혔다. 예를 들면 《老老恒言·飮食》에는 "凡食物不能廢鹹, 但少加使淡, 淡則物之眞味眞性俱得.……血與鹹相得則凝, 凝則血燥."라고 하였다.

(2) 다양한 음식의 섭취

《素問·藏氣法時論》에는 "五穀爲養, 五果爲助, 五畜爲益, 五菜爲充, 氣味合而服之, 以補精益氣."라고 하여 간단한 몇 마디로 완벽한 식단을 설계해주었다. 곧 주식은 쌀, 잡곡과 콩으로 하고 부식은 각종 육류와 야채로 다양한 밑반찬을 만들어 식용하며 이에 각종 과일을 보조식품으로 곁들이면 가장 합리적인 음식섭취가 된다. 나이가 많은 사람은 精氣가 점점 쇠약하여 특히 음식을 다양하게 섭취하여야 하므로 곡물, 과일, 육류 및 야채를 적당한 비율로 배합시켜 먹으면 脾胃의 受納 및 運化에 도움이 될 뿐만 아니라 또한 精氣를 補益하고 노화를 지연시키는 효과도 얻을 수 있다. 노년기에는 편식을 하지 않도록 하고 지나치게 가리거나 지나치게 많이 한 가지 음식만을 섭취하여서는 안 된다. 일부 건강장수에 유익한 식품은 적당히 보충하는 것이 바람직하다. 예를 들면 노년기에 식초를 적당히 섭취하면 특히 소화불량과 胃酸이 결핍된 상태를 바로 잡아주고 또한 마늘을 즐겨 먹으면 消食開胃, 解毒散瘀, 驅蟲止瀉 등의 작용을 할 뿐만 아니라 암을 예방하기도 한다. 다양한 음식섭취는 노년기의 영양균형을 잘 맞추어주어 영양분, 비타민 및 인체에서 필요로 하는 각종 미량원소도 보충시키므로 중요한 의미가 있다. 《素問·生氣通天論》에는 "謹和五味, 骨正筋柔, 氣血以流, 腠理以密,……謹道如法, 長有天命"이라 하였다.

(3) 식품의 섭취온도

《遵生八箋·飮饌服食箋》에는 古人의 양생경험을 토대로 "飮不厭溫熱", "生冷勿食" 등의 주장을 내세웠다. 이는 노년기에 脾胃의 陽이 허한 탓으로 차거나 날 음식을 먹으면 모두 脾胃의 陽氣를 더욱 손상시켜 질병을 일으키기 때문이다. 《壽養從書》에는 "飮食者, 熱無灼灼, 寒無滄滄."이라 하였고, 또 "毋以脾胃熱冷物"이라 하여 곧 노인은 적당한 온도의 음식을 섭취하여야 하고, 지나치게 뜨겁거나 찬 것은 삼가야 한다고 강조하였다. 장기적으로 뜨거운 음식을 먹으면 식도 및 胃粘膜을 손상시켜 쉽게 암을 유발하므로 유의하여야 한다. 찬 음식을 잘못 먹었을 경우 따뜻한 물 팩으로 배를 찜질 할 수 있고, 술을 마시는 노인이면 소량의 소주를 따뜻하게 데워 마시면 溫胃散寒의 효과를 얻을 수 있다.

(4) 푹 익히고 말랑말랑한 음식의 섭취

《老老奉親書・飮食調治第一》에는 "老人之食, 大抵宜其溫熱熟軟, 忌其粘硬生冷."이라고 지적하였다. 그러므로 날 것, 딱딱하고 끈끈한 음식 및 자극성이 강한 음식 등은 가급적 삼가야 한다. 쉽게 소화되는 푹 익힌 음식이나 말랑말랑한 음식을 많이 섭취하도록 하는데, 예를 들면 우유, 콩국, 계란, 죽, 싱싱하고 여린 야채잎, 생선이나 육류를 말려 곱게 부순 가루, 찐빵, 무르익은 과일 등을 꼽을 수 있다. 우유는 노인에게 가장 좋은 식품으로서 칼로리, 단백질, 칼슘, 액체 등을 충분히 보충할 수 있다.

(5) 제때에 맞추어 식사를 하는 습관

《遵生八箋・飮饌服食箋》에는 고대의 양생경험을 토대로 "飮食以時", "當候已飢而進食, 食不厭熟嚼, 仍候焦渴而引飮, 飮不厭細呷, 無待飢甚而食……時覺渴甚而飮."이라고 하여 노인은 음식을 먹을 때 잘게 씹어서 천천히 삼켜야 하고, 허기가 느껴질 때 비로소 음식을 먹도록 하여야 한다. 그것은 생리적으로 허기가 지면 음식을 섭취할 준비가 되었음을 알리는 신호이다. 그러나 몹시 배가 고플 때 다급하게 음식을 먹으면 음식을 제대로 받아들이지 못하고 또 잘게 씹어서 천천히 삼킬 여유가 없어 몸에 해롭다. 《養老奉親書・飮食調治第一》에는 "頻頻與食, 使脾胃易化, 穀氣長存"의 효과를 얻어야 가장 좋은 음식섭취 습관이라고 하여 노인은 음식섭취의 시기와 시간을 적당하게 조절할 필요가 있다. 대개 식사의 횟수를 늘려 잠자기 1시간 전이나 깨어난 뒤, 또는 두끼의 식사시간 사이 등에 적당히 간식을 곁들일 수 있다.

(6) 식사량의 조절

젊은 사람에 비해 노인은 특히 식사량의 조절에 유의하여야 하는 것으로 "食不過飽", "飮不過多"의 원칙을 지켜야 한다. 이는 노년기에 腸胃가 虛弱하기 때문에 "若頓令飮食, 則多傷滿"의 결과를 초래할 우려가 있기 때문이다. 노년기에는 입맛에만 맞추어 멋대로 먹어서는 안 되는 것으로 가급적 조금씩 먹고 과식을 피하여야 하며 허기가 오히려 포식상태보다 낫고, 여러 번 조금씩 먹는 것이 한 끼에 많이 먹는 것보다는 좋다. 노년기에 음식에 대하여 절제하고 소식과 여러 번 나누어 식사하는 습관은 臟腑의 기능을 돕고 腸胃를 편안하여 하여

眞氣가 원활하게 돌도록 하는데 유익하다. 노년기는 특히 몹시 갈증이 날 때 마구 마시거나 몹시 허기질 때 포식하는 그릇된 식생활을 버리고 血氣의 失常으로 위독한 상태가 갑자기 나타나는 경우를 예방하여야 한다. 옛 사람들은 특히 노년기의 節飮을 강조한 것으로 곧 과다하게 술을 마시거나 엽차를 마시거나 藥液을 마시지 말 것을 일렀다. 또한 아침은 굶지 않고 저녁은 배부르지 말아야 하며 아침식사는 적게 먹고 점심식사는 배부르게 먹으며 저녁식사는 줄여 먹어야 한다고 주장하였다. 이와 같은 주장은 노년기 식사량은 낮에 지나치게 적게 먹어서는 안되고 밤에 절대로 많이 먹어서는 안됨을 강조한 것이다. 속담에도 "晩飯少一口, 活到九十九."라는 말이 있듯이 저녁을 지나치게 많이 먹으면 胃腸의 부담을 가중시켜 수면에 영향을 줄 수 있고, 그것이 오래되면 또한 비만을 초래하며 혈중의 콜레스테롤이 높아져 쉽게 심장 및 뇌혈관 질환을 유발한다.

(7) 식사 때의 유의사항

노인들은 식사하기 전에 약간의 국물이나 과일즙 또는 포도주 등을 마셔 소화액이 분비되도록 자극을 주면 脾胃의 소화력을 향상시킬 수 있다. 식사할 때는 죽이나 국 등을 같이 곁들여 음식이 지나치게 마르고 굳지 않도록 하여 식도점막에 대한 손상을 줄일 수 있고, 또한 음식을 삼키고 소화 흡수시키는 데에 도움이 된다. 식사할 때의 자세는 앉아서 먹는 것이 좋고 병상에 누워 있는 경우는 가급적 일으켜 앉도록 한 뒤에 식사하는 것이 바람직하다. 식사할 때 비스듬히 기대거나 누워서 식사를 하는 경우 목으로 잘 넘어가지 않거나 음식이 기관지로 잘못 들어가 사래가 들기 쉽기 때문이다. 식후에는 1시간 정도 앉아 있거나 더 긴 시간동안 조용히 앉아 쉬어 음식물이 거슬러 올라와 기관지로 잘못 유입되지 않게 하는 것도 중요하다. 노인들은 脾虛로 인하여 納呆가 쉽게 발생하므로 음악을 들으면서 식사하는 것도 도움이 된다. 한의학에서는 "脾臟聞樂則磨"의 주장이 있는데, 음악은 소화를 도울 수 있어 식사할 때 잔잔하고 경쾌한 음악을 틀어놓으면 즐거운 식사가 된다. 노년기에 또한 갑작스럽게 많이 마시고 먹는 경우 脾胃를 손상시키므로 삼가야 하고, 식사할 때는 말을 하지 않는 것이 좋다. 옛 사람들은 "食不語, 寢不言"이라 하여 식사를 할 때 말을 하다보면 음식물이 기관지로 들어가 사래가 들기 쉽고, 또 자칫 혀나 입술 등을 깨물어 상처가 나기 쉬우므로 삼가야 한다고 하였다.

(8) 식후의 유의사항

"식후에는 천천히 백보 남짓 걷고, 손으로 배를 쓰다듬어 소화를 시킨다."고 하여 건강장수의 비결이 되고 있다. 노인들은 식후에 즉시 침대에 누워서 쉬는 것은 건강에 해롭고 방안이나 뜰에서 천천히 걷거나 손으로 배를 쓰다듬어 소화가 잘되도록 돕는 것이 바람직하다. 또한 식후 약간의 과일즙이나 엽차를 마시는 것도 소화에 유익한데, 지나치게 많이 마시는 것은 오히려 胃酸을 희석시켜 소화에 지장이 된다. "怒而勿食, 食後勿怒"의 마음가짐도 역시 노인들이 식사전후에 유의할 사항으로서 즐겁게 식사하고 화가 날 때 가급적 음식을 먹지 말아야 한다. 또한 식사 후에 양치질하는 습관을 지켜야 한다. 의학자인 孫思邈은 《千金方》에서 "食畢當漱口數過, 令人牙齒不敗口香."이라고 하였다.

(9) 앓고 난 뒤의 음식섭생

"사람은 앓게 되면 胃氣가 손상되어 모든 맛을 즐길 수 없게 되는데, 병이 스스로 나으면 胃氣는 곧바로 되살아나 식사를 하고 싶은 생각이 생긴다. 그 때 먹고 싶은 것을 주어 脾胃를 보하도록 한다. 만약 먹고 싶은 것이 있는데 그것을 주지 않으면 이는 그 胃氣를 거스르는 것이므로 오히려 식사를 못하게 된다. 다만 먹고 싶은 것이 생각날 때 지나치게 많이 먹도록 하는 것은 안 좋다." 그러므로 노인들은 앓고 난 뒤에 식욕이 되살아나면서 먹고 싶은 것이 있으면 조금씩 주어 소화기능에 영향을 주지 않도록 각별히 유의하여야 한다.

3) 식이요법

노년기의 식이요법은 노인들의 臟腑陰陽氣血의 생리 및 병리적 특징에 맞추어 음식을 통하여 조섭하고 건강장수의 목적을 이룩하는 섭생방법의 하나이다. 식이요법은 장기적으로 복용할 수 있고, 부작용이 적어 노년기의 섭생에 매우 좋은 효과를 지니고 있다. 노년기의 식이요법에는 대개 식품과 약물을 같이 곁들여 적당량의 조미료로 맛을 내고 특정한 요리방법에 따라 만든 음식들이 많으므로 입맛을 돋우고 또한 약의 효력도 발휘할 수 있다. 노년기의 식이요법에 활용되는 식단은 흔히 무른 음식(軟食), 굳은 음식(硬食), 음료, 요리, 간식 등으로 나눌 수 있다.

(1) 무른 음식

노년기는 脾胃가 대개 약하여 運化의 기능이 저하되고 또한 이가 빠지거나 흔들거리므로 씹기 편한 무른 음식을 선호하게 된다. 무른 음식으로는 죽, 밥, 국(煮), 수프(羹), 고깃국(臛), 만둣국(餛飩), 면류(餺飥) 등이 있다.

죽에 관하여 《老老恒言》에는 "粥能益人, 老年尤宜."라고 하여 노년기에 가장 적합한 음식이라고 할 수 있다. 속담에도 노인들이 죽을 많이 먹으면 장수한다고 하였고, 張安道의 《粥

經》에는 매일 아침 일찍 일어나서 죽 한 대접을 마시면 胃氣가 원활해지고 진액을 형성시킨다고 하였다. 많은 양생에 관한 저서에서 특히 죽을 마시면 노인들의 소화기능에 유익하다고 지적하였는데, 淸나라 曺庭棟의 《老老恒言》에는 노인들의 脾胃가 허약한 특징에 맞추어 粥譜를 만들어 백여 가지에 이르는 죽을 소개하여 평소에 식용할 수 있는 다양한 죽을 찾아 볼 수 있을 뿐만 아니라 또한 질병을 치료하는 효과를 지닌 藥粥도 포함되어 있다. 약죽은 죽을 끓일 때 약물이나 약즙을 넣어 만든 것으로, 노년기의 식이요법에 가장 많이 나타난다. 岳美中은 노인들의 傷風挾寒에 發熱無汗이 나타나는 경우 神仙粥을 많이 활용한 것으로 그 내용을 살피면 "一把糯米煮成湯, 七個葱根七片薑. 熬熟兌入半杯醋, 傷風感冒保平康."이라고 하였다. 이 죽은 감기를 치료하고 독감을 예방하며 효력이 뛰어나고 쉽게 만들어 먹을 수 있어 매우 실용적이다. 평소 하루 세끼 식사에 합리적으로 滋補强壯의 효과가 있는 藥粥을 만들어 곁들여 섭취하면 중년 및 노인들의 체질을 강화하고 질병에 대한 저항력을 높이며 臟腑의 노화를 막는 등 건강장수를 위한 섭생에 매우 유익하다. 淸나라 의학자인 陳修園은 《神農本草經讀》에서 "凡上品之藥, 法宜久服, 多則終身, 少則數年, 與五穀之養人相佐, 以臻壽考." 라고 하였다. 예를 들면 肝氣가 허한 경우 枸杞子粥을 먹고, 心氣가 부족하면 龍眼粥 등을 활용하며, 노인들이 평소에 脾胃를 보하는 山藥粥, 扁豆粥, 大棗粥, 芡實粥 등을 자주 먹으면 소화 및 흡수력을 강화시켜 脾胃가 튼튼하고 건강이 증진된다. 補腎의 작용을 갖고 있는 栗子粥, 胡桃粥, 肉蓯蓉粥 등도 건강장수의 효과를 볼 수 있다. 또한 노인성 만성기관지염에는 초겨울에 들어서면서 羊肉粥(《飮膳正要》), 生薑粥 등을 만들어 먹어 陽氣를 증강시키고 추위를 견디어내는 힘을 길러 만성기관지염의 발작을 예방할 수도 있다.

밥은 곡물을 익힌 음식으로서 《太平聖惠方》의 玉屑飯方은 수수밥 30g을 녹두 가루 120g에 섞어 고루 젓은 뒤 물을 붓고 푹 익혀 간장을 넣고 잘 버무려 식용하도록 하였다. 이와 같이 만든 밥은 노인의 胸中伏熱로 心煩躁悶하고 口乾氣逆이 나타날 때 효과가 뛰어나다.

국(煮劑)은 육류, 약물 및 조미료 등을 고루 섞어 물을 붓고 푹 익힌 다음 고기를 먹고 국물을 마시는 식단이다. 《養老奉親書》의 白煮鯉魚方은 1000g 정도 되는 잉어 한 마리와 橘皮 60g을 함께 푹 익을 때까지 삶아 이 두 가지로 만든 국에 소금을 약간 넣고 잉어를 먹고 국물을 빈속에 약간 마시는 것으로 나와 있다. 이는 노인의 水氣 질환, 心腹脹滿, 四肢煩疼 및 무력 등에 적합한 식이요법이다.

수프(羹劑)는 갖은 양념이 두루 들어간 진한 국물에 적당량의 약물이나 식품을 넣어 만든 것이다. 《養老奉親書》의 藿菜羹方은 콩잎(藿菜) 120g을 썰어 붕어(鯽魚) 150g과 같이 삶아서 수프로 만든 다음 갖은 양념과 후추 및 생강 등을 넣고 약간의 밀가루를 섞으면 되는데, 이를 빈속에 먹으면 노인의 脾胃氣弱으로 음식을 많이 먹지 못하고 몸이 야위고 기운이 없는 경우에 좋다.

고깃국(臛)은 약으로 쓰이는 동물의 고기나 육류에 약물을 넣어 만든 식품이다. 《養老奉親書》의 野鷄臛方은 꿩 한 마리, 파 한줌, 곱게 간 멥쌀 2홉 등을 먹기 좋게 잘라 진한 국물(羹)에 넣어 고깃국을 끓인 뒤 갖은 양념과 후추 및 생강 등을 넣고 빈속에 먹는다. 이는 노인의 煩渴, 臟腑乾枯, 渴不止 등에 적합한 식이요법이다.

餛飩은 만두처럼 만든 면의 하나인데, 매우 얇은 밀가루 껍질에 약이나 치료효과가 있는 식품으로 만든 속을 넣고 만두처럼 빚은 식품이다. 《養老奉親書》의 餛飩方은 암탉 고기 150g을 잘게 썰고, 하얀 밀가루 180g을 반죽하여 흰 파뿌리 반 주먹 정도를 닭고기와 같이 속을 만든 다음 만두를 빚어 갖은 양념과 후추 및 생강 등을 넣고 닭을 삶은 국물에 넣어 삶으면 된다. 이를 빈속에 하루 1번 식용한다. 노인의 목이 메여(噎塞) 물이든 음식이든 넘어가지 않고 누렇게 야위고 몸이 허약한 경우 식용하면 좋다.

餺飥은 또 湯餅이라고도 하는데, 면 종류의 음식이다. 오랜 옛적에 만드는 방법은 반죽한 밀가루를 엄지 만하게 떼어내어 2寸 정도의 길이로 한 토막 한 토막씩 물을 담은 대야에 넣고 손으로 대야 한가운데로 향하여 끊임없이 비벼 몹시 가느다랗게 국숫발이 될 때까지 민 다음 강한 불에 올려 팔팔 끓도록 하여 익히면 된다. 이렇게 만든 국수는 약을 같이 넣어 식용하면 질병을 치료하는 효과가 있다. 《養老奉親書》의 鷄子餺飥方은 계란 3개, 밀가루 150g, 흰 양의 고기 150g 등으로 만드는데, 양고기는 고깃국으로 끓여 놓고 계란은 밀가루에 섞어 반죽을 한 뒤 국수 가락으로 만들어 갖은 양념을 넣고 삶아서 빈속에 하루 1번 식용한다. 이는 노인이 脾胃氣弱으로 음식을 많이 먹지 못하고 걷기에 힘겨우며 누렇게 야위고 기운이 떨어지며 음식만 보면 게우려하는 등에 적합하다.

(2) 굳은 음식

옛적의 굳은 음식은 주로 반죽하여 만든 떡을 가리킨다. 야채를 다진 속을 넣고 만든 떡(索餅)이나 기름에 구운 떡(煎餅)이나 약으로 속을 만들어 넣은 떡(藥燒餅) 등이 있었다. 노인들은 대개 이가 느슨하여 흔들거리거나 빠진 경우가 많으므로 소화기능이 비교적 약하다. 떡을 만들 때는 부드럽고 말랑말랑하여 잘 씹히도록 하는 것이 요령이고 물을 조금 부어 굳지 않게 삶아 익히는 것도 비법이다.

索餅이라는 것은 야채로 속을 만들어 넣어 떡을 구운 것으로 宋나라 시대에 이르러서는 일반적인 떡을 뜻하고 있다. 《養老奉親書》의 羊肉索餅方은 흰 양의 고기 120g, 밀가루 180g, 생강즙 0.2L 등으로 만든 떡이다. 생강즙은 밀가루와 같이 반죽을 하고 양고기는 잘게 찢어 고깃국을 끓인 다음 속을 만들고, 갖은 양념과 후추 및 파 등을 넣고 푹 익을 때까지 삶는다. 이를 빈속에 식용하면 노인들의 脾胃氣弱으로 음식을 많이 먹지 못하고 팔다리가 묵직하고 힘이 없으며 누렇게 야위는 증상들을 치료할 수 있다.

煎餅劑는 약가루와 밀가루를 섞어 반죽하여 떡을 만드는 것으로 약간의 기름을 두른 뒤 떡을 구워 익은 뒤 식용하면 질병을 치료할 수 있다. 《太平聖惠方》의 酸棗仁煎餅方은 찹쌀가루 120g, 밀가루 120g에 볶은 酸棗仁 가루 1g, 인삼가루 0.3g, 茯神 가루 0.3g 등을 넣고 물을 붓고 나서 반죽을 하여 떡을 빚어 구우면 된다. 노인이 이를 식용하면 心胸煩悶, 불면증, 氣短 등의 증상을 치료한다.

藥燒餅은 동그랗게 빚은 속을 넣은 떡으로서 속은 대개 고기, 야채 및 약가루 등을 고루 섞어 다져 속을 만든 다음 떡을 빚는데, 떡의 겉에는 흔히 깨를 뿌리고, 프라이팬에 익을 때까지 구우면 된다. 《太平聖惠方》의 藥燒餅方은 비계를 떼어낸 양고기 500g을 잘게 다지고, 肉蓯蓉 120g은 술에 하룻밤 담갔다가 쭈글쭈글한 껍질을 벗기고, 訶黎勒 15g은 구워 껍질만 쓰며, 炮附子 30g, 炮乾薑 15g, 胡椒 0.3g, 蒔蘿 0.3g, 蓽茇 0.3g, 蕪荑 15g, 밀가루 5말 등을 재료로 사용한다. 모든 약은 찧어서 가루로 갈고 양고기와 肉蓯蓉은 잘게 썬 다음 모든 약가루를 넣어 고루 섞은 뒤 속을 네 몫으로 나누어 떡을 빚는다. 식용 종이로 겉을 싸서 불에 넣어 구어 익힌 다음 공복에 복용한다. 이는 五勞七傷으로 일어나는 大腸泄痢를 치료할 수 있고, 또한 腰膝을 따뜻하게 하고 소변을 줄이는 효과도 있다.

(3) 음료류

노년기에 적합한 음료류는 국(湯), 음료(飮), 약주(酒), 엑스트렉트(漿), 유제품(乳), 엽차(茶) 등을 꼽을 수 있다.

국(湯劑)은 대개 약물과 식품을 물이나 술이나 꿀 등으로 끓여 얻은 액즙이다. 예를 들면 《養老奉親書》의 小麥湯方은 小麥 1말, 通草 60g을 물로 달여서 3말 정도로 고아 찌꺼기는 버린 것으로, 조금씩 마신다. 이는 노인의 五淋이 오랫동안 그치지 않고 몸에 壯熱이 나는 경우에 사용된다. 《千金翼方》의 耆婆湯도 역시 무병장수에 유익한 식이요법의 처방중 하나이다.

엑스트렉트(漿劑)는 대부분 진하게 만든 음료류를 가리키는 것으로, 약효가 있는 식품으로 만든다. 《養老奉親書》의 蒲桃漿方은 蒲桃汁 1말, 흰꿀 3홉, 藕汁 1말 등을 서로 섞어 약한 불로 데워 세 번 끓으면 불에서 내린다. 이를 빈속에 5홉 정도 마시고 나서 식후에 또 5홉을 마시면 노인의 五淋秘澀이나 소변이 조이듯이 아프고 횡격막이 갑갑하여 시원스럽지 못한 병증들을 치료한다.

음료류(飮劑)는 식품이나 약을 달인 물 또는 두 가지를 섞어 같이 달인 물로서 불에 올려 한두 번 정도 끓으면 곧 되는 것으로, 수시로 마신다. 예를 들면 《養老奉親書》의 茱萸飮은 물 2말에 山茱萸 가루 0.6g을 넣고 달여서 1말이 되면 곧 靑粱米 0.2말을 곱게 갈아 달인 물에 넣고 끓여 음료로 만든 것이다. 이를 빈속에 마시면 노인이 冷氣를 맞아 心痛이 멎지 않고 腹脇脹滿하여 앉지도 눕지도 못하는 증상을 치료한다.

유제품은 우유, 말 젖, 양 젖 등을 포함한다. 예를 들면 《本草綱目拾遺》의 馬奶酒方에는 신선한 말 젖을 가죽 자루 속에 넣고 들었다 눌렀다 하면서 한참을 거듭 한 뒤 뜨거운 곳에 놓아 하루 정도 두면 말젖술이 된다고 하였다. 이는 요구르트와 비슷한 식품으로서 평소에 많이 먹으면 건강장수에 유익하다.

약주(酒劑)는 약물이나 약효를 지닌 식품을 술에 담가 배어나게 한 뒤 여과시켜 약주를 얻은 것이다. 《養老奉親書》의 乾薑酒는 淸酒 0.6L를 가열하여 乾薑 가루 15g을 술에 넣고 타서 만든 것으로, 단숨에 마신다. 이는 노인의 찬 기운이 거슬러 올라(冷氣逆) 心痛結이 나타나고 꼼짝달싹 못하는 병증을 치료한다.

엽차(茶劑)는 약을 엽차로 대용하여 음료를 만든 것으로, 예를 들면 《養老奉親書》의 槐茶方은 여린 槐葉 2500g을 쪄서 익힌 뒤 납작한 조각으로 만들어 뙤약볕에 말려 엽차를 만든 후 방아로 짓찧어 가루를 내서 얻은 것이다. 매일 엽차를 우려 마시듯이 자주 마시면 노인의 熱風下血, 치통 등을 치료하고, 明目, 益氣, 除邪, 利臟腑, 順氣 등의 효능도 있다.

노인에게 적합한 요리는 만드는 방법과 재료에 따라 여러 가지 형식이 있다. 재료로는 고기로 만든 葷食이 있고 야채로 만든 素肴가 있다. 고대의 의학문헌에 기록된 식이요법으로 활용되었던 요리는 대체로 볶음(煎), 구움(炙), 생선조림(燴), 찜(蒸), 고기절임(腌), 순대(灌腸劑) 등으로 나누어졌다.

볶음 요리(煎劑)는 소량의 기름을 두르고 나서 식품과 약재를 섞은 재료를 익히는 것이고, 또한 물이나 다른 액체로 식품이나 약을 졸이면서 볶아 익힌 것이다. 《養老奉親書》의 蘇蜜煎方은 藕汁 0.5L, 흰꿀 0.5L, 生地黃汁 1L 등을 서로 섞어 약한 불에 졸여 젤처럼 되게 끓인 것이다. 이를 빈속에 반 수저 정도 입에 머금고 천천히 삼키면 노인의 淋病, 小便이 短澀不利하거나 모질게 아프면서 막힌 경우(痛悶) 등을 치료한다.

구운 요리(炙)는 치료효과가 있는 식품을 불에 올려 바비큐를 굽듯이 만든 것이다. 《養老奉親書》의 炙熊肉方은 곰 고기 500g과 파 반 줌 정도를 썰고, 후추 및 간장 등을 넣고 갖은 양념으로 맛이 배도록 재었다가 불에 구워 익혀 얻은 것이다. 이를 빈속에 차게 하여 식용하면 노인의 중풍으로 팔다리가 연약하고 느낌이 없거나 팔다리가 허우적거리고 힘이 빠지는 경우를 치료한다.

생선조림(燴)은 갖은 맛이 모두 배어들게 만든 요리이다. 대개 약효를 지닌 생선을 재료로 삼기 때문에 鱠라고도 한다. 다른 식품과 약을 활용하여 졸이는 경우도 있다. 《養老奉親書》의 鯽魚熟鱠는 붕어 270g을 토막토막 자르고, 간장 0.7L에 고추기름과 갖은 양념을 고루 넣고 간장이 끓으면 곧바로 붕어를 넣은 뒤 乾薑 가루 및 橘皮末 각 15g을 넣고 푹 졸여 만든 것이다. 이를 빈속에 매일 한 번 복용하면 노인의 脾胃氣冷, 痢白膿涕, 腰腎疼痛, 나른하고 힘이 없는 증상 등을 치료할 수 있다.

고기절임(腌劑)은 약효가 있는 동물의 고기를 소금이나 간장 등으로 절인 것으로 썩지 않고 오래 장만해둘 수 있는 식품이다. 《養老奉親書》의 熊肉腌方은 곰의 비계가 많은 살 1000g을 덩어리로 자르고 나서 갖은 양념으로 저림을 만든 것이다. 이를 빈속에 매일 구워서 먹는데, 노인에게 脚氣病이 생겨 그 독이 心으로 치받아 올라 몸과 얼굴이 모두 붓고 숨이 가쁜 증상이 나타나면 이를 식용한다.

순대류(灌腸劑)는 고기를 잘게 다지거나 말려 부수고 전분과 약가루 등으로 버무린 뒤 소금 및 갖은 양념을 넣어 고루 섞은 다음 동물의 창자 속에 채워 넣고 기름에 튀기거나 삶아 익힌 다음 바람에 말려두었다가 식용할 때 썰어 먹는 식품을 가리킨다. 《太平聖惠方》의 灌腸方은 양의 큰창자 속에 참새의 앞가슴에서 떼어낸 살 90g을 잘게 썰고, 肉蓯蓉 15g은 잘게 썰어 술에 담그며, 附子末 및 乾薑末 각 3g, 菟絲子末 6g, 漢椒末 3g, 찹쌀 0.2말, 계란 흰자위 3개 등을 모두 고루 섞어 속을 만든 뒤 양의 창자 속에 채워 넣고 끝을 묶은 다음 삶아서 익힌다. 약간 식은 후 잘라서 빈속에 식용하면 虛損羸疲, 陰痿, 식사를 못하는 등의 증상을 치료할 수 있다.

(4) 간식류(点心)

간식은 떡이나 케이크 등으로 만든 식품으로서 노인들이 대개 脾胃가 허약하여 조금씩 식사를 하는 경우 쉽게 허기지므로 세끼 식사 외에 간식을 보충할 수 있고, 또한 질병에 대한 보조적 치료효과도 얻을 수 있어 노년기 건강식품으로 많이 활용된다. 古書에 기록된 간식은 기름에 튀긴 면식(필라, 饆饠), 연근순대(灌藕), 배에 속을 넣은 찜(燠梨) 등이 있다.

기름에 튀긴 밀가루 음식은 대개 약을 속과 같이 섞어 밀가루 반죽으로 껍질을 만들어 속을 싼 뒤 튀긴 것이다. 또는 약가루를 찹쌀가루 및 밀가루와 같이 섞어 소금을 약간 넣어 간을 하고 꽈배기처럼 비틀어 들기름에 튀기기도 한다. 《太平聖惠方》의 猪肝필라方은 돼지의 간 1개와 乾薑 15g, 蕪荑 15g, 訶子 1g, 橘皮 1g, 縮砂 1g 등으로 속을 만들어 튀김을 만든 것인데 약을 모두 가루로 갈아 쓴다. 이와 같은 식품을 매번 빈속에 한 두 개씩 먹는데, 죽을 같이 곁들여 식용한다. 이는 脾胃에 오래도록 찬 기운이 남아 있어 설사를 하고 몸이 몹시 야위고 약한 경우에 적합하다.

연근의 구멍에 약을 섞은 속을 채워 넣고 순대처럼 만든 식품(灌藕劑)은 시루에 넣고 찌어 익힌 뒤 식용한다. 《太平聖惠方》의 灌藕方은 5마디나 되는 싱싱한 연근에 生百合 60g, 生山藥 90g, 白茯苓末 60g, 씨를 발라낸 大棗 37개, 속을 발라내고 잘게 썬 生天門冬 60g, 밀가루 120g,

우유 0.3L, 꿀 0.6L 등을 사용하였는데, 百合, 山藥, 天門冬 등을 짓이기고 이어 꿀, 대추, 곱게 간 복령 등을 넣고 밀가루를 섞어 고루 버무리고, 마르면 황소 젖을 붓고 걸쭉한 풀처럼 알맞게 고른 뒤 연근의 구멍 속으로 부어 채운 다음 찌면 된다. 이는 매번 식후 또는 잠자기 전에 약간씩 먹는 것으로, 胸膈煩躁, 咳嗽 등을 치료할 수 있고, 益心肺 및 止咳의 작용을 한다.

燠는 뜨겁고 따끈하다는 뜻을 지닌 것으로, 燠梨로 만든 식품은 주로 배에 구멍을 내어 약을 그 속에 채워 넣고 겉에 밀가루 반죽을 발라 배를 싼 뒤 아궁이 잿불에 넣어 익을 때까지 구워 내 간식으로 쓴다. 《養老奉親書》의 燠梨方은 큼직한 黃梨 하나에 50개의 구멍을 내어 구멍마다 蜀椒를 한 알씩 넣고 밀가루 반죽으로 배를 감싼 다음 불에 구워 익힌 뒤 빈속에 조금씩 잘라서 식용한다. 이는 노인의 咳嗽, 胸脇引痛, 침이나 콧물을 많이 흘리는 증상 등에 사용한다.

4) 양생과 술, 담배, 엽차

담배가 인체에 해롭다는 인식이 확산되면서 갈수록 사람들의 관심을 일으키고 있다. 담배는 인체에 암을 유발하는 유독성 화학물질을 약 1200가지나 함유하고 있는데, 예를 들면 니코틴, 페놀바르비탈, 비소(As), 타르(Tar), 석탄산, 카테콜(catechol) 등이다. 그러므로 흡연자의 肺癌 발생률은 담배를 피지 않는 사람보다 10~50배나 높다. 흡연은 관상동맥을 수축시키고, 심하면 심근의 혈액공급을 막아 협심증을 일으킨다. 흡연은 또한 기관지를 확장시키고 心肺症이나 만성 일산화탄소 중독증상을 일으켜 부신피질호르몬의 분비를 증가시킴으로써 혈압을 상승시키고 콜레스테롤을 증가시키며, 헤모글로빈이 산소와 결합되는 과정을 방해하여 면역력을 저하시킨다. 이와 같은 질환들은 노년기에 쉽게 발생되므로 흡연은 노인의 건강에 치명적인 손상을 입힐 수 있어 노년기에 금연은 양생에 중요한 의미를 갖고, 흡연습관이 있는 노인의 경우 매일 5개비를 넘지 않도록 절제하는 것이 바람직하다.

매일 1냥 정도 넘지 않게 소량으로 음주하는 경우 혈맥을 溫通시키고 추위를 몰아주며 약기운을 퍼뜨리는 효과가 있다. 그러나 지나치게 마시는 술은 몸에 해롭고 특히 노인에게는 치명적이다. 《養生要集》에는 "酒者, 能益人, 亦能損人. 節其分劑而飮之, 宣和百脈, 消邪却冷也. 若升量轉久, 飮之失度, 體氣使弱, 精神侵昏. 宜愼, 無失節度."라고 하였고, 《本草綱目》에는 "若夫沈緬無度, 醉以爲常者, 輕則致病敗行, 甚則喪軀隕命, 其害可勝言哉."라고 하였다. 노년기에 술을 많이 마시거나 장기적으로 독한 술을 마시는 습관이 있으면 심혈관계에 대한 손상과 肝臟의 부담을 가중시키므로 흔히 뇌출혈, 위출혈 또는 간괴사 등을 초래하고, 수명에도 지장을 준다. 그러므로 孫思邈은 섭생에서 네 가지 삼가야 할 내용 중 술을 가장 첫째로 꼽았다. 《十叟長壽歌》에는 "我不緬旨酒"라는 글귀가 있는데, 이는 술을 삼가고 절제할 줄 알며 독한 술을 마시지 않는 것은 장수에 유익함을 충분히 말해주고 있다. 노년기에 주로 여러 가지 약주나 알코올 농도가 낮은 곡주 등을 마시는 것이 건강에 좋으므로 포도주, 열매로 담근 술, 적당량의 맥주 등이 적합하다.

《孫眞人衛生歌注釋》에는 "茶能淸心明目, 采早細嫩, 味帶甘平者良, 陳久者亦入藥用. 惟好炙煿嗜猪首, 宜食松蘿茶, 能解風火蘊毒, 有專長. 肥甘腥膩飽食後, 吃一二盞, 亦不妨能滌垢濁消悶滯也. 然茶有百損, 雖獨利於目, 而四時皆不可多食, 深宵難寐者, 尤耗精神, 瘦弱人脂液無多, 豈堪消損? 飢乏及房欲後尤禁之; 若冷茶更大忌也."라고 하여 엽차는 淸心, 醒腦, 解渴, 利尿 및 소화를 돕는 등의 작용을 할 수 있어 노년기에 적당히 마시는 것은 좋은 효과를 얻을 수 있다. 다만 엽차를 지나치게 많이 마시는 경우 몸속에 濕熱이 뭉쳐 소화가 빨리 되고 자주 허기지며 변비나 불면증 등을 유발하는 부작용도 있다. 그러므로 《壽養從書》에는 "飮茶者宜熱宜少, 不飮尤佳, 久飮去人脂, 下焦虛冷, 飢則尤不宜, 令不眠."이라고 하였다. 노년기에 접어들어 취침 전에는 가급적 엽차를 덜 마시거나 마시지 말고 식후 과일을 먹고 나서 특히 엽차는 삼가야 하는 것으로 엽차는 칼슘, 인, 철분 등의 흡수에 영향을 줄 수 있기 때문이다. 느끼한 음식을 먹거나 술을 마신 뒤에 엽차를 마시면 소화를 돕고 해독의 작용도 있어 유익하다.

4 운동양생

1) 운동과 장수

노년기는 생리적으로 虛한 양상을 보이는 것으로 臟腑가 쇠퇴하고 精氣가 虛衰하며 眞元이 부족하여 氣血의 운행이 더디어지고 瘀血이나 濕滯가 잘 나타나는 특징이 있으며 적응력과 저항력이 모두 저하되고, 추위나 더위를 견디지 못하여 쉽게 질병을 얻는다. 운동은 脾胃의 기능을 증강시킬 수 있어 氣血의 化源을 채우므로 精, 氣, 神이 왕성해지고 臟腑의 기능이 증강되며 氣機가 원활해지고 氣血의 운행이 순조롭게 되며, 아울러 정서를 조절할 수 있어 신심이 모두 건강해지고 질병을 막을 수 있다. 노년기의 적당한 운동은 체질을 증강시키고 저항력을 키울 뿐만 아니라 또한 실행하기 쉬운 비만 방지법이기도 하다. 비만은 노년기에 가장 위험한 변화로서 노화를 불러오고 건강장수에 영향을 준다. 속담에 나이가 들어 몸이 마르는 것은 돈으로도 사기 어려운 복이다(有錢難買老來瘦)고 할 정도이다. 약물이나 지나치게 식사량을 줄여 비만을 해결하려는 방법은 그다지 바람직하지 못하므로 적당한 운동을 통하여 체중을 조절하는 것이 매우 중요하다. 운동은 체내의 많은 에너지를 소모시켜 축적된 지방질을 분해할 수 있고 궁극적으로 꾸준한 운동을 통하여 몸이 불어나는 현상을 억제할 수 있다. 몸이 마른 노인도 적당한 운동을 하면 식욕을 증강시킬 수 있어 건강에 유익하다.

2) 운동양생의 원칙

노년기에 인체의 각 臟腑 및 氣, 血, 精, 神 등은 모두 일련의 노화하는 생리적 변화를 일으키게 된다. 그러므로 노년기 운동양생법은 젊은 사람이나 중년과는 달리 노년기의 특성에 맞추어 하여야 하므로 다음과 같은 네 가지 기본원칙을 따라야 한다.

(1) 체질에 걸맞은 운동(因人制宜)

노인의 나이, 성별, 취미 및 기존에 하던 운동, 체력, 직업적 특성과 만성질병 또는 노년성 질병 여부 등을 감안하여 스스로에게 적합한 운동법이나 운동량을 정해야 한다. 나이가 많이 들지 않은 노인들은 체질이 건강한 편이면 조깅, 등산, 자전거 타기 등을 할 수 있고, 젊었을 때 수영이나 냉수욕을 즐겨하였으면 수영도 꾸준히 하는 것이 효과적이다. 나이가 매우 많이 든 노인의 경우 산책, 태극권 등을 할 수 있다. 나이 많은 여성들은 운동량을 남성들보다 줄여야 하고, 만성질병 또는 노년성 질환을 앓는 경우는 알맞은 운동요법이나 안마 등을 받을 수 있다.

(2) 규칙적이고 적당한 운동(適時適量)

《素問・上古天眞論》 에는 극한의 장수를 누리게 되는 賢人은 “逆行陰陽, 分別四時”할 수 있다고 하여 사계절 陰陽의 변화 및 기후의 영향에 적응하는 점을 강조하였다. 노년기에 사계절, 기후, 일과 등에 따라 운동법과 운동량을 각각 다른 것으로, 예를 들면 겨울은 날씨가 춥고 노인들의 추위에 대한 적응력이 약하기 때문에 아침 일찍 일어나 운동하는 것은 삼가고 기온이 약간 올라 따뜻해지거나 해가 뜬 다음 밖으로 나가 운동하도록 하며, 운동은 주로 달리기나 등산 등을 하는 것이 좋다. 여름철에는 기온이 높아 시원할 때 운동을 하도록 하고 땀을 많이 흘리는 운동을 피하며 수영이나 낚시 등을 하는 것이 좋다. 봄에는 날씨가 따뜻하므로 여유롭게 연을 날리는 활동을 하는 것이 좋다. 무엇보다 운동량을 조절하는 것이 중요하므로 《莊子・刻意》 에는 “形勞而不休, 則弊”라고 하였고, 《備急千金要方・養性》 에는 “養性之道, 常欲小勞, 但莫大疲及强所不能堪耳.”라고 제시하였다.

(3) 단계별로 강화되는 운동(循序漸進)

운동은 반드시 점진적으로 해야 하는 것으로 운동의 속도는 처음에 느리게 하다가 점차 빨라지도록 하고, 시간과 거리는 처음에 짧게 하다가 점차 늘리며, 운동할 때의 자세는 중심을 높은 데에서 점차 낮추어 머리를 숙이거나 허리를 굽히거나 몸을 바로 펼 때 지나치지 않게 하여 몸을 어느 정도 풀고 나서 강도를 높여야 한다. 운동을 시작하기에 앞서 항상 준비운동을 충분히 해주어 몸에 무리가 가지 않게 하며 가볍게 산책이나 손 발목을 돌리는 등으로 몸과 마음을 모두 충분히 풀어주어야 한다. 그 다음 단계로 점차 운동량을 늘려 감당할 수 있는 정도 한에서 적당히 한 뒤 마무리를 하도록 한다.

(4) 꾸준한 운동(持之以恒)

노년기에 규칙적이고 꾸준한 운동을 하는 것은 매우 중요하므로 흐름이 끊기는 운동이나 기분에 따라 좋아하는 운동은 많이 하고 싫어하는 운동은 기피하며 도중에 그만두는 등 지속성이 없는 운동은 신체에 일시적인 효과만 있기 때문에 계속하지 않으면 효과를 볼 수 없다. 특히 하던 운동을 중단하는 경우 부작용이 생기는데, 예를 들면 비만한 사람이 운동을 중단하면 오히려 전보다 더 비만해지는 부작용을 낳는다. 그러므로 운동은 꾸준히 하여야 하고 대체로 매주 5~6회 정도하며, 적어도 3회는 하는 것이 효과를 볼 수 있다.

3) 운동양생의 내용

노년기의 운동양생은 기공, 태극권, 五禽戱, 易筋經, 八段錦, 산책, 조깅, 수영, 냉수욕, 연날리기, 낚시, 악기, 바둑, 서예, 공놀이, 등산 등 다양한 내용을 포함한다.

4) 운동양생의 유의사항

노인의 생리적 특성에 맞추어 운동양생의 원칙을 지키는 것이 중요하므로 반드시 아래와 같은 사항에 유의하여야 한다.

(1) 다치지 않도록 안전에 유의한다.

노인들은 시력이나 청각이 감퇴되어 외부의 변화에 대응하는 순발력이 떨어지므로 운동할 때 안전한 장소를 택하여야 한다. 예를 들면 조깅이나 자전거를 탈 때 어두운 곳이나 차가 많이 다니는 길을 피하고 비교적 한적하고 길이 반듯한 곳을 택하여 하는 것이 바람직하다. 또한 노인들은 운동을 하다가 넘어지면 쉽게 골절이나 기타 손상을 유발하므로 각별히 조심하여야 한다. 노년기에는 심장과 肺의 기능이 현저하게 감퇴되어 과격한 운동은 피하고 자연호흡을 유지하면서 가급적 머리를 낮게 숙이는 자세는 취하지 않도록 하여야 한다. 아울러 운동할 때 鬆靜에 유념하여 흥분된 상태를 가라앉히고, 뜻밖의 상황을 유발하지 않도록 과격하게 경쟁을 하는 경기에는 참가하지 말아야 한다.

(2) 운동 중에 갑작스러운 자세의 변화를 삼간다.

노인들은 대개 뇌혈관경화로 혈액의 공급이 부족하거나 또는 목 디스크를 앓고 있으므로 운동 중에 갑자기 머리를 몹시 낮추거나 허리를 굽히거나 갑작스럽게 일어나 앉거나 일어서고, 고개를 갑자기 돌려 뒤를 보거나 하는 동작들은 모두 뇌의 일시적인 虛血을 일으킬 수 있기 때문에 현기증을 일으키고 심한 경우 쓰러질 우려가 있어 조심하여야 한다.

(3) 열악한 기후환경에서는 운동을 삼가야 한다.

《養老奉親書·戒忌保護第七》에는 "卒風暴寒, 不可令冒", "煩暑燠熱, 不可令中"이라고 하여 노년기에 장부기능이 저하되어 온도에 대한 적응력이 약하므로 지나치게 춥거나 덥거나 또는 모진 바람이 불고 비가 오는 날씨에는 외출이나 운동을 삼가도록 지적하였다. 열악한 환경 속에서 운동을 하면 효과를 얻을 수 없을 뿐만 아니라 오히려 邪氣를 감수하여 병을 유발할 수 있다. 노인들에게 흔히 눈이 내리거나 추운 아침에 조깅 등을 하다가 갑자기 심근경색을 일으키는 경우가 발생하는데 이는 곧 악조건에서 운동을 하다 일어나는 예기치 못한 상황이다.

(4) 지나치게 허기질 때 운동을 삼가야 한다.

노년기에 식사량이 줄면서 혈당의 수치가 떨어지므로 내력이 저하되기 쉽다. 지나치게 허기질 때 운동을 하면 혈당의 소모가 늘면서 현기증이나 가슴이 답답하고 식은땀을 흘리는 등의 증상을 일으킬 수 있어 졸도할 우려가 있다. 그러므로 노인들은 아침 일찍 외출하거나 운동을 하기 전에 약간의 음식이나 우유를 섭취하는 것이 바람직하다.

(5) 의학적인 운동처방을 따를 필요가 있다.

노년기에 신체적 기능이 저하될 뿐만 아니라 또한 대부분의 노인들이 만성질환이나 노년성 질병을 앓고 있어 전문가에게 건강진단을 받아 신체의 상태를 정확하게 파악하고 알맞은 운동처방에 따라 건강단련을 하는 것이 보다 효과적이다. 대개 특정적인 질병에 따라 운동처방을 함으로서 치료의 효과를 볼 수 있을 뿐만 아니라 운동 중에 일어날 수 있는 예기치 못한 상황을 미리 예방하는 데도 도움이 된다. 또한 운동을 하면서 정기적인 검진을 하는 것도 노년기 건강관리에 필수적인 내용이다.

5 기거양생

1) 기거와 장수

인간의 수명은 합리적인 기거생활과 밀접한 관계가 있다. 起居有常의 양호한 생활습관은 노인의 건강장수에 매우 유익하다. 이미 2,000년 전부터 전통의학에서는 "起居有常"을 건강장수 및 양생의 중요한 내용으로 삼고 있었다. 노년기에는 精氣가 점점 소모되고 체력이 점차 쇠약해지므로 환경과 기후변화에 대한 적응력이 감퇴되어 특히 起居有常에 유의하여야 하는데, 자연의 법칙을 따라 인체의 본능적인 리듬을 유지하는 것이 중요하다. 생체리듬이 깨지면서 起居가 失常되면 각종 질병을 유발할 수 있기 때문에 합리적인 생활습관을 기르는 것이 중요한 의의가 있다.

2) 기거양생의 내용

(1) 규칙적인 생활습관

노년기에 합리적인 생활습관은 사계절의 기후특징 및 하루 일과에서 비롯하여 나이, 체질, 거주지, 직업, 습관, 주어진 여건 등을 충분히 가만하여 적절하게 조절하여야 한다. 《壽親養老新書》에는 "行住坐臥, 宴處起居, 皆須巧立制度"라고 하였고, 《素問》에는 "起居有常"은 곧 "度百歲"의 중요한 조건이라고 강조하였다. 孫思邈은 "鷄鳴俱起……徐徐步庭院間散氣"를 養性攝生의 중요한 내용으로 지적하였다.

노년기의 생활은 지나치게 긴장되지 않고 아울러 지나치게 무료하지도 않아야 한다. 제때에 식사를 하고 제때에 잠을 자며 제때에 일을 하고 제때에 운동을 하며 모든 생활이 꾸준히 유지되는 것이 매우 중요하다. 노인들은 자신의 체력, 기호, 취미 및 주어진 여건 등에 맞추어 활동과 휴식을 조절하며 규칙적인 삶을 살아야 한다.

그밖에 적절한 勞逸도 기거양생의 중요한 부분이다. 지나치거나 못 미치는 정도는 모두 건강장수에 해만 끼친다. 노년기에는 氣血이 점점 쇠약해지므로 적절한 勞逸에 특히 유의하여야 한다. 우선 지적 일이든 육체적 일이든 지나치게 피로가 쌓이지 않도록 한다. 곧 《內經》에서 이른바 "不妄作勞"이다. 한의학에서 勞倦은 적절하지 못한 활동이나 과로로 일어난 손상을 가리킨다. 《素問·宣明五氣篇》에는 "五勞所傷, 久視傷血, 久臥傷氣, 久坐傷肉, 久立傷骨, 久行傷筋"이라고 하였다. 옛사람들은 적절한 노일에 "常欲小勞"의 원칙을 주장하여 《保生要錄》에는 "養生者形要少勞, 無至大疲. 故水流則淸, 滯則濁. 養生之人, 欲血脈常行, 如水之流. 坐不欲至倦, 行不欲至勞, 頻行不已, 然宜稍緩, 卽是小勞之術也."라고 하였고, 孫思邈은 "人欲勞於形, 百病不能成"이라 하였다. 노년기에 가급적 감당할 수 있을 정도의 육체적 노동이나 지적 일을 함으로서 노화를 방지하고 건강을 유지한다.

(2) 주거환경

옛날에는 "飮食居處爲其病本"이라고 여겨 습기가 차고 지세가 낮아 움푹 패인 곳이나 시끄럽고 떠들썩하며 더럽고 칙칙한 곳은 각종 질병을 초래한다고 하였다. 반대로 청결하고 공기가 맑으며 지세가 높고 햇볕이 잘 들어 축축하지 않으며 온도가 알맞은 곳에서 살면 건강하고 병에 잘 걸리지 않는다고 하였다. 이와 같이 일찍부터 민간에서는 기거환경이 건강장수와 밀접한 관계를 가지고 있다고 인식하였다.

노년기의 기거환경도 마땅히 노인들의 생리특징과 결부시켜 고요하고 깨끗하며 공기가 잘 돌고 햇볕이 넉넉하며 습도도 알맞고 주변 환경이 편리한 곳을 택하는 것이 좋다. 고요하고 아늑한 주거환경은 건강장수의 필수조건이라 할 수 있으므로 고산지역에 장수노인이 많이 나타나는 것도 곧 신선한 공기와 관련이 있을 뿐더러 주변의 환경도 매우 조용하고 아늑한 까닭을 빼놓을 수 없다.

옛 사람들은 또한 기거공간의 위생에도 각별히 관심을 갖고 통풍, 햇빛, 보온 등을 일일이 따져 陰陽의 조화를 강조하였다. 《呂氏春秋》에는 "室大則多陰, 臺高則多陽, 多陰則蹶, 多陽則痿, 此陰陽不適之患也."라고 하였고, 《千金翼方》에는 "凡所居之室, 必須大周密, 無致風室也."라고 하여 주거공간이 지나치게 높거나 낮지 않도록 설계를 하고 통풍이 잘 되어야 하며 햇빛이 잘 들고 따뜻하여야 하며 또한 마음대로 그 밝기나 습도나 온도 등을 조절할 수 있어야 좋은 삶의 환경이라고 지적하였다.

(3) 수면

노인들의 가장 좋은 휴식방식은 수면으로서, 수면은 몸과 뇌를 충분히 쉬도록 할 수 있어 예로부터 양생의 중요한 방법으로 간주되어 왔다. 정상적인 수면상태를 유지하는 것은 건강장수를 도모하는 중요한 방법이다.

(4) 일상 생활중 유의사항

우선 房勞를 삼가야 한다. 노년기에 접어들면 腎의 精氣가 이미 줄어 대개 房事도 점차 나이에 따라 줄여야 마땅하다. 《壽世保元》에는 "年高之人, 血氣旣弱, 陽事輒盛, 必愼而抑之……若不制而縱欲, 火將滅更去其油."라고 하였다. 노년기에 욕구를 방종하면 대개 傷腎耗精으로 병마에서 벗어나지 못하므로 장수를 누리기는 매우 어렵다. 趙獻可가 펴낸 《寡慾論》에는 "急遠房幃, 節嗜欲"을 하여야 한다고 요구하였고, 張景岳은 "欲不可縱, 縱則精竭; 精不可竭, 竭則眞散. 蓋精能生氣, 氣能生神, 營衛一身, 莫大乎此. 故善養生者, 必寶其精. 精盈則氣盛, 氣盛則神全. 神全則身健, 身健則病少. 神氣堅强, 老而益壯, 皆本乎精也……無搖汝精, 乃可以長生"이라고 하였다.

또한 노인들은 옷차림을 나이에 걸맞게 차려입고 되도록 가볍고 부드러우며 헐렁하고 편안하며 입고 벗기 편한 옷이 적합하고, 속옷은 특히 더 보드랍고 편안하여야 한다. 《老老恒言》에는 노인의 옷차림에 관하여 "長短寬窄, 期于適體……其厚薄酌乎天時"라고 지적하였다. 노인들은 腠理가 느슨해지고 얄팍하며 陽氣가 허약하여 風寒이 쉽게 침입되므로 따뜻하게 입는 것이 매우 중요하다. 《老老恒言》에는 "壽老各異其衣……要之溫暖適體, 則一也."라고 하였다. 노인들의 옷차림과 이부자리는 특히 계절의 기후변화에 맞추어 수시로 보태고 줄여야 한다. 《孫眞人衛生歌》에는 "春寒莫使綿衣薄, 夏月汗多須換着, 秋令覺冷漸加添, 莫待病生才服藥"이라고 하였다.

아울러 노인들의 개인위생도 중요한 의의를 갖는다. 역대로 양생학자들은 노인들의 개인위생에 관하여 많은 강조를 하였는데, 세수나 아침 및 저녁으로 이를 닦고 목욕을 하거나 발을 씻는 등 여러 가지 내용을 포함한 것으로 체질증강 및 질병예방에 좋은 효과가 있다고 주장하였다. 《太素經》에는 "手宜常在面, 謂頻頻擦面也. 面爲五臟之華, 頻洗所以發揚之"라고 하였는데, 머리와 얼굴은 모든 陽經이 모이는 곳이므로 평소에 얼굴을 자주 문지르면 얼굴의 氣血이 원활하게 돌아 윤기가 나면서 보드랍고 촉촉하게 된다.

노년기에 腎氣가 날로 쇠약하여 氣가 줄면서 뼈가 흐슬부슬해지고(骨疏) 이가 느슨하여 들썩거리거나 빠지기 쉬우므로 구강의 위생을 지키는 것이 매우 중요하다. 《老老恒言》에는 "食後微渣留齒隙, 最爲齒累……如食甘舌甘物, 更當漱, 每見年未及邁, 齒卽缺落者, 乃甘味留齒, 漸至生蟲作䘌"이라고 하여 단 것을 먹고 난 뒤에는 반드시 이를 닦을 것을 강조하였다. 또한 《養生四要》에는 "齒者, 骨之標也, 齒宜數叩, 叩則不齲"라고 하였고, 《壽世保元》에는 《金丹全書》의 내용을 인용하여 "凡一日飮食之毒, 積於齒縫, 當於每晩刷洗, 則垢汚盡去, 齒自不壞."라고 하는 등 양치질(漱口), 이 맞물리기(叩齒), 칫솔질(刷牙)은 노년기 치아를 튼튼하게 보호하는 중요한 예방조치라고 지적하였다.

《老老恒言》에는 노년기 목욕에 관하여 "蓋浴水不可太熱, 溫凉須適於體."라고 지적하였고, 아울러 乾浴과 藥浴을 제시하여 "夜臥時, 常以兩手揩摩身體, 名曰乾欲.……枸杞煎湯具浴, 令人不病不老, 縱無確效, 屢爲無損."이라고 하였다. 노인들은 무더운 여름에 자주 목욕을 하고 겨울에는 드문드문 하는 것이 바람직하다. 《攝生消息論》에는 "冬月陽氣在內, 陰氣在外, 老人多有上熱下寒之患, 不宜沐浴."이라 하였고, 《泰定養生主論》에는 "除夏日之外……十日一浴. 若頻浴則外覺調暢, 而內實散氣耗眞也."라고 하였으며, 아울러 "飢忌浴", "忌浴當風" 등의 관점을 내세워 노년기 몸이 약한 경우 목욕을 할 때 그 회수와 유의사항을 자세하게 설명하여 正氣를 손상시켜 邪氣를 쉽게 감수하는 사태가 벌어지지 않도록 하였다. 乾浴과 藥浴에 관하여 설명한 내용들은 구체적인 상황에 맞추어 사용할 수 있다. 또한 노인들의 속옷은 자주 갈아입어야 하고, 이부자리는 자주 햇볕을 쬐며, 손발톱을 자주 다듬고, 머리를 자주 빗질하는 등도 질병의 예방과 건강장수에 유익하다고 하였다.

6 질병의 예방원칙

노인성 질환을 예방하는 관건은 체질을 증강시키는 방법이다. 체질은 인체의 상태를 그대로 반응하는 것으로, 유전적 요인과 후천적인 조섭에 의하여 결정되며, 일정한 조건에 따라 체질은 바뀔 수 있다. 예를 들어 계획적으로 생활여건을 개선시키고 신체단련을 하는 등 의도적인 방법을 통하여 체질을 증강시킴으로써 질병을 예방할 수 있다. 매일 많이 걷고 기름기가 없는 음식을 먹으며 즐거운 마음을 갖고 적절한 활동과 휴식을 취하는 등은 체질을 증강시키는 기본적인 방법이다.

그밖에 노년기에는 특히 질병이 발생하는 초기의 조짐을 포착하여야 한다. 나이가 들면 질병을 예방하고 치료하는 작은 상식들을 익혀두고 질병이 발생할 때 흔히 나타나는 조짐들을 미리 알아두면 더욱 효과적인 예방조치를 취할 수 있다. 예를 들면 심장 및 뇌혈관계의 질환, 호흡계질환, 소화계질환 등에 대하여 예방조치를 익혀두는 것은 건강장수에 매우 중요한 영향을 미친다.

심장 및 뇌혈관계의 질환을 예방하는 경우 초기에 흔히 나타나는 조짐으로서는 노인에게 간혹 眩暈, 두통, 頭脹, 肢體痲木, 胸悶, 心慌心跳 등의 증상이 나타나는데, 제때에 검진을 받아 명확한 진단을 조기에 내리도록 하여야 하고, 40세가 넘으면 마땅히 기본적으로 혈압을 측정하고 심전도검사를 받으며 검진결과를 보관하여 차후에 발생할 수 있는 질병에 대비하여야 한다.

호흡계질환의 경우 초기에 흔히 나타나는 조짐으로서는 평소에 건강한 사람이 갑자기 기침을 하면서 숨이 차고 숨을 몰아쉬거나 또는 가래에 피가 섞이는 등이 있을 수 있는데, 역시 40세 이상의 사람은 가급적 흉부 X-ray를 찍도록 하여 기록을 남겨 차후에 발생할 질병에 대비한다.

소화계질환의 경우 초기에는 흔히 원인불명으로 식욕이 떨어지고 야위며 음식을 삼킬 때 이상한 느낌이 들 수 있는데 제때에 검사를 받도록 하고, 慢性胃炎을 앓고 있는 노인은 6개월마다 검사를 하여 악성 병변을 미리 막아야 한다.

종양은 노년기에 흔히 나타나는 질병으로서 조기에 증상들은 눈에 띄지 않아 오진하기 쉬운데, 이미 언급한 여러 가지 유의사항 외에 평소의 생활습관이 바뀌는 현상을 발견하면 곧 경각심을 일으켜야 한다. 예를 들면 대변을 항상 규칙적으로 보던 노인이 갑자기 불규칙해지면서 특히 변이 가늘어지거나 검은 색을 띠면 제때에 병원을 찾아 검진을 받아야 한다.

힘이 빠지면서 몸이 야위는 것은 많은 질병의 초기 조짐으로서 흔히 종양, 당뇨병, 심장병 등에 나타난다. 노년기에 극도로 힘이 없거나 몸무게가 현저하게 빠지는 경우는 제때에 자세한 검진을 받을 필요가 있다.

그밖에 노년기에 정기적인 신체검진과 건강체크를 하는 것은 매우 필요하며 조기에 질병을 발견하고 적극적인 치료를 하는 것이 바람직하다.

7 질병의 회복단계 양생원칙

노년기 질환은 노인들의 건강장수에 영향을 주는 가장 큰 요인이다. 노년기 질환은 주로 4가지가 있는 것으로, 곧 혈액순환계의 질환, 대사성 질환, 뼈와 뼈마디의 질환, 종양 등이다. 다른 질병의 발생확률도 매우 높다. 노인들은 장부의 기능이 모두 어느 정도 저하되어 있고 반응이 떨어져 병세가 숨겨지거나 오치로 예후가 좋지 않아 건강회복에 영향을 줄 수 있다. 그러므로 노년기 질환에 대하여 충분한 인식을 갖고 "未病先防, 已病防變"의 원칙에 따라 예방 및 치료를 하며, 건강회복을 돕기 위하여 노인들은 다음과 같은 사항들을 지켜야 한다.

1) 질병에 대한 정확한 인식과 자신감

노년기는 몸이 약하고 正氣가 虧虛하여 각종 外邪가 침입하기 쉽거나 피로가 쌓여 질환을 유발하는 경우가 많다. 질병이 발생하면 노인들은 흔히 두 가지 경향을 보이게 되는데, 하나는 건강변화에 별로 신경을 쓰지 않고 덤덤하게 여기며 현실적으로 받아들이지 않는 경우로서 대개 이러한 노인들은 평소에 비교적 건강하여 스스로 병에 걸렸다는 사실을 믿지 않으려 하고 의사의 치료나 충고를 받아들이지 않는다. 또 하나는 지나치게 과민 반응을 나타내는 것으로서 이러한 노인들은 평소에 몸이 조금만 불편해도 두려움에 사로잡히고 여러 곳을 찾아다니며 치료를 받고 맹목적으로 약을 남용하게 된다. 이 두 가지 경향은 모두 바람직하지 못한 것으로 질병이 생기더라도 지나치게 긴장하거나 또는 대수롭지 않게 여기지 말고 올바른 인식을 갖고 조기진단 및 조기치료에 임할 수 있어야 하며 아울러 질병을 극복하는 자신감을 세우고 불안감을 없애는 것이 바람직하다.

몸의 건강은 정신적 건강의 기본이기도 하다. 노년기에 병이 생기는 것은 흔히 臟腑氣血의 변화로 인하여 여러 가지 정서 및 정신적 변화를 같이 일으키게 된다. 예를 들면 《素問·宣明五氣篇》에는 "精氣幷於心, 則喜; 幷於肺, 則悲; 幷於肝, 則憂; 幷於脾, 則畏; 幷於腎, 則恐. 是爲五幷, 虛而相幷者也."라고 하여 本臟이 虛하면 다른 臟의 기운이 뒤엉켜(幷) 情志의 변화를 일으킨다고 설명하였다. 《靈樞·本神》에는 "肝氣虛則恐, 實則怒……心氣虛則悲, 實則笑不休"라고 하였다. 노년기 환자들에게 흔히 나타나는 정신 및 情志의 변화는 주로 다음과 같이 몇 가지가 있다.

① **불안 초조함** : 스스로의 병세에 지나친 관심을 보이며 의사의 검진이나 치료 등에 대해 마음을 놓지 못하고 식욕이 떨어지고 잠을 제대로 이루지 못한다.

② **의심이 많고 걱정에 쌓임** : 스스로의 병세를 불치병으로 여기고 의료진의 모든 언행에 민감한 반응을 나타낸다.

③ **두려움** : 질병에 대한 공포로 하여 작은 질병을 얻어도 당황한다.

④ **우울감** : 노년기에 병환으로 오래 앓게 되면서 특히 스스로 몸을 추스르지 못하는 경우 자신이 가정과 사회의 부담으로 남게 된다는 생각에 의기소침해지고 우울증에 빠져 외로워한다.

병이 발생한 뒤 情志의 변화는 질병의 예후에 직접적인 영향을 줄 수 있어 불안한 정신적 요인으로 하여 병세가 가중되는 경우가 있다. 《素問·玉機眞臟論》에는 "憂恐悲喜怒, 令不得以其次, 故令人有大病矣. 因而喜大虛, 則腎氣乘矣, 怒則肝氣乘矣, 悲則肺氣乘矣, 恐則脾氣

乘矣, 憂則心氣乘矣, 此其道也"라고 하였고, 《遵生八箋》에는 "六欲七情哀樂銷爍, 日就形枯髮槁"라고 하였다. 노년기 환자들은 얼마 남지 않은 여생을 병환에 시달리면서 보내야 하므로 특히 정신적인 충격이 크고 간혹 화를 벌컥 내다 협심증, 중풍, 厥逆 등을 일으켜 사망하는 경우가 있다. 또한 갑작스럽게 놀래 식은땀을 흘리면서 대소변이 실금되고 쇼크를 일으켜 사망하는 경우도 있다. 이와 반대로 情志를 잘 조절하면 병을 이기고 건강을 빠르게 되찾을 수 있다. 《壽世保元》에는 "七情不積, 百骸之病自消矣"라고 하여 "毋把戱言多取笑, 常含樂意莫生嗔"의 낙관적인 태도를 갖도록 주장하였다. 많은 연구에서도 양호한 심리상태와 정서는 암의 치료효과를 높일 수 있고 여러 질병의 예후를 개선시키는 효과가 있는 것으로 밝혀졌다. 기공치료에서도 종양에 대하여 심리치료를 통하여 전이를 막을 수 있고 암의 병소를 위축시키는 효과를 볼 수 있다. 정신적 요인은 백혈병에도 큰 영향을 주는 등 낙관적인 정서는 질병을 극복하고 좋은 치료효과를 얻는데 도움이 된다.

2) 적극적인 치료 및 올바른 약물사용

병을 얻은 뒤 심리적으로 질병을 극복하려는 자신감을 갖는 외에 적극적인 치료 및 합리적인 약물사용이 또한 중요한 의미를 갖는다. 질병에 대한 치료는 반드시 의사의 정확한 진단하에 이루어져야 하는 것으로 맹목적인 약물의 사용은 삼가야 하고, 약을 자칫 잘못 사용함으로서 심각한 결과를 초래할 수 있으므로 건강에 無益할 뿐만 아니라 오히려 害를 끼칠 우려가 있다.

노년기 질환에 대한 한방적인 치료는 반드시 한의학적 치료원칙에 따라 환자의 건강상태나 질병의 양상 등을 辨證의 근거로 하여 적절한 약물, 鍼灸, 推拿 등의 치료방법으로 하루빨리 건강을 되찾도록 하여야 한다. 辨證시 노년기 질환의 특징을 잘 살펴야 하는 것으로, 대개 노년기 질환은 병세가 복잡하고 흔히 여러 臟腑에 병변이 파급되며 특히 虛證이 많이 나타나거나 또는 虛實이 서로 뒤섞여 나타나며, 또한 寒熱錯雜으로 병을 일으키는 경우가 많아 자세한 변증을 하여야 한다. 때로는 "至虛有盛候"의 조짐이 나타나기도 하므로 만약 虛實을 명확하게 가려내지 못하여 약을 잘못 사용하면 불량한 결과를 초래할 수 있다. 약을 쓸 때 노인들은 몸이 약하고 약물에 대한 耐性이 떨어지며 병세는 복잡한 양상을 보이기 때문에 다음과 같은 사항에 유의하여야 한다.

(1) 독한 약을 신중하게 사용하여야 한다(愼用攻伐)

노년기에는 인체의 기능이 감퇴되고 正氣가 허약하므로 만약 약기운이 지나치게 강하고

攻伐의 작용이 지나친 약을 쓰면 虛하지만 補하여도 효력을 얻지 못하고 약한 몸은 독한 약의 작용을 감당할 수 없어 치료효과에 영향을 미친다. 李梴은 《醫學入門》에서 노년기의 약물사용 원칙에 관하여 "任有外邪, 忌大汗吐下, 宜平和藥調之"라고 지적하였다. 노년기에는 대부분 만성질환이므로 회복기간이 길어지면서 약물사용기간도 길어질 수밖에 없으므로 陰陽이 平和하고 藥性이 온화한 것을 사용하는 것이 바람직하다. 만약 병세에 따라 攻伐시키는 약이 사용되어야 하는 경우 합리적인 약물배합에 유의하고 증상이 호전되면 곧 독한 약들을 중단시켜야 한다.

(2) 약의 사용량은 줄여야 한다(劑量當減)

약물은 인체에 치료효과를 주는 한편 부작용도 뒤따르기 때문에 노년기 몸이 약하고 약물에 대한 내성이 떨어지는 요인들을 감안하여 약은 가급적 줄여 독성이나 부작용을 미리 막아야 한다. 일부 노인들은 약을 많이 먹어야 좋다고 생각하여 한약이든 양약이든 남용하는 경우가 있는데, 약물간의 상호 작용으로 인하여 부작용이 일어날 수 있으므로 효과는 막론하고 오히려 새로운 질병을 일으키거나 병세를 가중시킬 우려가 있어 유의하여야 한다.

(3) 보약을 적절하게 사용하여야 한다(適當用補藥)

노년기에 대개 몸이 허약하고 질병도 대부분 虛한 경우가 많아 보약을 사용할 때가 상대적으로 많은데, 보약이라 할지라도 그 정도를 지키지 않고 適應症을 무시하면 역시 부작용을 낳을 수 있어 올바른 보약의 사용이 있어야 한다.

그밖에 노년기 건강회복에 활용될 수 있는 종합적인 치료조치로서 약물 외에 침구, 추나, 기공 등을 같이 곁들이면 더 좋은 효과를 얻을 수 있어 예후에 유익한 도움이 된다.

3) 유의할 섭생원칙 및 지켜야 하는 금기사항

한의학의 질병관은 곧 正氣와 邪氣가 서로 다투는 과정이 질병의 발생발전 및 예후를 결정하게 된다고 여긴다. 그러므로 노년기 질환을 치료할 때 단순하게 약물에 의존할 것이 아니라 환자의 내적 저항력을 길러주는 데에도 주력할 필요가 있다. 많은 名醫들의 치료경험에서 엿볼 수 있듯이 약으로 萬病을 치료할 수 있는 것은 아니므로 신중하게 사용하여야 하고 절대로 남용 또는 오용해서는 안되며 더 좋은 효과를 얻기 위하여 건강관리, 음식요법, 정신섭생, 쾌적한 환경조성 등도 충분히 고려하여 약물의 효과를 높여야 한다고 지적되고 있다. 또한 적절한 운동이나 체육단련도 노년기 질환의 회복에 매우 유익하다. 노인들은 대개 만성

질환을 앓고 있으므로 장기적인 치료기간이 필요하기에 적극적인 협조도 중요하다. 다만 구체적인 섭생방법과 금기사항은 개개인의 상태에 알맞게 맞추어 체질, 습관, 환경 등을 감안하여 다음과 같은 사항에 유의하면 된다.

(1) 평소의 섭생

평소의 섭생이 겉보기에 별다른 효과가 나타나지 않는 것 같지만 실제로 꾸준히 지속하면 건강을 지키는 데에 매우 중요한 영향을 준다. 한의학의 整體觀으로 인체를 보면 설령 어느 한 작은 부위에 병변이 나타나더라도 전신의 건강에 지장이 갈 수 있고, 또한 어떤 한 부위에 적당한 조치를 취하여 평소에 섭생을 하게 되면 전신의 건강을 유지하는 데에 도움이 된다. 예를 들면 평소에 얼굴마사지를 자주 하거나 위·아랫니를 자주 부딪치게 하거나 침을 삼키는 동작을 하면 전신의 건강에 매우 유익하다. 또한 안정된 정서, 절제된 房事 등도 노년기 섭생의 중요한 내용이다.

(2) 식이요법

옛 의학자들은 음식과 약물을 같은 근원으로 간주하고 질병의 치료에 똑같이 활용하였으며 심지어 식이요법을 더 강조하기도 하였다. 《食治秘方》에는 "若五穀得五行之正氣, 以五穀爲養, 五果爲助, 氣血調和, 長有天命. 今人但知藥可治病, 不知飮食起居之間, 能自省察, 得以却病延年也."라고 하였다. 한의학에서는 脾胃를 後天의 근본으로 여겨 脾胃가 튼튼하면 환자의 건강도 매우 빠르게 회복된다고 하였다. 朱丹溪는 《養老論》에서 노년기에는 흔히 "內虛脾弱"이 잘 나타나므로 음식은 마땅히 "以養生, 不以致病."을 원칙으로 삼고, 甘脂 따위의 음식을 탐하지 말고, 항상 담백하게 섭식을 하며, 술을 좋아하고 느끼한 고기를 즐겨 먹으며 기름에 튀긴 음식이나 태우고 굽고 지지고 볶은 요리, 맵고 달고 짠 맛 등은 모두 삼가야 한다(好酒膩肉, 濕面油汁, 燒炙煨炒, 辛辣舌甘鹹, 皆在所忌)고 지적하였다. 노년기에는 지방질이 많거나 굽고 튀긴 음식이나 맵고 자극성이 강한 음식은 피하는 것이 건강에 유익하다.

(3) 신체단련

예로부터 신체단련은 노년기 질환을 치료하고 건강회복을 증진시키는 데에 중요한 작용을 하는 것으로 밝혀졌다. 예를 들면 五禽戱, 태극권, 기공 등등을 꼽을 수 있다. 노인들은 자신의 건강상태 및 취미에 맞추어 기공, 태극권, 공놀이, 체조, 조깅 등을 꾸준히 함으로써 좋은 효과를 얻을 수 있는데, 다만 무리하게 과격한 운동은 삼가고 예기치 못한 상황이 발생하지 않도록 유의하여야 한다.

8 약물사용의 원칙

노년기의 특수한 생리기능 및 병리변화로 인하여 약물사용에 있어서 중년이나 청년과는 다른 것으로 다음과 같은 사항에 유의하여야 한다.

1) 瀉하는 약보다 補하는 약을 더 많이 사용

노년기 양생약물은 대개 보약을 많이 쓰는 것으로, 孫思邈은 《千金要方》에서 "四十以上則不可服瀉藥, 須服補藥."이라고 하였다. 근래의 역학조사에 따르면 노년기 虛한 체질이 가장 큰 비중을 차지한 것으로 약 43.55%에 이르고, 정상체질과 實한 체질은 각각 39.29%와 17.14%로 나타났다. 노년기에 장부기능이 저하되고, 체질이 점점 쇠약하며, 저항력도 현저하게 낮아지므로 보약을 복용하면 장부기능을 강화시키고 체질을 개선시켜 인체의 대사를 조절함으로써 무병장수에 이를 수 있다.

역대 의학문헌에 기록된 노년기 양생약물은 매우 다양한 것으로 대부분 보약에 속한다. 약리학적 연구에 따르면 이와 같은 보약들은 산화작용을 막아 노폐물을 제거하는 데에 효과가 있는 대표적인 약물로는 人蔘, 白朮, 党蔘, 黃芪, 當歸, 何首烏, 女貞子, 枸杞子, 山茱萸, 五味子, 靈芝, 菟絲子, 肉蓯蓉, 仙靈脾 등이 있고, 인체의 면역기능을 증강시키거나 또는 조절하는 약물로는 黃芪, 人蔘, 山藥, 黃精, 當歸, 何首烏, 靈芝, 仙靈脾, 鹿茸, 菟絲子, 枸杞子, 女貞子 등이 있으며, 인체의 내분비계에 영향을 주는 약물로는 人蔘, 黃芪, 何首烏, 杜仲, 仙靈脾, 肉蓯蓉, 鹿茸, 蛤蚧, 冬蟲夏草 및 冬蟲夏草를 인공으로 배양한 균사체 등이 있고, 核酸이나 단백질의 대사를 조절하거나 촉진시키는 약으로는 黃芪, 人蔘, 當歸, 仙靈脾, 靈芝, 冬蟲夏草 및 그 인공배양 균사체 등이 있다. 또한 관상동맥의 혈액순환을 개선시키고 심근의 대사작용을 향상시키는 약물로는 當歸, 人蔘, 黃芪, 仙靈脾, 靈芝, 何首烏, 黃精 등이 있고, 중추신경계를 조절하거나 지능을 향상시키는 약물로는 人蔘, 黨蔘, 黃芪, 五味子, 鹿茸, 杜仲, 仙靈脾 등이 있다. 인삼의 줄기와 잎에 함유된 사포닌, 黃精, 補骨脂, 肉蓯蓉, 菟絲子, 黨蔘 등은 사육된 누에의 수명을 연장시키는 작용이 있는 것으로 밝혀졌고, 黃芪, 何首烏는 체외에서 배양된 세포의 수명을 연장시키는 작용이 있는 것으로 밝혀졌으며, 黃芪, 人蔘, 鹿茸

등은 모두 피로회복 및 산소결핍에 대한 내력을 증강시키는 작용이 있는 것으로 밝혀졌고, 肉蓯蓉, 枸杞子, 仙靈脾, 何首烏, 熟地黃, 杜冲, 免絲子 등에는 Zn이나 Mn과 같은 미량원소를 함유하는 것으로 알려져 補益시키는 약들이 인체의 여러 계통에 영향을 미치어 臟腑器官의 기능을 향상시키고 대사과정을 개선시키는 효과를 통하여 건강을 증진시킬 수 있음을 엿볼 수 있다.

노년기의 實한 체질은 드문 것으로 瀉下시키는 약은 거의 사용되지 않는다. 瀉下劑는 성질이 독하고 작용이 강하므로 체질적으로 건강하고 裏實證이 나타나는 경우에만 적합한 것으로 적절하게 사용하면 實邪로 생긴 질병의 고통을 해소시킬 수는 있다. 단지 병이 호전되자마자 곧바로 약을 중단시켜 正氣를 손상시키지 않도록 하여야 한다. 노년기에 사용되는 瀉下劑는 약기운이 비교적 완화한 것을 선택하도록 하여 緩下시키거나 潤下시키는 약을 주로 사용한다. 예를 들면 노년기 변비에는 麻仁丸을 사용하여 緩下시킨다. 노년기에 瀉下시키는 작용이 매우 강한 약은 신중하게 사용하는 것이 바람직하다.

2) 脾胃기능을 주로 다스리고 아울러 모든 五臟을 보살핌

脾胃는 後天의 근본으로서 水穀之海이다. 脾胃의 기능은 노인의 건강에 매우 큰 영향을 준다. 李東垣은 《脾胃論》에서 "陰精所奉其人壽, 陽精所降其人夭"의 내용을 밝혀 "陰精所奉, 謂脾胃旣和, 穀氣上昇,……故其人壽"이고, "元氣之充足, 皆由脾胃之氣無所傷, 而後能滋養元氣"라고 지적하였다. 이와 같은 내용은 脾胃의 精氣가 수명과 매우 밀접한 관련이 있음을 밝히고 있다. 그러므로 後天을 조절하고 보충하여 虛損을 다스리는 것은 노년기 양생의 중요한 내용이다. 노년기에 흔히 복용하는 健脾養胃의 약물로서 人蔘, 黃芪, 黨蔘, 白朮, 山藥 등은 다양한 기전으로 脾虛를 조절하고 또한 소장의 흡수력을 증강시킬 수 있다. 補脾胃의 약물은 대개 藥性이 平和하여 노인들이 장기적으로 복용하기에 적합하다.

연구에 따르면 건강검진에서 腎虛로 진단되는 사람 중 60세 이상의 노인에게서 60%에 이르는 비율을 보여 중년의 30% 검출 비율보다 현저히 높은 것으로 나타났다. 특히 노년기 만성질환을 앓는 경우 腎虛의 양상이 가장 높게 나타나 腎虛가 노화 및 노인성 질환과 밀접한 관련이 있음을 시사하였다. 노년기로 접어들어 생리적인 현상으로 腎虛가 나타나든 노인성 질환으로 腎虛가 발생하든 일단 모두 補腎을 통하여 노화방지는 물론 노인성 질환을 치료하는데 좋은 효과가 있다.

역대의 많은 문헌에 기록된 延年益壽에 관한 약물을 살펴보면 補腎劑가 주류를 이루고 있다. 李時珍의 《本草綱目》에 수록한 1892가지 약을 분석한 결과 약물작용에서 耐老, 不老, 延年, 增年 등으로 설명된 것만 모두 177가지에 이르고, 補益劑가 약 50가지이며, 그 중에서 補

腎劑가 28가지에 이르러 가장 많은 비중을 차지하였다. 역대의 대표적인 13부의 方書를 분석한 결과 長生, 耐老, 不老, 延壽 등과 관련이 있는 처방이 124개 되는데, 그 중에서 溫補腎陽의 효능이 있는 처방은 87개로서 약 70.2%를 차지하였고, 腎陰을 자양하는 처방은 약 28개에 이른다.

대개 노년기의 腎虛는 인체의 내분비계 기능이 저하되고, 면역체계의 기능이 실조되며, 중추신경계에 퇴행성 병변이 일어나고, 自由基代謝, 脂質代謝 및 微量元素의 水準과 밀접한 關系가 있다. 많은 補腎藥物은 人體의 內分泌, 免疫, 中樞神經系統, 自由基代謝와 脂質代謝 및 微量元素水準 등에 대해서 모두 不同한 程度의 影響을 주고 있다. 最近 몇 년동안에 개발되어 生産되는 老年保健藥은 예를 들면 淸宮壽挑丸, 還精煎, 康寶口服液 등이고, 대개 補腎藥에 속한다.

이미 어떤 硏究結果에 의하면, 老年人은 五臟虛象檢出率이 모두 中, 靑年人보다 높다. 그러므로 老年保健用藥은 脾腎을 同時에 注重하는데 있고, 또한 겸하여 五臟을 고려하여야 하며, 五臟機能이 正常이면 人體는 비로소 健康과 長壽할 수 있다. 많은 老年保健方劑는 모두 滋補脾腎, 五臟을 考慮하는 품목인데, 예를 들면 長春益壽丹(《慈禧光緖醫方選議》), 彭祖延年柏子仁丸(《千金要方》), 長春不老仙丹(《壽世保元》), 延壽丹(《丹溪心法》), 神仙巨勝子丸(《奇效良方》), 全鹿丸(《景岳全書》) 등인데 모두 이러한 類에 屬한다. 이러한 方劑는 때때로 藥味가 일부에서 현저하게 많은 데 臨床에서 應用할 때는 일정하게 辨證을 根據로 삼고, 藥物 사이에는 有機적으로 配合하며 서로 協助하고 君臣佐使로 主次가 分明하며 實用을 강구하는데, 이렇게 되면 비로소 그 作用을 有效하게 發揮할 수 있다.

3) 益氣養血, 調補陰陽

歷代 養生家들은 氣血과 人體健康의 關系를 매우 注意하고, 氣血이 充盛하고 調和되면 비로소 百病이 발생하지 않고 益壽延年할 수 있다고 생각하였다. 長壽하는 老人은 대개 《靈樞·天年》에서 "五臟堅固, 血脈和調,……營衛之行, 不失其常,……故能長久."라고 한다. 모두 예를 들면 參芪湯(《萬病回春》), 人蔘養榮湯(《和劑局方》), 歸脾湯(《濟生方》), 炙甘草湯(《傷寒論》) 등 老年人이 臨床에서 常用하는 醫方은 모두 益氣養血의 方劑이다. 淸나라 시대 宮廷醫案의 記載에 의하면, 補氣와 氣血雙補 2종류 醫方이 宮中에서 가장 많이 常用되는 것이고, 補氣는 噙化人蔘, 黃芪膏를 많이 使用하고, 氣血雙補醫方에는 百齡丸, 保元益壽丹, 松齡太平春酒方 등이 있다. 老年保健用藥은 補氣藥으로 人蔘, 黃芪, 党參, 白朮, 山藥 등을 選擇하여 使用할 수 있다. 養血藥은 當歸, 熟地黃, 何首烏, 龍眼肉, 阿膠 등을 選擇하여 使用할 수 있다. 人身의 氣血은 疏通하는 것이 중요하고, 老年人은 대개 不同한 程度의

血瘀의 象이 있으므로 益氣養血保健藥을 선택하여 使用할 때는 行氣解鬱, 活血化瘀의 品目으로 적당하게 배합할 수 있다. 예를 들면 陳皮, 香附子, 鬱金, 川芎, 丹參, 鷄血藤, 牛膝 등이고, 解鬱로 益氣하고 行瘀로 補血하는 것으로 機體가 氣血充盛하게 되고 流通하는 것이 끝임 없으며 生機가 그치지 않게 한다.

사람의 生命活動은 體內陰陽을 根據로 삼고, 사람이 老年期에 이르면 陰陽이 虛衰하여 體內陰陽이 겨우 낮은 平衡을 維持할 수 있는 데, 이러한 自身平衡의 穩定性은 또 내려간다. 陰陽을 調和하는 것은 養生保健의 중요한 法則이고, 老年人은 더욱이 당연히 陰陽의 調護를 重視하여야 하며, 人體의 구체적인 狀況에 根據하여 적당하게 補益陽氣, 滋養陰精의 藥物을 선택하고 使用하여 體內陰陽에 協調되면 抗病延年의 目的에 到達할 수 있다. 적지 않은 老年人은 不同한 程度의 陰虛 혹은 陽虛症狀을 가지고 있을 수 있으므로 藥物을 선택하여 使用할 때는 偏重한 것이 있어야 하고, 또 陰陽互根하여야 하며, 《景岳全書》에는 "善陰陽者, 必于陰中求陽, 則陽得陰助而生化無窮 善補陰者, 必于陽中求陰, 則陰得陽升而泉源不竭."라고 한다. 老年人이 일반적으로 常用하는 補陰藥은 枸杞子, 女貞子, 黃精, 天門冬, 麥門冬, 山茱萸, 五味子, 石斛, 玉竹, 玄參, 桑椹子, 龜板 등이다. 常用하는 補陽藥은 仙靈脾, 肉蓯蓉, 肉桂, 杜仲, 仙芽, 菟絲子, 鹿茸 등이 있다. 常用되는 補陰方劑는 六味地黃丸(《小兒藥證直訣》), 杞菊地黃丸(《醫級》), 左歸飮(《景岳全書》), 左歸丸(《景岳全書》), 神仙駐顔延年方(《普濟方》), 枸杞煎(《奇效良方》), 耳聾左滋丸(《全國中成藥處方集》) 등이 있고, 그 중에 매우 많은 方劑가 모두 陰陽雙補의 效果를 갖추고 있다.

4) 辨質論補, 調整機體

體質은 즉 人體의 素質인데, 그것은 어떤 致病因素의 易感性과 發病證型에 대한 傾向性을 決定하고 있다. 사람의 體質素는 陰陽이 不同하게 기울어져 있고, 사람이 老年에 이르면 體質의 偏向, 精氣의 消耗 및 環境, 疾病 등 因素에 影響에 의해서, 이러한 종류의 偏陰偏陽의 現象은 비교적 顯著하다. 그러므로 老年人은 體質이 下降하고 抗病能力이 떨어질 뿐만 아니라 또한 대부분 不同한 程度의 偏屬이 있다. 그러므로 老年人은 保健藥物을 選擇하여 使用할 때 마땅히 體質의 不同한 것에 근거하여 體質을 辨別하고 補로 論治한다. 著名한 老中醫 岳美中은 "素質이 寒熱虛實로 偏向하고, 飮食이 喜暖喜凉하며 嗜酸嗜鹹한 것을 理解하면 치료를 시행하는데 모두 參考할 가치가 있다."고 생각하였다. 체질에 맞추어서 藥物을 선택하고 使用하는 것은 方藥貼切하고 어떤 것은 放失할 수 있다. 일반적으로 말하면, 陰虛한 것은 補陰하고, 陽虛한 것은 補陽한다. 陰寒한 것은 溫中하고 陽熱한 것은 淸補한다. 氣虛한 것은 補氣하고 血虛한 것은 補血한다. 痰濕한 것은 補肺脾腎化痰祛濕한다. 血瘀한 것은 活血化瘀하고 佐로 行氣, 理氣, 益氣한다. 陰陽無偏이 심한 것은 緩和하는 품목이 좋다. 藥物의 調整作用을 통하여 老年人이 體質을 增强시키고 偏한 것이 매우 改善되며 氣血이 充盛하고 陰陽이 平衡하며 精力이 오래 지속되게 하여 長壽할 수 있다.

個體의 體質이 不同한 것에 의하면, 또한 藥物의 反應에 대해서 또 같지 않고, 어떤 사람이 人蔘을 服用한 후에 오히려 口乾, 腹脹하여 적절하지 않다. 그러므로 老年人의 保健用藥은 또한 마땅히 個體反應에 注意하여야 하고, 隨時로 藥物로 調整한다.

5) 掌握時令, 隨季變化

老年人은 元氣가 이미 衰하였고, 四時에 약간 調攝을 잃으면 즉 時邪에 쉽게 感受되며, 또한 대개 新感이 宿疾을 발동시킨다. 예를 들면 春時氣候는 陽回轉溫하여 風冷이 쉽게 機體를 傷하고, 또 다시 冬令이 오면, "擁爐熏衾, 啖炙飮熱"하여 熱이 內에 잠복되어 매번 대개 發泄한다. 그러므로 항상 體熱頭暈하고 膈壅痰咳하며 四肢軟弱하고 腰膝酸軟 등 症을 나타낸다. 여름은 무덥고 날씨가 炎熱하여 老人은 氣弱하고, 脾胃氣機가 偏虛하며 먹는 것이 신중하지 않아 凉을 함유한 冷한 것을 마시면 대개 설사가 난다. 만약 暑熱의 邪氣에 감수되어 內熱을 초래하고 身體의 一部에서 땀이 흐르며 心中이 焦渴한다. 만약 暑濕을 만나면 몸을 감싸서 치료되기 어렵다. 秋季에 氣候가 凉으로 전환되어 調攝을 잃으면 대개 宿疾을 발생하고 痰涎喘嗽으로 되며 寒熱進退 등 病이 그것을 따라서 일어난다. 겨울철은 매우 추우므로 老人이 氣虛陽弱하여 쉽게 寒邪에 感染되어 喘咳, 吐逆, 胸痺肢痲, 昏眩하는 疾病으로 된다. 그러므로 老年人保健用藥은 또한 마땅히 時令과 계절에 따라 變化하는 것을 掌握하여야 한다. 《養老奉親書》 중에는 이미 老人이 四季에 保健用藥하는 法을 명확하게 가리킨다. 春季는 "和氣凉膈化痰之藥消解", "만약 별다른 疾病症狀이 없으면 반드시 服藥하지 않는다."라고 한다. 夏季에는 "每日凌晨進溫平順氣湯散一服", "氣弱한 老人이 여름 이후까지 燥熱하지 않는 것이 좋고 平補腎氣暖藥을 三二十服用하여 元氣에 도움을 주는데 從莅丸, 八味丸의 類이다"고 한다. 秋季에는 "計其所發之疾, 預于未發以前, 澤其中和應病之藥, 預與服食止其欲發"한다. 冬季에는 "大寒之日, 山藥酒, 肉酒, 時進一杯, 以扶衰弱, 以御寒氣", "臨臥宜服微凉膈化痰藥一服."라고 한다. 이로써 일부분은 옛사람의 經驗이 현재까지 매우 중요한 臨床價値가 있다.

冬季에 일반적으로 咳喘, 感氣, 胃脘痛을 앓는 老年人에 대해서는 冬에 생기는 病을 여름에 治療할 수 있고, 여름철에 滋補肺腎益氣藥, 健脾와 胃藥 등 扶正固本하는 품목을 服用하면 그 機體抗病能力을 增强시키고 冬季에 病을 발생하는 것을 減少시킬 수 있다.

6) 補勿過偏, 配合嚴謹

老年人은 대개 臟腑機能이 減退하고 陰陽氣血이 虛衰한 것이 있어, 補益藥物作用은 補氣, 補血, 補陰, 補陽으로 서로 다른 것이 있으며, 藥性은 또한 寒熱溫凉의 差異가 있다. 老年人의 保健用藥은 마땅히 맞추어서 적절한 것이 있고, 補를 論하는 것을 신중히 하고 순서에 따라서 점점 나아가며 한편으로 치우치지 말고 또 峻補를 너무 지나치게 하지 않는다. 이렇게 하면 비로소 强身健體延年安康하는 效能을 일으킬 수 있고, 그렇지 않으면 오히려 身體에 대해서 不利하다. 예를 들면 補氣藥이 壅滯한 것이 많고 過量이면 腹脹納呆하고 口乾胸悶한다. 補血藥이 끈끈하고 기름이 많고 過服하면 항상 脾胃에 損傷이 있다. 補陰藥은 甘寒滋膩한 것이 많고 그것을 지나치게 많이 복용하면 쉽게 陽氣를 損傷한다. 補陽藥性은 대개 溫燥하고 助火劫陰하는 것이 예상된다.

臨床에서는 補하는 것으로 지나치게 치우치는 것을 避免하는데 老年保健用藥組方은 마땅히 法度가 엄중하여 君臣佐使를 분명히 하고 藥物配合이 補瀉升降, 塞通開闔, 溫淸和理, 互相協調, 有機配合하고 老人身體의 虛衰를 補하며 약물이 한 쪽으로 치우치는 弊端을 防止한다. 예를 들면 岳美中 老中醫가 老年에 體弱하여 衛陽不固하여 쉽게 風邪를 받는 자를 治療할 때 玉屛風散을 늘 使用하는 데, 실제로 補中有疏하고 散中寓補하는 뜻이고, 藥은 겨우 三味이며, 老年에 몸이 약하면 쉽게 外感을 앓는 사람이 그것을 복용하면 대개 良好한 것이 있다. 張錫純의 《醫學衷中參西錄》 중에는 자주 黃芪로 補氣하는 것은 모두 知母로 그것에 佐하며 補하고 燥하지 않게 한다. 六味地黃丸은 熟地黃, 山藥, 山茱萸의 三味로 補하고, 澤瀉, 牧丹, 茯苓의 三味로 瀉하여 補中有瀉하고 寓瀉于補하며 相輔相成하고 通補開合하는 方劑로 된다. 근대 藥理學硏究에 의하면, 많은 엄중한 배합의 滋補方劑는 抗體에 대해서 모두 多方面의 作用이 있다. 예를 들면 玉屛風散은 機體免疫力을 提高할 뿐만 아니라 또한 免疫系統에 대해서는 양쪽 방향에서 調節作用이 있을 수 있다.

7) 藥宜平和, 藥量宜小

岳美中 老中醫는 "臨床에서 藥을 使用할 때 保養하는 것이 平和하게 使用한다."고 생각한다. 老年保健에 약을 사용하는 것은 또한 마땅히 이와 같이 注意하여야 한다.

먼저, 藥性은 平和하여야 한다. 老人이 保健藥物을 服用하는데, 대다수가 平補藥物을 選擇하여 使用한다. 예를 들면 黃芪, 山藥, 党參, 何首烏, 當歸, 拘杞子, 龍眼肉, 女貞子, 菟絲子, 杜仲, 肉蓯蓉, 刺五加 등이다. 病後에 體虛하고 身體가 매우 弱한 사람을 除外하고, 일반적으로 大補峻補藥物을 적게 사용한다. 古代文獻의 기록에서 藥物을 服用하여 長壽하는

例로, 대다수가 또한 平補의 藥을 服用한다. 예를 들면 宋나라 시대 《太平聖惠方・卷第九十四》에는 한 婦人이 이미 372歲였는데, 外貌는 오직 매우 젊어 보이고, 그 養生妙法은 拘杞子를 長期적으로 服用한 것이며, 이것의 구체적인 내용을 말하면 "春名天精, 夏名拘杞, 秋名地骨, 冬名仙人杖, 亦名西王毋杖 以四時采服之, 令人與天地齊壽."라고 記載되어 있다. 《本草綱目》에는 何首烏를 服用하여 長壽하는 것을 記載하였고, 《壽域神方》에는 黃精末을 一年동안 服用하여 老에서 "年靑者"로 변화하게 되었다고 記載하였다. 藥物을 服用하는 것은 모두 藥性이 平和하다. 老年人은 臨床에서 藥을 사용하여 치료하고, 또한 平和한 藥物을 선택하여 사용하는 것을 좋은 것으로 한다. 예를 들면 老年心臟病의 血瘀證患者는 活血化瘀藥物을 선택하여 使用할 때, 대개 丹參, 當歸, 赤芍藥 등 藥性이 平和한 活血藥으로 하고, 三棱, 莪朮 등 藥性이 峻猛한 破血祛瘀藥을 적게 使用한다.

이 외에, 方을 만드는데 平和한 것이 좋다. 文獻에 記載한 老年保健에 方劑를 만든 것으로 八仙長壽丸(《丹溪心法》), 陽春白雪糕(《壽世保元》), 七寶美髥丹(《本草綱目》), 二精丸(《聖濟總錄》), 補益蒺藜丸(《淸內廷法制丸散膏丹名藥配本》) 등은 모두 組方이 매우 平和하다. 《金匱要略》에는 平補하는 것으로 薯蕷丸이고, 岳美中 老中醫는 이 方劑가 不寒不熱하고 不攻不瀉하며 不濕不燥하므로 항상 복용하면 폐단이 없을 수 있고, 老人이 服用하는 것으로 매우 많이 適用되며, 一例로 "腎虛"한 老年病人 및 一例로 腦動脈硬化病人에게 이 方劑를 數年동안 分別하여 服用하면 經過가 良好하다. 近年에 연구하여 만든 康寶液, 還精煎 등 市場에서 팔리는 老年保健藥은 組方이 平和하다.

老年人의 用藥은 또한 藥量問題에 注意하여야 한다. 비록 韓藥은 劇毒하고 作用이 峻猛하며 大辛大熱하고 大苦大寒한 것 등 藥物을 除外하고, 대부분 모두 作用이 緩和할 뿐만 아니라 또한 老年人의 藥劑量이 또 中, 靑年人에 비하여 적어야 한다. 일반적으로 老年人은 藥을 사용하여 치료하는 데, 性味가 平和한 山藥, 茯苓, 蓮肉, 薏苡仁, 扁豆 등은 常用量에 따라서 應用할 수 있다. 質이 무겁고 쉽게 煎出되지 않는 礦介類藥으로 石決明, 龍骨, 牡蠣, 龜板 등은 常用量에서 또 無妨하다. 活血, 理氣, 淸解 등 藥物은 常用量 혹은 常用量보다 약간 낮게 하는 것을 超過하지 말아야 한다. 峻猛, 劇毒의 品目은 老人이 體弱하여 攻伐을 견디지 못하기 때문에, 藥物代謝에 대해서 機能이 低下되면 마땅히 常用量보다 낮아야 한다. 대개 七十歲부터 方劑의 劑量은 半減하여야 하는 데, 體質狀況을 보아 弱한 사람은 매 一味가 3~6g이면 되고, 發汗藥은 9g을 超過하지 않으며, 瀉下藥은 5g을 超過하지 않는다. 예를 들면 岳美中 老中醫는 老人感氣를 治療하는 데, 어떤 것은 겨우 補中益氣丸을 二, 三錢에 蘇葉 一錢을 加味하여 같이 달여서 마시면 發汗을 발생하고 好轉될 수 있다. 老年保健用藥은 小劑量으로 長期服用하는 것이 가장 좋고 시일이 오래되면 효과를 스스로 알 수 있다. 현재 시중에서 판매되는 老年保健 중에서 藥으로 된 것은 그 組方劑量이 대개 비교적 작고 老年人이 장기적으로 服用하는 데 적절하고 좋다.

8) 多以丸散, 少用湯劑

老年保健用藥은 丸散을 좋을 것으로 삼고, 服用이 편리하며, 藥性이 대개 緩和하고, 吸收가 비교적 緩慢하며, 藥力持續時間이 비교적 길고 脾胃를 傷하지 않는다. 丸劑는 일반적으로 大蜜丸, 小蜜丸, 水丸 등 여러 종류가 있고, 대개 더운물로 넘긴다. 大蜜丸은 老人이 삼키기에 不便하여 잘라서 작은 덩어리로 하거나 혹은 입에서 씹어서 넘길 수 있다. 小蜜丸과 水丸은 더운물로 직접 넘길 수 있다. 老年人이 常服하는 六味地黃丸, 金匱腎氣丸, 參苓白朮丸, 歸脾丸 등 滋補藥은 대개 蜜丸으로 하고, 어떤 것은 水丸이다. 散劑는 粗末, 細末 2 종류로 나누고, 老年人이 항상 服用하는 玉屛風散 등은 모두 粗末에 속하며, 더운물로 沖服하거나 끓는 물에 泡服하거나 혹은 약간 달여서 복용할 수 있다. 丸散技術은 비교적 簡單하고, 中藥廳에서 생산된 中藥丸을 除外하고, 일반적으로 中藥店에는 모두 丸散을 加工하는 것을 중개인이 한다. 湯劑는 달이고 삶은 후에 服用할 수 있어 丸散과 같이 便利하지 않고, 老年保健用藥은 일반적으로 장기적으로 복용하는 것을 需要하므로 대개 湯劑를 선택하여 사용하는 것이 매우 적다.

近年에, 中藥生産劑型을 改革하는 것이 發展하여, 片劑, 膠囊劑, 口服液 등 새로운 劑型이 老年保健 중에서 藥으로 만들어져 끊임없이 세상에 출현하는 데, 이러한 劑型은 모두 老年人이 服用하는데 便利하다.

9) 藥療食療, 因勢利導

老年人의 保健用藥은 대개 장기적인 服用을 需要하므로 長期적으로 服藥하는 것은 往往 胃納脾運에 대해서 일정한 影響이 있다. 어떤 것은 심지어 藥物의 性味가 치우침에 의해서 不良한 反應을 發生시킨다. 그러므로 老年保健用藥은 마땅히 因勢利導하여야 하고, 方法은 多樣化하며, 藥物과 食物을 混合하여 먹을 수 있고, 또한 藥이 飮食에 包含될 수 있고, 이러한 것은 이미 健身防病延壽에 有利하며, 또 藥物이 脾胃를 損傷시키는 것 등 副作用을 避免시켰고, 老年人에 대해서 매우 적합하다. 韓藥 중에는 일부 藥物이 본래 사람들의 飮食 중에 常食하는 품목이 있다. 예를 들면 生薑, 大棗, 核桃仁, 山査, 扁豆, 薏苡仁, 桑椹子, 蓮子, 芡實 등이고, 이미 藥物이었고, 또 食物이며, 치료할 수 있고 또 補할 수 있으며, 藥이 食에 포함되고, 食과 療가 둘이 전부이며, 老年人이 良好하게 藥을 사용하는 方法에 의심할 여지가 없다. 藥效로 食品을 飮料로 만들거나 혹은 藥食으로 菜肴粥果를 만들고, 입에서 맛이 좋으면 藥效가 있으며, 老年人이 接受하기에 쉽다.

宋・陳直의 《養老奉親書》 중에서, 老年人이 食으로 諸疾을 치료하는 方劑 160余개를 총괄하여 편집하였고, 그는 "人若能知其食性, 調而用之, 則倍勝于藥也 緣老人之性, 皆厭于藥而喜于食, 從食治疾勝于用藥 況是老人之疾, 愼于吐利, 尤宜用食以治之 凡老人有患, 宜先以食治, 食治未愈, 然後命藥, 此養老人之大法也."라고 主張한다. 食治方에 대해서 "老人平居服食, 可以養壽而無病, 可以消患于未然 ; 臨患用之, 可以濟生而速效也."라고 한다. 책 중에 記載되어 있는 菊花酒는 菊花, 生地黃, 枸杞子根, 糯米로 만든 것이고, 그것을 服用하면 "壯筋骨, 補髓, 延年益壽, 耐老"할 수 있다. 山藥面은 "取山藥去皮薄切, 日中暴干, 柳箕中, 挼爲粉, 下篩 如常面食之, 加酥蜜爲淳面尤精 益氣力, 長肌肉, 久服輕身, 耳目聰明, 不飢延年"한다. 紫蘇粥方은 紫蘇子, 粳米로 "上煮作粥, 臨熟下蘇葉汁調之", "食治老人脚氣毒悶, 身體不任, 行履不能."한다. 挑仁粥方은 挑仁, 青梁米로 삶아서 죽을 만들어 "食治老人冷氣, 心痛無時, 往往發動, 不能食"한다. 淸・曹慈山은 《老老恒言》 책 중에서 老年에 脾胃가 虛弱하는 特徵에 根據하여 百여종의 老年食粥을 編輯하였다. 예를 들면 蓮米粥, 芡實粥, 藕粥, 薏苡仁粥, 胡桃粥, 百合粥, 山藥粥 등등이고, 마땅히 모두 있는 것을 있게 하며, "老人의 保養"으로 準備하여 "粥이 사람을 有益하게 할 수 있고 老年에는 더욱 좋다"로 여기고, 그것을 常服하면 "역시 몸을 强健할 수 있고 大壽를 누린다."고 한다. 이로써 알 수 있는 것은, 歷代醫家들이 老年保健의 藥療와 食療를 서로 結合하는 方面에서 이미 풍부한 經驗을 累積하였다.

老年人의 體質은 陰陽寒熱偏勝하는 區別이 있고, 食物은 또한 寒熱溫凉의 區分이 있으며, 老年人은 몇 십 년의 生活過程을 통하여, 胃腸은 習慣性이 있고, 食療는 藥療와 같으며, 體質과 藥物食品의 屬性이 不同한 것에 根據하여 선택적으로 應用하는 것이 있어야 한다. 예를 들면 熱性 體質인 사람은 대개 食凉性 食物이 좋다. 寒性 體質인 사람은 대개 食熱性 飮食이 좋다. 肺熱咳嗽에는 대개 雪梨, 百合을 먹는다. 心脾血虛에는 대개 桂圓, 紅棗를 먹는다. 食物과 藥效食品은 또한 모두 치우침이 많은 것이 있다. 일반적으로 말하면, 氣가 辛鼠하고 辣한 것은 대개 助火散氣한다. 氣가 重하고 甘한 것은 대개 助濕生痰한다. 體柔하고 滑한 것은 대개 그것을 먹으면 消化되기 어렵다. 요리가 익지 않은 것은 그것을 복용하면 대개 氣壅한다. 老年人은 注意를 하여야 한다.

10) 規律用藥, 定期觀察

老年保健用藥은 일정한 規律性이 있어야 하고, 계절에 따라서, 時間에 따라서, 量에 따라서 어떤 종류 保健藥物을 服用하는 데 그것을 항상 유지하면 비로소 효과를 볼 수 있다. 老

年人은 脾胃機能이 減弱하므로 藥物의 吸收代謝에 대해서는 비교적 緩慢하고, 藥物의 發揮效力과 藥性의 持續時間은 또한 延長되는 것에 相應하며, 保健藥物을 服用하는 時間 및 시간의 간격은 마땅히 適當한 것을 掌握하여야 하고, 일반적으로 食事후 30분에 藥을 服用하며, 하루에 2~3회 복용하면 좋다. 절대로 매일 매일 藥을 바꾸지 않고, 시간이 되지 않아서 적량이 아닌 것을 한 번에 濫用하지 않는다. 이러한 것은 身體에 도움이 되지 않을 뿐만 아니라 또한 오히려 폐단이 있다.

古代醫家들은 또한 養生保健藥物을 服用하는데 規律性이 있어야 한다고 매우 强調한다. 《太平聖惠方》에는 神仙服拘杞法을 記載하였다. 즉 "正月上寅采根, 二月上卯治服之；三月上辰采莖, 四月上巳治服之；五月上午采葉, 六月上未治服之；七月上申采花, 八月上酉治服之；九月上戌采子, 十月上亥治服之；十一月上子采根, 十二月上丑治服之.……오래 복용하면 延年하고, 眞人으로 될 수 있다."고 하였다. 현재 비록 반드시 古人의 法을 완전하게 이어받는 것이 아니지만 그러나 古代醫家들이 强調한 養生保健規律로 藥을 사용하는 意味는 또 중요한 價値를 갖추고 있다.

老年保健用藥은 또한 定期적으로 관찰하여야 한다. 일반적으로 가장 좋은 것은 醫師의 指導아래서 進行할 수 있다. 이러한 것은 老年人이 不同한 個體狀況에 근거하여 指導를 進行하는 데 醫師에 有利하고, 藥物의 偏頗와 副作用을 제때에 用藥을 調整할 수 있도록 發現한다. 특히 만약 身體에서 出現하는 狀況에서, 단순히 養生保健藥物을 服用하는 것에 의뢰하는 것이 많지 않으면 마땅히 疾病이 罹患된 輕重緩急에 根據하여 알맞은 治療藥物을 服用하여야 한다. 동시에, 養生保健藥物을 服用하는 老年人에 대해서는 정기적인 관찰을 進行하고, 또한 醫師가 總和한 經驗에 유리하게 하며, 老年保健作業의 水準을 提高한다.

9 鍼灸保健要旨

鍼灸保健은 傳統中醫保健의 중요한 內容과 方法이고, 老年保健 중에서 作用이 또한 크다. 더욱이 老年保健灸法은 老年人이 疾病을 豫防하는 것과 病後의 康復, 延年益壽에 대해서 광범위하게 應用되고, 또한 방법이 행하기 쉬우며, 마땅히 重視하여야 한다.

1) 鍼灸의 意義

사람은 老年이 되면, 五臟이 衰弱하고, 眞氣가 耗竭되며, 精血이 虧虛하고, 陽氣가 不運하며, 氣血이 失暢하고, 筋骨이 懈墮되며, 精神이 減耗되고, 일단 疾病에 感染되면 신속하게 治愈되기 어렵다. 鍼灸保健은 氣血을 調理하고 扶正祛邪하며 病을 제거하고 延年할 수 있다.

(1) 溫振陽氣, 延緩老衰

高齡의 사람은 陽氣가 나날이 衰弱해지고 陰精이 점점 줄어들며 生命의 根源과 基盤이 흔들리고 여러 가지 老衰의 象이 잇달아 나타난다. 鍼灸保健의 作用은 陰陽의 偏盛偏衰를 調節하고 陰陽의 相對平衡을 恢復하며 그리고 陰陽虛衰失調가 根本原因으로 되는 機體老衰를 延緩시킬 수 있다. 老衰한 사람은 元陽이 不振하고 陽氣가 虛備하여 더욱 突出된다. 마치 《偏鵲心書》 에서 말한 것과 같다. 즉 "사람은 晩年에 이르면 陽氣가 衰하므로 手足이 따뜻하지 않고, 下元이 虛憊하며, 動作이 움직이기가 어렵다. 모든 사람은 一息이 氣로 존재하는 것이 있으면 죽지 않고, 氣라는 것은 陽에서 발생하는 것이므로 陽氣가 다하면 반드시 죽는다."고 했다. 傳統의 艾灸 方法은 艾의 性이 溫하고 芳香한 것과 艾를 살르는 溫熱作用이 經絡穴位에서 溫補하는 장점으로 溫陽散寒하고 培補元氣하는 作用을 갖추고 있다. 그러므로 元陽을 強壯하고 延年益壽하는데 도움이 있다. 예를 들면 《扁鵲心書》 에서는 "사람이 無病할 때, 항상 關元, 氣海, 命關, 中脘에 뜸을 뜨면……비록 長生을 얻지 못하여도 또한 백여세의 壽命을 維持할 수 있다."고 한다. 古代에는 많은 灸法으로 保健하고 老衰를 예방하고 延壽하는 例가 있다. 예를 들면 《舊唐書》 에 記載된 것에 의하면, 柳公度는 나이가 80余歲에도 발걸음이 가볍고, 그 養生經驗은 "氣海常溫"인 데, 즉 일반적으로 艾灸로 氣海穴을 灸한다. 《鍼灸集成》 의 記載에 의하면, 一年逾百歲而健壯者는 "問其由曰 : 少時多病, 遇一異人, 敎令每歲臍中, 自後康健."이라 한다.

(2) 扶助正氣, 豫防疾病

老年人은 正氣가 不足하고 衛外가 不固하며 臟腑가 虛衰하고 항상 邪氣를 막기가 어려워 邪氣가 매번 虛한 틈을 타고 들어오기가 쉽다. 鍼灸保健法은 益氣扶正하여 腠理肌表를 固密하게 하고 臟腑機能을 改善하며 病邪를 막는 能力을 增强시킬 수 있다. 體質稟賦가 평소에 虛하거나 혹은 宿疾이 있는 것은 더욱 마땅히 早期에 鍼灸를 施術하는 保健法이어야 한다. 《扁鵲心書》 의 作者는 生理材로 이 책 중에서 自己의 祛病益壽經驗을 紹介했다. 즉 "……六十三歲일 때, 憂愁로 인하여 左手의 寸部에 十九動하고 한 번 停止하는 死脈을 보이는 것을 輕視할 수 없었는데, 바로 關元, 命門에 각각 五百壯을 灸하여 五十일 후에 死脈이 다시 보이지 않았다. 每年 항상 이와 같이 灸하여 비로소 老年康健을 얻었다."고 한다.

(3) 促進康復, 帶病延年

老年人이 항상 앓는 中風, 胸痺心痛, 咳喘, 腰痛 등 病症은 健康에 대한 危害가 비교적 크다. 이러한 老年疾病에 대해서 藥과 食 등으로 調治措施하는 것을 除外하고, 鍼灸保健法은 康復을 促進시키고, 老年人이 病을 가지고 延年하는 중요한 手段일 수 있게 한다. 鍼灸는 溫經通脈하고 行氣活血하며 祛瘀通痺하고 散寒止痛할 수 있고, 각종 老年病 康復保健에 常用하며, 病痛을 除去하여 臟腑肢體機能의 恢復을 促進시키고, 또한 이러한 疾病의 復發을 防止한다. 즉 일시에 빠르게 治愈되기 어렵고, 또한 病을 가지고 延年할 수 있다.

2) 老年保健의 機轉을 깊게 討論

近年에 臨床觀察과 實驗研究에 의하면, 鍼灸로 老年保健作用의 機轉에 대하여 아래의 몇 가지 方面으로 歸納한다.

(1) 免疫機能을 改善

免疫機能이 紊亂하고, 細胞免疫機能이 낮으며, 體液免疫機轉이 失調되고, 免疫監視能力이 減退되는 것은 老衰와 일부 常見되는 老年病을 쉽게 앓는 중요한 原因 중의 하나이다. 鍼灸는 機體의 免疫機能을 改善시킬 수 있다. 그러므로 老衰에 대항하고 病을 豫防한다. 예를 들면, 鍼灸는 外周血液中 淋巴細胞計數, 活性 및 그 相關指標에 대해서 調整作用이 있고, 外周血流中의 백혈구 總數, 呑食機能에 대하여 調整作用이 있으며, 网狀內皮系統의 機能을 增强시킬 수 있다. 鍼灸에는 또한 血清免疫球蛋白含量을 調節할 수 있고, 血清補體含量을 增加시킬 수 있으며, 일부 特異性 抗體의 含量(上海鍼灸雜誌 : (1): 41-42, 1987)을 增加시킬 수 있다. 어떤 사람이 觀察한 것에 의하면, 60~77歲의 老年人에 대해서, 헬륨네온 레이저 纖維光鍼器로 兩側 足三里穴을 照射하거나 혹은 光灸器로 兩側 足三里穴에 대해서 光灸하는 것에 대해서, 自身의 前後에 對照하는 것을 表明하고, 外周血淋巴細胞의 ANAE 陽性率은 모두 현저하게 높아져 있는 데, 老年人의 細胞免疫機能이 增强(中醫雜誌 : 28(1):50-51, 1987)시킨다는 것을 說明한다.

(2) 改善消化機能

《靈樞・天年》 에는 "七十歲, 脾氣虛"라고 한다. 脾胃虛衰하고 生化乏源한 것은 반드시 老年人의 健康長壽에 影響을 준다. 足三里 등 保健穴位를 鍼灸하면 胃腸의 運化를 調節하고

消化吸收를 改善하며 整個 消化系統의 協調를 促進시킬 수 있다. 그러므로 後天을 培補하는데 有利하고, 老年人의 脾胃虛弱한 것을 豫防하고 治療한다. 따라서 老年의 體質과 抗病能力을 增强시킬 수 있다.

(3) 心血管機能을 調整하고, 微循環을 改善시킨다.

사람은 老年이 되면 "心氣始衰"(《靈樞・天年》)한다. 現代醫學에서 發現하는 것에 의하면, 老年人은 心血管이 減退되고, 微循環機能이 不同한 程度의 障碍를 發生하며, 老衰의 중요한 表現이며, 또한 老年人이 心臟, 腦血管에 병이 들기 쉽고 壽命을 短縮시키는 중요한 原因이다. 鍼灸는 心血管系統을 調整하고 血管舒縮을 調節하며 心臟機能을 改善시키고 血壓을 調節하며 冠脈循環과 微循環을 改善시키고 心筋缺血을 豫防하고 치료한다. 따라서 老年의 心, 腦血管疾病을 豫防하고 앓는 病者의 康復을 促進시킨다.

鍼灸에는 또한 垂體, 腎上腺 등 內分泌腺의 機能을 調節을 통하여 延年益壽에 대한 作用을 發揮할 수 있다.

3) 保健鍼灸方法

老年生理病理特徵에서 出發하여, 鍼灸保健方法은 대개 灸法을 사용한다. 예를 들면 《鍼灸易學》 에서 말하기를, "鍼雖捷, 不如灸穩;……如氣血兩虧年高少小之人……鍼不如灸穩也."라고 한다. 梅花鍼의 類는 刺戟이 비교적 가벼운 方法으로 상황을 참작하여 使用할 수 있다.

4) 保健鍼灸注意事項

老年體質이 虛弱한 것은 鍼灸保健에서 대개 灸法을 사용하고, 또한 刺戟이 지나치게 强한 것이 좋은 것이 아니며, 일반적으로 가볍고 부드러운 方法이 좋고, 刺戟이 비교적 가볍게 하여 老年人이 耐受하는데 어려운 것을 免하게 한다.

老年人은 전적으로 臥位姿勢를 취하여 保健鍼灸를 시술할 수 있고, 이 體位는 비교적 편안하고 持久할 수 있다.

老年人이 疲勞, 飢餓, 精神이 고도로 緊張할 때, 일반적으로 鍼灸를 施行하는 것이 좋지 않고, 더욱이 마땅히 鍼刺를 免하여야 한다. 老年人이 만약 實證, 熱證 및 陰虛發熱하는 것은 일반적으로 灸法을 施術하는 것이 좋지 않다.

老年人은 感覺이 매우 敏感하지 않아 反應이 비교적 遲鈍하고 保健灸를 시술할 때는 皮

膚에 灼傷을 避免하여야 한다. 만약 瘢痕灸를 시술할 때라면 感染이 擴散되는 것을 防止하는데 注意하여야 한다.

艾絨는 揮發油를 함유하고, 燃燒하기 쉬우며, 老年人이 保健灸로 시술할 때는 마땅히 安全에 注意하여야 하고, 옷에 불똥을 防止하며, 심지어 화재를 발생한다. 행동이 불편한 것은 사람이 지켜서 보호하여야 한다.

老年人은 마땅히 鍼灸保健 後의 調攝에 注意하여야 한다. 예를 들면 《鍼灸大成》 에서 말한 것이 다음과 같다. "灸 후에는 茶를 마실 수 없고, 火氣를 解할까 두렵다. 식사를 하면 經氣가 滯할까 두렵고, 반드시 1~2시간 휴식하는 데, 즉 방에 들어가서 조용히 눕고, 사람을 멀리하며, 色慾을 멀리하고, 마음을 편하게 하고 氣를 안정하게 하며, 모든 것이 갖추어지면 寬解하여야 한다. 더욱이 大怒, 大勞, 大飢, 大飽, 受熱, 冒寒을 忌避한다. 生冷瓜果에 대해서는 또한 그것을 피하는 것이 좋다. 오직 담담하고 胃를 기르는 物을 먹고, 血氣가 通柳하게 하여 艾火가 病氣를 내보내게 한다. 만약 過厚毒味하고 술을 탐닉하면 痰涎을 발생하게 되어 病氣를 阻滯한다. 신선한 魚鷄羊은 비록 火를 발생할 수 있지만 中止하는 것은 처음 灸를 시술할 때 할 수 있다."고 한다. 《資生經》 에서는 또한 훈계하기를 "이미 灸하면……房勞는 더욱 禁忌한다."고 한다.

10 推拿保健要旨

推拿療法을 老年保健에 使用하는 것은 中醫學의 傳統優勢 중의 하나이다. 老年人의 生理와 病理變化의 特徵에 의해서, 推拿를 施術할 때, 마땅히 일부 特殊한 要求와 注意事項을 충분하게 考慮하여야 한다.

(1) 辨證施術, 補瀉得當

사람의 臟腑機能 및 各 器官의 活力은 年齡이 增長하고 變化를 발생하는 것에 따라서 老年에 이르면 나날이 減退한다. 推拿保健의 意義는 그 "虛"를 補하는 데 있고, 겸하여 치료표준을 考慮한다. 그 治療는 "그 병이 있는 곳에서 그것을 調理한다는 것에 따른다."(《素問・調經論》)에 依據한다. 施術할 때, 推拿方法은 補法을 主로 삼는 데, 예를 들면 揉法, 運法, 才袞法 등이다. 方法은 비교적 巧, 柔和, 緩慢한 것이 좋고, 비교적 가벼운 것에서 깊은 것으로 浸透한다. 따라서 營衛, 氣血, 陰陽을 調和하고, 陽氣를 振興시켜 正氣가 勝하고 邪氣를 除去하게 한다. 만약 老年人의 體質이 弱하고 刺戟에 耐受하는 힘이 낮다는 것을 考慮

하지 않고 방자하게 그것을 임의로 行하여 方法을 重用하면 施術部位 疼痛을 劇하게 하고 皮下에 瘀血이 되며 血腫을 造成할 수 있는 것이 있고, 심지어 骨折, 脫位, 虛脫 등 엄중한 結果를 造成한다. 取穴할 때는 또한 마땅히 補益保健穴을 配用하는 것에 注意하여야 한다. 예를 들면 背兪穴, 足三里, 三陰交 등이다.

(2) 豫防爲主, 有病早醫

어떤 속담에 말하기를 "得病如山倒, 治病如抽絲."라고 한다. 老年人이 體弱하고 正氣가 상대적으로 偏虛하며 邪氣가 쉽게 들어와 病을 초래하고, 또한 신속하게 驅邪康復하기 어려운 것은 더욱 돌출되는 표현이다. 이로써 疾病의 發生을 豫防하는 것은 더욱 重要하다. 保健推拿와 自我按摩는 필요한 措施이고, 調氣로 養性, 活血調經, 益壽延年한다. 만약 일단 病을 앓으면 즉 마땅히 제때에 早期治療하여야 하고, 이 때에 病位가 淺하고 病情이 가벼우면 邪氣를 제거하고 康復하는 데 쉽다. 예를 들면 가장 常見되는 漏肩風은 즉 밤늦게 잠을 잘 때 肩部에 風을 받는 것이다. 初期에는 오직 肩部의 어떤 곳에 酸痛을 느끼는 데, 이 때는 제때 推拿를 하면 病이 매우 신속하게 治療된다. 일단 1개월 이상 연장되면 疼痛이 加重되고 活動이 제한을 받을 때 다시 治療하면 그 病程과 恢復이 즉 時日을 延長하게 된다. 내과 질병의 發生變化는 또한 이와 같다. 결국, 절대다수의 疾病은 모두 가벼운 것에서 심한 것으로 된다. 오직 豫防을 把握하는 것을 위주로 하여야 하고, 그 恢復의 時間은 크게 短縮시킬 수 있다.

(3) 循序漸進, 持之以恒

推拿療法은 疾病의 豫防, 治療와 保健에 사용되고, 그 功效의 발생은 일정한 시간을 需要한다. 醫師가 이 療法을 病人에게 施術할 뿐만 아니라 또한 病人이 自我推拿保健하고, 시작하는 것은 모두 순서에 따라 점진적으로 한다. 醫師가 절대로 成果를 급하게 구하지 않고, 治療方案과 方法施術은 그것을 操作하는 것이 너무 급하면 엄중한 副作用을 동반할 수 있다. 老年病人이 自我推拿를 할 때 또한 일정한 力量으로 行하여야 한다. 어떤 老年人은 體質이 비교적 弱하고, 한 번에 功法을 적응할 방법이 없는 것과 비교적 장시간의 練功하는 것은 마땅히 分節, 分段으로 間歇적으로 鍛煉하여야 하고, 이후에 다시 연결하여 適應하여야 한다. 老年病을 推拿治療하는 것은 반드시 그 體內의 陰陽氣血이 調整을 얻게 하고 機能이 恢復되게 하며, 그리고 이러한 過程은 方法이 꾸준히 人體의 經絡, 穴位를 施術하는 것에 의존하는 것이 있어야 한다. 이로써, 推拿療法이 老年保健과 老年病에 순서대로 점점 진행하고 그것을 항상 유지하도록 使用한다는 것을 決定했다.

(4) 注意使用介質

老年人은 皮膚가 退化하여 느슨하고, 비늘이 증가하며, 推拿를 施術할 때는 皮膚挫傷, 磨破를 쉽게 造成한다. 그러므로 介質을 사용하는 것에 注意하면 이러한 종류 狀況의 發生을 豫防할 수 있다. 그러나 使用할 때는 介質의 選擇에 注意하여야 한다. 作用에 따라 나누면, 介質은 2大類로 나누어진다. 하나는 潤滑性 介質이다. 예를 들면 麻油, 滑石粉 등이다. 다른 하나는 治療性 介質이다. 예를 들면 冬青油, 紅花油, 葱姜水, 薄荷水이고, 또한 按摩乳 등이 있다. 單純潤滑性 介質은 일반적으로 本身에서 治療作用이 없다. 그것은 마땅히 비교적 넓게 應用된다. 이미 推拿保健에 使用될 수 있고, 또한 推拿治療에 使用될 수 있다. 治療性 介質을 選擇할 때, 辨證應用에 注意하여야 한다. 이러한 類 介質은 潤滑作用이 있기 때문에, 同時에 또한 穴位의 治療作用에 方法과 作用을 促進시킬 수 있고, 또한 寒熱溫凉, 補虛瀉實하는 效能이 있다. 만약 冬青油를 施用한 후에 熱을 發生할 수 있고, 虛寒性 疼痛에 使用된다. 紅花油는 氣鬱血瘀證에 使用된다. 葱姜水는 風寒外感과 寒性疼痛에 使用된다. 薄荷水는 外感風熱에 使用될 수 있다. 按摩乳는 扭挫傷으로 인한 血瘀腫脹에 適用된다. 오직 辨證이 있으면 적당하게 선택하여 使用하면 비로소 일이 반은 이루어진 效果를 얻을 수 있다.

(5) 注意推拿體位

老人에게 施術할 때는 마땅히 臥位를 采用하는 것이 좋고, 이러한 것은 편안한 감을 얻게 되고 쉽게 疲勞하지 않게 할 수 있다. 그것의 體位를 取할 때, 老年人은 體弱하고 대개 태반이 高血壓, 心臟病을 수반하며 同時에 刺戟을 耐受하는 힘이 낮기 때문에, 推拿의 方法은 약간 힘을 크게 사용하면 쉽게 暈厥, 摔倒, 摔傷을 발생하고, 不良한 結果를 造成한다.

(6) 被動活動要愼重

老年人은 대다수가 앓는 것이 骨質疏鬆과 關節囊, 關節韌帶鬆弛가 있고, 이러한 점은 推拿를 施術할 때 마땅히 특별하게 注意하여야 한다. 일부 被動活動方法은 일정하게 가벼워야 한다. 항상 사람의 力量을 사용하여 老年人을 施術하기 때문에, 骨折 혹은 脫位를 造成할 수 있다. 예를 들면 頸推病에 搬頭頸法은 그것을 사용하면 不當하며, 頸推骨折, 脫位을 造成할 수 있고, 심하면 高位截癱을 일으킨다. 肩關節周圍炎일 때, 肩關節을 拔伸하는데 힘을 과다하게 사용하면 또한 쉽게 骨折 혹은 脫位를 造成한다. 그러므로 마땅히 특별히 愼重하여야 한다.

(7) 掌握推拿時機

이렇게 말하는 時機는 病人이 推拿를 할 때의 精神, 心理와 身體狀態를 가리킨다. 老年人은 더욱이 病人이고, 情緖는 대개 보통 사람과 다르며, 施術前에는 마땅히 注意와 考慮가 이 한 점에 도달하여야 한다. 病人의 情緖가 매우 좋지 않을 때이기 때문에, 治療는 왕왕 예기치 못하는 結果에 도달하고, 오히려 副作用을 發生할 수 있다. 身體方面에서, 飢, 飽, 過度한 疲勞, 困乏, 몸에서 앓는 기타 病情變化 등이 있고, 이 때에는 모두 즉각 推拿를 하는 것이 좋지 않다. 施術의 時機는 가장 좋은 것이 식사 후 2시간, 수면 전 시간이 좋다는 것을 掌握하여야 한다. 飢餓일 때는 推拿가 좋지 않다. 自我按摩를 할 때는 또한 수면 직전에 진행하는 것이 좋지 않다. 이 때에는 活動을 한 이후이기 때문에, 心跳, 呼吸加快하고 血壓이 上昇하며 興奮狀態를 나타내어 睡眠에 영향을 줄 수 있다. 몸에서 앓는 다른 症은 또한 病情이 불안정할 때, 먼저 急重症을 治療하여야 하고, 안정과 恢復 하기를 기다린 후에 다시 계속 練功과 推拿를 한다.

(8) 推拿保健禁忌

心腦血管疾病의 急性期, 傳染病, 비교적 重한 皮膚病, 骨折, 脫位, 비교적 重한 骨鬆症, 血友病 등 出血性 疾病 등은 모두 推拿術을 行하는 것이 좋지 않다. 반드시 說明하는 것은 骨折된 病人은 整復以後(開放性인 것은 傷口가 愈合되기를 기다린다)를 기다리고, 骨痂가 形成되면 즉 局部와 全身推拿를 進行할 수 있다. 이 때에는 血液循環, 消腫, 止痛하는데 有利하고, 그 恢復을 促進시킨다. 脫位된 病人은 일단 關節을 復位한 후에 즉 推拿할 수 있다. 그러나 方法은 가벼워야 하고, 점점 힘을 사용하며, 初期에는 被動活動을 하지 않아야 한다. 散寒止痛하고 關節이 粘連되는 것을 防止하며 그 機能이 早期에 恢復되는 것을 促進할 수 있다.

11 氣功保健要旨

氣功은 中國傳統保健養生의 중요한 內容이고, 또한 老年人에서 歡迎을 받는다. 여기에서 주로 소개하는 老年氣功鍛煉은 抗衰防老, 延年益壽의 意義에 대하여 老年練功이며 마땅히 注意해야 하는 問題이다.

1) 氣功抗衰防老, 延年益壽作用 및 機轉

氣功은 練功者가 自身生命過程의 主動, 意識이 있는 自我調節鍛煉에 대한 것이다. 정확하게 練功을 堅持하는 것은 元氣를 增强시키고 모든 機體機能을 改善할 수 있다. 陰陽을 平衡하고 機體自身을 調節하는 機能을 改善시킬 수 있다. 益腎養精하고 각 臟腑機能을 改善할 수 있다. 이로써, 氣功은 각종 老年病을 豫防하고 治療할 뿐만 아니라 또한 老年人이 전반적인 機體의 狀況을 改善할 수 있고, 老衰를 延緩하고 壽命을 延長한다. 著名한 中西醫結合專家 鄺安堃敎授 등은 氣功이 病을 豫防하고 病을 治療하는 것과 抗衰老하는 作用에 대하여 다년간 깊게 硏究를 進行하였다. 그들 및 기타 作者의 報道에 根據하면, 氣功은 아래의 몇 개 方面에서 防衰抗老, 延年益壽作用(中西醫結合雜誌 : 7(8) : 455-458, 1987 中醫雜誌 : 24(10) :26-29, 1983 中西醫結合雜誌 : 7(8) :459-461, 1987 中西醫結合雜誌 : 7(8):462-464, 1987.)을 發揮할 수 있다.

有效하게 常見되는 老年病을 豫防하고 治療하는 것과 老衰를 延緩한다.

鄺氏 등은 204例 中 老年原發性 高血壓病患者에 대하여 20余年을 系統的으로 觀察과 수시로 방문을 進行하고 氣功鍛煉을 堅持하는 者가 血壓이 안정되는 것을 發現하며, 또한 發症이 적고, 心血管이 老化하는 狀況은 輕減되고, 나이 증가하는 것과 疾病原因이 血壓上升을 초래하는 趨勢가 緩和되며, 高血壓病이 비교적 調節을 잘하는 同時에, 合併이 存在하는 心臟病, 糖尿病 등 常見되는 老年人이 많이 발병하는 것과 老衰徵象은 또한 不同한 程度의 改善이 있다. 또한 장기적으로 練功을 堅持하는 것이 현저하게 高血壓의 死亡率, 高血壓性 腦卒中의 發生率, 死亡率을 낮추는 것을 發現한다. 涂氏 등은 또한 老年에 이르면 慢性病患者가 "眞氣運行法"으로 靜氣功訓練을 3개월 동안 한 것을 觀察하였는데, 高血壓病患者가 血壓이 安定되고, 肝炎과 肝硬化患者가 肝機能이 정상적으로 恢復되며, 慢性阻塞性 肺氣腫, 慢性氣管支炎患者가 咳, 喘症狀이 好轉되고, 腎炎患者가 尿蛋白이 陰性으로 전환되고, 神經衰弱患者가 失眠症狀이 消失된다. 呂氏 등이 報告하는 것에 의하면, 氣功治療 중 老年高血壓은 모두 有效率이 89.74%에 달하고, 同時에 體重을 輕減시키며, 총 콜레스테롤과 甘油三脂를 낮춘다. 氣功이 확실히 병을 豫防하고 病을 제거하여 延年하는 作用이 있다.

(1) 糾正陰陽平衡失調以抗老衰

機體陰陽平衡失調와 老衰가 밀접한 關系를 가지고 있다. 陰陽平衡의 變化는 分子生物學基礎를 가지고 있다. 즉 血漿 중에 cAMP와 cGMP 水準의 變化이다. 鄺氏 등은 中老年 高血壓病의 觀察에서 表明한 것에 의하면, 偏陰虛型者는 치료 전에 높아진 cAMP를 氣功治

療를 통하여 낮아지는 경향이다. 偏陽虛-氣虛型者는 치료 전에 높아진 cGMP를 氣功治療를 경과한 후에 낮아지는 경향이고, 그리고 원래 하강한 cAMP/cGMP 비율이 上升하는 추세이다. 氣功鍛煉이 이미 陰虛를 糾正한다는 것을 提示하고, 또한 陽虛를 糾正할 수 있으며, 抑亢助虛하는 雙相調節作用을 갖추고 있으며, 機體陰陽平衡失調를 糾正할 수 있고, 機體陰陽動態平衡이 恢復과 維持하게 한다. 따라서 疾病을 豫防하고 治療하는 것과 抗衰防老하는 作用을 일으킨다.

(2) 調節性激素水準, 益腎養精以抗老衰

老衰는 腎虛精虧와 밀접한 關系를 가지고 있다. 이것은 또한 性호르몬 環境을 異常하게 하는 客觀物質基礎를 갖추고 있다. 鄺氏 등이 發現한 것에 의하면, 中·老年의 高血壓病患者는 氣功을 鍛煉한 후에 血漿性호르몬 環境異常이 相應하여 糾正을 얻고, 男性에서 中·老年人이 同時에 혹은 높아지는 血漿E2(雌二醇)含量과 E2/T(睾酮) 비율이 下降하게 할 수 있고, 또한 節經 후에 卵巢機能이 衰竭하고 낮아지는 女性患者가 血漿E2含量을 顯著히 上升하게 할 수 있다. 練功은 바로 中·老年男, 女性이 나이가 증가함에 따라서 나타나는 性호르몬 異常變化를 糾正할 수 있고, 또한 老衰徵象을 輕減시킨다. 氣功이 益腎養精과 抗老衰 作用이 있다는 것을 提示한다.

臟器機能을 改善하고, 氣血經絡을 疏通시켜 抗老衰한다. 老衰는 五臟虛衰, 氣血瘀滯와 밀접한 關系를 가지고 있다. 關系가 있는 硏究에 의하면, 氣功을 鍛煉하는 것은 心, 肺, 脾 등 臟機能을 改善할 수 있고, 循環과 微循環機能을 改善할 수 있다. 따라서 나이가 증가함에 따라 五臟 生理性老化 및 氣血瘀滯를 改善하고 防衰抗老作用을 發揮하는데 도움이 있다. 예를 들면 涂氏 등이 報道한 것에 의하면, 老年에 慢性病患者가 "眞氣運行法"으로 靜氣功을 단련한 후에, 肺의 通氣量을 改善하고, 呼吸이 깊고 慢하여 肺部血流를 增加시키며 右心機能을 改善시키고 肺血管의 彈性을 强化시킨다. 機能을 鍛煉하는 것이 肺血液循環을 促進하고 老年患者가 肺衛機能을 增强시킬 수 있으며, 肺와 全身經絡의 聯系를 통하여 氣血經絡을 疏通시키고 眞氣가 經絡을 따라서 全身을 循行하도록 推動한다는 것을 表明한다.

元氣를 增强시키고, 免疫機能을 改善시켜 抗老衰한다. 元氣가 虛損한 것은 또한 老衰의 중요한 原因이고, 이 때에 機體免疫機能은 낮아지고 抗病能力은 減弱하게 된다. 氣功鍛煉을 堅持하는 老年人은 元氣가 鍛煉하면 增强하고 運行이 通暢하며 生命力이 旺盛한 狀態를 나타내고 免疫機能과 抗病能力이 增强된다. 그러므로 老하여도 衰하지 않을 수 있고 延年益壽한다.

2) 氣功保健注意事項

老年人이 氣功保健의 方法을 적절하게 선택하는 것이다. 體衰多病인 老年人은 마땅히 疾病을 앓는 것에 맞게 적당한 功法을 선택하여 鍛煉을 進行한다. 老年人은 항상 動脈粥樣硬化, 高血壓, 高血壓性心臟病과 心臟病 등을 앓는데 放鬆功, 胸腹導引功, 養心功, 呵氣功, 服赤氣功 혹은 心臟導引功 등을 選擇할 수 있다. 慢性氣管支炎, 慢性阻塞性肺氣腫을 앓는 것은 마땅히 內養功, 胸腹導引功, 肺臟導引功, 呬氣功 등을 선택하여 鍛煉한다. 慢性胃腸疾患을 앓는 것은 마땅히 消化系統機能을 促進하는 功法을 선택하여 鍛煉하여야 한다. 예를 들면 脾臟導引功, 腹部導引功, 內養功, 延年九轉功, 强壯功, 呼氣功 등이다. 老年人은 大腦皮層調節機能이 減退되기 때문에, 機體內部 그리고 環境의 사이와 쉽게 失調를 나타내는 것은 일부 益氣固本功法을 선택하여 鍛煉하여야 한다. 예를 들면 周天功, 强壯功, 六字訣功, 采氣功 등이다. 老年性 筋骨病과 腰腿痛한 것은 頭面, 上肢, 下肢, 腰背部의 導引, 運動功 및 六段錦, 八段錦, 十二段錦, 太極拳, 大雁功 등이다. 腎氣의 强弱이 壽夭를 決定하기 때문에, 老年人은 대개 補腎益氣類功法을 선택하여 鍛煉을 進行한다. 예를 들면 强壯功, 周天自轉功, 采氣功, 鐵檔功, 回春功 등이다.

益氣强身, 陰陽調整, 延年益壽하는 功法을 선택하여 鍛煉하는 것에 注意하고 抗衰, 抗老로 未老先衰를 豫防한다. 老年人이 未病, 未衰할 때는 적당한 靜功과 動功을 선택하여 鍛煉할 수 있다. 靜功은 예를 들면 內養功, 强壯功, 站樁功, 靜臥功, 周天功, 六字訣功 등이다. 動功은 예를 들면 大雁功, 行功, 太極拳, 肢體導引功, 六段錦, 八段錦, 十二段錦, 十八段錦, 易筋經 등이다.

老年人의 練功은 思想을 修養하는 鍛煉에 注意하여야 한다. 옛사람은 練功할 때 "十二少" "十二多"의 修養과 鍛煉을 提出하고, 自己의 思想과 情緖를 中和한 平衡狀態에 處하게 하여 氣功의 效果가 좋게 한다. "十二少"는 少思, 少念, 少欲, 少事, 少語, 少笑, 少愁, 少樂, 少喜, 少怒, 少好, 少惡을 가리킨다. 이 "少"의 意思은 極할 수 없고, 老年人에는 過分하게 興奮할 수 없으며, 또한 過分하게 抑制할 수 없다. "十二多"는 多思하면 神怠하고, 多念이면 忘散하며, 多欲하면 損知하고, 多事하면 形疲하며, 多語하면 氣爭하고, 多笑하면 傷臟하며, 多愁하면 心攝하고, 多樂하면 意溢하며, 多喜하면 忘錯昏亂하고, 多愁하면 百脈不定하며, 多好하면 專迷不治하고, 多惡하면 焦煎無歡한다. 이 十二多를 警戒하는 것을 注意하여야 한다.

老年人의 練功은 病을 제거하고 몸을 强하게 한 후에, 氣機가 점차적으로 强盛하게 되고, 敏感程度는 또한 점점 增强된다. 이 때에 어떤 사람은 일부 特殊한 機能을 나타낼 수 있다. 예를 들면 다른 사람의 疾病을 測知할 수 있고, 일부 疾病을 治療하는 것을 다른 사람에게 줄 수 있는 것 등이다. 이 때에 가장 좋은 것은 사람들이 疾病을 진단하고 治療하지 말아야 한다. 이러한 活動을 하기 때문에, 自身의 氣機가 쉽게 罹患되는 사람은 病理信息이 憂하는 것이거나 혹은 自身의 眞氣를 耗傷하고, 身體가 다시 衰弱하게 되어 疾病發生을 招來하고 早衰早亡한다.

老年人의 練功時間은 또한 起居養生에 注意하여야 하고, 規律이 있으며 규칙적인 生活, 作業과 休息이 있어야 한다. 또한 房事를 節制하는 것에 注意하여 耗精傷腎하는 것을 免한다.

驚功出偏을 防止한다. 練功할 때는 깨끗한 環境을 택하고, 또한 周圍의 사람들이 練功을 하지 않을 때를 따라서 練功을 하여야 한다. 만일 特殊한 狀況을 만나면 驚嚇을 받게 되고, 鎭靜을 하여야 하며, 氣를 丹田으로 歸하게 하고, 쉽게 練功하여야 한다. 절대로 성을 내고 恨하며 怒할 수 없고, 氣脈이 紊亂하고 偏差를 나타내는 것을 免한다.

練功 중에는 氣脈이 流注하기 때문에, 몸에는 일종의 虫爬様感覺이 있고, 손으로 가려운 곳을 긁을 수 없으며, 氣脈의 周流와 交會를 妨害하는 것을 免하게 한다. 만약 練功 중에서 微溫熱, 微凉, 沈重, 麻, 脹, 輕, 牽引 등 感覺이 있고, 練功에서 得氣의 感覺이면 偏差하고 害怕으로 여길 수 없다.

날씨가 갑자기 變化할 때, 예를 들면 狂風, 暴雨, 雷電, 驟冷, 高熱 등 狀況에서, 練功을 하는 것은 좋지 않다.

老年人은 대개 上實下虛하고 頭重脚輕하며 步履不穩하는 狀態이고 練功을 할 때는 氣血을 下行으로 引導하는 것에 注意하여야 하고 점차적으로 上虛下實하는 健康狀態에 到達한다. 오랫동안 그것을 행하면 신체가 가볍고 몸이 健康해진다.

練功前에는 衣帶를 느슨하게 하고 大小便을 解決하며 經絡의 氣脈이 流暢하게 하여야 한다.

練功은 그것을 항상 유지하여야 하고, 또한 순서에 따라 漸進적으로 하여야 하며, 量力으로 行하고, 사람에 따라 다르다. 不同한 功法은 氣脈流注가 不同한 特徵이 있고, 매번 功法이 마땅히 注意事項에 유의하여야 한다.

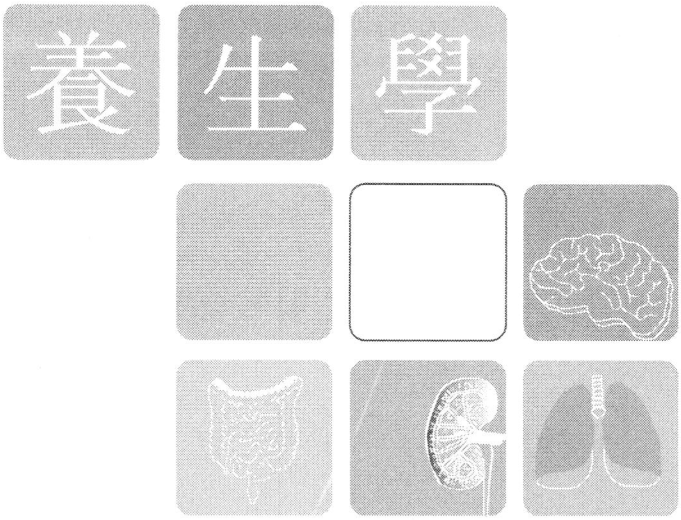

第4篇 질병의 양생법(예방방법)

제1～제3편에서 배운 기초지식과 양생방법 등을 활용하고 적용하여 각종 질병을 한의학적으로 예방하고 치료하는 법을 배운다. 특히 제4편에서는 기존의 약물과 침구치료 위주의 접근, 발병 후의 치료 및 재활하는 기존의 의료적 접근을 탈피하고 약물과 침구치료를 포함한 한의학적인 다양한 예방과 치료수단을 활용하고 發病前의 단계인 건강(건강허약포함)관리의 중요성을 공부한다. 또한 다양한 양생방법 등을 질병의 특성과 발병 과정에 알맞게 적용한다.

제 1 장
外感熱病(傳染性 疾病)

外感熱病은 外邪(風, 寒, 暑, 濕, 燥, 火 등 六淫)에 감염되어 발생하고 發熱이 주요 임상 증상으로 나타나는 질병을 가리킨다. 이 外感熱病은 傷寒(狹義), 春溫, 風溫, 暑溫, 濕溫, 秋燥, 冬溫, 溫毒, 溫疫 등의 9대 주요 질병들을 포함한다. 현재의 일반적인 구분방법에 따르면 傷寒은 單獨科로 독립되어 있으며 나머지 8種은 溫病學의 범주에 속한다. 객관적으로 말하면, 이러한 傷寒과 溫病을 대치시켜 논하는 분류방법은 그다지 타당하지는 않다. 本書는 이것 모두를 "外感熱病" 혹은 "外感病"의 명칭으로 통일하였으며, 外感病을 연구하는 학문을 "外感病學"으로 인식하였다. 그리고 《傷寒論》 은 여러 종류의 外感病을 논술한 古代 經典著作으로 인식하고 연구되어 왔지만 결코 단지 狹義로서의 傷寒을 토론하는 것에만 국한되지 않았다고 간주하였다. 그러나 아주 긴 시간동안 外感病의 분류는 줄곧 傷寒을 독립시키고 기타의 모든 병들을 溫病의 범위에 넣었으며, 모든 古今의 연구문헌들 모두가 이러한 분류를 근거로 삼고 있다. 그러므로 本章도 역시 "傷寒"과 "溫病" 두 節로 나누어 논술하였다.

1 傷寒豫防法

傷寒이란, 그 명칭의 최초 의미로 보면 寒邪에 손상되어 야기된 病症을 가리킨다. 고대 의학가의 인식이 심화됨에 따라 그 含義도 점차 廣義와 狹義 두 종류로 분석되었다. 廣義의 傷寒은 일체의 모든 外感熱病을 널리 가리켜 말한 것이다. 예를 들면, 《素問・熱論》에서는 "무릇 熱病이라는 것은 모두 傷寒의 종류이다."라고 논하였으며, 《難經・五十八難》에서는 "傷寒에는 다섯 가지가 있다. 즉, 中風, 傷寒, 濕溫, 熱病, 溫病이다."라고 하였다. 狹義의 傷寒은 인체가 寒邪를 받아 감염되어 즉시 발작된 病症을 가리킨다. 즉 상술한 다섯 가지 傷寒中의 하나이다. 예를 들면 《諸病源候論・傷寒候》에서 "겨울철 기후는 嚴寒하고, ……무릇 觸冒된 경우에는 傷하게 될 뿐이지만, 四時의 氣에 손상을 입으면 모두 병이 될 수 있다. 그러나 傷寒이 가장 毒하며 가장 위험한 氣이다. 이것이 發病하면 傷寒이 된다."라고 하였다. 本節이 서술하는 傷寒豫防法은 狹義로서의 傷寒을 말한 것이다.

傷寒의 발생조건에는 두 가지 방면이 있는데, 天時가 嚴寒하여 인체의 저항능력을 초과할 경우가 外因方面에 속한다. 주의해야 할 것은 자연의 寒氣가 病邪가 되느냐의 여부인데, 결코 그것의 强弱程度에 따라 결정되는 것이 아니고 중요한 것은 人體正氣의 盛衰에 있는 것이다. 즉 바꾸어 말하면, 寒氣가 질병을 유발하는가 아닌가의 여부는 人體正氣의 상황에 따라 결정되는 것이다. 寒氣는 인체의 正氣가 부족한 상황하에 있어야만 비로소 腠理에 침입하거나 혹은 內臟에 들어가 질병이 된다. 寒氣가 설사 아주 미약하더라도 인체가 虛한 사람이 그 寒氣를 받게 되면 충분히 病變을 야기할 수 있다. 반대로 人體正氣가 强盛한 사람일 경우에는 外寒이 설사 비정상적으로 매섭게 차가울지라도 질병이 발생하기 어렵다. 《內經》에서 "兩虛相得, 乃客其形(虛風과 인체의 虛衰 두 가지가 서로 합쳐져서 邪氣가 신체에 들어오게 된다)", "兩實相逢, 衆人肉堅(實風이 불고 인체가 實하면 신체가 튼튼한 상태이므로 발병하지 않는다)"라고 하였는데 이것은 이와 같은 이치를 설명한 것이다. 이를 통해 볼 때, 傷寒의 예방은 반드시 "內養正氣"에 치중하고 배합조치로서 "外愼風寒"해야 한다는 것을 알 수 있다. 만약 이 두 가지를 잘 행할 수 있다면 傷寒의 병에 걸리는 것을 충분히 피할 수 있다. 병이 난 이후 傳變을 예방하는 방법들은 모두 "正氣保養", "病邪驅逐"이라는 기본원칙에서 벗어나지 않는다.

1) 養生(1次豫防)法

(1) 起居養生法

傷寒病의 발생은 인체가 外界의 寒邪에 의해 손상됨으로 말미암아 야기된다. 그러므로 起居方面에서 자신의 保健에 주의함으로써 寒邪의 침습을 막는 것이 가장 중요한 예방조치라고 할 수 있다. 인체가 비록 內外合一의 陰陽平衡原理를 구비함으로써 外界의 寒暑변화에 적응한다 할지라도 이러한 적응능력은 어느 정도 한계가 있는 것이다. 또한 인체는 自覺的으로 일련의 조치를 취하여 天時氣候의 變化에 적응해야 한다. 예를 들면, 겨울과 같은 매우 추운계절에는 반드시 寒을 제거하고 溫을 취하여 陽을 혼란시키지 말아야 한다. 이에 관하여 《嚴氏濟生方》 에서는 "겨울철은 아주 매서운 氣를 가지고 있으므로 攝生을 잘 하는 君子는 마땅히 몹시 추운계절에는 행동거지에 있어서 몸 보호를 주도면밀하게 함으로써 寒에 침범당하지 않는 사람이 된다. 심하게 房事를 일삼는 사람은 모두 고통스러운 무리일 따름이다! 마땅히 陽氣를 아껴 저장하여야 하는데, 도리어 그것을 搖動시키면 鬱이 腠理를 막고 津液이 엉겨서 寒에 의해 얇아지니 腠理가 치밀해지고 寒毒이 榮衛와 서로 섞이게 된다. 이때는 튼튼한 사람은 氣行則已하고 약한 사람은 著而爲疾矣"라고 하였다.

寒氣侵襲에 대한 예방은 겨울철 기후에만 국한되지 않고 기타 다른 기후에도 반드시 피해야 한다. 때 아닌 시기의 寒도 사람을 해칠 수 있기 때문이다. 또한 汗浴後에는 바람을 맞아서는 안된다. 즉 風寒의 邪가 腠理가 성긴 틈을 타서 體內에 침입하는 것을 막아야 하는 것이다. 이외에도, 겨울철에는 房事를 절제해야 한다.

(2) 陽氣强化法

인체가 外寒에 저항하는 능력은 주로 陽氣로부터 나온다. 그러므로 적당한 방법을 통해 陽氣를 증강시키는 것 역시 傷寒豫防法의 하나이다. 《千金要方》, 《本草綱目》 등의 책은 臘雪, 夏氷, 井水 등을 이용하여 인체의 局部를 씻거나 목욕을 함으로써 병을 예방하고 건강을 보전하는 방법을 기록하고 있다. 현대인들도 종종 冷水浴, 空氣浴, 冬泳 등의 방식으로 자체의 抗病能力을 증강시키고 있는데, 이 방법을 행할 때는 반드시 순서에 따라 점진적으로 꾸준히 해야 하며, 신체의 內受能力에 주의하여 급하게 성취되기를 바라지 말고 역량을 고려하면서 행해야 한다.

(3) 避穢養生法

傷寒은 전염병이다. 傷寒이 비록 風寒의 邪를 받아서 야기된다고 하지만 또한 傷寒에 걸린 환자의 汗毒, 입과 코의 穢氣로 말미암아 유발될 수도 있다. 그러므로 이러한 질병에 걸린 사람은 격리해야 하며 건강인은 접촉을 피해야 한다. 이에 古代의 의사는 다음과 같이 말한 바 있다. "무릇 傷寒이 전염되는 까닭은 大汗穢毒에 의해 神氣가 혼란스러워지기 때문이다. 邪熱이 體內에서 심하게 폭발하고 體外로 발작되어 병이 되는 것이다." 또한 西山記에서는 '穢氣를 가까이 하면 眞氣가 상한다.'라고 하였다. 故로 《聖惠》 의 방법에 있어서 大汗이면 약을 집에 걸어두어 그 大汗穢毒을 피함으로써 사람을 해치지 못하게 하였으며, 사람들이 자리와 주변을 艾灸하는 것은 모두 그러한 의도에서다. 대부분 가족에게 전염되니 병시중 드는 사람을 걱정하였다. 勞役者는 그 神氣가 虛弱하므로 쉽게 病變이 생긴다.

(4) 飮食養生法

① 生冷한 飮食의 過食主意

傷寒은 風寒의 邪를 外感함으로써 유발되는 경우가 비교적 많다. 그러나 또한 生冷한 것을 먹음으로써 寒凉이 內臟에 곧장 들어가 야기되는 경우도 있다. 柯琴은 "무릇 寒이 사람을 손상시키는 것에는 세 가지가 있다. 즉 아침·저녁의 안개와 이슬, 사계절의 風雨, 겨울과 봄의 서리와 눈, 이것이 天의 寒氣이다. 외딴 거처와 썰렁한 집, 벽돌바닥과 돌계단, 큰 강과 깊은 연못, 험하고 높은 산, 이것이 地의 寒氣이다. 찬 샘물을 마시기 좋아하고, 날것을 잘 먹고, 과실을 매우 좋아하며 冷藥을 잘못 복용하는 경우가 人의 寒氣이다"라고 하였다. 이를 통해 볼 때, 傷寒의 양생에 있어서 또한 寒凉한 음식물을 적게 먹는 데 주의해야 한다는 것을 알 수 있다.

② 溫熱한 飮食物의 섭취

老年에 陽이 衰한 사람에 있어서 특히 두드러진 陽虛體質을 가지고 있는 경우는 寒邪를 쉽게 받는 시기, 예를 들면 겨울철, 이른 봄, 깊은 가을에는 적당하게 溫熱食品을 먹어서 益陽御寒해야 한다. 이에 대하여 古人은 다음과 같이 말하였다. "겨울철 3개월 동안에 가장 적당한 방법은 密室에 居處하고 옷을 따뜻하게 입으며 飮食으로 잘 調理하고 寒溫을 적절히 조절하는 것이다. 大寒날에는 山藥酒와 肉酒를 한잔 마심으로써 衰弱한 기운을 북돋아 寒氣를 막는다. 風寒에 침범당할 수 있으므로 가볍게 외출해서는 안되는데, 노인은 血氣가 허약하고 眞氣와 陽氣가 적으므로 만약 寒邪에 감염되면 바로 질환이 되고 대부분 기침을 하고 구토를 하며 마비, 현기증과 같은 질환이 생긴다"(宋·直 《養老奉親書》).

2) 2次豫防法

傷寒은 古代에 大病으로 稱해질 정도로 그 傳變이 비교적 빨랐다. 體質, 宿疾 등의 病因에 의해서도 종종 不治病이 출현하여 病狀을 복잡하게 만들고 치료를 어렵게 한다. 따라서 병이 난 후에는 不治方面으로 轉化되는 것을 막는 것은 '防微杜漸(나쁜 일이 아직 경미할 때 더 이상 커지지 못하게 방지하다.)'의 주요목적 중 하나가 된다.

(1) 適時祛邪法

適時祛邪는 傷寒傳變을 방지하는 가장 중요한 원칙이다. 만약 병을 남몰래 참으며 의사에게 진찰받지 않고 시간을 오래 끈다면 앉아서 좋은 시기를 놓치게 될 수 있다. 《傷寒例》 에서는 "傷寒病은 날마다 병의 깊이를 달리 하므로 처방을 내려 치료한다. 요즘사람들은 傷寒에 걸리면 빨리 치료하지 않거나 그 병에 따른 적절한 치료를 하지 못하거나 혹은 며칠이 지나도록 오래 방치해 두었다가 고통스러워야 의사에게 진찰을 받는다"라고 하였으며, 또한 "사람에게 질병이 있으면 시간을 지체하지 말고 바로 치료해야 하는데, 억지로 참고 나아질 때를 바라고 있다가 고질병이 되는 것이다. 어린이와 여자들이 더욱 심하다. 時氣가 좋지 못할 때에는 곧바로 빨리 말하여 그 邪의 원인과 腠理에 침범하였는가를 찾아냄으로써 적절한 시기에 치료하면 병이 낫지 않는 경우는 드물다. 환자가 억지로 참고 며칠이 지나서야 말을 할 경우 邪氣가 臟에 들어가면 그것을 치료하기가 어렵다. 이것이 가정에 질환이 있으면 항시 고려해야 할 첫 번째 사항이다"라고 하였다.

제때에 邪氣를 없애기 위해서는 집안에 一部藥物을 구비해 둘 수 있다. 그밖에도 진찰과 진료를 제때에 받아야 하며 약을 쓰는 데 있어서 조금도 태만해서는 안된다. 또한 《傷寒論》에서는 "湯藥을 만드는데, 시간을 가려서는 안된다. 병은 눈 깜짝할 사이에 번지므로 즉시 치료해야 한다. 아침저녁을 가리지 않으면 낫기 쉽다. 혹시라도 질병이 傳變되면 치료하려해도 힘이 될 수 없게 된다"라고 하였다.

일찍 의사를 찾아가고, 일찍 약을 달이고, 일찍 약을 복용하는 것, 이것들은 모두 傷寒傳變을 예방하는 중요한 조치이다.

(2) 病邪傳變의 沮止法

傷寒病은 傳變의 추세가 적지 않은 상황 하에서 經을 따라 전해질 가능성이 있는데, 이것이 일반적인 규율이다. 그러므로 이러한 규율을 파악하고 傳變의 早期症狀에 주의하며 病邪의 深傳化를 절단시키는 것이 가장 중요한 예방조치인 것이다. 張仲景의 《傷寒論》 中에는 太陽病이 陽明으로 전해지려고 할 때 陽明經의 穴位를 鍼刺하는 방법으로 病傳을 저지한다는 기록이 있다. 그리고 後世의 의학가들은 足三里, 趺陽穴 등을 鍼刺하여 經氣를 유통시킴으로써 그 곳의 邪氣를 배출시킬 수 있다고 지적하였다.

(3) 分經治療法

分經治療는 傷寒의 2次豫防法의 주요 조치이다. 정확하게 치료하려면 각 經病의 치료원칙을 준수해야 한다. 예를 들면, 太陽病은 解外가 적당하고 陽明病은 清·下를 이용하는 것이 적당하며 少陽病은 和解, 太陰病은 溫中해야 하고 少陰病은 回陽·救陰이 적당하며 厥陰病은 溫·淸이나 혹은 寒과 溫의 竝用이 적당하다. 만약 證이 변하게 되면 證에 따라 치료한다.

分經治療法은 또한 각 질병의 禁忌를 파악해야 한다. 예를 들면 汗法을 써도 되는지 안되는지, 下法을 써도 되는지 안되는지, 吐法을 써도 되는지 안되는지 등을 파악해야 한다. 상술한 것 외에도 傷寒의 分經治療法은 아래의 몇 가지 일반원칙을 준수해야 한다.

① 津液保存

즉 津液을 보호하는 것이다. 예를 들어 病變으로 津液을 과도하게 소모하는 것을 방지하려면 生津增液의 치료를 운용하고, 치료에 있어서 津液을 지나치게 손상(예를 들면 吐, 汗, 下, 利法이 너무 지나친 경우)시키지 않도록 하는 것 등이다.

② 胃氣保護

胃는 後天의 근본이며 水穀生化의 원천으로, 유기체가 正氣를 보존하고 外邪에 저항하는 역량의 원천이 된다. 胃氣를 보호하려면 藥이 胃를 상하지 않게 하고 病이 胃를 傷하지 않도록 해야 하며 제때에 적당하게 健胃·醒胃·養胃 등의 방법을 운용하여 치료해야 한다.

③ 陽氣保護

傷寒은 결국 寒邪가 일으킨 질환으로 寒證이 비교적 많이 보인다. 寒은 陽氣를 쉽게 손상시키고 陽氣는 寒邪에 저항하는 주요 역량이므로, 陽氣의 보호는 傷寒의 病變을 방지하고 傷寒의 회복을 촉진하는데 대하여 중요한 작용을 한다. 그 조치로는 祛寒, 化濕, 溫陽 등이 있다.

3) 3次豫防法

傷寒病은 치유된 후에도 保養을 신중히 해야 한다. 病後에는 신체가 허약하거나 혹은 餘邪가 아직 다 없어지지 않았으므로 만약 保養이 적당하지 않으면 아주 쉽게 병이 반복되어 "本病의 재발"이 출현하게 된다. 再發豫防은 반드시 아래와 같은 사항에 주의해야 한다.

(1) 勞動으로 인한 재발방지법

傷寒病이 치유된 후에는 正氣가 아직 안정되지 않고 餘熱이 아직 다 없어지지 않은 상태이므로, 만약 노동으로 그 正氣가 동요되면 熱이 재발하여 곧 勞動으로 인한 재발이 된다.

孫思邈은 이에 대하여 "질병이 나은 초기에는 마땅히 조용히 누워서 血氣를 養成해야 하며, 너무 일찍 일어나 세수함으로써 신체를 피곤하게 해서는 안된다. 또한 많이 말하거나 신경을 써서 정신을 피곤하게 하면 안된다. 이것들은 모두 勞復을 야기시킨다"라고 하였다.

(2) 食事로 인한 재발방지법

傷寒이 치유된 후에는 胃氣가 아직 弱하거나 혹은 餘邪가 아직 남아 있기 때문에 만약 음식을 함부로 많이 먹으면 위가 소화할 수 없어서 결국 식사로 인한 재발(=食復)을 야기하게 된다. 그 예방방법은 먼저 淸粥湯을 먹고 다음으로 濃粥湯을 먹으며 그 다음에 米飮을 먹는 것이다. 반드시 조금씩 음식을 먹고 함부로 많이 먹어서는 안된다. 일반적으로 큰 병을 앓고 난 후에는 체질이 강성한 사람이라도 두 달 동안은 부주의해서는 안된다. 그리고 허약한 사람은 100일 동안은 반드시 음식을 조심해야 한다.

(3) 房事로 인한 재발방지법

傷寒이 치유된 후에는 氣血이 아직 충분하지 않기 때문에, 만약 일찍 房事를 하게 되면 안으로 眞氣가 손상되고 餘邪가 精髓속에 깊이 들어가 正氣가 더욱 허약해지고 邪氣가 더욱 심해져서 머리가 무거워 들기가 싫고 눈이 아른거리며 허리와 옆구리가 아프고 아랫배가 몹시 아프며 惡寒과 發熱이 나타나게 된다. 혹은 陰火가 上衝하여 頭面에 열이 나고 가슴속이 답답하게 된다. 그러므로 병이 막 회복된 후 100일까지는 房事를 삼가함으로써 병의 재발을 막아야 한다.

(4) 外邪의 접촉으로 인한 재발방지법

傷寒이 치유된 후에는 餘邪가 아직 다 없어지지 않았고 正氣가 충분하지 않으며 腠理가 헐거워서 外邪에 감염되기 쉽다. 그러므로 傷寒病後에는 반드시 風寒邪氣를 피하는 데 신중히 함으로써 感復을 막아야 한다.

(5) 情志의 격동으로 인한 재발방지법

傷寒이 치유된 후에 만약 어떤 일로 화를 내게 되면 相火가 폭발하여 역시 餘熱의 재발을 유발할 수 있다. 그러므로 病後에는 반드시 情志를 안정시키고 喜怒를 조절함으로써 情緖의 격동으로 인한 재발을 막아야 한다.

(6) 飮酒로 인한 재발방지법

傷寒이 치유된 후에 술을 마시면 역시 身熱의 재발을 유발할 수 있다. 왜냐하면 酒性이 熱하고 火가 있어서 餘邪를 도울 수 있기 때문이다. 그러므로 傷寒病이 나은 이후의 일정기간 동안은 飮酒를 삼가야 한다.

2 溫病豫防法

溫病은 溫邪(風熱, 暑熱, 濕熱, 燥熱, 溫毒, 癘氣를 포함)를 받아서 야기되며 發熱을 주증상으로 한다. 熱象이 偏重되고 쉽게 燥로 化하여 陰을 손상시키는 등의 특징을 가지고 있는 外感熱病이다. 感受하는 溫邪의 종류가 다름으로 말미암아 발생하는 질병 및 그 臨床表現 역시 차이가 있으므로 溫病을 病因에 따라서 風溫, 暑溫, 濕溫, 秋燥, 溫毒, 溫疫 등으로 나눈다. 그리고 또한 계절에 따라 春溫, 秋燥, 冬溫 등으로 나누거나 혹은 초기증상의 차이에 따라 新感溫病과 伏邪溫病으로 나눈다. 그러나 결국 《溫病條辨》에서 말한 "溫病者, 風溫, 溫熱, 溫疫, 溫毒, 暑溫, 濕溫, 秋燥, 冬溫, 溫瘧."에서 벗어나지 않는다. 여기에 伏暑, 春溫 두가지병을 덧붙인 것이다. 現代醫學의 각도에서 보면, 溫病이 포함하는 병의 종류는 전염병의 내용과 관련될 뿐만 아니라 또한 내과·외과·산부인과·소아과 등 각 과의 질병과 관련된다. 비록 이와 같이 다양하게 나누어질지라도 溫病의 病因, 臨床症狀, 傳變規律 등에서 공통적인 특징이 있으므로, 그 공통적인 성질을 파악하는 것은 溫病의 辨證治療에 도움이 될 뿐만 아니라 또한 溫病의 예방에 유익하다. 古今의 의학가들은 장기간의 임상관찰을 거쳐 溫病이 傷寒 및 內傷의 여러 질병들과 구별되는 四大特徵을 개괄해 내었다.

첫째, 溫病은 특이한 발병원인이 있다. 예를 들면, 봄의 風, 여름의 暑, 長夏의 濕, 가을의 燥, 겨울의 寒("冬傷於寒, 春必病溫"을 가리킨다.) 및 溫毒, 疫癘의 邪는 모두 發熱을 특징으로 하는 질병을 유발할 수 있다. 따라서 溫病을 예방하는 데는 반드시 그 病因에 잘 맞추어 "避其毒氣"의 방법을 취해야 한다. 《素問·上古天眞論》에서 말한 "虛邪賊風, 避之有時"는 바로 이 적극적인 예방사상을 담고 있다.

둘째, 溫病은 傳染性, 流行性, 季節性, 地域性을 가지고 있다. 溫病의 傳染性과 流行性은 溫疫病의 증상에서 가장 두드러진다. 《素問·刺法論》에서 "五疫之至, 皆相染易"이라 하였으며, 《溫疫論》은 "邪氣가 오는 곳은 天으로 모두 전염되는 경우가 있다"; 邪從口鼻而入이라고 더욱 명확하게 지적하였다. 溫病의 전염경로는 입과 코를 거쳐 轉入되므로 溫病을 예방하는 데 있어서 반드시 음식위생과 환경위생에 주의해야 하며, 환자에 대해서는 격리를 행해야 한다. 王孟英은 《隨息居重訂霍亂論》 에서 人家가 빽빽한 지역에서는 전염병이 유행하기 쉬우므로 반드시 예방을 강화해야 한다고 지적하였다. 즉, “평소에 항상 주의를 요해야 한다. 도랑을 청소하여 오물이 쌓이지 않게 하거나 우물을 넓게 파고 오염된 것은 마시지 않도록 하면 사람들이 장수할 수 있다”라고 하였다. 또한 溫病의 傳染媒介에 대하여 고대의 의학가들은 파리 등과 관계가 있다고 인식하였다. 이와 관련하여 《溫疫匯編》 은 “옛날에 여름이 되어 瘟疫이 크게 돌면 머리가 붉은 푸른 파리가 천백여마리씩 군집을 이루어 人家에 들어가니 반드시 돌림병에 걸려 사망하는 사람이 있게 된다”라고 기록하였다. 그리고 歷代 醫書中에는 수많은 滅蟲除害方法이 기록되어 있다. 溫病의 전염경로와 전파매개 등에 대한 인식은 溫病의 예방에서 중요한 의의를 가진다. 이 외에도 溫病은 여전히 명확한 季節性과 區域性이 있다. 春溫은 봄에 발생하고 여름에는 暑溫이 많으며 가을에는 燥熱이 심하다. 그래서 溫病을 “時令病”, “時病” 혹은 “四時溫病”이라고 불렀다. 따라서 각기 다른 계절특징에 근거하여 상응하는 예방조치를 채택함으로써 溫病의 발생을 방지하는 데 도움이 될 수 있다. 《素問・八正神明論》 에서는 “四時 즉 봄, 여름, 가을, 겨울에는 氣가 각각 있으므로 時節에 맞게 調理해야 하는데, 八正의 虛邪를 피하면 침범하지 못한다”라고 하였다. 그리고 《素問・四氣調神大論》 과 淸代 高濂의 《四時調攝箋》 은 모두 사계절의 攝養方法을 상세하게 기록하고 있어 溫病의 발생을 예방하는 데 대하여 중요한 의의를 가지고 있다. 어떤 溫病은 어떤 한 지역에서는 비교적 많이 나타나지만 기타지역에서는 비교적 드물게 나타나는데, 이것이 바로 溫病의 區域性的인 특징이다. 《素問・陰陽應象大論》 에서는 “南方生熱”, “西方生燥”라고 하여 지방이 다르면 그 邪의 偏重도 일치하지 않는다는 것을 지적했다. 《溫熱論》 에서는 “우리 吳地方은 濕邪가 사람을 해 입힌 경우가 가장 많다”라고 인식하였다. 濕熱病은 東南地域의 지대가 낮고 습한 지역에서 많이 보이는데, 溫病을 예방하려면 반드시 각지의 구체적인 실정에 맞게 대책을 세워야 한다. 그래서 소위 “得病之情, 知治之大體也.”(《素問・異法方宜論》)라고 하였다.

셋째, 溫病의 傳變에는 일정한 規律性이 있다. 新感溫病은 일반적으로 衛→氣→營→血과 上焦에 미치고→中焦→下焦의 순서에 따라 傳變한다. 少數는 衛分으로부터 心包(營分)로 逆傳될 수 있다. 伏邪溫病은 초기에는 대부분 氣나 혹은 營分에 있게 되며 그 傳變은 衛(氣)分으로 나갈 수 있고 또한 營(血)分으로 깊이 들어갈 수 있다. 이와 같이 溫病의 傳變規律을 인식하면 溫病의 傳變을 예방하여 “2次豫防”의 목적에 도달하는 데에 도움이 된다. 그래서 일찍이 《素問・八正神明論》 에서도 “上工救其萌芽”라고 한 바 있다. 근래에 한 학자는 溫邪를 반드시 衛氣分段階에서 저지하여 溫邪가 營血에 전입되는 것을 방지해야 한다고 제시하였는데, 이것은 溫病의 預後轉歸에 대하여 매우 중요한 의의를 지닌다. 물론 溫病의 傳變은 溫邪의 輕重과도 관계가 있지만 이외에도 또한 正氣의 盛衰, 특히 陰津의 存亡과 관계가 있다. 溫病에 대하여 각 의학가들은 모두 "얼마간의 津液이 있는 한 얼마간의 生理機能은 존재한다."라고 강조하였다. 따라서 溫病의 "2次豫防法"은 반드시 陰津의 보호에 치중해야 한다.

넷째, 溫病의 臨床症狀은 특수성을 가지고 있다. 이 특수성은 갑작스러운 발병, 맹렬한 병세, 빠른 傳變, 많은 변화, 熱象의 편중, 營血에 쉽게 內陷하여 動血되는 것, 動風, 閉竅, 發斑, 吐衄, 痙厥 등 諸證에서 나타나며, 또한 대개가 陰液을 손상하게 된다. 이와 같이 溫病의 발병이 갑작스럽고 傳變이 험악하기 때문에 반드시 효과적인 조치를 취하여 그 傳變을 예방해야 하므로 溫病養生學說에서 "2次豫防"은 하나의 큰 특색이다.

이외에도 또한 반드시 다음 두 가지를 강조해야 한다. 첫째, 溫病의 발병원인은 溫邪의 外襲과 서로 관계가 있는 것 외에도, 또한 正氣의 陰精盛衰 및 社會的 原因과 관련이 있다. 《素問·金櫃眞言論》에서 "精을 저장하면 봄에 溫病에 걸리지 않는다"라고 하였으며, 《靈樞·百病始生篇》에서 "風雨寒熱 등의 天地의 氣도 虛風이 수반되지 않으면 邪가 단독으로 사람을 傷하게 할 수 없는데……반드시 虛風과 인체의 虛衰가 서로 합쳐져서 邪氣가 침입하게 된다"라고 하였다. 古今의 醫書들은 모두 疫病의 유행이 대부분 戰亂과 유관하다고 기록하고 있다. 즉, "큰 돌림병이 집집마다 모든 곳에 전염되는 경우는 대개가 戰後이다"(《溫熱逢源》)라고 하였다. 이것 역시 溫病을 예방함에 있어 반드시 溫邪疫毒을 겨냥하여 착수해야 할 뿐만 아니라 또한 반드시 개체의 체질단련을 강화하고 사회적 원인에 치중해야 한다는 사실을 설명해주고 있다. 이렇게 해야만 비로소 효과적으로 溫病의 발생과 유행을 제어할 수 있다. 둘째, 《素問·熱論篇》으로부터 明代의 《溫疫論》, 清代의 《溫疫萃言》, 近代의 《重訂廣溫熱論》, 當代의 《溫病淺談》에 이르기까지 모두 溫病이 치유된 후에도 일정한 재발률이 있다는 것을 인식하면서 "食事로 인한 재발", "勞動으로 인한 재발", "房事로 인한 재발", "感氣로 인한 재발", "自體原因으로 인한 재발" 등의 개념과 상응하는 예방방법을 제시하여 溫病豫防學醫中의 病後再發防止에 대한 내용을 대대적으로 풍부하게 하였다.

총괄적으로 종합해 보면, 溫病의 예방은 반드시 "3가지예방법"을 원칙으로 해야 하고 溫病의 특징, 발병과 유행규율에 근거하여 상응하는 방법을 채택해야 한다. 개괄적으로 말하면, 1차예방은 正氣를 보호하고 溫邪를 피하는 데 있고, 2차예방은 邪氣가 營血에 內陷하는 것을 방지하고 津液을 보존하는 데 있으며, 3차예방은 피로를 방지하고 음식을 조절하며 감정을 신중히 하는 것에 치중하는 데 있다. 本節은 溫病의 예방법을 소개함에 있어 "3가지예방법"을 綱으로 삼고 구체적인 예방법을 目으로 삼아서 각 종류의 溫病에 대한 예방법을 구체적인 각각의 방법 중에 실현시켰다. 각 종류의 溫病에 대한 예방법은 비교적 많은 유사점이 있으므로 논술의 중복을 피하기 위하여 本節은 단지 溫病의 총체적인 예방규율만을 서술하였다.

1) 養生(1次豫防)法

溫病은 발생함에 있어서 특이한 病邪, 두드러진 季節性과 流行性을 가지지만 正氣가 虛한 것이 그 內因이 된다. 溫病의 발병에는 規律性과 社會性이 있으므로 1차예방법에 있어서 반드시 扶正避邪로부터 착수해야 한다. 이를 위해서는 반드시 제때에 溫病疫毒의 유행규율을 파악하고 전사회적인 역량을 동원하여 溫病의 발생과 전파를 효과적으로 제어해야 한다.

(1) 豫測養生法

《素問·本病論》 은 일찍이 五運六氣의 上下昇降과 遷正退位의 변화가 인체에 미치는 영향을 상세하게 논술하였으며, 아울러 이를 통해 疫病의 유행규율을 추측하였다. 역대의 의학가들이 장기간동안 탐색하고 종합해낸 "五運六氣" 學說은 한의학이 질병의 유행을 예측하는데 있어서 중요한 이론기초와 지도방법이 되었다. "氣가 교류하여 자리를 잃고 바뀌게 되면 氣가 變하는 것이니 변하는 것은 비정상이 되기 쉽다. 즉 四時의 질서와 萬物의 生化가 불안해지고 인체에 질병이 생긴다"(《素問·本病論》), "疫疹은 氣의 運行때문이다", "五運六氣는 바로 天地陰陽의 運行昇降理致이다. 五運이 流行함에 太過와 不及의 폐단이 있고, 六氣昇降에는 逆從勝復의 차이가 있다. 德化政令에 부합하지 않으면 질병으로 변하니 사람에게 발병할 수 있으므로 이것을 일컬어 時氣라 부른다. 1년 중에 病症이 서로 같은 경우 五運六氣에 의한 병이다"(《疫疹一得》)라고 하였다. 따라서 "五運六氣學說"을 운용하여 溫病의 유행규율을 예측함으로써 미리 상응하는 예방방법을 취할 수 있다. 《溫病條辯》 에서는 《素問·六元正紀大論》 을 인용하여 "辰戌年 初의 氣에 민간에 溫病이 심하고, 卯酉年 二의 氣에 사납게 몰아닥쳐 백성이 잘 급사하고 終의 氣에 溫病이 오며, 寅申年 初의 氣에 溫病이 바로 시작되고, 丑未年 二의 氣에 溫病이 크게 유행하니 멀거나 가깝거나 모두 고생하며, 子午年 五의 氣에 병은 溫病이고, 巳亥年 終의 氣에 溫病이 극성한다"라고 인식하였다. 《素問·刺法論》 에서는 運氣失常과 疫厲流行規律의 관계를 상세하게 논술하였으며, 아울러 鍼刺, 吐法, 浴法, 藥物, 導引 등 예방방법을 제시하였다. 이와 같이 "五運六氣"學說을 운용하여 溫病의 발생규율을 예측하는 것은 溫病豫防을 위하여 일정한 근거를 제공한다는 점에서 주지할 만하다.

(2) 扶正避邪法

《素問·刺法論》 은 "서로 감염되지 않는 경우는 正氣가 체내에 존재하여 邪氣가 침범할 수 없어 그 毒氣를 피하기 때문이다"라고 지적하였다. 溫病이 유행할 즈음에 正氣를 보호하고 溫邪를 피하는 것은 溫病을 예방하는 원칙이 되며 이 두가지 중에서 한가지라도 소홀히 해서는 안된다.

① 正氣養生法

養正固精을 통해 "安內攘外"의 목적에 도달할 수 있다. 소위 "裏가 虛하고 表가 견고하지 못한 경우는 모든 時邪에 감염되기 쉽다"라고 陳平伯의 《外感溫病篇》에서 말하였다.

㉠ 七情의 도야

《素問・本病論》에서 "사람이 근심하고 고민하면 心을 傷하며 게다가 少陰司天을 만나게 되면 溫邪가 유행한다", "사람이 분노하여 氣가 거꾸로 오르고 내리게 되면 肝을 傷하게 되며, 여기에다 厥陰司天을 만나게 되면 溫邪가 유행한다"라고 하였다. 즉 바꾸어 말하면, 바로 溫病이 유행할 즈음에 七情이 조화를 잃으면 쉽게 臟腑의 虛損을 야기하여 溫病에 감염되게 되는 것이다. 이를 소위 "人氣天氣同虛也"라고 한다. 人氣虛란 正氣의 不足을 가리키고, 天氣虛란 四時 秩序의 부조화를 가리키며, 天數不及은 溫邪의 유행을 가리킨다. 따라서 정신을 유쾌하게 유지하고 마음을 안정시키면 氣機가 잘 소통되고 營衛의 운행에 막힘이 없으며 表氣가 견고해져서 邪가 침범하지 못한다.

㉡ 飮食의 조절

하늘은 인간에게 五氣를 먹이고 땅은 인간에게 五味를 먹인다. 인간은 하늘과 땅의 중간에 살면서 小天地로서 天人이 相應한다. 만약 天氣가 조화를 잃으면 溫邪가 變生하여 입과 코로 들어와 인간을 해친다. 그러므로 합리적인 음식으로써 후천적으로 養生하고 精微가 충만하게 하며 正氣가 견고해지게 하면 溫邪가 침습하기 어렵게 된다. 이는 배부름과 배고픔을 조화 있게 하는 것에 있다. 《太平御覽》은 曹植의 말을 다음과 같이 기록하였다. "疫氣로 발병되는 경우는 모두 가난하고 거친 음식을 먹는 백성들이고……대궐에서 좋은 음식을 먹는 사람들이 병에 걸리는 경우는 매우 드물다"(《溫熱逢源》). 그는 李東垣의 《內外傷辨惑論》, 《溫疫論》과 같이 大饑荒인 해는 饑饉으로 배불리 먹지 못하여 쉽게 疫病이 유행한다고 기록하였다. 또한, 반대로 지나치게 배불리 먹어도 積熱이 內生하여 溫邪가 유행하게 되면 內外가 서로 적극적으로 작용하여 쉽게 溫病에 걸리게 된다. 《壽親養老新書》에서 "고기를 먹고 뜨거운 것을 마시면 봄이 되면 이것이 쌓이게 되니 많은 곳에서 發泄되어 몸에 열이 나고 머리가 어지럽게 된다"라고 일컬었다. 濕熱病中에는 음식의 부조화로 인해 야기된 경우가 더욱 많이 보인다. 《溫熱條辨》에서는 "太陰內傷에 濕飮이 모이면 客邪가 다시 와 內外가 서로 합쳐져서 濕熱病이 된다"라고 하였다. 사람은 굶주려 배불리 먹지 못하는 경우나 혹은 지나치게 배불리 먹는 경우 모두 脾胃를 손상시키고 正氣가 유지되지 못하게 되는데, 이때 만약 溫病이 유행하게 되면 대개가 溫病에 감염되기 쉽다.

㉢ 적당한 勞動과 休息

인간은 노동으로 인한 피로가 과도하거나 房勞가 적절히 조절되지 않으면 대부분 쉽게 신체의 正氣가 손상된다. 이를 소위 "勞倦傷脾", "强力傷腎"이라고 한다. 그리고 편안함이 지나쳐도 또한 正氣를 손상시킬 수 있는데, 이를 소위 "久臥傷氣"라고 한다. "사람이 搖動하는 것은 모두 精이 원인이다."(《溫病條辯》)라고 하였는데, 精이 動하면 저장이 되지 않아 쉽게 溫邪에 감염된다. 즉 이에 대하여 《素問·金櫃眞言論》 에서는 "藏於精者, 春不病溫"이라고 말한 바 있다.

㉣ 導引

導引은 古代의 肢體運動, 呼吸運動, 自我按摩의 상호결합을 특징으로 하는 健身方法이다. 《素問·刺法論》 에서는 溫病이 유행할 때는 導引法을 운용함으로써 신체를 강건하게 하여 病邪가 침입하는 것을 막을 수 있으며 , 특히 평소체질이 허약하고 병이 많은 사람에게 더욱 적당하다고 하였다. 그 예로 "腎에 오래된 병이 있으면 寅時에 남쪽을 향하고 정신을 맑게 하여 집중하고 숨을 멈추고 7번 정도 내쉬지 말며 목을 빼고 딱딱한 물건을 삼키듯이 공기를 삼킨다. 이것을 7번 정도 하고 식후에 침을 무수하게 삼킨다"라고 하였다. 또한 《諸病源候論》 에서도 導引法으로 溫病을 예방하는 방법을 기재하였는데, 예를 들면 다음과 같다.

- **導引法 一** : 아침에 일찍 일어나 좌우 손을 교차시켜 양귀를 가볍게 주무른 이후에 손으로 頭髮을 빗질한다. 이것을 몇 차례 반복한다.
- **導引法 二** : 양손바닥을 서로 마찰시켜 손바닥에 열이 나게 한 이후에 위에서 아래로 안면부를 안마한다. 이것을 14번 반복한다.
- **導引法 三** : 양손바닥을 서로 마찰시켜 손바닥에 열이 나게 한 후에 위에서 아래로 신체를 안마한다. 이것을 "乾浴"이라고도 부른다.

㉤ 鍼灸

鍼灸는 經氣를 소통시키고 陰陽을 조화하여 氣血이 순조롭게 도달하게 하고 신체를 강건하게 할 수 있다. 그러므로 溫病이 신체에 감염되는 것을 예방할 수 있다. 《素問·刺法論》 에서는 十二臟腑의 强壯鍼刺法 및 鍼刺를 운용하여 溫病의 감염을 예방하는 경험을 종합하였다. 즉, "火疫이 오면 마땅히 肺兪를 鍼刺한다" 등인데, 안타깝게도 구체적인 穴位는 분명히 밝히지 않았다. 현재 足三里, 關元, 氣海 등에 鍼灸하여 保健豫防目的에 도달할 수 있다는 것을 인식하고는 있지만 아직까지 어떻게 鍼灸方法을 운용하여 溫病의 전염을 예방하는 지에 대해서는 계통적으로 연구하지 못하였는데, 이는 溫病豫防醫學에서의 하나의 空白이라고 말할 수 있다.

② **避邪法**

㉠ 隔離

《晋書 · 王彪之傳》 은 "永和末에 疾疫이 많이 돌았으니 옛 법에 조정신하 집에 疫病에 감염된 사람이 세사람 이상인 경우에는 자신에게 병이 없어도 백일동안 입궁할 수 없었다고 한다"라고 기록하고 있다. 이것은 당시에 이미 隔離의 중요성을 인식하고 있었을 뿐만 아니라, 隔離調治가 환자 그리고 환자와 접촉하는 사람에게도 똑같이 중요하다는 사실을 인식하고 있었다는 것을 설명한다. 의사, 간호인 및 부득불 환자와 접촉해야 하는 사람도 역시 반드시 적당한 격리조치를 취해야 한다. 《溫疫萃言》 에서는 "남자는 병의 더러운 氣가 입에서 나오고 여자는 병의 더러운 氣가 陰道에서 나오니 서로 마주보고 앉거나 설 때에는 반드시 등쪽을 향해야 함을 알아야 한다"라고 인식하였으며, 《疫痧草》 에서는 "멀리 앉아야지 가까이 마주해서는 안되며, 병을 진찰할 때에도 역시 病者와 마주 보아서는 안되고 氣를 보존키 위해 말을 적게 하고 저녁에는 病者의 집에서 묵어서는 안된다"라고 인식하였다.

㉡ 導引

《素問 · 刺法論》 은 疫病患者와 접촉하기 전에 반드시 먼저 導引을 행한 다음 병실에 들어가야 한다고 기재하였는데, 즉 "疫病이 도는 방에 들어가려면 먼저 靑氣를 肝으로부터 내보내어 동쪽에서 左行하여 숲으로 변한다고 생각한다" 등이다. 또한 《諸病源候論》 에서도 "보통 닭이 울 때에는 마음속으로 四海神名遍, 辟邪正鬼를 생각한다"라고 하였다. 당연히 이 속에는 봉건적인 미신적 색채가 없지 않지만, 導引의 방법을 통해 氣血을 순조롭게 하고 營衛를 조화시키며 表衛가 견고해지게 하여 邪가 침범할 수 없도록 하는 내용을 설명하고 있는 것이다. 이러한 避邪豫防方法은 참고할 만한 가치가 있다.

㉢ 飮食

- 적당한 음식 : 이것은 바로 음식의 적당한 바를 선택하고 꺼려야 할 바를 피하는 방법이다. 溫病의 특징에 근거하여 적당한 음식을 선택함으로써 溫邪의 침입을 방지하는 것이다. 《食療本草》, 《本草綱目》, 《隨息居飮食譜》 등에는 모두 일부 음식물을 過食하면 쉽게 溫病에 감염된다고 기록되어 있다. 예를 들면, 鯉, 鱔魚, 黃瓜, 菜瓜, 羊肉, 薑, 葱, 蒜, 韭菜, 荔枝, 龍眼, 酒糟 등이다.
- 음식을 청결하게 : 청결하지 않은 음식물을 먹으면 쉽게 溫病에 감염될 수 있으며, 특히

溫病에 크게 유행하는 때에는 더욱 그렇다. 《溫疫萃言》에서는 "내가 사는 가까운 호수에 蒓藕가 있었다. 年中 疫病이 매우 심했고 배고픈 사람들은 그 蒓藕를 따먹었는데, 비록 병이 나은 경우도 역시 죽었다"라고 기록하였으며, 또한 《諸病源候論》에서도 "쥐가 먹고 남은 음식은 疫病에 걸리므로 먹지 마라"라고 하였다. 이외에도 반드시 食水衛生에 주의해야 한다. 현재 대다수의 城鎭에서는 모두 소독한 수도물을 음용하고 있지만 먼 산간지역에서는 여전히 우물물, 강물을 주요 식수로 하고 있으므로, 반드시 효과적인 방법으로 청결처리를 진행하여 溫病의 발생과 전파를 막아야 한다.

㉣ 四時에 적응한다.

계절적인 특징에 근거하여 예방방법을 채택한다. 《萬氏家傳養生四要・法時》에서 말하길 "봄에 따뜻한 바람이 많이 불어도 옷을 얇게 입어서는 안되며, 가을에 비록 시원해도 추위가 장차 올 것이니 옷을 빨리 차츰 덧입어주어야 한다"라고 하였다. 起居에 규율이 있어 寒溫을 피해야만 비로소 溫邪의 침입을 예방할 수 있다. 예를 들면, 소아가 溫病에 걸린 경우가 적지 않은데, 그것은 주로 소아가 寒暑를 모르고 생활을 스스로 해결할 수 없어서 균형을 잃게 되며 게다가 "아이들을 가진 부모는 아이가 얼까봐 종종 의복을 지나치게 두껍게 입히고 심한 경우에는 가죽옷을 입히는데, 眞氣가 이미 자기도 모르게 發泄된다"(《溫熱經緯》)라는 경우도 있다. 따라서 사람들의 飮食, 起居, 衣服 등은 모두 반드시 계절에 따라 변화시켜야 한다. 이것을 소위 "法於陰陽, 和於術數, 飮食有節, 起居有常"(《素問・上古天眞論》)의 養生方法이라고 한다. 《千金要方》에서는 瘟疫이 크게 유행할 때에 "한 賢人이 攝生에 능하였는데, 자연의 이치를 지킬 줄 알아 시기에 맞추어 옮기니 몸을 보전할 수 있었다"라고 기록하였다. 聖人은 "以道御之"한다. 바꾸어 말하면, 養生을 잘하는 사람은 때마다 기후변화에 적응하여 起居服食에 규칙이 있음으로써 防病保身할 수 있다는 것이다. 이에 《千金要方》은 "若時氣不和, 當自戒勒."이라고 경고하였다. 또한 어떤 의학가는 기거습관을 개선하고 적당한 거처 선택 및 외출여행 등의 避署方法을 제시하기도 하였다. 종합하면, "사계절의 調神法, 즉 봄에는 늦게 자고 일찍 일어나고 정원을 거닐며 머리를 풀어헤치고 몸을 서서히 함으로써 묵은 氣를 발산하는 것에 순응하는데, 이것을 거스르면 肝을 傷하게 된다. 여름에는 늦게 자고 일찍 일어나며 게으름을 피우지 말고 氣가 발설되게 함으로써 좋은 氣를 지키는 것에 순응하는데, 이것을 거스르면 心을 傷하게 된다. 가을에는 닭과 함께 깨어나 神氣를 收斂함으로써 평안한 氣를 수용하는 것에 순응하는데, 이것을 거스르면 肺를 傷하게 된다. 겨울에는 일찍 자고 늦게 일어나며 반드시 日光을 쬐어야 하고 皮膚를 통한 排泄을 하지 않음으로써 氣를 저장하는 것에 순응하는데, 이것을 거스르면 腎을 傷하게 된다."(《萬氏家傳養生四要・法時》)고 하였다.

㉤ 藥物防疫

藥物을 운용하여 溫邪를 예방하는 것은 溫病豫防內容中의 하나이다. 일찍이 《素問·刺法論》 中에는 이미 小金丹으로 溫病을 예방하는 기록이 있었다. 《千金要方》에는 避溫方 25首가 기록되어 있고, 《太平聖惠方》에는 26首, 《松峰說疫》에서는 65首까지 발전하였다. 그리고 그 운용방법이 매우 풍부한데, 이에 그 사용방법에 근거하여 귀납하고 예를 들어 설명하니 참고 바란다.

- **內服** : 小金丹, 雄黃丸, 福建香茶餅, 屠蘇酒方, 避溫良方, 茵陳烏梅湯, 神砂避瘟丸, 不染瘟方 등을 선택 사용할 수 있다.
- **納鼻** : 溫邪는 입과 코로부터 흡수되어 들어오므로 코 속으로 약을 집어넣으면 溫邪가 코로 흡입되는 것을 예방할 수 있다. 특히 病室이나 전염지역에 들어갈 때에는 이 방법을 사용하는 것이 더욱 좋다.

  방법1 : 醒頭草葉이나 혹은 蘇葉으로 코 속을 막으면 穢氣에 감염되지 않는다(《溫疫萃言》).

  방법2 : 藜蘆散, 入病家不染方을 코 속에 넣는다(《松峰說疫》).
- **取嚏**

  방법1 : 환자가 있는 집에서 나온 후에는 스스로 종이조각으로 코 속 깊이 넣어 재채기를 하면 溫邪의 감염을 막을 수 있다(《溫疫萃言》).

  방법2 : 透頂淸凉散, 入病家不染方으로 코를 막아 재채기를 한다(《松峰說疫》).
- **嗅鼻** : 때때로 약을 취하여 코로 냄새를 맡으면 溫邪가 코로 흡입되는 것을 막을 수 있다. 透頂凉散을 냄새 맡는 것이 좋다(《松峰說疫》).
- **探吐** : 일찍이 《素問·刺法論》에서 "春分날에 해가 떠오르기 전에 吐한다."함으로써 疫病을 예방하였다고 제시하였는데, 구체적인 方藥은 설명되어 있지 않다. 《松峰說疫》에서는 遠志去心煎湯을 마신 후에 吐하면 溫邪를 피하여 병을 예방할 수 있다고 제시하였다.
- **佩帶懸挂** : 적색주머니에 약을 담아서 몸에 차거나 팔에 달고 혹은 장막안, 집안에 매달아 두면 溫邪를 예방하는 목적에 도달할 수 있다.

  방법1 : 醒頭草를 몸에 찬다(《溫疫萃言》).

  방법2 : 馬尾松을 처마에 매달아 둔다(《松峰說疫》).

  방법3 : 적색주머니에 馬蹄屑을 담아 몸에 차는데, 이것을 "避瘟方"이라고 한다(《松峰說疫》).

  방법4 : 적색주머니에 透頂淸凉散, 老君神明散, 藜蘆散, 避溫殺鬼丸, 七物虎頭元, 太乙流金散을 담는다. 이중에서 하나를 택하여 몸에 차거나 팔에 매단다(《松峰說疫》).

- **藥浴** : 藥浴法은 즉 藥煎湯으로 물대신 목욕하고 땀이 나게 함으로써 邪氣를 피하여 溫病의 감염을 막는 목적에 도달하는 것이다. 《素問·刺法論》에서는 "雨水日後에 藥으로 세 번 목욕하여 땀을 발설한다"하여 溫疫을 예방할 수 있다고 하였다. 또한 《松峰說疫》에서는 蒼朮, 桃枝 등의 煎湯으로 목욕하여 溫邪를 예방하는 방법을 기재하고 있다.
- **熏燒** : 약을 문 앞과 집안에서 태우면 邪氣를 제거하여 청결히 하는 작용을 한다.
  방법1 : 眞絳香을 집안에서 태워 연기를 낸다(《溫疫萃言》).
  방법2 : 蒼朮을 문 앞과 집안에서 태워 연기를 낸다(《松峰說疫》).
  방법3 : 避瘟丹, 神聖避瘟丹, 太乙流金散中에 하나를 택하여 문 앞과 집안에서 태워 연기를 낸다(《松峰說疫》).

避溫用藥의 특징은 냄새가 향기롭고 藥性이 辛熱하다는 것이다. 《松峰說疫》의 65首 避溫方中에 116味의 약이 있는데, 그 중에서 溫熱藥이 92味이고 香竄藥이 26味이다. 以上 8가지의 용법 외에 또한 用避溫藥粉身의 방법도 있으며 그 중에서 적지 않은 방법이 개발할 가치를 지니고 있다. 예를 들면 佩帶方은 장식품으로 만들 수 있고, 熏燒方은 모기향으로 만들 수 있으며, 藥浴方은 바디샴푸로 만들 수 있다. 이것들은 모두 溫病 豫防法의 내용을 매우 풍부하게 할 것이다.

㉥ 기타

溫病은 房事로 인해 상대방에게 옮겨질 수 있으므로 "陰陽易"라고 한다. 따라서 溫病에 걸린 기혼남녀는 모두 반드시 房事를 금함으로써 溫病이 상대방에게 옮겨지는 것을 막아야 한다.

(3) 環境淸潔法

앞에서 언급한 바와 같이 溫病의 發病과 流行은 자연환경 요소와 관계가 있다. 아래의 몇 가지 방법을 소개한다.

① 滅蟲除害

고대의 의학가들은 이미 쥐, 모기, 파리 등의 동물 및 곤충이 溫疫을 전파할 수 있음을 인식하고 있었다. 중국은 漢代에 이미 모기장을 사용하기 시작하였고, 南宋時期에 이미 파리를 막는 음식덮개를 사용하였으며, 歷代의 의학서적에서도 적지 않은 滅蟲除害의 방법들이 기재되어 있다. 예를 들면 薺菜花, 鮫魚乾, 乾浮萍, 雄黃 등을 태워 연기를 내어 모기를 없애고 막았으며(《四時調攝箋》), 음력 섣달에는 자주 침구와 의류를 햇볕에 말림으로써 벼룩과 이 등을 없앴다.

② 埋尸掩腐

晋代의 문헌기록에 따르면 "疫病이 집집마다 국경마다 서로 전염되는 것은 대부분이 戰亂以後인데, 시체의 더러운 氣가 도로에 가득하고 사람이 서로 함께 숨쉬니 서로 감염되어 병이 든다. 그러므로 이른 봄에는 시체를 땅에 묻었다"라고 하였다(《溫熱逢源》). 따라서 사람 및 동물의 시체처리작업을 잘 하는 것은 溫病의 전파를 예방하는 데 유익하다.

③ 淸除汚物

溫病患者가 사용했던 물품기구는 종종 溫邪가 전염되는 매개가 되므로 반드시 제때에 소독해야 한다. 《本草綱目》 中에는 蒸煮法으로 환자의 의복을 소독하는 기록이 있다. 또한 《松峰說疫》 에도 "환자가 입었던 의복은 蒸氣에 푹 삶아 소독하면 식구들에게 감염되지 않는다"라는 기록이 있다. 이외에도 반드시 쓰레기와 오물을 청소하고 도랑을 소통시키고 폐수를 배수하는 작업을 잘 해야 한다.

(4) 種痘豫防法

種痘術은 醫學接種免疫의 선구가 되었다. 일찍이 晋代 葛洪의 《時後備急方》 에는 미친개가 사람을 물었을 때의 치료처방에 대해서 "사람을 물은 개를 죽여서 그 뇌를 꺼내어 상처에 붙이면 다시 재발하지 않는다"라고 기록되어 있다. 중국 사람들은 오랜 시간 천연두예방치료를 실천하는 과정에서 人痘苗를 발견하였다. 문헌기록에 따르면 人痘苗의 운용은 약 AD 10세기부터 시작되었으며 淸代의 《醫宗金鑒》 이 비교적 전면적으로 논술하였다. 17세기에 유럽에 전입되면서 영국인 의사 제너의 牛痘苗發明과 프랑스 면역학자인 파스퇴르의 滅毒菌苗發明에 있어 고귀한 경험을 제공하였다. 그러나 溫病中에 수많은 질병들이 서양의학적인 전염병의 내용을 포함하고 있으므로 서양의학의 면역예방방법을 거울삼아 溫病豫防法의 내용을 충실하게 할 수 있다.

2) 2次豫防法

溫病의 傳變은 溫邪가 얕은 곳으로부터 깊은 곳으로 들어가고 正氣가 盛했다가 衰退하는 과정이다. 병이 衛分과 氣分에 있으면 상대적으로 가벼운 단계이고, 병이 營分과 血分에 있으면 溫邪가 깊이 침투해 있고 正氣에 있어서 특히 날로 소모되는 溫病이 위중한 단계에 속한다. 溫病의 傳變은 당연히 邪의 輕重, 邪氣가 침투된 부위와 관계가 있지만(예를 들면 伏邪溫病은 氣分 혹은 營分에서 시작되며, 근래에 어떤 학자는 "直中溫病"의 개념을 제시하였다), 모두 正氣의 虛實과 관계가 있다. 이외에도 또한 痰濁, 食滯, 瘀血, 寒邪를 동반하는지의 여부와 밀접한 관계가 있다. 이에 葉天士는 "평소 心虛하고 痰이 있는 사람은 外邪가 한번 침범하면 裏絡이 막히게 된다"라고 말하였다(《溫熱論》). 溫病의 2차 예방법은 반드시 세 가지 방면을 확실히 잡아야 한다. 즉, 邪가 營血에 들어가는 것을 막고, 邪가 얽혀드는 것을 막으며, 正氣(특히 陰液)가 손상되는 것을 막아야 한다.

(1) 起居衣着防變法

溫病은 發熱이 주로 나타나는 질병으로, 그 환자는 대부분 熱象이 심각하다. 이때는 매번 서늘한 곳에 있고 싶어 하고 옷을 얇게 입으려고 하는데, 만약 일단 지나치게 서늘한 것을 좋아하면 寒과 風을 받게 되고 風寒이 외부를 차단하여 寒包火證을 이루어 溫邪가 외부로 나갈 길이 없어지므로 內陷되어 傳變이 생기게 된다.

(2) 飮食防變法

溫病患者는 절대로 多食, 過食, 溫과 기름기를 보충해 주는 생선, 육류, 닭, 오리 등을 추구해서는 안된다. 그렇게 하지 않으면 쉽게 食滯의 變이 생겨서 溫病挾食證이 된다. 食滯가 내부에서 정체되면 우선 蘊釀되어 熱이 생기고 그 다음에는 氣機를 원활하지 못하게 한다. 특히 辛燥한 음식을 과식하면 대부분 腑實氣機不通에 이르게 된다. 《溫熱逢源》 은 溫邪의 出路가 두 가지가 있다고 인식하였는데, 즉 "在經者, 從斑汗解; 在腑者, 從二便出是也"라고 하였다. 腑氣가 통하지 않으면 邪의 外出에 영향을 미쳐서 內陷을 이루어 變이 생기게 된다. 이와 관련하여 《溫病淺談》 에서는 "腑氣通, 心包之熱方能外達"이라고 하여 적게 먹고 육류는 먹지 않는 식사방법을 제시하였다. 邪가 衛에 있으면 邪가 氣에 전해지는 것을 막을 수 있고, 邪가 氣에 있으면 邪가 營에 들어가는 것을 막을 수 있으며, 邪가 營血에 있으면 반드시 邪氣의 外出路가 막히는 것을 방지해야만 한다.

溫邪가 약간 물러간 때에 기름지고 辛燥한 식품을 지나치게 많이 먹어도 쉽게 熱을 도와 질환이 되고 餘熱이 가시지 않게 한다. 이것에 대하여 마침 《素問 · 刺法論》 에서는 "열이 내렸다고 억지로 음식을 먹으면 熱이 남아 있게 된다. 병이 이미 쇠퇴하여도 熱이 남아있어 穀氣와 서로 결탁하여 두 열이 서로 합쳐지니 熱이 남게 되는 것이다"라고 論한 바 있다.

濕熱病(溫熱挾濕, 暑濕, 濕溫 등 포함)은 더욱 반드시 음식조절에 주의해야 한다. 濕熱의 조성 이유 중 하나는 天時의 濕熱氣를 받았기 때문이고, 다른 하나는 濕熱의 內生이다. 기름진 음식을 과식하면 濕熱이 쉽게 變生되어 이 형성된 濕熱病證을 가중시킨다. 차가운 음료를 지나치게 마셔도 또한 寒飮이 內留하게 된다. 寒하면 濕이 흐르지 못하고 寒凉이 외부를 폐쇄시킴으로써 濕熱이 內蒸되어 凉遏, 氷伏의 變을 형성하게 된다. 濕熱(腸傷寒에 상당함) 後期에는 대부분 음식의 暴食이나 혹은 단단한 음식물의 過食으로 인해 濕溫便血重症(腸穿孔에 상당함)을 형성한다.

종합해보면, 溫病患者는 반드시 적게 먹고 절대로 지나치게 배불리 먹어서는 안되며 맵고 기름진 음식을 먹어서는 안된다. 또한 찬 음료를 暴飮하지 않도록 하여 熱을 도와 變을 형성하는 것을 막고 邪의 內陷으로 熱復燃의 變이 야기되는 것을 막아야 한다.

(3) 藥物防變法

① 備藥防微法

溫病의 발병은 대부분 갑작스럽고 傳變이 신속하여 제때에 치료를 보증하기 어렵다. 따라서 항상 구급약품을 구비하여 溫病에 감염되었을 때 먼저 약을 복용할 수 있는 것은 急症患者의 병원치료를 위한 조건을 만드는 것이다. 輕症患者가 치료기관이 없는 상황하에 있을 경우에 만약 藥物을 구비해둔다면 역시 溫邪가 깊이 들어가는 것을 막아 병을 초기에 치료할 수 있다. 이것을 바로 소위 '備藥救急, 防微杜漸'의 예방방법이라고 한다. 《千金要方》에서 "조그만 신체적 불편함이 있어도 반드시 치료해야 한다. 그 邪가 특히 腠理에 미쳤는가를 살펴서 제때에 빨리 치료하면 낫지 않는 경우는 드물다. 환자가 억지로 참고 數日이 지난 후에야 말을 하면 邪氣가 이미 臟에 들어가 제지할 수 없게 된다", "養生家는 항상 약을 준비해둔다"라고 하였다. 현재 韓方製藥의 명칭이 매우 많은데, 본문은 冷方南 主編의 《中國基本中成藥(一)》 에 수록된 관련 製藥을 발췌했는데 구급시에 참고할 수 있다.

㉠ 風溫, 春溫, 冬溫救急藥 : 風熱感冒沖劑, 銀翹解毒丸, 桑菊感冒片.
㉡ 暑溫, 伏暑救急藥 : 暑熱感冒沖劑, 暑濕感冒沖劑, 六一散.
㉢ 濕溫救急藥 : 藿香正氣水(丸), 甘露消毒丹, 連香沖劑.
㉣ 秋燥救急藥 : 秋燥感冒沖劑.
㉤ 溫毒救急藥 : 黃連上淸丸, 上淸丸.
㉥ 瘟疫救急藥 : 時疫救急丹, 時疫淸瘟丸, 淸瘟解毒丸.

② 合理用藥法

合理用藥法은 즉 辨證이 정확한 기초위에서 약을 쓸 때 君, 臣, 佐, 使의 배합이 적당하여 處方과 證이 잘 맞아야 함을 기본으로 하는 방법이다. 溫病을 치료함에 있어서 하나의 處方

과 方法에만 구속되어서는 안된다. 이것을 염두에 두지 않고 寒凉한 약재를 過用하거나 혹은 溫補滋膩한 약재를 誤用하면 또 다른 變이 쉽게 발생한다. 예를 들면 《溫病條辨》에서는 溫濕病은 汗, 下, 補를 禁해야 함을 인식하고 "이 경우를 汗하면 정신이 혼미해지고 귀가 먹으며, 심하면 눈이 어두워지고 말을 하려고 하지 않게 된다. 이 경우를 下하면 泄瀉하게 되고 潤하면 병이 깊어져 낫지 않는다"라고 하였다. 그리고 《溫病淺談》에서는 濕溫에 있어서 寒凉을 誤用하면 대부분 濕阻, 凉遏, 寒凝, 氷伏의 變을 유발한다고 인식하였다. 溫熱病은 寒凉藥을 운용할 때에도 역시 반드시 氣機의 宣暢에 주의해야 한다. 이에 대하여 "葉氏가 말하기를 氣가 도달해야 淸氣할 수 있으며 만약 氣가 도달하지 않았으면 절대 淸氣해서는 안된다. 初至하면 마땅히 疎衛外에 약간 淸氣를 佐해주고 中至하면 절대 過淸해서는 안된다. 만약 실제로 氣가 도달했다면 역시 단순하게 寒凉만해서는 안된다. 寒하면 濕이 되어 흐르지 못하고 氣機가 宣暢하지 못하며 三焦가 순조롭지 못하게 된다. 寒凉을 너무 빨리 사용하면 邪를 鬱遏시켜 밖으로 나가지 못하게 만들게 된다"라고 말하였다. 종합해보면, 用藥의 각도에서 볼 때 溫病防變은 衛, 氣, 營, 血 및 三焦中에서 邪의 所在에 따라 시술해야 하고, 濕溫病은 汗, 下, 補의 사용을 신중히 해야 하며, 濕熱病일 경우에는 辛溫, 溫補藥은 당연히 사용해서는 안되고 寒凉正品을 사용할 때에도 반드시 신중히 함으로써 邪의 出路가 막혀서 질환이 되는 것을 방지해야 한다.

③ 透熱轉氣法

溫病의 邪가 營分에 이미 들어가 다시 血에 들어가는 것을 막기 위해서는 반드시 邪로 하여금 出路를 갖도록 해주어야 한다. 이 방법은 바로 葉天士가 말한 "入營尤可透熱轉氣"로서 邪가 血分에 들어가 "耗血動血"의 變을 형성하는 것을 예방하는 데 있어서 중요한 의의를 가진다. 구체적인 방법에는 두 가지가 있는데 그중 하나는 淸營藥에 輕靈透熱의 약품, 예를 들면 銀花, 連翹, 竹葉 등을 첨가하는 것이다. 다른 하나는 兼證을 합리적으로 치료하는 것이다. 예를 들면, 氣分을 兼한 경우에는 淸氣를 佐해주고 瘀血, 食滯, 痰濁, 腑實이 보이는 경우에는 각각 구별하여 化瘀, 消食, 化痰, 通腑의 약을 佐해준다. 종합적인 목적은 氣機를 宣暢시켜 邪가 밖으로 나갈 수 있는 길을 만들어서 그 邪가 內傳되어 血로 들어가는 것을 막는 데 있다.

④ 截斷扭換法

소위 "截斷"이라함은 바로 과단성 있는 조치를 취하고 특수한 효능을 가지고 있는 方藥을 선택하여 病巢를 직접 공격함으로써 病根을 신속하게 제거하고 질병의 자연발전과 변천을 두절시키는 것이다. 만약 病根을 신속하게 제거할 수 없다면 그래도 단연코 傳變科程은 단절시켜서 病邪가 깊이 침투하는 것을 저지해야 한다. 소위 "扭换"이라함은 바로 병세를 전환시켜 좋은 방향으로 발전시키는 것을 가리킨다. 구체적인 방법은 주로 심한 경우에 淸熱解毒을 사용하고 早期에는 苦寒攻下를 사용하며 제때에 活血化瘀하고 氣分의 관건을 잘 잡는데에 있다. 截斷扭換法은 병세를 단절시키고 그 傳變을 두절시키는 효능을 가지고 있으며, 깊이 있는 "2차 예방법"의 사상을 담고 있다.

(4) 護陰防變法

溫病治療方面에 있어서 歷代의 의학가들 모두는 養陰을 매우 중시하였다. 陰液의 存亡은 溫病의 預後轉歸에 대해서 중요한 의의를 가지고 있다. 陰液을 보호하는 것은 溫病의 傳變을 저지하는 중요한 방법의 하나이다. 그래서 "溫熱存陰, 最爲緊要", "溫熱爲法, 法在存陰", "若留得一分津液, 便有一分生機" 등의 名句가 지금까지 전해지고 있는 것이다. 溫熱類 溫病은 반드시 救陰防變을 중시해야 할 뿐만 아니라, 濕熱로 인한 陰의 손상도 소홀히 해서는 안된다. 이에 《濕熱條變》에서는 "陰氣가 평소 부족한 사람은 濕熱病에 걸리면 심한 경우 斑疹이 출현하고 해가 저물면 헛소리를 하고 정신이 혼미해진다" "肝과 腎이 정상이고 아울러 裏熱이 없는 사람은 어찌 火熱이 肝風을 부르는 경우가 있겠는가"라고 하였다. 溫病의 救陰防變에는 주로 세 가지 방법이 있다. 첫째, 邪를 제거함으로써 陰津을 미리 보호하는 것으로 소위 撤熱이라 하는데, 즉 陰津을 보존하는 것이다. 둘째, 養陰增液法이다. 이와 관련하여 《溫熱論》에서는 "熱邪는 胃津을 燥하지 않으면 반드시 腎液을 소모시킨다"라고 하였는데, 그 방법은 甘寒甘潤에 있으며 심한 경우에는 鹹寒의 약재를 사용할 수 있다. 初期에는 胃津에서 구하는데 五汁飮, 益胃湯을 사용할 수 있으며, 後期에는 반드시 腎陰을 보호해야 하며 이 때에는 加減復脈湯類를 사용할 수 있다. 만약 肝陰도 傷하고 虛風이 內動하는 경우에는 또한 반드시 養肝熄風藥品으로써 佐해야 한다. 셋째, 濕熱病治療에서 化濕法을 운용할 때에는 반드시 濕과 熱의 偏頗 그리고 陰分의 손상여부를 살피고 적당량의 芳香溫化濕邪品과 淡滲利濕劑를 사용해야 한다. 종합해 보면, 여러 보호하는 약품의 목적은 扶正以祛邪, 祛邪以護正, 溫病의 傳變防止, 厥脫·痙閉·失血 등 惡候의 출현을 杜絶시키는 데 있다.

3) 3次豫防法

(1) 防食復法

食復이란, 溫病의 治愈 初期에 음식으로 인해 손상되어 食積이 없어지지 않고 쌓여 熱이 생겨서 熱證이 다시 일어난 것을 가리킨다. 《素問·熱論篇》에서 "熱病이 다 낫지 않았는데

고기를 먹으면 재발한다"라고 하였으며, 《溫疫論》에서 "음식으로 인하여 손상된 경우에 呑酸과 트림을 하거나 가슴과 배가 답답하고 熱이 가세되는 것을 바로 食復이라고 한다", "만약 큰 병을 앓은 후 客邪가 가버린 초기에 식욕이 돋는다고 음식을 주는 것은 좋지 않다. 먼저 죽을 마시게 하고 그 다음에 풀 상태의 음식을 주고 그 다음에 미음을 주는 식으로 순차적으로 해야 한다"라고 인식하였다. 그리고 《溫病條論》에서는 "溫病이 나아 열이 내렸다고 바로 음식을 먹어서는 안된다. 음식을 바로 먹으면 반드시 재발된다. 대개 12시간 후에 천천히 음식을 주며 먼저 묽은 것부터 주고 배불리 먹지 않도록 한다. 만약 배불리 먹으면 반드시 재발되고 재발도 심각한 상태가 된다"라고 하였다. 이를 통해 볼 때, 濕溫病治癒初期에는 胃腸이 특히 약하므로 반드시 食復證의 발생에 매우 주의해야 한다. 이를 위해서는 첫째 식사시간을 정확하게 잘 파악해야 하고, 둘째 식사량을 조절하여 지나치게 배불리 먹지 않도록 하며, 셋째 적당한 음식물을 선택해야 한다. 즉 먼저 묽은 것부터 먹고 나중에 걸죽한 것을 먹어야 하며 淸淡한 流動食이 좋고 기름지고 단단한 음식은 피하는 것이 좋다. 이렇게 하지 않으면 大便出血을 야기하여 血脫症이 되기 쉽다.

(2) 防勞復法

勞復이란, 溫病의 邪가 후퇴하고 증상이 약간 가라앉아 眞氣가 자라기 시작할 때 과도한 노동으로 인하여 그 元氣를 방해하고 陰分이 소모되어 熱證이 다시 일어나는 것을 가리킨다. 이에 관련하여 "疫邪가 이미 물러가고 脈症이 모두 평안해져서 元氣가 아직 회복된 상태가 아니거나 혹시 세수하고 목욕하거나 말을 많이 하고 함부로 움직이면 發熱을 초래하여 以前의 증상이 재발하게 되니 이것을 勞復이라고 한다"(《溫疫論》)라고 하였다. 따라서 溫病이 치유된 초기에는 반드시 편안히 휴식하고 養生하여 神氣가 이미 회복되고 나서 각종활동에 종사해야만 勞復證의 발생을 방지할 수 있다.

(3) 防女勞復法

女勞復이란, 남자가 溫病이 치유된 초기에 陰分이 이미 손상되었는데도 房事를 행하여 精液의 消耗와 陰虛生熱로 인해 熱이 재발되는 것을 가리킨다. 이에 대하여 《溫疫萃言》에서 "질병의 회복초기에는 精髓가 고갈된 상태이므로 절대 房事를 해서는 안된다. 房事를 하게 되면 勞復으로 죽게 된다"라고 하였다. 따라서 溫病治癒初期에 房事를 절제함으로써 陰精을 기르는 것이 신체의 건강회복에 유리하다는 것을 알 수 있다.

(4) 防感冒復法

感冒復이란, 溫病의 치유초기에 正氣가 아직 약한 상태에서 寒暖失調와 氣候變化로 인해 새로 外邪에 감염되어 熱證이 재발되는 것을 가리킨다. 感冒復의 발생은 勞復, 女勞復과 일정한 관계가 있다. 이 두 가지는 正氣를 더욱 손상시키고 外邪가 쉽게 침투하게 한다. 感冒復의 예방은 溫病治癒初期에 반드시 과도한 피로를 방지하고 房事를 절제하며 음식을 잘 조절하고 온도를 적당하게 하여 四時의 不正한 氣를 피하는 데에 있다.

(5) 防自復法

自復이란, 溫病의 邪가 후퇴하고 증상이 가라앉았지만 餘邪가 다 가시지 않아 이유 없이 邪氣가 다시 일어나 溫病이 재발하는 것을 말한다. 이에 대하여 "이유 없이 재발하는 경우는 잠복해있던 邪氣가 다 없어지지 않았기 때문으로 自復이라고 부른다"(《溫疫論》)라고 하였다. 예방방법은 철저하게 치료하는 데 있으며, 증상이 소실되는 것을 보고 쉽게 종래의 방법을 바꾸어 補藥을 투여하거나 혹은 치료를 放棄해서는 안된다. 《溫疫論》 에서는 "안색이 창백한 경우에는 반드시 그 津液을 고려해야 한다. 대개 6/10~7/10은 淸凉한데, 종종 열이 내리고 몸이 서늘하다고 하여 虛寒이라고 생각하고 補劑를 투약해서는 안된다. 화로에 불이 꺼졌다고 해도 재속에 불씨가 남아있을지도 모르기 때문이다"라고 하였다.

제 2 장
內傷雜病

內傷雜病은 外感熱病을 제외한 모든 內科疾病을 가리킨다. 內傷雜病은 분야가 넓으며 내용이 풍부하고 그 체계는 매우 방대하여 호흡계, 소화계, 순환계, 비뇨계, 신경계 등 각 계통의 질병을 포함한다. 그리고 질병분야가 넓어서 한의학에서의 각 臟腑, 氣血, 津液, 經絡, 陰陽 등과 관련된 여러 질병을 반영하고 있다. 또한 내용이 풍부하여 각 질병마다 養生(1차양생)법 뿐만 아니라 2차예방, 3차예방을 서술하고 있다.

Ⅰ. 肺系 疾病

1 感冒豫防法

感冒란, 風邪가 인체에 침습하여 발생한 外感疾病이다. 임상표현으로 頭痛, 코막힘, 콧물, 재채기, 惡寒, 發熱, 전신이 시큰하거나 혹은 기침을 동반하는 등이 주요 증상이다. 일년 사계절 모두 발병할 수 있지만 겨울과 봄 두 계절에 많이 나타난다. 만약 질병상태가 비교적 심각하면서 한 시기 안에 널리 유행되며 증상이 대부분 유사한 경우를 時行感冒라고 칭한다. 서양의학에서 지칭하는 상기도감염이 感冒範圍에 속하며 유행성감기는 時行感冒의 범위에 속한다.

역대문헌들은 感冒의 病因과 症狀에 대해서 상세한 서술을 하였다. 《素問·骨空論》 篇에서 "風은 百病의 시작이다……風은 외부로부터 들어와 사람으로 하여금 추위에 떨고 땀을 흘리게 하며, 頭痛, 몸이 무겁고, 惡寒 등이 오게 한다"라고 하였으며, 《金匱要略·腹滿寒疝宿食病脈證幷治》 에서 "寒氣를 맞은 사람은 하품을 잘하고 맑은 콧물을 흘리며 발열하고 재채기를 잘한다"라는 기록이 있다. 그리고 北宋의 《仁齋直指方·諸風》 에서는 參蘇飮을 논술할 때 "風邪에 의한 感冒는 發熱과 頭痛, 기침소리가 무겁고 콧물과 침이 점액질이다"라고 지적하였다. 感冒는 常見病으로 가벼운 경우는 쉽게 그치지만 중한 경우에는 치료가 비교적 복잡하다. 특히 虛人感冒는 매번 감기가 돌 때마다 감기에 걸려서 正氣가 더욱 虛弱해져 邪氣가 오래 머물러 잘 낫지 않는다. 어떤 경우는 宿疾을 유발하기도 하고 또 어떤 경우에는 기타 病症으로 傳變되기도 한다. 그리고 어떤 때에는 한사람이 이 병에 걸리면 온가족에게 전염되고 전국에 파급되기도 한다. 예를 들면, 《證治匯補·傷風》 篇에서 "평소 元氣가 虛弱하고 表와 腠理가 성기면 약간만 부주의해도 濕風證에 걸린다"라고 하였고 또한 "肺에 평소 痰熱이 있는데다가 風邪를 받아 속박되면 內火가 疎泄되지 못하니 이를 塞證이라고 부른다"라고 하였다. 그리고 《諸病源候論·時氣病諸候》 에서는 "時氣病인 경우 이것은 모두 時氣의 부조화로 인한 것이므로 온도조절이 적절치 않으면 사람이 乖戾의 氣에 감염되니 병이 들면 서로 감염되기 쉽다"라고 하였다.

感冒의 예방원칙은 扶正과 祛邪 두 개 방면을 벗어나지 않는다. 《素問·生氣通天論》 에서는 "正氣內存 邪不可干"의 예방원칙을 말하였다. 또한 食醋熏蒸으로 空氣를 소독하는 것과

大青葉煎水를 茶처럼 마시는 등은 祛邪에 중점을 둔 것이다. 扶正과 祛邪는 相補相成的이다. 즉 扶正은 防邪할 수 있고 祛邪는 또한 扶正할 수 있다. 일반적으로 허약한 사람은 扶正을 위주로 하고 건강한 사람은 祛邪를 위주로 하지만, 구체적인 운용시에는 반드시 天時, 地域 등의 요소와 결합시켜 융통성 있게 해야 한다.

1) 養生(1次豫防)法

感冒는 風邪病毒이 人體의 방어능력이 부족한 틈을 타서 肺衛皮毛에 侵襲하여 발생된 것이다. 風邪의 침입은 인체의 寒熱不調와 衣服着用의 부적당함과 관계가 있으며, 正氣不足은 과도한 疲勞, 睡眠不足, 정신적인 傷心과 서로 연관된다. 時行感冒는 주로 外邪가 너무 심하여 야기된 것이다. 時行感冒는 傳變이 빠르고 유행폭이 넓으므로 반드시 각별히 주의해야 한다. 보통 아래와 같은 상황을 만났을 경우는 반드시 本病인지를 고려해야 한다. ① 보통 感冒患者가 연속 3일간 계속 증가되고 아울러 직선적인 상승추세가 있을 경우, ② 증상에서 전형적인 時行感冒病例가 연속적으로 출현할 경우, ③ 發熱性 感冒患者가 2명 이상인 가정이 연속적으로 증가할 경우에 모두 時行感冒가 유행할 가능성이 있으니 반드시 미리 예방하고 격리해야 한다.

(1) 消毒養生法

① **食醋熏蒸** : 매㎡의 공간마다 시장 판매용 식초 5~10㎖를 1~2배의 물로 희석하여 가열한다. 매회 2時間 薰蒸하며 매일 혹은 격일로 1회 薰蒸한다.

② **蒼朮艾葉香** : 蒼朮 40%, 艾葉 10%, 粘木粉 36%, 木粉 8%, 접착제 6%로 모기향형식으로 제조한다. 각각의 또아리 무게를 15g으로 하여 밤마다 자기 전에 태운다. 6~8시간 태울 수 있다.

(2) 點鼻養生法

① **10% 마늘액** : 매일 코에 3~5회 떨어뜨리며 매회 1~2방울 떨어뜨린다.

② **10% 식초** : 시장 판매용 식초로 10% 용액으로 배합하고 약간의 향료를 첨가하여 滴鼻液으로 제조한다. 매일 4회, 매회 2방울 떨어뜨린다.

③ **蒼朮雄黃軟膏** : 蒼朮과 雄黃을 각각 곱게 갈아 체에 친다. 蒼朮과 雄黃을 2:1의 비율로 고루 혼합하여 바셀린, 라놀린으로 33% 연고를 만들어서 이쑤시개로 연고를 약간 묻혀 양쪽 鼻前庭에 바른 다음 손가락으로 가볍게 鼻翼을 누른다. 2~4일 코에 1회 바

르며 연속 2~5회 행한다.

(3) 運動養生法

신체단련을 강화하고 正氣의 衛外能力을 증강시킨다. 각기 다른 연령과 체질상황에 근거하여 여러 가지의 운동을 진행한다. 예를 들면, 放鬆體操, 太極拳, 八段錦, 驅步 등이 있다. 아울러 꾸준한 운동을 하는 습관을 기른다.

(4) 飮食養生法

① 무 500g, 배추뿌리 300g, 연꽃의 꽃술, 葱白 300g. 물을 넣고 달이면 5人에게 1일 분량을 공급할 수 있다.

② 葱白 500g, 마늘 250g. 가루 내어 물 2ℓ를 넣어 달여 복용한다. 매일 3회, 매회 1컵씩 복용한다.

(5) 艾灸養生法

艾條로 足三里, 石門穴을 溫和灸한다. 노년의 虛弱, 感冒 등에 아주 적당하다.

(6) 藥物養生法

① 玉屛風散을 달여서 매일 1첩복용하며 보름에서 한달간 복용한다. 이 약은 감기에 쉽게 걸리는 환자를 치료하는데 상당히 좋은 효과가 있다.

② 大靑葉, 板藍根, 貫衆을 각각 30g을 달여서 차처럼 마신다.

③ 風寒이 盛한 겨울철과 봄철에는 貫衆湯(貫衆, 紫蘇, 荊芥 각 10g, 甘草 3g)을 복용할 수 있는데, 3일 연속 복용한다.

④ 暑濕이 盛한 여름철에는 藿佩湯(藿香, 佩蘭 각 5g, 薄荷 2g)을 복용할 수 있다.

⑤ 甘菊 6g을 끓는 물에 1시간 담가두었다가 30분간 달여서 藥液을 內服한다. 일반적으로 매월 1회 투약하지만, 과거에 매년 감기에 3~5회 걸린 경우에 대해서는 2주에 1회 투약하고 항상 감기에 걸리는 경우에 대해서는 매주 1회 투약한다.

⑥ 茵陳 全草를 한 사람당 6~10g의 분량으로 藥液이 生藥量의 3~4배에 상당할 때까지 물을 넣고 달이면 된다. 한 사람당 20~30㎖를 口服하며 매일 1회, 3~5일 연속 복용한다.

2) 2次豫防法

《雜病源流犀燭・感冒源流》에서 "감기는 肺病이다. 元氣가 虛하고 腠理가 헐겁다……대개 風은 萬病을 일으키는 장본인으로 수시로 잘 변하므로 들어가지 않는 곳이 없다"라고 하였다. 비록 感冒의 傳變이 비교적 적어서 일반적으로 5~7日 以內에 완전히 치유될 수 있다고 하지만, 感冒의 防變 역시 매우 중요한 것이다. 따라서 반드시 휴식하고 飮食調養과 早期治療를 하여 咳嗽, 耳閉, 鼻淵, 高熱 등 幷發症의 출현을 방지해야 한다.

(1) 藥物을 통한 傳變豫防法

① **輕證** : 蔥豉湯(蔥白, 豆豉)에 蘇葉, 杏仁, 防風, 荊芥를 첨가하여 달여서 복용한다. 또한 鮮茶葉 15g, 生薑 5쪽, 鮮琵琶葉 3장을 사용할 수 있다. 매일 1첩, 2회 달여서 복용한다.

② **重證** : 일반적으로 風寒, 風熱에 따라 각각 나누어 치료한다. 《丹溪心法・中寒》에서 "傷風은 肺에 속하는 경우가 많으니 辛溫이나 辛凉한 약제로 그것을 散해주는 것이 좋다"라고 하였다. 또한 《雜病源流犀燭・感冒源流》에서 "봄과 여름에는 辛凉으로 치료하니 茶調散, 柴胡升麻湯이 적당하고, 가을과 겨울에는 辛溫으로 치료하니 參蘇飮, 人蔘敗毒散이 적당하다"라고 하였다.

③ **鼻塞耳閉의 경우** : 50%魚腥草液, 혹은 鵝不食草鮮汁, 혹은 1%麻黃素液을 코에 떨어뜨린다. 매일 3~5회, 매회 1~2방울씩 시행한다.

④ **發熱의 경우** : 羚羊角을 갈아서 물과 함께 복용하거나 혹은 羚羊角 3g을 달여서 차처럼 마신다. 그리고 安宮牛黃丸을 口服할 수도 있다. 또한 柴胡注射液 2~4㎖를 양측 曲池穴에 주사하거나 근육 주사할 수 있다.

(2) 鍼灸를 통한 傳變豫防法

① **風寒感冒** : 列缺, 肺兪, 風池, 風門, 合谷, 迎香을 취하여 瀉法을 사용하거나 혹은 灸한다.

② **風熱感冒** : 尺澤, 魚際, 曲池, 大椎, 外關, 合谷을 취하여 瀉法을 사용하거나 혹은 點刺하여 放血한다.

3) 3次豫防法

感冒의 病程은 일반적으로 5~10일이며 預後가 양호하다. 그러나 年老하여 虛弱하거나 혹은 先天的으로 虛弱한 경우는 왕왕 感冒가 반복되고 병이 든 후에도 치유가 어렵다. 《景岳全書·傷風》에서 "氣가 약한 사람은 邪가 잘 풀어지지 않으며 痰과 기침이 날로 심해지고 수개월까지 가기도 하는데, 이는 風邪가 여전히 남아있기 때문이다"라고 하였으며, 또 "老衰하여 邪氣를 받고 起居에 조심하지 않으면 舊邪가 아직 없어지지 않은데다가 새로운 邪氣가 여기에 이어지게 되니 대부분 평생 그 고통을 받게 된다. 이것의 치료는 특히 쉽지 않다"라고 하였다. 그러므로 반드시 感冒의 3차 예방을 강화해야 한다.

(1) 氣功을 통한 재발방지법

- **保健功擦鼻法** : 양손의 엄지손가락 등쪽을 먼저 서로 비벼 열을 낸 다음 양손의 엄지손가락 등쪽으로 코를 잡고 가볍게 鼻翼을 약 20회 정도 마찰한다. 이 방법은 外邪를 막고 鼻竅를 통하게 하는 작용이 있으며 감기의 회복에 유리하다.

(2) 藥物을 통한 재발방지법

① 감기가 反復되고 나아도 여러 차례 재발되는 경우에는 紅蔘 30g, 炒白朮 120g을 물 5사발에 하룻밤 담가두었다가 약한 불에 3회 끓여 여과하고 건더기를 壓搾하여 즙을 낸다. 그리고 여과액과 합쳐서 농축시키고 정제한 꿀 200g을 첨가하여 고루 섞는다. 매일 2회, 매회 찻숟가락으로 2술을 끓인 물에 타서 복용한다.

② 黃芪片을 매회 5片(매 片마다 黃芪 1g을 함유)을 매일 3회복용하거나 혹은 격일로 黃芪 15g(湯劑)을 口服한다. 10일을 1단계치료과정이 되며, 약 5일간 복용을 멈춘 다음 다시 2단계치료과정을 행한다.

③ 黃芪, 防風, 白朮을 일정한 비율에 따라 玉屛風散으로 조제하여 散劑 0.5~1.0g을 口服한다. 1일 3회 끓인 물에 타서 복용한다. 이 처방은 肌表의 抵抗力을 향상시키고 감기 재발을 방지하는 작용이 있다.

④ 年老하여 허약한 경우는 人蔘을 가루 내어 매회 3g을 취하여 멥쌀 30g, 冰糖 약간과 함께 약탕관에 넣고 물 400mℓ를 넣어 뭉근한 불로 쌀이 퍼질때까지 끓이면 된다. 매일 아침空腹에 먹는다. 人蔘의 복용은 각종의 病因이 유발한 身體虛弱과 代謝機能低下에 대해서 치료작용이 있다.

2 咳嗽豫防法

咳嗽는 肺系疾病의 主要病症의 하나다. 外感이나 혹은 內傷의 여러 종류의 因素들은 모두 肺失宣降, 氣機上逆을 유발하여 咳嗽가 나타날 수 있다. 《素問・咳論》에서 "皮毛는 肺에 연결된다. 皮毛가 먼저 邪氣를 받으면 邪氣가 그 연결을 따라가게 된다"라고 하였으며, 또한 《素問・陰陽應象大論》에서는 "가을에 濕에 손상을 당하게 되면 겨울에 기침이 발생한다"라고 하였다. 그리고 《景岳全書》에서 "六氣의 異常은 모두 사람으로 하여금 기침하게 만드는데, 風寒이 이것의 주가 된다"라고 하였다. 이러한 논술들은 六淫邪氣와 咳嗽關係를 상세히 설명하고 있다. 또 다른 방면에서 臟腑機能失調 역시 咳嗽를 유발하는 주요원인이다. 《醫學心悟》에서는 "肺는 金에 속하므로 鍾에 비유할 수 있다. 鐘은 치지 않으면 울지 않는다. 이와 같이 風寒暑濕燥火와 같은 六淫의 邪가 외부로부터 들어와 肺를 공격하면 울게 되는 것이다. 情志를 피곤하게 하거나 기름진 음식으로 초래된 火도 역시 내부에서부터 肺를 공격하니 역시 肺를 울게 만든다"라고 하였다. 咳嗽의 病變部位는 주로 肺에 있는데, 이에 대하여 張景岳이 "기침증상이 많이 나타나는데 肺病이 아닌 경우는 별로 없다."라고 하였지만 肝, 脾, 腎과도 밀접한 관계가 있다. 왜냐하면 肝脈이 兩脇위에서 폐로 모이고 肺經은 中焦에서 시작되어 大腸과 연결되며 또한 胃口에 이어져 폐는 氣의 本이고 腎은 氣의 根이기 때문이다.

咳嗽의 傳變과 豫防에 대해서 역대 문헌들 중에 일찍부터 논술된 바 있다. 《素問・咳論》에서 "五臟의 병으로 인한 오랜 기침은 역시 六腑로 옮겨진다", "肺異常으로 인한 기침이 그치지 않으면 大腸도 그 邪氣를 받아 大腸도 기침상태가 되니 기침으로 죽게 된다"라고 하였으며, 《景岳全書・咳嗽》에서 "外感으로 인한 기침은 그것이 肺에서 유래하므로 반드시 肺에서 臟器로 미치게 된다"라고 하였다. 또한 《濟生方・咳嗽》에서도 "五臟六腑의 異常으로 인한 기침은 外的으로는 六淫에 의해 손상된 것이고 內的으로는 七情에 의해 感受된 것으로 오랫동안 지체되면 五臟을 손상시키게 되어 勞咳가 되는 경우가 많다"라고 하였는데, 이것들은 咳嗽가 表에서 裡에 이르고 實에서 虛에 이르며 輕에서 重에 이르는 傳變過程을 설명한 것이다. 그리고 咳嗽의 예방에 대하여 《丹溪心法・咳嗽》에서 "겨울은 風寒이 外來하므로 藥으로 發散한 후에 半夏를 사용하여 痰을 없애면 다시 오지 않는다"라고 지적하였다. 內傷咳嗽는 항상 반복적으로 발작하고 잘 낫지 않아 肺氣가 더욱 虛해지고 咳嗽가 더욱 심해지게 된다. 《石室秘錄》에서 "오랜 기침병이 낫지 않으면……六味地黃丸에 麥門冬 3兩, 五味子 1兩을 첨가한 것을 복용하면 다시 재발하지 않는다. 이렇게 하지 않으면 병이 재발하지 않을 것이라는 것을 보증할 수 없다"라고 하였으며, 《保生秘要》에서는 "虛火로 기침이 動한 경우에는 반드시 津液을 삼켜 丹田으로 내려 보내고 말을 줄이며 忿怒를 禁하면 병이 낫는다"고 지적하였다. 그러므로 적극적인 예방조치를 채택하면 本病의 발생을 피하거나 감소시킬 수 있다. 현대의학에서 가리키는 상호흡도감염, 기관지염, 기관지확장 등의 질병은 本節의 예방조치를 참고할 만하다.

1) 養生(1次豫防)法

咳嗽의 생성은 外邪의 侵襲이나 情志로 인한 손상, 飮食不節 혹은 臟腑機能失調가 원인이 된다. 《三因極一病證方論・咳嗽敍論》에서 "內因인 七情, 六淫과의 外合, 飮食・起居・房勞・소리 지르는 것 등 모두 단독으로 재발하거나 서로 영향을 주어 병을 일으킬 수 있다"라고 하였다. 그러므로 咳嗽의 1차예방법은 "반드시 咳嗽의 所로 하는 것을 잠복키고 그 원인이 되는 부분을 먼저 치료한다"는 원칙에 근거하여 원인을 분석하고 예방해야 한다.

(1) 外邪防避法

六淫之邪는 咳嗽의 주요요소이다. 《諸病源候論・咳嗽病諸候》에서 "咳嗽는 肺가 寒에 감염되어 약한 경우는 咳嗽가 되는 것이다"라고 하였으며, 《河間六書・咳嗽論》에서 "寒, 暑, 燥, 濕, 風, 火 六氣 모두는 사람으로 하여금 기침하게 한다"라고 하였다. 그러므로 "虛邪賊風, 避之有時(《素問・上古天眞論》)는 咳嗽를 예방하는 중요한 조치이다.

(2) 飮食養生法

《證治要訣・咳嗽》에서 "기침하면 血痰과 飮食이 함께 나오는 경우, 이것은 대개 음식에 균형을 잃어 肝氣不利가 초래되고 肺에 客邪가 있기 때문이다"라고 하였다. 그리고 《醫學入門・咳嗽》에서 "食積은 熱火가 肺속에 흐르기 때문이다"라고 하였고 또한 "食咳는 食積으로 인해 痰이 생기고 痰氣가 가슴에 충돌하기 때문이다"라고 하였다. 그러므로 평시에 반드시 음식을 잘 조절하여 과식하지 않도록 하고, 반드시 음식을 淸淡하게 먹어서 기름기가 痰을 생성하지 않도록 해야 한다. 또한 辛辣香燥, 炙煿寒凉의 식품을 먹지 않도록 한다.

(3) 心理養生法

《醫學入門・咳嗽》에서 "분노가 肝을 손상시키고 기침으로 兩脇아래가 답답하며 이것이 膽에 들어가면 苦汁을 吐한다"라고 하였고, 또한 "七情, 배고픔이나 배부름으로 인해 體內에 손상이 있으면 邪氣가 上逆하게 되는데, 肺는 氣가 출입하는 길이므로 五臟의 邪가 위로 肺를 데워 기침을 하게 만든다"라고 하였다. 따라서 《保生秘要・咳嗽》에서 "반드시 성격을 관대하게 갖고 가슴을 편안하게 해야 한다", "말을 적게 하고 분노를 금한다"라고 하였다.

(4) 藥物養生法

① 感冒에서 咳嗽로의 變生防止

《雜病源流犀燭・感冒源流》에서 "風邪가 인체에 침범하면 어떤 곳에서 感受하든간에 반드시 肺에 귀결된다"라고 지적한 바 있다. 肺는 毛皮와 合하고 衛外를 관장하며 성질은 嬌臟에 속하고 咳嗽가 나타나므로 반드시 예방에 주의해야 한다. 《雜病證治準繩・咳嗽》에서 "風을 感受하여 惡風, 自汗, 혹은 發熱, 맑은 콧물, 浮脈이 나타나는 경우에는 桂枝湯에 防風, 杏仁, 前胡, 細辛을 첨가해준다"라고 하였다.

② 伏天藥餠

"冬病夏治", "春夏養陽"의 원칙에 근거하여, 여름철 적당한 시기에 예방적인 치료를 함으로써 咳嗽의 겨울철과 봄철의 季節性發作을 방지할 수 있다. 藥餠은 細辛, 白芷, 白芥子, 甘遂, 輕粉을 각각 같은 양으로 만든다. 이와 같은 약들을 곱게 갈아서 벌꿀을 넣어 풀 상태로 만들어 누에콩 크기의 둥근 떡을 만든다. 그리고 穴位를 선정하여 生薑片으로 열이 나게 마찰한 후 떡을 穴位 위에 놓고 붕대로 고정시킨다. 매일 24~48시간 붙이고 매 3~4일 간격으로 藥餠을 1회사용하며 10회를 1단계치료과정으로 한다. 그리고 연속으로 2~3일(여름철) 사용할 수 있다. 藥餠을 붙인 곳에서 때때로 發熱, 가려움과 소량의 수포가 나타날 수 있는데, 이때는 사용을 중지하면 저절로 낫는다. 肺兪에서 시작하여 순서대로 아래쪽으로 厥陰兪, 膏肓, 心兪, 督兪, 膈兪, 肝兪, 膽兪, 脾兪, 胃兪에 시술한다. 매 회마다 1穴씩 붙이고 좌우 대칭으로 한다.

③ 玉屛風散

평소 몸이 약하거나 혹은 肺가 虛하여 外邪에 쉽게 감염되어 咳嗽가 출현하는 경우에는 玉屛風散類의 方藥을 복용할 수 있다.

④ 六味地黃丸

南方人이 가을과 겨울철에 北方에 가서 7, 8일 머문 후에는 왕왕 外感의 有無를 막론하고 처음에는 咽喉가 건조해지고 이어서 咳嗽가 출현하게 된다. 이러한 咳嗽에 대해서는 반드시

燥를 濕潤시키지 않으면 안된다. 보통 北方에 늦가을 이후에 가서 6, 7일 넘게 머무를 경우에는 六味地黃丸(매일 9g)을 복용하면 咽喉의 건조로 인해 발생되는 咳嗽를 예방하는 효과를 얻을 수 있다.

⑤ 養肺固本丸

紫河車 1具, 蛤蚧 1개, 冬蟲草 30g, 人蔘 20g, 鹿角膠 25g, 阿膠 25g, 炙甘草 20g, 山茱萸 30g를 함께 분말로 간다. 그리고 따로 熟地 180g, 黃芪 240g, 沙蔘 120g, 麥門冬 120g, 甘草 120g, 淫羊藿 120g, 巴戟天 120g, 茯笭 120g, 山藥 150g으로 짙게 달여서 찌꺼기를 제거하고 膏를 거두어 상술한 약분말에 흡입되게 하고 따뜻하게 하여 가루가 되게 말린 다음 蜜丸으로 만든다. 매 중량은 9g, 매일 2~3회, 매회 1丸씩 복용한다. 혹은 粉劑로 복용해도 된다. 본 처방은 人蔘蛤蚧散, 六味地黃丸, 紫河車丸 등으로 加減組成한 것으로 慢性咳嗽를 예방, 치료할 수 있으며 장기간 복용할 수 있다.

2) 2次豫防法

咳嗽의 轉歸는 질병의 성질 면에서 보면 주로 實로부터 虛로 轉化된다고 말할 수 있으며, 臟腑面에서 보면 주로 脾, 肺, 腎사이의 轉移라고 말할 수 있다. 外感咳嗽는 대개가 新病으로 實에 속하며 그 질병은 肺에 있다. 만약 치료가 적절하지 않으면 질병이 얕은 곳에서 깊은 곳으로 들어가고 輕症에서 重症으로 轉化되어 다른 臟에까지 미치게 된다. 일반적으로 말해서 병이 肺에 있으면 가벼운 것이고 脾에 있으면 비교적 重한 것이며 腎에 있으면 더 위중한 것이다. 咳嗽의 豫後는 일반적으로 모두 비교적 좋다. 그러나 일부환자들은 쉽게 발작이 반복되어 肺氣腫으로 轉化되는데, 이 경우에는 豫後가 비교적 나쁘며 病情이 연장되어 치유가 되지 않는다.

(1) 起居를 통한 傳變豫防法

《耕耘集》에서 말하기를 "일부 肺虛나 寒 혹은 평소 몸이 약한 咳嗽患者가 시원한 것만을 탐하여 竹席에 누워 자면 肺病이 되고 涼氣를 받아 哮喘을 야기하게 되는데, 이때는 반드시 草席에서 자도록 한다."라고 하였다.

(2) 飮食을 통한 傳變豫防法

"形寒飮冷則傷肺"이므로 咳嗽에 있어서 生冷한 음식을 과식하는 것은 禁忌事項이다. 혹

肺에 風熱이 있는 경우일지라도 역시 얼음을 먹거나 냉장한 음식물을 먹어서는 안 된다. 咳嗽의 초기에는 살찌고 기름진 음식(예를 들면 닭국, 돼지고기국 등)을 먹지 않도록 한다. 그렇게 하지 않으면 음식의 기름기가 滯留되어 치유가 어렵게 된다.

(3) 鍼灸를 통한 傳變豫防法

外感咳嗽의 초기에 肺兪, 列缺, 合谷을 얕게 鍼刺하여 肺氣를 소통시키고 外邪를 解散시켜 病邪가 얕은 곳에서 깊은 곳으로, 表에서 裡로 들어가는 것을 방지해야 한다(《鍼灸學》). 폐가 차고 몸이 약한 환자는 肺兪, 足三里를 艾灸하면 된다.

(4) 藥物을 통한 傳變豫防法

《耕耘集》에서 말하길 "일부 의사들은 收斂止咳의 藥을 너무 이르게 사용하여 환자가 咳嗽不暢에 이르게 하여 痰이 더욱 배출되기 어렵게 만드니 病勢를 연장시켜 치유가 어렵다."라고 하였다. 그러므로 咳嗽의 傳變防止는 藥物治療를 적극적으로 응용하는 동시에 또한 반드시 약사용이 부적당하여 병세를 가중시키는 일이 없도록 주의해야 한다. 《濟生方·咳嗽》에서 "사람이 기침을 치료하는데 있어서 대개 罌粟, 烏梅類를 잘 사용하지만, 粟穀의 性이 매우 澁하고 烏梅의 味가 酸해서 脾를 傷하게 한다는 것은 전혀 모른다"라고 하였다. 《醫學入門·咳嗽》에서도 역시 "어찌 뿌리를 치료하지 않고 兜鈴, 粟穀과 같은 澁劑를 남용하여 도리어 병세만 가중시키는가"라고 지적하였다.

3) 3次豫防法

咳嗽의 3차예방법은 주로 緩和期治療를 강화하고 재발을 방지하거나 혹은 감소시킴으로써 근본적인 치료를 시도하는 것이다.

(1) 氣功을 통한 재발방지법

練內養功, 意守丹田, 坐臥를 兼用하고 簡化太極拳, 氣動功, 行步功을 배합한다.

(2) 導引을 통한 재발방지법

"伸足坐定, 雙搯兒訣, 用力撑起, 低頭, 躬身漸下, 以兩手攀足尖3次, 隨愿訣用力仰起, 次咽津下降幽厥, 如此躬法24回, 養靜半香效."(《保生秘要》)라고 하였다.

(3) 推拿를 통한 재발방지법

脊背拿提法, 束胸法, 揉風池法, 揉命門法, 提合谷法, 揉血海法을 이용한다. 《保生秘要》 에서 "食積으로 초래된 기침에는 外治法으로 臍輪을 문질러 음식이 점차 아래로 내려가게 하며 반드시 마음을 관대하게 하고 胸膈을 평평하게 하여 氣를 下降시키면 낫는다"라고 하였다.

(4) 鍼灸를 통한 재발방지법

肺兪, 膻中, 天突, 足三里, 大椎, 命門, 關元을 取하여 15분 동안 留鍼하며 격일로 1회 시술한다. 《古今醫鑒》 에서 말하기를 "遠年咳嗽, 灸直骨穴, 卽愈. 艾炷如小豆大, 灸3壯"이라고 하였다.

(5) 飮食을 통한 재발방지법

기름지고 매운 음식을 먹지 않도록 하며 清淡한 음식물이 적당하다. 예를 들면 비계가 없는 살코기, 채소, 콩제품, 白木耳, 다시마, 동물의 肺臟(돼지, 소, 양) 등이다. 그리고 상황을 참작하여 아래 열거한 식이요법을 선택 사용한다.

① 곶감 1개, 생강 6g. 생강을 잘게 썰어서 곶감 안에 끼어 넣고 구워서 익혀 먹는다. 혹은 귤병(꿀이나 설탕에 조린 귤) 1~2개, 생강 3쪽을 물에 달여서 복용한다.

② 몸이 虛하고 咳嗽가 있는 경우에는 烏龜肉을 끓여 먹으면 회복을 촉진하는 효과가 있다. 《千金要方》 에는 "10년 동안 계속된 기침이나 20년 동안 치료해도 효과가 없는 경우에는 生龜 3枚를 쓴다. 食法은 腸을 제거하고 물 5升을 넣어 3升이 될 때까지 끓여서 麴釀秫米 4升에 담근다. 이것을 꾸준히 다 먹으면 영원히 재발하지 않는다"라고 기록되어 있다.

③ "痰嗽와 喘息이 같이 있을 때에는 五味子, 白礬 같은 분량을 가루 내어 매일 12g씩 복용하고 生猪肺를 구워서 이 분말을 찍어서 꼭꼭 씹어 白湯으로 삼킨다. 漢陽의 창고를 지키는 兵士 黃六이 이 병에 걸려 여러 약이 모두 효과가 없었는데, 岳陽에서 한 道人을 만나 이 방법을 전해 들으니 두 번 복용한 후 병이 다시 재발하지 않았다"(《普濟方》).

④ 咳嗽가 멎지 않으면 계란껍질을 제거하고, 노른자를 가루 내어 따로 흰설탕 1~2술과 물 반 대접으로 끓여서 뜨거울 때 계란을 여기에 넣어 고루 섞은 다음 생강즙 약간을 첨가하여 고루 섞어서 복용한다. 매일 아침·저녁으로 각각 1회 복용한다.

⑤ 신체허약시의 기침에는 蛤蚧 6g, 羊肺 100g을 사용한다. 먼저 羊肺를 푹 삶아서 익으면 蛤蚧가루를 넣어 고루 섞은 다음 소금으로 맛을 내어 국물을 마시고 고기를 먹는다. 혹은 蛤蚧가루 2g, 人蔘가루 3g을 사용한다. 찹쌀 50~100g을 먼저 끓여서 묽은 죽을 만들고 죽이 다되면 蛤蚧, 人蔘가루를 넣어 고루 섞어서 뜨거울 때 복용한다.

(6) 藥物을 통한 재발방지법

① 사람이 병이 오래되어 기침이 멎지 않으면 人蔘, 白芥子, 五味子, 蘇子 각 4g, 백약 12g, 酸棗仁 8g, 麥門冬 2g, 益智仁 2g을 달여서 복용한다. 그리고 뒤에 六味地黃丸을 복용하는데, 麥門冬 120g, 五味子 40g을 첨가하여 복용하면 재발하지 않는다(《石室秘錄》).

② 蛤士膜油는 肺와 腎을 滋養할 수 있으므로 虛勞久咳에 대해서 단독으로 사용할 수 있다. 4.5~9g을 溫水에 담가두었다가 약한 불에 천천히 끓이다가 반투명한 색을 띠면 설탕 적당량을 첨가하여 아침이나 혹은 잘 무렵 空腹에 복용한다. 매일 1회 복용한다.

③ 오랜 기침이 멎지 않고 기침이 날 때 자주 矢氣되어 대변을 보고 싶을 경우에는 中氣虛弱, 土不生金理論에 근거하여 補中益氣湯에 麥門冬, 五味子를 첨가하여 복용하면 매우 좋은 효과를 얻을 수 있다.

④ 肺, 脾, 腎이 모두 虛할 경우에는 固本丸을 사용하여 몸의 근본을 튼튼히 하고 치료효과를 공고히 함으로써 건강회복에 유리하게 할 수 있다. 이 처방의 藥物組成은 黃芪, 白朮, 防風, 黨蔘, 茯苓, 甘草, 陳皮, 半夏, 補骨脂, 紫河車이다.

3 哮喘豫防法

哮喘은 고대의 "喘促, 上氣"病의 範疇에 속하기는 하지만 약간 차이가 있다. 《醫學正傳·哮喘》에서 "哮는 소리를 말한 것이고 喘은 숨쉬는 모양을 말한 것이다. 목구멍 속에 水鷄소리 같이 헐떡거리니 이를 哮라고 일컬으며, 숨이 차서 연속으로 숨을 쉴 수 없는 것을 喘이라고 일컫는다"라고 하였다. "哮는 喘을 兼하기 마련이다"라고 한 바와 같이 哮와 喘이 항상 連稱된다. 이 질병은 반복되어 발작하며 치유가 어렵다. 《景岳全書·喘促》에서 "숨이 찬 병은 가장 위험한 증후로 치료하는데 그 요점을 잃게 되어 잘못을 저지르는 사람이 많다"라고 하였고, 《醫宗說約·哮》에서 "喘은 惡候이고 哮는 痼疾이다"라고 하였으며, 《醫學從衆錄·喘促》에서 "喘證은 가장 重한 병증이고 치료가 어렵다"라고 한 것을 보면 그 危害가 매우 큰 것을 알 수 있다. 그러나 만약 적극적인 예방조치를 취한다면 哮喘의 발생을 피할 수 있다.

哮喘病의 발생부위는 肺이다. 《三因極一病證方論·喘脈證治》에서 "五臟은 모두 上氣와 喘咳症狀을 가질 수 있는데, 肺는 五臟의 華蓋로서 모든 脈이 肺에서 잡힌다. 喘息은 즉 氣를 動한 것이므로 肺가 주관한다"라고 하였다. 이 병의 임상증상에 대해서 《醫宗必讀·喘》에서는 "喘은 숨이 급박하고 가래 끓는 소리가 나며 입을 벌리고 어깨를 들먹거리고 몸을 흔들면서 배를 움켜쥔다. 哮는 喘과 비슷하지만 喘이 입을 벌리고 숨을 내쉬는 것과는 呀呷소리가 난다. 呷이라는 것은 입을 벌리고 내는 소리고 呀는 입을 다물고 내는 소리다. 입을 열고 다물었을 때 모두 소리가 난다. 呷呀 두 가지 소리를 합성하여 哮字가 된 것이다. 痰이 목구멍사이에 걸려서 氣와 서로 相沖하므로 呷呀와 같은 소리를 내는 것이다"라고 비교적 구체적으로 서술하였다. 그리고 哮喘의 발생원인에 관하여 《普濟本事方》에서는 "날씨가 흐리고 비가 오려고 하면 곧 발작한다……이 질병은 평생토록 고통을 당하며 또한 어미와 자식간에 유전되는 경우도 있다"라고 하여 六淫과 先天的인 要素가 병을 발생시키는 작용을 한다는 것을 강조하였다. 《濟生方·咳喘痰飮門》에서 "몸조리에서 균형을 잃었거나 六淫에 손상되었거나 七情의 불균형으로 손상되었거나 혹은 떨어져 놀랐거나 물을 건너다 넘어졌거나 음식을 過하게 먹어 몸이 傷하였거나 너무 힘을 써서 臟氣에 불균형을 일으킨 결과 營衛가 비정상이 됨으로써 陰陽出入에 따라가지 못하고 肺를 促迫하여 宣通하지 못하니 喘이 형성된다"라고 하였다. 이것은 六淫外感, 飮食失調, 七情內傷, 노동과 휴식의 失調 등의 원인 모두가 肺氣가 肅降하지 않고 發하게 하여 哮喘이 될 수 있음을 설명한 것이다. 《醫方考·哮喘門》에서 "膈에 단단한 痰이 있고 외부로부터 非時之氣에 감염되며 체내에 壅塞한 氣가 있으면 후에 사람으로 하여금 哮喘에 걸리게 한다"라고 하였다. 즉 病機에 있어서 말하자면 哮喘의 발생에는 虛實 두 가지 측면이 있다. 內的으로는 肺腎氣陰의 不足으로 야기되고, 外的으로는 六淫侵襲이 흔히 보이는 원인이며 痰이 濁해지고 膠固되면 宿根이 된다. 이를 통해 알 수 있듯이 哮喘豫防은 다방면적이어야 한다. 皮毛를 보호하여 外邪로 인한 肺의 손상을 방지해야 하고 또한 肺脾에 痰濁이 內生하지 않도록 잘 조리해야 한다. 선천적으로 五臟이 虛弱한 사람에 대해서는 耐寒力鍛鍊을 강화하여 肺腎氣陰을 충족시켜서 哮喘이 없게 해야 한다.

1) 養生(1次豫防)法

哮喘豫防은 반드시 여러 종류의 病因에 근거하여 진행해야 한다. 風寒에 대한 주의, 음식조절, 체육단련·강화 등이 바로 哮喘을 예방하는 중요조치이다.

(1) 調護養生法

衛陽不固와 肺氣失護는 哮喘의 발생에 있어서 흔히 보이는 病因이다. 따라서 스스로 신체를 調護하여 감기에 걸리지 않게 하고 吸煙을 삼가며 자주 숲속에 가서 신선한 공기를 호흡하는 것이 바로 哮喘을 예방하는 기본조치이다. 《混浴頤生錄》에서 "겨울철에 덮는 이불과 요는 따뜻하게 하되 약간 더우면 즉시 얇게 하고 추우면 두텁게 덮는다. 속담에 이르기를 '벗고 입는 것을 부지런히 하는 것이 약 먹는 것보다 낫다"고 하였다. 이 이론은 哮喘을 예방하는 데 있어서 반드시 준수해야 하는 원칙이다.

(2) 飮食養生法

《症因脈治・內傷喘逆》에서 "膏粱珍味가 나날이 中焦에 쌓이고 太陰이 그곳을 막으면 運化할 수 없고 더럽고 나쁜氣가 下降하게 되고 반대로 위로 淸道를 건드리게 되니 喘息과 嘔吐를 피할 수 없다"라고 하였다. 이것은 달고 기름진 음식을 좋아하면 濁氣가 上壅하여 下降하지 못하고 肺가 淸肅을 잃어 喘息과 嘔吐를 일으키게 한다는 것을 설명하는 것이다. 따라서 달고 기름진 음식물을 적게 먹으면 喘證의 발생을 감소시킬 수 있음을 알 수 있다. 《醫碥・喘哮》에서 "哮라는 것은……너무 지나치게 시거나 짠 음식을 먹으면 생기며 어렸을 때 소금과 식초를 많이 먹으면 종종 이 질병을 형성하게 되니, 통속적으로 鹽哮라고 부른다. 氣管에 滲透하고 痰이 들어가 엉기면 風寒을 만나자마자 氣가 鬱滯되고 痰이 壅結하여 이 질병이 발작하게 된다"라고 하였다. 여기에서 말하는 "鹽哮"는 "鹹哮"라고도 稱하며 어떤 책에서는 식초를 과다하게 복용하였을 때의 천식을 "醋哮"라고 칭하였다. 그러므로 小兒에게 鹹味와 酸味를 지나치게 많이 먹이는 것은 적당하지 않으며, 특히 선천적으로 약한 소아는 반드시 주의해야 한다. 그렇지 않고 鹹味가 지나치면 痰이 쉽게 발생하고, 酸味가 지나치면 飮이 쉽게 발생하여 痰飮이 內留되어 哮喘의 뿌리를 형성함으로써 질환이 끊이지 않게 된다.

(3) 적당한 勞動과 休息을 통한 養生法

勞動이 過度하면 喘息을 유발한다는 것은 옛날 기록에도 있다. 노동으로 인해 氣가 부족해지고 氣의 결핍으로 인해 천식이 발생하는 것이다. 그러므로 과도한 노동으로 인한 氣의 손상을 피하는 것 또한 哮喘을 예방하는 방법 중의 하나이다. 《類證治裁・喘症論治》에는 노인이 노동으로 인해 천식이 유발된 기록을 하고 있으며, 아울러 "노인은 元海根이 微弱하여 함부로 노동을 하면 기침을 하게 되며, 기침을 하면 氣가 상승하여 천식이 된다. 이때는 반드시 조용히 몸을 調理하는 것이 좋다"라고 하였다. 소위 "靜攝"은 바로 적당한 휴식이다. 《混浴頤生錄》에서 "사람은 항상 힘을 써야 하지만 피로할 정도로 일하지 않음으로써 營衛의 流通을 중시하여 血氣가 고루 퍼지게 해야 한다"라고 하였다. 즉 청년도 역시 노동과 휴식을 적당하게 조절해야만 늙어서 천식에 걸리지 않는다.

2) 2次豫防法

哮喘病은 수시로 발작했다가 그치곤 하므로 "발작할 때마다 6, 7일 계속하고 가벼운 경우는 3, 4일 동안 하며 어떤 경우는 한달, 보름을 한다"라고 하였다. 適時에 치료하지 않으면 호흡이 빠르고 숨이 연결되지 않으며 구슬 같은 땀이 솟고 四肢가 차며 脈象이 浮大無根한 등의 喘脫危候가 나타날 수 있다. 만약 발작하기 전에 미리 예방하면 危證의 발생을 피할 수 있다.

(1) 藥物을 통한 傳變豫防法

藥物을 통한 傳變豫防法은 반드시 "발생하기 전에는 扶正을 위주로 하고 이미 발생하였을 때에는 攻邪를 위주로 한다"의 원칙을 준수해야만 한다. 이것은 古代 醫學家들이 다년간 누적해온 고귀한 경험이다. 哮喘의 病根은 脾와 腎에 있으므로 健脾補腎이 곧 藥物을 통해 傳變을 예방하는 데 있어서 중요한 조치가 된다.

① 健脾

咳嗽痰多, 食慾不振, 四肢倦怠 등의 증상이 현저한 경우에 사용한다. 처방은 黨蔘 15g, 茯笭 15g, 白朮 15g, 陳皮 9g, 甘草 6g, 山海螺 30g을 사용한다.

② 補腎

腰腿酸軟, 氣短脈沈, 肢冷裏寒 등의 증상이 현저한 경우에 사용한다. 처방은 熟地 30g, 生山藥 15g, 黃精 15g, 菟絲子 9g, 仙靈脾 10g, 川斷 9g을 사용한다.

경험을 통해 哮喘이 발작하기 전 1~2개월부터 上述한 처방을 20~30일간 복용하여 대부분이 그 해의 발작기간내의 發病狀況이 경감되었음이 증명되었다.

③ 脾腎兩補

六君子丸과 金櫃腎氣丸을 함께 복용할 수 있다.

(2) 음식을 통한 傳變豫防法

① 禁忌飮食

喘息에는 寒과 熱의 구별이 있다. 寒喘에는 배, 미나리, 올방개를 먹어서는 안되며, 熱喘에는 양고기, 거위고기, 생강, 계피를 먹어서는 안된다. 그리고 腹脹이 함께 나타날 경우에는 콩류, 고구마 등을 먹으면 안된다. 그밖에 哮喘患者는 반드시 소금과 酸性飮食物을 적게 먹어야 하고 술도 금해야 한다.

② **食餌療法**

哮喘의 식이치료의 방법은 매우 많다. 체질의 차이에 근거하여 核桃仁, 山藥, 胎盤, 羊肉, 猪睾丸, 鵪鶉, 西瓜, 芝麻, 紅梨, 松子仁, 杏仁, 鷄卵, 白果, 동물의 肺臟 등을 먹을 수 있다. 3종의 식이요법을 소개한다.

㉠ 鷄蛋卞蘿卜 : 冬至前後에 大卞蘿卜(무의 일종) 1개를 수직으로 잘라 양측에 국자로 반달모양의 구덩이를 파서 생계란 1개를 넣고 무를 마주 대고 끈으로 단단히 하나로 묶는다(계란이 눌려 깨지지 않도록 주의한다). 그리고 무를 화분에 심고 적당히 물을 주고 보온을 하고 태양을 쬐어 무가 살아나 새로운 잎이 나게 한다. 81일이 지난 후에 무를 뽑아서 흙을 씻어내고 가른 다음 계란을 꺼내고 무를 썬다. 그리고 먼저 무를 적당량의 물에 삶은 다음 계란(계란은 이미 풀어졌지만 썩지는 않았음)을 풀어 넣고 익으면 소금을 넣지 말고 끼니마다 나누어 먹는다(《食補與食療》).

㉡ 靑蛙胡椒 : 살아있는 청개구리 1마리(雌雄 구분 없음)를 죽인 다음 껍질과 내장을 제거하지 말고 가루로 된 흰후추 7g을 청개구리입속에 집어넣은 후 바늘로 꿰맨다. 그리고 청개구리를 덮개가 있는 茶缸속에 넣고 물 10㎖를 부어 중탕으로 약한 불에 물이 끓어도 계속 12시간(솥에 물이 마르면 물 적당량을 첨가한다) 동안 끓인다. 다되면 꺼내어 따뜻할 때 후추, 탕(국물), 청개구리고기를 먹는데 內臟은 먹지 않는다. 먹을 때는 소금, 기름, 설탕을 넣지 않고 3~5일 격으로 1회 먹으며 5회를 1단계 치료과정으로 한다. 만약 1단계 치료과정에서 호전이 나타나지 않으면, 10일이 지난 후에 제2단계 치료과정을 시행한다. 복용시에는 담배, 술, 차, 시고 매운 음식과 生冷하고 기름진 음식을 금한다(《食物療法》).

㉢ 松子仁糖蘸 : 설탕 500g을 알루미늄냄비에 넣고 물을 약간 첨가하여 약한 불에 끓이다가 주걱으로 저으면 실모양이 되는데 손에 묻어나지 않을 때 불을 끈다. 뜨거울 때 볶은 松子仁 250g을 넣고 고루 저은 다음 표면에 식용유를 칠한 큰 법랑접시에 부어서 평평하게 하여 약간 식히고 칼로 작은 덩어리로 잘라서 냉각시킨 후 작게 쪼개서 먹는다.

(3) 起居를 통한 傳變豫防法

哮喘患者의 起居豫防法 역시 상당히 중요하다. 이것은 皮毛를 보호하고 감기를 방지하는 것을 가리킬 뿐만 아니라 또한 房事를 절제하는 것을 포함한다. 明代의 趙獻可는 "寢室의

휘장을 멀리하고 色慾을 끊게 되면 몸을 보전할 수 있다"라고 인식하였다. 哮喘은 대부분 腎氣不納으로 인해 야기된다. 그러므로 만약 房事를 절제하지 않아 精氣消耗가 너무 지나치면 질병상태가 더 심해질 수 있다. 특히 겨울로 접어든 이후는 哮喘이 발생하는 계절이므로 반드시 더욱 房事를 절제해야 한다. 그렇지 않으면 환자의 생명이 위험할 수 있다.

(4) 鍼灸를 통한 傳變豫防法

實喘인 경우는 마땅히 鍼이 좋으며, 常用穴位로는 大椎, 身柱, 膻, 膻中, 曲池, 合谷, 外關 등이 있다. 虛喘인 경우는 마땅히 灸가 좋으며, 常用穴位로는 氣海, 關元, 神闕, 三陰交, 腎兪, 命門 등이 있다.

그리고 또한 哮喘이 발작하려고 할 때는 梅花鍼으로 魚際 및 前臂 등의 手太陰經이 循行하는 부위를 15분간 두드리고 兩側 胸鎖乳突筋을 15분간 두드려 발작을 제지하면 질병의 전변을 방지할 수 있다.

3) 3次豫防法

주로 哮喘의 緩和期에 적용된다. 이 기간에 만약 正氣를 調養하고 신체단련을 꾸준히 하면 일부 환자들은 근본적인 치료를 할 수 있고 혹은 발작을 감소시키고 病이 빨리 치유되게 할 수 있다.

(1) 藥物을 통한 재발방지법

① 外用藥

白芥子 30g, 甘遂 15g, 細辛 15g을 모두 곱게 갈아서 생강즙을 넣어 풀 상태로 만든다. 蠶豆大로 떠서 肺兪, 膏肓, 百勞穴 (또는 身柱, 天突, 膻中穴)위에 칠한다. 30분에서 1시간이 지난 후에 藥物을 닦아내고 국부에 물집이 생겼으면 터뜨리고 게티안 바이올레트를 바름으로써 계속적인 감염을 면할 수 있다. 이와 같이 매년 여름철 "복날"에 2~3회(일반적으로 初伏, 中伏, 末伏에 각 1회씩 진행한다) 바르면 哮喘의 재발에 대해서 일정한 예방작용이 있다.

② 胎盤防喘 캡슐

胎盤粉, 地龍粉, 側柏葉粉, 沈香粉 각각 같은 분량을 캡슐에 담는다. 매일 3회 복용하고 매회 6개정도 복용한다. 本藥은 固本平喘의 작용이 있으므로 治療藥으로 사용할 수 있고 또한 豫防藥으로도 사용할 수 있다. 다년간의 임상관찰을 거쳐 哮喘의 재발을 예방하는 데에 비교적 좋은 효과가 있음이 밝혀졌다.

③ 玉屛風散

生黃芪 120g, 白朮 180g, 防風 60g을 모두 곱게 갈아서 매번 9g을 2회 달여서 아침저녁으로 복용한다. 이 처방은 肺脾氣虛患者에 대하여 健脾益肺 및 感氣豫防의 작용을 한다. 만약 감기의 발생횟수를 감소시킬 수 있다면 哮喘緩和期를 연장시켜 질병이 빨리 치유되게 할 수 있다.

(2) 調養을 통한 재발방지법

哮喘患者가 緩和期에 있을 때는 특별히 起居, 飮食, 心理 등의 調養에 주의해야 하는데, 그 내용은 다음과 같다.

① 기후변화에 따라 防寒과 保溫에 주의하여 六淫 및 異常氣味의 침습을 방지해야 한다.

② 음식은 淸淡해야 하고 기름지고 진한 맛의 음식을 편식하지 않도록 해야 하며 술과 담배를 금해야 한다.

③ 心情을 편안하게 유지하여 七情內傷을 방지해야 한다.

④ 신체의 단련을 꾸준히 한다. 예를 들면 太極拳, 氣功, 散步 등을 함으로써 肺의 호흡기능을 개선시킨다.

4 肺癆豫方法

肺勞(폐결핵)는 "癆瘵", "癆疰", "傳尸癆" 등으로 칭해지기도 한다. 晩淸時期以前에는 대부분 "癆瘵"로 통칭되었고 晩淸以後에는 점차 "肺病"으로 불려졌다. 이 병은 咳嗽, 潮熱, 盜汗, 形體消瘦 등이 주증상이며, 病巢가 肺에 있고 전염성이 강하여 前人들은 內科의 4大難治病의 하나로 열거하였다. 葛先師는 《名醫指掌》에서 "癆瘵보다 치료가 어려운 병은 없다"라고 하였다.

일찍이 《內經》은 이 병의 증상에 대해서 다음과 같이 기록한 바 있다. 《素問・玉機眞臟論》에서 "뼈가 마르고 살이 함몰되며……몸에 열이 나고,……"라고 하였으며, 《靈樞・玉版》篇에서도 "기침이 나고 몸이 마르며 열이 나고 脈이 小한 질병이다"라고 하였다. 그리고 《金匱要略・血痺虛勞病脈證幷治》 中에서의 "虛勞"도 역시 이 병에 포함된다. 《華氏中藏經・傳尸》篇에서는 이미 이 병의 발병 원인 및 그 전염성을 인식하고 있었다. 즉, "사람의 血氣가 衰弱하고 臟腑가 虛弱하며……, 혹은 술과 음식에 원인이 있거나,……혹은 問病이나 弔喪갔다가 얻은 경우,……이 병에 걸려 죽은 氣에 감염되어 병에 걸린다"라고 하였다. 唐・宋時期에는 肺癆의 증상에 대해서 더욱 형상적으로 묘사하였다. 《外臺秘要・虛勞骨蒸方》에서

"점점 몸이 마르고 처음에는 盜汗이 두드러지다가 盜汗以後에는 바로 寒熱往來하고 寒熱往來 이후에는 바로 기침이 심해지고 기침 후에는 안색이 창백해지면서 양 볼에 연지처럼 붉은 색의 동전 모양 같은 원형이 수없이 나타난다"라고 하였다. 그리고 《普濟本事方・諸蟲飛尸鬼疰》 篇에서 "肺蟲은 肺葉속에 살면서 肺系를 잠식하므로 瘵疾이 형성되어 咯血하고 쉿소리를 낸다"라고 하여 肺癆는 "肺蟲"이 肺系를 侵蝕하여 발생된다는 것을 지적하였다. 元의 朱丹溪는 癆瘵主乎陰虛之說을 제창하였다. 즉 《丹溪心法・癆瘵》 에서 "癆瘵는 陰虛, 痰과 血病에서 주로 발생한다"라고 하였다. 丹溪가 말한 이 이론은 매우 높은 견해로 후세의 의학가들 대부분이 그에 따라 이 병을 치료하고 있다.

이 병의 예방과 치료에 대해서 前人들은 調養을 중시하였다. 《明醫雜著・癆瘵》 에서 "환자는 생명을 사랑하는 마음으로 굳게 결심하고 房事를 금하고 妄想을 하지 않으며 분노를 금하고 음식을 잘 조절함으로써 그 根本的인 치료를 스스로 배양할 수 있다. 이렇게 하지 않으면 비록 좋은 약을 먹어도 소용이 없다"라고 하였으며, 《醫學正傳》 에서는 "보통 본 증상을 느끼면 빨리 치료해야 하는데, 서두르지 않으면 일을 그르치게 된다"라고 하였다.

1) 養生(1次豫防)法

肺癆의 발생원인은 주로 "癆蟲(결핵균)"감염과 正氣不足 두가지이다. "癆蟲"감염은 이 병을 형성하는 외래요소이며, 正氣不足과 陰虛는 이 병을 유발하는 內因이다. 따라서 적극적으로 正氣를 돕고 陰을 보호하며 결핵균침습을 예방해야만 "肺癆"의 발병을 억제하거나 감소시킬 수 있다.

(1) 正氣內養法

正氣內養은 "癆蟲"의 침입을 면할 수 있는 중요한 조치이다. 같은 하늘아래에 살면서 어떤 이는 "癆蟲"에 감염되고 어떤 이는 감염되지 않는데, 여기에는 正氣의 强弱이 중요한 작용을 한다. 正氣內養은 기분을 우울하지 않도록 하여 유쾌함을 유지하는데 주의해야 하고, 飮食調養과 起居休養에 주의해야 하며, 房事를 절제하여 精을 고갈시키지 않도록 주의해야 한다. 《古今醫統・癆瘵門》 에서 "평소에 眞元의 氣를 保養하고 精血을 아끼면 肺病이 전염되지 않는데, 함부로 방탕한 생활을 하면 자신은 느끼지 못해도 精血이 체내에서 消耗되어 邪氣가 외부로부터 이것을 틈타 들어온다"라고 하여 폐결핵이 감염되기 가장 쉽다고 말하였다. 따라서 함부로 淫亂을 추구하지 말고 眞元의 氣를 保養하면 폐결핵의 발생을 예방할 수 있다.

(2) 辟毒避毒法

① 시체의 화장

《上淸紫庭追癆仙方》 에서 "病者가 죽은 후에는 시체를 불에 태워 옆사람에게 전염되어 가문이 전멸하는 것을 막는다"라고 지적하였다. 肺癆患者에 대하여 死後에 시체를 화장하는 것은 傳染源을 소멸하고 肺癆의 발생을 근절시키는 가장 효과적인 방법이다.

② 접촉의 삼가

항상 肺癆患者와 접촉하거나 혹은 患者 死後에 弔問하는 경우에는 "癆蟲"에 감염될 위험이 있다. 그러므로 일반적인 상황하에서는 반드시 환자와 많이 접촉하는 것을 피해야 한다. 부득이한 상황하에서는 毒氣가 코를 통해 들어오는 것을 피할 수 있는 일부 조치를 취할 수 있다. 여기에서 3종의 방법을 소개한다.

㉠ 雄黃을 콧구멍에 바르거나 혹은 香油를 콧구멍속에 바른다. 또는 雄黃燒酒 한잔을 마시거나 혹은 마늘 몇 쪽을 먹는다. 이러한 조치를 취하면 감염의 기회를 감소시킬 수 있다.

㉡ 貫衆적당량을 물항아리속에 담가놓으면 "癆蟲"을 죽이는 작용을 한다. 혹은 물항아리속에 石菖蒲, 雄黃, 白礬, 好降香을 담가놓아 식수를 소독하면 그 효과는 더욱 좋다(100kg의 물에 각각의 藥을 3~5g 사용한다.). 그리고 혹은 식초에 마늘을 며칠간 담가놓고 매일 식사때 마늘 몇 쪽을 먹으면 폐결핵을 예방할 수 있다.

㉢ 《古今醫統》 에서 말하길 "氣가 虛하고 饑餓에 허덕이는 사람은 폐병환자에게 접근하면 안되며, 접촉할 시에는 배고픈 상태에는 안된다. 補藥을 복용하거나 安息香囊을 몸에 차거나 雄黃을 코에 바른 후 접근한다"라고 하였다.

(3) 起居를 통한 肺癆養生法

① 아무데나 가래를 뱉지 않는다.

"癆蟲"은 주로 입, 코를 통해 전염되며, 그 傳染源은 "癆蟲"이 배출되는 가래이다. 배출된 가래가 건조하여 가래속의 "癆蟲"이 먼지에 날려서 사람들이 흡입하면 폐결핵을 일으킬 수 있다. 《千金要方》 에서는 "평상시에 땅에 침을 뱉지 않도록 한다"라고 지적하였다. 따라서 항상 환경의 청결위생을 유지하고 아무데나 가래를 뱉지 않는 것은 肺癆病의 발생을 예방하는 데에 특히 중요하다.

② 風寒에 조심한다.

옛말에 "감기는 정신을 바짝 차리지 않으면 肺病이 된다"라고 경고하였다. 감기가 낫지 않거나 혹은 반복되면 皮毛를 통해 肺系로 들어가서 가벼운 경우에는 기침을 하고 중한 경우에는 각혈을 하게 된다. 그러므로 傷風을 하찮은 질병으로 가볍게 보아서는 안된다. 또한 《醫學正傳·勞極》 篇에서도 "寒, 風, 暑, 濕을 부지런히 피해야 한다"를 肺癆豫防措置의 하나로 삼았다. 따라서 평소에 반드시 수시로 의복과 이불을 갈아주어 風寒을 피해야 한다.

2) 2次豫防法

2차예방법의 각도에서 보면, 肺癆病은 임상 상에서 병세가 가벼울 때 미리 효과적인 조치를 취함으로써 그 傳變을 막아 쉽게 회복할 수 있다. 만약 예방이 적절하지 않으면 타인에게 전파시킬 수 있고 또 자체적으로 傳變될 수 있다. 頸項部位에 전해져 발병하면 구슬을 꿴 모양으로 되어 "瘰癧"이라는 병으로 변한다. 즉 서양의학에서의 頸部임파선결핵이다. 또한 뼈와 관절에 전해져 발병하면 "骨癆"가 되는데, 즉 서양의학에서의 골결핵과 관절결핵이다. 그리고 남성 생식계통(예를 들면 부고환)에 전해져 발병하면 한의학에서 말하는 "慢性子癰" 혹은 "子痰"이 된다. 즉 서양의학에서의 부고환결핵이다.

肺癆가 오랫동안 지연되면 咯血이 보이고 몸이 장작처럼 마르며 피부가 거칠어지고 물처럼 땀이 흐른다. 그리고 숨이 차고 안색이 창백하고 어두운 등의 증상이 나타나면 치료가 어려워지기 때문에 2차예방은 반드시 미리 종합적인 조치를 취해야 한다. 《明醫雜著·癆瘵》 篇에서 말하기를 "이 병은 早期에 치료하면 쉽지만, 만약 肌肉이 마르고 피곤하여 침상에 머무르며 脈이 陳伏細數할 때까지 지체되면 치료가 어렵다"라고 하였다. 또한 《肘後備急方·治尸注鬼注方》 에서 "이와 같은 질병은 빨리 치료해야 한다"라고 하였으며, 《醫學正傳》 에서도 "이 병에 걸리면 처음에는 많이 나태해지고 편안함만을 추구하는 것이 오랜 시일 계속되다가 發熱이 그치지 않게 되며 몸이 심하게 마르고 眞元氣가 脫盡되는데 이때에 의사를 찾아가 치료하면 비록 倉公과 扁鵲이 다시 살아난다 해도 만분의 일도 구하지 못한다"라고 하였다.

(1) 飮食調養法

① 油麵餺飥

生胡麻油 500g, 멥쌀(깨끗한 쌀뜨물) 1ℓ를 약한 불에 끓여 含鹽湯과 밀가루를 합쳐서 餺飥(떡의 일종)을 만들어 먹으면 虛癆, 肺癆를 예방·치료할 수 있다(《老老恒言》). 胡麻油는 肺를 촉촉하게 적셔 기침을 멈추게 하고 가래를 삭히며, 멥쌀은 肺를 깨끗이 하고 陰을 길러 준다. 그러므로 그 기름쌀뜨물을 밀가루와 합하여 薄餠(*밀가루를 더운 물로 개고 얇게 늘여서 번철에다 구운 것)을 만들어 먹으면 養陰潤肺의 작용을 일으킬 수 있다.

② 桃仁粥

"桃仁 30g을 껍질을 제거하고 부수어 물 3ℓ로 끓인 다음 찌꺼기를 제거한 후 멥쌀 3合을 넣고 죽을 쑤어 먹으면 傳尸, 鬼氣를 막을 수 있고 咳嗽, 痰痺, 날로 수척해지는 것을 치료할 수 있다."(《老老恒言》). 이것을 꾸준히 먹으면 기침을 멈추게 하고 가래를 삭히며 肺를 깨끗이 하고 肺陰을 기를 수 있다.

③ 뱀장어

"骨蒸勞瘦에는 뱀장어 2근을 淨酒 2잔에 끓여서 소금과 식초를 넣어 먹는다."(《太平聖惠方·食鰻鱺魚》). 李時珍이 말하기를 "뱀장어는 여러 병을 치료하는데, 그 효능은 전문적으로 殺蟲하고 祛風하는 것이다"라고 하였다. 뱀장어는 결핵균을 죽일 수 있으며 또한 虛損을 補하고 오래된 폐결핵을 다스릴 수 있다.

(2) 藥物을 통한 傳變豫防法

① 咳嗽가 그치지 않고 가래가 적고 입이 마를 때는 咳嗽를 안정시키야 하므로 瓊玉膏, 加味萬化膏를 사용한다.

② 咳血, 咯血에는 止咳補絡해야 하므로 十灰散, 白芨枇杷丸에 三七粉을 첨가하여 물에 타서 복용한다. 혹은 白芨, 蛤粉炒阿膠, 生地黃, 藕節, 枇杷葉을 달여서 복용한다.

③ 骨蒸, 勞熱에는 淸熱除蒸法을 이용할 수 있으므로 柴胡淸骨散을 복용하고, 氣虛勞熱에는 黃芪鱉甲散을 복용한다.

④ 自汗, 盜汗에는 반드시 營血調和, 收斂止汗해야 하므로 當歸六黃湯, 玉屛風散을 복용한다.

⑤ 大咯血, 自汗不止에는 반드시 白芨散(百部, 白芨, 牡蠣, 炮山甲 같은 분량을 가루낸 것)을 복용해야 한다. 매회 3~5g, 하루 2~3회 복용한다.

외용약으로는 五靈脂, 白芥子 각 15g, 白鴿類 10g, 生甘草 6g, 麝香 0.3g의 분말과 大蒜泥 15g을 함께 고루 빻아서 식초 소량을 넣고 거즈 위에 펴 발라서 頸椎와 腰椎夾脊 양쪽으로 1寸半지점에 붙인다. 그리고 약 1~2시간동안 붙이고 피부에 뜨거운 느낌이 나면 제거한다. 7일에 1회 시행한다.

(3) 鍼灸를 통한 傳變豫防法

① 膏肓穴灸法

《醫宗金鑒·鍼刺心法要訣》에서 말하기를 "膏肓穴은 百勞, 百損, 虛證을 치료한다"라고

하였다. 膏肓穴은 모든 諸虛百損, 百勞七損, 야윔 및 폐결핵 등의 병증을 치료할 수 있는데 49~100장을 灸한다.

② 鍼刺法

鍼刺로 肺癆를 치료하는 兪穴은 매우 많은데 그 中에서 大椎, 肺兪, 腎兪, 列缺, 支溝, 大陵, 曲池, 太淵 등을 선택할 수 있다. 潮熱에는 魚際, 勞宮, 太淵을 첨가하고, 盜汗에는 陰郄, 復溜를 첨가하며, 咯血에는 膈兪, 中府, 孔最를 첨가하여 시술한다. 陳遜齋씨는 "폐결핵환자는 足三里에 鍼灸하면 효과적이다."라고 말하였다.

3) 3次豫防法

肺癆病이 치유된 후에는 재발에 특별히 주의해야 한다. 특히 노년환자는 더 주의해야 한다. 평소에 攝生을 잘하고 酒色을 경계해야 하며 번뇌와 분노를 금하고 안정을 취해야 하며 風寒을 피하고 단련(예를 들면 太極拳, 氣功)에 힘써야 한다. 따라서 음식방면에서는 영양을 증가시켜야 하므로 자라, 母鷄湯, 소나 양의 젖, 꿀, 돼지나 양의 肺 등을 많이 먹는다. 藥物方面에서는 脾를 補하고 肺를 돕는 것을 병행해야 한다. 그리고 맵고 燥熱한 음식물, 예를 들면 생강, 파, 고추, 겨자 등을 삼가야 한다.

(1) 藥物을 통한 재발방지법

① 補脾助肺

脾는 곧 肺의 母이고 肺는 脾의 子이다. 그래서 脾胃는 後天의 근본이 되며 氣血化生의 원천이므로 培土生金하여 근본에서부터 치료하는 것이 肺癆의 재발을 방지하는 중요한 관건이 된다. 따라서 健脾丸, 蔘苓白朮散, 歸脾丸 등을 복용할 수 있다.

② 滋陰降火

腎은 肺의 子이고 肺는 腎의 母이다. 그러므로 滋腎保肺, 金水交融은 肺癆의 재발을 예방하는 데 있어 실천적인 의의를 가진다. 따라서 六味地黃丸, 拯陰理勞湯 등을 복용할 수 있다.

(2) 氣功을 통한 재발방지법

① 閉口調息

"평소 아침에 잠에서 깨어났을 때 바로 일어나 단정히 앉아서 정신을 집중하고 "휴"하고 숨을 내쉰 후 혀로 上顎을 받치고 입을 다문 상태에서 숨을 고른 다음 침이 저절로 생겨 점차 입안에 가득해지면 3회로 나누어 意念으로 내려 보낸다. 이것을 오래 행하면 여러 痰이 생기지 않고 영원히 질환을 제거할 수 있으며 늙어도 쇠약해지지 않는다"(《逍遙子導引訣·水濕除後患》).

② 丹田固守

"攝生을 잘하는 사람은 걷고 서고 앉고 눕는데 있어 마음을 흩트리지 않고 丹田에 固守하며 묵묵히 神氣를 안정시켜 三關을 관통시킨다. 이렇게 하여 자연스럽게 精氣가 생겨나면 몸도 건장해지고 늙어서도 인내할 수 있다."(《逍遙子導引訣·形衰守玉關》).

Ⅱ. 胃·腸系 疾病

1 胃痛豫防法

胃痛은 胃腔部와 가까운 명치에 항상 疼痛이 발생하는 병증을 가리키며, 속칭 "心口痛"이라고 하고 과거명칭으로 "胃脘痛", "心腹痛" 등으로 불리운다. 보통 음식이 부적절하거나 情緖가 손상을 입거나 寒邪에 감염되거나 병이 오랫동안 지연되거나 혹은 평소 몸이 허약한 경우 등은 모두 胃痛을 유발할 수 있다. 만약 통증이 오래도록 그치지 않으면 자주 다른 질병, 예를 들면 吐血, 暴瀉, 癥瘕 등으로 變生될 수 있고 심하면 생명이 위태로울 수도 있다. 이에 대하여 《華佗神醫秘傳·論診雜病必死脈候》에서 언급하기를 "心腹이 脹滿하고 통증이 멈추지 않으며 脈이 堅大洪한 경우는 죽는다"라고 하였다. 胃痛은 常見病이므로 반드시 그 예방에 주의를 기울여 1차예방법과 2차예방법을 철저히 함으로써 胃痛의 악화를 막아야 한다.

胃痛發生의 원인과 증상에 대한 歷代 醫學家들의 논술은 매우 많다. 《壽世保元·心胃痛》에서 "胃脘이 아픈 경우는 대부분 입이 원하는 대로 먹고 맵고 신 것을 좋아하고 독한 술과 고기를 마음대로 먹고 또한 차고 익히지 않은 음식을 먹으면 아침저녁으로 몸이 손상되어 이것이 날로 쌓이고 깊어져서 鬱滯되어 積이 된 것이다"라고 하여 부적절한 음식이 胃痛을 유발할 수 있음을 설명하였다. 그리고 《素問·六元正紀大論》에서 "木鬱의 발생은……胃脘과 心痛이 생긴다"라고 하였다. 또한, 《雜病源流犀燭·胃痛》에서도 "胃痛은 邪氣가 胃脘에 침범하여 생긴 병인데, ……肝氣相乘이 특히 심하고 木性이 난폭하고 또한 正克이기 때문이다"라고 하여 肝氣가 胃를 침범하는 경우가 胃痛을 야기하는 흔한 원인의 하나임을 설명하였다. 《醫方考·腹痛》에서 말하기를 "客寒이 胃에 침범하면 胃脘과 명치가 아프고, ……대개 客寒이 胃를 침범한 경우는 대부분 차고 익히지 않은 음식을 먹었거나 식후에 찬 공기를 마셔서 초래된다"라고 하여 寒邪의 外感도 역시 胃痛의 發病原因中의 하나임을 지적하였다. 이 외에도, 《臨證指南醫案·胃脘痛》에서 "초기에는 병이 經에 있고 이것이 오래되면 絡에 들어가는데, 經은 氣를 주관하고 絡은 血을 주관한다"라고 말하여 胃病이 오래 지연되면 필연적으로 血行不暢을 유발하게 됨을 설명하였다. 그러므로 반드시 상술한 病因

에 맞추어 상응하는 예방조치를 채택해야 한다. 《類證治裁·飮食症論治》에서는 "아침과 낮은 陽이 盛하여 穀氣의 소화가 쉬워서 배불리 먹어도 되지만, 저녁에는 陰이 盛하므로 穀氣의 소화가 어려우므로 적게 먹어야 한다. 여름은 덥고 가을은 서늘하므로 저녁식사는 특히 간단하게 먹으면 脾가 피곤하지 않고 胃에 鬱滯가 없다"라고 지적하였다. 唐代 의학가인 黃文東은 《黃文東醫案·胃竇炎》에서 또한 "胃痛은 비에 젖어 寒氣를 받고 冷하고 익히지 않은 음식을 먹으면 가장 유발되기 쉬운 것이므로 조심하지 않으면 안된다"라고 지적하였다. 따라서 胃痛을 유발하는 常見要素를 효과적으로 제거하거나 피한다면 胃痛의 발작을 예방할 수 있다.

1) 養生(1次豫防)法

胃痛의 病因은 주로 배고픔과 배부름의 부적절, 生冷한 음식이나 기름지고 진한 맛의 음식, 혹은 맵고 독한 술의 과식, 다음으로 정서의 불안정이나 분노로 인한 肝의 손상 혹은 근심으로 인한 脾의 손상이다. 그러므로 胃痛의 1차예방법은 반드시 적극적으로 조치를 취하여 상술한 胃痛을 일으킬 가능성이 있는 여러 종류의 原因을 제거해야 한다.

(1) 心理養生法

① 息惱平怒

《素問·陰陽應象大論》에서 말하기를 "怒傷肝"이라고 하였다. 즉 분노가 肝을 상하게 하여 肝이 疏泄機能을 상실하면 肝氣가 鬱結하여 中土를 克伐하여 氣가 胃脘에 막혀서 胃痛을 유발하게 된다. 따라서 息惱平怒하여 肝氣를 잘 소통하게 하면 胃氣가 막히지 않게 할 수 있어 胃痛이 발생하지 않는다. 즉 "木이 平安하면 脾胃의 土도 편안하다"(《石室秘錄·偏治法》)라고 하였다. 그리고 이에 대하여 《醫聖階梯》에서 말하기를 "氣證이 견고하여 병으로 인한 약을 쓸 때에는 특히 분노를 가라앉히는 것을 우선해야 한다"라고 한 바 있다. 또한 《老老恒言·燕居》에서도 "비록 화를 낼만한 일이라도 일과 몸 중에 어느 것이 중요한지를 생각하고 마음을 전환시키면 편안해질 수 있다"라고 하였다.

② 少思節憂

《素問·陰陽應象大論》에서 말하기를 "思傷脾"라고 하였다. 그리고 《素問·擧痛論》에서도 "思則氣結"이라고 하였다. 《景岳全書·心腹痛》에서는 더욱 진일보하여 "氣血이 虛寒하면 心脾에 營養을 줄 수 없어 心腹痛證이 가장 많이 발생하며 積勞, 積損, 憂思도 역시 이 병이 생긴다"라고 하였다. 이를 통해 알 수 있듯이 근심이 과도하면 脾胃氣機가 結滯되고 運化失

常되어 胃痛을 유발할 수 있다. 이에 대하여 《壽世青編·養心說》에서는 “일에 맞부딪치지 말고, 일에 대해서 너무 근심하지 말고, 지난 일은 염두에 두지 말고, 듣고 자연스럽게 받아들이며 저절로 해결되도록 기다린다……이것은 養生의 法度이다”라고 하였다. 그리고 《泰定養生主論·論童壯》에서 “붙잡지 못하는데도 자꾸 그리워하는 것, …… 이것은 옛사람들이 경계하고 절제했던 것이다”라고 하였다.

(2) 飮食養生法

① 음식의 절제

음식의 절제는 식생활에 규율이 있어야 한다는 것을 가리킨다. 즉, 과량의 음식을 먹지 말고, 시간에 맞추어 식사하며, 음식의 온도를 적절히 하고, 偏食하지 말며, 暴飮과 暴食을 하지 않아야 하는 것이다. 일찍이 《脾胃論·脾胃勝衰論》에서 “飮食을 잘 조절하지 않으면 胃病이 생긴다”라고 말한 바 있다. 또한 《醫方考·腹痛》에서 “客寒이 胃를 침범하면 胃脘과 명치가 아프고,……대개 客寒이 胃를 침범하는 것은 대부분이 차고 익히지 않은 음식을 먹었기 때문이다”라고 하였다. 따라서 식생활이 부적당하면 胃痛을 쉽게 유발한다는 것을 충분히 알 수 있다. 이에 대하여 《醫學心傳全書》에서 “胃寒하면 차고 익히지 않은 음식은 금물이다”라고 하였으며, 또한 《脾胃論·脾胃虛實傳變論》에서도 “五味를 좋아하고 먹고 싶은 것만 먹는데, 반드시 스스로 자제하고 過하게 먹지 않도록 해야 한다”라고 지적하였다. 《東垣十書·脾胃將理法》에서도 “화가 났을 때에는 먹지 말고 너무 배불리 먹거나 너무 배고픈 상태로 있어서는 안되며 곡식을 많이 먹고 육식은 적게 하며 肉汁을 먹지 않도록 하며 寒濕한 음식물은 금물이다”라고 하였다.

② 飮食養胃法

㉠ 四和湯 : 밀가루炒 500g, 검은 참깨炒 500g, 茴香炒 50g, 소금炒 30g을 가루내어 고루 섞어서 매일 공복에 작은 컵으로 1컵(10g내외) 복용한다. 매일 2회, 溫水로 먹는다. 이 처방에는 溫中健脾作用이 있다(《飮食正要》).

㉡ 糖橘煎 : 糖橘子 50g을 1사발 물에 끓여 복용하면 舒肝理氣作用이 있어서 胃腔의 脹痛을 예방할 수 있다.

㉢ 萊菔子 : 萊菔子 10~15g, 멥쌀 50~100g. 萊菔子를 볶은 후 분말로 갈아서 멥쌀과 함께 끓여 죽으로 만들어 먹으면 消食導滯效能이 있어서 食滯胃痛을 예방할 수 있다.

㉣ 山藥粥 : 山藥 60g을 죽을 쑤어서 매일 나누어 복용하면 胃陰滋養效能이 있어서 陰虛胃痛을 예방할 수 있다.

(3) 氣功養生法

일반적으로 放鬆功을 이용한다. 이 氣功은 일종의 靜功으로서, 의식적으로 순서에 따라 신체 각 부위에 주의를 기울이고 "鬆軟", "鬆沈", "鬆垂" 등의 글자 默念을 결합하여 점차로 전신을 자연스럽고 가볍고 편안하게 조정하고 긴장상태를 풀어줌으로써 氣血을 조화시키고 臟腑를 조화롭게 하며 經絡을 소통시키고 體質을 증강시켜서 胃痛을 예방하는 작용을 일으키는 것이다.

(4) 鍼灸養胃法

① 足三里

足三里는 足陽明胃經의 合穴이다. 足三里에 꾸준히 灸하면 消化系統機能을 왕성하게 하여 인체의 영양성분에 대한 흡수를 촉지시킬 수 있다. 일찍이 《脈經》에서는 "胃氣不足에는 ……三里를 鍼刺하여 補해준다"라고 말하였다. 따라서 足三里에 鍼灸하는 것은 補虛扶正의 작용을 갖추고 있으므로 脾胃虛弱, 正氣衰減의 경우에 적용할 수 있음을 알 수 있다.

② 中脘

《鍼灸資生經》에서 말하기를 "음식을 먹고 싶은 생각이 없고 心腹이 팽창되어 있으며 顔色이 누런 경우는 脾胃에 병이 있는 것으로 中脘에 灸해주어야 한다"라고 하였다. 또한 《灸法秘傳》에서 "먹는 양이 감소하면 中脘에 灸한다"라고 하였다. 中脘에 灸하면 溫運脾陽, 補中益氣作用이 있다.

③ 胃兪

《千金翼方·卷二十七》에서 말하기를 "胃를 치료하고 補해주는데는 胃兪에 100장을 灸한다"라고 하였다. 따라서 胃兪에 灸하면 健脾和胃, 理中降逆效能이 있음을 알 수 있다.

④ 脾兪

《增訂太乙神鍼·備急灸方合編》에서 "消化不良에는 中脘과 脾兪를 택한다"라고 지적하였다. 脾兪는 脾氣가 운반되어 모이는 곳으로서, 脾病을 치료하는 중요한 腧穴이다. 그러므로 脾兪에 灸하면 溫中健脾作用이 있다.

(5) 推拿養生法

禪指法을 사용할 수 있다. 환자는 俯臥位를 취하고 一指禪推法을 사용하여 脊柱로부터 양쪽으로 膀胱經의 순서를 따라서 아래로 三焦兪까지 왕복 4~5회 시술한 다음 비교적 강한 안마법으로 肝兪, 脾兪, 胃兪 등의 穴位에 약 5분간 시술한다. 이 방법은 健脾和胃, 柔肝理氣作用이 있다.

(6) 藥物養生法

胃痛의 발작에는 종종 前兆症狀이 있음을 알 수 있다. 이에 胃痛豫防은 원인에 따라 예방하여 病源을 근절시키거나 혹은 그 前兆症狀을 다스려 발작을 막는다. 약물의 사용이 적당하다면 질환을 미연에 방지하는 효과를 거둘 수 있다.

① 補虛를 통한 胃痛豫防

"阿魏良薑丸은 三脘의 氣弱, 中焦의 積寒을 다스리고, ……이것을 오랫동안 복용하면 脾胃를 크게 大補해 음식을 먹을 수 있게 하고 寒補濕脾를 제거해 中焦를 강화시키고 溫暖하게 해준다."(《洪氏集驗方》).

② 消食을 통한 胃痛豫防

"음식을 먹어 손상된 증상으로 가슴 가운데가 답답하고 먹는 것은 보기도 싫으며 음식을 먹으면 통증이 옮겨지는 것을 傷食이라고 한다. 즉 이 경우에는 消食藥을 복용하면 증상이 그친다. 처방은 白朮 12g, 茯笭 3g, 枳殼 3g, 山楂 20粒, 麥芽 6g, 穀芽 6g, 六曲 1g, 半夏 3g, 甘草 1.5g, 砂仁 1g을 물에 달여서 복용한다. 이 처방의 이름은 消食散이라고 하며 한 첩이면 기분이 나아지고 두 첩이면 낫는다."(《石室秘錄·初治法》).

③ 解鬱을 통한 胃痛豫防

《症因脈治·胃脘痛論》에서 이르기를 "화를 내면 氣가 상승하고 근심하면 氣가 凝結되니 근심이 날로 쌓여 氣가 잘 소통되지 못하면 氣가 鬱滯되고 아프게 된다"라고 하였다. 또한 《病機部·胃脘痛》에서는 "木氣가 鬱滯되면 太過가 되므로 백성에게 土敗木賊의 病後가 생긴다" 라고 하였으며, "越鞠丸은 臟腑의 모든 痰, 食, 氣, 血의 여러 鬱滯를 다스린다"라고 하였다(《古今名醫方論·越鞠丸》).

④ 治嘈를 통한 胃痛豫防

"嘈雜證은 발작했다가 그쳤다가 하며……점차로 胃脘에 통증이 발생한다"(《景岳全書・嘈雜》)라고 하였는데, 이것은 嘈雜이 점차 胃痛으로 변할 수 있음을 설명한 것이다. 그러므로 이것은 "甘溫養血, 補胃和中의 治法이 아니면 不可하므로 大小營煎이 적당하다"(《景岳全書・心腹痛》)라고 하였다.

⑤ 探吐를 통한 胃痛豫防

"대개 초기에는 구역질이 나고 곧 食痰이 胃에 차게 된다. 이때에는 먼저 소금 15g, 礬 9g, 黃丹 0.9g을 물에 끓인 것으로 嘔吐를 유발한다. 전부 吐하지 않은 경우에는 다시 吐하고, ……다 吐하면 치유된다."(《證治寶鑑・胃脘痛》).

⑥ 止酸을 통한 胃痛豫防

"胃속에는 酸이 있는데 그것이 酸이라는 것을 느끼지 못하며 매일 음식을 먹을 때는 너무 많이 먹어서는 안된다. 많이 먹으면 어느날 갑자기 답답하고 더부룩함을 느끼다가 食過가 된다. 이 통증은 위속에 단순하게 酸熱의 味만 있기 때문이다"(《〈增注〉 醫宗己任編・四明心法下》)라고 하였으며, 《脈因證治・心腹痛》에서는 "燥飯丸은 飮水呑酸으로 통증으로 일으킨 경우를 치료한다"라고 하였다. 그리고 또한 《醫學正傳・胃脘痛》에서 "呑酸일 경우는 吳茱萸湯泡한 것을 加하라"라고 하였다.

2) 2次豫防法

胃病의 病理基礎는 "不通則痛"이다. 만약 胃氣의 鬱滯가 오래되어 化火, 血瘀 혹은 痰瘀와 서로 결합되면 胃痛을 가중시키거나 다른 질병, 예를 들면 出血, 嘔吐, 積聚, 癌 등으로 變生될 수 있다. 그러므로 危機를 제때에 調養하고 氣血을 소통시키며 邪氣를 제거하고 正氣를 도울 수 있다면 胃痛의 악화를 막을 수 있다.

(1) 음식을 통한 傳變豫防法

합리적인 식생활은 胃痛의 傳變豫防에 대해서 중요한 작용을 한다. 합리적으로 조절한 음식은 脾胃機能을 보호 유지할 수 있어서 氣血을 순조롭게 하고 藥物的인 효과를 발휘할 수 있다. 그 방법은 1차 예방법을 참조하는 것 외에도 또한 아래와 같은 방법을 선택, 사용할 수 있다.

① 羊肉粥

신선하고 기름기가 적은 양고기 250g을 작은 덩어리로 썰어 먼저 푹 삶은 다음 멥쌀과 함께 죽으로 끓여서 매일 2회 먹는다. 이 처방은 虛寒胃痛에 적용한다(《飮膳正要》).

② 姜橘土豆汁

신선한 土豆(감자) 100g, 생강 10g의 즙을 짜서 신선한 귤즙 30㎖를 첨가하여 고루 섞은 것을 컵에 담아 뜨거운 물속에 넣어 따뜻하게 데운 후 매일 30㎖씩 복용한다. 氣滯胃痛에 적용한다.

③ 山楂粥

山楂 30~40g, 砂糖 10g. 먼저 山楂를 약탕관에 넣고 달여서 膿汁을 取하고 찌꺼기를 제거한 다음 멥쌀을 넣어 죽을 끓인 후 砂糖을 加味하여 오전과 오후 복용한다. 消食導滯作用이 있으므로 食滯胃痛에 적용한다.

(2) 藥物을 통한 傳變豫防法

《壽世保元·心胃痛》에서 말하기를 "熱이 胃脘과 명치에 鬱滯되어 아프거나 嘔吐가 멈추지 않아 점차 飜胃가 된다"라고 하였다. 그리고 《(增注)醫宗己任編·四明心法下》에서도 "胃脘이 아픈 병의 상태가 어떠한가?……은근히 아프고 이것이 오래되면 燥症으로 변하다가 膈症이 된다"라고 하였다. 또한 《張氏醫通·心通胃脘痛》에서는 "평소에 독한 술을 좋아하면 死血이 胃口에 남아 통증을 일으킨다"라고 하였으며, 《丹溪心法·心脾痛》에서는 "병을 얻은 지 조금만 오래되어도 鬱滯되고 오랫동안 鬱滯가 지속되면 熱이 되며 熱이 오래되면 반드시 火가 발생한다"라고 하였다. 따라서 만약 胃痛이 없어지지 않으면 첫 단계로 胃熱이 지나치게 盛하게 되어 血의 妄行을 재촉하여 嘔血을 유발할 수 있으며, 나아가 痰瘀가 胃脘에서 서로 엉기면 癥積, 噎膈, 反胃 등의 難治病을 형성할 수 있으며 그 預後도 매우 나쁨을 알 수 있다. 그러므로 "병을 얻은 초기에는 溫散이나 溫利藥이 적당하다.……대개 胃口에 熱이 있어 통증을 일으킨 경우에는 山梔子는 필수이며 반드시 薑汁을 佐해주고 대부분 台芎을 사용하여 開해 준다.……死血이 胃口에 머물러 통증을 일으키는데, 桃仁承氣湯으로 下해준다"(《丹溪心法·心脾痛》)라고 하였다. 《名醫雜著·腹痛》에서는 또한 "脾胃가 虛弱하여 음식을 적게 먹어 心腹에 통증이 있으면 六君子湯을 사용하고 脾胃가 虛寒하면 炮薑을 첨가해준다"라고 하였으며, 《類證治裁·胃脘痛》에서도 "肝氣가 胃를 침범하여 脘痛이 나타나는 경우 氣가 脇에 몰려서 脹滿하면 辛酸한 맛으로 木을 制壓해주는 것이 적당하고(吳萸, 白芍, 靑皮, 木瓜, 厚朴,

延胡, 金橘), 腎寒이 厥逆하여 脘痛이 나타나는 경우 거품을 嘔吐하면 辛溫한 맛으로 泄濁해주는 것이 적당하며(吳茱萸湯), 煩勞로 氣가 傷하여 脘痛이 나타나는 경우 음식을 먹었을 때 소화가 안되는데 이때는 甘溫한 맛으로 和中해주는 것이 적당하고(小建中湯), 客寒이 膈을 침범하여 갑작스런 통증이 나타나는 경우 吐하면서 먹지 못하면 溫中散寒(大建中湯에 蔻仁 첨가)해야 한다. 積寒이 통증을 일으켜 오랫동안 지속되면서 통증의 정도가 더하지도 덜하지도 않은 경우는 辛熱한 맛으로 通陽해주어야 하고(朮附湯에 厚朴, 草蔻 첨가), 火鬱이 통증을 일으켜 連日 발작하고 脈이 弦數하면 苦辛한 맛으로 泄熱(姜汁炒黃連, 山梔로 瀉火하는 것을 君으로 하고, 香附, 川芎, 陳皮, 枳殼으로 開鬱하는 것을 臣으로 하며, 反佐는 炮薑이고, 從治를 使로 한다.)해야 한다. 痰積으로 인한 脘痛인 경우에는 嘔吐가 나타나고(淸中湯에 海石, 南星, 香附를 첨가), 停飮으로 인한 脘痛인 경우에는 呑酸이 나타나며(胃苓湯, 左金丸), 食滯로 인한 脘痛인 경우에는 噯腐가 나타나고(香炒枳朮丸에 半夏曲 첨가), 氣鬱로 인한 脘痛인 경우에는 攻刺脹滿해야 한다(沈香降氣散)."라고 지적하였다.

(3) 鍼灸를 통한 傳變豫防法

① 主要穴位

《病機沙篆·心痛》에서 이르기를 "心脾疼痛에는 上脘·中脘·脾兪·胃兪·腎兪·足三理를 灸하고 內關·三里·三陰交·內庭·公孫 十一穴을 刺한다"라고 하였으며, 또한 《鍼灸聚英·心脾胃》에서 이르기를 "胃痛은 太淵과 魚際, 三里, 腎兪, 肺兪를 다스리고 胃兪에 다시 兩乳 아래 1寸지점에 21장 灸하면 병이 낫는다"라고 하였다.

② 辨證에 따른 穴位選擇

만약 證이 寒邪犯胃에 속하거나 濕熱內鬱, 혹은 氣滯血瘀에 속하는 경우라면 瀉法을 위주로 하여 胃의 募穴인 中脘, 胃의 合穴인 足三里를 선택하고 八脈交會穴인 內關, 公孫을 배합함으로써 寬中理氣, 解鬱止痛할 수 있다. 그리고 만약 病이 脾胃虛寒에 속하거나 혹은 胃陰不足에 속하는 경우라면 脾兪·胃兪·中脘·章門·足三里·三陰交 등의 穴을 취함으로써 補法를 위주로 하며 虛寒인 경우는 艾灸로써 補脾健胃하는 것이 적당하다.

(4) 推拿를 통한 傳變豫防法

《聖濟總錄·治法》에서 말하기를 "寒氣가 腸胃의 사이, 膜原의 아래에 침범하여 血이 散하지 못하고 小絡이 급하게 당겨져 통증이 온다. 그곳을 누르면 血氣가 散해지면서 痛症이 멈춘다"라고 하였으니, 寒을 感受한 후에 만약 胃脘이 불편하기 시작하면 즉시 按摩를 해주어 胃痛의 發作을 저지시킬 수 있다는 것을 알 수 있다. 그리고 胃痛이 이미 시작되었다면 摩法을 취하여 胃脘部位를 치료할 수 있는데, 이 방법은 熱이 胃腑에 깊이 침투하게 하여 邪氣를 밖으로 몰아냄으로써 그 통증의 격렬함으로 인해서 다른 병으로 變生하는 것을 막을 수 있다.

3) 3次豫防法

胃痛症狀이 소실되거나 緩和期에 處하게 되면 반드시 정신을 유쾌하게 유지하고 충분한 수면을 취하며 노동과 휴식을 적절히 해야 한다. 또한 補品을 남용해서는 안된다.

(1) 飮食을 통한 재발방지법

《丹溪心法·心脾法》에서 말하기를 "통증이 멈춰서 음식을 먹으면 또 아플 때, 이럴 때에는 반드시 3, 5회 약을 복용한 후에 음식을 먹는다"라고 하였으며 또 "병이 가라앉은 후에 입에 맞는다고 함부로 먹으면 전과 다름없이 병이 재발한다"라고 하여 병이 치유된 후에 만약 飮食調養에 실패하면 胃痛이 재발한다는 것을 설명하였다. 그러므로 胃痛이 치유된 初期나 緩和期에 처했을 때는 반드시 되도록이면 영양이 풍부하고 씹어서 소화가 쉽게 되는 음식물을 선택하고, 기름에 튀기거나 生冷하고 매운 음식물을 적게 먹어야 하며, 定時에 식사를 하고, 너무 허기지게 굶거나 너무 배불리 먹는 것을 피해야 한다.

(2) 氣功을 통한 재발방지법

胃痛의 恢復期에는 內養功을 수련할 수 있다. 이 功은 字句의 默念, 잠시 호흡의 순간 정지, 혀의 올리고 내림, 氣沈丹田을 강조하는 것으로 大腦靜·臟腑動이라는 단련특징을 갖추고 있어서 身體의 增强과 胃痛의 예방, 치료에 대해서 현저한 치료효과가 있다. 체력이 점차 회복되면 太極渾元一氣功---脾胃功을 첨가할 수 있다. 예를 들면, 熊晃健身·單擧運化·叩擊穴位 등은 모두 脾胃의 運化機能을 증강시킬 수 있다.

2 胃痞豫方法

胃痞은 胃腔에 脹滿感이 있으나 外的으로는 팽창된 느낌이 없는 병증을 가리킨다. 전혀 아프지 않은 병증이다. 대개 消化不良, 七情의 不調和, 痰氣의 壅塞, 誤下傷中으로 인해 유발된다. 만약 지연되어 치유되지 않으면 膨脹이나 癌이 될 수 있다.

胃痞에 대해서 《內經》은 否·滿·否塞·否膈으로 칭하였다. 《素問·異法方異論》에서 "臟이 寒하면 병이 생긴다"라고 하였으며, 《素問·至眞要大論》에서는 "心胃에 寒이 생기면 胸膈이 不利하고 가슴이 아프고 더부룩하다"라고 하여 胃痞의 증상과 寒이 痞를 유발한다는 病因을 지적해내었다. 그리고 《傷寒論》 149條에서 말하기를 "病發於陰而反下之, 因作痞也"라고 하여 손상된 中焦를 잘못 下하는 것이 胃痞을 유발한다는 것을 설명하였다. 또한 《醫碥·痞滿》에서 "痞라는 것은 막혀서 소통되지 않는 것이며, 滿이라는 것은 밀폐되어 運行하지 않는 것이다. 痞滿과 脹滿은 다른데, 脹滿은 내부가 가득 차서 외부로 팽창되어 나오는 것이지만 痞滿은 내부에 가득차고 답답한 느낌만 있고 외부로는 팽창되어 나온 형태가 없는 것을 말한다. 그 부위는 가슴과 배로 나누어지고 둘 다 모두 中氣가 운행하지 못하여 不運이 초래된 경우로 이렇게 되면 寒으로 凝閉되거나 熱로 膹脹되거나 食滯와 痰이 머물거나 氣가 凝結되어 울분이 쌓이거나 脾濕不化, 血瘀不行 등이 나타난다"라고 하여 痞滿形成의 여러 病因을 논술하고 그 臨床特徵을 묘사했으며 아울러 脹症과 구별하였다. 이로써 알 수 있듯이 胃痞의 주요 형성원인은 飮食의 積滯, 誤下傷中, 七情의 不調和, 膽胃虛弱 등이며 그 病은 胃脘에 위치한다. 그리고 病機는 脾胃昇降의 失調이다. 따라서 각기 다른 病因에 맞추어 적극적인 예방조치를 취하는 것이 매우 중요하다. 이에 《攝生三要·衛生要義》에서 "臟腑腸胃는 항상 편안하고 餘地가 남아 있어야 한다. 그러면 眞氣가 충분히 흐를 수 있어 疾病이 적어지니……10분의 8만 먹는 것이 좋다"라고 지적하였으며, 또한 《秦伯未醫文集》에서 "사람이 병이 나은 후에는 食慾은 호전되겠지만 消化道機能이 아직 완전하지 못하기 때문에 병이 막 치유되었을 때는 지나치게 많이 먹어서는 안되며, 반드시 점차적으로 음식량을 증가시켜야 한다. 특히 胃腸病에 걸린 이후에는 더욱 그렇게 해야 한다."라고 하여 음식측면으로부터 3차예방의 중요성을 강조하였다.

1) 養生(1次豫防)法

胃痞의 형성원인은 대개가 지나친 飽食과 饑餓, 날 음식과 찬 음식의 무절제한 섭취, 그리고 誤下傷中으로 인해 脾胃의 納化昇降에 영향을 미쳐서 형성된다. 이외에 情志의 不安, 氣機의 乖亂, 昇降不利도 역시 痞를 유발할 수 있다. 따라서 胃痞의 1차예방법은 우선 상술한 발병원인을 제거하는 것에서부터 착수해야만 효과를 얻을 수 있다.

(1) 心理養生法

① 節思少慮

"근심으로 氣가 鬱結되면 뱃속에 약간의 통증이 오고 가슴밑이 답답하며 먹고 싶은 생각이 없다"(《醫方考·痞門》)라고 한 것과 같이 思慮가 과도하여 脾胃의 氣가 凝結되면 痞證이 발생할 수 있음을 알 수 있다. 《攝生要錄·思慮》에서 말하기를 "사람이 생각이 없을 수는 없는데,……그러나 衣食住를 근심하지 않고 女色을 생각하지 않으며 勝負를 생각하지 않고 得失을 생각하지 않고 榮辱을 생각하지 않는 등 마음을 힘들게 하지 않으면 정신은 소모되지 않을 것이다"하였으며, 또한 《類修要訣·養生要訣》에서 "생각과 근심을 적게 함으로써 養神한다."라고 하였다. 그러므로 性情을 부드럽게 하고 생각과 근심을 적게 하며 좋은 心境과 情緖를 창조하는 것이 胃痞을 방지하는 효과적인 방법이다.

② 喜怒의 조화

孫思邈은 《千金要方》에서 "衛生에 있어서 三戒를 잊어서는 안 된다. 즉 大怒, 大慾, 大醉이다. 이 세가지 중에 하나라도 있다면 반드시 그것이 眞元氣를 손상시키는 것을 방지해야 한다"라고 지적하여 大怒를 三誡의 첫머리에 두었다. 大怒는 歷代 養生家들이 가장 꺼리는 情緖로서 情志로 인한 發病의 우두머리라고 할 수 있다. 분노가 肝을 상하면 肝氣가 逆行하여 胃를 범하게 되며 그러면 胃氣가 鬱滯되어 脘中痞滿을 유발하기 가장 쉽다. 그러므로 《老老恒言·戒怒》에서 말하기를 "사람은 氣로 충만 되어 있으므로 평소에 保養을 잘 해야 하며, 가장 삼가해야 할 것이 怒하는 것이다. 怒氣가 한번 발작되면 氣가 역류하여 不順하게 되어 질식 상태가 되고 편안하지 못하게 된다."라고 하였다. 近代의 養生家 丁福祿은 《丁福保訓》에서 "마음이 기쁘면 장수를 기대할 수 있으며,……즐겁게 웃으면 腦髓를 補하고 筋絡을 활력있게 하며 血氣를 잘 소통시키고 食滯를 없앨 수 있으니, 약을 복용하는 것보다 훨씬 낫다."라고 지적하였다. 그러므로 기쁨과 분노의 조화는 肝氣를 순조롭게 하여 脾胃昇降에 질서가 있게 하고 乖亂의 害를 없도록 할 수 있다.

(2) 飮食養生法

음식의 배합이 적당하고 시간에 맞추어 定量을 식사하고 偏食하지 않는 좋은 식사습관을 기르고 음식조절을 하는 것이 胃痞을 예방하는 중요한 조치이다. 《類證治裁·痞滿論治》에서 말하기를 "음식이 寒凉하면 胃를 손상시켜 痞를 초래한다."라고 하였다. 그리고 《醫方類聚·攝生之道》에서 "麵食이 비록 사람을 補養하고 氣力을 더해주지만 胃氣가 弱한 사람이 많이 먹으면 소화가 어렵다."라고 하여 飮食不節이 胃痞을 유발할 수 있음을 설명하였다. 이에 대하여 또한 《類證治裁·飮食症論治》에서도 "아침과 낮에는 陽이 盛하여 穀氣의 소화가 쉬워 배불리 먹어도 된다. 그러나 날이 저물면 陰이 盛하므로 穀氣의 소화가 어려우므로 음식을 적게 먹는 것이 좋다. 여름은 덥고 가을은 서늘하니 저녁식사는 특히 간단하고 담백하게 먹도록 하면 脾가 피곤하지 않고 胃에 滯하지 않는다."라고 하여 飮食을 적당하게 조절하면 胃痞의 발생을 효과적으로 예방할 수 있음을 설명하였다.

(3) 散步養胃法

散步는 형식에 얽매이지 않고 여유롭게 걷는 것을 가리킨다. 散步는 사람의 氣血을 유통시키고, 經絡을 순조롭게 하며, 정신을 상쾌하게 하고, 五臟을 이롭게 한다. 《養生延命錄·食戒篇》에서 이르기를 "식사가 끝나면 반드시 걷도록 하고 걷는 것이 끝나면 粉을 이용하여 腹部를 수백번 정도 문질러 주면 매우 좋다."라고 하였으며, 《老老恒言·散步》에서도 또한 "식후에 음식물이 胃에 停滯되어 있으면 반드시 수백보정도 천천히 걸어서 그 氣를 분산시켜 停滯된 음식물을 運送해야 한다. 그러면 소화가 잘 된다."라고 하였다. 따라서 食後의 散步는 健脾消食할 수 있으며 步行中에 손으로 복부를 문질러 주면 그 효과를 증가시킬 수 있다.

(4) 氣功養生法

일반적으로 內養功法을 채택한다. 이 방법은 주로 入靜放松, 調息의 主動鍛鍊을 통해 氣血을 조화하고 腸胃의 消化機能을 강화하며 인체의 抗病能力을 증강시키는 것이다.

2) 2次豫防法

胃痞가 처음 생겼을 때는 대부분 氣, 食, 痰으로 인해 발병되었기 때문에 邪氣가 盛하고 正氣가 아직 虛하지 않으며 實證이 많이 나타난다. 《醫碥·痞滿》에서 이르기를 "氣가 運行하지 않으면 虛痞가 되는데, 이것이 심하면 痰涎이 머물러 모이게 되어 實痞가 되며, 더욱 심하면 통증이 나타난다."라고 하였으며, 또한 "痞實은 積이 오래되어 형성된 것으로 즉 痞塊라고 부른다."라고 하였다. 그러므로 2차예방법의 각도에서 보면, 반드시 胃氣의 調養, 消食導滯, 氣血의 疏通, 化痰理氣로부터 착수함으로써 胃痞症狀이 경과되면서 음식을 적게 먹게 되는 것, 脾胃에 손상을 입게 되는 것, 혹은 克伐藥物을 過用하여 中氣를 손상시키는 것, 더 나아가 氣虛中滿으로 발전되는 것을 막아야 한다. 그리고 동시에 체육단련에 적당히 참가하여 體質을 증강시키는 것도 역시 疾病恢復에 유리하다.

(1) 飮食調養法

胃痞患者는 우선 飮食調養에 주의해야 한다. 식생활에 규율을 두고, 淸淡하게 먹으며, 生冷하고 기름진 음식을 함부로 먹지 말고, 좋은 脾胃機能을 유지하며, 氣가 鬱滯되어 痰을 생성하는 것을 막아 더욱 좋은 약효를 발휘하게 한다. 1차예방법을 참조하는 것 외에도 정황을 참작하여 아래에 열거된 방법을 사용할 수 있다.

① 香砂糖

白沙糖 250g을 물을 넣고 비교적 걸쭉해질 때까지 끓인 다음 분말로 갈은 香櫞 10g, 砂仁 6g을 첨가하고 고르게 섞어서 막대모양으로 분할하여 먹는다. 이 처방은 開胃健脾, 行氣消脹作用을 가지고 있어 氣滯型 胃痞에 적용할 수 있다(《本經逢原》).

② 橙子煎

橙子를 약간 물에 담가서 신맛을 제거하고 꿀을 첨가하여 끓여서 자주 마신다. 이 처방에는 化痰理氣效能이 있어서 痰氣阻滯 胃痞에 적용할 수 있다.

(2) 運動을 통한 傳變豫防法

《遵生八箋·延年却病箋》에서 말하기를 "生身은 養壽가 우선이고 養身은 疾病의 除去가 가장 중요하다.……몸을 움직임으로써 병을 제거하는데, 즉 활동하면 병이 떠나게 된다."라고 하였다. 이와 같이 運動養生은 胃痞을 예방할 수 있을 뿐만 아니라 意守, 調息, 動形의 統一을 통해 行氣血, 通靜脈, 健脾胃, 그리고 胃痞가 다른 질병으로 變生되는 것을 방지하는 목적에 도달할 수 있다. 구체적인 방법은 體育, 武術, 氣功 등을 포함하며, 각기 다른 體質, 病의 상태에 따라 적합한 항목, 예를 들어 內養功, 太極拳, 散步 등을 선택 사용할 수 있다.

(3) 藥物을 통한 傳變豫防法

《醫學正傳·痞滿》에서 말하기를 "痞가 심하면 다시 下行하며 氣가 더욱 下降하게 되어 中滿鼓脹으로 變한다."라고 하였으며, 《名醫指掌·痞滿證》에서는 "虛한 경우에는 補中益氣湯을 쓰고 峻劑로 攻해서는 안된다. 實한 경우에는 약간만 疏導해준다. 어리석게 단번에 通快한 효과를 도모하려고 峻利를 자주 사용하면 대부분 위태로운 상태를 초래하게 된다."라고 하여 痞滿 初期에 攻下만을 계속 시행함으로써 다른 질병이 變生되는 부작용이 생기지 않도록 주의해야 함을 제시하였다. 그리고 用藥治療方面에 대해서 《醫碥·痞滿》에서 이르기를

"음식의 停滯가 가벼운 경우에는 大消痞丸, 枳朮丸을 사용하고 심한 경우에는 檳榔丸으로 下해준다. 酒積雜病에 下가 너무 지나쳐서 痞滿을 초래한 경우는 胃氣를 昇提하고 血藥을 첨가해준다. 鬱인 경우에는 越鞠丸, 逍遙散을 사용한다. 濕인 경우에는 平胃散에 五苓을 合한다. 氣滯인 경우는 四七湯을 사용한다. 痰滯에는 導痰湯을 사용한다. 脾가 弱하여 不運하는 경우에는 四君子湯, 異功散을 사용한다. 死血이 낀 경우에는 牧丹皮, 江西紅麴, 穿山甲, 降香, 桃仁, 紅花, 當歸, 童便, 韭汁類를 사용하며, 鬱怒인 경우에는 香附를 첨가한다."라고 하였다.

(4) 鍼灸를 통한 傳變豫防法

脾胃氣虛인 경우는 中脘, 足三里, 胃兪, 脾兪 등의 穴位를 선택하여 補法, 혹은 平補平瀉法을 이용하여 鍼刺하거나 中脘, 足三里에 灸한다. 그리고 肝胃氣滯인 경우는 內關, 陽陵泉, 期門, 足三里를 선택하여 瀉法을 이용하여 鍼刺한다. 耳鍼은 胃, 脾, 十二指腸, 交感, 皮質下 등의 穴을 선택한다.

3) 3次豫防法

胃痞治癒初期에는 반드시 적극적으로 신체를 단련하여 체질을 증강시키고 아울러 음식을 적당하게 배합·조절함으로써 病의 상태가 반복되는 것을 막아야 한다.

(1) 體育强身法

胃痞는 調養과 治療를 통해 치유된 후에 신체단련을 강화하여 건강을 증진시켜야 한다. 예를 들면 전통적인 健身法인 五禽戲中에서 熊形은 氣血調和와 健脾益胃作用을 갖추고 있으며, 太極拳은 氣血의 순조로운 흐름을 촉진시키는 작용과 脾健胃和作用이 있다. 그리고 八段錦中에서 "調理脾胃單擧手"와 食後散步는 모두 健脾消食效能을 가지고 있으므로 病勢를 참작하여 선택할 수 있다.

(2) 飮食을 통한 재발방지법

병이 치유된 후에도 반드시 음식을 합리적으로 배합 조절해야 한다. 올바른 식생활에 주의를 기울이며 2차 예방법 외에도 다음과 같은 음식을 배합 조리할 수 있다.

① 砂仁粥

멥쌀 100g으로 죽을 쑨 다음 砂仁 5g을 곱게 갈아서 죽에 넣어서 다시 약간 끓여서 먹으면 胃痞再發을 방지할 수 있다.

② 橘皮粥

橘皮 15~20g, 멥쌀 30~60g. 우선 橘皮를 달인 藥汁을 취하여 찌꺼기를 제거한 다음 멥쌀을 첨가하여 죽을 쑨다. 이 처방에는 順氣健胃化痰效能이 있어서 胃痞의 재발을 방지할 수 있다(《飮食辨錄》).

③ 山楂粥

山楂 30~60g, 멥쌀 60g, 굵은 설탕 10g. 우선 山楂를 약탕관에 넣어 달여서 濃汁을 취하여 찌꺼기를 제거한 다음 멥쌀, 굵은 설탕을 첨가하여 죽을 쑨다. 이 처방은 健脾胃, 消食積作用이 있다.

3 嘔吐豫防法

嘔吐는 飮食이 胃에 들어갔다가 다시 吐해내는 病症을 가리킨다. 本病은 보통 外邪侵襲, 暴飮暴食, 불결한 음식물, 정서불안, 과도한 고민 및 다른 병으로 인하여 胃腑를 손상시켜 유발된다.

《醫述·嘔吐》에서 이르기를 "오랜 嘔吐는 肝腎이 모두 虛해지게 만들 수 있다."라고 하였으며, 《類證治裁·嘔吐》에서는 "嘔吐가 오래 되면 대개 치료가 어렵다."라고 하였다. 따라서 嘔吐를 가벼운 증상으로 輕視해서는 안된다.

古代의 文獻들은 本病의 病位, 症狀 및 病因病機에 대해서 비교적 상세하게 기술하였다. 《醫學三字經》에서 말하기를 "嘔吐는 모두 胃에 속한다."라고 하였으며, 또한 《壽世保元·嘔吐》에서도 "嘔吐는 음식이 胃에 들어갔다가 다시 거꾸로 나오는 것이다."라고 하였다. 이러한 기록들은 嘔吐의 病位, 症狀에 대하여 기술하였다. 그리고 嘔吐의 病因에 관해서 《素問·擧痛論》 篇에서는 "寒氣가 腸胃에 들어와 그것이 逆上하여 나오므로 아프고 구토가 난다."라고 하였으며, 《素問·六元正紀大論》 篇에서는 "火鬱이 發하면 백성들이 嘔逆에 걸린다."라고 인식하였다. 또한 《景岳全書·嘔吐》에서 "寒凉에 심하게 傷하였거나, 飮食에 심하게 傷하였거나, 胃火上沖, 肝氣內逆이 원인이 되었거나 痰飮水氣가 胸中에 모였거나, 表邪

가 裏에 轉入되어 少陽과 陽明사이에 모였거나, 이런 경우 모두 嘔吐症이 있다."라고 지적하였다. 그리고 《類證治裁·肝氣肝火肝鬱論治》에는 情志가 嘔吐를 유발하는 것에 대한 논술이 있는데, 즉 "肝木의 性質은 升散하고 遏鬱되지 않으려고 하는데, 鬱하게 되면 經氣가 逆流되어 트림을 하고 脹滿되며 嘔吐를 하게 된다."라고 하였다. 따라서 寒氣, 火熱, 痰濕, 飮食, 情志 등의 원인들이 모두 胃失和降, 氣逆於上을 유발하여 嘔吐症을 형성한다는 것을 알 수 있다.

嘔吐豫防에 대하여 古代 醫學家들은 脾胃健運이 嘔吐의 발생을 방지하는 關鍵이라고 지적하였다. 예를 들면 《醫林繩墨·嘔噦吐》에서 말하기를 "脾가 튼튼하면 邪가 저절로 물러가고 脾가 健康하면 土도 저절로 편안해진다."라고 하였고, 또한 《景岳全書·嘔吐》에서 "胃가 强하고 脾가 건강하면 어떤 음식이라도 모두 소화되니 어찌 구토를 하겠는가!"라고 지적하였으며, 아울러 이로부터 情志, 飮食, 起居, 鍼灸, 推拿 등의 계통적 예방방법을 형성하였다.

1) 養生(1次豫防)法

嘔吐發生의 原因은 外邪侵襲, 飮食不節, 情志失調, 脾胃虛弱 등이며, 本病의 발생을 방지하려면 반드시 미리 이러한 病因들을 제거해야 한다.

(1) 心理養生法

① 心情怡悅

《證治準繩·嘔吐》에서 이르기를 "嘔吐는 대개 七情으로 인해 얻어진다."라고 하였으며, 《增評柳選四家醫案·評選環溪草堂醫案·嘔噦門》에서 "七情鬱結하면 痰氣凝聚하여 胸膈이 不利하면 때로 嘔吐가 나는데……이는 氣火鬱結 때문이다. 이 병은 情志에 關鍵이 있으므로 藥效가 있는지도 중요하지만 스스로 마음을 편안히 가져야 한다."라고 하였다. 따라서 心情怡悅은 氣가 鬱結하지 않게 하고 氣血이 순조롭게 하여 구토의 발생을 방지할 수 있다.

② 平逆息怒

《類證治裁·嘔吐》에서 말하기를 "嘔吐症은 胃氣가 失降하였기 때문인데, 대개 肝氣가 逆流하여 胃에 영향을 주어 초래된 것이다."라고 하였으며, 《景岳全書·嘔吐》에서 "氣가 逆流하여 嘔吐가 나는 경우는 대개 鬱怒가 肝氣를 動하여 胃가 肝邪를 받음으로써 구토가 나는 것이다."라고 하였다. 그러므로 반드시 平逆息怒하여 肝氣를 순조롭게 하고 胃邪를 받지 않게 해야 한다.

(2) 飮食養生法

① 飮食의 節制

《醫學正傳·嘔吐》 에서 이르기를 "飮食內傷으로 太陰이 막히면 胃氣가 순조롭게 통하지 못하여 吐하게 되는 경우가 있다."라고 하였으며, 《道藏養生書十種》 에서 "飮酒를 너무 많이 해서는 안 되며, 많이 마시면 토한다."라고 하였다. 그러므로 "음식을 만족스러울 정도로 먹지 않고 입에 맞는 것만을 골라먹지 않아 항상 심하게 배부른 상태에 이르지 않는다면……邪毒이 어찌 침범하고 질병이 어디서 발작하겠는가"(《萬病回春·飮食》)라고 하였다. 따라서 飮食을 절제하여 지나치게 많이 먹거나 虛飢지지 않게 함으로써 胃氣를 순조롭게 하는 것은 嘔吐를 방지하는 중요한 일환이 된다.

② 청결한 飮食

《濟生方·嘔吐飜胃噎膈》 에서 말하기를 "비린 음식, 날고기, 乳製品을 많이 먹거나 익히지 않고 차고 기름진 음식을 많이 먹으면……中焦가 그 음식들로 막혀서 嘔吐와 같은 질환이 생기게 된다."라고 하였으며, "고기에 붉은 점이 있는 것은 먹어서는 안된다" "쉰밥, 상한 고기, 냄새가 나는 생선을 먹으면 모두 사람을 손상시킨다." "모든 육류와 생선에 있어서 만약 개도 먹지 않고 새도 쪼아 먹지 않는 것은 절대 먹어서는 안된다"(《金匱要略方論》)라고 하였다. 그러므로 飮食을 淸淡하고 청결하게 먹어 嘔吐의 발생을 방지할 수 있다.

(3) 起居養生法

《濟生方·嘔吐飜胃噎膈》 에서 이르기를 "만약 濕한 곳에서 露宿하고 風凉한 氣를 胃가 동요되어 疾病이 생기며, 이렇게 되면 脾에 停滯되어 淸濁이 구분되지 못하니 中焦가 막혀 거슬러 오르니 嘔吐와 같은 질환이 된다."라고 하였으며, 《古今醫統·嘔吐噦門》 에서는 "갑작스러운 嘔吐는 분명 邪가 胃腑에 침범한 것으로, 한여름에는 暑邪에 침범되는 것이고 가을과 겨울에는 風寒에 침범된 것이다."라고 하였다. 그러므로 炎熱酷暑나 秋風寒冷의 계절을 막론하고 절대 露宿하지 않음으로써 外邪가 胃를 범하여 嘔吐를 발생시키는 것을 막을 수 있다.

(4) 通便養生法

《壽世保元·嘔吐》 에서 말하기를 "大腸이 結燥하고 嘔吐가 멈추지 않으며 湯藥을 먹지 못하고……대개 몸의 氣는 上下로 周流하는데, 아래로 通하지 않으면 반드시 그 위를 疏通시켜

주고, 위(上)가 不安하면 반드시 그 아래를 통하게 해야 한다."라고 하였다. 그리고 《醫學正傳·嘔吐》에서 "아침에 먹으면 저녁에 吐하고 저녁에 먹으면 아침에 吐하며 소변이 淸利하고 大便이 秘結하여 나오지 않으면……大便이 秘結하지 않게 하면 저절로 낫는다."라고 하였다. 그러므로 大便秘結, 腹氣不通으로 인하여 嘔吐를 일으키는 경우에 대해서 "大便이 잘 나와 邪氣가 없어지면 氣가 逆流하여 嘔吐하는 것은 저절로 없어진다."(《證治準繩·嘔吐》)라고 하였다.

(5) 藥物養生法

보통 구역질, 속이 울렁울렁한 것 등의 嘔吐의 前兆症狀이 나타나는 경우에는 다음과 같은 예방적인 처방을 선택 사용할 수 있다.

① 구역질……生薑 및 生薑汁을 證에 따라 佐藥으로 쓰면 그 효과가 가장 빠르다(《古今醫鑒·惡心》).

② 二陳湯에 生薑汁, 茯苓, 梔子를 첨가하며 胃熱惡心을 다스린다(《古今醫鑒·惡心》).

③ 大半夏湯 즉 二陳湯에서 甘草를 빼고 生薑을 첨가한 것은 胃寒惡心을 치료한다(《古今醫鑒·惡心》).

④ 小半夏茯苓湯 즉 大半夏湯에서 陳皮를 빼고 生薑을 첨가한 것은 가슴속이 답답하면서 吐할 것 같은 증상을 치료한다(《古今醫鑒·惡心》).

(6) 鍼灸養生法

胃腔이 불편하거나 혹은 구역질이 나는 경우에는 中脘, 內關, 足三里, 公孫을 取穴하여 嘔吐를 방지할 수 있다. 寒인 경우는 留鍼하고 주로 灸하고, 熱인 경우는 灸하지 않으며, 肝이 旺盛하면 陽陵泉과 太沖을 瀉하고, 中虛일 때는 脾兪와 章門을 補한다.

(7) 推拿養生法

트림이 나고 胃氣가 上逆하는 경우는 嘔吐를 방지하기 위하여 捏筋法, 拍打法을 사용할 수 있다. 네 손가락의 指腹을 사용하여 劍突下部를 3~5분간 주무른다. 그리고 엄지손가락으로 위에서 아래로 後背 第1側線을 3~5분간 주무른 다음 後正中線, 左斜線 및 右斜線을 3~5번 拍打한다. 매일 1회 시행한다.

2) 2次豫防法

嘔吐가 일단 발생하면 필연적으로 胃氣에 損傷을 미치게 되고 津液을 손상하게 되므로 반드시 미리 제어함으로써 다른 병으로 變生하는 것을 막아야 한다.

(1) 飮食을 통한 傳變豫防法

① **藿香美糖水** : 藿香 10g, 生薑 5g을 달여서 즙을 취하고 붉은설탕 적당량을 첨가하여 복용하면 化濕去濁, 開胃止嘔의 효능이 있다. 따라서 外邪를 感受하여 생기는 嘔吐에 적용할 수 있다.

② **煮羊血** : 먹을 때마다 吐하는 경우 羊血를 끓여서 먹으면 이 증상이 그친다(《類證治裁·嘔吐》).

③ **飮鵝血** : 구토로 먹을 것을 먹지 못하는 경우 生鵝血을 뜨거울 때 마신다(《類證治裁·嘔吐》).

④ **生薑咀嚼方** : 生薑 적당량을 씹어서 먹는다. 모든 乾嘔吐가 그치지 않는 경우에 적용한다.

⑤ **猪脾羹** : 돼지脾臟 한개, 橘紅 3g, 人蔘 3g, 生薑, 蔥白, 묵은 쌀 적당량으로 국을 끓여 먹는다. 이 처방에는 健脾養胃, 益氣補虛效能이 있으므로 脾胃虛弱으로 인한 嘔吐에 적용할 수 있다.

⑥ **蔗漿粥** : 생 사탕수수즙 100g, 멥쌀 100~150g. 생 사탕수수즙을 멥쌀과 함께 물을 부어 죽을 끓여서 자주 복용한다. 이 처방은 補脾養胃, 生津止嘔效能이 있어서 胃熱嘔吐에 적용할 수 있다.

⑦ **白蔻散** : 胃氣가 冷하여 欲吐하면 白豆蔻 20g을 가루내어 미지근한 소주 1잔으로 1일 3회 調服한다(《壽世保元·嘔吐》).

(2) 藥物을 통한 傳變豫防法

① **外邪犯胃** : 갑작스러운 嘔吐, 發熱惡寒, 疼痛, 胸脘이 답답한 경우에는 藿香正氣散 혹은 玉樞丹을 복용한다.

② **飮食停滯** : 구토물이 酸腐하고, 腹部脹滿, 트림이 나면서 먹기가 싫고, 대변이 구리며, 舌苔가 厚膩하고, 脈滑實한 경우는 保和丸 혹은 小承氣湯을 복용할 수 있다.

③ **痰飮內阻** : 구토물이 맑은 물같은 가래와 침이고, 胃腔이 답답하여 먹을 수 없으며, 현기증과 함께 心悸亢進이 보이고, 舌苔가 白膩하며, 脈滑한 경우는 小半夏湯을 복용할 수 있다.

④ **肝氣犯胃** : 구토하면 呑酸症狀이 있고, 트림이 자주 나오며, 胸脇이 아프고, 혀가장자리가 붉으며, 脈弦한 경우는 半夏厚朴湯合左金丸을 복용할 수 있다.
⑤ **脾胃虛寒** : 힘이 없으면서 쉽게 吐하고, 안색이 창백하며, 입이 마르고 四肢가 차며, 大便이 묽으며 脈弱한 경우는 理中丸을 복용할 수 있다.
⑥ **胃陰不足** : 嘔吐가 반복해서 발작하고, 입과 인후가 건조하며, 배가 고픈데 먹고 싶지 않고, 혀가 붉으면서 脈數한 경우는 麥門冬湯에 石斛, 花粉, 知母, 竹茹를 첨가하여 복용할 수 있다.

(3) 鍼灸를 통한 傳變豫防法

만약 嘔吐와 함께 胃脘이 불편한 경우, 主穴은 內關, 中脘이고 配穴은 足三里, 公孫, 豊隆, 陽陵泉, 肝兪, 脾兪, 隱白을 취한다. 鍼法은 먼저 主穴을 취하여 中等强度의 刺戟手法을 사용하고 반드시 留鍼한다. 그리고 食滯에는 公孫을 첨가하고, 痰多에는 豊隆을 첨가하며, 肝逆犯胃에는 肝兪, 脾兪, 陽陵泉을 첨가 시술한다.

(4) 推拿를 통한 傳變豫防法

嘔吐에는 摩脾胃法을 이용할 수 있다. 시술자는 양손의 전체 손바닥으로 힘을 가하여 환자의 肋弓下緣을 따라 왼쪽에서 오른쪽으로 旋轉按摩하며, 반복적으로 2~3분간 시술한다. 嘔吐가 그래도 그치지 않으면 中脘, 氣海를 첨가하여 揉按하고 內關, 足三里, 公孫, 照海, 太沖 등의 穴을 掐法으로 시술할 수 있다.

3) 3次豫防法

(1) 飮食을 통한 재발방지법

嘔吐患者가 회복기에 있을 때에는 반드시 식사량을 줄여야 하며, 음식은 반드시 淸淡, 淸潔하게 그리고 부드럽게 해서 먹어야 한다. 또한 기름지고 딱딱하며 매운 음식물은 피해야 한다. 그리고 아울러 다음과 같은 음식을 통한 재발방지 방법을 선택 이용할 수 있다.

① **五香肚粥** : 돼지의 내장을 씻어서 丁香, 肉桂, 茴香, 생강, 파, 술, 간장 등을 넣고 흐물흐물해질 때까지 푹 곤다. 그리고 따로 멥쌀로 죽을 끓인 다음 여기에 함께 넣어 끓여서 空腹에 먹는다. 이 처방은 健脾溫胃, 散寒止嘔의 효능이 있어서 脾胃虛寒으로 인한 嘔吐患者의 회복에 적당하다.

② **白扁豆粥** : 白扁豆 60g, 멥쌀 100g을 함께 끓여서 수시로 먹는다. 이 처방은 和中下氣, 利濕健胃의 효능이 있어서 痰濕嘔吐 환자에게 적당하다.

③ **柿餅飯** : 곶감 50g, 쌀 250g을 함께 넣어 밥을 한다. 이 처방은 健脾益胃, 降逆止嘔의 효능이 있어서 胃熱嘔吐患者의 회복기에 복용하면 좋다.

④ "吐하여 中氣가 오랫동안 虛한 상태인 경우에는 반드시 穀食으로 和中한다."·"焦米, 神 曲, 蔘, 苓, 玉米, 穀芽, 甘草, 陳皮, 姜棗를 섭취한다."(《類證治裁·嘔吐》).

⑤ 枇杷, 芒果, 生薑, 白蘿卜, 蓮子, 玉米, 橄欖, 우유, 烏梅, 파, 肉桂, 丁香, 百合, 후추, 栗米, 羊내장, 돼지내장 등의 음식물을 선택 복용할 수 있다.

(2) 推拿를 통한 재발방지법

치유된 후, 환자는 계속 揉壓法을 채택하여 재발을 방지할 수 있다. 즉 시술자는 엄지손가락의 指腹으로 힘있게 환자의 脊椎兩側의 膀胱經을 따라 5~6회 주무른다. 이 手法은 반드시 上輕下重해야 하며 膈兪, 胃兪 兩穴에 대해서는 더 힘있게 按揉해야 한다.

4 吐酸豫防法

吐酸은 신물이 胃속에서 위(上)로 넘쳐 입으로 토해내는 病症을 가리킨다. 가벼운 경우는 泛酸이라고 칭하며, 즉시 삼키는 경우를 呑酸이라고 칭한다. 本證은 대개가 肝火內鬱, 胃中濕盛으로 인해 발생한다. 보통 胃痛과 함께 나타나고 또한 단독으로 나타나기도 한다. 吐酸은 비록 큰 병은 아니지만 吐酸이 오래되면 重症으로 변할 수 있다. 이에 대하여 《證治匯補·呑酸》에서 이르기를 "呑酸雖小疾, 然可暫不可久, 久而不愈, 爲噎膈飜胃之漸."이라고 하였다. 그러므로 반드시 본 증상에 주의하면서 아울러 예방에 힘써야 한다.

古代文獻은 本病의 症狀과 病因病機에 대하여 비교적 상세한 기술을 하였다. 《證治準繩·吐酸》에서 "酸水를 吐하는 증상에서, 심한 경우는 酸水가 그 心에 스며들어 고통을 감당하지 못하게 되며, 그 다음 경우는 酸水를 吐해내어 위·아랫니가 시어서 서로 맞대지 못한다."라고 하였으며, 本病의 病因病機에 대하여 《素問·至眞要大論》에서 "여러 가지 신물을 吐하는 경우는 모두 熱에 속한다."라고 하였다. 그리고 《素問玄機原病式·吐酸》에서 말하기를 "酸은 肝木의 味로서, 火가 盛하여 金을 制壓하므로 말미암아 木을 平할 수 없으면 肝木이 저절로 甚해져 酸이 된다."라고 하여 肝木火旺은 吐酸을 형성하는 중요한 원인으로 보았다. 그 다음으로 胃의 濕氣가 지나치게 盛해도 역시 吐酸을 형성할 수 있다. 이에 대하여 《壽世保元·呑酸》에서는 "飮食이 胃에 들어가서 濕熱에 의해 막히면 소화가 되지 않게 되므로 呑酸이 된다."라고 하였으며, 《張氏醫通·吐酸》에서는 "胃속에 濕氣가 鬱滯되어 積이 되면 濕에서 熱이 생성되니 木으로부터 化하여 吐酸이 된다."라고 하였다. 또한 《症因脈治·外感吐酸水·內傷吐酸水》篇에서도 "酸水를 嘔吐하는 원인은 平時에 鬱結로 인해 水飮이 소화되지 못하고……鬱滯되어 積이 되고 積이 오래되면 濕이 熱을 생성시킬 수 있게 되며, 濕이 심하면 木이 왕성하게 되어 肝氣가 太盛하면 木火之化가 되니 呑酸吐酸의 症狀이 생긴다."라고 하였다. 따라서 吐酸을 일으키는 주요원인은 肝火內鬱과 胃中濕盛임을 알 수 있다.

상술한 病因에 맞추어 古代의 의학가들은 本病을 치료하는 데 있어서 반드시 疏肝解鬱과 健胃去濕의 양방면으로부터 착수해야 한다고 인식하였다. 《景岳全書·呑酸》에서는 肝氣에 대하여 "본래 疏通되어야 하고 鬱悶되어서는 안된다.……胃中의 陽氣가 衰하지 않고 변함없이 健運하면 무슨 酸이 생기겠는가!"라고 지적하였다. 이러한 경험들이 누적됨에 따라 心理, 起居, 藥物 및 鍼灸, 推拿 등의 한의학적인 吐酸豫防方法이 점차로 형성되었다.

1) 養生(1次豫防)法

吐酸은 주로 情志失調, 肝火內熾, 飮食不節(예를 들면, 寒濕에 적응하지 못하거나, 기름진 음식을 過食하거나, 음식이 胃腔에 滯했을 경우 등)에 의해 유발된다. 그러므로 미리 病因을 제거하는 것이 吐酸을 예방하는 중요한 조치가 된다.

(1) 心理養生法

《醫述·呑酸》에서 말하기를 "木氣의 鬱滯가 甚하여 濕土를 熏蒸하면 酸이 된다."라고 하였으며, 《類證治裁·肝氣》에서는 "呑酸脇痛은, ……忿怒로 인해 肝을 동요시킨 것이므로 肝氣治療는 반드시 먼저 그 鬱을 疏泄시키는데 있다."라고 하였다. 그러므로 吐酸豫防은 반드시 肝氣를 疏泄하고 情志를 유쾌하게 하는 것으로부터 착수해야 한다.

(2) 飮食養生法

① 飮食有節

《醫述·呑酸》에서 이르기를 "음식을 너무 過하게 먹어 胃脘이 막히면, ……濕熱이 蒸變하는데, 이는 마치 술독이 너무 뜨거우면 酸이 되는 것과 같다."라고 하였으며, 《諸病源候論·噫醋候》에서는 "곡식이 소화되지 않으면 脹滿하고 氣逆되므로 트림을 자주 하고 呑酸症狀

이 나타나며 숨을 쉬면 썩는 냄새가 난다."라고 하였다. 그러므로 규칙적인 식생활로 暴飮과 暴食을 금하는 것은 吐酸을 예방하는 데 중요하다.

② 寒溫適宜

《醫學正傳・呑酸》에서 말하기를 "飮食이 뜨거우면 酸이 되기 쉽고, ……익히지 않고 차며 딱딱한 음식물에 손상되면 신트림이 나고 呑酸이 된다."라고 하였으며, 《醫述・呑酸》에서도 또한 "술의 味는 苦하고 性은 熱하므로 이것을 마시면 사람의 顔色이 붉어지고 氣가 거칠어지며 喜怒如狂하고 煩渴과 嘔吐가 나며 酸을 吐하게 된다."라고 하였다. 따라서 寒溫을 적절히 하고 독한 술을 금하는 것은 吐酸을 방지하는 작용이 있음을 알 수 있다.

(3) 起居養生法

외부의 風寒을 피해야 하는데, 《古今醫鑒・呑酸》에서 "肌表에 風寒을 맞으면 內熱이 더욱 鬱滯되고 酸水가 心을 刺戟한다."라고 하였으며, 《景岳全書・呑酸》에서는 "胃氣는 본래 따뜻해야 하므로 조금이라도 차게 해서는 안된다."라고 하였다. 그러므로 외출시, 특히 한랭한 계절에는 반드시 腹部의 保溫에 주의하여 風寒이 胃를 傷하지 않도록 해야 한다.

(4) 藥物養生法

① 消食化痰法

《醫學正傳・呑酸》에서 말하기를 "食鬱有痰, 二陳湯加南星, 黃芩之類."라고 하였다. 음식이 積滯하거나 痰濕이 內盛하는 경우에는 미리 消食化痰의 藥物을 복용함으로써 吐酸의 발생을 막아야 한다.

② 舒肝解鬱法

《類證治裁・肝氣》에서 말하기를 "因怒動肝, 小柴胡湯加山梔,青皮."라고 하였다.

③ 祛濕健胃法

《醫學正傳・呑酸》에서 "吐淸水, 用倉朮, 茯笭, 炒滑石, 白朮, 陳皮煎服."라고 하였다.

(5) 鍼灸養生法

納呆, 食滯, 脘脹에는 鍼灸法을 이용하여 吐酸의 발생을 예방할 수 있다. 常用穴位는 內關,

公孫, 足三里로 平補平瀉手法을 이용하여 격일 1회 시술한다. 肝鬱氣滯가 두드러진 경우는 章門, 期門을 첨가하고, 脾胃虛弱인 경우는 脾兪, 胃兪, 中脘을 첨가하여 鍼刺하거나 혹은 艾灸한다. 이 방법을 통해 疏肝解鬱, 健脾和胃의 목적에 도달할 수 있다(《鍼灸金方》).

(6) 推拿養生法

脘腹脹이 있어 吐酸을 유발할 가능성이 있는 경우에는 반드시 예방조치를 취해야 한다. 그 조치로는 揉腹法을 사용할 수 있다. 그 구체적인 방법은 잠자리에서 일어나기 전에 침상 위에 드러누워서 左上腹部를 손바닥으로 가볍게 中等의 리듬으로 按摩한다. 上腹部가 비교적 더부룩한 경우에는 震顫手法을 첨가 사용할 수 있다. 그런 다음 배꼽부위를 旋回하다가 右下腹部에서부터 環形揉按을 아래에서 위로, 오른쪽에서 왼쪽으로 시술하고 揉按하는 동시에 리듬 있게 압력을 가한다. 전체 操作時間은 약 20분간이다.

2) 2次豫防法

《醫述·呑酸》에서 이르기를 "일반적으로 呑酸에 걸리면 대부분 飮食을 먹어도 개운하지 않으니 점차 中滿, 痞膈, 泄瀉 등과 같은 症狀에 이르게 된다."라고 하였다. 그러므로 吐酸이 일단 발생하면 반드시 초기에 병세를 제압하여 다른 증세로의 발전을 막아야 한다.

(1) 心理를 통한 傳變豫防法

《醫述·呑酸》에서 이르기를 "일반적으로 吐酸은 모두 肝木에 속한다."라고 하였다. 따라서 情志不遂와 肝氣鬱滯로 인한 吐酸인 경우에는 반드시 精神을 유쾌하게 하여 情志를 안정시키고 肝氣가 원활하게 소통되어 鬱滯되지 않게 해야 한다.

(2) 飮食을 통한 傳變豫防法

① 厚味의 절제

《醫學正傳·呑酸》에서 "보통 酸味는 厚味를 절제해야 하므로 반드시 채소를 위주로 먹으면 疾病이 쉽게 안정된다."라고 하였으며, 《丹溪心法·吐酸》에서는 "반드시 잡곡과 채소로 自養해야 한다."라고 하였다. 그러므로 반드시 맛있고 진한 맛을 절제하고 잡곡과 채소를 많이 먹어야 한다.

② 飮食調養

㉠ 梔子仁粥 : 梔子仁 5g, 薄荷 3g, 멥쌀 100g. 梔子仁을 곱게 빻는다. 우선 멥쌀을 끓여 묽은 죽을 만드는데, 죽이 거의 다 되어갈 무렵에 梔子仁粉末을 넣고 약간 끓인 다음 薄荷가루를 넣고 3분 정도 끓이면 된다. 이 처방은 淸肝熱, 養胃氣效能을 가지고 있다. 따라서 肝胃不和로 인한 吐酸을 예방할 수 있다(《中醫健身錄》).

㉡ 蛋殼粉 : 계란 껍데기를 불에 말려 곱게 간다. 매번 3g씩 食前溫水로 복용한다. 이 방법에는 和胃制酸作用이 있으므로 평소 胃酸過多인 경우에 적용할 수 있다.

㉢ 葱糖泥 : 큰 양파 4개, 붉은 설탕 200g. 양파를 진흙처럼 으깨어서 붉은 설탕을 넣어 고루 섞은 다음 그릇에 넣어 쪄서 먹는다. 매번 9g씩, 매일 3회 먹는다. 이 방법에는 溫陽理氣, 消脹制酸의 효능이 있으므로 脾胃虛寒으로 인한 食滯에 적용한다.

(3) 藥物을 통한 傳變豫防法

① 吐酸이 때때로 발작하고, 가슴이 답답하고 쉽게 화가 나며, 양옆구리에 脹痛이 있고, 입이 마르고 쓰며, 혀가 붉고 黃苔가 낀 경우에는 左金丸이나 溫膽湯에 烏賊骨, 瓦楞子, 鷄內金, 麥芽 등을 첨가하여 복용할 수 있다.

② 吐酸이 수시로 발작했다가 그치면서 트림이 나고 胃脘腔이 답답하며, 침을 자주 뱉고 싶고, 힘이 없어 피곤하며, 대변이 묽고 혀에 白苔가 낀 경우에는 香砂六君子湯 혹은 四君子湯에 吳茱萸, 白蔲, 川椒, 倉朮 등을 첨가하여 복용할 수 있다.

③ 制酸藥物로는 烏賊骨, 貝母, 瓦楞子, 煅牡蠣, 番石榴, 黃連, 吳茱萸, 白豆蔲 등을 선택할 수 있다.

(4) 鍼灸를 통한 傳變豫防法

胃脘脹滿吐酸의 원인이 만약 肝胃不和인 경우에는 內關, 公孫, 陽陵泉, 太冲을 鍼刺한다. 그리고 脾胃虛인 경우는 中脘, 足三里, 脾兪, 胃兪를 灸를 위주로 시술한다. 耳鍼治療는 內分泌, 脾, 交感, 皮質下 등을 취한다.

(5) 推拿를 통한 傳變豫防法

吐酸, 納呆, 脹滿患者에게 平坐位를 취하게 하여 양손을 아래로 내려뜨리게 하고 전신을 이완하거나 혹은 양손으로 의자등받이를 잡고 양어깨부위를 약간 外展하게 한다. 시술자는 엄지손가락으로 척추양측을 10분간 平推한다. 다시 脾兪, 胃兪穴을 취하여 指掐法을 이용하여 시술하면서 아울러 局部를 10분간 가볍게 주무른다. 그런 연후에 환자가 仰臥位를 취하게 하고 腹部推拿를 진행한다. 즉 上, 中, 下 三脘穴을 취하여 엄지손가락으로 掐法을 행하고 힘을 적당히 조절하면서 호흡기복에 따라 약 3~5분간 시술한다. 마지막에 遠隔穴位推拿를 진행한다. 일반적으로 양측 合谷穴과 양측 足三里穴을 취하여 指掐法으로 시큰한 반응이 올 정도로 시술한다. 보통 몇 차례의 推拿를 거친 후에 吐酸은 輕減되거나 消失된다.

3) 3次豫防法

(1) 飮食을 통한 재발방지법

吐酸恢復期에는 맵거나 신 자극성 음식물, 예를 들면 담배, 술, 차, 커피 및 지나치게 달거나 신음식을 삼가는 것이 좋다. 음식은 반드시 부드럽고 소화가 쉬워야 하며, 우유 등의 알칼리성 음식을 많이 먹어야 한다. 동시에 아래의 방법을 사용할 수 있다.

① **豆蔻饅頭** : 白豆蔻 3g, 밀가루 1000g, 효모가루 50g. 밀가루와 효모가루에 물을 첨가하여 반죽하여 덩어리로 만들어서 반죽덩어리가 발효한 후에 소다수 적당량을 첨가하고 白豆蔻분말을 뿌려서 고루 반죽하여 饅頭(찐빵, 속을 넣지 않은 만두를 가리킴)를 만든 다음 쪄서 먹는다. 이 음식에는 芳香化食, 開胃健脾, 理氣消脹의 효능이 있으므로 吐酸恢復期에 복용할 수 있다.

② **五香檳榔** : 檳榔 200g, 陳皮 20g, 丁香, 豆蔻, 砂仁 각 10g, 食鹽 100g을 함께 약탕관에 넣고 물 적당량을 첨가하여 약한 불에 藥液이 건조할 때까지 달이다가 불을 끄고 식힌다. 그리고 檳榔을 大豆크기로 잘라 씹어서 먹는다. 본 처방은 健脾, 寬胸, 順氣, 消滯效能을 가지고 있으므로 吐酸恢復에 도움이 된다.

③ **烤饅頭片** : 饅頭를 잘라서 불 주변에 놓고 구워서 少量을 여러 차례 먹는다. 이 방법은 吐酸의 회복에 도움이 된다.

④ **制酸飮食** : 우유, 땅콩, 감자, 양배추, 강낭콩, 옥수수, 굴, 무, 콩나물, 橘皮 등이 있다.

(2) 氣功을 통한 재발방지법

內養功이나 放鬆功을 택하는 것이 가장 좋다. 側臥式 혹은 坐式을 취하고 매일 2~3회, 매회 30분간 시행한다. 氣功을 단련하는 것 외에 腹部自我按摩를 시행하고 꾸준한 太極拳을 수련할 수 있다. 또한 일반적으로 상황이 안정되었을 때 체조 및 운동량이 조금 큰 체육활동에 참가하면 吐酸의 치유를 위해 유리한 조건을 만들 수 있다.

5 嘈雜豫防法

嘈雜, 俗稱 "心嘈"는 胃속이 비면 배고픈 것 같으면서도 배고픈 건 아니고, 아픈 것 같으면서도 아픈 건 아니고, 쓰린 것 같으면서도 쓰린 건 아니며 항상 기분이 언짢은 등 그 증상을 딱 꼬집어 설명할 수 없는 일종의 病症을 가리킨다. 보통 胃痛, 吐酸과 함께 나타난다. 本病은 항상 肝鬱胃熱, 血虛 혹은 脾胃虛弱 등의 원인으로 인하여 야기된다. 嘈雜은 비록 重症은 아니지만 "만약 잘못 치료하면 便閉, 三消, 噎膈의 증상이 될 수 있다"(《臨證指南醫案·嘈》)라고 한 바 있다. 그러므로 작은 질병으로 보고 소홀히 해서는 안 된다.

古代文獻들은 본병의 病位, 症狀과 病因病機에 대하여 매우 상세하게 기술하였다. 《類證治裁·嘈症治論》 에서 "嘈症은 胃에 속하는데, ……모두 痰火食鬱과 熱이 원인이다."라고 하여 嘈雜症狀이 胃病에 속함을 명확히 지적하였다. 그리고 《景岳全書·嘈雜》 에서는 嘈雜症狀에 대하여 "嘈雜이라는 證은 수시로 발작했다가 그치는 것을 특징으로 하는데, 이 병은 뱃속이 아무것도 없는 것같이 텅 빈 듯하여 배가 고픈 것 같기도 하고 아닌 것 같기도 하며 쓰린 것 같기도 하고 아닌 것 같기도 하며 아픈 것 같기도 하고 안 아픈 것 같기도 하다. 그리고 胸膈이 불편하여 뭐라고 상태를 설명하기 어렵다. 어떤 경우 음식을 먹으면 잠시 증상이 멈추기도 하고, 혹은 음식을 먹지 않으면 다시 증상이 나타나며, 혹은 메슥거림이 나타났다가 점차 胃脘에 통증이 발생한다. 이 證에는 火嘈, 痰嘈, 酸水浸心嘈가 있다."라고 하였다. 王肯堂은 《證治準繩·嘈雜》 에서 본병의 발생원리에 대하여 다음과 같이 지적하였다. 즉 "嘈雜은 呑酸과 비슷한 종류로 모두 肺가 火傷을 입어 平木할 수 없어 木挾相火乘肺하여 脾冲火之氣索하였기 때문이다. 곡식의 精微가 운행되지 않고 濁液이 모여서 痰飮이 된다. 그 痰 역시 火木으로부터 형성된 酸으로 肝木이 中土를 요동시키므로 中土가 편안하지 못하여 배고픈 듯한 嘈雜이 된다. 매번 식사 때마다 자구책으로 少食하면 嘈雜도 적게 나타나는데, 멈추었다가 다시 발작하는 것은 대개 土虛不禁으로 木이 동요된 것이므로 治法은 반드시 補土伐木을 해주어야 한다."라고 하였다. 이를 통해 볼 때, 嘈雜의 원인은 氣鬱, 痰濕, 食積, 熱邪를 포함하며, 病機는 肝鬱氣滯, 脾胃虛弱, 痰火內擾, 胃失濡養, 虛火內伐 등임을 알 수 있다.

상술한 病因과 病機에 맞추어 古代 의학가들은 본병의 예방에 있어 반드시 脾胃를 중요시해야 한다고 인식하였다. 《景岳全書·嘈雜》 에서 이르기를 "嘈雜은 대부분 脾氣不和나 혹은 損傷으로 인한 脾虛로 생겨나므로 먼저 脾氣를 고려해야만 한다."라고 하였다.

1) 養生(1次豫防)法

嘈雜의 발생원인은 주로 飮食不節이다. 예를 들면, 맵고 燥한 음식, 술과 기름진 음식, 粘滑하여 소화가 어려운 음식물을 과식함으로써 中焦에 積滯가 생기거나 痰濕이 內鬱하거나 鬱이 熱로 변하거나 痰熱이 內擾하여 형성되며, 혹은 情志不和, 근심과 분노로 인해 肝氣가 橫逆하고 肝胃不和로 유발된다. 또한 脾胃虛弱이나 失血過多, 胃失濡潤, 虛火內伐로 야기된다. 그러므로 본병의 예방은 반드시 情志를 유쾌하게 조절하고 음식을 절제하며 健脾養胃方法을 활용해야 한다.

(1) 心理養生法

朱丹溪는 말하기를 "五更嘈者, 乃思慮傷血所致."(《醫述·嘈雜》)이라고 하였는데, 이를 통해 보더라도 지나친 근심을 피하는 것은 嘈雜을 예방하는 방법의 하나임을 알 수 있다.

(2) 飮食養生法

① 飮食量의 절제

《證治匯補·嘈雜》 에서 이르기를 "무절제하게 함부로 먹어서 痰飮이 축적되어 中宮에 停滯된 것을 嘈雜이라고 한다."라고 하였다. 그러므로 반드시 飮食의 量을 절제하여 지나치게 배부른 상태가 되지 않도록 해야 한다. 각 환자들은 약을 복용할 필요 없이 음식을 절제하면 즉시 치유될 수 있다.

② 飮食의 선택

《壽世保元·嘈雜》 에서 이르기를 "비린 생선, 과일, 익지 않은 과일이나 찬물, 그리고 잘 조리가 되지 않은 것, 끈적이거나 미끄러워서 소화가 어려운 등의 음식물을 무절제하게 함부로 먹으면 淸痰稠飮이 형성되어 中宮에 정체되므로 嘈雜이 된다."라고 하였으니, 음식물의 선택은 嘈雜을 예방하는 데 있어 중요한 작용을 한다.

③ 飮食養生

《醫述·嘈雜》 에서 이르기를 "熱病後에 胃氣가 점차 회복되고 津液이 아직 충만되지 않았을 때에도 역시 이 證이 나타나지만, 飮食調節로 스스로 치료할 수 있다."라고 하였다. 熱病이 津을 태우고 胃陰이 傷하게 되면 虛嘈를 유발하기 쉽다. 이때는 상황을 참작하여 아래와 같은 음식물을 선택 복용함으로써 본병을 예방할 수 있다. 예를 들면 사탕수수, 生地黃, 연근, 荸薺, 배, 배추, 우유 등이다.

(3) 藥物養生法

보통 火熱, 氣虛, 食滯로 인해 胃脘不適을 야기하여 嘈雜이 발작하려 하는 경우는 아래에 열거된 藥物을 선택하여 예방할 수 있다.

① "가슴에 뭔가 걸린 듯 하고 배가 고프더라도 음식을 먹지 말고 三聖丸만 복용하면 좋다."(《證治準繩·嘈雜》).

② "脾虛로 말미암아 음식이 소화가 되지 않고 거품을 토하며 噯腐가 나타나는 경우에는 健運의 治法이 적당하므로 六君子湯에 砂仁, 鷄內金을 첨가해준다."(《類證治裁·嘈症》).

③ "消克藥을 過用하여 배가 고파도 먹을 수 없고 정신이 점점 가물가물해지면 異功散에 白芍, 紅棗, 蓮子, 棗仁을 첨가해준다."(《類證治裁·嘈症》).

④ "食鬱로 인해 熱이 나면 脈數大할 때는 治法에 있어서 治火를 우선하고 開導는 그 다음으로 한다. 枳朮丸에 二陳湯, 神曲, 山楂, 麥芽를 첨가해준다."(《證治補匯·嘈雜》).

(4) 鍼灸養生法

만약 中脘脹滿이 嘈雜을 일으키려 할 경우에는 中脘, 足三里, 三陰交, 胃兪를 鍼刺하여 平補平瀉法을 쓰고 20분간 留鍼할 수 있다. 그리고 동시에 中脘, 足三里, 脾兪, 胃兪穴에 灸할 수 있다.

2) 2次豫防法

嘈雜은 보통 單獨으로 출현하지 않는다. 즉 "이 證은 트림을 동반하거나 痞滿을 동반하거나, 惡心을 동반하면서 점차 胃脘痛으로 이어진다"(《壽世保元·嘈雜》)라고 하여 嘈雜이 보통 다른 병(症)과 함께 併發함을 설명하였다. 따라서 嘈雜의 辨證治療에 있어서는 그 併發症의 발전을 저지할 수 있으면서 또한 嘈雜의 惡化를 예방할 수 있어야 한다.

(1) 飮食을 통한 傳變豫防法

① **甘蔗粥** : 사탕수수즙 1500㎖, 수수쌀 400g을 중간 불에서 묽은 죽이 될 때까지 끓인다. 이 방법은 補中益胃, 淸熱生津의 효능이 있어서 胃熱嘈雜에 적용한다(《中國藥膳大全》).

② **蔘棗湯** : 黨蔘 15g, 대추 20개를 씻어서 냉수 적당량에 담가 불린 후 약한 불에 오래 삶는다. 30분을 끓이고 모두 2번 끓여서 끓인 藥液을 합쳐서 매일 2회로 나누어 복용하며, 대추를 먹고 국물은 마신다. 이 처방은 健脾益氣, 養血潤燥效能이 있어서 血虛嘈雜에 적용한다(《藥膳食譜集錦》).

③ **鮮藕粥** : 생 연근 적당량, 멥쌀 100g, 붉은 설탕 약간. 멥쌀, 연근, 붉은 설탕을 함께 솥에 넣고 물 적당량을 부어 죽이 되게 끓여서 자주 먹는다. 이 처방은 健脾養胃의 효능이 있어서 脾胃虛弱의 嘈雜에 적용한다.

(2) 藥物을 통한 傳變豫防法

① "嘈雜이 濕痰으로 인한 것 같고 氣가 鬱滯되며 음식이 먹고 싶지 않을 때는 三補丸에 蒼朮, 倍香附子를 첨가해준다."(《丹溪心法 · 嘈雜》).

② "肥水嘈雜에는 二陳湯에 川芎, 倉朮, 白朮, 炒山楂子를 첨가해준다."(《丹溪心法 · 嘈雜》).

③ "脾胃가 虛寒하고 停飮으로 酸이 올라오면서 嘈雜이 나타나는 경우에는 溫胃飮이나 六君子湯이 적당하다."(《景岳全書 · 嘈雜》).

④ "宿食留飮과 痰이 없어지지 않으면서 嘈雜이 나타나는 경우는 曲朮丸이 적당하다."(《景岳全書 · 嘈雜》).

⑤ "痰飮이 많거나 嘔惡가 겸해지면서 嘈雜이 나타나는 경우는 二陳湯이 적당하다."(《景岳全書 · 嘈雜》).

⑥ "熱病을 앓은 후에 胃津이 아직 회복되지 않은 상태이고 또한 쉽게 虛嘈한 경우의 治法은 甘凉한 맛으로 胃液을 생성시켜주는 것이 적당한데, 예를 들면 生地黃, 沙蔘, 當歸, 蔗汁 등이 이에 속한다."(《類證治裁 · 嘈症》).

(3) 鍼灸를 통한 傳變豫防法

嘈雜, 胃脘에 脹滿이 있는 경우는 脾兪, 胃兪, 中脘, 足三里, 內關을 취하여 平補平瀉法을 쓰며 30분간 留鍼한다. 하루에 1회 시술한다. 필요시에는 灸를 첨가해도 된다.

3) 3次豫防法

嘈雜恢復期에는 반드시 心理와 飮食調養에 주의하여 치료효과를 공고히 해야 한다.

(1) 心理를 통한 재발방지법

회복기에는 정신을 유쾌하게 유지하고 지나치게 勞心焦思하는 것을 피해야 한다.

(2) 飮食을 통한 재발방지법

飮食調養은 嘈雜의 3차 예방과정에서 매우 중요하다. 맵고 燥한 음식, 술 및 진한 맛을 피하는 것 외에도 여러 상황에 따라 아래와 같은 방법을 선택 이용할 수 있다.

① **紅棗粥** : 대추 10개, 멥쌀 100g을 솥에 넣는다. 먼저 武火에 조리하다가 文火에 죽이 될 때까지 끓여서 얼음설탕 적당량을 넣어 자주 복용한다. 이 처방은 脾胃虛弱 嘈雜증의 회복에 복용할 수 있다.

② **芹菜粥** : 미나리 60g, 멥쌀 50~100g(복용하려는 사람의 음식량에 근거하여 증감한다.). 먼저 미나리를 씻어서 잘게 썰어 멥쌀과 함께 솥에 넣고 물 600㎖정도를 넣어 함께 야채죽을 끓인다. 매일 아침, 저녁식사 때에 뜨겁게 데워서 먹는다. 이 처방은 淸熱平肝作用이 있으므로 肝胃鬱熱 嘈雜症의 회복에 적용할 수 있다.

③ **羊肉粥** : 신선한 양고기 150~250g, 멥쌀 적당량. 양고기와 멥쌀로 함께 죽을 끓인다. 아침, 저녁식사시에 뜨겁게 데워서 먹는다. 이 처방은 益氣血, 暖脾胃效能이 있어서 脾胃虛寒 嘈雜症의 회복기에 적용할 수 있다.

④ 멥쌀, 검은콩, 연근, 땅콩, 두부, 완두콩, 柑子, 橙子, 참깨, 감자, 사과 등을 선택하여 복용할 수 있다.

6 腹痛豫防法

腹痛은 胃脘以下, 恥骨毛際以上範圍內에서 발생하는 疼痛을 가리킨다. 腹痛이 미치는 부위는 광범위하며, 外邪의 感受, 飮食不節, 情志의 損傷, 蟲積內擾, 그리고 陽虛臟寒 등의 要素들로 인해 발병할 수 있기 때문에 本病은 臨床에서 흔히 보인다. 西洋醫學에 있어서 급성 췌장염, 위경련, 위신경관기능증(gastroneurosis), 장기생충, 소화불량 등의 腹痛疾病들은 모두 本節의 내용을 참조하여 예방, 치료할 수 있다.

古代文獻들은 본병의 病因과 症狀에 대하여 매우 상세하게 논술한 바 있다. 《素問・擧痛論》에서는 "寒氣가 腸과 胃사이, 膜原의 아래에 침범하여 血이 散할 수 없어서 小絡이 급하게 당기고 아프게 된다."라고 하여 寒邪가 腹中에 침입해서 中陽이 손상을 입게 되고 寒氣

가 凝滯되어 腹痛을 유발할 수 있음을 지적하였다. 그리고 《類證治裁·腹痛》 에서 말하기를 “七情氣鬱의 攻沖으로 痛症이 발생한다.”라고 하였으며, 《證治匯補·腹痛》 에서는 또한 “갑작스럽게 분노하면 兩脇이 먼저 아프고 다음에 腹部로 들어간다.”라고 하여 情志失調와 氣機鬱滯도 역시 腹痛을 유발할 수 있음을 제시하였다. 《景岳全書·心腹痛》 에서는 “三焦病症은 오직 食滯, 寒滯뿐인데, 그중에서도 氣滯가 가장 많다.”라고 하였으며, 《醫學心悟·腹痛》 에서는 “일반적인 腹痛은 보통 寒熱, 食積에 있으므로 그 원인을 판별하여 치료한다.”라고 하여 飮食不節, 食積 역시 腹痛을 유발하는 常見要素中 하나임을 설명하였다. 게다가 회충도 복통을 일으킬 수 있는데, 《張氏醫通·腹痛》 에서는 “蟲痛인 경우 속이 불편하다가 아프게 되는데, 上下가 일정치 않고 통증에 休止期가 있다. 혹은 덩어리 줄기 같은 것이 일어나고 아프면 맑은 물을 吐하는데, 이것은 蟲積으로부터 다스린다.”라고 하여 蟲積이 야기한 腹痛의 임상증상에 대하여 상세하게 기술하였다. 《諸病源候論·久腹痛候》 에서 말하기를 “오래된 腹痛은 臟腑가 虛하고 寒이 뱃속에 침범하여 계속 停滯되어 수시로 발작하는 것이다.” 라고 하면서 陽虛가 유발한 腹痛의 발병특징을 지적하였다. 이를 통해 보면 복통을 조성하는 주요원인은 外邪의 感受, 飮食不節, 情志失調, 蛔蟲內擾, 素體陽虛임을 알 수 있다. 뱃속 臟腑의 氣機가 鬱滯되고 血行이 순조롭지 못하며 絡脈이 막혀서 통하지 않아 아프면 實痛이 발생하게 되고, 氣血運行이 無力하거나 脈絡이 溫養을 잃으면 虛痛이 발생하게 된다. 腹部는 바로 手足三陰, 足少陽, 足少陰, 沖, 任, 帶 등의 經脈이 순행하는 곳이므로 보통 뱃속의 臟腑, 經脈과 관련된 病變은 모두 腹痛을 유발할 수 있다. 腹痛의 예방에 관하여 《醫學入門·保養說》 에서는 “保養은 약을 쓰지 않고도 할 수 있는가?”에 대답하기를 風寒을 피함으로써 皮膚, 六府를 보호하면 麻黃桂枝理中四逆之劑를 복용할 필요가 없고, 노동과 휴식을 적절히 하여 筋骨, 五臟을 보호하면 補中益氣劫勞健步之劑를 복용할 필요가 없으며, 色慾을 절제함으로써 養精하고 올바로 思慮함으로서 養神하면 滋陰降火養營凝神 등과 같은 湯을 사용할 필요가 있겠는가, 맛을 적절히 조절하여 養血하고 말을 줄여서 養氣하면 四物四君十全三和 등의 湯을 사용할 필요가 있겠는가.”라고 하였다. 또한 《老老恒言·安寢》 에서는 “腹部는 五臟의 總本部이다. 故로 腹은 본래 따뜻한 것을 좋아한다. 老人은 下元이 虛弱하므로 더욱 신경을 써서 따뜻하게 해주어야 한다. 배두덩이를 만들어 蘄艾를 軟하게 두드려 고루 펴서 풀솜으로 덮어씌우고 가는 바늘로 덩어리지지 않도록 촘촘하게 누빈다. 이것은 밤에 잘 때 필수이고, 평상시에도 역시 쉽게 벗어버리지 않도록 한다. 또한 薑, 桂, 麝 등 여러 약을 넣은 것은 腹部에 冷痛이 있는 경우를 치료한다.”라고 하였다. 이러한 예방방법들은 지금까지도 실용적인 가치를 지니고 있다.

1) 養生(1次豫防)法

腹痛의 형성원인은 情志失調, 氣阻血瘀, 寒邪의 外感, 中陽의 被遏, 飮食失調, 腑氣不通 혹은 陽氣素虛, 臟腑의 溫養不能이다. 그러므로 腹痛의 1차예방은 반드시 腹痛의 前兆症狀, 예를 들어 惡心, 嘔吐, 腹脹, 便秘 등을 적극적으로 예방하여 病邪가 발생하기 전에 제거해야 한다.

(1) 心理養生法

① 근심의 절제

"憂愁思慮, 惱怒悲哀는 모두 鬱結하여 病이 된다"(《證因脈治·氣結腹痛》)라고 하였고, "痛에는 虛와 實이 있고……氣滯가 가장 많다."(《景岳全書·心腹痛》)라고 하였다. 따라서 節憂省思는 氣血을 순조롭게 촉진시켜서 腹痛을 예방하는 가장 중요한 방법이다. 이에 대하여 《脾胃論·省言箴》에서는 "생각을 줄이고 욕심을 버리면……血氣가 자연스럽게 화목해지고 邪가 깃들 곳이 없으니, 병이 어찌 심해지겠는가!"라고 하였다.

② 분노의 절제

"怒氣로 肝을 傷하여 腹部와 脇部에 刺痛이 있으면 이것은 氣滯이다."(《醫學匯海·腹痛》)라고 하였고, "腹痛이 심해지고 兩脇에도 脹滿이 느껴지면……이것은 곧 氣痛이다."(《辯證錄·卷二》)라고 하였다. 분노는 肝을 傷하게 하여 木氣가 고루 도달하지 못하여 氣가 凝結되어 腹痛을 유발한다. 그러므로 반드시 분노를 절제함으로써 氣血을 조절해야 한다.

(2) 飮食養生法

① 定量飮食

"食積腹痛의 원인은 飮食不節, 飢胞勞損, 飽食强食, 食氣相凝, 臨臥多食으로 모두 腹痛의 증상을 형성한다."(《證因脈治·食積腹痛》)라고 하였다. 食積腹痛은 小兒에게서 많이 나타나지만 成人일 경우는 暴食으로 인한 腹痛발생이 흔히 보인다. 그러므로 定時에 定量의 음식을 먹는 것은 胃腸에 음식이 積滯되지 않게 하여 腹痛을 예방하는 중요한 방법의 하나이다.

② 飮食衛生

음식이 청결하지 않으면 여러 종류의 胃腸管疾病을 야기할 수 있는데, 蟲積이 그 질병중의 하나이다. "蟲病은 그 종류가 일정하지 않은데, 점차 심해지거나 많아지거나 그것이 오래

되어 해롭게 되면 腹痛이 형성되고 음식량이 줄어들고 점차 마르고 수척해져 위험해진다."(《臨證指南醫案·蟲》)라고 하였다. 따라서 飮食衛生에 주의하는 것은 蟲積腹痛을 방지하는 關鍵임을 알 수 있다.

(3) 起居養生法

① 風寒의 방어

"寒氣가 經에 들어가 지체되어 運行되지 않고 脈外에 침범하면 血이 적어지고 이것이 脈中에 침범하면 氣가 통하지 않게 되어 갑자기 아프다."(《素問·擧痛論》)라고 하였으며, "배꼽주위의 痛症은 반드시 風冷이다"(《金匱要略·腹滿寒疝宿食病》)라고 하였다. 따라서 風寒의 침입을 방어하는 것은 氣血을 조화시키고 經脈을 소통시키는데 필수조건이며 복통을 예방하는 중요 일환이기도 하다.

② 潮濕의 방어

《素問·氣交變大論》에서 이르기를 "歲土가 太過하고 雨濕이 流行하면 腎水가 邪氣를 받아 사람들에게 腹痛이 발병한다."라고 하여 주택과 거주하는 방을 건조하게 유지함으로써 아랫배에 濕이 積滯되어 腹痛이 야기되는 것을 방지하는 것을 설명하였다.

2) 2次豫防法

2차예방의 측면에서 보면, 腹痛을 일으키는 病因病機는 주로 寒, 熱, 虛, 實로 이 네가지가 轉化될 수 있으며 또한 兼해질 수도 있다. 氣滯는 血瘀를 유발할 수 있고, 血瘀 역시 氣機의 暢達을 잃게 할 수도 있으며, 또한 虛寒腹痛은 항상 食滯 등을 併發한다. 따라서 만약 미리 근본을 판별하여 그 원인이 되는 곳을 다스리고 변하는 곳을 막으면 질병이 傳變되지 못하도록 할 수 있다.

(1) 飮食調養法

腹痛患者는 脾胃調補를 첫째 요건으로 하며, 脾胃調補는 또한 飮食調養에 중점을 둔다. 飮食調養은 1차 예방법을 참조하는 것 외에도 또한 상황에 따라 아래와 같은 방법을 이용할 수 있다.

① **益脾餠** : 白朮 120g, 乾薑 60g, 鷄內金 60g, 熟棗肉 250g. 먼저 鷄內金, 白朮을 곱게 다져서 굽는다. 그리고 乾薑을 곱게 다지고 棗肉과 합쳐서 함께 진흙처럼 빻아 작은 떡

을 빚어서 숯불위에서 구워서 바로 먹는다. 매일 2~4회, 매회 1~2개씩 먹는다. 이 처방은 寒濕腹痛에 적용한다.

② **檳榔粥** : 檳榔 1개, 生薑汁 15g, 꿀 0.5ℓ, 멥쌀 100g. 檳榔을 가루로 갈아서 솥에 넣고 익힌 후 다시 10분간 끓여서 냉각하여 침전시킨다. 따로 솥 안에 물을 부어 끓으면 멥쌀을 넣고 쌀이 퍼져서 죽이 될 때까지 끓인 다음 생강즙, 檳榔汁, 꿀을 넣고 다시 끓이면 된다. 空腹에 頓服하며 腹痛氣滯에 적용한다.

③ **山藥扁豆粥** : 山藥 20g, 扁豆 20g, 芡實米 20g, 白米 20g. 보통 죽 끓이듯이 끓여 頓服한다. 脾腎虧虛의 腹痛에 적용한다.

(2) 藥物을 통한 傳變豫防法

① 扶正防變藥物

《醫宗必讀》에서는 腹痛을 "오랜 병으로 쇠약해진 경우는 多虛이며, 補해도 효과가 없는 경우는 多實이다."라고 하였다. 만약 虛性腹痛에 속한다면 證에 따라 小建中湯, 補中益氣湯, 附子理中湯을 선택하여 복용할 수 있다.

② 祛邪防變藥物

㉠ 寒邪內阻는 그 症狀으로 腹痛이 갑작스럽게 발생하고, 뜨거운 것은 좋고 찬것은 싫으며, 小便이 淸利하고, 가슴이 답답하고 納呆가 나타나는데, 이 경우에는 良附丸을 복용할 수 있다.

㉡ 飮食이 積滯되면 그 症狀으로 脘腹脹滿과 疼痛으로 인해 누르지도 못하게 하고, 먹고 싶지 않으며, 입에서 썩는 냄새가 나고 呑酸이 나타나는데, 이 경우에는 保和丸, 枳實導滯丸을 선택하여 복용할 수 있다.

㉢ 氣滯腹痛은 그 症狀으로 脘腹脹痛의 발작이 일정하지 않으며, 가슴이 답답하고 트림이 나타나는데, 이 경우에는 柴胡疏肝散을 복용할 수 있다.

㉣ 血瘀腹痛은 그 症狀으로 콕 찌르는 듯한 腹痛으로 누르지도 못하게 하고, 아픈 지점이 고정되어 있는데, 이 경우에는 少腹逐瘀湯을 복용할 수 있다.

㉤ 蟲積內阻는 그 症狀으로 腹痛이 일시적으로 나타나고, 顔色이 누렇고 수척하며, 콧구멍이 가렵고, 자면서 이를 갈며, 입술에 쌀알모양의 작은 점이 있고, 심하면 蛔蟲을 吐하기도 한다. 이 경우에는 追蟲丸, 連梅安蛔湯을 선택 복용할 수 있다.

㉥ 大便이 秘結不通이면 五仁丸, 小承氣湯을 선택 복용할 수 있다.

(3) 鍼灸를 통한 傳變豫防法

常用穴位는 中脘, 足三里, 關元, 上巨虛, 下巨虛이다. 偏虛寒인 경우는 補法으로 鍼刺하고 아울러 灸法을 배합할 수 있다. 腎陽이 虛할 경우에는 命門, 腎兪를 배합한다. 오래 지나도록 치유되지 않으면 脾兪, 腎兪를 첨가한다.

(4) 推拿를 통한 傳變豫防法

腹痛에는 스스로 손바닥을 이용하여 蘭門, 建里, 氣海, 天樞, 水分 등의 穴을 旋轉推拿함으로써 氣를 소통시킨다. 그리고 또한 명치부위에서 아랫배까지 문지른다

3) 3次豫防法

腹痛의 3차 예방은 주로 情志의 調理와 飮食의 調節을 통해 氣血을 소통시키고 脾胃를 강하게 하는 것이다.

(1) 情志調理法

"通則不痛, 痛則不通"이라고 하였다. 氣血이 순조롭게 흐르지 않고 血脈이 막히기 때문에 腹痛이 때때로 발생한다. 따라서 腹痛이 치유된 후에는 情志의 조절에 주의하여 心情을 유쾌하게 하고 근심, 분노 등의 불량한 정신요소의 자극을 피함으로써 氣血의 순조로운 흐름을 유지해야 한다. 예를 들어 기쁨과 분노의 調和, 슬픔의 發泄, 移情易性 등의 방법을 통해 항상 氣血의 順和를 유지하면 腹痛은 다시 재발하지 않을 것이다.

(2) 飮食調節法

虛寒腹痛은 음식을 반드시 甘溫의 味를 먹도록 하고, 食滯腹痛은 음식을 반드시 절제하여 暴飮暴食을 禁해야 한다. 그렇지 않으면 脾胃의 氣를 더욱 손상시키게 된다. 이에 대하여 《醫學心悟》에서 "큰 병을 앓은 후에……만약 음식으로 脾를 傷하면 이를 食復이라고 이름하며 반드시 脾氣를 調理해야 한다."라고 하였으며, 또한 "허약한 체질은 脾胃에 달려있으므로 膏粱珍味를 줄이고 淸淡하게 먹는 것이 가장 좋으며 불평 없이 잘 먹는 것이 정말로 중요하다."라고 하였다.

7 泄瀉豫防法

泄瀉는 大便의 횟수가 증가하고 糞質이 묽으며 심지어 물 같은 大便을 특징으로 하는 病症을 가리킨다. 주로 濕邪와 脾胃의 機能失調로 인해 유발되며, 사계절에 모두 발병할 수 있어 인체건강에 대한 危害가 비교적 크다. 옛사람들은 "泄瀉는 亡陰脫液의 시작이다"(《紅爐點雪・火病泄瀉》)이라 하였고, "晝夜를 가리지 않고 滑泄이 그치지 않으면 精力이 위태롭게 되고, 形神이 마르고 위축된다."(《類證活人書・泄瀉》)라고 하였다. 그러므로 本病의 예방을 매우 중요하다.

歷代의 의학서적들은 本病의 發病部位, 症狀 및 病因에 대하여 비교적 상세하게 논술하였다. 《素問・臟氣法時論》에서 말하기를 "脾病은 虛하면 腹部가 脹滿하고 腸鳴하며 飱瀉하고 소화가 되지 않는다."라고 하였고, 또한 《素問・脈要精微論》에서 "胃脈이 實하면 脹滿하고 虛하면 泄한다."라고 하였으며, 《素問・宣明五氣論》에서는 "五氣에 병이 들면 小腸과 大腸이 泄한다."라고 하여 本病이 발생하는 부위가 脾胃와 小腸임을 명확히 지적하였다. 《證治要訣・泄瀉》에서는 본병의 임상증상에 대하여 구체적이고 정확한 묘사를 하였다. 즉 "黃瀉를 하고 腹痛이 있는 경우는 濕때문이고, 白瀉를 하고 腹痛이 있는 경우는 寒때문이며, 배가 한바탕 아프면서 泄瀉를 한바탕 하고 설사 후 개운하지 않은 경우는 火때문이고, 배가 한바탕 아프면서 泄瀉를 한바탕 하고 설사 후에 통증이 줄어드는 경우는 食때문이다. 뱃속에 脹痛이 있으면서 설사 후에도 통증이 줄어들지 않는 경우는 肝氣때문이며 ……뱃속이 칼로 후비는 듯 아프면서 설사가 그치지 않는 경우는 氣食交幷때문이고, 뱃속이 은근히 아프면서 농도가 짙은 설사를 하는 경우는 痰때문이다."라고 하였다. 그리고 본병의 형성원인에 대해서 고대문헌들은 다음과 같이 더욱 상세하게 서술하고 있다. 《素問・擧痛論》에서 이르기를 "寒氣가 小腸에 침범하면 小腸이 成聚할 수 없으므로 泄瀉와 腹痛이 있다.", "분노하면 氣가 逆流하고 심하면 피를 吐하고 飱泄한다."라고 하였으며, 《素問・至眞要大論》에서는 "諸嘔吐酸, 暴注下迫는 모두 熱에 속한다."라고 하였다. 또한 《素問・太陰陽明論》에서 말하기를 "濕이 勝하면 濡泄한다"라고 하였다. 後人들은 《內經》의 기초위에서 본병의 형성원인에 대하여 발전시켰는데, 《景岳全書・泄瀉》에서 "脾胃가 손상을 받으면 水가 반대로 濕이 되고 穀이 滯하여 精華之氣가 輸化되지 못하여 合汚下降을 유발하며, ……脾가 强한 경우는 滯를 제거하면 낫는다. 脾가 弱한 경우는 虛로 인해 쉽게 설사하고 설사로 인해 더욱 虛해진다."라고 하였으며, 《醫貫・泄瀉篇》에서는 "腎이 虛衰한 상태이면 命門이 火熄하고 火熄하면 水가 獨治하므로 사람들은 대부분 水瀉가 멈추지 않는다. 그 설사는 매일 五更에 날이 밝을 즈음에 반드시 2, 3회 洞瀉한다."라고 하였다. 上述한 것을 종합해 보면 泄瀉原因은 外邪의 感

受, 飮食不節, 情志失調 등이지만 脾腎氣虛 및 濕盛이 泄瀉가 발병하는 內在原因임을 알 수 있다. 歷代 의학가들은 설사의 예방을 매우 중시하였다. 예를 들어 吳澄은 "便이 무른 것을 보면 미리 주의를 기울여서 훗날 脾氣가 損壞되지 않도록 하여 재발되지 않도록 한다." (《不居集 · 泄瀉》)라고 하였다.

1) 養生(1次豫防)法

泄瀉의 형성은 음식으로 인해 脾胃가 손상되었거나 情志失調로 인해 肝脾의 不和가 유발되어 발생되기도 하고, 六淫의 침입으로 인해 脾胃의 昇降이 잘못되었거나, 병이 오랫동안 낫지 않아서 脾胃가 평소 虛하였거나, 혹은 노동과 욕망의 과도로 인해 脾와 腎의 陽이 虛해지고 命火가 부족하여 腸의 傳導가 부실하여 발생되기도 한다. 그러므로 泄瀉에 있어서 음식을 절제하고, 情志를 暢達시키며, 각 계절에 신중하게 대처하고, 지나친 노동을 삼가하거나 또는 藥食으로 補虛하기만 하면 설사의 발생을 예방할 수 있다.

(1) 心理養生法

① 분노의 절제

"怒傷肝"이라고 하였다. 肝의 손상은 어떻게 설사를 유발하는가? 바로 지나친 분노로 인해 肝이 상하게 되면 肝氣가 橫逆하고 肝木의 남은 氣가 脾를 乘하여 胃를 犯하게 되어 脾胃의 運化가 정상기능을 잃게 되므로 설사가 발생한다. 이에 대하여 張景岳은 "보통 怒氣를 만나면 便은 泄瀉狀態가 되는데, 이는 분명 먼저 화낸 후에 음식을 먹으면 脾胃를 傷하게 되므로 즉시 발병하게 된다. 이것은 肝脾 二臟의 病이다. 대개 肝木克土, 脾氣受傷 때문이다."라고 하였다. 그리고 周丹溪는 《脈因證治 · 泄》에서 "氣泄"은 氣를 調節해야 한다고 제기하였다. 여기에서 藥物을 통한 調氣와 정신의 調養을 가리킨다.

② 마음의 안정

예부터 驚泄의 證은 대개가 小兒에게서 나타났다. 《脈因證治 · 泄》 에서 말하기를 "驚泄은 心이 놀랐기 때문인데, 놀라면 氣가 紊亂해져 心氣가 不通하고 水가 穀道에 들어가 설사를 한다."라고 하였다. 臨床에서 小兒에게 자주 나타나는 놀람으로 인한 설사에 대해서는 놀라지 않게 하고 마음을 안정시키는 것이 小兒泄瀉를 예방하는 중요한 방법이 된다.

(2) 飮食養生法

① 飮食量의 조절

《赤水玄珠·泄瀉門》에서 말하기를 "대개 이 증상은 본래 胃氣가 弱하여 음식을 소화시킬 수 없는 것이므로 奪食하면 하루만에 멈추게 할 수 있다. 奪食의 이치는 胃가 弱하여 음식을 소화하지 못해 설사하는 것을 감안한 것이다."라고 하였다. 소위 "奪食"은 음식량의 조절로 暴飮과 暴食을 삼가는 것이다. 脾胃가 虛弱한 사람은 특히 이와 같이 해야 한다.

② 飮食調中

㉠ 山藥粥 : 生山藥 50g, 멥쌀 150g. 山藥을 薄片으로 자르고 멥쌀을 깨끗하게 씻어서 솥에 넣고 물 적당량을 加하여 죽이 되게 끓인다. 그래서 아침, 저녁으로 먹는다. 이 처방에는 健脾和胃의 효능이 있다.

㉡ 益脾餠 : 白朮 30g, 乾薑 6g, 鷄內金 15g, 익혀 으깬 대추 250g, 밀가루 500g. 白朮, 乾薑, 鷄內金은 生으로 가루내며, 익혀 으깬 대추에 적당량의 물을 첨가하여 약가루 및 밀가루에 넣고 작은 떡을 빚어 익혀 시간의 구애없이 먹는다. 이 처방에는 溫中健脾, 和胃消積의 효능이 있다(《醫學衷中參西錄》).

㉢ 香砂糖 : 香櫞(시트론) 10g, 砂仁 6g, 흰 설탕 250g. 흰 설탕을 솥에 넣고 물 적당량을 첨가하여 비교적 걸쭉할 때까지 끓인다. 그리고 갈은 香櫞과 砂仁을 솥에 넣고 고루 섞어서 설탕이 실처럼 늘어지고 손에 붙지 않을 때까지 끓인 다음 표면에 식용유를 바른 쟁반위에 쏟아 부은 후 약간 식으면 막대모양으로 잘라 시간의 구애없이 먹는다. 이 처방에는 健脾開胃, 行氣消脹의 효능이 있다.

(3) 氣功養生法

內養功法을 채택할 수 있다. 內養功은 調息에 치중하고 호흡조절이 비교적 엄격하며, 아울러 字句를 默念함으로써 入靜을 유도한다. 따라서 呼吸調整과 入靜意守를 긴밀하게 결합시켰으므로 大腦靜, 臟腑動의 특징을 가지고 있다. 《太上老君養生訣·服氣訣》에서 "입으로 濁氣를 吐하고 코로 淸氣를 흡입하는데, 이를 所謂 吐故納新이라고 한다. 饜氣를 오랫동안 하고 천천히 吐해내면서 손을 左右, 上下, 前後로 펼친다. 取氣할 때는 마음으로 太和를 생각하면서 元氣를 하강시켜 毛際로 들어가게 하고 五臟, 四肢에 들어가게 하여 모두 촉촉하게 한다. 산이 구름을 받아들이는 것처럼, 땅이 연못을 수용하는 것처럼 한다. 만약 氣가 通하면 바로 뱃속에 물소리가 나며 꿈틀거리는 것 같이 느껴진다. 만약 十通을 얻으면 身體가 촉촉하면서 개운하고 顔色에 光澤이 흐르며 耳目이 밝아지고 음식이 맛있으며 氣力이 배로 증가하고 여러 질병이 없어진다."라고 기술하였다. 근래의 실험에서 內養功의 단련은 脾胃를 補益하여 消化系統疾病에 대해서 비교적 좋은 예방치료 효과를 가지고 있다는 것이 증명되었다.

(4) 藥物養生法

주로 일부 처방약을 선택 사용하여 泄瀉의 前兆症狀을 제거함으로써 脾胃를 건강하게 하여 설사가 발생하지 않도록 하는 목적에 도달한다.

① 脾胃氣虛는 胃脘의 隱痛, 腹脹으로 소화가 안되며, 몸이 피곤하고 힘이 없는 증상이 나타난다. 이 경우에는 香砂六君子丸을 복용할 수 있다.

② 中脘에 음식이 積滯되었을 경우에는 脘腹脹痛과 함께 트림을 하면 썩는 듯한 신냄새가 나며, 음식 생각이 없고, 구역질이 나면서 토할 것 같은 증상이 나타난다. 이 경우에는 香砂貫中丸을 복용할 수 있다.

③ 肝脾失調는 脘脇이 쑤시고 트림이 자주 나며, 식욕부진과 함께 신경이 예민해져 쉽게 화를 내는 증상이 나타난다. 이 경우에는 逍遙丸을 복용할 수 있다.

④ 脾胃虛寒은 胃脘이 차고 아프며, 따뜻한 것이 좋고 눌러주면 좋으며, 腹脹으로 소화가 잘 안되고, 허리와 무릎이 시리며, 畏寒과 함께 四肢가 찬 증상이 나타난다. 이 경우에는 附子理中丸을 복용할 수 있다.

(5) 鍼刺養生法

평소 脾虛한 경우는 內關, 足三里, 中脘, 天樞, 脾兪 등의 穴位를 취함으로써 脾胃機能을 강하게 할 수 있으며, 아울러 艾灸를 배합할 수 있다. 耳鍼은 脾, 胃, 大腸, 小腸 등의 穴을 선택하여 대부분 埋鍼法, 壓子法, 毫鍼刺法을 채택한다.

(6) 推拿養生法

自我推摩法을 채택하며, 仰臥位를 취한다. 推摩하기 전에 반드시 먼저 손바닥을 마찰하여 열을 내어 직접 皮膚위에서 시행한다. 손바닥으로 아랫배부위에 環形의 推摩法으로 40~50회 시술하며, 熱感이 腹部안으로 투입되는 것을 느낄 때까지 시술한다. 그런 연후에 다시 中脘, 天樞, 關元, 足三里 등의 穴을 각각 1분 동안 按揉한다. 이 방법은 健脾和胃, 理氣止痛의 효능을 가지고 있다.

2) 2次豫防法

泄瀉는 흔히 있는 징후이지만 일단 걸리면 氣陰의 消耗가 날로 심해진다. 그래서 "만약 설사가 그치지 않고 手足이 차며 脈이 虛脫하고 煩燥하면서 딸꾹질이 나며 숨이 짧아지면서 눈은 한곳을 直視하고 혼미하여 사람을 알아보지 못하는 경우는 대개 死症이다"(《萬病回春·泄瀉》)라고 하였다. 그리고 《蒼生司命》에서는 오랜 설사로 인한 脾의 손상에 대하여 "심하면 脾泄이 되어 五更에 갑자기 수차례 설사를 하며, 衰老虛弱한 사람은 대부분 구할 수 없는 상태가 된다"라고 지적하였다. 그러나 만약 제때에 치료하여 氣와 陰의 탈진을 막을 수 있다면 위기를 피할 수 있다.

(1) 음식을 통한 傳變豫防法

粥으로 胃를 保養하는 것은 泄瀉의 변화를 치료하고 아울러 방지하는 좋은 방법이다. 《黃帝內經·素問》에서 이르기를 "묽은 죽이 胃에 들어가면 설사가 멈추어 허약한 사람이 살아난다."라고 하였다. 그리고 民間에서도 죽을 먹어 胃를 保養하는 습관이 있다. 옛사람들은 粥에 관하여 "臟腑와 서로 잘 맞아 가장 좋은 음식이다."(《退庵隨筆·卷十二》)라고 인식하였으며, 특히 空腹에 먹는 것이 효과가 좋다. 이에 몇 가지 처방을 열거하면 다음과 같다.

① **補虛正氣粥**: 炙黃芪 60g, 人蔘 5g, 멥쌀 150g, 백설탕 약간. 黃芪, 人蔘飮片을 冷水에 30분 동안 담가두었다가 끓인다. 끓어오르면 다시 약한 불에 濃汁이 될 때까지 끓여서 즙을 취하고 다시 물을 부어 끓인다. 모두 2회 끓여서 찌꺼기를 제거하고 그 두 차례 끓인 藥汁을 합쳐서 두 분량으로 나눈다. 매일 아침, 저녁에 두 분량의 藥汁을 멥쌀과 함께 죽을 끓여서 약간의 백설탕을 넣어 먹는다. 이 처방은 健脾益氣效能이 있으므로 脾胃氣虛泄瀉에 적용할 수 있다.

② **曲米粥**: 神曲 15g, 멥쌀 적당량. 神曲을 빻아서 끓여 藥汁을 취하여 찌꺼기를 제거한 후 씻은 멥쌀을 넣어 죽을 끓인다. 아침, 저녁 식사 때 먹는다. 이 처방은 健脾和胃, 消食導滯效能이 있으므로 음식손상으로 야기된 泄瀉에 적용할 수 있다(《多能鄙事》).

③ **赤小豆山藥粥**: 赤小豆 30g, 山藥 30g, 멥쌀 100g, 백설탕 적당량. 山藥의 껍질을 벗겨내고 얇게 자른다. 그리고 붉은 팥과 멥쌀을 씻어서 솥에 넣고 맑은 물 적당량을 넣은 다음 먼저 센 불에 끓이다가 약한 불에서 팥과 쌀이 半熟될 때까지 계속 끓인 후 山藥片, 백설탕을 넣고 완전히 익을 때까지 끓이면 된다. 아침식사로 먹는다. 이 처방은 健脾止瀉, 淸熱利濕效能이 있으므로 濕熱泄瀉에 적용할 수 있다.

④ **羊肉芡實羹**: 芡實 150g, 羊肉 50g, 파 3g, 식염 2g, 화학조미료 1g. 먼저 芡實을 곱게

갈고 양고기를 썰어서 솥에 넣고 깨끗한 물 적당량을 부어 센 불에 끓인다. 양고기가 익은 후에 식염, 파를 넣고 저으면서 芡實가루를 넣은 다음 국이 되면 화학조미료를 넣고 고루 섞으면 된다. 이 처방은 健脾止瀉, 固腎澁精의 효능이 있으므로 脾腎虛泄瀉에 적용할 수 있다.

(2) 藥物을 통한 傳變豫防法

藥物을 통한 傳變豫防法은 바로 선택한 藥物의 효과를 이용하여 脾胃機能을 증강시키고, 病因을 제거하며, 병세의 만연을 방지하는 목적에 도달하는 것이다.

① 寒濕感受로 인해 淸稀大便, 腹痛腸鳴, 脘悶少食, 惡寒發熱이 나타날 경우에는 藿香正氣丸을 복용할 수 있다.

② 濕熱感受로 인해 복통직후에 설사하는 증상, 급박한 설사, 糞色이 황갈색이고 냄새가 나며, 항문이 뜨겁고, 가슴이 답답하고 목이 마르며, 소변이 짧게 나오고 붉은 증상이 나타나는 경우에는 葛根芩連湯을 복용할 수 있다.

③ 飮食損傷으로 인해 腹痛腸鳴, 대변에서 썩은 계란 냄새가 나는 증상, 설사후 복통이 경감되는 증상, 脘腹脹滿, 트림에서 쉰 냄새가 나는 증상, 음식 생각이 없는 증상이 나타나는 경우에는 保和丸을 복용할 수 있다.

④ 肝氣乘脾로 인해 脘脇脹痛, 트림이 나고 음식을 적게 먹는 증상, 가슴이 답답하여 쉽게 화를 내는 증상, 복통 직후에 설사하는 증상이 나타나는 경우에는 痛瀉要方을 복용할 수 있다.

⑤ 脾胃虛弱으로 인해 대변이 묽거나 설사를 하고, 곡식이 소화가 잘 안되며, 胃脘에 隱痛이 있고, 腹脹, 안색이 누렇고 몸에 힘이 없으며, 약간만 음식에 신중하지 않으면 대변의 횟수가 증가하는 증상이 나타나는 경우에는 蔘苓白朮散을 복용할 수 있다.

⑥ 脾腎陽虛로 인해 새벽에 복통이 발생하고, 腸鳴 직후에 설사를 하며, 설사후 복통이 경감되고, 腹脹으로 소화가 안되며, 허리와 무릎이 시리고, 畏寒과 함께 四肢가 찬 증상이 나타나는 경우에는 四神丸을 복용할 수 있다.

(3) 鍼灸를 통한 傳變豫防法

急性泄瀉에는 中脘, 天樞, 足三里, 陰陵泉을 鍼刺한다. 偏寒의 경우에는 留鍼하거나 아울러 艾灸나 혹은 隔薑灸를 배합할 수 있다. 偏熱인 경우에는 鍼刺에서 대부분 瀉法을 쓴다.

慢性泄瀉에는 脾兪, 中脘, 章門, 天樞, 足三里를 鍼刺한다. 腎瀉에는 命門, 關元을 배합하고 補法을 쓴다. 中脘, 天樞, 命門 등의 穴에 모두 灸法을 배합함으로써 脾腎의 陽을 溫運할

수 있다.

3) 3次豫防法

泄瀉治癒初期나 혹은 효과적인 치료를 거친 후 병세가 안정되기 시작하는 시기라도, 이때에는 脾胃가 매우 虛하기 때문에 약간만 부주의해도 재발하기 쉽다. 그러므로 반드시 견고한 예방조치를 취하여 本病의 재발을 예방해야 한다.

(1) 飮食을 통한 재발방지법

山藥粥, 益脾餠을 선택 복용한다(1차양생법을 참조한다).

(2) 藥物을 통한 재발방지법

補中益氣丸, 資生丸을 꾸준히 복용함으로써 中氣를 補益하고 脾를 健康하게 한다.

(3) 氣功을 통한 재발방지법

內養功法을 채택한다(1차양생법을 참조한다).

8 便秘豫防法

便秘는 대변의 秘結不通으로 排便의 간격이 연장되거나 혹은 연장되진 않았어도 排便이 곤란한 경우를 가리킨다.

本證은 古典醫學書籍中에 수록된 명칭이 매우 많다. 《傷寒論》 中에는 "陽結", "陰結" 및 "脾約"이라는 명칭이 있으며, 宋代의 《活人書》 에서는 "大便秘"로 칭하였고, 후세의 의학가들은 "虛秘", "風秘", "氣秘", "熱秘", "寒秘", "濕秘", "熱燥", "風燥"라고 칭하였다.

便秘는 때때로 腹脹, 納呆, 眩氣症, 睡眠不安, 心煩易怒 등의 증상을 유발할 수 있으므로 일부환자들에게 왕왕 痔疾과 肛門裂傷이 발생하기도 하며, 노인에 있어서 頑固性便秘는 심하면 협심증이나 혹은 중풍의 원인이 된다. 이를 통해 볼 때 本病은 인체건강에 어느정도 해로움을 미친다는 사실을 알 수 있다. 그러므로 便秘의 예방을 가볍게 보아서는 안된다.

古代 文獻들은 便秘의 病位에 대해서 다음과 같이 기술하였다. 즉, 《素問·靈蘭秘典論》 에

서 "大腸은 傳道의 官으로 여기에서 變化되어 排出된다."라고 하였으며, 《諸病源候論·大便難候》에서는 "大便이 곤란한 경우는……腸과 胃사이에 凝結되었기 때문이다"라고 하였다. 이와 같이 便秘의 病位는 大腸임을 알 수 있다. 또한 본병의 症狀에 대하여 《諸病源候論·大便病諸候》에서는 "閉하여 大便이 순조롭지 못하고 腹部가 더부룩하고 四肢가 무거우며 몸에 열이 나고 胃가 脹滿하다."라고 상세하게 기술하였다.

歷代의 의학가들은 便秘의 형성원인이 매우 많음을 인식하였다. 《證治準繩》에서 "熱秘는 大腸燥熱의 所致이다"라고 하여 實熱便秘의 형성원인에 대하여 寒邪에 손상되어 熱로 化하여 邪가 陽明의 腑에 들어갔거나, 溫病이 氣分에 轉入되어 熱이 腸胃에 응결되었거나, 혹은 맵고 膏粱眞味를 좋아하여 腸胃에 熱이 積滯되는 경우 모두가 熱勢의 만연을 유발하여 津液을 손상시키고 胃腸燥熱이 나타나 大便이 秘結不通하게 됨을 설명하였다. 《證治要訣·大便秘》에서 이르기를 "또한 老人이 津液이 乾燥한 것은 虛證이다. 婦人의 分産亡血과 發汗, 利小便, 病後의 血氣未回復 모두 便秘를 발생시킨다."라고 하여 虛秘가 陰虛血少로 인해 야기됨을 지적하였다. 《金櫃翼》에서 말하기를 "氣가 안에서 滯하면 物質이 운행되지 못한다."라고 하였다. 근심이 과도하거나, 오래 앉아 있어 움직임이 적거나, 혹은 수술 등으로 氣機가 鬱滯되어 通降이 비정상일 때 氣秘가 형성될 수 있다. 《景岳全書·便秘》에서 이르기를 "下焦가 陽虛하면 陽氣가 운행하지 못하고 陽氣가 운행하지 못하면 傳送할 수 없어 陰이 下에 凝結되는데, 이것이 陽虛陰結이다."라고 하여 陰寒凝滯가 冷秘의 형성원인임을 강조하였다. 이를 통해 볼 때, 便秘를 조성하는 주요원인은 寒溫의 邪에 의한 外感, 飮食不節, 情志의 內傷, 病後 및 老年期의 衰弱 등임을 알 수 있다. 便秘의 氣機는 腸胃積熱, 津液損傷, 七情不安, 氣機鬱滯, 陰陽氣血의 虛弱, 老年期의 衰弱, 眞陽不足, 陰寒凝滯 등이 大腸의 傳導機能失調를 유발하는 것으로 설명된다. 주로 肺, 脾, 腎 三臟에 책임이 있다. 상술한 病因에 맞추어 상응하는 조치를 취하면 본병의 발생을 예방할 수 있다.

1) 養生(1次豫防)法

便秘의 형성은 七情의 鬱結, 飮食不節, 오래 앉아 있어 움직임이 적거나, 病後 및 産後의 調養不足, 혹은 老年의 虛弱 등이 원인이 된다. 그러므로 本病의 예방은 반드시 情志의 調攝, 飮食의 조절, 올바른 起居, 적당한 활동, 아울러 病後 혹은 産後調理와 노년기의 保養强化에 주의를 기울여야 한다.

(1) 心理養生法

《醫學入門 · 大便燥結》 에서 "七情氣閉"가 便秘를 유발할 수 있다고 지적하였다. 따라서 과도한 七情刺戟을 피하고 심정의 안정과 양호한 심리상태를 유지하여 氣機를 순조롭게 함으로써 便秘의 발생을 예방할 수 있다.

(2) 飮食養生法

便秘의 證에 대하여 "그 원인은 모두……음식이 부적절하거나 음주를 많이 하고 辛熱한 음식을 過食하였기 때문이다."(《醫學正傳 · 秘結論》)라고 하였다. 또한 《證治準繩 · 大便不通》 에서는 "冷秘는 冷氣가 腸胃에 橫行하여 凝陰固結, 津液不通, 胃氣閉塞된 것이다."라고 하였다. 따라서 便秘豫防은 반드시 음식과 음식량을 적당하게 조절해야 하며, 음식은 사계절을 막론하고 반드시 "너무 뜨겁지 않게, 너무 차갑지 않게, 寒과 溫을 적당하게 조절한다" (《脾胃論 · 飮食傷脾論》)고 하였다. 또한 맵거나, 구운 음식이나 酒類 등을 과량 먹는 것을 삼가고 잡곡, 과일, 채소를 많이 먹어야 한다. 아울러 물을 많이 마신다.

(3) 起居養生法

① 적당한 노동과 휴식

李杲는 《蘭室秘藏 · 勞倦所傷論》 에서 "감정의 不調和, 불규칙한 生活習慣, 과도한 노동 등은 모두 氣를 손상시킨다."라고 지적하였다. 따라서 생활규율이 변하거나, 움직이지 않고 오래 앉아 있거나, 노동으로 인해 피곤하여 內傷이 발생하거나, 특히 年老하여 신체가 허약한 사람은 "陽虛陰結"을 유발한다(《景岳全書 · 秘結》). 그러므로 起居, 勞動과 休息을 적당히 하는 것과 정해진 시간에 화장실에 가는 것 등도 역시 便秘를 예방하는 조치의 하나이다.

② 적당한 운동

運動은 체질을 증강하여 便秘를 예방하는 작용을 한다. 그러므로 운동은 全身이 衰弱하거나 腹筋이 연약한 경우에 있어서 특히 중요하다. 반드시 체육단련을 강화하고 인체활동을 점차적으로 증가시킴으로써 氣血을 소통시키고 氣機를 通降시켜야 한다. 예를 들면, 散步, 驅步, 太極拳 등이 있다.

(4) 藥物養生法

① 脾胃의 調養

熱病以後에 식사량이 너무 적어서 대변이 나오지 않는 경우에는 반드시 胃氣를 扶養하여 식사량이 점차 증가되면 대변이 저절로 정상이 될 수 있다. 그리고 開胃健脾의 藥膳料理를 이용함으로써 식욕을 증진시킬 수 있다. 상용약은 주로 砂仁, 白豆蔻, 무, 山査, 麥芽, 穀芽, 神曲 등이 있다.

② 補血養陰

陰虛血少, 津液不足의 경우에는 반드시 미리 補血滋陰塡精藥物을 복용하여 "陽虛而陰結"을 예방해야 한다. 즉, "四物湯에 松子仁, 柏子仁, 肉蓯蓉, 枸杞子, 人乳類를 첨가함으로써 濕潤한다."(《醫學心悟・大便不通》). 그리고 偏陰虛인 경우에는 增液湯을 합용한다.

③ 溫陽補腎

下元不足인 경우에는 반드시 溫陽補腎하여 "陽虛而陰結"을 막아야 한다. 즉 "但益其陽, 陰凝自化"(《景岳全書・秘結》)라고 하였다. 藥膳인 "蓯蓉羊肉粥"을 복용할 수 있다(《本草綱目》).

2) 2次豫防法

便秘는 시일이 오래 되면 氣機가 막혀서 복통, 구역질, 구토, 현기증, 조급함, 심지어는 정신혼미까지 발생할 수 있다. 그리고 大便이 장기간 건조할 경우에는 痔疾, 肛門裂傷이나 便血을 야기할 수 있으며, 便秘로 大便이 나오지 않아 힘을 너무 쓰다보면 虛脫을 야기하고 疝氣나 中風을 유발할 수 있다. 따라서 便秘患者에 대해서 반드시 미리 치료하여 그 傳變을 막아야 한다.

(1) 心理를 통한 傳變豫防法

1차예방법을 참조하는 것 외에도 작업환경의 변화가 생활규율에 영향을 미쳐서 변비를 유발하는 경우, 情志의 抑鬱, 과도한 疲勞, 痔疾이나 肛門裂傷 등의 局部病變이 便意를 억제시켜 便秘를 유발하는 경우에는 반드시 환자에게 양호한 배변습관을 형성하도록 잘 지도하여 便秘를 개선시킴으로써 정신적인 긴장으로 인하여 병세가 가중되는 것을 방지해야 한다.

(2) 飮食을 통한 傳變豫防法

《千金要方》에서 말하기를 "먹으면 排邪하여 臟腑를 편안히 할 수 있고 神志를 상쾌하게 할 수 있어 血氣에 영양을 준다"; "飮食으로 치료하고, 낫지 않으면 그 다음에 藥을 쓴다"라고 하였다. 그러므로 본병의 음식을 통한 傳變豫防法도 이와 마찬가지로 중요한 의의를 지닌다. 1차예방법을 참조하는 외에도, 食餌療法을 채택할 수 있다. 이에 대하여 尤在涇은 "脾約은……옛사람들의 食治方法을 모방한 것이다. 黑芝麻, 杜蘇子 두 가지 味를 濃汁으로 달여서 三~五日정도 복용하고 우유 한잔을 따뜻하게 데워서 薑汁 두 숟가락을 넣어 복용한다."(《尤在涇醫案精華》)라고 제시하였다.

(3) 起居를 통한 傳變豫防法

1차예방법 외에 노년허약환자는 특히 過度하게 힘을 쓰면서 排便하는 습관을 피하여 虛脫이나 疝氣, 中風 등의 병증을 유발하지 않도록 해야 한다.

(4) 藥物을 통한 傳變豫防法

① 通而去之

"大便이 응결되어 배출되지 않는 경우는 보통 傷寒雜證 等의 病이다. 그러나 陽明實熱은 攻이 가능한 경우에 속하므로 熱結治法으로 통하게 하여 제거해야 한다."(《景岳全書·秘結》)라고 하였다. 그러므로 實熱便秘는 모두 開塞通便, 攻堅泄熱을 방법으로 하여 그 熱이 神明을 혼란시켜서 神昏譫語, 혹은 熱深厥深이 나타나는 것을 막아야 한다. 처방은 "胃實하여 便秘가 있는 경우는……마땅히 麻仁丸으로 치료한다"(《證治準繩·大便不通》)라고 한 것과 같이 淸熱潤腸에 치중하여 通便하고 正氣를 손상시키지 않게 하는 것이다.

② 扶正防變

便秘證에 대해서 "반드시 그 근원을 찾아야 한다. 一律的으로 牽牛, 巴豆類로 攻下해서는 안된다."(《蘭室秘藏·大便結燥》)라고 하였다. 그러므로 반드시 그 病因에 따른 각각의 治法을 써야 한다. 氣血이 부족하거나 津液이 소모된 경우의 燥結에 대해서는 "만약 함부로 峻利藥을 써서 便秘를 없애려 한다면 津液과 氣血이 소모되어 잠시 通便은 되지만 금방 다시 변비가 된다."라고 하였다. 그러므로 정확한 방법은 "理宜養陰"(《丹溪心法·燥結》)이다. 따라서 潤腸丸으로 養血潤燥通便할 수 있다(《雜病源流犀燭》). 腎陽不足의 변비에 대해서는 "元氣가 이미 虛하므로 瀉해서는 안되며, 下焦가 脹閉하고 또 빨리 뚫어주어야 하는 경우에는 濟川煎을 써서 치료한다."(《景岳全書・秘結》)라고 하였다.

신체가 극도로 허약하고 대변이 지나치게 딱딱하여 배출시킬 힘이 없는 경우에는 排便前에 補氣藥을 복용하여 虛脫을 막아야 한다. 처방은 黃芪湯을 쓴다(《金櫃翼》).

③ 外用藥物

필요시에 外用藥을 항문 안에 넣어 대변이 쉽게 배출되도록 도울 수 있다. 《證治準繩・大便不通》 에서 말하기를 "보통 변비가 약을 먹어도 낫지 않거나 혹은 허약하여 利藥服用이 두려운 경우에는 蜜煎으로 소통시킨다."라고 하였다.

(5) 鍼灸와 推拿를 통한 傳變豫防法

① 鍼灸法

신체가 극도로 허약하여 排便할 힘이 없는 경우에는 排便前에 大腸兪, 脾兪, 天樞, 支溝, 上巨虛 穴을 鍼刺할 수 있다. 補法을 쓰거나 灸를 시술하여 氣血을 補하고 排便力을 증강시켜 虛脫을 예방한다.

② 推拿法

㉠ 腹部按摩 : 右下腹部로부터 結腸방향으로 아래, 왼쪽, 아래쪽으로 순환식으로 안마한다. 여러 회 반복하면서 배변이 되면 그친다.

㉡ 會陰部 輕壓 : 會陰은 모든 陰이 모이는 지점으로 二陰을 주관하여 排便을 돕는다. 또한 尾骶部分을 가볍게 두드려도 배변을 촉지 할 수 있다.

3) 3次豫防法

便秘治癒後에는 발병요소의 제거에 치중하는 동시에 藥物調治와 健身療法을 적당하게 운용하는 등의 종합조치로 그 재발을 막아야 한다.

(1) 心理를 통한 재발방지법

1차 예방법 외에도, 정신적인 과도한 긴장을 피하고 藥物에 의지하여 배변하는 습관을 없애야 한다. 여기에서는 안정된 정서를 유지하는 것이 특히 중요하다. 이에 대하여 《素問・上古天眞論》 에서는 "精神內守하면 病安從來."라고 하였다.

(2) 飮食을 통한 재발방지법

飮食調養을 중요시하는 것 역시 재발을 방지하는 중요한 조치의 하나이다. 1차 예방법 외에도, 食調를 채택할 수 있다. 반드시 신선한 채소, 과일 및 潤腸通便飮食物을 먹어야 한다. 예를 들면, 시금치, 당근, 감, 바나나, 무화과, 참깨, 꿀, 호두알, 甛杏仁, 松子仁 등이다. 血虛의 경우에는 시금치죽을 먹고, 老年虛弱인 경우에는 호두죽을 꾸준히 복용한다.

(3) 藥物을 통한 재발방지법

便秘患者는 치유된 후에도 상황을 참작하여 아래에 열거된 처방을 선택 사용하여 치료효과를 공고히 하고 재발을 예방해야 한다.

① 胃腸積熱이 未淸하고, 津液이 회복되지 않았으며, 입이 마르고 가슴이 답답한 경우에는 麻子仁丸合增液湯 혹은 益胃湯으로 淸熱潤腸한다.

② 肝脾不和, 氣機鬱滯, 트림이 나고 腹脹인 경우에는 六磨湯으로 順氣導滯한다.

③ 陰血不足, 頭暈目眩, 心悸煩熱, 허리와 무릎이 시린 경우에는 六味地黃丸으로 滋陰補腎한다.

④ 腎陽不足, 정신과 육체의 疲勞, 四肢가 冷한 경우에는 桂附八味丸으로 溫陽補腎한다.

(4) 健身을 통한 재발방지법

1차 예방법 외에도 반드시 음식을 적절히 조절하고 규칙적인 생활습관을 기르며 지나친 노동을 해서는 안되며, 동시에 氣功健身療法을 채택할 수 있다.

① 혀를 上顎에 붙이고 意守懸雍하여 津液이 입안에 가득해지면 혀로 입속에서 몇 차례 움직인 다음 다시 자주 헹구고 삼켜서 津液이 곧바로 丹田에 모이게 몇 차례 반복한다(《雜病源流犀燭·大便秘結源流》). 이 방법은 大腸을 濕潤케 하여 주고 大便을 통하게 해 주어 재발을 방지하는 작용을 한다.

② 식사 사이에 적당히 휴식을 취하면서 膝胸臥位를 취하고 의식적으로 항문수축운동을 꾸준히 하여 腸攣動運動을 개선함으로써 排便을 순조롭게 한다.

Ⅲ. 腎·膀胱系 疾病

1 淋證豫防法

淋證은 頻尿, 계속되는 淋瀝, 尿道澁痛, 小腹拘急, 臍腹部의 痛症이 그 특징이다. 각기 다른 臨床症狀에 따라 氣淋, 熱淋, 血淋, 石淋, 膏淋, 勞淋, 冷淋 등으로 나뉜다. 병의 발작이 갑작스러운 경우를 暴淋, 卒淋이라고 칭하고, 姙娠產後에 얻은 淋證을 產後淋, 子淋이라고 하며, 年老하여 얻은 경우는 老淋이라고 칭한다. 淋證의 발생원인은 濕熱이 체내에서 內阻하거나, 肝이 疏泄機能을 잃고 氣火가 下焦에 鬱滯되었거나, 혹은 腎氣虧虛로 인하여 膀胱의 濕熱蘊結, 氣化作用의 失調, 水道不利가 야기되어 淋證이 발생하는 것이다. 淋證의 명칭은 《內經》에서 처음 보인다. 《素問·六元正紀大論》에서 말하기를 "小便黃赤, 甚則淋."라고 하였다. 淋證이 갖추고 있는 각기 다른 임상특징에 근거하여 《中藏經》에서는 먼저 淋證을 "冷, 熱, 氣, 勞, 膏, 砂, 虛, 實" 8種으로 나누었다. 또한 後世人들은 "八淋"을 "五淋"으로 귀납하였다. 즉 《濟生方·淋利論治》에서는 淋證에는 "氣, 血, 石, 膏, 勞" 5種이 있다고 수록하였다. 張仲景은 《金匱要略·消渴小便不利淋病》에서 "淋病은 소변이 좁쌀같이 나오고 급하며 臍中이 아프고 당긴다."라고 하였고 "熱이 下焦에 있으면 尿血이 있고 역시 淋秘不通하게 만든다."(《金匱要略·五臟風寒積聚病》)라고 지적하여 淋證의 病因 및 症狀에 대하여 비교적 적합한 묘사를 하였다. 그리고 《諸病源候論·諸淋病候》에서는 淋證의 病機에 대하여 "여러 淋證은 腎虛와 膀胱의 熱때문이다"라고 지적하였고, 그 症狀에 대해서는 "소변이 잦으면서 개운하지 않고 淋瀝이 不宣하므로 淋이라고 한다."라고 하였다. 또한 "石淋은 淋瀝과 함께 돌이 나오는 것이다. 腎은 水를 주관하는데, 水가 凝結되면 돌이 되므로 腎에 沙石이 깃들게 되고 腎虛하여 熱이 들게 되면 淋이 된다. 병의 증상은 小便을 누면 陰莖속이 아프고 소변이 잘 나오지 않으며 아랫배가 당기고 아프면서 膀胱속이 불안하며, 沙石이 小便道로부터 나오는데, 심한 경우에는 塞痛으로 답답하고 아프다." "氣淋은 腎虛하고 膀胱의 熱로 氣가 脹滿되었기 때문이다. 그 상태는 膀胱에 小便이 가득 찼지만 소변이 개운치 않고 항상 남아있는 듯하다." "膏淋은 淋瀝과 함께 기름기가 있어서 膏狀態로서, ……이것은 腎虛하여 肥液을 제어할 수 없기 때문이다." "勞淋은 피로로 腎氣를 傷하여 熱이 생성되어 淋이 된 것을 말한다. ……그 상태는 소변이 陰莖內에 남아 있고 자주 마렵지만 나오지 않고 아랫배가 당기며 아프다 ……" "熱淋은 三焦에 熱이 있어 氣가 腎을 자극하고 胞에 流入되어 淋이 된 것이다. 그 상태는 小便이 붉고 개운치 않다." "血淋은 熱淋이 甚하여 소변에 피가 나오는 것이다."라고 하여 淋證의 病位가 腎과 膀胱에 있으며 주요한 病機는 腎虛가 本이 되고 膀胱濕熱이 標가 됨을 명확하게 지적함으로써 본병의 예방과 치료를 위해 일정한 객관적 근거를 제공하였다.

1) 養生(1次豫防)法

巢元方은 淋證의 病因에 대해서 기술하면서 "만약 음식이 적절치 않고 정서상태가 불안정하며 虛實이 不調하고 臟腑가 不和하여 腎虛와 膀胱熱을 초래된 결과이다."라고 지적하였다. 그러므로 淋證豫防의 관건은 病因을 제거하고 淋證의 발생을 유발할 가능성이 있는 각종의 요소를 막는 데에 있다.

(1) 心理養生法

七情이 過極하거나 喜怒의 감정이 일정하지 않으면 鬱火를 內生시켜서 膀胱熱淋을 유발하게 된다. 즉 "悲哀가 甚하면 胞絡이 끊어지고 陽氣가 內動하여 心下가 붕괴되어 소변이 잦고 피가 나온다."(《攝生要錄》)라고 하였다. 따라서 심리상태를 편안하고 즐겁고 고요하게 유지하는 것은 臟腑를 조화롭게 하고 淋病의 발생을 防止하는 중요한 조치중의 하나이다.

(2) 飮食養生法

① 淸淡한 음식

기름지고 진한 맛의 음식을 過食하면 脾胃健運에 장애가 생긴다. 그것이 오래되면 濕이 쌓여 熱이 생겨서 반드시 濕熱이 下焦에 鬱積되어 발병하게 된다. 그러므로 음식은 淸淡하게 먹고 過食을 피하며 또 기름지고 단 음식을 삼가 淋證發生을 예방해야 한다.

② 물을 많이 마시는 방법

물을 많이 마시면 尿液을 희석시키고, 排尿를 촉진하며, 尿液의 지나친 농축을 방지하고, 불순물의 침전을 감소할 수 있다. 이것은 石淋, 熱淋의 발생을 방지하는 데 대하여 비교적 적극적인 작용을 한다. 그밖에도, 광물질함유가 비교적 적은 磁化水를 마셔 水質中의 침전 가능한 물질의 섭취량을 감소시키는 것 역시 石淋發生率을 저하시킬 수 있다.

③ 합리적인 攝取

石淋의 발생은 膳食配合의 불합리와 일정한 관계가 있다. 酸을 함유한 음식과 칼슘함유가 높은 음식을 과다하게 먹는 것은 石淋形成과 관계가 있다. 예를 들면 시금치, 커피, 홍차, 코코아 등의 섭취량을 적당하게 감소시켜 石淋의 발생을 예방할 수 있다.

(3) 起居養生法

① 個人衛生의 중시

淋證의 발생은 濕熱下注와 관계가 있으므로, 生活起居習慣이 나쁘고 個人衛生을 부주의해도 역시 濕熱의 邪가 쉽게 체류하게 만든다. 그러므로 항상 外陰部를 깨끗이 하고 內衣를 깨끗하게 유지해야 한다. 이것은 外邪浸淫을 방지하고 세균감염을 감소시키며 熱淋과 血淋의 발생을 예방하는데 있어 적극적인 의의를 가진다. 그밖에도, 되도록이면 불필요한 導尿 및 泌尿道器機의 사용을 피함으로써 感染機會를 줄여야 한다.

② 房事의 절제

淋證은 "腎虛와 膀胱의 熱"에 책임이 있다. 房事가 과도하여 腎氣가 손상되면 外邪가 膀胱에 쉽게 侵襲하므로 淋證에 걸리기 쉽다. 《重訂嚴氏濟生方·淋利論治》 에서 말하기를 "房事가 過度하여 腎經이 傷하고 腎臟에 熱이 있어 膀胱에 熱이 남으면 脬臟에 流入되어 淋病이 된다."라고 하였고, 《醫宗必讀·淋症》 에서는 "入房이 너무 심하면 精이 强閉되어 胞中으로 流入된다"라고 하였는데, 이것들은 모두 淋證의 발생을 유발할 수 있다. 그러므로 房事를 절제하여 腎氣의 손상으로 인한 淋證의 발병을 방지해야 한다. 부녀자는 房事後에 반드시 소변을 완전히 배설하고 尿道를 깨끗이 씻어서 淋證의 발병기회를 감소시켜야 한다.

(4) 姙娠産後養生法

婦女子는 임신기간에 태아의 압박으로 인해 小便不利, 淋瀝, 澁痛이 야기되어 子淋이 생길 수 있다. 이에 대하여 "姙娠하여 만삭이 되면 대개 小便不利가 초래된다"라고 하였다(《證治準繩》). 따라서 임산부는 반드시 적당한 신체단련을 실시하여 지나친 편안함을 추구하지 않도록 하고 아울러 임신기간의 위생에 주의를 기울여야 한다. 이렇게 하면 효과적으로 淋證의 발생을 예방할 수 있다. 그리고 임산부가 출산할 때, 분만으로 인해 膀胱을 손상하여 産後淋이 발생할 수 있다. 이에 대하여 《醫宗金鑒》 에서는 "産傷胞로 인하여 대부분 淋瀝이 발생한다."라고 하였다. 그러므로 분만시에 의사는 동작을 가볍고 부드럽게 하여 筋肉, 尿道 및 膀胱이 손상되는 것을 막아야 한다. 동시에 感染의 併發을 방지하는데 주의함으로써 産後淋

發生을 예방해야 한다.

(5) 藥膳養生法

① **綠豆芽汁** : 綠豆芽 1000g을 壓搾하여 汁을 취하고 백설탕 60g을 첨가하여 飮服한다. 綠豆芽는 下焦의 火熱을 제거하고 解毒消炎한다. 그 汁의 맛은 입에 맞아 꾸준히 마시면 下焦의 火熱을 제거하여 淋證發生을 예방하는 효과가 있다.

② **冬瓜粥** : 껍질이 있는 신선한 冬瓜子 80~100g이나 혹은 신선한 冬瓜子 30g, 멥쌀 적당량을 함께 넣어 죽을 끓인다. 이 죽은 小便을 순조롭게 하고 熱毒을 제거하는 효능이 있으며 꾸준히 복용한다.

2) 2次豫防法

淋證이 발생한 후에는 반드시 빨리 진단하고 치료하여 時間을 지연시키지 않음으로써 慢性으로 傳變되는 것을 막아야 한다. 개인위생을 중시하고, 물을 많이 마시며, 기름지고 맛이 진한 음식을 적게 먹는 것 외에 飮食調養法과 藥物을 통한 傳變豫防法, 鍼灸를 통한 傳變豫防法을 채택할 수 있다.

(1) 飮食調養法

① **車前發菜湯** : 車前子 10g(거즈로 싼다), 發菜 10g에 물을 붓고 함께 30분간 끓여서 얼음설탕 적당량을 첨가하여 飮服하며 發菜와 함께 먹는다. 發菜는 性質이 甘寒하고 淸熱利尿의 效能을 가지고 있으며 車前子는 利水通淋의 효과가 있다.

② **五爪龍小米粥** : 五爪龍 30g, 大棗 10개, 좁쌀 50g, 기름기가 적은 돼지고기 50g. 돼지고기를 얇게 저민다. 먼저 五爪龍을 끓이고 찌꺼기를 제거한 후 돼지고기, 대추, 쌀을 넣고 함께 죽을 끓여서 空腹에 먹는다. 이 처방은 氣血虧虛나 淋證이 오래된 경우에 적용한다.

(2) 藥物을 통한 傳變豫防法

淋證을 적절한 시기에 치료하지 않으면 慢性으로 傳變되어 환자의 고통이 그치지 않고 일과 생활에 영향을 미치게 된다. 그러므로 의사는 淋證初期에 아래와 같은 처방을 선택 사용하여 치료할 수 있다.

① **熱淋** : 小便熱澁과 疼痛이 나타나는 경우에는 葵根 300g, 大棗 7개를 물에 끓여 복용한다. 熱이 심하면 黃芩 50g을 첨가하여 함께 끓인다(《千金要方 · 卷二十一》).

② **氣淋** : 小便澁痛, 참기 어려운 小腹脹痛이 동반될 경우에는 豆鼓를 물과 함께 끓여 복용한다.

③ **小便淋澁, 疼痛** : 牛膝을 술과 함께 끓인 후 복용한다.

④ **血淋** : 石韋散을 물과 함께 끓여 복용한다.

⑤ **石淋** : 小便不下, 尿道閉塞, 疼痛이 나타나는 경우에는 땅강아지 7마리, 소금 50g. 기와위에 구워 말려서 분말로 갈아 매번 3g씩 따뜻한 술로 調服한다.

⑥ **膏淋** : 허리의 통증을 동반하는 경우에는 知柏地黃丸에 金鎖固精丸을 배합하여 복용한다.

(3) 鍼灸를 통한 傳變豫防法

① **主穴** : 膀胱兪, 中極, 陰陵泉.

② **配穴** : 石淋에는 委陽을, 氣淋에는 行間을, 血淋에는 血海와 三陰交를, 膏淋에는 腎兪와 照海를, 勞淋에는 百會, 氣海, 足三里를 配血한다. 그리고 勞淋이 시간이 지나도 치유되지 않으면 足太陰에 100壯을 灸한다.

3) 3次豫防法

淋證이 반복적으로 발작하면 병세를 가중시킬 뿐만 아니라 치료가 어려운 關格, 癃閉 等證으로 變生할 수 있다. 그러므로 반드시 병후재발을 막는데 주의를 기울여야 한다. 淋證이 치유된 후에는 유쾌한 정신상태를 유지하고, 일정한 신체단련을 행하며, 적당한 노동과 휴식의 결합에 주의하고, 개인위생을 중요시하며, 性生活을 합리적으로 안배하거나, 尿道感染을 방지해야 하는 것 외에도 또한 아래와 같은 재발방지조치를 취할 수 있다.

(1) 飮食調理法

① **淸淡한 飮食** : 기름지고 진한 맛의 음식을 적게 먹고 적당량의 물을 마신다.

② **薏苡仁綠豆湯** : 薏苡仁, 綠豆 각 30g으로 湯을 끓여서 매일 꾸준히 마신다.

③ **蔥粥** : 蔥白 7뿌리 자른 것, 우유 적당량, 멥쌀 100g. 우유로 蔥白을 볶아 익힌 후 물과 쌀을 넣어 죽을 끓여서 먹고 싶은 때마다 먹는다.

④ **葡萄藕汁生地露** : 신선한 포도즙, 신선한 연근즙 각 100g, 신선한 生地汁 50g을 끓여서 꿀을 첨가하여 沖服한다.

⑤ **楡皮餠** : 楡皮 100g, 밀가루 200g. 먼저 물에 楡皮를 끓여 찌꺼기를 제거하고 즙과 밀가루로 떡을 빚어서 鹽鼓汁속에서 끓여 익힌다. 空腹에 먹는다.
⑥ 綠豆, 赤小豆, 蓮子, 冬瓜, 西瓜, 黃瓜, 무, 柑桔, 사탕수수, 신선한 연근 등을 선택 이용할 수 있다.

(2) 藥物을 통한 재발방지법

① 血淋治癒後에 腰酸痛과 五心煩熱을 동반하는 경우에는 知柏地黃丸을 복용한다.
② 氣淋治愈後에 少氣小賴言하고 아랫배가 당기는 등의 증상을 동반하는 경우에는 補中益氣湯을 복용할 수 있다.
③ 勞淋治愈後에 여전히 腎虛의 여러 證이 있는 경우에는 證에 근거하여 六味地黃丸, 濟生腎氣丸, 金櫃腎氣丸 등을 복용할 수 있다.
④ 石淋治癒後에 正氣가 虛한 경우에는 黨蔘, 白朮, 薏苡仁, 金錢草, 淡竹葉, 車前子, 甘草, 芍葯 등의 약을 선택하여 달여서 복용할 수 있다.

(3) 鍼灸를 통한 재발방지법

① **體鍼** : 足三里, 三陰交를 취한다.
② **耳鍼** : 腎, 膀胱, 交感, 內分泌, 副腎, 尿道, 神門 중에서 證에 의거하여 3~4個穴을 선택하여 시술한다.

(4) 按摩를 통한 재발방지법

자기 전에 침상가장자리에 앉아서 발을 늘어뜨린다. 옷을 풀고 숨을 멈춘 상태에서 혀를 上顎에 붙이고 눈은 정수리를 본다고 생각하면서 항문을 의식적으로 수축시켜 올리며 손으로 양쪽 腎兪穴을 120회 按摩한다.

2 癃閉豫防法

癃閉는 소변량이 적고, 排尿가 곤란하며, 點滴되어 배출되고 심하면 閉塞되어 나오지 않는 질환을 가리킨다. 癃閉의 발생은 腎氣不足, 三焦의 氣化機能失調와 관계가 있다. 본 병은 대개가 濕熱蘊結, 瘀血內阻, 氣結不通, 中氣不足, 腎氣虧虛로 인해 三焦氣化不利가 유발되어 水道의 소통을 조절할 수 없어 膀胱機能을 잃게 함으로써 야기된다.

"癃閉"라는 명칭에 대해서는 《素問·宣明五氣篇》에 "膀胱不利는 癃이 되고 不約하면 遺溺이 될 수도 있다."라고 기록된 바 있다. 그리고 《素問·標本病傳論》에서 "膀胱病은 小便이 막힌다"라고 하였고, 《靈樞·本輸》에서는 "三焦는……膀胱에 들어가 下焦를 制約이 實하면 閉癃이 되고 虛하면 遺溺이 된다"라고 하여 膀胱氣化機能의 정상여부는 三焦와 밀접한 관계가 있음을 지적하였다. 만약 三焦의 氣化가 비정상이 되면 癃閉가 발생할 수 있다.

《內經》의 기초위에서 후세의 의학가들은 癃閉의 病因과 病機에 대하여 비교적 많은 논술을 하였다. 즉 《景岳全書·癃閉》에서는 癃閉의 病因을 "火邪가 小腸과 膀胱에 결집된 경우"와 "熱이 肝腎에 居한 경우"로 귀납시켰다. 그리고 李用粹는 《證治匯補·癃閉》에서 "熱이 下焦에 결집되어 胞內에 壅塞되고 氣道가 澁滯한 경우, 肺속에 熱이 잠복하여 水를 생성할 수 없고 氣化가 순조롭지 못한 경우, 多汗이 오래되어 津液이 고갈된 경우, 肝經이 忿怒하고 氣가 閉塞되어 통하지 않는 경우, 脾胃의 氣가 弱하여 通調失宜한 경우"라고 하였다. 또한 孫思邈은 《千金要方·秘澁》에서 "時疾이 나은 후 閉塞不通이 되어 결국 요절한 사람이 있으니 절대 소홀히 해서는 안된다."라고 경고하였으며, 《景岳全書·癃閉》에서도 癃閉의 심각성을 다음과 같이 지적하였다. 즉, "반드시 年衰氣弱한 사람은 이 증상이 있으며 氣의 不化로 위험한 증후가 되기 쉬워 치료가 어렵다."라고 하였고, 또한 "이 병은 반드시 점차적으로 나타나지만 소변이 짧고 양이 적거나 소변을 누는데 힘이 들거나 하면 즉시 신경을 써서 신속하게 치료해야 하며, 만약 심해지게 되면 치료할 수 없게 될 수도 있다."라고 하여 癃閉의 병세가 심각할지라도, 그 병세의 進展에 대해서 더욱 명확히 인식하여 병이 발생하기 전에 예방하고, 이미 병이 들었을 경우는 초기에 그 傳變을 미리 막아야 한다고 후세인들에게 제시하였다. 이러한 사상은 오늘날 우리가 癃閉의 예방을 탐구하는 데 있어서 여전히 중요한 의의를 가지고 있다.

1) 養生(1次豫防)法

癃閉의 형성은 濕熱이 內盛하여 膀胱에 蘊結하거나, 熱이 肺에 쌓여서 肺가 肅降機能을 잃거나, 피로로 인해 脾를 손상하여 中氣不足이 오거나, 年老하여 신체가 허약해짐에 따라 腎元不足이 오거나, 情志失調로 인해 肝氣가 鬱結되거나, 혹은 瘀血敗精으로 腫塊結石이 尿道를 막아서 형성된다. 따라서 癃閉를 예방하려면 반드시 外邪의 侵襲이나 濕熱의 內生을 적극적으로 방지해야 하고, 근심과 분노를 삼가하여 肝氣의 鬱滯를 방지해야 한다. 또한 음식을 절도 있게 먹어 中氣를 손상시키지 않도록 하며, 過多한 房事로 인한 腎元虧虛를 방지하고, 淋證과 水腫을 적극적으로 치료하여 그것이 癃閉로 傳變되는 것을 막아야 한다.

(1) 心理養生法

평소 情志가 편안하지 못하면 肝의 疏泄機能이 비정상이 되고 膀胱의 氣化不利를 야기하여 癃閉가 발생하게 된다. 《景岳全書》에서 말하기를 "氣가 實한 경우에 氣가 小腸과 膀胱사이에 결집되어 壅閉不通하면 대개가 肝經氣逆의 證에 속하며, 갑작스러운 忿怒로 鬱結된 경우에 많이 생긴다."라고 하였다. 그러므로 평소에 정신상태를 유쾌하게 유지하고 七情이 過度해지지 않게 하여 肝經의 氣機가 잘 통하도록 유지함으로써 癃閉의 발생을 예방할 수 있다.

(2) 飮食養生法

肥甘한 음식을 過食하면, 濕이 쌓이고 熱이 內生하여 濕熱이 膀胱으로 모여서 癃閉가 형성된다. 또한 장기간동안 음식이 부적절하여 脾胃가 손상되고 그래서 中氣가 升淸할 힘이 없어지면 下焦의 氣化에 문제가 생겨서 癃閉가 발생하게 된다. 그러므로 평소 음식을 淸淡하게 먹어야 하며, 맵고 진한 맛의 음식은 避하는 것이 좋다. 그리고 담배와 술을 금하고 커피, 차 등은 적게 먹도록 한다. 腎機能이 不全한 少尿患者는 반드시 매일 단백질섭취량을 조절해야 한다. 단백질의 함량이 높은 음식물, 예를 들어 계란, 우유 등을 먹어야 한다.

(3) 起居養生法

① 外邪의 侵襲防止

肺는 上焦에 위치하며 水의 上源이 된다. 《症因脈治》에서 이르기를 "肺는 水道의 通調를 주관하며, ……上焦가 淸化之令을 喪失하게 되면 膀胱으로 下輸가 되지 않아 小便不利가 온다."라고 하였다. 그러므로 癃閉를 예방하려면 外來의 邪氣가 內襲하여 肺衛에 蘊結하는 것을 방지해야 한다. 만약 이미 外邪에 감염되었다면 적극적으로 치료하여 邪氣가 過盛하여 膀胱으로 이동하여 氣化에 영향을 미치는 것을 방지해야 한다.

② 全身과 局部筋肉鍛錬

癃閉의 발생은 會陰部 및 排尿筋의 무력과 관계가 있다. 나이가 많고 排尿延緩 徵兆가 있는 사람에 대해서는 반드시 會陰部筋肉을 단련하는데 주의를 기울여야 한다. 그 구체적인 방법은 다음과 같다. 尿道括約筋과 肛門을 수축하는 동작을 꾸준히 매일 3회, 매회 15~30회 실시한다. 이 운동을 꾸준히 하면 排尿筋의 역량을 강화시키고 排尿延緩 등의 증상을 개선할 수 있다. 동시에 적당한 체육단련, 예를 들어 散步, 太極拳, 맨손체조 등을 배합하여 체질을 증강시킬 수 있다. 그밖에도 소변이 있으면 즉시 배출하고 절대 소변을 참아서는 안된다. 왜냐하면 소변을 지나치게 참아서 膀胱, 尿道의 筋肉痲痺를 야기할 수 있기 때문이다.

③ 外傷의 防止

동작을 할 때는 항상 조심하여 넘어져서 얻는 손상을 방지해야 한다. 특히 下腹部의 外傷에 주의해야 한다. 下腹部 外傷은 瘀血이 내부에 停滯되어 膀胱尿道에 쌓이게 함으로써 癃閉發生을 유발시킬 수 있다.

④ 熱水坐浴

熱水坐浴은 局部血液循環을 촉진시키고 炎症을 경감시키며 근육의 수축력을 강화시킬 수 있다. 坐浴을 하면서 자신이 아랫배, 腰骶部를 按揉한다. 편안한 느낌이 들면 적당하다.

⑤ 房事의 절제

《壽世保元》에서 말하기를 "精은 곧 腎의 주인으로, ……房事가 과도하면 精을 손상시키게 된다."라고 하였다. 房事가 과도하여 腎精이 크게 傷하면 膀胱의 開合을 순조롭지 못하게 하여 癃閉發生을 유발할 수 있다. 따라서 壯年層에 있는 사람은 情欲에 끌려 過度하게 房事하지 않도록 하여 癃閉發生을 막아야 한다.

(4) 藥物養生法

① 만약 노년에 전립선비대증에 걸려서 이미 소변줄기가 가늘게 변하고, 排尿延緩 등의 증상이 있는 경우에는 비록 癃閉가 형성되지 않았을지라도 적극적으로 치료해야 한다. 이 때에는 軟堅散結, 活血化瘀作用이 있는 예를 들어 海藻, 다시마, 丹皮, 丹蔘 등을 복용하고, 아울러 全身症狀辨證用藥을 배합할 수 있다.

② 年老한 사람에게 脾腎氣虛, 膀胱의 氣化不利 증상이 있는 경우에는 癃閉가 형성되지 않았을 때 濟生腎氣丸, 金櫃腎氣丸, 補中益氣丸 등을 복용할 수 있다.

2) 2次豫防法

癃閉가 발생한 후에는 빨리 진단하고 치료함으로써 병세가 더 발전하여 치료가 불가능한 危候에 이르는 것을 막아야 한다. 다음의 飮食, 藥物, 鍼灸, 按摩를 통한 傳變豫防法을 채택할 수 있다.

(1) 飮食을 통한 傳變豫防法

① 淸淡한 음식

고추, 술 등과 같은 자극성 음식물섭취를 禁한다.

② 飮食調養

아래의 藥膳調養을 선택할 수 있다.

㉠ 葵菜羹 : 葵菜葉 적당량으로 야채국을 끓여서 조미료를 첨가하여 空腹에 먹는다. 葵菜는 性味가 寒凉하며 滑利, 通竅, 利尿의 효능을 가지고 있다.

㉡ 甘蔗白藕汁 : 신선한 사탕수수 500g은 껍질을 벗겨 汁을 내고, 연근 500g을 汁을 낸다. 그래서 이 두 가지 汁을 서로 합쳐서 3회로 나누어 하루에 다 마신다. 연근즙은 性味가 寒하며 熱을 제거하고 煩渴을 제거하는 작용이 있고, 사탕수수는 下氣通利作用이 있으므로 虛寒癃閉일 때는 본 처방을 복용해서는 안 된다.

(2) 藥物을 통한 傳變豫防法

① 扶正을 통한 傳變豫防

癃閉中에서도 中氣不足으로 인해 아랫배에 脹滿感이 나타나는 경우에는 補中益氣湯合五苓散이 적당하고, 下元虧虛로 인해 腎陽虛를 유발한 경우에는 濟生腎氣丸이 적당하며, 腎陰虛가 주증상일 경우에는 六味地黃丸이 적당하다.

② 祛邪를 통한 傳變豫防

瘀血敗精이 尿道에 막혀서 癃閉를 유발하여 아랫배에 刺痛이 나타나는 경우에는 代抵當丸을 복용할 수 있고, 膀胱濕熱로 인해 癃閉가 유발되어 小便短赤灼熱이 나타나는 경우에는 八正散을 복용할 수 있으며, 肝氣鬱滯로 인해 小便不暢, 脇腹脹滿이 나타나는 경우에는 沈香散을 복용할 수 있다.

(3) 鍼灸를 통한 傳變豫防法

① 實證

主穴은 中極, 三陰交를 취한다. 濕熱下注로 인해 유발된 경우에는 膀胱兪, 委陽을 配穴하고, 濕熱瘀阻로 인한 경우에는 水道, 水泉을 配穴한다.

② 虛證

命門, 腎兪, 百會, 關元, 陽池를 取한다.

③ 耳鍼

腎, 膀胱, 交感, 外生殖器, 皮質下 등을 取한다.

(4) 按摩를 통한 傳變豫防法

양손으로 下腹部의 膀胱區를 안마하여 尿液排出을 촉진시킨다.

(5) 外治를 통한 傳變豫防法

① 熱水坐浴이나 藥物煎水坐浴.
  처방 : 蛇床子 15g, 土大黃 20g, 茵陳 10g, 土牛膝 20g을 물에 끓여서 찌꺼기를 제거하고 매일 저녁 1회 복용한다. 본 처방은 活血淸熱滲濕의 효능이 있다.
② 獨頭蒜 1개, 梔子 3개, 소금 약간을 빻아서 종이위에 펴서 배꼽부위에 붙인다. 癃閉에서 小便不通, 少腹脹滿症狀이 있는 경우에 적용할 수 있다.
③ 食鹽 250g을 볶아 뜨겁게 하여 헝겊에 싸서 배꼽을 문지른다.
④ 거위의 깃털로 咽喉部로 넣어 구토를 유발시키거나 종이를 가늘게 말아서 콧속으로 넣어 재채기를 유발한다. 이것은 上竅를 열면 下竅가 저절로 통한다는 뜻을 取한 것이다.

3) 3次豫防法

癃閉는 반복적으로 발작하기가 쉬워서 병세를 가중시키고 치료가 어려운 危候로 발전하게 한다. 따라서 癃閉는 치료를 거쳐 병세가 안정되면 반드시 적당한 치료와 회복조치를 취하여 재발을 막아야 한다.

(1) 體育鍛鍊法

병이 치유된 후에는 신체조건에 근거하여 적당한 全身鍛鍊과 局部筋肉鍛鍊을 진행한다. 만약 原發病이 전립선비대인 경우에는 반드시 車를 타지 않거나 적게 탐으로써 과도한 기계적인 자극을 방지해야 한다.

(2) 음식을 통한 재발방지법

① **綠豆湯** : 녹두 적당량에 물을 많이 붓고 푹 끓여서 임의로 먹는다. 清熱利尿의 효능이 있다.

② **黃芪鯉魚飮** : 生黃芪 60g, 신선한 잉어 1마리(250~500g)로 탕을 끓여서 마시며, 고기도 먹을 수 있다. 癃閉治療後 脾氣虛가 현저한 경우에 적용한다.

③ **枸杞羊腎粥** : 枸杞子 50g, 羊腎 한 쌍. 콩팥에서 누린내가 나는 부분을 제거하고 잘게 잘라서 蔥白 몇 뿌리와 멥쌀 250g을 첨가한다. 먼저 枸杞子를 물을 넣고 오래 끓여서 찌꺼기를 제거한 즙에 羊腎 및 쌀을 넣고 죽이 되게 오래 끓여서 조미료를 첨가하여 空腹에 먹는다. 癃閉治愈後 腎氣虛가 현저한 경우에 적용한다.

(3) 藥物을 통한 재발방지법

① 癃閉治療後에 腎氣虛, 腎陽虛가 나타나는 경우는 金櫃腎氣丸, 濟生腎氣丸을 복용할 수 있다.

② 癃閉治療後에 腎陰虛가 나타나는 경우는 반드시 六味地黃丸을 복용한다.

③ 病後에 中氣不足, 食慾不振, 疲勞에 의한 無力感이 나타나는 경우는 補中益氣丸을 복용할 수 있다.

3 關格豫防法

關格은 嘔吐, 小便不通을 주요증상으로 하는 질환이다. "關格"이라는 단어는 《內經》 에서 처음 보인다. 《靈樞·終始》 에서 關格은 脈象으로 기술되고 있다. 즉 "人迎脈과 太陽脈口가 모두 四倍以上 旺盛한 것을 關格이라고 한다."라고 하였다. 또한 《靈樞·脈度》 에서는 "陰氣가 太盛하면 陽氣가 繁榮하지 못하므로 關이라고 하고, 陽氣가 太盛하면 陰氣가 번영할 수 없으므로 格이라고 하며, 陰陽이 모두 盛하여 서로 繁榮하지 못하므로 關格이라고 한다. 關格은 수명을 다하지 못하고 죽는다."라고 하여 關格은 일종의 陰陽이 모두 盛한 상태라고 지적하였다.

《內經》 의 기초위에서 후세인들의 關格에 대한 인식은 더욱 발전되었다. 張仲景은 "關은 小便이 나오지 않는 것이며 格은 吐하는 것이다."(《傷寒論·平脈法》)라고 인식하였고, 巢元方은 "大便不通을 內關이라고 하고 小便不通을 外格이라고 하며 대소변이 모두 나오지 않는 것을 關格이라고 한다"(《諸病源候論·大便病諸候》)라고 하여 關格의 주요증상이 嘔吐와

小便不通임을 지적해내었다. 《證治匯補·癃閉》에서는 "關하면서 格하면 반드시 小便不通이 있고 아침과 저녁사이에 嘔吐가 증가한다. 이것은 濁邪가 三焦에 壅塞하여 正氣가 升降하지 못하기 때문이다. 그러므로 關은 반드시 아래로 小便이 나오지 않게 되고 格은 반드시 위로 嘔吐가 나게 되며, 陰陽이 閉絶하게 되어 하루면 죽게 되니 가장 위급한 증후이다."라고 하여 關格이 小便不通, 濁邪內盛, 氣機의 壅閉로 인해 嘔吐를 유발하므로 그 병세가 위독하고 預後가 不良하다고 지적하였다.

關格의 病機는 濁邪의 壅盛이 三焦의 氣化를 순조롭지 못하게 하여 關格을 유발하는 것이다. 《沈氏尊生書·關格》에서 말하기를 "關格은 《內經》의 三焦約病인데, 約은 不行을 말한다. 즉 三焦의 氣가 通行할 수 없음을 말한다. 三焦의 氣가 통행하지 못하므로 위로 吐하는 것을 格이라고 하고 아래로 大小便이 나오지 않는 것을 關이라고 한다."라고 하였으며, 《類證治載·關格》에서는 "아래로 나오지 않는 것을 關이라고 하는데, 즉 대소변이 모두 나오지 않는 것이다. 위로 들여보내지 못하는 것을 格이라고 하는데, 즉 吐하는 것이다. 上關下格은 中焦의 氣가 升降하지 못하니 곧 陰陽離絶의 危候이다."라고 하였다. 그리고 《景岳全書·關格》에서 "이 증상이 나타나는 경우는 일반적으로 酒色으로 腎이 傷하고 過度한 房事로 精을 傷하여 陽不守舍가 초래된 것이므로 脈이 浮하고 氣露하다. 이처럼 되면 眞陰이 敗竭되고 元海의 뿌리가 없게 되니 가장 위급한 증후이다."라고 하여 關格의 病因이 대부분 飮食不節, 疲勞損傷, 과도한 房事 등이고, 關格의 病機特徵은 腎陽衰微를 本으로 하고 三焦의 不行, 濁邪의 壅盛을 標로 하는 陰陽이 모두 손상된 危候임을 지적해내었다. 그리고 또한 후세인들이 이 병을 가볍게 여기지 않고 적극적으로 치료해야 하며 그 예방에 더욱 신중하기를 제안하였다.

1) 養生(1次豫防)法

關格은 여러 종류의 疾病이 轉化되어온 것이다. 예를 들어 水腫, 淋證, 癃閉 등의 병이 오랜 치료에도 낫지 않으면 關格으로 轉爲될 수 있다. 그 증상은 대부분 尿少, 小便不通이 前期에 보이고 嘔吐, 尿閉가 그 뒤를 따라 오며, 이 때에는 陰陽이 閉絶되어 치료가 비교적 어렵다. 그러므로 關格의 치료는 병에 걸리기 전에 막아야 하며, 尿少, 脾腎虛가 출현하는 初期와 小便不通, 嘔吐가 나타나기 前에 적극적으로 치료하여 病因을 제거함으로써 關格으로 발전되는 것을 방지해야 한다.

(1) 합리적인 음식섭취법

關格은 脾腎陽虛를 本으로 하고 濁邪壅盛, 三焦不行을 標로 한다. 濁邪의 생성은 中焦脾

胃와 밀접한 관계가 있으므로 만약 飮食不節로 脾胃가 損傷되면 濕濁의 壅塞을 誘發하고 氣化不行을 일으켜서 關格이 발생하게 된다. 그러므로 합리적인 음식의 섭취가 필요하다. 신기능부전환자는 비록 嘔吐, 尿少症狀이 출현하지 않았더라도 단백질의 섭취량을 조절해야 한다. 우선 신기능의 상태에 근거하여 매일의 단백질섭취량을 결정해야 하며, 둘째로 필수아미노산의 함량이 높은 단백질, 예를 들어 우유, 알류 등을 선택해야 한다. 그리고 동시에 음식물이 제공하는 熱量이 인체의 正常生理活動 및 合成代謝에 필요량의 충족을 보증해야 한다. 또한 과다한 단백질을 한번에 섭취하지 않도록 하여 代謝에서 생산되는 아미노산이 배출되지 못하여 病勢를 加重시키는 것을 막아야 한다.

(2) 房事節制法

房事가 과도하면 반드시 腎을 傷하고 腎陽이 부족하게 되며 脾陽도 虛해지게 된다. 그리고 脾腎陽虛는 濁邪의 內犯을 도와 關格을 형성한다. 그러므로 반드시 房事를 절제해야 하며, 특히 이미 脾腎不足症狀이 있고 水腫, 癃閉, 淋證에 걸린 사람은 房事를 더욱 조심하여 關格의 危候가 유발되지 않도록 해야 한다.

(3) 姙娠을 신중히 하는 방법

淋證이나 水腫을 오랫동안 앓고 있는 여성 환자는 正氣가 虧虛하므로 이때에 만약 임신을 하게 되면 원래의 질병을 가중시키거나 악화시켜 關格을 유발할 수 있을 뿐만 아니라 死産, 早産 등 각종의 합병증이 출현할 수 있다. 그러므로 이와 같은 환자의 임신문제에 대해서는 반드시 신중하게 처리해야 한다. 그리고 특히 신기능부전환자는 더욱 주의하여 임신으로 인한 병세의 악화를 엄격하게 방지해야 한다.

(4) 疲勞防止法

關格은 여러 종류의 질병으로부터 傳變되어온 일종의 危重證候이다. 후기에는 脾腎陽虛를 本으로 한다. 만약 피로가 과도하면 脾氣가 손상되고 脾腎陽虛를 가중시켜 질병이 악화되어 關格으로 傳變될 수 있으므로 지나친 疲勞를 삼가해야 한다. 慢性腎臟炎, 腎盂炎 등의 질병을 오래 앓은 사람은 正氣가 이미 虛해져 있으므로 노동과 휴식을 적절히 배합하고 휴식에 주의를 기울여야 한다.

(5) 藥物養生法

本病의 약물예방법은 주로 關格으로의 傳變可能性이 있는 질병들, 예를 들어 水腫, 淋證, 癃閉, 消渴 등을 적극적으로 치료하는 것이다. 이 몇 가지 질병들의 發病過程이 비교적 길어져 正氣가 많이 虛해졌을 때는 병세를 적극적으로 안정시켜 악화를 방지해야 한다. 外感性疾病에 대해서는 반드시 적극적인 예방과 치료를 시행하여 제때에 억제하고 關格을 유발하는 요인이 되는 것을 막아야 한다. 이에 아래와 같은 처방을 참고할 수 있다.

① 水腫과 함께 脾虛가 현저한 경우에는 蔘苓白朮散 및 實脾飮을 복용할 수 있으며, 腎陽虛가 현저한 경우에는 濟生腎氣丸을 복용할 수 있다.

② 淋證後期에 正氣虛가 현저하고 피로하면서 병세가 가중되는 경우에는 六味地黃丸이나 金櫃腎氣丸을 복용할 수 있다.

③ 外感性疾病을 예방하고 치료하는 데 있어 銀翹散, 板蘭根沖劑, 蔥鼓湯, 荊防敗毒散 등을 복용할 수 있다.

2) 2次豫防法

關格은 질병과정이 비교적 길고, 병세가 複雜多變하고 반복되기 쉬우며, 또한 其他臟腑에 영향을 미쳐서 다른 證으로 變生할 수 있다. 그러므로 關格患者에 대해서 적극적인 조치를 취하여 병세의 악화를 방지해야 한다.

(1) 飮食을 통한 傳變豫防法

關格後期에는 濁毒이 內盛하여 배출할 방법이 없는 것이 標가 된다. 따라서 환자의 음식배합구조가 합리적이어야 한다. 환자의 생리활동에 필요한 열량을 보충해야 하며, 또한 음식물대사로 인해 과다한 질소가 생산되어 병세를 악화시키게 되는 것을 방지해야 한다. 惡化防止를 위해서는 환자의 腎機能에 根據하여 매일 단백질 섭취량을 결정해야 한다. 그리고 환자가 먹는 膳食은 熱量이 높고 비타민과 아마노산이 풍부한 저단백음식물이 좋다. 腎機能을 무시하고 한번에 과다한 단백질을 섭취하여 병세를 가중시키지 않도록 한다. 이에 아래와 같은 藥膳을 선택 이용할 수 있다.

① **砂仁蒸鯽魚** : 붕어 1마리를 內臟을 제거하고 砂仁 6g, 甘草末 3g을 붕어 뱃속에 넣어 끓인다.

② **燉白木耳肉** : 白木耳 15~30g, 기름기가 적은 돼지고기 100~200g, 大棗 10개를 조미료 적당량을 첨가하여 푹 삶는다.

상술한 藥膳들은 모두 일년 내내 먹을 수 있다. 그러나 반드시 단백질함량은 단백량의 총 섭취량 내에서 계산한다.

(2) 起居를 통한 傳變豫防法

① 휴식

關格患者는 각각의 臟腑가 모두 손상되어 있고 正氣가 크게 虛하며 저항력이 저하되어 있으므로, 만약 활동량이 지나치게 클 경우에는 正氣를 더욱 크게 소모시켜서 병세의 악화를 야기할 수 있다. 그러므로 이 때에 환자는 반드시 활동을 줄이고 침상에 누워 휴식을 취하여 병세가 가중되는 것을 막아야 한다.

② 骨折의 예방

關格患者는 반드시 腎虛가 존재하기 마련이며, 腎은 뼈가 髓를 생성하는 것을 주관하므로 關格에 걸리면 뼈에 영양을 주지 못하게 된다. 이때는 환자에게 골절이 발생하기 쉽고 또한 골절 후에도 치유가 잘 되지 않는다. 그러므로 환자에 대한 보호와 조리를 강화하여 病理性 骨折을 방지해야 한다.

(3) 藥物을 통한 傳變豫防法

關格後期에 關格自體가 가진 복잡증상이 출현하는 것 외에도 환자에게 기타 臟腑의 病變이 출현할 수 있다. 이러한 病變에 대하여 미리 억제해야 하는데, 그렇게 하지 않으면 병세가 가중될 수 있다.

① 惡心, 嘔吐, 納少 등의 증상이 나타나는 경우에는 小半夏湯이 적당하고, 便秘, 口臭 등의 熱象이 동반되는 경우에는 黃連溫膽湯이 적당하다.

② 顔色蒼白, 貧血이 보이고 出血傾向이 있는 경우에는 四物湯이나 八診湯 및 補中益氣湯을 선택, 복용할 수 있다.

③ 抽搐, 煩燥, 神昏 등의 증상이 나타나는 경우에는 大定風珠를 선택할 수 있다.

④ 毒素의 자극으로 인해 피부에 瘙痒症이 보이는 경우에는 丹蔘, 蟬衣, 地膚子, 白癬皮 등의 煎湯으로 씻어서 風을 없애고 가려운 증상을 없앨 수 있다.

(4) 鍼灸를 통한 傳變豫防法

① 腎陽虛衰로 腰膝酸軟하고 神氣가 怯弱하며 水腫이 동반된 경우에는 陽谷, 腎兪, 三焦

兪, 氣海, 委陽, 脾兪, 三陰交, 足三里, 關元, 命門 등을 取하여 補法으로 鍼刺한다.

② 濁邪가 壅盛하여 中焦를 혼란시켜 惡心과 嘔吐, 脘腹脹滿이 나타나는 경우에는 中脘, 胃兪, 脾兪, 內關, 足三里, 豊隆, 膻中, 公孫을 取하여 補法으로 鍼刺하고 灸한다.

3) 3次豫防法

關格은 本虛標實의 證으로 증상이 복잡하고 치료가 곤란하며 재발되기 쉽다. 그러므로 치료후 병세가 평온해진 단계에서도 조치를 취하여 正氣虛의 일면을 고려해야 하며 또한 병세의 재발을 막아야 한다.

(1) 음식을 통한 재발방지법

음식을 통한 재발방지는 두 가지의 측면에 중점을 두어야 한다. 하나는 正氣를 북돋아 주는 것이다. 단백질함량이 높은 음식물을 선택하여 正氣의 회복에 도움을 준다. 둘째는 關格의 濁邪가 內盛하는 특징에 맞추어 합리적인 섭취에 주의를 기울이고 체내의 질소를 증가시킬 수 있는 음식물의 섭취를 피해야 한다.

① **紅棗木耳湯** : 黑木耳 15g, 紅棗 15개를 溫水에 담갔다가 씻는다. 먼저 紅棗를 끓인 다음 黑木耳를 넣고 함께 끓여서 수시로 마신다.

② **黃芪鷄汁粥** : 암탉 1마리(2.5kg)를 짙게 끓인 즙과 黃芪 15g을 끓인 즙에 멥쌀 100g을 넣어 함께 죽으로 끓여서 아침, 저녁으로 먹는다.

③ **歸蔘鱔魚羹** : 當歸 15g, 黨蔘 15g, 鱔魚 500g에 조미료를 첨가하여 국을 끓여 꾸준히 먹는다.

(2) 起居를 통한 재발방지법

關格治療後에는 병세가 비록 호전되었을지라도 환자의 正氣가 크게 손상되어 여전히 극도의 쇠약상태에 처해있으므로 起居에 매우 신중해야 한다. 되도록이면 침상에 누워 휴식하고 과다한 활동을 삼가하여 正氣가 손상되는 것을 막아야 하며, 의복착용에 있어서 寒溫을 적당히 조절하여 外邪의 侵襲으로 인해 宿疾이 야기되는 것을 피해야 한다. 그리고 환자에 대해서 성심껏 保護, 調理하여 落傷으로 出血이나 骨折 등의 意外病變을 야기하는 것을 방지해야 한다.

(3) 藥物을 통한 재발방지법

① 치료 후에 여러 증상이 개선되었지만 여전히 허리에 酸痛, 四肢가 冷하고 힘이 없는 증상이 남아 있는 경우에는 金櫃腎氣丸이나 濟生腎氣丸을 복용할 수 있다.
② 貧血, 出血傾向이 있는 경우에는 歸脾湯이나 雲南白藥을 복용한다.
③ 惡心과 嘔吐가 나고, 胃脘部位가 불편한 경우에는 小建中湯이나 香砂六君丸을 복용할 수 있다.

(4) 貪慾節制를 통한 재발방지법

關格病後에는 腎陽이 크게 손상되었고 命火가 衰微하므로 이때에는 마땅히 마음을 수양하고 과도한 탐욕을 절제해야 한다. 만약 이때에 正氣가 虛한 것을 무시하고 房事를 너무 자주하면, 正氣를 더욱 상하게 하며 腎陽을 쇠약하게 하고 陰精을 소모시킨다. 이로 말미암아 이전의 질병을 유발하게 되면 치료가 어렵게 된다.

4 遺尿豫方法

遺尿는 일반적으로 睡眠中에 소변이 저절로 흘러나와 잠에서 깬 후에야 비로소 알게 되는 질병을 가리킨다. 遺尿는 廣義와 狹義의 구분이 있는데, 廣義의 遺尿는 小便失禁을 포함한다. 《傷寒論》에서의 "三陽合病은……譫語와 遺尿가 나타난다"라는 말과 《仁齋直指附遺方論》에서 말한 "出而不禁하는 것은 遺尿이다"라는 말은 실제로는 小便失禁을 지적한 것이다. 遺尿는 대개 천성적으로 부족한 아동에게서 보이고, 小便失禁은 老人, 婦女 및 疾病後에 나타난다. 총체적인 원인은 臟氣虛衰, 氣化不固, 혹은 濕熱瘀血의 內阻으로 膀胱失約을 야기하여 발병한다. 이에 관하여 《素問·宣明五氣論》에서 말한 "膀胱機能이 순조롭지 않으면 癃이 되고 不約하면 遺溺가 된다."라고 하였다. 本文은 주로 狹義의 遺尿를 論하였다.

《內經》 中에는 이미 "遺溺"에 관한 기록이 있으며, 아울러 遺溺의 病位가 膀胱에 있음을 인식하였다. 《諸病源候論·小便病諸候》에서 말하기를 "遺尿는 膀胱이 虛冷하여 水를 제어하지 못하기 때문이다."라고 하였으며, 《景岳全書》에서는 더욱 발전시켜 "遺溺證中에서 自遺인 경우는 잠자는 중에 遺失하는 것이고, 不禁인 경우에는 氣門이 不固하여 자주 제어하지 못하는 것이다. 또한 氣脫於上인 경우는 下焦가 不約하여 遺失하는 것을 느끼지 못하는 것으로서 이것은 虛極의 증후이다. 이 세 가지 모두 虛證에 속하며 단지 輕重의 구별이 있을 뿐이다."라고 하여 本病이 虛證을 위주로 한다는 것을 설명하였다. 《證治準繩》에서는 그 病

位가 膀胱에 있을 뿐만 아니라 肺, 腎, 肝에도 미친다고 지적하였다. 病의 形成原因 및 輕重은 發病年齡과 관계가 있다. 유년기에 걸리면 陽氣가 충분하지 않게 되고, 소년기에 걸리면 脾氣가 부족하게 되는데, 이 두 가지 경우는 輕症에 속한다. 그러나 성년기에 병에 걸리면 脾와 肺의 氣가 虛하고, 장년기이후에 걸리면 陽氣가 점차 쇠퇴하여 병이 점차 위중해진다. 그러므로 예방과 치료에 있어서 반드시 年齡, 體質, 證型을 보고 論해야 한다. 아울러 遺尿豫防에 대해서 醫學書籍들은 "當責其神"(《景岳全書》), "安臥養氣, 禁勞役"(《醫貫》), "溫補下元, 淸心寡欲"(《薛氏醫安》) 등의 방법을 제시하여 遺尿病豫防과 治療를 위하여 귀중한 경험을 제공하였다.

1) 養生(1次豫防)法

遺尿患者는 체질이 虛弱하고 선천적으로 부족하거나, 출산시에 손상을 입는 경우, 후천적으로 放縱하여 不固가 된 경우나, 놀랄 때마다 遺尿하는 경우, 다른 병과 관련(예를 들어 淋證, 蟲證)하여 야기된 경우이다. 그러므로 遺尿豫防은 반드시 先天的인 부분과 後天的인 부분을 함께 調養하여 신체의 소질을 향상시키고 아울러 음식을 잘 조절하고 七情을 수양하는데 주의를 기울여야 한다.

(1) 心理養生法

① 七情의 수양

《景岳全書》에서 이르기를 "보통 놀랄 때마다 遺尿하는 경우는 中氣不足이 아래 肝腎에 연관되어 나타나는 것이며……"라고 하였으며, 또한 《證治要訣》에서도 "아주 기쁘면 小便이 많아지고 밤낮을 구별하지 않으니 이는 곧 기쁨이 心을 傷하였기 때문……"이라고 하였다. 이를 통해 볼 때, 七情 중 놀람, 지나친 기쁨 등과 같이 過하면 遺尿를 유발할 수 있으며, 특히 小兒나 체질이 虛弱한 사람은 더욱 甚함을 알 수 있다. 따라서 놀라는 것과 같은 과도한 홍분을 피하는 것이 本病을 예방하는 방법의 하나이다.

② 調神養性法

《景岳全書》에서 "小兒가 어려서부터 단속받지 않고 마음대로 遺尿하는 경우는 습관적으로 꺼리지 않는 志意의 病으로서 반드시 엄격히 꾸짖어야 한다."라고 하였다. 특히 자녀가 하나뿐일 경우는 응석받이로 자라서 좋은 습관을 양성하지 못하여 소변을 가리지 못하거나, 혹은 하루종일 지나치게 장난을 쳐서 밤이 되면 꿈을 많이 꾸고 遺尿하게 되는 것이다. 그래서 "習慣性遺尿"라고 칭하는 사람도 있다. 따라서 小兒에게 엄하게 단속하고 잘 타일러 그 이치를 깨닫게 하여 좋은 소변습관을 기름으로써 本病의 발생을 피할 수도 있다.

(2) 飮食養生法

《醫宗必讀》에서 이르기를 “睡眠中 遺尿하는 것은 모두 虛때문이다. 그러므로 嬰兒는 脬氣가 아직 견고하지 않은 상태이고 老人은 下元이 不足하니 대개 이 證이 있다.”라고 하였다. 그러므로 반드시 어려서부터 飮食調養을 강화해야 한다. 영양이 풍부한 음식물을 많이 먹이고, 맵거나 태웠거나 너무 짠 음식은 먹이지 말며, 저녁식사와 잠자기 전에는 流質飮食을 주지 말고, 물을 적게 마시게 함으로써 膀胱에 저장된 小便量을 감소시켜 본병의 발생을 예방할 수 있다.

(3) 起居養生法

幼兒期부터 매일 밤에 어린이가 일어나서 몇 번 소변을 보도록 주의시키고, 어린이에게 옆으로 누워 자는 습관을 기르도록 교육할 수 있다. 그리고 비교적 큰 아동은 지나치게 興奮하거나 疲勞하지 않게 배려함으로써 勞心不禁이나 勞役傷脾로 인한 遺尿를 예방한다.

(4) 藥物養生法

遺尿의 형성은 腎虛, 濕熱, 肺脾氣虛 등으로 야기되는 것 외에도 기타질병에 의해서도 유발될 수 있다. 蟲症으로 발생하는 경우에는 驅蟲을 위주로 하여 雷貫散으로 치료한다. 膀胱結石으로 발생된 경우에는 반드시 利尿排石해야 하므로 金米湯을 加減한다. 그리고 膀胱炎인 경우에는 淡滲利濕해야 하므로 芪芩湯을 준다.

(5) 産後損傷防止法

産後損傷은 小便不禁을 유발할 수 있다. 《類證治裁・閉癃遺溺》에서 “産母의 경우 出産이 순조롭지 않아 膀胱을 손상시키게 된 경우에 조심하지 않으면 尿脬를 파손하게 되는데, 이는 모두 小水失禁이 초래될 수 있다.”라고 하였다. 그러므로 출산시에는 반드시 임산부를 보호하고 膀胱을 傷하지 않게 하여 遺尿發生率을 낮추어야 한다.

2) 2次豫防法

遺尿가 오래되어도 치유가 되지 않으면 연령변화와 체질에 따라서 肺, 脾, 心, 腎의 모든 臟에 상응하는 虛損을 일으켜 여러 가지의 病變이 출현한다. 本病의 傳變을 막는 關鍵은 한의학적인 辨證分型을 기초로 하고 환자의 연령과 체질상황에 맞추어 음식, 약물처방을 채택하여 調理를 진행하는 데 있다.

(1) 음식을 통한 傳變豫防法

1차 예방법 외에도 식이요법을 배합할 수 있다. 본병의 특징에 맞추어서 補腎止遺와 補肺益脾의 방법을 각각 채택할 수 있다.

① 腎陽不足證

益智仁猪脬湯 : 益智仁 30g, 桑螵蛸 15g, 돼지방광. 위의 세 가지 약재를 깨끗이 씻고 益智仁, 桑螵蛸는 깨끗한 거즈로 싼다. 그리고 약탕관에 세 가지 약재를 넣고 푹 끓인 후 藥包를 제거하고 소금을 넣고 고기와 국물을 먹는다. 하루에 한번씩 먹고 일주일을 1단계치료과정으로 한다.

② 肺脾氣虛證

四味猪脬湯 : 益智仁 30g, 가시연밥 30g, 돼지방광, 山藥 30g, 蓮子肉(去心) 30g. 益智仁을 물에 넣고 끓여 찌꺼기를 제거하고 즙을 낸다. 이 藥汁에 가시연밥, 山藥, 蓮子肉을 2시간 담가놓은 후, 깨끗이 씻은 돼지방광 속에 넣고 입구를 꽉 묶은 다음 솥에 넣고 약한 불에 오래 익힌다. 소금을 넣고 고기, 약, 국물을 먹는다.

(2) 藥物을 통한 傳變豫防法

遺尿患者는 肺, 脾氣虛證, 즉 소변횟수가 잦고 소변량이 적으며, 顏色이 창백하고 숨이 차며, 아랫배가 부르고 무거운 등이 보일 수 있다. 이때에는 補肺健脾의 방법으로 치료해야 하는데, 그 처방으로는 補中益氣湯에 牡蠣와 五味子를 첨가한다. 遺尿가 자주 발생할 때는 心脾兩虛, 즉 不眠症과 健忘症, 心悸가 불안정한 등의 증상이 쉽게 유발되는데, 이 때에는 반드시 補益心脾의 치료법을 써야 하고 그 처방으로 歸脾湯이 적당하다. 그리고 만약 더 발전되면 脾腎兩虛와 濕熱의 邪가 內侵하여 頻尿, 尿急, 尿痛, 尿熱이 나타날 수 있는데, 이 때에는 반드시 淸熱利濕해야 하므로 八正散을 加減하여 사용한다.

3) 3次豫防法

遺尿가 치유된 후에 성인의 경우는 일반적으로 재발가능성이 적지만, 아동과 청소년은 腎氣가 아직 충분하지 않고 膀胱氣가 견고하지 않으므로 飮食, 心理 등의 요소로 인해 재발될 수 있다. 그러므로 반드시 心理的인 衛生, 飮食調養 등을 중시함으로써 본병의 재발을 막아야 한다.

(1) 心理를 통한 재발방지법

환자는 반드시 본병을 정확하게 다루고 근심을 제거하는데 주의를 기울여야 한다. 불량한 排尿習慣으로 인해 유발된 경우에는 반드시 慰勞와 指導를 해 주어야 한다. 주위의 어린이에게 遺尿患者를 놀리지 않도록 교육해야 하며 아울러 지나친 기쁨, 분노, 슬픔, 두려움 등의 불량한 정신적 자극을 피해야 한다.

(2) 飮食을 통한 재발방지법

반드시 小兒의 음식위생에 주의해야 하며 小兒에게 푸른 채소, 과일, 토마토, 당근 등을 많이 먹인다. 다음과 같은 藥物을 선택 사용할 수 있다.

① **白果炒** : 은행을 뜨겁게 볶아서 매일 밤에 3알씩 먹는다.

② **가시연밥죽** : 가시연밥 50g, 멥쌀 150g으로 죽을 끓여서 먹는다.

③ **맥아당** : 맥아당 2스푼, 桂枝 15g, 白芍 10g, 甘草 10g. 먼저 세 가지 약재를 끓인 다음 찌꺼기를 제거하고 맥아당을 넣어서 1일 2회 나누어 복용한다.

④ **수탉의 腸** : 수탉의 腸, 桑螵蛸 25g, 黃酒 적당량. 수탉의 腸을 깨끗이 씻어서 불에 말린 다음 곱게 갈아서 桑螵蛸와 黃酒를 넣어 물로 끓여 복용한다.

⑤ **거북이 고기** : 거북 1마리, 파, 생강, 소금, 간장 적당량. 거북의 내장을 제거하고 깨끗이 씻어서 썰어(거북껍질채 사용할 수 있다) 소금, 파, 생강, 조미료를 첨가한다. 거북고기, 거북껍질을 함께 솥에 넣고 뚜껑을 잘 덮은 다음 익을 때까지 쪄서 며칠 간격을 두고 한번씩 먹는다.

(3) 推拿를 통한 재발방지법

매일 오후에 丹田을 200회 주무르고 배를 20분간 문지르며 中極을 30회 주무른다. 비교적 큰 아동은 擦法을 사용하여 腎兪, 八髎를 橫擦하여 熱感이 나타나는 것이 적당하다.

5 遺精豫防法

遺精은 성인남자가 性行爲를 하지 않는 상황에서도 精液이 배출되는 현상을 가리킨다. 이것은 生理와 病理的인 것으로 구분된다. 일반적으로 신체가 건강한 젊은 남성에게 한달에 1~2회 정도 遺精이 나타나는 것은 정상적인 생리현상이다. 만약 遺精의 횟수가 頻繁하고 全身症狀이 나타나는 경우라면 病理性 遺精인데, 꿈을 꾸면서 遺精을 하는 경우를 夢遺라고 하고 꿈을 꾸지 않고 遺精을 하는 경우나 심한 경우 잠을 자지 않고 깨어있는 상태에서 精液이 흘러나오는 경우를 滑精이라고 한다. 이와 같은 "夢遺, 滑遺는 모두 失精의 病으로 비록 그 證은 다르지만 이것을 초래하는 근본원인은 같은 것이다."(《景岳全書》)라고 하였다.

本病에 관한 기록은 《內經》에서 가장 먼저 보인다. 《靈樞·本神》 篇에서 말하기를 "걱정·근심은 神을 傷하게 하고 神이 傷하면 두려움이 나타나고 流淫이 멈추지 않는다."라고 하였는데, 이것은 遺精이 근심, 두려움과 같은 情志的인 요소와 관계가 있음을 지적한 것이다. 그리고 《金匱要略·血痺虛勞病》에서는 本病을 "夢失精"이라고 稱하였으며 아울러 虛勞로 말미암아 초래되는 것이라고 인식하였다. 元代의 朱丹溪는 遺精病에 대하여 다음과 같이 말하였다. "遺精이 생기는 데에는 네 가지 경우가 있는데, 즉 마음 씀이 너무 過度하여 心이 腎을 保養하지 못함으로써 失精이 초래되는 경우, 그리움이나 욕망이 해소되지 않아 精이 失位하게 됨으로써 精이 흘러나오는 경우, 욕심이 지나침으로 인해 滑泄이 멈추지 않는 경우, 나이가 많고 氣가 盛하지만 오랫동안 色慾이 없음으로 인해 精氣가 가득 차 배설되는 경우이다."(《丹溪心法·卷三》) 이 기록을 보면 遺精은 發病臟腑에 있어서 心腎과 관계가 있으며 勞心, 多慾이 失精의 주요 원인임을 알 수 있다. 그리고 "色慾이 과도하고 下元이 허약하면 滑泄이 멈추지 않는다."(《證治要訣》)라고 하였다. 또한 張景岳은 遺精의 證因에 대하여 더욱 전면적으로 정리하여 다음과 같이 말하였다. 즉, "遺精의 證에는 아홉 가지가 있는데, 다음과 같다. 첫째, 지나치게 그리워하여 夢遺하게 되는 경우는 精이 神에 의해 動한 것이고 그 요인은 心에 있다. 둘째, 하고자 하는 일이 뜻대로 이루어지지 않아 夢遺하게 되는 경우는 精이 그 위치를 잃은 것으로 그 요인은 腎에 있다. 셋째, 심한 勞動으로 피로하여 遺精하는 경우는 筋力이 당해내지 못하는 것으로 肝脾의 氣가 弱하기 때문이다. 넷째, 思索이 과도하여 遺精하는 경우는 中氣가 부족하여 心脾가 虛하기 때문이다. 다섯째, 濕熱이 下流하거나 相火가 妄動하여 遺精하는 경우는 脾腎의 火가 깨끗이 없어지지 않았기 때문이다. 여섯째, 이유 없이 滑精이 멈추지 않는 경우는 下元이 虛하여 肺腎이 튼튼하지 않기 때문이다. 일곱째, 타고난 體質이 弱하여 잘 滑精하는 경우는 先天的으로 元氣가 부족하기 때문이다. 여덟째, 冷利 등의 효능을 가진 藥劑를 장기간 복용하여 元陽에 異常이 생김으로써 滑泄이 나타나는 경우가 있는데, 이것은 약을 잘못 복용하여 초래된 것이다. 아홉째, 壯年에 氣가 왕성한 시기에 오랫동안 性關係를 갖지 않은 경우 遺精하는 것은 精이 가득 차 넘쳤기 때문이다. 이러한 것들을 모두 遺精病이라고 한다." 이러한 논점을 거울삼아 여러 많은 醫家들은 적극적인 예방조치를 제기하였다. 朱丹溪는 "攝生을 잘 하려면 반드시 性關係를 멀리함으로써 각자 스스로를 아껴 天和를 유지해야 한다."라고 주장하기도 하였다. 張景岳은 또한 이르기를 "養生을 잘 하려면 반드시 그 精을 보호해야 한다. 精이 충만하면 氣가 왕성해지고 氣가 왕성해지면 神이 온전해지며 神이 온전해지면 身體가 건강해지고 신체가 건강해지면 發病이 적어지며 神氣가 튼튼해져 나이가 들수록 더욱 건장해지는데, 이것은 모두 精에 근본을 두기 때문이다……."라고 주장함으로써 性慾을 적절히 조절하여 保精하는 것이 遺精을 예방하는데 중요한 의의가 있음을 명시하였다.

1) 養生(1次豫防)法

遺精症은 일반적으로 腎氣虛損으로 말미암아 精을 저장할 수 없게 되어 초래된다. "腎이 虛하면 邪가 이를 틈타 들어와 邪가 陰에 머물게 되는데, 이렇게 되면 성관계를 하는 꿈을 꾸게 된다. 腎은 精을 저장하는데 腎이 虛하면 精을 제어할 수 없어서 꿈만으로도 정액이 動하여 배설된다."(《諸病源候論·虛勞夢泄精候》는 기록이 있다. 그리고 아울러 遺精은 情志의 失調, 過度한 房勞, 先天的 體質不足, 勞倦에 의한 內傷, 不均衡한 飮食 등의 요소와 관계가 있다. 따라서 마음을 편안하게 갖고 욕심을 버리는 것, 기분전환, 적당한 노동과 휴식 등이 本病을 예방하는 주요 방법이다.

(1) 心理養生法

① 慾心을 버리고 마음을 맑게 한다.

《景岳全書》에서 말하기를 "精道가 滑하고 꿈을 꿀 때마다 遺精이 나타나는 경우는 필시 이 병증이 욕심에서 시작되고 근신하지 않아 형성된 것이니 이것이 날로 누적되어 심하게 되면 腎氣不固가 초래되기 마련이다."라고 하였다. 또한 王倫의 《明醫雜著》에서는 "그중에는 性에 대한 욕심이 너무 심하고 妄想이 過度하여 遺精이 초래된 경우가 있다."라고 하였다. 이러한 기록들은 慾이 遺精의 최초원인이라는 것을 표명해주는 것이다. 그러므로 욕심을 줄이고 마음을 편안하게 갖으며 잡념을 없애면 本病의 발생을 예방할 수 있다. 따라서 "만약 욕심을 버리고 마음을 깨끗이 하면 精氣가 內守되고 陰平陽秘가 이루어지며 精氣와 元氣가 견고해진다."(《醫宗必讀》)라고 하였다.

② 七情을 적절히 조절하여 天性을 함양한다.

七情이 過度하면 遺精滑泄이 초래될 수 있다. 예를 들면, "기쁨과 분노, 노동과 휴식, 근심과 사려, 욕심이 지나치고 일상생활이 불규칙하면 결국 心火가 위로 치솟아 꺼지지 않게 되고 腎水가 散漫해져 제자리로 돌아가지 못하게 되니 上下交流가 안되어 心과 腎에 병을 얻게 된다. 心에 병을 얻게 된 경우에도 사람에게 遺精이 초래되고 腎에 병을 얻게 된 경우에도 사람에게 遺精이 초래된다."(《濟生方》)라는 기록과 "두려움이 해소되지 않으면 精이 손상되고 精이 손상되면 骨酸, 痿厥이 나타나며 精液이 때때로 저절로 나온다."(《靈樞 · 本神》)라는 기록이 있다. 葉天士도 역시 "懷抱가 펼쳐지지 않으면 肝膽이 쉽게 鬱結되고 昇降이 균형을 잃게 되어 氣가 아래로 떨어지고 精이 흩어져 遺泄된다."라는 논점을 가지고 있었다. 情志病變에 대해서는 "만약 정서가 안정되지 않으면 金丹大藥을 복용하더라도 遺精이 그치지 않는다. 반드시 환자로 하여금 먼저 瞑想으로 攝心하고 七情을 적절히 조절하여 天性을 함양하게 하도록 해야 한다."(《醫說》)라고 하였다. 心情을 편안하게 유지하여 五志가 極度에 달하지 않도록 하면 本病의 발생을 예방할 수 있다.

(2) 勞逸適度法

"인체는 어느 정도의 노동이 필요하지만 지나쳐서는 안된다."(《後漢書 · 華佗傳》)라고 하였다. 몸에 적절한 노동은 신체를 튼튼하게 해주지만 너무 지나치거나 너무 부족하면 다른 疾病을 초래하게 된다. 예를 들어 과도한 思索과 勞倦으로 인한 內傷 그리고 心神의 손상은 夢遺失精을 초래하기 쉽다. 《證治要訣 · 遺精》에서 말하기를 "마음 씀이 過度하여 心이 腎을 補養하지 못하면 失精이 초래되는 경우가 있다"라고 하였으며, 《景岳全書》에서는 "노동으로 인한 피로가 초래한 遺精이 나타나는 경우……思索이 과도할 때마다 遺精이 나타나는 경우가 있다."라고 기록한 바 있다. 그리고 "선비가 공부로 過勞하면 이 病이 생긴다."(《折肱漫錄》)라는 기록도 있다. 이러한 까닭으로 학자들은 특히 몸에 적절한 노동과 휴식에 주의를 기울였으며 지나친 苦悶으로 氣力을 손상시키지 않도록 하였다.

(3) 節慾惜精法

"男女의 性慾은 곧 陰陽自然의 이치이다."(《老老恒言》)라고 하였다. 즉 정상적이고 절제 있는 性生活은 신체에 無害하다는 뜻이다. 만약 "心身의 眞氣를 보존하려 하지 않고 기분이 내키는 대로 放縱하여 慾望을 만족시키며 長壽의 즐거움에 역행한다면"(《素問 · 上古天眞論》) 나쁜 결과를 초래할 것이다. 《靈樞 · 邪氣臟腑病形》에서 이르기를 "만약 性交가 過度하면 腎을 傷하게 된다."라고 하였는데, 이와 같이 腎氣가 한번 虛해져 精氣를 저장하는 기능이 상실되면 자연히 遺精, 早泄이 나타나게 된다. 이에 근거하여 《景岳全書》에서는 "소년이 처음 성관계를 깨달았어도 精道가 튼튼하지 않으므로 진실로 生命을 아껴야 한다는 것을 안다면 먼저 반드시 精을 아껴야 하고, 만일 精을 아끼고자 한다면 먼저 마음을 깨끗이 해야 한다."라고 언급하였다. 따라서 本病을 예방하려면 반드시 房事를 節制하고 手淫을 禁해야 한다.

(4) 書樂移情法

책과 음악은 사람의 감정에 영향을 끼쳐서 情志를 轉移시키고 性情을 陶冶시킬 수 있다. "音樂은 血脈을 유통시키고 精神을 움직임으로써 心을 바르게 안정시킨다."(《樂書》)라고 하였다. 그러나 邪惡하고 淫亂한 음악과 책은 사람으로 하여금 음란한 情感을 일으키게 할 수 있다. 그러므로 음악과 책의 효과를 정확하게 운용하면 정서를 전환시킬 수 있다. 특히 本病에 걸린 환자는 대부분 마음이 鬱寂하고 근심에 싸여 있으므로 "책을 읽음으로써 답답함을 해소하고 음악을 들음으로써 근심을 없애는 방법이 약을 복용하는 것보다 훨씬 낫다."(《理瀹駢文》)

(5) 다른 病의 예방치료법

遺精症은 또한 다른 病으로부터 초래될 수 있으므로 原發病巢, 즉 包莖, 包皮過長, 尿道炎, 前立腺炎 등의 疾病을 적극적으로 치료해야 한다.

2) 2次豫防法

精의 貯藏과 制御는 腎에서 이루어지고 神의 主宰는 心에서 이루어지는데, 이때 心과 腎이 교류되지 않으면 夢遺證이 발생하게 되며 항상 不眠, 怔忡 등의 心血不足證이 동반된다. 만약 滑精이 오랫동안 낫지 않고 지속되면 腎精이 소모되거나 혹은 早泄, 陽萎, 發育不進이 함께 나타날 수 있다. 腎은 五臟의 精을 받아 저장하는 역할을 하는데 病에 걸리면 虛勞로 발전될 수도 있다. 《景岳全書》에서 기록한 바에 따르면 "처음 遺精症狀이 나타난 경우에는 걱정할 필요 없지만, 이것이 여러 차례 그치지 않고 오래 지속되어 精道가 미끄러워지면 수시로 遺精이 나타나게 되어 막으려 해도 막을 수 없게 된다. 이로 인해 精이 枯渴되면 陰虛가 나타나고 陰虛가 나타나면 氣가 없어지게 되어 勞, 損이 초래되며 이로 인해 죽음이 멀지 않으니 정말 두려운 일이 아닐 수 없다.!"라고 하였다. 그러므로 本病의 傳變을 예방하는데 있어서 心과 腎의 相互交流, 腎精의 强壯, 五臟의 補養에 중점을 둠으로써 陽萎, 心悸, 虛勞 등과 같은 疾病의 발생을 예방해야 한다.

(1) 心理傳變豫防法

遺精에 대하여 두려워하는 心理와 "피같이 소중한 精液" 등의 잘못된 생각을 없애야 하며 마음을 편안히 갖고 욕망을 줄여서 정신적인 수양을 강화해야 한다. 이와 관련하여 張景岳도 "遺精의 시작은 마음에서 나오므로, 이미 이 病에 걸린 상태에서 빨리 낫고 싶다면 반드시 마음을 편안하게 유지하는 것을 우선해야 하고 그 다음에 證에 맞는 調理를 하면 자연스럽게 낫게 된다. 이 근본적인 이치를 모르고 약에만 의지하여 치료에 성공하는 사람은 매우 드물다."라고 말하였다.

(2) 藥膳傳變豫防法

① 心悸와 不眠, 健忘症과 無力症 등의 氣血虛弱과 같은 증상이 보일 때에는 반드시 冬蟲鮮盤湯을 먹어 補氣補血한다. 冬蟲草 15g, 鮮胎盤 1개, 소금 약간. 앞의 두 가지 약재를 깨끗이 씻은 후 물을 첨가하여 함께 오래 끓여 익혀 먹는다.

② 腎精不足, 예를 들면 頭暈, 耳鳴, 腰酸 등이 나타나는 경우에는 빨리 補腎益精效能을 가진 약을 먹어야 한다.

㉠ 猪腰炖杜仲 : 杜仲 15~30g, 猪腎 1개를 함께 湯으로 끓여서 먹는다.

㉡ 何首烏煮鷄蛋 : 何首烏 60g, 계란 2개. 何首烏와 계란을 함께 끓여 계란이 익은 후에 껍질을 벗긴 다음 몇분간 다시 끓여서 湯과 계란을 먹는다.

(3) 起居傳變豫防法

遺精이 나타날 때에 精液流出을 도중에 억지로 참으려고 하거나 陰莖을 손으로 눌러 精液이 외부로 유출되지 않도록 하는 등의 행위로 말미암아 상태가 좋지 않은 精液이 流注하여 다른 병을 變生시키는 일이 발생하지 않도록 환자에게 주의를 준다. 遺精이 발생하고 난 후에는 찬바람을 쐬지 않도록 하고 더욱이 冷水로 목욕하는 일을 삼가하여 寒邪가 虛를 틈타 들어오는 것을 방지하도록 한다. 睡眠時에는 반드시 무릎을 굽히고 옆으로 눕는 體位를 取해야 하며 이불은 너무 두껍지 않게 덮는다.

(4) 藥物傳變豫防法

夢遺證이 오래 지속되면 玉關이 닫히지 않고 腎精이 소모되는데, 이때 의사가 왕왕 澁精之品을 사용해도 효과가 없는 경우가 있다. 아주 심한 상태가 아닐 경우에는 補精補氣의 효능을 가진 약을 사용하여 천천히 치료를 도모할 수 있다. 이 때의 處方은 芡實, 山藥 각 30g,

蓮子 15g, 炒棗仁 9g, 茯神 6g, 人蔘 3g을 물에 끓여서 복용하는 것이다. 먼저 湯을 마신 후에 白糖 15g을 첨가하여 고루 섞은 다음 찌꺼기도 함께 복용한다. 매일 1회 복용한다.

3) 3次豫防法

再發을 방지하고 치료효과를 공고히 하는데 있어서의 중점은 몇 가지 再發要素, 예를 들면 心理, 飮食方面 등에서의 좋지 않은 습관을 없애거나 피하는 것이다. 그리고 아울러 休止期에 나타나는 증상에 맞추어 藥物治療를 계속하거나 食療를 채택하는 것이다.

(1) 心理再發防止法

반드시 精神衛生에 주의를 기울이고 性生活을 절제하며 手淫을 禁해야 한다. 그리고 정신적인 자극을 받지 않도록 하고 淫亂한 잡지나 사진, 영화, TV프로그램을 보지 않도록 해야 한다. 특히 잠자기 전에는 더욱 피해야 한다.

(2) 飮食再發防止法

① 飮食禁忌

"遺精을 치료할 때 腎虛補澁을 해도 효과가 없는데, 脾胃濕熱이 범람하여 遺精이 초래된 것인지 모르고 飮酒와 膏粱珍味를 濫用하여 痰火가 생긴 사람에게 대부분 이 疾病이 생긴다.", "또는 膏粱珍味와 술, 고기 등을 즐겨서 脾胃에 濕熱이 釀成되고 이것이 陰中에 남아 잠복하여 夢泄이 된다."(《證治準繩》)라고 하였듯이 遺精은 불균형한 食習慣과 관계가 있으므로 膏粱珍味를 過多하게 먹으면 생긴다. 그러므로 반드시 맵고 자극성 있는 식품, 예를 들면 고추, 파, 마늘, 생강 등을 적게 먹도록 하며, 특히 담배와 술을 금해야 한다.

② 食療養生

遺精은 자주 재발하고 잘 낫지 않는다. "평소 체질이 不足하여 精液이 잘 흘러나오는 사람은 先天元氣가 不足하기 때문이다."라고 한 바와 같이 先天을 補해주어 元陽이 왕성해지면 遺精症狀은 저절로 낫게 된다.

㉠ **蓯**蓉猪肝湯 : 肉蓯蓉 25g, 猪肝 100g. 猪肝을 썰어서 물을 두 공기 붓고 蓯蓉과 함께 끓인다. 물이 한 공기 분량이 될 때까지 끓여서 調味하여 먹는다. 여러 차례 지속적으로 먹으면 남자의 腎陽虧損에 대하여 補益作用을 한다.

㉡ **冰**糖**炖**海蔘 : 海蔘 30g, 冰糖 적당량. 海蔘에 맑은 물을 적당량 붓고 푹 익을 때까지

고은 다음 적당량의 冰糖을 넣고 몇 분 동안 끓여서 녹인다. 아침식사 전 空腹에 먹는다. 매일 1회 복용한다.

㉢ 腎虛患者는 蓮子粥, 芡實粥, 菟絲子粥 및 胡桃, 猪腎, 麻雀, 麻雀卵, 黃雌鷄, 烏骨鷄 등을 먹는 것이 좋다. 濕熱患者는 薏仁粥을 먹는 것이 적당하고 車前子, 牡蠣, 蛤蜊 등을 사용한다.

(3) 藥物再發防止法

① 心腎不交

평소에 꿈이 많고 心中에 煩熱이 있으며 心悸와 함께 精神不振, 乏力, 健忘, 舌紅 등이 나타나는 경우에는 知柏地黃丸, 三才封髓丹加減, 黃蓮淸心飮을 사용할 수 있다.

② 腎虛不藏

先天的으로 虛弱하고 腰酸膝軟, 眩暈耳鳴, 畏寒肢冷, 舌淡苔白이 나타나는 경우의 처방은 右歸丸, 六味地黃丸 등을 선택한다.

③ 濕熱內蘊

脘腹痞悶, 입이 쓰거나 갈증이 나며, 소변이 붉으면서 찔끔찔끔 나오거나 혹은 소변색이 混濁하고, 舌苔가 黃膩한 경우에는 程氏萆薢分淸飮, 猪肚丸方을 加減하여 사용한다.

④ 心脾兩虛

평소 책상에 엎드려서 일을 하고 신경을 많이 쓰는 사람이 疲勞로 인해 遺精이 나타나고, 식사량이 적으면서 변이 묽으며, 四肢가 疲勞하고, 舌淡한 경우에는 妙香散을 처방한다.

(4) 氣功再發防止法

① 固精功法

臥位를 取하고 意念을 丹田에 집중한다. 양손바닥을 아래로 향하여 왼손바닥으로 배꼽부위를 누르고 오른손은 왼손의 손등위에 겹쳐 놓은 다음 먼저 시계바늘이 돌아가는 방향으로 36회 按摩하고 다시 반시계방향으로 36회 按摩한다. 그런 후에 양손의 손가락 끝을 모아서 丹田을 중심으로 비스듬히 합친 다음 명치아래에서부터 耻骨까지 문질러준다. 한번 아래로 갔다가 위로 올라오는 동작을 1회로 하여 모두 36회 한다. 그리고 마지막에 양손으로 睾丸을 걷어 올려 陰囊 上部耻骨옆의 鼠蹊部에 밀어 넣고 그 外皮를 마찰해주는데, 먼저 왼쪽부터 하고 다음에 오른쪽을 한다. 왼쪽과 오른쪽 모두 시술하는 것을 1회로 하며 모두 81회 시술한다. 아침, 저녁으로 1회씩 한다.

② 兜外腎法

신체를 옆으로 구부리고 눕는 자세를 취하고 戌亥時사이에 한손은 外腎(睾丸)을 잡고 한 손은 배꼽아래를 81회 문지른 다음 손을 바꾸어 시술한다. 왼쪽, 오른쪽 손 각각 9회씩 하면 9일이면 효과가 나타나고 81일이면 성공한다.

6 陽痿豫防法

陽痿는 陰莖이 發起하지 않아 性交를 할 수 없거나 陰莖이 發起할지라도 충분한 硬度를 유지할 수 없어 性交를 완전하게 할 수 없는 것을 가리킨다. 본병은 비뇨기과에서 흔히 보이는 질병으로 原發과 續發의 구분이 있으며, 또다시 續發性은 精神性과 器質性으로 나누어진다. 임상적으로 본병은 통상적으로 3종의 증상이 나타난다. 첫째로 어떠한 상황에서도 음경이 發起하지 않는 증상이다. 성 흥분 시에도 發起하지 않고 또한 자발적인 發起도 없다. 둘째로 단지 흥분 시에만 發起되고 성교시 發起를 시도할 때에는 소실된다. 셋째로 단지 흥분 시에만 發起不能이고 자발적인 發起는 있다. 효과적인 예방 및 회복요법은 주로 두번째와 세번째의 病狀에 맞추어진 것이다.

陽痿라는 병에 대하여 《內經》 에서는 "陰痿"(《靈樞 · 邪氣臟腑病形》), "陰器不用"(《靈樞 · 經筋》)이라고 칭하였다. 역대의 의학가들은 本證은 대부분 肝, 腎과 연루되며 虛를 위주로 한다고 인식하였다. 또한 肝膽濕熱의 경우도 있는데, 이에 대하여 《諸病源候論 · 陰痿候》 에서는 "疲勞로 腎을 傷하여 腎虛하면 陰器에 영양을 주지 못하므로 萎弱이 된다."라고 하였고, 《濟生方 · 虛損》 에서는 "五勞七傷으로 眞陽이 虛憊하고, ……發起하지 않는다."라고 하였으며, 또한 《類證治裁》 에서는 "濕熱이 下注하면 宗筋이 弛縱되어 陽痿를 초래한다."라고 지적하였다. 그리고 "보통 勞心焦思하고 우울함이 너무 過하면 대개 陽萎를 초래한다"(《景岳全書》), "실의에 빠진 사람은 抑鬱로 肝을 損傷시켜서 肝木이 疏達할 수 없으므로 역시 陰痿不起를 초래한다"(《沈氏尊生書》) 등의 논술이 보인다. 이러한 논술들은 陽痿病이 情志, 肝膽으로부터 예방 · 치료해야 한다는 것에 대한 근거를 제공해 준다. 그러나 더 많은 의학가들이 본병의 예방에 대하여 節欲保精으로부터 출발해야 함을 강조하고 있다. 예를들면 袁黃은 "養生하는 者는 精을 實하게 하는데 힘쓴다", "聚精의 道는 첫째 욕심을 줄이는 것이고,

둘째는 피로를 줄이는 것이다”(《攝生三要》)라고 주장하였다. 본병의 예방은 반드시 3가지 방면에 치중해야 한다. 첫째는 불량한 心理와 情志要素를 제거하는 것이고, 둘째는 적절한 房事와 節欲保精이며, 셋째는 종합적인 예방으로 예를 들면 優生遺傳, 社會, 心理, 藥物, 飮食豫防 등이다. 이렇게 하면 본병의 발생과 傳變을 방지하거나 감소시킬 수 있다.

1) 養生(1次豫防)法

본병은 腎陽虛憊, 불량한 심리, 생활 및 음식습관, 의기소침, 갑작스러운 놀람 등과 관계가 있다. 이외에도 長期間의 放縱, 遺精早泄 등도 역시 본병의 발생을 유발할 수 있다. 따라서 상술한 원인에 맞추어 상응하는 조치를 취하면 본병의 발생을 방지할 수 있다.

(1) 心理養生法

① 息怒定驚

《景岳全書·陽萎》 에서 이르기를 “보통 놀란 원인이 해결되지 않은 경우도 역시 陽痿를 초래하는데, 內經에서 말하기를, 놀라는 것은 腎을 傷하니 즉 이것을 설명한 것이다”라고 하였다. 그러므로 크게 놀라는 것은 사람으로 하여금 小便遺失을 일으킬 수 있는데, 이는 즉 傷腎이며, 또한 陽旺일 때 갑자기 놀라면 陽道立痿도 역시 이 경우이다.”라고 하였다. 그리고 《臨證指南醫案》 에서는 陽痿의 치료를 논하면서 “또한 놀라서 얻어진 경우 대개가 놀라면 腎을 傷하고 두려움이 생기면 氣가 下降한다.”라고 지적하였다. 따라서 분노와 놀람을 안정시키는 것(息怒定驚)은 陽道立痿를 방지하는 주된 방법이며, 특히 房事時에는 더욱 주의해야 한다. 이에 《玉房秘訣》 에서는 “大寒大熱, 大風大雨, 日蝕과 月蝕, 地震, 번개와 천둥 ……취하고 배불리 먹는 경우, 喜怒, 憂怨, 恐懼를 피해야 한다”라고 하였다.

② 舒鬱暢懷

마음의 답답함과 의기소침은 精神性 陽痿를 조성하는 주요원인의 하나이다. “실의에 빠진 사람은 抑鬱로 肝을 損傷시켜서 肝木이 疏達할 수 없으므로 역시 陰痿不起를 초래한다.”(《沈氏尊生書》)라고 하였다. 先天的으로 교제를 잘 못하고 심리적으로 變態인 경우는 “사람이 한창 나이에 혼자 있는 것을 좋아하고 우울해하면 결국 陽痿가 되어 평생 發起되지 않는다.”(《愼齋遺書·陽痿》)라고 하였으며, 王節齋도 역시 “少年陽痿는 失意에 원인이 있으므로 鬱을 풀어주어야 하며 補陽은 적당하지 않다, ……진실로 뜻대로 되지 않으면 陽氣가 잘 소통되지 않으며, ……抑鬱을 소통시키고 志意를 通하게 해주면 陽氣가 잘 펴져 痿가 發起하게 된다"라고 인식하였다. 따라서 마음이 편안하고 낙관적이며 의지를 세우고 마음을 유쾌하게 갖는 것은 정신적, 심리적인 장애가 유발한 陽痿를 예방하는 주요방법이다. 이에 《古今醫案按》에서 말하기를 "실의에 빠져 의기소침한 병은 마음을 풀어주어야 한다."라고 하였다.

(2) 飮酒의 조절

평소 술을 좋아하고 기름진 음식을 많이 먹으면 積滯되어 소화가 안되고 濕이 모여 熱을 생성하게 되며 濕熱이 下注됨으로써 남자생식기의 弛緩을 유발하여 發起가 되지 않게 된다. 이에 대하여 張景岳은 "함부로 술을 많이 먹으면 陰을 傷할 수 있고 특히 陽을 傷할 수 있다."라고 하였다. 따라서 飮酒를 신중히 하는 것은 본병을 예방하는 데 있어 매우 유익하다. 또한 음주 후에는 더욱 房事를 피해야 한다. 이와 관련하여 《千金要方》에서는 "취해서는 房事를 해서는 안된다." "많이 취하여 房事를 하면 氣竭肝陽하여 男子는 精液이 衰少하고 陽痿되어 發起하지 않는다."라고 하였다.

(3) 노동과 휴식의 적절한 배합

《素問·擧痛論》에서 이르기를 "勞則氣耗"라고 하였다. 노동이 과도하면 氣를 소모시키고 심려가 과도하면 血을 소모시키며 房事가 과도하면 腎精을 쉽게 소모시키므로 遺精陽痿를 유발하게 된다. 보통 勞心焦思하고 憂鬱이 지나친 경우는 반드시 陽痿를 유발하게 된다. 청년시기에 房事를 너무 자주하면 중년이나 노년기에 흔히 性機能疲勞性 陽痿가 출현하게 된다. 보고에 따르면 성교를 완벽하게 할 수 없는 陽痿가 바로 性機能疲勞性 陽痿이며, 피로요소를 제거하기만 하면 치료할 수 있다고 한다. 따라서 과도한 노동을 피하고 심리 및 체력적인 피로를 제거한다면 본병의 발생을 방지할 수 있다.

(4) 情慾의 절제

遺精이 치유되지 않거나 適時에 치료되지 않았을 경우에는 早泄과 陽痿로 傳變될 수 있다. 이 두 가지는 모두 지나치게 문란한 성생활과 관계가 있다. 《類證治裁》에서 이르기를 "內를 傷하면 發起가 되지 않아 陽痿가 되는데, 대부분 色欲이 과다하여 精이 枯竭되었기 때문이다."라고 하였다. 즉 欲情을 절제하고 色을 멀리하여 遺精을 예방·치료하는 것이 陽痿로의 傳變을 막을 수 있음을 알 수 있다.

2) 2次豫防法

陽痿患者가 근심하고 당황하며 울적해하면 병세를 더욱 가중시키게 되고 가정생활과 일에 영향을 미치게 된다. 또한 다른 병, 예를 들어 滑精, 腰酸, 不眠, 無力症 등이 합병되어 나타날 수 있다. 그러므로 본병이 걸린 후에는 반드시 心理治療, 辨證治療를 竝行하여 陽痿의 악순환 요소를 제거하면 본병의 傳變을 방지할 수 있다.

(1) 心理를 통한 傳變豫防法

장기간의 抑鬱 등은 陽痿를 유발할 수 있으며, 이미 병에 걸린 후에도 또한 심리적인 부담을 가중시켜서 악순환을 형성하게 된다. 그러므로 일단 병에 걸리면 우울해하거나 당황하지 말고 미리 치료해야 한다. 심리적인 변화에 주의를 기울이고 고민을 해소하면 병세를 경감시키고 회복에 도움을 줄 수 있다.

(2) 飮食을 통한 傳變豫防法

① 飮食禁忌

"사람이 中年에 이르면 腎氣가 날로 衰弱해지는데, 이 상황에서 욕망에만 이끌려서 放從하게 되면 곧 虛損이 된다. 이에 興陽補劑를 복용하면 潮熱이 不勝하게 되고 또 이 때문에 滋降藥을 복용하면 비록 잠시 상쾌한 느낌이 들기는 하지만 시간이 지나면 中氣가 더욱 虛해지고 血이 生化되지 않게 된다. 그러므로 飮食으로 조절하는 것이 좋다. 血을 燥하게 만들지도 모르니 끓이고 볶고 구운 것, 술, 지게미, 燥熱한 음식물은 일절 금해야 하며, 脾를 傷하게 할 수 있으므로 生冷한 과일과 채소는 일절 금해야 한다. 음식을 담백하게 먹으면 五味의 근본이 충분히 五臟을 補할 수 있다."(《醫學入門》)라고 하였다.

② 藥膳

㉠ 비둘기알 2개, 龍眼肉, 枸杞, 五味子 각각 15g, 백설탕 적당량. 비둘기알은 껍질을 제거하여 龍眼肉, 枸杞, 五味子와 함께 사발에 넣고 물을 첨가하여 찐 다음 설탕을 첨가하고 먹는다. 補心腎益氣血의 효능이 있다.

㉡ 鹿角膠粥 : 鹿角膠 15~20g, 멥쌀 100g, 生薑 3조각. 먼저 멥쌀로 죽을 끓여서 팔팔 끓으면 鹿角膠, 生薑을 첨가하여 함께 끓여서 묽은 죽을 끓인다. 溫補腎陽의 효능이 있다.

㉢ 佛手薑湯 : 佛手 10g, 生薑 2조각을 물에 끓여서 찌꺼기를 제거하고 白砂糖을 첨가하여 溫服하면 疏肝解鬱할 수 있다.

㉣ 苡仁粥 : 薏苡仁 60g, 멥쌀 50g. 먼저 苡仁을 끓여서 팔팔 끓으면 멥쌀을 넣고 함께 죽을 끓여서 먹는다. 淸熱化濕의 효능이 있다.

(3) 藥物을 통한 傳變豫防法

① **精氣虛寒, 命門火衰** : 보통 滑精, 腰酸, 四肢가 冷한 증상을 동반하며, 右歸丸, 贊育丹 溫腎補元을 복용한다.

② **心脾虧損** : 보통 精神的疲勞, 心悸, 不眠 등의 증상을 동반하며, 歸脾湯으로 心과 脾를 배양한다.

③ **肝腎陰傷, 虛火妄動** : 보통 早泄, 遺精, 心煩, 口乾 등의 증상을 동반하며, 이 때에는 知柏八味丸, 大補陰丸으로 滋陰降火한다.

④ **思慮驚恐, 抑鬱傷肝** : 보통 가슴이 답답하고 근심이 풀어지지 않는 증상을 동반한다. 이 때에는 疏肝解鬱이 적당하므로 達鬱湯을 사용한다.

⑤ **肝膽濕熱** : 보통 가슴이 답답하고 躁急症이 있으며 소변은 黃赤이 된다. 治法으로는 瀉肝利膽, 淸熱化濕이 적당하며 龍膽瀉肝湯에 蜈蚣을 첨가하여 복용한다.

(4) 鍼灸를 통한 傳變豫防法

鍼灸는 본병에 대하여 비교적 좋은 치료효과가 있으며, 동시에 藥物治療를 배합할 수 있다. 常用穴位는 關元, 中極, 命門, 三陰交 등이 있다.

3) 3次豫防法

본병은 회복된 후에 자주 여러 원인으로 인해 재발될 수 있다. 예를 들면 지나친 房事, 暴飮 등이다. 그러므로 회복기에도 여전히 心理, 飮食, 起居方面에서의 調理를 강화해야 하며, 아울러 藥物治療를 배합하여 陽痿患者의 체질을 개선해야 한다.

(1) 음식을 통한 재발방지법

본병이 회복된 후에는 음식을 淸淡하게 먹어야 한다. 기름지고 진한 맛의 음식을 피하고 음주 및 맵고 자극적인 식품을 금해야 한다. 藥食療法은 腎氣를 保養하는 것을 위주로 하여 다음과 같은 식이요법처방을 선택 사용할 수 있다.

① **韭菜炒羊肝** : 韭菜 90g(씻어서 썬 것), 羊肝 120g(썬 것)을 쇠솥에 넣어 센 불에서 볶

아 익힌 후에 식초를 쳐서 먹는다.

② **泥鰍大棗湯** : 미꾸라지 400g, 대추 6개(씨를 제거한 것), 생강 2조각. 미꾸라지는 배를 갈라서 깨끗이 씻은 다음 물과 대추, 생강을 넣고 함께 끓인다. 한 대접의 물이 반대접이 될때까지 끓인다. 매일 2회, 연속 복용한다.

③ **肉蓯蓉炖羊腎** : 肉蓯蓉 5~10g, 羊腎 한쌍을 함께 끓여서 調味하여 복용한다.

④ **麻雀肉蛋** : 참새고기나 알 10개를 물에 오래 끓인다. 매일 1회, 연속하여 복용한다.

(2) 房事를 통한 재발방지법

1차 예방법을 참조한다. 일반적으로 陽痿가 회복된 후에는 반드시 규칙적이고 절제 있게 성생활을 하거나 그 횟수를 감소시켜야 하며, 아울러 手淫하는 습관은 절대 금한다.

(3) 藥物을 통한 재발방지법

《景岳全書·陽痿》에서 말하기를 "火衰者十居七八, 火盛者, 僅有之耳."라고 하였다. 임상에서 왕왕 虛가 많고 實이 적으므로 藥物을 통한 재발방지는 扶正을 위주로 한다.

① **扶正을 통한 再發防止處方**

㉠ 腎虛인 경우 : 陰虛에는 六味地黃丸, 左歸丸이 적당하며, 陽虛에는 右歸丸이나 金櫃腎氣丸이 적당하다.

㉡ 脾腎陽虛인 경우 : 火土旣濟丹.

㉢ 心脾兩虛인 경우 : 歸脾丸.

㉣ 全身虛弱, 營養不良인 경우 : 全鹿丸.

② **祛邪를 통한 再發防止處方**

㉠ 濕熱下注인 경우 : 龍膽瀉肝湯.

㉡ 肝鬱氣滯인 경우 : 達鬱湯.

(4) 健身을 통한 재발방지법

① 驅步, 太極拳 등과 같은 체육단련을 적당하게 행한다.

② 매일 새벽에 일찍 일어나 탁 트인 곳에서 심호흡을 행한다. 오랫동안 행하면 腎氣가 저절로 충족된다.

③ **外腎을 按摩한다** : 환자는 아침과 저녁에 먼저 왼손으로 좌측고환을 잡고 오른손으로 100번 문지른다. 다시 오른손으로 우측고환을 잡고 왼손으로 백번 문지른다. 이와 같이 아침저녁으로 문지르면 100일후에는 효과가 나타난다.

7 尿濁豫防法

尿濁은 小便이 混濁한 것을 가리키는데, 하얀 정도가 쌀뜨물 같고 小便을 볼 때는 尿道의 疼痛이 없는 것을 특징으로 하는 질환이다. 혼탁함의 색깔에 근거하여 白濁과 赤濁으로 나눌 수 있다. 本病의 초기에는 濕熱이 많아 實에 속하며, 이 病이 오래 지속되면 脾腎이 虧虛해져 虛가 主가 되거나 虛와 實이 섞이게 된다.

한의학에서는 本病에 대하여 일찍부터 논술한 바 있다. 《素問·至眞要大論》 에서 말하기를 "……水液이 혼탁하면 모두 熱에 속한다."라고 하였으며, 또 《靈樞· 口問》 篇에서도 "中氣不足일 경우 소변이 변한다."라고 함으로써 尿濁이 熱이 원인이 되거나 中氣不足과 관계가 있음을 이미 인식하고 있었음을 알 수 있다. 巢元方은 "白濁"이라는 病名을 제기하면서 "胞가 冷하고 腎이 損傷되면 小便이 하얗고 濁하다."(《諸病源候論·虛勞小便白濁候》)라고 하였다. 朱丹溪는 本病의 病因이 "調攝이 적절하지 않고 정신적으로 不安하며 享樂이 過度하면 水와 火가 교류되지 않고 精과 元이 균형을 잃게 되는데, 이로 말미암아 赤濁과 白濁疾患이 생긴다."라고 하였으며, 《醫學正傳·便濁遺精》 에서 말하기를 "脾胃濕熱이 아래로 膀胱에 스며들어서 소변이 하얗거나 붉은색으로 변하게 하고 맑지 않고 混濁하게 만든다."라고 함으로써 한걸음 나아가 濕熱의 형성원인과 이것이 流注하는 部位를 보충하였다. 《景岳全書》 에서는 本病의 病變部位와 精濁의 區分을 명확히 지적하였는데, 즉 "精에 원인이 있어서 濁이 된 경우 그 病은 心腎에서 動하고, 溺에 원인이 있어서 濁이 된 경우는 그 病이 膀胱과 肝脾에 있다."라고 하였다. 本病豫防에 대해서 古代 醫學者들의 구체적인 논술은 없었지만, 그들의 病因과 病機 등에 대한 인식 가운데에서 그 예방법을 발견할 수 있으며, 균형 잡힌 食生活, 규칙적인 起居生活, 적절한 勞動과 休息 등의 방법은 尿濁發生을 방지하는데 있어서 매우 중요한 의의를 가진다.

1) 養生(1次豫防)法

本病은 대부분 外感된 濕邪가 鬱積되어 熱이 생기거나, 飮食이나 疲勞로 脾를 傷하였거나, 다른 疾病이 傳變되었거나, 선천적으로 부족한 체질인데도 스스로 절제하지 않아 勞損傷腎함으로 말미암아 초래된다. 그러므로 다른 病을 예방·치료하는데 적극적으로 任하고 內

外濕邪의 발생을 예방하며 아울러 욕망의 절제로 固腎하고 적당한 노동과 휴식에 주의를 기울이는 것이 이 病을 미리 예방하는 關鍵이다.

(1) 飮食養生法

"白濁證은 濁이 溺에 있는 경우가 있는데, 그 하얀 정도가 쌀뜨물 같다. 보통 기름지고 독한 술, 辛熱炙煿한 음식물을 過多하게 먹으면 모두 濁이 초래될 수 있는데, 이것은 濕熱로 말미암아 內生한 것이다."(《景岳全書》)라고 기록된 바 있다. 따라서 기름지고 자극성 있는 음식을 과식하면 쉽게 濕을 生成하여 熱을 內生시키고 膀胱에 스며들어가 白濁을 발생시킬 수 있음을 알 수 있다. 그러므로 本病의 예방은 더욱 음식을 잘 조절해야 하며, 특히 淸淡하게 먹는 것이 좋다.

(2) 起居養生法

① 적당한 노동과 휴식

尿濁의 원인은 "勞倦과 久病, 酒色으로 인한 眞陰耗傷이다."(《景岳全書》), "赤濁은 心이 虛하고 熱이 있기 때문이고, 근심으로 인해 얻어진다."(《丹溪心法》)라고 기록하였다. 그러나 "생각이 너무 지나치면 心이 피로해지고, ……배고프거나 과식한 경우에 일을 하면 脾가 피로해진다."(《醫醇剩義》)라고 하였다. 中氣가 虛衰하고 脾氣가 상승하지 않아 精微가 아래로 모여들면 白濁이 형성되는데, 이때 몸과 마음을 피로하게 하는 일을 지나치지 않도록 적절히 조절하면 脾氣가 점차로 보충되어 尿濁이 저절로 없어진다.

② 적절한 居處

濕의 생성은 안팎을 가리지 않는다. 즉 "炎熱濕蒸이 臟腑로 침범하면 역시 濁을 초래할 수 있는데, 이것은 濕熱의 원인이 외부로부터 들어온 경우이다."(《景岳全書》)라고 하였다. 그러므로 居住하는 장소는 濕한 곳은 적당하지 않으며 최대한 더위와 습기를 피하도록 해야 한다. 그리고 水中作業을 할 때에도 또한 반드시 예방조치를 취함으로써 濕氣가 체내로 침입하여 濁이 되지 않도록 방지해야 한다.

(3) 房事養生法

"白濁은 腎이 虛한 상태에서 寒이 들어왔을 때 지나치게 淫慾을 행하면 얻어진다.", "한마디로 말해서 心은 욕망으로 인해 動하고 腎은 色으로 인해 손상되는데, 억지로 성욕을 참거나 淫方을 너무 많이 복용하여 敗精이 넘쳐흐르게 되면 곧 白濁이 되고, 虛滑한 경우 血이 제때에 변하지 못하면 곧 赤濁이 된다.”(《醫宗必讀》)라는 기록이 있다. “그러므로 少年이 天癸에 이르지 않은 상태에서 억지로 性關係를 갖게 되면 많은 精과 血이 배설되고, 壯年에 지나치게 성관계를 가져도 역시 많은 精과 血이 마구 배출된다.”라고 하였다. 따라서 晩婚과 房事의 節制를 통해 腎氣를 보호할 수 있으며, 이로 말미암아 腎氣가 쇠퇴되지 않고 强壯되어 膏脂精血이 자연스럽게 下流하지 않도록 할 수 있음을 제창하였다.

(4) 前期病症養生法

淋證과 遺精이 尿濁으로 傳變될 수 있다. 《景岳全書》에서 이르기를 “淋이 오랫동안 멈추지 않고 痛澁이 모두 사라졌으나 膏液이 그치지 않아 白濁과 유사한 경우는 中氣가 下陷되고 命門이 不固한 證이다.”라고 하였고, “濁의 원인이 精에 있는 경우는 필경 相火가 妄動하고 淫慾이 精을 거슬러 오르니 精이 근본위치를 이탈하여 閉藏할 수 없게 되는데, 이렇게 되면 그 源流가 서로 잇닿아 淫이 넘쳐 아래로 흘러 熱을 膀胱으로 옮기게 되면 溺孔이 澁痛하고 淸과 濁이 함께 오게 되는데, 이것은 모두 熱로 말미암은 것이다.”라고 하였다. 前者는 程氏萆薢分淸飮合補中益氣湯을 加減하여 투여할 수 있고, 後者는 抽薪飮化裁가 적당하다. 그러므로 미리 淋證과 遺精을 치료하면 尿濁의 發病을 예방할 수 있다.

2) 2次豫防法

尿濁證이 오래 지속되면 精微가 流失되어 頭昏, 消瘦, 疲乏 등의 증상이 나타나며 심한 경우에는 虛勞로 傳變된다. 만약 濕熱內侵이 兼하게 되면 尿頻과 尿痛이 있는 淋證이 동반되어 나타날 수 있다. 《景岳全書》에서 또한 말하기를 “濁이 오랫동안 멈추지 않으면 淋證이 된다.”라고 하였으며, 만약 熱이 血絡을 손상시키면 尿血이 나타날 수 있다. 그러므로 이미 발병된 후에는 반드시 脾腎을 補養하여 濕熱을 없애는데 주의를 기울여 傳變을 막아야 한다.

(1) 藥物傳變豫防法

尿濁患者에게서 頭昏乏力, 面色不華 등의 脾氣虛陷症狀이 나타날 때는 반드시 蒼朮難名丹合補中益氣湯을 加減하여 健脾益氣, 升淸固澁함으로써 精微의 流失을 막아야 한다. 그리고 만약 腎虛症狀이 함께 나타날 때에는 반드시 다스려야 한다. 즉 陰虛한 경우에는 知柏地黃丸, 大補陰丸이 적당하고, 陽虛한 경우에는 鹿茸補澁丸이 적당하다. 脾腎이 튼튼해지면 虛勞로 傳變되지 않는다. 만약 濕熱下注로 인한 경우에는 淸熱化濕해주어야 하므로 程氏萆

萆分清飮으로 濕과 熱을 없애면 淋證이 나타나지 않게 된다.

(2) 鍼灸傳變豫防法

① **脾虛下陷** : 足三里, 中脘, 氣海.
② **腎虛不固** : 關元, 三陰交, 腎兪.
③ **濕熱下注** : 曲泉, 陰陵泉, 中極.

3) 3次豫防法

尿濁의 3차예방법은 脾腎機能을 공고히 하여 濕熱內生의 원천을 杜絶시키고 過度한 勞慾을 避하는데 중점을 둔다. 이렇게 한다면 충분히 快癒를 기대할 수 있다.

(1) 飮食再發防止法

① 淸淡飮食法
1차 예방법을 참조한다.

② 藥膳保健法
㉠ 蒸白果鷄蛋 : 生白果仁 2枚, 계란 1개. 生白果仁을 빻아 계란에 작은 구멍을 한 개 낸 다음 빻은 白果仁을 계란의 구멍으로 집어넣은 다음 종이에 풀을 붙여 봉한 후 찜통에 넣고 찐다. 매일 아침・저녁으로 1개씩 먹는다.
㉡ 田螺淬酒 : 田螺 1공기, 白酒 3공기. 田螺를 깨끗이 씻어서 껍질채 炒하여 익힌 후 뜨거울 때 白酒를 田螺가 담긴 냄비에 붓고 다시 白酒가 1공기로 줄어들 때까지 끓인다. 속살을 꺼내어 먹고 그 술도 마신다. 2~3회 연속하여 복용한다.
㉢ 蘿卜浸蜂蜜 : 蘿卜 1.5kg, 벌꿀 1000g. 무를 깨끗이 씻어 껍질을 벗기고 썰어서 꿀에 10분간 담갔다가 기와위에 놓고 굽고 다시 꿀 속에 담갔다가 굽는(태우지 않도록 한다) 방법을 3번 연속하여 만든다. 매일 몇 조각씩 소금물로 복용한다. 매일 4, 5회 복용한다.

(2) 起居再發防止法

지나친 노동을 삼가하여 氣의 소모를 막고 房事를 節制함으로써 眞精을 견고하게 한다.

(3) 氣功再發防止法

腎兪, 氣海를 각각 81번 掐하거나 擦하면서 運氣功을 兼한다. 運功은 양손으로 양무릎을 싸안고 숨을 내쉬고 들이쉰다. 그리고 배꼽아래를 생각하면서 尾閭에서부터 氣를 상승시켰다가 다시 하강시킨다고 생각하고 숨을 들이마셔 삼킨다. 일반적으로 白濁의 경우에는 양손으로 양무릎을 감싸 안고 숨을 내쉬었다가 들이마시고 배꼽을 생각하면서 앉는다. 이것을 오래 행하면 곧 낫는다. 이것은 氣를 상승시킨 후에 다시 下降시키며 숨을 내쉬었다가 삼켜야 한다. 만약 마음이 복잡한 경우에는 반드시 마음을 안정시킨 후에 행해야 한다.

8 男子不育豫防法

일반적으로 부부가 결혼하여 1년 동안 피임을 하지 않았는데도 임신이 되지 않는 경우 그 원인이 남자 쪽에 있는 경우를 男性不育症이라고 칭한다. 한의학에 있어서 男子性機能에 관한 기록은 일찍부터 있었다. 《素問・上古天眞論》에서 말하기를 "丈夫가 16세에 腎氣가 盛해지고 天癸가 이르렀으며 精氣가 충만하고 陰陽이 조화되므로 자식을 가질 수 있게 된다.……56세에는 肝氣가 衰하고 筋을 動할 수 없게 되며, 64세는 天癸가 고갈되고 精이 적어지며 腎藏이 衰해지고 形體가 다하게 되니…… 자식을 만들 수 없게 된다."라고 하였는데, 이것은 腎精의 强弱이 男子의 生育能力을 결정한다는 것을 설명한 것이다.

이후로도 歷代 의학자들은 不育症의 發病原因에 대하여 깊이 있는 탐구를 하였다. 《金匱要略・血痺虛勞病》에서 말하기를 "男子가 脈이 浮하면서 澁하면 자식을 가질 수 없고 精氣가 淸冷하다."라고 하였으며, 《諸病源候論・虛勞無子候》에서는 "丈夫가 자식을 가질 수 없는 경우 그의 精은 물처럼 맑고 얼음처럼 차가운데, 이것은 모두 자식을 가질 수 없는 候이다. 또한 精을 排泄할 때 射出되지 않고 陰頭에 모여 있는 것 역시 자식을 가질 수 없는 증상이다.……남자가 脈이 微弱하면서 澁하면 자식을 가질 수 없다."라고 하였는데, 이러한 기록들은 精冷이 不育症을 초래하는 중요한 요인임을 설명해준다. 또한 精의 排泄이 過度하면 不育症을 초래하는 경우도 있다. 그리고 《古今醫統・養生》에서 말하기를 "남자의 病에는 腎虛와 腎滑, 精冷, 精淸 혹은 臨事不堅이 있는데, 堅이라는 것은 즉 흐르되 射出하지 못하는 것을 말하며, 盜汗夢遺, 便濁淋澁이 나타나고, 허리가 피로하여 가볍게 搖動하지 못하는 것, 好色이 초래한 陰虛, 勞熱, 虛寒이 있는데, 이것들은 모두 精氣不足의 경우이다."라고 하였다. 여기에서 말하는 "精氣不足"은 주로 腎氣不足, 虛勞內損을 가리키는 것이다. 《三元延壽參贊書・嗣續有方》의 기록에 따르면 "丈夫가 勞傷이 過度하고 腎經이 따뜻하지 않으면 精

이 물처럼 맑고 얼음처럼 차갑게 되며 射精할 때 精液이 모여도 射出되지 않게 되니 자식을 갖지 못하게 된다."라고 하였다. 따라서 남자의 지나친 勞傷과 精淸精冷 등은 不姙을 조성하는 중요한 원인임을 알 수 있다.

男性不育症의 病因에 대하여 《廣嗣紀要》에서는 後世人들에게 다음과 같이 경고하였다. "자식을 갖고자 하는데 있어서의 道는 남자가 淸心寡慾에 중시하는 것이다."라고 하였다. 淸心과 寡慾은 서로 보완하여 완성되는 관계에 있다. 만약 邪念이 생기면 반드시 慾火가 생기게 되고 慾火가 안에서 공격하여 陰精이 고갈되게 되며, 色慾을 탐하게 되면 반드시 精液을 排泄하게 되고 排泄하게 되면 精이 희박해지니 어찌 자식을 가질 수 있겠는가! 그러므로 남자가 자식을 가지는데 있어서 추구해야 할 道의 關鍵은 益腎塡精에 있다. 豫防法의 選擇은 반드시 이러한 前提를 바탕에 두어야만 효과를 얻을 수 있다.

1) 養生(1次豫防)法

男性不育症의 형성원인은 주로 무절제한 房事, 勞倦傷精, 病後虛損 및 藥物로 인한 손상 등으로 말미암아 精少, 靜寒, 精熱, 精稠, 精絶이 초래되어 형성된 것이다. 그러므로 男性不育症의 1차 예방법은 반드시 절제 있는 房事, 神志의 調節, 虛勞의 調理 등의 방면으로부터 착수해야 한다.

(1) 適齡期婚配法

早婚은 男性不育症을 초래하는 원인 중의 하나이다. 近代의 저명한 학자 梁啓超는 早婚이 養生에 해롭고 生殖에 해롭다고 인식하고 早婚은 "自殺의 예리한 칼날"과 같다고 하면서 그 해로움의 極大함을 제기하였다. 결혼의 가장 좋은 연령에 관해서 일반적으로 男子는 25~30세가 적당하다고 인식하고 있다. 宋代의 陳自明은 《婦人良方大全·求嗣門》에서 "남녀로 하여금 그 적당한 나이에 婚姻하게 해야 한다. 남자가 비록 16세에 精이 通해도 반드시 30세에 장가가게 하고, 여자는 비록 14세에 天癸가 와도 반드시 20세에 시집가게 한다. 이것은 모두 陰陽이 充實하게 된 후에 交合하여 임신하고 자식을 낳아서 자식이 튼튼하고 장수하게 하려고 함이다."라고 말하였다.

(2) 房事保精法

① 적절한 房事

잦은 性生活은 精稀精薄을 초래하여 자녀를 임신할 수 없게 만들 수 있다. 이것은 고대

문헌중에 많은 기록으로 남아 있다. 옛사람들은 연령에 근거하여 房事의 적절한 횟수를 제기하였다. 예를 들면, 《千金要方・房中補益》에서 말하기를 "여자를 취하는 法에 있어서 한달에 2회, 일년에 24회 관계를 할 수 있다면 200세의 수명을 얻을 수 있으며, 안색이 좋고 疾病이 없으며 만약 여기에 藥을 먹어 보충해준다면 長生할 수 있다. 나이 20세에는 4일에 1회, 30세에는 8일에 1회, 40세에는 16일에 1회, 50세에는 20일에 1회, 60세에는 閉精하니 관계하지 말도록 하되, 만약 체력이 강한 사람인 경우에는 한달에 1회 관계한다."라고 하였다. 특히 신혼부부인 경우에는 과도하게 잦은 房事를 하지 않도록 하고 더욱이 婚前 性行爲는 하지 않도록 한다. 어떤 청소년은 手淫을 자주하는 나쁜 습관이 있는데, 이것은 결혼한 후에 陽萎, 早泄에 걸리기 쉬운 원인이 되며 男性不育을 초래하는 원인의 하나이기도 하다. 그러므로 결혼한 후에 房事를 적절하게 조절하는 것은 腎精을 보호하고 자식을 낳는 중요한 조건이다.

② 房事에 있어서의 禁忌

男女가 관계를 가질 때는 擇日하는 것이 적당하다. 이것은 心身의 건강에 유익할 뿐만 아니라 임신에 대해서도 필수불가결한 요소이다. 이에 性關係의 時日과 관련하여 孫思邈은 다음과 같이 말하였다. 즉 "여자를 취하는 法에 있어서 性關係를 가질 때는 반드시 丙丁日, 弦望晦朔, 大風, 大雨, 大霧, 大寒, 大暑, 雷電霹靂, 天地晦冥, 日月薄蝕, 虹霓地動 등의 기상현상이 나타나는 날은 피해야 한다. 만약 이러한 날에 성관계를 가지면 精子를 손상시키며 不吉하다. 남자에게 百倍 해롭고 여자로 하여금 病을 얻게 만든다."(《千金要方・方中補益》)라고 하였다. 이러한 說은 반드시 전부 타당하다고는 할 수 없지만 일부 관점들은 과학적 이치에 부합되는 것도 있다. 또한 孫思邈은 이러한 말들에 주의를 기울이지 않는다면 그 자식이 대부분 "지랄병, 백치, 바보, 장님, 벙어리, 귀머거리, 신체장애" 등이 된다고 말하였다. 그렇다면 어떤 때에 交合하는 것이 적당한 것일까? 明代 張景岳은 다음과 같이 인식하였다. "일반적으로 성관계를 가져 임신하려고 하는 때는 옛말에 이르기를 반드시 吉日良時를 擇해야 한다고 하였고,……따라서 청명한 날, 비갠 뒤의 상쾌한 날씨와 함께 마음이 안정되고 정신적으로 여유로운 상황에서라면 택일할 필요 없으니 이것은 누구나 판단해낼 수 있는 것이다. 이때에 자식을 얻으면 疾病이 적을 뿐만 아니라 또한 반드시 총명하고 현명하다. 선천적으로 부여받는 자질은 실로 여기에 기반을 둔 것이다."(《景岳全書・子嗣類》)라고 하였다.

(3) 飮食養精法

남자가 생식능력이 없는 것에 대하여 옛 부터 精冷, 精淸, 精少의 說이 있어 왔고 이에 따라 적지 않은 益精의 食品을 모색하였다. 이에 몇 가지 예를 선택하여 소개하고자 한다.

① 益精食品

粟米, 蓮子, 紅豆, 鷄肉, 山藥, 黑芝麻, 桑椹, 猪腎, 黑豆, 羊奶, 羊腎, 豚脛骨, 烏骨鷄, 魚鰾, 海蔘, 韭菜, 胡桃肉, 羊肉, 狗肉, 麻雀肉, 雀卵, 蝦, 淡菜 등.

② 益精飮食

㉠ 薏苡仁米 200g, 銀耳 50g. 약한 불에 죽이 되도록 끓여서 약간의 설탕을 넣고 먹는다. 매일 2회씩 복용한다.

㉡ 小米 100g, 佛手, 小青皮 10g을 찬물에 깨끗이 씻고 佛手, 小青皮를 거즈에 잘 싸서 小米와 함께 솥에 넣고 약한 불로 끓여 익힌 다음 약주머니를 제거하고 설탕이나 青鹽으로 調味하여 먹는다.

㉢ 雌性鯽魚 500g의 비늘과 내장을 제거하고(魚籽가 있으면 남겨둔다) 花生 50g과 함께 물을 붓고 보조 재료와 소금을 넣는다. 끓여서 익으면 몇회로 나누어 국물과 고기를 먹는다. 1주일에 1번씩 만들어 먹는데, 먹는 기간은 3개월 이상이다.

(4) 氣功養生法

① 固精法

三調入靜後에 氣를 印堂에서부터 丹田까지 내리고 양손을 서로 겹쳐서 배꼽위에 놓은 상태에서 먼저 왼쪽방향으로 나중에 오른쪽방향으로 36회를 按揉한다. 그 후 膻中부터 陰阜로 기를 내리누르듯이 하강시키고 36회 按揉하고 다시 氣를 끌어서 會陰까지 내리고 양쪽으로 나누어 양쪽 고환에 이르게 한 다음 食指와 中指로 고환이 小腹腔內로 들어가도록 위로 밀어주고 엄지손가락으로 陰阜의 반쪽 부분을 81회 擦揉한다. 밤과 아침에 잠자리에서 각각 1회씩 행하면 된다.

② 兜陰囊法

매일 戌亥時에 陰氣가 왕성하고 陽氣가 衰弱해질 즈음에 한손으로 陰囊을 잡고 한손으로는 배꼽아래의 丹田지점을 81회 문지른 후에 손을 바꾸어 행한다. 양손으로 각각 9차례씩 행한다. 9일이면 효과를 볼 수 있으며 81일이면 치유될 수 있다. 虛寒으로 精子를 만들어낼 수 없는 경우에 적당하다.

2) 2次豫防法

男子不育症의 關鍵은 조기치료에 있다. 임상관찰에 근거하면 이 病이 오랫동안 치료되지 않을 경우에는 생식에 영향을 미칠 뿐만 아니라 臟腑虛損 및 不育症으로 야기된 神志病變, 즉 健忘, 眩暈, 痴呆, 自卑感, 精神分列症 등이 출현할 수 있다. 이에 임상에서는 神調, 藥調, 食調 등의 방법을 채택하여 조기에 치료할 수 있다.

(1) 神志調暢法

男子不育症 患者는 대개 근심, 분노, 공포 등의 비정상적인 심리상태가 많이 나타난다. 고대 의학자들은 情緖의 極烈變化가 精氣를 손상시켜 여러 가지 疾病을 발생시킬 수 있다고 인식하였다. 예를 들면, 《壽世保元》에서 말하기를 "분노한 상태에서 힘을 다해 房事를 하면 精虛氣結되어 癰疽가 발병한다."라고 하였으며 또한 "공포감 속에서 房事를 하면 陰陽이 偏虛되고 自汗盜汗이 나타나며 이것이 누적되어 勞가 된다."라고 하였다. 그리고 심지어 다음 世代에 영향을 미칠 수도 있다. 男子不育症에 대해서는 특히 心理狀態의 平衡에 주의를 기울여야만 하는데, 이렇게 해야만 藥物로 하여금 효과를 잘 발휘할 수 있게 만들 수 있다.

(2) 飮食養精法

① 養精食品

牛肉, 鷄肝, 蛋類, 瘦猪肉, 鷄肉, 豆腐皮, 花生, 核桃, 大豆, 芝麻, 紫菜, 蝦皮, 豌豆, 牡蠣肉, 玉米油, 豆油, 菜子油 등.

② 豆腐鮮蝦

豆腐 2모, 羊肉 80g, 鮮蝦 50g, 生薑 2쪽, 소금 및 조미료 적당량. 먼저 羊肉을 삶아서 80% 익힌 다음 豆腐, 鮮蝦 및 조미료를 넣어 고기와 국물을 먹는다. 益氣養血生精의 효능이 있다.

③ 雀卵羊肉羹

雀卵 2~3개, 살코기 위주의 羊肉 100~150g. 雀卵을 깨서 사발에 넣고 羊肉을 썰어 둔다. 그리고 먼저 湯을 끓인 후 다진 파, 다진 생강, 소금을 넣고 양고기 썬 것을 넣은 다음 雀卵을 넣고 고기가 익은 후에 국물을 마시고 고기를 먹는다. 補益脾腎陽氣, 生精育子의 효능이 있다.

(3) 藥物傳變豫防法

男子의 精子가 적거나 희박한 경우 모두 불임을 초래할 수 있다. 한약재인 肉蓯蓉이 壯陽, 益精, 育子의 효능이 있다. 肉蓯蓉 30g을 물에 달여서 복용하면 腎陽虛衰, 精少精薄症에 대하여 비교적 좋은 치료효과가 있다.

만약 精少와 口乾咽燥, 大便秘結, 心煩失眠症狀이 동반되면 肉蓯蓉 15g, 遠志 10g, 狗脊 10g, 杞子 10g, 天麥冬 10g, 山藥 10g, 熟地 10g, 山茱萸 10g, 丹皮 6g, 澤瀉 6g, 茯苓 6g을 煎湯하여 복용한다.

만약 精少와 神瘦乏力, 腰膝瘦軟, 氣短하고 말하기 싫으면서 대변이 묽은 증상이 동반되면 肉蓯蓉 15g, 遠志 10g, 狗脊 10g, 肉桂 3g, 川斷 10g, 鐘乳石 10g, 蛇床子 10g, 覆盆子 10g, 陳皮 6g, 金銀花 30g을 煎湯하여 복용한다.

遺精이 지나치게 頻繁하거나 手淫이 지나쳐서 야기된 腎精虧耗, 精少精薄인 경우에 대해서는 肉蓯蓉 30g, 山藥 30g, 遠志 10g, 陳皮 6g, 覆盆子 20g, 女貞子 10g, 車前子 10g, 五味子 5g, 當歸 10g, 白芍 10g을 물에 달여서 복용하면 된다.

(4) 鍼刺傳變豫防法

常用穴位는 關元, 中極, 命門, 腎兪이다. 만약 精子의 活力이 弱하거나 畸形일 때는 足三里, 三陰交, 太溪의 穴位를 첨가하여 시술하고, 精子計數가 감소할 경우에는 蠡溝, 次髎를 첨가하여 시술하며, 精子不液化症인 경우에는 三陰交, 氣海, 太溪를 첨가하여 시술하고, 前立腺炎일 경우에는 會陰, 次髎 등을 첨가하여 針刺한다.

(5) 推拿傳變豫防法

會陰推拿 : 양손의 食指, 中指, 無名指 세손가락으로 모아서 下腹部, 會陰部, 陰囊部를 按摩한다. 陰囊에 按摩를 행할 때에는 반드시 좌우대칭으로 행한다. 힘을 균일하게 주고 동작을 완만하고 부드럽게 하며 정력을 按摩에 집중한다. 매회 좌우 각각 81회씩 시술한다. 매일 저녁에 1회씩 진행한다.

3) 3次豫防法

(1) 禁酒再發防止法

張景岳이 말하기를 "일반적으로 음식은 각각의 종류마다 사람의 臟氣에 각각 적당한 것이 있다. 그러나 지나치게 그것에 구속될 필요는 없고 오직 술을 많이 먹는 것만이 나쁠 뿐이다. 胎種先天의 氣는 분명하고 充實해야 하는데, 술의 성질은 淫熱하고 性情을 혼란하게 만들 뿐만 아니라 精도 혼란하게 하여 그것의 반은 濕熱하고 그것의 반만이 眞精狀態로 만든다.

精이 充實하지 않으면 胎元이 공고하지 못하고 精에 濕熱이 많으면 痘疹, 驚風, 脾敗가 나타난다.…… 많이 마시는 것보다 적게 마시는 것이 낫고 적게 마시는 것보다 마시지 않는 것이 낫다. 이것 또한 胎元의 하나의 大機이다. 後嗣의 계획이 있는 경우에는 이것을 명심해야 한다."(《景岳全書·子嗣類》)라고 하였다. 따라서 飮酒는 男子不育症의 가장 큰 禁忌이며 치유된 후에도 역시 禁해야 한다.

(2) 藥物再發防止法

男性不育症이 치료를 거쳐 精子計數가 정상이 되었더라도 임상에서는 여전히 일부증상들이 남아 있을 수 있는데, 이때에는 반드시 그 상태에 맞게 辨證分析을 진행하여 對證治療해야 하며 마음대로 약복용을 중지하면 不育症의 재발을 초래할 수 있다.

① 肝腎不足

頭暈耳鳴, 腰膝酸軟, 遺精早泄, 舌紅少苔, 脈이 沈細弱한 증상 등이 나타나면 六味地黃丸을 선택 사용할 수 있다.

② 脾腎兩虛

頭暈目眩, 神疲乏力, 四肢倦怠, 舌質이 淡苔薄白하고, 脈이 細弱한 증상 등이 나타나면 人蔘歸脾丸을 선택 사용할 수 있다.

③ 心腎不交

心煩易急, 睡眠多夢, 腰膝酸亂, 舌苔薄黃, 脈이 細數한 증상 등이 나타나면 柏子養心丸을 선택 사용할 수 있다.

④ 氣血虧虛

顔色萎黃, 四肢乏力, 舌質이 淡苔薄白하고, 脈이 沈細無力한 증상 등이 나타나면 八珍丸을 선택 복용할 수 있다.

⑤ 濕熱下注

陰囊潮濕, 腫脹, 小便黃赤, 舌質이 紅苔黃膩하며, 脈이 滑數하고 尺弱한 등의 증상이 나타나면 二妙丸을 선택 사용할 수 있다.

Ⅳ. 心·腦·神經系 疾病

1 心悸豫防法

心悸는 환자가 심장의 박동이 불안함을 느끼거나 혹은 놀라 두려워하고 심한 경우 스스로 주체할 수 없는 병증의 일종이다. 임상에서는 病因과 病情에 따라 驚悸와 怔忡 두 가지로 나누어진다. 驚悸는 일반적으로 근심과 놀람, 七情觸動 등의 외적인 요인으로 야기되며, 발작되면 심장박동이 불안해지고 증상이 갑자기 시작되었다가 마음이 안정되면 멈춘다. 그리고 怔忡은 대부분 氣血內虛, 心神失養으로 말미암아 야기되는데 가슴속이 두근두근하고 약간의 육체적 노동에도 즉시 발작한다. 발작이 완만하지만 쉽게 치유되지 않는다. 일찍이 《紅爐點雪·驚悸怔忡健忘》에서 이 두 가지를 간단명료하게 다음과 같이 구별한 바 있다. 즉 "驚은 心이 갑자기 두근거리고 不安한 것이며, 悸는 心이 뛰면서 두려워하는 것이다. 怔忡은 心이 팔딱팔딱 뛰면서 불안한 것으로 막 잡힐 것만 같은 불안한 상태이다."라고 하였다. 그리고 이 두 가지는 항상 상호적 영향을 미친다. 驚悸가 시일이 오래 지나도 낫지 않으면 怔忡으로 발전할 수 있으며 怔忡은 外物의 자극으로 인해 驚悸를 나타낼 수 있다.

고대 한의학에서 心悸에 대한 인식을 살펴보자면, 《素問·擧痛論》에서는 "驚則氣亂", "思則氣結"이라는 논술이 있고 《靈樞·本神篇》에서도 "心怵惕", "心澹澹大動", "惕惕然如人將捕之" 등의 기록이 있다. 그리고 漢代의 張仲景은 《金匱要略》의 맨 첫 부분에 心悸에 관한 專篇을 두어 토론을 진행하였고 아울러 상세한 治法과 方藥을 실었다. 그 이후로 역대의 의학자들은 임상실험과 결합시키면서 부단히 보충하고 향상시켜 心悸에 관한 인식은 날로 완벽하게 되어 왔다.

心悸의 발생은 주로 內的要因과 外的要因方面이 있다. 外的要因은 대개가 갑작스러운 놀람, 잦은 분노, 오랜 근심 등의 자극으로 말미암아 心神이 혼란해지고 마음이 의지할 데가 없고 안정이 되지 않아서 발병하게 된다. 이에 《濟生方·驚悸論治》에서 이르기를 "어떤 일로 인해 크게 놀랐거나 큰 소리를 들었거나 괴이한 형상을 보았거나 위험한 높은 곳에 올라간 경우, 心神이 놀라고 氣와 涎鬱이 응어리져서 결국 驚悸를 초래한다."라고 하였다. 이것의 內的要因은 대개가 年老하여 신체가 허약하거나 큰 병을 오래 앓았거나 과도한 노동으로 心血이 자기도 모르게 소모되었거나 평소 膽이 약한 경우, 외부적인 일로 놀라 시일이 지나도 낫지 않거나 혹은 근심이 풀어지지 않은 경우 등으로 말미암아 氣虛痰瘀, 水阻火擾를 유발하여 心이 神을 저장하지 못하고 神이 지켜지지 않게 되는 것이다. 이에 대하여 《雜病源流犀燭 · 怔忡源流》에 "陽氣內虛, 陰血內耗, 水飮이 心下에 정체한 경우, 水氣乘心……, 복잡한 일로 신경을 너무 쓴 경우, ……氣鬱不宣으로 心動이 초래된 경우, ……이상은 모두 怔忡이 초래되는 원인이다."라고 하였다. 이 두가지 病因은 다르지만 항상 서로 영향을 미치며 또한 眩暈, 不眠症, 多夢, 健忘症 등의 증세가 쉽게 幷發하고 심하면 생명까지 위험해진다. 따라서 효과적인 조치를 취하여 心悸의 발생과 발전, 변화를 방지하는 것은 매우 중요한 것이다.

1) 養生(1次豫防)法

한의학은 역대로 질병에 있어서 치료보다 예방을 중시해야 한다고 주장하였다. 선현은 일찍이 "與其救療於旣病之後, 不若攝養於未病之先"라는 경구를 남겼다. 따라서 心悸의 예방과 치료 역시 1차예방법에 중점을 두고 있다.

(1) 心理養生法

《醫學正傳 · 怔忡驚悸健忘症》에서 이르기를 "怔忡驚悸의 證候는 怒氣傷肝이나 驚氣入膽이 원인이며, ……또는 복잡한 일을 만나 신경을 많이 쓰면 心君도 불안해지고 神明이 不安해져 怔忡驚悸의 證이 발작한다."라고 하였다. 따라서 심리적인 요소의 영향을 피하는 것이 心悸發生을 예방하는 중요한 전제가 됨을 알 수 있다.

① 지나친 근심을 삼가하고 정신을 안정시키는 방법

《秘傳證治要訣及類方 · 虛損門》에서 "사랑하는 사람을 오래 그리워하거나, 일이 뜻대로 되지 않아 근심하면 血이 소모되어 心血이 不足해져 怔忡이 된다."라고 제기하였고 또한 "추구하는 바가 성취되지 않아서 실의에 빠진 경우, 過誤를 自責하여 한탄을 그치지 않는 경우, 怔忡이 초래된다."라고 말하였다. 따라서 평상시에 精神情志의 自我調攝에 치중하여 대담하고 냉정하고 침착하여 사고를 당해도 놀라지 않는 성격을 길러야 하며 가질 수 없는 것에 대하여 지나치게 추구하거나 또는 사소한 일에 지나치게 근심하지 말아야 한다. 그리고 분노하고 함부로 성질을 내서는 더욱 안된다. 항상 마음을 고요히 하면 心悸는 피할 수 있다. 또한 《壽世靑篇》에서도 "사람들은 크게 말해도 나는 적게 말하고, 사람들은 번민하지만 나는 금새 잊어버리고, 사람은 두려워하지만 나는 화내지 않고 淡淡한 정신과 無爲로 행동하니 神

氣가 스스로 꽉 차게 된다. 이것이 바로 長生하는 방법이다."라고 하였다.

② 놀래는 것을 피하고 정신을 함양하는 방법

心悸는 대개가 놀라고 위험에 처하거나 외부자극을 받음으로 인해 心과 膽氣가 약해지고 神情이 불안정하게 된다. 따라서 놀래는 것을 피하고 정신을 함양하며, 규칙을 준수하고 心神을 안정시키며 담을 키워야만 비로소 사고를 만나도 놀라지 않을 수 있다. 만약 일단 자극을 받게 되어도 스스로 해결하고 태연하게 대처하면 놀라 당황하지 않을 수 있다. 이것을 《濟生方·驚悸怔忡健忘門》 에서는 "心氣가 편안하고 膽氣가 안정되면 결단을 내려 원하는 바를 얻는다."라고 말하였다.

(2) 飮食養生法

《扁鵲心書·怔忡》 에서 이르기를 "익히지 않거나 차고 딱딱한 음식물은 脾胃를 손상시켜 陰陽의 升降不能을 초래하여 中焦에 결집시키므로 사람의 心下를 恍惚하게 만든다."라고 하여 飮食不節로 脾胃가 손상되어도 心悸를 유발할 수 있다고 지적하였다. 그러므로 평소에 식생활을 절도 있게 하고 차거나 익히지 않은 음식과 딱딱한 음식을 적게 먹음으로써 脾胃를 건강하게 하고 化生이 잘 이루어지도록 하며 樞機가 순조롭고 心血이 충만하고 心神이 잘 길러지도록 하면 心悸의 발생을 방지할 수 있다.

① **龍眼蓮子粥** : 龍眼肉 15g, 蓮子肉 15g, 대추 10g, 멥쌀 100g, 백설탕 약간을 함께 죽을 끓여서 2회로 나누어 복용한다. 心血을 기르고 心神을 안정시키는 효능이 있다.

② **黃蓍炖母鷄** : 黃蓍 50g, 대추 7개, 암탉(1.5kg내외) 한 마리. 암탉을 깨끗이 씻고 내장을 제거한 후에 黃蓍, 대추를 닭의 뱃속에 넣고 소금 약간을 첨가하여 솥에 넣고 중탕으로 익혀서 몇 번으로 나누어 먹는다. 益氣養血, 補虛寧神의 효능이 있다.

(3) 體育養生法

《黃庭內景五臟六腑補瀉圖·心臟圖》 에서 "사람의 血이 壅塞된 경우가 心驚이다."라고 지적하면서 氣血의 鬱滯가 心驚心悸를 유발할 수 있음을 설명하였다. 이에 역대의 의학자들은 모두 체육으로 신체 단련하는 예방법을 매우 중시하였다. 일반적으로 氣功療法이나 導引吐納을 채택함으로써 "靜其心, 和其神"하여 "心安則神逸"하게 할 수 있다. 이외에도 散步, 太極拳 등과 같은 방법을 채택할 수 있다.

(4) 外避六淫法

《諸病源候論・風病諸候》 에서 "風驚悸는 體虛, 心氣不足, 心之府에 風邪가 침입하여 발생한다. 혹은 놀라서 心氣가 虛해졌어도 역시 風邪를 받는다. 風邪가 心에 침입하면 놀라서 불안해지고 두근거림도 그치지 않게 된다."라고 하였다. 또한 《三因極一病證方論・驚悸證治》 에서도 "寒暑濕을 感受하였거나 寒이 諸經을 막아 사람이 갑자기 불안해하고 中脘이 忪悸하는 것은 外邪로 인한 것이지 心病으로 인한 것이 아니다."라고 지적하였다. 이를 통해 볼 때, 六淫外邪가 인체에 침입하여 心의 脈絡을 막아도 역시 心悸가 발생할 수 있음을 알 수 있다. 그러므로 사계절에 순응하여 寒暑를 적절하게 조절하여 六淫의 침습을 방지하는 것도 매우 중요한 것이다.

2) 2次豫防法

《濟生方・驚悸怔忡健忘門》 에 이르기를 "驚悸가 없어지지 않으면 여러 證으로 變生하는데, 즉 短氣悸乏, 體倦自汗, 四肢浮腫, 飮食無味, 心虛煩悶, 坐臥不安 등이다."라고 하였고 또한 "혀가 굳고 恍惚해 하며 잘 슬퍼하는 것은 모두 心病의 證候이다"로 악화된다고 하였다. 그러므로 반드시 여러 종류의 조치를 취하여 心悸의 악화를 방지해야 한다.

(1) 心理를 통한 傳變豫防法

心悸는 대개가 근심과 놀람으로 인해 생기고 게다가 병이 난 후에 환자는 항상 병세를 근심한다. 그리고 勞心焦思는 아무런 도움이 안 될 뿐만 아니라 또한 병세를 가중시킬 수 있다. 이에 대하여 《類證治裁・怔忡驚恐論治》 에서는 "怔忡驚恐과 悲思憂愁 모두 情志의 病이다. 환자가 피로와 욕구를 조절하지 않고 心神의 攝養을 게을리하고 膽力을 튼튼히 하지 않으면 병의 뿌리를 뽑아내기 어렵다."라고 하였으며, "기쁘면 氣가 和하고 志達되며 榮衛가 通利한다"라고 하고 또 "喜는 憂를 이긴다"라고 하였다. 그러므로 각종의 방법을 채택하여 환자의 심정을 밝게 함으로써 기쁜 감정이 우울한 감정을 극복하게 할 수 있다. 예를 들면 만담, 기쁘고 즐거운 이야기, 암시 등을 들으면 효과적으로 心悸의 악화를 방지할 수 있다.

(2) 氣功을 통한 傳變豫防法

心悸는 心에 근본을 두고 있으며 또한 대부분 虛證이다. 따라서 격렬한 체육활동은 적당하지 않으므로 통상적으로 氣功의 방법을 이용할 수 있다. 예를 들어 太極拳, 鬆靜功 등으로

氣를 잘 통하게 하고 心神을 안정시켜서 心悸의 傳變을 방지할 수 있다.

(3) 飮食을 통한 傳變豫防法

일반적으로 粥療法, 飮療法, 酒療法 등을 채택하여 健脾養胃하고 補心寧神한다. 예를 들면 蓮子粥, 玉米粥, 大棗粥 등이 있다.

柏子仁酒 : 柏子仁 적당량을 볶아서 갈은 다음 기름을 제거하고 술을 담가 일주일후에 마신다. 心脾兩虛, 밤에 편안하게 잠을 자지 못하는 증상, 怔忡, 盜汗, 몸이 야위는 증상, 눈이 피로하고 정신이 없는 경우에 적용한다.

(4) 藥物을 통한 傳變豫防法

心悸를 얻은 후에는 약물치료를 합리적으로 선택하는 것이 질병의 발전을 방지하는 기본적인 조치이다. 일반적으로 辨證에 근거하여 사용할 약을 선택한다.

① 心과 膽 氣가 虛하고 心悸로 잘 놀래며 앉거나 누워도 편안하지 않고 다른 소리를 듣기 싫어하는 경우, 혹은 "常若官事未了, 人欲來捕之狀"인 경우에는 처방으로 堅膽湯이나 龍齒壯膽湯을 사용할 수 있다.

② 心血이 부족하고 心悸, 健忘症, 怔忡 등을 스스로 조절할 수 없는 경우에는 歸脾湯을 사용할 수 있다.

③ 陰虛火旺, 心悸心煩, 微熱과 不眠이 있는 경우에는 天地煎을 선택할 수 있다.

④ 心腎陽虛, 마음이 공허하고 氣短, 힘이 없으며 形寒하고 四肢가 冷한 경우에는 桂枝甘草龍骨牡蠣湯을 사용할 수 있다.

⑤ 水氣凌心, 心悸와 眩暈, 胸脘痞滿인 경우에는 苓桂朮甘湯을 선택할 수 있다.

⑥ 心血瘀阻, 心悸胸痛, 입술이 트고 푸르며 혀색이 어둡고 瘀血이 있으며, 脈澁한 경우에 처방은 血府逐瘀湯을 선택한다.

(5) 鍼刺를 통한 傳變豫防法

《鍼灸甲乙經》에서 "마음이 불안하며 두렵고, 사람이 잡히는 것 같고 然谷에 침을 놓고"라고 하였고 《鍼灸資生經》에서는 "間使는 驚悸少氣를 치료하고, ……神庭은 驚悸하여 편안히 잠을 잘 수 없는 경우를 치료한다."라고 하였다. 이와 같이 鍼刺를 통한 傳變豫防法의 유래가 이미 오래되었음을 알 수 있다. 일반적으로 循經取穴하는 것 외에도 脈象에 근거하여 취혈할 수 있다. 예를 들면 맥이 遲하면 合谷, 三里를 취하고, 맥이 數하면 郄門, 內關을 취하며, 맥이 結하면 內關, 三陰交, 心兪를 취한다. 그리고 絶脈證에는 응급으로 人中, 十宣, 涌泉 등을 취한다. 刺할 것인지 灸할 것인지, 혹은 補할 것인지 瀉할 것인지에 대해서는 환자의 구체적인 상황에 근거하여 결정할 수 있다.

3) 3次豫防法

心悸治癒初期에는 종합적으로 調理하여 재발을 막아야 한다. 일반적으로 영양을 강화하고 운동을 적당하게 하며 정서적인 자극을 피하는 등의 방법이 있다. 이외에도 갑자기 약을 끊어서는 안되고 꾸준히 복용하여 치료효과를 공고히 해야 한다. 일반적으로 歸脾丸, 六味地黃丸, 安神補心丸 등을 복용한다.

2 胸痹豫防法

胸痹는 心脈이 閉塞되고 통하지 않아서 야기된 가슴속이 답답하거나 疼痛이 나타나는 증상으로 심하면 胸背가 너무 아프고 숨이 차며 천식으로 누울 수 없는 병증을 가리킨다.

胸痹의 病位, 病因, 症狀 및 그 危重證의 預後와 轉歸 등에 관하여 일찍이 《內經》은 비교적 상세하게 기록하였다. 예를 들면 《靈樞・五邪》에서 "邪가 心에 있으면 心痛에 걸린다."라고 지적하였고 《素問・臟氣法時論》에서도 역시 "心病은 胸中이 아프고 脇支가 부으며 脇下가 아프고 등과 肩胛部사이가 아프며 양팔 안쪽이 아프다."라고 하였다. 그리고 《靈樞・厥病》에서는 그 危重證에 대하여 "心痛이 심하면 아침에 발작하여 저녁에 죽고 저녁에 발작하여 아침에 죽는다."라고 지적하였다. 예방측면에 있어서 《靈樞・五味》에서는 "心痛은 麥, 羊肉, 杏, 薤을 먹어야 한다"라고 지적하면서 처음으로 胸痹의 음식을 통한 傳變豫防法을 제기하였다. 漢代의 張仲景은 《金匱要略》 中에서 胸痹의 病機에 관하여 "陽微陰弦"이라고 제기한 바 있다. 그리고 아울러 五菜의 하나인 薤白을 胸痹를 치료하는 주요 약으로 삼았다. 그가 創製한 栝蔞白白酒湯은 줄곧 지금까지 사용되고 있다.

胸痹는 중년과 노년인에게 자주 발생하며 40세 이상이 가장 많다. 그 발병원인은 주로 胸陽痹阻와 寒邪侵襲에 있다. 예를 들면 《醫門法律・中寒門》에서 말하기를 "胸痹心痛은 일반적으로 陽虛하여 陰이 침범한 것이다."라고 하였으며, 또한 《諸病源候論・心病諸候》에서도 "心痛은 風冷邪氣가 心에 침범한 것이다."라고 지적하였다. 《聖濟總錄・胸痹門》에서는 더욱 진일보하여 胸痹症狀이 모두 心脈不通으로 말미암아 유발된 것이라고 지적하였다. 즉

"虛極한 사람이 寒邪에 침범당하면 氣가 急하게 상승하여 痹하고 不通하게 되어 胸痹가 된다. 그 證은 가슴속에서 막힌 듯한 소리가 나거나, 가슴과 등이 모두 아프거나, 가슴이 답답하고 숨이 차거나, 기침을 하면 아프거나, 답답하고 땀이 저절로 나오거나, 心痛이 등까지 貫通되거나, 근육이 마비되고 피부가 아픈 것은 모두 閉塞되어 不通하였기 때문이다."라고 하였다. 근대의 의학자들은 대부분 本虛로부터 시작하여 本病이 대부분 年老하여 신체가 허약하거나 心腎이 부족한 증상에 情緖, 飮食, 過勞, 寒冷 등의 요소가 가중되어 氣滯, 血瘀, 痰阻를 유발하고 心脈이 痺而不通되며 통하지 않으면 병이 되고 胸痹가 발생하게 된다고 인식하였다. 胸痹는 心系疾病中에서 重證에 속한다. 특히 眞心痛은 "旦發夕死, 夕發旦死"의 위험이 있다. 《千金要方 · 心臟》에서도 "胸痹病은 가슴속이 심하게 아프고……혹은 등까지 아프다. 이것을 치료하지 않으면 며칠이면 죽게 된다."라고 하였으니 胸痹의 위험이 매우 큼을 알 수 있다. 따라서 역대의 의학자들은 모두 본병의 예방을 매우 중시하였다. 예를 들면 《辨證錄 · 心痛門》 에서 말하기를 "사람에게는 眞正心痛이 있는데, ……만일 집에 藥餌이 있다면, 人蔘 一二兩, 附子 三錢을 급히 달여서 구할 수 있다. 이렇게 하면 살리는 것을 기대할 수 있지만 이렇게 하지 않으면 반드시 죽는다."라고 하여 3차예방법의 중요성 및 구체적인 방법을 말하였다.

1) 養生(1次豫防)法

(1) 心理養生法

《症因脈治 · 胸痛論》 에서 말하기를 "內傷胸痛의 원인은 七情六欲이 心火를 動하였거나, ……怫鬱로 氣가 逆流하였거나, ……痰이 凝結되어 氣가 結集되었거나, ……하여 가슴이 답답하고 胸痛이 있다."라고 하였으며, 또 《症因脈治 · 痹證論》 에서는 "心痺의 원인은 勞心焦思로 心氣가 傷하였거나, 心火가 妄動하여 心血이 虧損되면 心痺의 症이 발작한다."라고 하였다. 따라서 정신적인 調理를 중시하고 七情으로 인한 손상을 방지하는 것이 1차예방법의 첫째 요인임을 알 수 있다.

① 養性豫防

성격이 조급하고 이기기를 좋아하며 욕망이 끝이 없어서 그 정신과 심리상태가 장기간 동안 자극상태에 처하게 되면 心陰心陽이 쉽게 손상되어 氣虛血瘀, 心脈不暢을 유발한다. 욕심, 근심으로 氣結되고 情과 氣가 鬱滯되며 血脈이 통하지 않아 胸痹가 발생한다. 그러므로 평소에 性情을 도야하는 데에 주의를 기울여서 氣和志達하게 하고 榮衛가 순조롭게 통하게 하면 心脈痺阻를 방지할 수 있다. 古代의 철학가인 老子는 일찍이 "罪는 욕구보다 크지 않고 허물은 욕심보다 크지 않다."(《道德經》)라고 지적하여 이기적인 생각을 적게 하고 욕심을 줄여서 淸靜無爲할 것을 주장하였다. 《脾胃論·遠欲》에서도 "少思寡欲은 ……血氣를 자연히 조화롭게 하여 邪가 깃들지 못한다."라고 지적하였다. 따라서 이기적인 욕심을 절제하고 名利에 담담하면, 心脈이 통하여 胸痹를 면할 수 있다.

② **省事豫防**

《萬壽丹書》에서 이르기를 "많이 생각하면 神을 傷하게 되고, ……心은 神의 舍이다. 心이 고요하면 神이 편안해지고 心이 動하면 神이 피로해진다. 神은 四肢의 主로서 고민을 적게 하고 욕심을 줄이고 잡념을 없애면 神이 저절로 온전해지고 神이 온전해지면 몸이 편안해지며 몸이 편안해지면 수명이 길어진다."라고 하였다. 이에 생각과 근심을 적게 하면 心平氣和, 血脈通暢을 유지하여 胸痹가 발생할 수 없음을 알 수 있다.

(2) 飮食養生法

膏粱眞味를 너무 많이 먹거나 맵고 열이 많은 음식을 과식하면 脾胃를 손상시키고 聚濕生痰하며 心脈을 막고 氣滯血瘀되어 胸痹를 유발할 수 있다. 이에 관하여 《症因脈治·胸痛論》에서 말하기를 "辛熱한 음식을 너무 많이 먹어 上焦를 傷하게 되면 血이 안에 쌓여 가슴이 답답하고 아프게 된다."라고 하였다. 따라서 평소에 음식을 잘 조절해 먹어야 한다. 淸淡한 음식이 적당하고 지나치게 짜거나 燥한 성질을 가진 음식, 느끼한 음식은 적당하지 않다. 채소와 과일류를 많이 먹고 동물의 내장, 지방 및 게 등은 적게 먹는 것이 좋다. 이외에도 다음과 같은 몇 가지의 食餌療法處方을 선택 사용할 수 있다.

① **人蔘粥** : 옥수수 50g으로 죽을 끓이고 인삼가루, 생강즙 각각 5~10g을 첨가하고 고루 섞어서 空腹에 먹는다. 연속으로 10~30일간 복용한다(《食療本草》).

② **木耳粥** : 木耳 10g을 물에 담가 불린 후에 쌀 100g을 넣고 죽을 끓여서 자주 먹는다(《劉涓子鬼遺方》).

③ **南瓜大棗粥** : 호박 250g을 토막 내어 좁쌀 50g, 대추 10개를 함께 넣고 죽을 끓인다. 붉은 설탕 약간을 뿌려서 아침, 저녁으로 먹는다.

④ **紅花炖羊心** : 紅花 9g, 羊의 심장 0.5~1개에 맑은 물을 적당량 붓고 찜통에 넣어 푹 익힌 후에 소금을 쳐서 고기와 국물을 함께 먹는다.

(3) 避寒保溫法

《素問・擧痛論》에서 이르기를 "寒氣가 經에 들어가 지체되어 脈外에 침범하면 血이 적어지고 脈中에 침범하면 氣가 不通하게 되어 갑자기 아프게 된다."라고 하여 寒邪가 통증을 야기하는 원리를 설명하였다. 그리고 《諸病源候論・心病諸候》에서 "心痛은 風冷邪氣가 心에 침범한 것이다."라고 인식하였고 《雜病源流犀燭・心病源流》에서도 역시 "大寒觸犯心君", 즉 寒氣가 血脈을 응고시켜 胸痹를 형성한다는 것을 강조하였다. 따라서 평소 起居生活에 있어서 보온에 주의를 기울여서 寒邪侵襲을 방지하는 것은 매우 중요한 것이다.

2) 2次豫防法

《聖濟總錄・心痛門》에서 이르기를 "心은 여러 臟의 우두머리고 神이 깃드는 곳이다. 그 正經은 손상되어서는 안되는데, 손상되면 아침에 발작하면 저녁에 죽고 저녁에 발작하면 아침에 죽는다. 이것이 眞心痛이다."라고 하였다. 따라서 일단 흉부의 답답함과 흉통을 발견하면 즉시 적극적으로 치료하여 眞心痛이 출현하는 것을 막아야 한다.

(1) 抑制를 통한 傳變豫防法

근심과 울분 등의 정서변화는 胸痹를 형성하는 主要病因中의 하나이다. 《雜病源流犀觸》에서 이르기를 "七情은 ……喜의 氣가 散外할 수 있는 것을 제외하면 나머지 모두 心氣를 鬱結시켜 아프게 할 수 있다."라고 하였다. 따라서 긴장을 풀고 생각들을 정리하며 번뇌를 제거하고 격동을 피하는 것은 胸痹傳變豫防의 중요한 방법이다.

(2) 飮食을 통한 傳變豫防法

음식의 불균형은 胸痹形成原因의 하나이다. 그러므로 胸痹가 발생한 후에는 반드시 飮食調理를 강화하여 음식을 균형 있게 조절해야 하며 맵고 진한 맛을 가진 음식은 먹지 않는 것이 좋다. 이렇게 해야만 胸痹의 회복에 도움이 된다. 다음의 몇 가지 방법 중에서 선택 사용할 수 있다.

① **丹蔘酒** : 丹蔘 30g, 白酒 500㎖. 丹蔘을 깨끗이 씻어서 물을 걸러내고 술에 담근 다음 봉한다. 매일 1회 흔들어 주고 7일 후에 마시기 시작한다. 매번 10㎖씩 식전에 복용한다. 心脈瘀阻로 인해 흉통이 등까지 연결되고 통증지점이 이동되지 않는 경우에 적용한다.

② **玉竹粥** : 玉竹 15~20g(생것인 경우는 30~60g), 얼음설탕 약간, 멥쌀 100g. 玉竹을 깨

끗이 씻어서 湯을 끓이고 찌꺼기는 버리고 즙을 취한 다음 멥쌀을 넣고 묽은 죽을 끓인다. 그리고 얼음설탕을 첨가하여 다시 1~2번 팔팔 끓이면 된다. 매일 아침저녁에 식욕을 돋우는 것으로 먹는다. 心陰不足, 心脈失養으로 인해 胸部에 격렬한 疼痛이 나타나는 경우, 心煩心悸, 不眠症과 多夢인 경우에 적용한다(《粥譜》).

③ **蜜餞山楂** : 山楂 500g, 벌꿀 250g. 山楂를 깨끗이 씻고 核을 제거하여 적당량의 물을 가하여 70~80% 정도 익을 때까지 끓이고 물을 완전히 말린 후에 벌꿀을 첨가하고 다시 약한불로 완전히 익힌 다음 즙을 거두어서 식혀 준비해둔다. 식전과 식후 모두 먹을 수있다. 積滯不化, 痰瘀阻絡으로 흉중에 답답한 통증이 나타나는 경우, 권태롭고 힘이 없는 경우, 食慾不振, 舌苔가 白膩한 경우에 적용한다(《醫鈔類編》).

④ **加味桃仁粥** : 桃仁 21개, 生地 30g, 멥쌀 100g, 桂心 30g, 生薑 2쪽. 桃仁은 皮尖을 벗기고 桂心은 가루로 만들고 멥쌀을 곱게 간다. 적당량의 白酒를 이용하여 生地, 生薑, 桃仁을 짜서 즙을 취한다. 먼저 적당량의 맑은 물과 쌀로 죽을 끓인 다음 桃仁, 生地, 生薑汁을 넣고 죽이 다 될 때까지 끓여서 桂心가루로 調味하여 공복에 먹는다. 心血瘀阻, 가슴이 답답하고 바늘로 찌르는 듯한 통증이 고정적인 경우, 혀의 색이 어둡거나 혹은 瘀血이 있고 맥이 沈澁한 경우에 적용한다(《太平聖惠方》).

⑤ **附子苡米粥** : 制附片 10g, 苡米 20g, 生薑 15g, 멥쌀 100g. 먼저 制附片을 1시간동안 끓인 후 생강조각을 넣고 다시 30분간 끓인 다음 즙을 내고 찌꺼기를 제거한다. 그리고 苡米, 멥쌀과 함께 묽은 죽이 되도록 끓인다. 하루에 1~2회 복용한다. 寒이 經脈을 응고시켜 胸痛이 등까지 이어지고 寒痛이 심하게 느껴지며 안색이 창백하고 땀이 저절로 나고 四肢가 冷하며 脈沈遲한 경우에 적용한다(《百病飮食自療》).

(3) 體育을 통한 傳變豫防法

胸痹의 病位는 心에 있고 病機는 上焦陽虛, 心脈瘀阻이다. 따라서 적당한 활동은 陽을 보조하여 瘀血을 풀어낼 수 있고 脈을 통하게 하여 혈액순환을 활발하게 할 수 있는데, 이것을 소위 "動則生陽"으로 말할 수 있다. 《類證治裁·胸痹論治》에서 말하기를 "諸陽이 胸中에서 氣를 받으면 반드시 가슴이 빈 듯 虛해진 후 淸氣가 轉運되어 퍼지면 숨쉬기가 편안해진다." 라고 하였다. 心脈이 통하게 되면 胸痹의 발전 변화를 효과적으로 방지할 수 있다. 그러나 胸痹는 重症에 속하기 때문에 過勞하면 心氣를 쉽게 消耗, 損傷시켜 병세를 가중시킨다. 따라서 胸痹患者는 격렬한 운동을 해서는 안되며 수시로 멈출 수 있는 太極拳, 氣功, 散步 등과 같은 운동을 선택할 수 있다. 眞心痛이 심한 경우에는 침상에 누워서 휴식을 취하면서 활동을 적게 하여 병세가 심해지는 것을 피해야 한다.

(4) 藥物을 통한 傳變豫防法

辨證施治原則에 근거하여 적합한 처방약을 선택함으로써 胸痹의 발전변화를 방지할 수 있는데, 이것이 3차예방법의 기본방법이다.

① 心血이 瘀阻되고 흉부에 바늘로 찌르는 듯한 통증이 고정적인 지점에 나타나서 옮겨가지 않으며 舌色이 어둡거나 瘀點이 있고 맥이 沈澁한 경우에는 血府逐瘀湯이나 丹蔘飮을 사용할 수 있다.

② 心陽虛弱이나 陽氣가 欲脫하고, 가슴이 답답하고 숨이 차거나 혹은 胸痛이 등까지 이어지는 증상이 나타나며, 땀이 나고 四肢가 차며, 顔色이 蒼白하고 맥이 沈細微한 경우에는 응급요법으로서 蔘附湯으로 치료할 수 있다.

③ 痰濁壅塞이나 陰寒凝滯, 가슴속이 답답하고 통증으로 肩背部가 당기며 숨이 차고 가래가 많으며 舌苔가 濁膩하고 滑脈인 경우에는 栝蔞薤白白酒湯이나 溫膽湯을 선택할 수 있다.

④ 氣陰兩虛로 흉부에 격렬한 통증이 있고, 心悸心煩이 있으며, 정신이 피로하여 말하기 싫고, 舌赤少苔하며, 脈細하거나 細數한 경우에는 生脈散이나 人蔘養榮湯을 加減使用한다.

(5) 鍼灸를 통한 傳變豫防法

《鍼灸甲乙經·邪在心膽及諸臟腑發悲恐太息口苦不樂及驚》에서 이르기를 "短氣心痹는, …… 魚際로 主治하고, 心痛하고 잘 슬퍼지는 경우는, ……大陵, 間使로 主治한다."라고 하였다. 그리고 《千金要方·心痛》에서도 "通里는 卒痛煩心을 다스리고", "心中暴痛은 內關으로 主治한다"라는 기록이 있으며, 또한 《醫門法律·中寒門》에도 "諸經心痛은 가슴과 등이 서로 당기고 心痛이 背까지 관통되며 背痛이 心까지 관통되는데, 이때는 그 經을 亟溫해 준다"와 같은 艾灸를 통한 傳變豫防法의 기록이 있다. 근래에 발견한 壓耳珠도 역시 오래도록 유지할 수 있는 효과적인 傳變豫防法이다. 일반적으로 耳穴의 心, 皮質下, 神門 등을 위주로 하고 枕, 額, 副腎 등을 配穴하여 王不留行籽로 눌러 붙이고 반창고로 고정한 후에 때때로 눌러주거나 埋鍼해도 된다.

(6) 穴位貼敷法

胸痹가 발작했을 때는 "응급조치로 기와조각을 숯불 속에 넣고 전체가 붉게 달아오르도록 달구어지면 꺼내서 米醋속에 넣었다가 꺼낸 후에 종이로 2~3겹으로 싸매어 아픈 지점에 잠시 놓아두고 식으면 즉시 다른 것으로 바꾸어준다."(《鍼灸資生經·心痛》)의 방법을 쓰거나 혹은 痛心膏를 心兪, 厥陰兪나 膻中에 붙이고 1~2일에 한번씩 바꾸어주어도 효과적으로 胸痹의 발작을 방지할 수 있다.

3) 3次豫防法

《壽世青篇 · 淸心說》에서 이르기를 "무릇 氣를 운행시키는 공부를 하고 또한 動功을 가하며 다시 靜功을 하면 胸膈이 편안해지고 氣血이 순조롭게 흐르며 고질병의 고통이 문득 사라진다. 그러나 이렇게 해도 심장이 깨끗해지지 않을 경우에는 장래를 미리 걱정하거나, 과거에 집착하거나, 財物, 女子, 일시적인 감정 때문에 종종 망상과 거기에서 벗어나지 못하여 心을 복잡하게 하기 때문이다. 이렇게 하면 火의 內生을 초래하고 氣血이 다시 어그러져서 앞의 功이 모두 허사가 된다."라고 하였다. 이를 통해 보면 정서를 적절히 조절하는 방법과 氣功鍛鍊 등이 3차 예방에 있어서 얼마나 중요한지를 알 수 있다. 이외에도 적당한 飮食調養이나 丹蔘片, 田七 등의 한약제를 꾸준히 복용하는 것도 역시 재발을 효과적으로 방지할 수 있다.

3 不眠(不寐)症豫防法

不眠症은 항상 정상적인 수면을 이룰 수 없는 것을 특징으로 하는 일종의 병증이다. 不眠症의 정도는 일치하지 않는데, 가벼운 경우는 잠이 들기가 어렵고 잠이 들어도 쉽게 깨며 깬 후에는 다시 잠을 자지 못하고 또 자다 자주 깨는 등의 증상이 나타난다. 심각한 경우에는 밤새도록 잠을 이루지 못하고 이어서 頭痛, 心悸, 眩暈 등이 합병되어 사람들의 心身健康에 직접적으로 해로움을 끼치며 아울러 정상적인 생활과 일에 영향을 미친다. 따라서 종합적인 조치를 채택하여 불면증을 예방하는 것은 사람들의 건강수준과 작업효율을 향상시키는 데 있어서 매우 중요한 것이다.

일찍이 《素問 · 逆調論》에서는 "胃가 不和하면 편하게 잘 수 없다"라는 기록이 있다. 《靈樞 · 大惑論》에서는 "目不瞑(불면증)"의 病機에 대하여 비교적 상세하게 논술하였으며, "衛氣가 陰에 들어가지 못하고 항상 陽에 남게 되고 陽에 남게 되면 陽氣가 가득 차게 되며 陽氣가 가득 차게 되면 陽이 蹻盛하여 陰에 들어갈 수 없게 되는데, 이렇게 되면 陰氣가 虛해지므로 目不瞑이 된다"라고 인식하였다. 그리고 또한 《靈樞 · 營衛生會篇》에서는 老人의 "不夜瞑" 病因과 病機에 대하여 논술하면서 "노인은 氣血이 衰하고 肌肉이 약하며 氣道가 원활하지 못하고 五臟의 氣가 相薄하며, 그 營氣가 衰少하고 衛氣가 內伐하므로 낮에는 精이 부족하고 밤에는 잠을 자지 못한다."라고 인식하였다. 이러한 논술은 後世人들이 불면증을 예방하고 치료하는 데 있어 이론적인 기초를 마련하였다. 《諸病源候論·卷三·大病後不得眠》에서 臟腑의 氣機功能失調와 營衛不和가 불면증의 중요한 病機임을 지적하였으며, 《景岳全書·不寐》에서는 "不寐證은 비록 여러 병에서 나타나지만 오직 邪와 正만 알면 그 病理를 이해할 수 있다. 대개 잠은 陰에 근본을 두고 神이 그 주인이므로 神이 편안하면 자고 神이 불안하면 잠을 자지 못한다. 불안한 까닭의 하나는 邪氣의 妨害이고 다른 하나는 營氣의 不足이다. 邪가 있는 경우는 대부분 實證이고 邪가 없는 경우는 모두 虛證이다."라고 인식하면서 邪正虛實을 본병의 辨證要綱임을 명확히 제기하였다. 이외에도 濃茶를 마시는 것이 수면에 영향을 끼칠 수 있다는 문제를 지적하였다. 《醫宗必讀·不得臥》에서는 不眠의 病因과 病機를 "氣虛, 陰虛, 痰滯, 水停, 胃不和"로 개괄하였고, 《馮氏錦囊卷十二·雜證方脈不寐合參》에서는 불면의 病機는 腎陰의 盛衰와 관계가 있다고 인식하였으며, 《證治要訣·虛損門》에서는 "年高人陽衰不寐"라고 언급하면서 불면의 病因이 또한 陽虛와 관계가 있음을 설명하였다. 이와 같은 역대 의학자들의 불면에 대한 논술을 보면 불면증이 바로 內傷 혹은 外感 등의 病因으로 야기된 心, 肝, 膽, 脾, 腎 등의 臟腑機能失調, 心神不安으로부터 형성되는 것임을 알 수 있다. 상술한 본병의 病因과 病機에 대한 인식에 기초를 두고 역대 의학자들 또한 수많은 적극적인 예방조치를 제시하였다. 예를 들면 淸代의 曹庭棟은 《養生隨筆》에서 "愚謂寐有操縱二法"을 제시하였다. 이와 같은 淸心養性으로 불면증을 예방하는 방법은 지금까지도 여전히 효과가 큰 실용적인 가치를 지니고 있다.

1) 養生(1次豫防)法

불면증의 형성요인은 七情失調, 思慮傷心, 갑자기 놀랐을 경우, 飮食不節, 胃中不和, 痰熱上擾이거나 혹은 年老로 인한 身體虛弱, 心神失養이다. 그러므로 不眠症의 1차예방법은 반드시 情志를 편안하게 하고 놀라는 것을 막으며 식생활을 알맞게 조절하고 거처를 잘 맞게 해야 하며 아울러 적당한 自然療養과 體育鍛鍊 등의 종합적인 예방조치를 배합해야 한다.

(1) 心理養生法

① 마음을 밝게 함

張景岳은 "神이 편안하면 잘 수 있고, 神이 불안하면 잠을 자지 못한다"(《景岳全書·不寐》) 라고 하였다. 그러므로 불면증예방은 특히 정신적인 방면의 調攝에 주의를 기울여서 기쁨과 분노를 잘 조절하고 심정을 편안하게 하며 스스로 만족하는 마음을 갖도록 해야 한다. 이와 같이 한다면 불면증이 어디에서 오겠는가!

② 淸靜으로 神을 기름

淸代의 曹庭棟의 《養生隨筆》에는 "神을 心에서 맑게 하는 것, 즉 淸心이 가장 중요한데, 그러나 心이 가장 조절하기 어려우니 반드시 먼저 평소에 靜養하고 취침할 때에는 모든 상념과 잡념을 제거해야 하므로 생각이 들 때마다 제거하면 점차 줄어들고 줄어들다가 없어지게 되어 자연스럽게 편안히 잘 수 있다. 終日토록 혼란스럽고 七情이 火動하여 이리뒤척 저리뒤척 하는데 그것을 일시에 없애려고 한다면 가능하겠는가?"라고 하면서 淸淨함으로 神을 기르면 불면증의 발생을 막을 수 있다고 인식하였다. 그리고 더욱 발전시켜 정확한 睡眠心理方法--操縱二法을 제시하였다. 즉, "내가 말하는 就寢操縱二法 : 操는 생각을 머리 꼭대기로 관통시켜 묵묵히 몇 차례 코로 호흡하고 다시 丹田類를 보아 마음이 붙어 있게 하면 생각이 여러 갈래로 치닫지 않아 잠을 잘 수 있게 하는 것이다. 縱은 마음이 끝없이 가도록 놔두어 역시 점차 몽롱한 상태로 들어갈 수 있게 하는 것이다. 가장 주의해야 하는 것은 자려고 애쓰면 애쓸수록 잠자기 어려워지며 대개 깨어있는 상태와 잠자는 상태가 교차되는 고비이다. 오직 잠자는 것을 잊어버리는 것, 즉 心이 操하거나 縱하게 하는 것 모두 꿈나라로 통하는 길이다"라고 하였다. 이러한 방법은 불면증예방에 있어서 중요한 실용적 가치를 가지고 있다.

③ 놀라는 것을 피함

心氣가 평소 虛한 사람은 사고가 났을 때 쉽게 놀라고 두려워하며 心神이 불안하고 종일 안절부절하게 되면 불면증을 양성하기 쉽다. 이에 대하여 《類證治裁・不寐》에서는 "驚恐傷神, 心虛不安"이라고 한 바 있다. 그러므로 놀라는 것을 피하는 것은 불면증을 방지하는 중요한 방법이다.

(2) 飮食養生法

① 적절한 음식

음식이 부적절하고 宿食이 停滯되어 있으면 胃氣가 調和되지 못하고 昇降이 불규칙적이 되어 수면불안을 야기하면 곧 불면증이 형성된다. 《素問・逆調論》에서 "胃不和則臥不安"이라는 논술이 있는데, 바로 이러한 의미이다. 그러므로 음식을 節制하고 暴飮과 暴食을 피하며 기름진 음식을 삼감으로써 痰이 생겨서 心神에 나쁜 영향을 미쳐 불면증을 유발하지 않도록 해야 한다.

② 睡眠前에 진한 茶를 마시지 않는 방법

張景岳이 말하기를 “진한 茶를 마시면 잠이 오지 않는데……진한 茶는 陰寒한 性質로서 元陽을 크게 制約하고 陽이 陰에 의해 억제되면 神이 불안하여 잠이 오지 않는다.”(《景岳全書·不寐》)라고 하였다. 그러므로 야간에는 반드시 진한 茶를 마시는 일은 삼가하는 것이 좋다.

(3) 起居養生法

淸代의 龔廷賢은 《壽世保元·不寐》에 睡法을 첨부하여 이르기를 “잘 때는 몸을 구부리는 것을 싫어하지 말고 깨어있을 때는 몸을 펴는 것을 싫어하지 않아야 한다. 踡이라는 것은 무릎을 구부리고 배부분을 구부려서 좌우의 옆구리 쪽으로 눕는 것으로 修養家들은 소위 獅子眼이라고 말한다. 이와 같이 하면 氣海가 가득 차고 단전이 항상 따뜻해져서 腎水가 쉽게 생겨난다. 그래서 사람에게 매우 이롭고 몸을 편 채로 누우면 氣가 펴지고 축적이 전혀 되지 않으며 神이 흩어져 잠겨있지 않으므로 누워있어도 오직 깨어있을 때에만 몸을 펴야 한다.”라고 하였다. 이러한 수면방법은 역대 의학자들에 의해 추앙되었으며, 壽世靑의 《十二時無病法》에도 역시 “편안한 잠은 元氣를 배로 증가시키며, 몸은 반드시 옆으로 누워 한쪽 다리를 위쪽으로 구부리고 자도록 한다”라는 기록이 있다. 이와 같은 정확한 수면자세를 취하면 불면증의 발생을 방지할 수 있다.

(4) 自然療養法

溫泉浴이나 溫水浴을 매일 1회씩 매 회마다 30~60분간 시행하면 불면증을 효과적으로 방지할 수 있으며, 특히 장기간 정신적 피로가 과도한 사람에게 더욱 적당하다.

(5) 體育養生法

散步, 驅步, 달리기, 球技類, 五禽戱, 八段錦, 太極拳 등이 불면증을 예방, 치료하는 효과적인 방법이다. 몸에 약간 피로한 느낌이 들 때까지 하는 것이 가장 좋으며 일정한 시간에 단련하는 것 외에도 수면 전에 다시 한번 하면 “動中求靜”에 도움이 되어 수면을 촉진시킨다.

2) 2次豫防法

不眠症이 發病한 후에 질병과정이 짧은 경우에는 적당한 치료를 통하면 비교적 좋은 효과를 거둘 수 있지만, 질병과정이 길고 虛證와 實證이 섞여서 나타나면 병세가 종종 쉽게 반복되고 다른 병을 유발할 수 있다. 그러므로 불면증의 2차 예방법은 반드시 藥物을 통한 傳變豫防法에 치중하고 기타의 예방조치를 배합하여 適時에 제어해야 한다.

(1) 藥物을 통한 傳變豫防法

불면증환자는 반드시 규칙적인 약물 복용을 꾸준히 해야 하며, 그 복용방법은 《普濟本事方·卷一》에서 말한 "日午夜臥服"에 따르고 상황을 참작하여 아래와 같은 처방약을 선택할 수 있다.

① 心脾兩虛인 경우로 쉽게 잠들 수 없고 수면 후에는 쉽게 깨고 깬 후에는 다시 잠들기가 어려우며 心悸를 兼하고 무력증과 함께 입이 텁텁하고 맛을 모르며 舌質淡하고 脈弱한 證이 보인다. 氣虛에 치우친 경우에는 六君子湯을 사용할 수 있고 血虛에 치우친 경우에는 茯神散을 사용할 수 있다.

② 陰虛火旺인 경우로 만약 心煩과 함께 불면증으로 수면이 곤란하고 手足心發熱, 盜汗, 목과 인후가 마르고 舌質紅이 兼하여 나타나면 黃連阿膠湯을 사용하고 또한 朱砂安神丸, 天王補心丹을 사용할 수 있다.

③ 心腎不交인 경우로 만약 心煩不眠, 眩暈과 耳鳴, 煩熱盜汗, 健忘症이 나타나고 남자는 滑精陽痿, 여자는 月經不順과 같은 證이 나타나면 交泰丸을 사용할 수 있다.

④ 肝鬱虛血인 경우로 만약 수면곤란이 있고 꿈을 많이 꾸며 쉽게 놀라고 종일 불안하며 胸脇에 脹滿感이 있고 조급하여 쉽게 화내며 한숨을 잘 쉬는 證이 나타나면 酸棗仁湯에 柴胡를 첨가하여 사용할 수 있다.

⑤ 心虛膽怯인 경우로 만약 虛煩으로 잠을 잘 수 없고 수면 후에는 쉽게 깨며 종일 안절부절하고 心神이 편안하지 못하며 怯이 많은 證이 보이면 安神定志丸에 炒棗仁과 夜交藤을 첨가하여 사용하는 것이 적당하다.

⑥ 胃氣不和인 경우로 不眠과 함께 脘腹脹滿이나 惡心과 嘔吐, 噯腐呑酸이 나타날 때, 輕證에는 保和丸을 사용하거나 越鞠丸에 山楂, 麥芽, 蘿菖子를 첨가하여 사용할 수 있고, 重證에는 調胃承氣湯이 적당하다.

(2) 鍼灸를 통한 傳變豫防法

① 鍼刺穴位

神門, 三陰交, 安眠 등의 穴을 선택한다. 心脾虛虧에는 心兪, 脾兪, 膈兪를 첨가하고, 肝腎精虧에는 腎兪, 太谿를 첨가하며, 情志抑鬱에는 太沖, 靈道를 첨가하고, 脾胃不和에는 足三里를 첨가한다. 鍼은 補法을 사용하거나 鍼과 灸를 幷用하거나 平補平瀉한다. 매일 1회 시술하며 7회를 1단계 치료과정으로 한다.

② **耳鍼**

神門, 心, 腎, 腦, 皮質下를 취하여 埋鍼하거나 耳穴壓迫法을 사용한다.

(3) 안마를 통한 傳變豫防法

頭部按摩, 예를 들면 梳頭, 鳴天鼓, 分運太陽, 抹額, 頭部疏經法 등을 채택하는 것이 적당하다.

(4) 飮食을 통한 傳變豫防法

음주를 금지하는 것과 아울러 아래와 같은 藥粥을 선택 복용한다.

① 酸棗仁 30g, 生地黃 15g, 쌀 적당량으로 죽을 끓여서 먹는다.

② **百合香糯粥** : 百合 45g, 香糯 60g, 얼음설탕 적당량을 넣고 죽을 끓여서 복용한다.

③ **朱砂煮猪心** : 돼지심장 1개, 朱砂 1.5g을 끓여 익혀서 먹는다.

④ **阿膠粥** : 먼저 찹쌀 100g에 물 800㎖를 넣고 죽을 끓이고 죽이 다 되면 세밀하게 빻은 阿膠 5~6g을 솥 안에 넣고 고루 저으면서 끓인다. 죽이 걸쭉하게 되면 된다. 매일 아침・저녁으로 1회씩 따뜻할 때 먹는다. 3일을 1단계치료과정으로 한다.

이외에도 食用으로 만든 合歡花粥, 龍骨粥, 人蔘粥, 夜交藤粥, 酸棗仁粥 등과 같은 藥粥을 선택할 수 있다.

(5) 氣功을 통한 傳變豫防法

수면직전에 放鬆功을 한다. 호흡을 조절하면서 入靜하여 호흡을 "깊고, 길고, 균일하게" 한다. 매회 20~30분간 수련하며, 또한 수면을 암시하는 意念活動, 즉 "나는 피곤하니 이 수면으로 휴식을 취한다." 등과 같은 생각을 중복하면서 잡념을 없앰으로써 자기도 모르게 천천히 잠 속에 빠져들 수 있다.

3) 3次豫防法

(1) 心理를 통한 재발방지법

불면증이 치유된 후에도 쉽게 재발되며, 그 유발요인은 보통 근심과 분노로 인한 心神의 혼란이다. 그러므로 불면증의 3차예방법은 심리요인방면으로부터 시작해야 한다. 즉 반드시 마음을 편안하고 밝게 갖고 淸靜으로 神을 기르며 놀람을 피해야 한다.

(2) 藥物을 통한 재발방지법

불면증이 치유된 후에 장기간 天王補心丹, 朱砂安神丸, 歸脾丸 및 杞菊地黃丸 등의 한약을 복용하면 불면증의 재발을 예방하는데 있어서 중요한 작용을 한다.

4 多寐豫防法

多寐는 밤과 낮을 가리지 않고 수시로 잠을 자고 싶으며 불러 깨우면 잠에서 깨어날 수 있고 깨어난 후에 다시 잠드는 病證을 가리킨다. 그 발병원인은 주로 陽氣不足이나 脾虛濕盛 등으로 초래된다.

《內經》에는 多寐라는 病名의 기록은 없지만 그와 유사한 기록이 있다. 예를 들면 《素問·診要經終論》에 "가을에 잘못하여 여름의 刺法을 쓰면 病은 낫지 않는다.……사람으로 하여금 더욱 눕기 좋아하게 하고 잠만 자게 만든다."라고 하였다. 또한 《靈樞·大惑論》에서는 多寐의 病機를 상세하게 설명하였다. 즉 "黃帝가 말하기를 '사람이 잠을 많이 자는 경우가 있는데, 이것은 어떤 氣가 그렇게 만드는 것인가?'라고 묻자 岐伯이 말하기를 '그 사람은 胃腸이 크고 皮膚가 澁하여 肌肉間의 血氣가 잘 유통되지 않습니다. 胃腸이 크면 衛氣가 오랫동안 머무르며, 肌肉間의 血氣가 잘 유통되지 않으면 衛氣의 순환이 澁滯되어 느리게 됩니다. 원래 衛氣는 낮에는 陽을 돌고 밤에는 陰을 돕니다.

그러므로 衛氣가 陽에서 陰으로 들어가면 잠이 들고, 陰에서 陽으로 나오면 잠이 깹니다. 그런데, 胃腸이 크면 衛氣가 오래 이속에 머물고, 皮膚가 濕하며, 肌肉間의 血氣의 通利가 나빠집니다. 그 결과 衛氣의 순환이 느려져서 陰에 머무는 시간이 길어지므로 정상적인 운행이 안됩니다. 故로 언제나 자고 싶은 것입니다.'라고 하였다."라고 기록하였다. 이것은 陽氣가 妨害를 받아 陰에 오래 머물게 되는 것이 多寐를 조성하는 主要病機임을 명확히 지적한 것이다. 그리고 《素問·刺熱篇》에서 말하기를 "肝熱病이 있는 사람은 小便이 먼저 누렇고, 腹痛이 있으며 잠이 많다."라고 하였는데, 이것은 肝經濕熱도 역시 多寐의 發病原因임을 설명해주는 것이다. 또한 《素問·六元正紀大論》에서 "陽明司天의 政局에……初之氣로……자꾸 잠을 잔다."라고 하였는데, 여기에서 말하는 初之氣는 濕氣를 가리키는 것으로 濕이 氣機를 방해하는 것 또한 多寐의 발병원인임을 알 수 있다. 漢代 張仲景의 《傷寒論》에는 "少陰病은 脈이 微細하고 欲寐가 나타난다."라고 하였는데, 여기에서의 欲寐는 多寐와 대체로 같으며 그 病機는 주로 陽衰內寒으로 陽氣不足이 多寐를 초래하는 하나의 주요한 요인임을 설명해 준다. 역대의 의학자들은 이에 대하여 탐구를 계속하였다. 李東垣은 《脾胃論》에서 "脾胃가 虛하면 게으르고 자꾸 잠이 온다."라고 제기하였고, 元代의 朱丹溪는 《丹溪心法·中濕四》에서 "脾胃가 濕을 받으면 勞困하고 기운이 없으며 잠자기를 좋아한다."라고 언급하였으며, 明代 李梴은 《醫學入門·卷三》에서 "잠을 많이 자는 것은 陰이 盛하기 때문으로 낮에도 잠을 자고 싶어한다."라고 하였다. 淸代에 沈金鰲의 《雜病原流犀燭》에서 多寐라는 명칭이 나타났으며 그는 "多寐는 心脾病이다. 하나는 心神이 混濁함으로 말미암아 스스로 主宰할 수 없는데 원인이 있고, 또다른 하나는 心火虛衰로 말미암아 生土하여 健運할 수 없는데 원인이 있다."라고 인식하였는데, 이것은 독특한 견해임을 알 수 있다. 위의 견해들을 종합해보면, 多寐의 病因이 陽虛, 氣虛, 濕阻, 痰熱 등을 벗어나지 않는 것을 알 수 있다. 그리고 역대 의학자들이 多寐의 豫防에 대하여 기록한 論述은 비록 드물지만 위에 소개한 論述들은 多寐의 豫防을 위해 이론적 기초를 마련하였다고 할 수 있을 것이다. 또한 多寐의 2차예방법에 대하여 明代의 李梴은 《醫學入門》에서 다음과 같이 논하였다. 즉 "熱病으로 땀이 나고 脈이 沈細하면서 몸이 冷하며 초기에는 안정감이 느껴지다가 점차로 혼미해지고 자꾸 잠자고 싶어지는 경우에는 반드시 급히 四逆湯을 투여하여 四肢를 따뜻하게 해주어야 한다. 이렇게 하지 않으면 깊이 잠들어 죽게 될 수도 있다."라고 하여 일부 熱病 後期에 陽氣가 衰微해지면서 나타나는 多寐症에 대하여 주의를 기울이고 반드시 四逆湯類를 투여하여 溫陽救逆함으로써 陽氣의 暴脫을 예방할 것을 지적하였다.

1) 養生(1次豫防)法

多寐는 神情低沈證에 속하고 대개 陽氣虛衰, 脾氣不足, 痰濕困擾, 情志所傷으로 말미암아 초래되므로 多寐의 豫防은 반드시 이러한 病因에 맞추어 조치가 취해져야 한다.

(1) 心理養生法

① 以情制情

本病은 神情低沈, 發作性을 특징으로 하므로 發作期에 접어들기 전에 반드시 以情制情法을 채택해야 한다. 예를 들면 音樂, 文藝娛樂, 色彩 등의 방법을 채택하여 환자가 즐겁고 감동받게 함으로써 陽氣를 升浮시키고 氣血을 잘 흐르게 하여 心身의 亢奮性을 향상시켜 多寐의 發作을 예방한다.

② 驚恐의 감정을 피함

驚恐은 氣가 鬱滯되게 하고 氣機를 逆亂하게 만들며 氣血失調를 일으켜 氣血의 運行이 원활하지 못하게 하고 陽氣가 痺阻되게 만들어 多寐를 초래한다. 그러므로 반드시 평소에 驚恐의 감정에 노출되지 않도록 함으로써 氣逆血瘀로 인한 多寐의 발작을 막아야 한다.

(2) 飮食養生法

生冷하고 기름진 음식을 過食하고 절제 없이 과도하게 飮酒를 하면 脾胃의 손상을 가져와 濕熱이 생겨나서 氣機를 阻滯시키고 淸竅를 막아 多寐를 형성하게 된다. 예를 들어 《丹溪心法》에서 말하기를 “일반적으로 살찐 사람이 자주 노곤해 하고 게으른데, 이것은 濕熱 때문이다.”라고 하였다. 그러므로 평소에 飮食을 淸淡하게 먹고 채소류를 많이 먹도록 하며 기름지고 느끼한 음식들을 적게 먹고 飮酒를 절제해야 하며 특히 평소 비만한 사람은 더욱 이 사항에 주의를 기울여 痰熱이 滋生하여 多寐가 초래되는 것을 막아야 한다.

(3) 起居養生法

① 규칙적인 생활

《素問·宣明五氣篇》에는 “오래 누워 있으면 氣를 傷한다.”라는 교훈이 있으며, 葛洪의 《抱朴子》에서도 “일찍 일어나도 새벽닭이 울 때까지는 자고 늦게 일어나도 日出後까지 자서는 안된다.”라고 말하였는데, 이러한 기록들은 마땅히 아침에 일찍 일어나야 하며 잠을 貪하는 것은 좋지 않다는 것을 경고한 것이다. 아침에 陽氣가 처음 생겨날 때는 精氣가 發生하는 시기로서 이때에 庭園을 천천히 걸으면 陽氣의 發生에 유리하여 神明을 奮發하게 한다. 만약 장시간 잠에 연연하여 늦잠을 자면 陽氣가 갈수록 적어지고 精神이 갈수록 쇠퇴하여 혼미해지면서 수시로 잠을 자고 싶어지게 된다. 따라서 규칙적인 생활은 多寐의 發作을 예방하는 하나의 중요한 방법이다.

② 적절한 환경

습한 곳에 오래 居處하면 濕邪를 쉽게 받아 濕邪가 表를 속박하게 되면 陽氣가 發展되지 못하여 肢體가 노곤하고 게을러져 자꾸 잠자고 싶어진다. 이것은 《丹溪心法·中濕》에서 “脾氣가 濕을 받으면 勞困하고 無力해지며 게을러져 자꾸 자고 싶어진다.”라는 기록과 일치한다. 그러므로 반드시 外部環境의 濕度를 적절히 조절하고 유지해야 하며 濕한 곳에 오래 머물지 않도록 해야 한다.

(4) 體育養生法

五禽戱, 八段錦 및 其他의 運動을 행하면서 日光浴, 空氣療法 등을 배합해 氣血을 잘 흐르게 하고 생기발랄하게 함으로써 인체의 陽氣가 충만되도록 해주면 多寐의 發生을 예방하는데 도움이 된다.

2) 2次豫防法

多寐가 발생한 후 제때에 치료하지 않으면 병세가 발전되어 온종일 昏迷하여 잠을 자고 싶어지고 기억력이 감퇴될 수 있으며, 심한 경우에는 환자의 생활과 일, 학습에 영향을 미치게 된다. 그러므로 多寐症의 2차예방은 반드시 적극적인 종합예방치료조치를 채택해야 하며 藥物과 鍼灸를 통한 傳變豫防에 중점을 두어야 한다.

(1) 藥物傳變豫防法

① 濕邪困脾

머리가 무겁고, 밤낮을 가리지 않고 정신이 혼미하면서 졸리며, 肢體가 무거운 증상이 나타나는 경우에는 반드시 太無神術散을 加減하여 복용해야 한다.

② 痰濁痺阻

精神이 없고 밤낮으로 자고 싶으며 몸이 肥滿해지는 증상이 나타나는 경우에는 溫膽湯을 加減하여 복용해야 한다.

③ 脾氣不足

정신적인 倦怠感과 함께 잠자고 싶고, 肢體가 노곤하면서 무력하며, 안색이 누런 증상이 나타나는 경우에는 반드시 香砂六君子湯을 加減하여 복용해야 한다.

④ 陽氣虛衰

정신적으로 피로하고, 온종일 자고 싶으면서 말하기 싫으며, 추위를 타고 肢體가 冷한 증상이 나타나는 경우에는 附子理中丸을 加減하여 복용해야 한다.

⑤ 瘀血阻滯

頭昏頭痛이 나타나고 자고 싶으며 罹患期間이 비교적 오래된 경우나 혹은 머리부위에 外

傷을 입은 적이 있는 경우에는 通竅活血湯을 加減하여 복용해야 한다.

(2) 鍼灸傳變豫防法

心兪, 神門, 百會, 列缺, 商陽을 取하여 補法을 사용하거나 혹은 溫鍼, 레이저침, 극초단파침 등을 모두 사용할 수 있다. 耳鍼의 경우에는 神門, 心點, 腦點, 皮質下, 交感, 腎上泉(副腎) 등의 穴을 취한다.

3) 3次豫防法

多寐가 치유된 후 다시 再發하는 것은 이 疾病을 초래한 病因이 消失되었는지의 여부와 밀접한 관계가 있다. 따라서 多寐의 3차예방법은 반드시 그 病因에 맞추어 起居環境方面에서 주의를 기울여야 하는데, 즉 濕한 환경에서 오래 거처하지 않도록 하는 것이며 또한 음식에 있어서 달고 기름진 음식은 節制해야 하고 淸淡하면서도 營養이 풍부한 음식물을 선택하여 먹도록 해야 한다. 또한 氣功, 太極拳과 같은 體育鍛鍊을 적당하게 行함으로써 體質을 증강시키고 精神을 진작시키면 多寐의 再發을 예방할 수 있다.

5 健忘豫防法

健忘은 "喜忘", "善忘", "多忘"이라고도 불려지며, 기억력이 나빠서 잘 잊어버리는 일종의 病證으로서 어떤 일이든지 잘 잊어버리고, 수다스럽고, 행동이 둔하며, 능력이 현저하게 상실되는 것이 주요 증상이다. 本病은 대부분 年老衰弱, 心脾虛損, 心腎不交, 氣鬱不舒, 痰濕痺阻로 인하여 초래된다. 이에 대하여 적당한 예방조치를 채택하면 本病의 發生을 피할 수 있거나 그 進展을 지연시킬 수 있다.

古代文獻에서 健忘에 대한 論述은 매우 많다. 《靈樞·大惑論》에서는 本病의 病因과 病機를 상세하게 기록하였다. 즉 "上氣가 不足하고 下氣가 餘裕가 있으면 胃腸이 實하고 心肺가 虛하게 되며, 이렇게 되면 營衛가 下部에 머무르게 되는데, 이것이 오래되어 수시로 상승하지 못하면 善忘이 된다."라고 하였다. 대개 心肺가 虛하고 胃腸이 實하여 營衛가 下部에 머무르면 精氣가 수시로 위로 상승하여 心에서 교차되지 못하므로 잘 잊어버리게 되는 것이다. 《千金要方》은 本病을 "好忘"이라고 稱하고 아울러 開心散 등의 16方을 조제하여 健忘을 치료하였다. 그리고 《聖濟總錄·心健忘》에서는 心虛, 血氣衰少가 本病에 미치는 영향을 강조하여 "健忘을 心虛, 血氣衰少, 精神昏憒의 原因으로 의지가 흔들리고 잘 잊어버리게 된다. 무릇 心이라는 것은 君主의 官으로서 神明이 나오므로 근심하고 고민하면 心을 손상시키며, 혹은 근심과 놀람, 두려움의 감정은 志를 잃게 하여 모두 疾病을 초래한다. 그러므로 근심하고 고민하면 心을 손상시키고 心이 손상되면 잘 잊어버리게 된다."라고 지적하였다. 또한 《丹溪心法·健忘》에는 "健忘이라는 것은 일을 시작은 하지만 끝마무리를 못하고 말에 순서가 없는 病의 명칭으로, 바보보다는 人事를 구별할 줄 안다."라고 기록하여 健忘과 痴呆를 구별하였다. 明代 李中梓는 《醫宗必讀·健忘》에서 本病이 心腎不交에 원인이 있다고 인식하고 "心이 아래로 腎과 교류하지 못하면 火가 그 神明을 혼란시키고, 腎이 위로 心과 교류하지 못하면 精氣가 潛伏하여 쓰여지지 못한다. 火가 위에 머물게 되면 이 때문에 疾病이 되고 水가 아래에 머물게 되면 이 때문에 燥가 생겨 혼란스럽고 혼미해져 불안정하게 된다. 그러므로 補腎하여 氣를 腎氣를 수시로 올려 보내고, 養心하여 心氣를 잘 내려가게 하면 神氣가 淸明해지고 志意가 항상 잘 다스려지게 되니 어찌 健忘이 있을 수 있겠는가?"라고 하였다. 또한 淸代 陳士鐸이 《辨證錄·健忘門》에서 논술한 健忘證은 以前의 의학자들의 논술을 계승, 발전시켰다고 말할 수 있으며 그 논술이 매우 정밀하고 상세하다. 그는 노인의 健忘證이 대개 心腎不交에 원인이 있다고 인식하였고, 장년층의 健忘은 "반드시 큰 病을 앓고 난 후나 혹은 酒色이 過度하여 얻게 되며……이러한 종류의 健忘은 곧 五臟이 모두 손상된 病으로 心과 腎經의 손상에 그치지 않는다."라고 인식하였다. 그리고 아울러 "사람의 氣가 鬱滯되어 펼쳐지지 않으면 순식간에 물건을 잃어버리고 눈앞의 일을 기억하지 못하기도 하며 노인처럼 잘 잊어버리게 되는데, 이것은 곧 肝氣의 鬱滯이지 心腎의 虛耗 때문이 아니다."라고 하여 肝鬱氣滯가 오래되어 健忘이 초래될 수 있음을 명확히 제기하였다. 淸代 林佩琴은 《類證治裁·健忘》에서 本病의 病機를 상세하게 설명함에 있어서 心腎에 치중함과 동시에 腦髓不足에도 책임이 있다고 언급하였으며, "사람의 神은 心을 宅으로 하고 있으며 心의 精은 腎에 의지한다. 그리고 腦는 元神의 宅이고 精髓의 바다로 실재로 기억력이 근거하는 곳이다."라고 말하였다. 이와 같이 위에 서술한 논술들에 기반을 두고 역대 의학자들은 健忘豫防에 대해서도 적지 않은 인식이 있었는데, 예를 들면 淸代의 何夢瑤는 《醫碥》에서 "性이 고요하면 心氣가 고여 있는 물 같고, 情이 動하면 心氣가 마치 달아나는 원숭이처럼 번잡하게 밖으로 내달리니 중앙에 존재하는 것은 거의 드물게 된다. 중앙에 존재하는 것이 희박하면 말한 후에도 바로 잊어버리게 된다.……藥이 비록 安心養血의 효능이 있기는 하지만 스스로 存陽하여 얻는 것이 더욱 중요하다."라고 하면서 修身하여 養性하고 情志를 즐겁고 원만하게 하는 것으로 健忘을 예방하는 중요성을 강조하였다. 또한 《體仁匯編》에서는 健忘을 예방하는 方劑를 썼으며 菍蓉散을 오래 복용하면 늙어서도 健忘이 생기지 않는다고 인식하였다. 이는 後世의 健忘 豫防을 일깨우는데 일조가 되었다.

1) 養生(1次豫防)法

健忘의 형성원인은 고민과 근심, 氣가 鬱滯되어 초래되거나, 心脾虛損, 心腎不交이거나, 年老하여 몸이 쇠약하여 元神이 空虛해졌거나, 過度한 房勞로 인한 精髓不足, 혹은 기름진 음식을 지나치게 좋아하여 痰瘀가 腦竅를 막은 경우 등이다. 그러므로 健忘의 1차예방법은 반드시 이러한 病因에 상응하는 조치를 취해야 한다.

(1) 心理養生法

① 疎泄開鬱

"사람의 氣가 鬱滯되어 不舒하면 순식간에 물건을 잃어버리고 눈앞의 일을 기억하지 못하기도 하며 노인처럼 잘 잊어버리게 되는데, 이것은 곧 肝氣의 鬱滯이다."(《辨證錄·健忘門》)라고 기록하고 있다. 忿怒는 肝을 損傷시키고 肝氣가 鬱滯되어 心神에 영향을 미치는데, 이것이 오래 지속되면 정신이 몽롱하고 잘 잊어버리는 증상이 나타나게 된다. 따라서 평소에 忿怒의 감정을 될 수 있는 대로 避하도록 해야 하며, 특히 중년에 접어들어서는 화낼 일이 있어도 최대한 절제하거나 스트레스해소방법을 찾아 怒氣를 發泄시켜서 腦를 손상시키지 않아야 한다.

② 淸靜養神

지나친 고민으로 인한 心脾勞傷, 심한 공부로 인한 肉體疲勞, 心血耗傷 등은 모두 健忘을 초래할 수 있으므로 지나치게 고민하지 않도록 한다. 장기간 책상에 엎드려 일하는 경우는 피로를 느끼지 않도록 잘 조절하고 여가시간에 화초재배, 낚시, 음악 감상 등으로 心身을 이완시켜 神을 길러줌으로써 神이 맑아지도록 하면 健忘이 발생하지 않도록 할 수 있다.

③ 驚恐防止

《聖濟總錄·心健忘》에서 "健忘病은 心虛에 근본을 두며……, 근심으로 인해 지나치게 손상을 입고 놀람과 두려움으로 인해 志를 상실하는 것 모두 疾病을 초래한다."라고 하였듯이 驚恐의 감정은 志를 喪失하게 할 수 있고, 志를 喪失하면 반드시 健忘이 발생함을 알 수 있다. 그러므로 반드시 적극적인 조치를 취하여 驚恐의 영향을 피하고 방지해야 한다.

(2) 飮食養生法

① 淸淡飮食

"健忘은 精神이 短少한 경우에 많으며, 痰이 있는 경우에도 나타날 수 있다."(《丹溪心法·

健忘門》)라고 하였다. 肥甘厚膩한 음식을 많이 먹으면 濕과 痰을 生成하기 쉽고 이렇게 생겨난 痰이 心竅를 막으면 健忘을 초래할 수 있다. 그러므로 평소에 음식을 淸淡하게 먹는 것이 좋고 과일과 채소를 많이 먹도록 하며 肥甘厚油膩를 과식하지 않도록 한다.

② 飮食健腦

평소에 호두, 검은깨, 땅콩, 콩제품, 옥수수, 좁쌀, 대추, 호박씨, 벌꿀 등을 많이 먹으면 된다. 이러한 식품들은 補益心腎, 健腦益智效能을 가지고 있어서 健忘을 예방하는데 일정한 작용을 한다.

③ 飮酒節制

淸代의 陳士鐸은 《辨證錄·健忘門》에서 過度한 飮酒가 健忘을 초래할 수 있으며 過量의 飮酒는 痰濕을 滋生시키고 이것이 淸竅를 막아 元神이 혼미해진다고 인식하였다. 그러므로 평소에 飮酒를 節制함으로써 神明을 손상시키지 않아야 한다.

(3) 智力功能訓練法

健忘은 中年과 老年에 흔히 나타나는 病證이다. 중년과 노년기에 연령이 많아짐에 따라 大腦의 記憶能力은 점차로 감퇴되고 바쁜 일, 過度한 疲勞가 大腦를 피로하게 만들어 健忘의 발생을 쉽게 초래하게 된다. 그리고 나이가 점차 들어감에 따라 大腦의 智能開發을 소홀히 하는 것도 역시 健忘을 초래하는 원인이 된다. 속담에 "腦를 항상 사용해야 늙는 것을 막을 수 있다."라고 하였듯이 과학적이고 합리적으로 腦를 사용하는 것이 健忘을 예방하는데 중요한 작용을 한다는 것을 알 수 있다. 신경을 과도하게 쓰는 사람은 音樂保健法, 書畫怡情法, 田園抒懷法 등을 이용하여 大腦의 사용과 휴식을 적절히 결합하여 大腦의 과도한 사용을 초래하지 않도록 한다. 또한, 나이가 많은 경우에는 游戲康樂法, 弈棋養性法, 閱讀養性法을 이용하고 또 끊임없이 學習하는 방법을 통해 大腦를 끊임없이 훈련하여 지능을 향상시키면 健忘發生을 예방하고 지연시킬 수 있다.

(4) 氣功 및 體育養生法

內養功, 延年益智功, 五禽戲, 八段錦, 太極拳 등을 행하여 氣血의 流通을 촉진시키고 體質을 증강시켜서 腦를 補養하면 좋은 기억력을 유지하고 健忘을 예방하는데 도움을 준다.

(5) 房事養生法

《辨證錄 · 健忘門》 에서 이르기를 "사람이 壯年에 健忘이 나타나는 경우는 반드시 傷寒大病을 앓고 난 후에 얻은 것이거나 혹은 酒色이 과도한 사람에게 나타난다."라고 하였다. 그러므로 房事를 적절히 조절하여 腎精을 길러줌으로써 腦髓를 充滿하게 만들어 健忘을 초래하지 않도록 해야 한다.

(6) 藥物養生法

나이가 많아 五臟이 모두 衰弱하여 心腎이 交流하지 못하고 神明이 맑지 못한 경우에는 藥物豫防法을 채택할 수 있는데, 예를 들어 《養老奉親書》 에 따르면 "鎭心丸으로 老人의 心氣를 길러주면 健忘이 생기지 않는다."라고 하였다. 또한 歸脾丸, 孔聖枕中丹, 壽星丸, 朱雀丸 등을 常服하면 健脾益氣, 補腎塡髓의 효능이 있어 元神이 총명하게 되어 잘 잊어버리지 않게 된다.

2) 2次豫防法

健忘病이 獨立되어 출현하는 것은 매우 드물다. 臨床에서는 대개 續發性으로 其他證候, 예를 들어 怔忡, 不寐, 煩燥 등이 동반되어 나타난다. 특히 나이가 많은 사람은 健忘이 오래 지속되어도 痴呆 등의 증상이 자주 나타난다. 그러므로 健忘患者에 대해서는 반드시 적극적인 조치를 채택하여 병세를 제어함으로써 더욱 심해지거나 혹은 다른 變證이 출현하는 것을 막아야 하는데, 그 重點은 반드시 藥物傳變豫防과 智力訓練方面에 두어야 한다.

(1) 藥物傳變豫防法

① 心脾兩虛인 경우로, 잘 잊어버리고, 倦怠와 함께 氣運이 없으며, 心悸, 少寐, 聲怯氣短과 함께 顔色에 潤氣가 없는 증상이 나타나면 歸脾湯을 사용할 수 있다.

② 心腎不交인 경우로, 健忘, 頭暈, 耳鳴, 心煩, 失眠, 腰膝軟酸 등의 증상이 나타나면 心腎兩交湯, 朱雀丸, 生慧湯, 六味地黃丸을 證에 따라 사용할 수 있다.

③ 年老神衰한 경우로, 健忘, 身體疲勞, 神志恍惚, 腰膝酸軟, 納少尿頻, 心悸少寐의 증상이 나타나면 人蔘養榮湯, 固本丸을 加減하여 사용해도 된다. 陰陽兩虛한 경우에는 神交湯을 사용한다.

④ 痰瘀痺阻인 경우로, 健忘, 말이 늦고, 표정이 멍청하며, 총명함이 부족한 증상이 나타나면 導痰湯을 사용할 수 있다.

(2) 智力訓練法

이 방법은 환자로 하여금 記憶訓練, 예를 들면 數記憶法, 閱讀法, 暗誦法 등의 훈련을 강화하도록 하는데 있다. 이 방법들은 모두 환자지능을 증강시켜 기억력을 회복시키는데 도움이 된다.

(3) 起居傳變豫防法

健忘患者는 반드시 일과 휴식을 적절하게 조절하는데 주의를 기울이고 충분한 수면시간을 유지해야 한다.

3) 3次豫防法

健忘證이 가벼운 경우는 적당한 치료를 거치면 완치되는 경우도 있다. 그러나 치유 후에는 반드시 정신적으로 유쾌한 상태를 유지해야 하며 정신적인 자극을 받거나 신경을 과도하게 써서 재발하지 않도록 주의해야 한다. 그리고 이외에도 飮酒를 禁해야 하며 기름지고 자극성 있는 음식을 적게 먹어야 한다. 또한 아래에 기록한 藥粥을 상황에 따라 선택하여 補養할 수 있다.

① **遠志粥** : 遠志泡에서 心皮를 제거하고 粉末로 만들어 먼저 쌀과 합쳐 죽이 되도록 끓여서 식힌 다음 蓮子粉을 넣고 고루 섞어 다시 끓인 후 먹는다.

② **猪腦香糯粥** : 신선한 猪腦 1개, 香糯 60g, 川芎 15g, 白芷 9g, 冰糖 적당량. 香糯에 물 적당량을 붓고 죽이 되도록 끓인 다음 猪腦에서 핏줄을 제거하고 川芎, 白芷와 糯米粥 속에 함께 넣고 다시 몇 차례 팔팔 끓인 후 冰糖을 넣고 고루 섞는다. 잠자기 1시간 전에 복용한다. 5회 복용한다.

③ **鵪鶉杞子粥** : 멥쌀 60g, 메추리알 10개, 枸杞子 15g, 벌꿀 적당량. 쌀에 물 적당량을 붓고 죽을 끓인 후 메추리알(껍질을 벗긴다)과 枸杞子를 넣고 메추리알이 익을 때까지 끓인 다음 벌꿀을 넣고 고루 섞는다. 잠자기 1시간 전에 복용한다. 연속 10일 동안 복용한다.

6 痴呆豫防法

《說文解字》 에서 말하기를 "癡는 둔하다는 뜻이므로 총명과 서로 반대된다"라고 하였는데, 癡는 즉 "痴"이다. 呆字는 의학서적 중에서는 明代의 《景岳全書》 에 처음 보이며 이 책에는

《癲狂痴獃》 라는 專篇이 있는데, 獃字는 "呆"의 異體字로 어리석음을 가리킨다. 張景岳은 "痴獃"를 정신이상류의 질병에 귀속시켰다. 따라서 치매는 지능이 저하되고 멍청해지며 행위가 유치해지고 몸은 여전히 튼튼하고 식사량도 감소되지 않는 것을 특징으로 하는 정신질병이다. 本病은 대부분 先天的으로 不足하거나 後天的으로 정상적인 상태를 잃거나 肝氣가 鬱滯되거나 痰瘀가 心竅를 막음으로 말미암아 腦髓의 영양부족을 유발하여 형성된다. 여기에서 치매는 서양의학에서의 선천성 치매, 지능발육부전, 노년성 치매, 외상성 지능장애 등의 질병을 포함한다.

치매라는 병명의 기록은 비록 明代에 처음 보이지만 한의학의 지능발육부전증상에 대한 논술은 더 이른 시기에 보인다. 隋代의 巢元方은 《諸病源候論》의 〈數歲不能行候〉 篇에서 "선천적으로 血氣가 不足한 경우 즉 骨髓가 骨을 가득 채우지 못했으므로 骨이 바로 성숙되지 못하여 數歲가 되도 걸을 수 없다."라고 하였다. 또 〈四五歲不能語候〉 篇에서 "小兒가 四五歲에 말을 하지 못하는 경우 胎兒때에 그 어머니가 갑자기 놀라 소아의 臟을 動搖시켰기 때문이다."라고 하여 선천적으로 부족하거나 혹은 母胎가 놀라 소아지능발육장애가 출현함으로써 "行遲", "不能語" 등이 형성될 수 있음을 지적했다. 南宋의 《小兒衛生總微論》 에는 小兒에 대하여 "心氣怯者, 則性痴而遲語"라고 기록되어 있다. 이를 통해서 치매병의 病變部位가 주로 心과 腦에 있음을 알 수 있다. 그것이 心腦病變을 조성하는 원인은 先天的인 不足과 腎氣不足이다. 腎은 骨髓를 주관하고 腦는 腦髓이므로 腎이 虛하면 骨을 기르고 腦髓를 충족시킬 수 없게 된다. 그리고 心은 神明을 주관하므로 心氣가 허약하면 神明이 주인을 잃게 된다. 따라서 선천성 치매의 주요임상증상은 發育不振, 知能低下를 특징으로 한다. 그러나 宋代以前의 의학자들은 모두 그 병명을 명확하게 제기하지 않았으며, 뒤이어 明代의 張介賓이 비로소 "痴獃(呆)"라는 병명을 제기하였다. 그는 "痴呆證은 보통 평소 痰이 없으나 鬱結, 不遂, 思慮, 疑心, 驚恐으로 점차 痴獃를 초래한다."라고 하면서 더욱 나아가 후천성 치매를 조성하는 病因을 지적하고 후천성 치매예방에 있어서 정신적인 요소의 중요성을 강조하였다. 또한 그는 "이 병을 살펴보면 몸은 건장하고 식사량이 줄어들지 않으며 특히 虛脫等證이 없다."와 같은 本病의 특징을 인식하였으며, 임상에서는 實證이 대부분을 차지한다는 것을 제기하였다. 淸代의 錢鏡湖는 《辨證奇聞 · 呆病》 에서 "呆病의 형성은 반드시 그 이유가 있으며, 呆病의 시작은 반드시 그 원인이 있다. 대략 그 시작은 肝氣의 鬱滯에서 시작되며 그 끝은 胃氣의 衰退로 말미암는다."라고 말하면서 임상변증치료에서 반드시 呆病의 病因을 파악해야 한다는 것을 제기하였다. 病因을 이해하고 病因을 없애는 것은 병이 발전되는 것을 미리 막는 2차예방법의 관건이다. 아울러 그는 본병이 비록 實證을 많이 나타내지만 결국은 胃氣의 虛衰를 유발할 수도 있음을 강조하였다. 또한 錢鏡湖는 "사람에게 일시에 呆病이 생기는 것이 憂鬱에만 기인하는 것이 아닌데, 그 상태가 모두 呆病과 다른 것이 없으므로 사람들이 憂鬱을 중시한다. 그러나 起居의 불규칙함으로 胃氣가 傷하고 痰迷가 된다는 것을 누가 알겠는가!"라고 지적하면서 起居面에서의 부적절함이 胃氣를 손상시키고 中運에 장애를 가져오며 痰濁이 竅를 막으면 또한 치매를 유발할 수 있음을 설명하였다. 옛사람들의 이러한 논술은 본병의 예방을 위해 귀중한 경험을 제공해 주고 있다.

1) 養生(1次豫防)法

치매병은 대부분 近親結婚, 母體의 胎養不良 혹은 外感熱病의 邪毒이 心과 腦를 침범하거나 놀라거나 후천적인 調養의 부적절이나 腦의 外傷 등의 원인으로 인하여 天性的인 不足, 腦髓의 空虛, 痰熱瘀阻, 心竅의 막힘이 유발된 것이다. 그러므로 본병의 1차예방법은 반드시 상술한 病因에서 착수해야 한다.

(1) 婚育養生法

① 근친결혼의 금지

옛사람들에게는 친척과 결혼하는 습성이 있었는데, 이것은 생산력이 발달하지 못하였고 사회활동이 적은 등의 요소와 관계가 있다. 그러나 《禮記·內側篇》 中에는 "娶妻不娶同姓"이라는 기록이 있다. 즉, 血緣이 가까운 사람끼리 결혼하는 경우에는 性染色體의 變異로 인하여 胎兒發育不良 및 嬰兒의 지능저하를 조성할 수 있다.

② 임산부의 음식과 약복용

임신기간에 姙産婦飮食은 소화가 쉽고 영양이 풍부해야 하며 너무 딱딱하거나 날 음식과 같은 소화가 잘 되지 않는 음식은 피해야 한다. 또한 옛사람들은 임산부의 음식에 대하여 일부의 금기사항을 제시하였다. 예를 들면 《婦人大全良方·食忌論》 에서 말하기를 "임신을 한 후에는 먹어서는 안되는 음식은 절대로 먹어서는 안된다."라고 하여 여자가 임신한 후에는 반드시 飮食調節, 특히 주의해야 할 음식과 약을 잘 알아두어야 하며 그렇지 않으면 "能令兒破形母損"이 된다고 인식하였는데, 이러한 견해는 참고할 만한 가치가 있다. 임신기간에는 약복용을 더욱 신중하게 해야 한다. 한의학에서는 보통 姙産婦가 먹어서는 안되는 약에 관한 내용이 있다. 예를 들면, 巴豆, 牛黃, 芫花, 水蛭, 桃仁, 紅花, 王不留行子, 三棱, 莪朮, 木通, 大黃, 川牛膝, 冬葵子 등이 있는데, 보통 峻下, 滑利, 祛瘀, 破血, 耗氣散氣 및 一切의 有毒藥品에 속하는 약품으로 모두 반드시 삼가하거나 사용을 금해야 한다. 이렇게 함으로써 약물에 의해 胎元이 손상되고 태아의 발육에 영향을 미쳐 본병에 걸리게 되는 것을 방지해야 한다.

③ 임신기간의 질병예방

임신기간에는 姙娠衛生, 飮食調養에 주의를 기울이는 것 외에 感氣에 걸리지 않도록 더욱 주의하고 놀래거나 외상을 입지 않도록 주의함으로써 胎盤이 萎縮되어 자라지 못하는 症狀, 子痙, 子癎 등 질병의 발생을 막아야 한다.

(2) 心理養生法

① 생각을 적게 함으로써 神을 조절한다.

《景岳全書》 에서는 痴呆는 대부분 지나친 思慮와 바라는 바가 성취되지 않는 것으로 인하여 조성된다고 인식하였다. 李東垣은 "思慮傷脾"라고 말하였다. 脾의 運化機能에 이상이 생기고 胃가 水穀의 精微를 運化시킬 수가 없게 되어 濕이 모여 痰이 생기고 痰濁이 心竅를 가리면 본병이 발작하게 된다. 그러므로 평소에 과도하게 신경을 써서 脾氣를 손상시켜 心神의 안정에 영향을 미쳐서는 안 되며, 더욱이 원하는 것이 이루어지지 않았다고 고민하여 心脾不和를 조성해서는 안 된다. 따라서 반드시 근심하는 마음을 잘 추스려 脾氣를 평안하게 하고 心神을 조절해야 하며, 잡념을 적게 하여 心神을 기르고 中氣를 평안하게 해야 한다.

② 분노의 억제를 통하여 神을 안정시킨다.

《石室秘錄・生治法》 에서 말하기를 "呆病은 鬱抑不舒하여 憤怒가 형성되면 생긴다."라고 하여 憤怒나 抑鬱의 정서적인 변화가 肝의 疏泄失調를 조성한다는 것을 설명하였다. 肝喜條達, 肝氣上逆, 肝氣失疏는 모두 肝鬱을 유발할 수 있으며, 後天失調의 痴呆病은 "肝氣의 鬱에서 시작된다"(《辨證奇聞・呆病門》)라고 하였다. 肝이 鬱滯되면 脾胃가 運化機能을 잃고 "痰이 胸中에 쌓여 心外를 점령하면 神明이 맑지 못하여 呆病이 형성된다"(上同)라고 하였다. 이 책에서는 또한 "鬱結을 열어주고 痰을 없애며 胃를 튼튼히 해줌으로써 氣를 소통시키면 心地가 光明해져 呆가 없어진다."라고 하였다. 이를 통해 알 수 있듯이 정서를 편안하게 갖고 분노를 억제하면 心神이 저절로 평안해져서 痴呆를 근심하지 않아도 된다. 그러므로 분노를 억제하고 神을 안정시키는 것은 痴呆를 예방하는 중요한 방법의 하나가 된다.

(3) 飮食養生法

① 淡白한 음식을 먹는다.

痴呆는 비록 지능이 저하되고 어리석어지지만 먹는 음식량은 감소되지 않는다. 심지어 버리는 것이나 혹은 더러운 것까지 먹으려고 한다. 이와 같이 痴呆는 胃의 受納機能은 여전히 強하지만 脾의 運化機能은 약해지면서 보통 濕痰이 心竅를 가려서 병세를 가중시킨다. 膏粱厚味와 불에 굽고 기름진 음식은 聚濕生痰하기 쉽다. 따라서 양생학측면에서 보면 담백한 음식을 먹고 기름지고 불로 조리한 음식을 적게 먹으며 야채와 과일을 많이 먹는 것은 濕痰內積을 방지하여 痰濁이 心竅를 가리는 것을 막는 효능이 있다. 음식을 담백하게 먹는 것은 특히 老年性痴呆를 예방하는 데 있어서 일정한 임상적 의의가 있다. 노인은 脾胃가 본래 弱해서 불로 조리했거나 기름진 음식을 많이 먹으면 필연적으로 脾의 運化機能에 영향을 미쳐서 濕濁內積을 유발하게 된다. 이것이 오래되면 본병에 걸릴 가능성이 있으므로 반드시 주의해야 한다.

② 음주를 적게 한다.

술은 熟穀, 濕熱의 물질이다. 그래서 음주가 과다하면 반드시 濕痰內聚의 해로움이 있게 된다. 게다가 술은 성격을 어지럽히기 쉬우므로 항상 肝陽上亢을 일으키거나 神明을 교란시킨다. 그러므로 일부의 酒客들은 노년을 맞이하게 되면 자꾸 잊어버리고 동작이 굼떠지거나 때때로 우울해지나 때로는 쉬지 않고 지껄이게 되는 것을 볼 수 있다. 근대의 연구에서 過量의 飮酒는 또한 高血壓, 動脈硬化를 유발할 수 있음이 증명되었다. 그러므로 노인은 음주를 줄이거나 음주를 삼가는 것이 좋다.

(4) 起居養生法

① 정해진 日課規則을 준수한다.

일부의 이미 퇴직한 노인들에게는 정해진 일과규칙에 따르는 것이 매우 필요하다. 소수의 노인들은 퇴직 후에는 시간적인 제한을 받지 않음으로 정상적인 일과규칙이 흐트러지게 되며 어떤 이는 편안하게 쉬는 것이 福이라고 생각하고 四肢를 움직이려 하지 않고 심지어는 경미한 운동도 하지 않고 잠만 자려고 한다. 이러한 사고방식은 매우 단편적인 생각이다. 퇴직 후에도 계속 일정한 육체적인 노동을 按排해야 하며 하루 동안의 노동과 휴식에 있어서 합리적인 時間按排가 있어야 한다. 또한 사회와 자녀의 교육 및 성장에 관심을 가져야 한다. 大腦는 사용할수록 발달한다. 따라서 懶怠해져서 肢體의 활동을 게을리 해서는 안 되고 너무 안일해져서 思惟能力을 감소시켜서는 안 된다. 일단 日課規則이 파괴되어 懶怠함과 安逸함이 습성이 되면 본병에 걸릴 위험이 있다. 그러므로 퇴직노인이라도 역시 일과규칙을 엄격하게 준수해야 한다.

② 일찍 자고 일찍 일어난다.

일찍 자는 것은 하루의 피로를 제거하고 충분한 精力과 思惟能力을 유지하기 위한 것이다. 그리고 일찍 일어나 신선한 공기를 마시고 적당한 野外運動, 예를 들면 太極拳, 練功十

八法 등을 하면 筋骨肢體의 민첩성을 유지할 수 있으며 신선한 공기 중의 산소는 大腦思惟活動의 작용을 촉진시킬 수 있다. 노인성 치매를 예방하기 위해서는 일찍 자고 일찍 일어나는 것이 중요하다.

③ 感氣 및 腦外傷을 방지한다.

外邪에 감염되면 發熱을 유발하기 쉽다. 만약 평소 몸이 허약하여 外邪가 心과 腦를 침범하면 본병이 발생할 가능성이 있다. 특히 小兒는 氣血이 아직 충만하지 않았고 몸이 실하지 않으므로 감기방지에 더욱 주의해야 한다. 그리고 腦外傷防止에 신중해야 한다. 뇌가 손상되어 瘀血이 腦絡을 막으면 사람의 思惟活動과 聰明한 智慧에 영향을 미칠 수 있으며 또한 본병에 걸릴 위험이 있으니 조심해야 한다.

2) 2次豫防法

先天性痴呆는 보통 지능이 낮고, 멍청하고, 눈을 깜빡거리면서 침을 흘리고, 혀를 내밀면서 바보같이 웃고, 말이 분명하지 않고, 학습이 곤란하고, 걸음걸이가 불안정하고, 행위가 유치하고, 是非에 밝지 못하고, 말의 앞뒤가 顚倒되고, 擧動이 이치에 맞지 않고, 더러운 것을 구분하지 못한다. 그리고 後天性痴呆는 보통 정서적으로 울적해하고 말이 없으며 신나게 웃다가도 불같이 화를 내고 시간이 지나면 잊어버리는 증상을 나타낸다. 치매환자는 일반적으로 몸은 여전히 實하여 음식을 먹는 양이 줄지 않고 생활을 스스로 처리하지 못하거나 혹은 처리할 수 있다. 患者가 멍청하고 바보스럽기 때문에 항상 外界의 각종요소의 타격을 받아 傷處를 입거나 感染되기 쉬우므로 臟腑機能 衰弱, 元氣不足을 유발하여 사망할 수 있다. 그러므로 본병의 2차 예방법은 반드시 家庭과 社會의 關心 및 早期治療로부터 시작해야 한다.

(1) 起居를 통한 傳變豫防法

1次起居豫防法을 참고하는 것 외에도 반드시 先天性痴呆와 後天性痴呆의 각기 다른 특징에 따라 상응하는 傳變豫防法을 채택해야 한다.

① 先天性痴呆의 傳變豫防

선천성 치매는 가벼운 증세와 심한 증세로 나누어진다. 가벼운 경우는 지능이 같은 연령보다 낮지만 생활면에서는 스스로 해결할 수 있고 일상용어와 사물을 이해하고 분석할 수 있으며 행동이 보통사람보다 느리다. 심한 경우는 智能이 낮고 생활을 스스로 해결할 수 없으며

言語로 일상사물을 표현하고 이해할 수 없고 勞動에 종사할 수 없는 등의 증세가 있다. 일반적으로 가벼운 경우는 成年이 될 때까지 살 수 있지만 심한 경우는 요절하기 쉽다. 輕症의 痴呆兒童에 대해서 가정은 더욱 따뜻하고 인내심 있게 반복적으로 사물을 익힐 수 있도록 가르쳐서 아주 간단한 가사일을 시키도록 하고 어떤 사물에 대한 홍미를 배양해주어야 한다. 同時에 사회는 低能兒童에게 친절하게 관심을 가져주고 건강한 아동이 그들을 못살게 굴거나 멸시하지 못하도록 교육하여 그들이 성장하는 것을 도와야 한다. 그리고 적당한 연령이 되면 그들에게 간단한 일을 안배해주어 사회생활에 참가할 수 있도록 해야 한다.

② 後天性痴呆의 傳變豫防

高熱, 外傷과 같은 原發疾病을 적극적으로 치료하는 것 외에도 起居를 통한 傳變豫防은 반드시 앞의 방법을 참고해야 한다. 노년성치매의 看護에 있어서 가정의 역할이 더욱 발휘되어야 한다. 일부의 노인들은 가정의 상황이 좋지 않아서 질병을 얻기도 한다. 그러므로 가정은 반드시 노인에 대한 태도를 바꾸고 되도록이면 관심과 보호를 기울여서 노인의 생각을 밝게 하고 마음을 편안하게 하여 늙어도 즐거운 것이 있게 해야 한다.

(2) 藥物을 통한 傳變豫防法

① 先天的으로 부족하고 腎精이 손상되었으며 腦가 영양을 손실한 경우로 멍청함, 발육부진이 보이고 키와 머리가 작으며 항상 혀를 내민 상태로 있고 말이 불분명하며 눈을 깜박이고 침을 흘리는 등의 증상이 보이면 반드시 益腎培元, 塡精補腦의 治法이 필요하다. 이에 대한 처방은 大補元煎에 紫河車, 龜版, 鱉甲을 첨가 사용한다.

② 難産이나 넘어져서 大腦를 손상한 경우로 멍청하고 言語驅使가 단조로우며 눈이 사팔뜨기이며 침을 흘리고 심하면 肢體가 痲痺되었거나 癎疾病과 같은 發作이 있을 때는 반드시 活血利竅, 益腎補腦의 치료법이 필요하다. 이에 대한 처방은 通竅活血湯에 人蔘, 菟絲子, 鱉甲, 水蛭, 蟅蟲 등을 첨가한다.

③ 근심과 憂鬱로 心과 肝에 火가 왕성하여 神明이 교란된 경우로 정신이 멍하고 지난 일을 기억하지 못하며 言語驅使가 단조롭고 말로 의사를 전달하지 못하며 웃다가 화내고 口臭가 나며 便秘 등의 증상이 나타나면 반드시 淸心凉肝, 益氣培元의 치법이 필요하며 처방으로는 蠻煎에 人蔘, 菟絲子, 石膏 등을 첨가하여 복용한다.

④ 분노하거나 놀라서 痰熱이 內阻하여 淸竅가 가려진 경우로 정신이 멍하고 겁이 많으며 항상 멍청히 앉아 있어 동작이 단일하거나 혹은 중얼중얼 혼자 말하고 기억력이 감퇴되는 등의 증상이 보이면 반드시 豁痰醒神, 疏肝理氣해야 하며 그 처방으로는 救呆至神

湯을 가감하여 사용한다.

(3) 鍼灸를 통한 傳變豫防法

① **呆痴** : 神門, 少商, 涌泉, 心兪(《鍼灸大成·心邪癲狂門》).

② "痴呆症으로 친지를 알아보지 못하고 사람을 가리지 않고 욕을 할 경우, 神門이 痴呆病을 치료하는데 사용된다."(《鍼灸大成·玉龍歌》).

3) 3次豫防法

선천성치매환자의 3차예방법은 주로 家庭敎育과 看護를 강화시켜서 外界의 傷害를 입지 않도록 해야 한다. 후천성치매의 3차예방은 주로 心理豫防과 起居豫防을 잘 시행해야 하며 구체적으로는 1차예방법의 내용을 참조할 수 있다.

7 癲狂豫防法

癲狂은 정신이 정상적인 상태를 벗어난 질환이다. 대개 青壯年期에 발생한다. 병이 오래도록 낫지 않으면 靈機의 혼란을 유발하여 결국 廢人이 되기 쉽다. 이것의 危害性이 비교적 크므로 반드시 종합적인 예방조치를 취하여 본병의 발생을 방지해야 한다.

한의학문헌의 癲狂에 대한 논술은 매우 많다. 《臨證指南醫案·癲癎》 에서 말하기를 "狂은 大驚大恐으로 말미암고, 病은 肝膽胃經에 위치하며, 三陽이 함께 上升되므로 火熾하면 痰이 용솟음치며 心竅를 막게 된다. 癲은 積憂積鬱으로 말미암고, 病은 心脾胞絡에 위치하며 三陰이 蔽하여 소통되지 않으므로 氣가 鬱滯되면 痰迷하여 神志가 혼란스럽게 된다."라고 하여 癲狂의 病位가 心· 脾· 膽· 胃經에 있음을 명확하게 지적하였다. 그리고 《醫林改錯·癲狂夢醒湯》 에서 "癲狂症은 ……곧 氣血이 腦氣에 凝滯되어 臟腑氣와 接하지 못하는 것이다."라고 하여 腦部의 病變이 癲狂을 유발할 수 있음을 제기하였다. 癲狂의 증상에 대해서는 의학서적중에 상세하게 묘사되고 있다. 《證治准繩·癲狂癎總論》 에서 말하기를 "癲은 미친 듯하거나 멍청한 듯하고, 노래를 부르거나 웃으며, 슬퍼하거나 소리 내어 울고, 술에 취한 것 같고 바보가 된 것 같으며, 말에 앞뒤가 없고, 더럽고 깨끗한 것을 모르며, 나이가 들고 세월이 지나도 낫지 않는다." "狂은 병이 발생하였을 때는 미쳐서 막 폭발해버릴 것 같다. 傷寒으로 陽明이 大實하여 發狂하는 경우에는 親疎를 가리지 않고 욕을 하며, 심하면 높은 곳에 올라가 노래를 하고, 옷을 벗고 달리며, 담을 넘고 옥상에 올라가고 사람과 경험이 없는 일을 이야기 한다."라고 하였다. 本病의 病因과 病機에 관하여 《素問・宣明五氣論篇》에서는 "邪가 陽에 들어가 미친다."라고 하였고, 《難經・十二難》에서는 "重陽하면 狂하고, 重陰하면 癲한다."라고 하였으며, 《證治要訣・癲狂》에서는 "癲狂은 七情이 鬱滯되어 痰涎을 생성하여 心竅를 막아 발생한다."라고 하였다. 이를 통해 볼 수 있듯이 癲狂을 조성하는 주요원인이 七情이 過激한 것, 氣鬱痰火, 陰陽失調로 발생되는 것임을 알 수 있다. 癲證은 痰氣鬱結에 책임이 있고, 狂證은 痰火壅盛에 책임이 있다. 역대 의학자들은 상술한 원인에 맞게 행하는 효과적인 예방조치를 제기하였다. 예를 들면 《靈樞・本神》 篇에서 말하기를 "喜怒를 조화롭게 조절하고 居處를 편안히 하며, 陰陽과 柔剛을 조절한다."라고 하였는데, 이것은 癲狂을 예방하는 진정한 방책이다.

1) 養生(1次豫防)法

癲狂의 발생은 七情이 과도하게 激해진 것이 주요원인이다. 思慮로 인한 鬱結이나 분노와 놀람, 혹은 지나친 기쁨과 슬픔과 근심으로 인하여 臟腑가 손상되고 氣滯, 痰結, 火鬱에 걸리게 되며 心竅를 가리게 된다. 그다음 원인은 선천적으로 유전되는 것이다. 환자의 가족에게 癲狂의 病歷이 있으며 평소 몸의 陰陽에 偏勝現象이 있어서 약간의 정서적인 자극에도 쉽게 발병하게 된다. 게다가 넘어져 손상을 입어 氣血이 腦에 瘀滯되어도 癲狂이 발생한다. 그러므로 癲狂의 1차예방은 반드시 七情이 지나치게 激해지는 것을 피하고 腦部의 外傷을 예방・치료해야 하며, 陰陽이 편파적이고 癲狂에 쉽게 걸리는 체질에 대해서는 그 氣質을 개선하여 陰陽和平에 도달하게 해야 한다.

(1) 心理養生法

① 기쁨과 분노의 조화

"喜樂이 지나치면 魄을 傷하고 魄이 傷하면 狂한다.", "심하게 怒한 경우 정신을 잃어서 치료가 어렵다"(《靈樞・本神》)라고 하였고, "너무 過한 기쁨은 癲이 되고 너무 過한 분노는 狂이 된다"(《黃帝內經素問》)라고 하였다. 지나친 기쁨은 心을 傷하고 痰涎이 이틈을 타서 心竅를 막으며, 크게 노하면 肝을 傷하고 化火生痰하여 心神을 가려서 癲狂이 형성된다. 따라서 心情을 편안하게 유지하고 또한 기쁨과 분노의 감정을 지나치게 해서는 안 된다. 《內經》에서는 "和喜怒"를 제창하였는데, 楊上善은 이에 "情感이 생기면 中庸을 지켜 조절하면 神性이 淸明해진다."(《黃帝內經太素》)라고 注를 달았으며, 孫思邈은 "少喜少怒"(《千金要

方・道林養性》)라고 주장하였다. 그리고 실험에서 기쁨과 분노를 조화하고 감정이 發하면 적절하게 조절하는 것이 癲狂을 예방하는 중요한 방법임이 증명되었다.

② 情志의 發泄

“도모한 일이 뜻대로 안되거나 고민이 鬱結되어 굴욕이 깊고 분노가 발설되지 않으면 肝膽氣逆에 이르게 되면”(《景岳全書・癲狂痴呆》) 癲狂이 발생한다. 따라서 억울함을 풀고 분노를 발설하면 질병은 발작하지 않는다. 《素問・至眞要大論篇》에서 “開之發之, 適事爲故.”라고 하였으며 何夢瑤는 “怒而不得發者發之”(《醫碥・怒》)라고 하면서 울분은 해소시켜야 한다고 하였다. 즉, 친한 친구에게 속마음을 한바탕 털어놓아 시원하게 하고, 또는 詩를 쓰거나 글을 써서 울적한 정서를 발설한다. 그래서 마음이 풀어지면 心身이 편안해진다. 그러나 忿怒로써 발설하는 것은 단지 일시적일 대책에 지나지 않으므로 삼가는 것이 좋다.

③ 以情勝情

“五志의 火는 七情으로 인해 일어나고 이것이 鬱滯되면 痰이 되므로 癲癇狂妄證이 되므로 人事로 이를 制御해야 한다”(《醫學正傳・癲狂癎證》)라고 하였다. 따라서 반드시 그 원인을 살피고 情으로써 情을 이겨서 그 과격함을 억제하고 평안하게 하면 이 질병이 생기는 것을 면할 수 있다. 즉 “怒가 膽을 손상시키는 경우, ……憂로써 그것을 이기고, 恐으로 그것을 푼다. 喜가 心을 손상시킨 경우, ……恐으로써 그것을 이기고, 怒로써 그것을 푼다. 憂가 肺를 손상시킨 경우, ……喜로써 그것을 이기고, 思로써 그것을 푼다. 思가 脾를 손상시킨 경우, ……怒로써 그것을 이기고, 喜로써 그것을 푼다. 恐이 腎을 손상시킨 경우, ……思로써 그것을 이기고, 憂로써 그것을 푼다. 驚이 膽을 손상시킨 경우……, 憂로써 그것을 이기고 恐으로써 푼다. 悲가 心胞를 손상시킨 경우……, 恐으로써 그것을 이기고 怒로써 그것을 푼다.”(《醫學正傳・癲狂癎證》)라고 하였다.

(2) 起居養生法

《中醫內科學・癲狂》에서 말하기를 “평소에 起居를 신중히 하고 飮食을 적절히 조절하여 不足한 것을 補해주고 餘分을 伐해주어 氣血이 沖和되게 하고 陰陽이 平衡을 이루면 잘 發病하지 않는다.”라고 하였다. 그러므로 규칙적인 생활습관을 기르고 충분한 수면을 유지하며, 定時에 起床하고 勞動과 休息을 적당하게 조절하며, 문화오락체육활동에 참가하는 것 등은 癲狂을 예방하는 방법의 하나가 될 수 있다.

(3) 약복용을 신중히 하는 양생법

一部藥物을 過用하거나 一部 毒物에 접촉하면 癲狂을 유발할 수 있다. 《素問·腹中論》에서 "石藥은 瘨(張景岳 注:"瘨은 癲과 같다.")을 발작하게 하고 芳草는 狂을 발작하게 한다."라고 하였다. 《老老恒言·愼藥》에서는 "術家의 延年丹藥方은 사람들을 쉽게 유혹하지만 그것을 복용하면 효험이 없거나 暴疾이 생길 수 있고 그 藥은 金石을 燃鍛한 것이므로 매우 위험하다."라고 하였다. 金石種類는 熱氣가 대단하고, 芳草類의 약은 辛香이 날아가 버리므로 이것들을 過多服用하면 神明이 攪亂된다. 그러므로 모든 辛香燥熱하고 有毒하고 痲醉效果가 있는 약품은 그 복용을 신중하게 해야 한다. 이 외에도 유독물질과의 접촉을 피해야 한다.

(4) 外傷防止法

《儒門事親·落馬墜井》에서 말하기를 "모든 男子, 婦人이 落馬하거나 우물에 빠지는 등 넘어지면 心恙가 생긴다."라고 하였고 또 "落馬發狂"이라고 한 것을 보면 外傷이 狂證을 유발할 수 있음을 알 수 있다. 따라서 넘어지지 않도록 주의하여 外傷, 특히 腦部의 外傷을 피하는 것이 본병을 예방하는 또 하나의 방법이다.

(5) 氣質變化法

癲狂의 발병은 선천적이거나 평소 몸의 氣質과 관계가 있다. 이에 《傅靑主男科·癲狂門》에서 말하기를 "寒狂은 ……, 그 사람의 性情이 너무 柔弱하여 스스로 떨쳐 일어날 수 없다."라고 하였다. 太陰水形의 사람은 천성적으로 부족하고 陰이 盛하며 그 성격이 고독하고 묵묵하며 생각이 많아서 癲證이 발작하기 쉽다. 太陽火形의 사람은 천성적으로 陽이 盛하고 火가 왕성하며, 그 성격이 강하고 조급하여 狂病에 걸리기 쉽다. 만약 性情을 잘 수양하면 氣質을 변화시킬 수 있다. "節陰陽而調柔剛"하면 바로 본병을 예방할 수 있다. 《醫學心悟·保生四要》에서 말하기를 "嗔怒를 경계하고 氣質를 변화시키며 친절하게 사람을 맞이하고 태도를 분명하게 한다."라고 하였다. 太陰之人은 반드시 自我意識鍛鍊을 강화하여 명랑하고 활달하며 용감한 성격을 배양해야 하며, 집단활동에 참가하고 책을 읽어 우울함을 해소하며 음악을 들어 근심을 해소하는 것이 좋다. 또한 內養功을 하고 太極拳을 연습하는 것도 좋다. 太陽之人은 반드시 自我涵養을 강화하여 인내와 절제, 침착하고 냉정한 성격을 배양해야 한다. 바둑, 書畵로 性情을 도야하고 氣功鍛鍊을 진행하며 鬆靜功과 太極拳을 연습한다. 그리고 담배와 술, 맵고 기름진 음식과 같은 陽을 돕는 음식물을 멀리하는 것이 좋으며 淸淡하고 陰을 기르는 식품이 적당하다.

이렇게 하여 이 두 가지 기질을 점차로 陰陽和平의 氣質로 變하게 해야 한다.

2) 2次豫防法

癲狂이 발병하여 오래도록 낫지 않으면 心神이 손상되고 靈機가 혼란되기 쉬워서 회복이 어렵다. 2차예방법의 측면에서 보면, 만약 조기에 발견하여 조기에 치료할 수 있다면 心神이 계속 손상되는 것을 방지하여 병도 낫고 정신도 회복되는 목적에 도달할 수 있다.

(1) 心理를 통한 傳變豫防法

1차예방법 외에도 "병을 초래한 원인을 살피고 환자가 원하는 바에 따라준다"(《簡明醫彀·癲狂》)라고 하였다. 가능한 상황하에서 힘을 다해 환자의 마음에 따라주고 그의 합리적인 요구를 만족시켜 주어야 한다.

(2) 飮食調養法

癲狂患者는 반드시 淡白하고 消化가 쉬우며 營養이 풍부한 음식물을 먹어야 하며 맵고 자극적인 음식은 삼가는 것이 좋다. 즉 "익히지 않은 돼지고기, 양고기와 膏粱珍味, 술, 火를 動하고 氣를 發하는 음식물은 피한다."(《簡明醫彀·癲狂》)라고 하였다. 먹는 양은 반드시 조절하여 暴食을 막아야 한다. 곧 "奪食하면 즉시 멈춘다"(《素問·病能論》)의 의미이다. 이외에도 아래와 같은 방법을 선택 사용할 수 있다.

① **鷄汁粥** : 白熊鷄 한 마리를 삶아 익혀서 五味를 잘 맞추어 죽을 끓여서 먹는다.

② **牛車肉** : 紫河車를 깨끗이 씻어서 푹 삶아서 牛肚片속에 섞어서 수시로 먹는다.

③ 雪梨, 海哲, 萊菔 등의 化痰藥材는 모두 먹어도 된다(《簡明醫彀》).

(3) 鍼刺를 통한 傳變豫防法

癲狂病 초기에 증상이 아직 가벼울 때, 適時에 鍼刺하면 보통 病變의 발전을 막을 수 있다. 《靈樞·癲狂》에서 말하기를 "癲疾이 처음 생길 때에는 먼저 즐겁지 않고 머리가 무거우면서 아프며 시선이 높고 눈이 붉으며, 심하게 발작하면 안색을 살피고 手太陽, 陽明, 太陰을 취하고 血變하면 멈춘다."라고 하였다. 이것에 대해 張景岳은 "手陽明의 偏歷과 溫溜, 手太陰의 太淵과 列缺 등의 穴을 취하여 瀉하여 邪血을 제거하고 반드시 그 血色이 변한 후에 鍼刺를 멈춘다."(《類經·鍼刺類》)라고 注하였다.

《靈樞・癲狂》에서 말하기를 "狂이 처음 시작될 때는 먼저 슬퍼지고 분노하며 두려워하는데, 이를 치료하는데 手太陰, 陽明을 取하고 血變하면 멈추며, 그리고 足太陰, 陽明을 취한다."라고 하였다. 이에 대하여 張景岳은 "手太陰의 列缺, 手陽明의 偏歷과 溫溜, 足太陰의 隱白과 公孫, 足陽明의 三里와 解溪 등의 穴을 취하여 치료할 수 있으며, 반드시 그 血色이 변하면 鍼刺를 멈춘다."(《類經・鍼刺類》)라고 注하였다.

3) 3次豫防法

주로 癲狂恢復期의 再發을 방지하는 것을 가리킨다. 본병의 재발방지는 반드시 心理, 藥物, 鍼刺와 環境 등 네 가지 방면을 결합시켜 진행해야 한다. 의료기관, 환자가정 및 사회 각 방면이 긴밀하게 연결되어 환자의 생각, 생활과 질병상태를 공동으로 관심을 가져서 재발을 유발하기 쉬운 심리적인 요소와 환경적인 요소를 감소시켜야 한다. 飮食, 起居에 대한 것은 앞에 서술한 것을 참조할 수 있다.

(1) 心理를 통한 재발방지법

이 시기에는 반드시 心理的인 調攝을 강화시키고 정서적인 안정을 유지하며 정신적인 긴장과 유해한 자극을 피해야 한다. 또한 아슬아슬하고 무서운 장면이나 소설은 보지 않는 것이 좋다.

① 慾心을 버린다.

《醫略・癲癇》에서 말하기를 "癲은 많이 기뻐하고,……狂은 많이 분노하며, ……그러나 이 증상들이 치유가 어려운 까닭은 병을 유발한 원인과 같기 때문이다. 원하는 바가 이루어지지 않아서 鬱結하여 형성된다. 만약 天命에 따른 자기분수를 지키지 못하면 아무리 특효약이 있을 지라도 결국 재발하여 치료가 어려워진다."라고 하였다. 그리고 恢復期에 환자는 "마음을 여유있게 하고 욕심을 줄이며 마음을 편안히 하고 두려워하지 않는다"(《素問・上古天眞論》), "담담한 마음으로 편안하게 지내고 생각과 욕심을 줄이며, ……마음을 비움으로써 神을 지킨다"(《脾胃論・遠欲》)라고 하여 잡념을 제거하고 心境을 淸淨하게 유지할 것을 요구하였다. 현실생활속에서의 困難과 矛盾에 정확하게 대처하는 것이 환경에 더욱 잘 적응할 수 있다.

② 疑惑을 제거한다.

癲狂患者는 의심이 많은 성격을 갖게 되는데, 病後에는 더욱 걱정이 더하여져 약간만 불편한 느낌이 있어도 재발하지 않을까 의심하기 쉽다. 그러므로 반드시 "使病者盡去心中疑慮思想, 一切忘念"(《臞仙活人心方》)해야 한다. 반드시 의사는 환자가 질병의 성질과 병에 걸린 원인을 이해하도록 도와서 정신적인 부담을 제거하고 의혹을 없애서 그의 자제력을 향상시켜야 하며 질병에 정확하게 대처하게 해야 한다. 만약 몸에 이상이 느껴지면 제때에 진료를 받도록 하고 과도한 긴장과 불안은 절대금물이다.

(2) 環境을 통한 재발방지법

① 生活環境을 통한 재발방지

"靜則神藏, 躁則消亡"(《素問·痺論》)이라고 하였다. 그리고 "養心을 잘하려면 居處가 安靜되어야 하며, ……그러면 志意가 和해지고 精神이 안정된다"(《醫門法律·先哲格言》)라고 하였다. 그러므로 환경은 고요해야 하며 시끄러운 곳은 피하는 것이 좋다. 또한 산, 숲을 여행하면서 養生하여 재발을 방지할 수도 있다.

② 社會環境을 통한 재발방지

醫療人과 患者家族들에서 社會에 이르기까지 모두 癲狂患者에 대해서 同情하고 관심을 가지는 태도를 취하여 환자의 反感, 嫌惡, 冷淡 혹은 恐怖의 태도를 교정해주어야 한다. "환자의 貴賤, 貧富, 長幼, 愚智를 가리지 않고 동등하게 대해주어야 한다"(《千金要方·序例》)라고 하였는데, 이와 같이 환자에게 건강에 유리한 좋은 사회 환경을 창조해 주어야 한다.

(3) 勞動을 통한 재발방지법

회복기에는 반드시 환자에게 적당한 노동과 일을 按排해주고 사회와의 접촉을 증가시켜서 注意力과 精力을 유익한 곳으로 誘導하고 즐거움을 얻게 함으로써 치료효과를 공고히 하고 재발을 방지해야 한다.

(4) 文化와 體育을 통한 재발방지법

太極拳, 八段錦을 연습하여 陰陽을 조화시킨다. 音樂과 書畵를 가까이 하고 花草를 길러서 좋아하는 일에 마음을 쏟도록 하여 七情의 激함을 잊게 한다.

(5) 氣功을 통한 재발방지법

癲證에는 强壯功이 적당하고 狂證에는 鬆靜功을 하고 意守鍛鍊을 강화함으로써 心神을 안정시키고 氣血을 조화하며 체질을 증강시키고 심신의 건강회복에 도달할 수 있다.

(6) 藥物을 통한 재발방지법

회복기에는 반드시 약복용을 꾸준히 해야 한다. 癲證은 養心湯을 복용하는 것이 적당하며 중간에 蘇合香丸을 복용한다. 狂證에는 柴胡와 龍骨牡蠣湯이나 生鐵落飮을 복용하는 것이 적당하다.

(7) 鍼刺를 통한 재발방지법

① 狂證

入靜穴을 취하고 定神, 頸間, 虎邊에서 后溪로 透鍼, 三陰交에서 懸鍾으로 透針, 足三里 등의 穴을 配合 施術한다. 耳鍼은 胃, 腎, 心, 神門, 枕小神經, 腦幹, 皮質下 등의 穴을 취한다. 혹은 定神, 百會, 太陰, 頭顳, 本神, 印堂, 大椽, 合谷, 內關, 郄門, 足三里, 三陰交, 豊隆, 太沖에서 涌泉로 透鍼하는 방법으로 電鍼한다.

② 癲證

心兪, 脾兪, 中脘, 水溝, 神門, 少商, 豊隆을 取하거나 風府, 大椎, 身柱, 本神穴 모두 平補平瀉하고 또한 이러한 穴 위에 電鍼治療를 해도 된다.

회복기에 不眠症과 多夢證, 頭痛과 眩暈, 心臟이 떨리고 胃의 기능이 나쁘며, 울적하고 초조함이 나타나거나 혹은 성질이 급하여 화를 잘 내고, 민감해져서 의심이 많아지며, 幻覺과 妄想이 생기고, 注意力이 散漫하며, 정신이 몽롱한 등의 증상이 나타나는 것은 재발의 징조이므로 반드시 제때에 치료해주어야 한다.

8 癎證豫防法

癎證은 일종의 發作性 精神異常疾病으로서 "癲癎" 혹은 "羊癎風"이라고도 부른다. 본병은 보통 반복적으로 발작되며 잘 낫지 않아 치유가 어렵다. 자주 발작하여 心神이 손상되면 精神이 멍해지고 智能이 감퇴되는 증상이 나타난다. 《活幼心書 · 癎證》에서 말하기를 "病이 여러 차례로 거듭 발생하여 發搐이 빈번해지면 치료가 어려워져 반드시 廢人이 된다."라고 하였는데, 본병의 해로움이 얼마나 큰지를 충분히 알 수 있다. 종합적인 예방조치를 채택하면 본병의 발생을 면할 수 있고 또한 발작횟수를 감소시킬 수 있다.

고대문헌들은 본병의 發病部位에 대해서 다음과 같이 기록하였다. 《素問・奇病論篇》에서 말하기를 "사람에게 癎疾이 있는 경우……이것을 어머니뱃속에서 얻었을 때는 그 어머니가 크게 놀라 氣가 逆上하여 내려가지 않고 精氣가 幷居하므로 자식에게 癲疾이 발생한다."라고 하였다. 그리고 《醫學綱目・癲癎》에서는 "癲癎은 痰邪가 逆上한 것이다. ……邪氣가 逆上하여 頭中의 氣가 混亂해지면 脈道가 閉塞되고 孔竅가 不通하게 되므로 귀가 들리지 않고 눈으로 사람을 알아보지 못하며 昏眩無知하게 되면서 땅에 쓰러진다. 이 병이 頭巓에 위치하므로 癲疾이라고 하는 것이다."라고 하여 본병의 病位가 頭部에 있음을 명확하게 지적하였다. 또한 본병의 임상증상에 대해서도 의학서적들은 확실하고 적절하게 묘사하였다. 예를 들면 《古今醫鑒・五癎》에서 말하기를 "발작하면 갑자기 바닥에 쓰러지고 입과 눈이 서로 당겨 모아지며 손발에 경련이 일고 脊椎가 强直되며 입에서는 거품을 吐하고 짐승과 같은 소리를 내다가 잠시후면 곧 회복된다."라고 하였다. 역대 의학자들은 癲癎의 형성원인에 대해서 탐구한 바 있다. 《活幼心書・癎證》에서 말하기를 "胎癎은 出産하기 전에 腹中에서 놀라거나 어머니가 酸鹹을 過多하게 먹었거나 七情이 과도하여 胎氣를 傷하였기 때문이다."라고 하면서 先天的인 요소가 本病을 야기한다는 것을 강조하였다. 《幼科發揮・急驚風變證》에는 "驚久成癎"이라는 기록이 있는데, 이것은 驚風이 오랫동안 발작하면 癎疾로 변할 수 있다는 것을 지적한 것이다. 《三因極一病證方論・癲癎敍論》에서는 "癲癎病은 모두 驚動으로 말미암아 臟氣가 不平하여 鬱滯로 인해 生涎하고 이것이 여러經을 閉塞시켜 형성된다. 혹은 母胎속에서 놀래거나, 어려서 風寒暑濕에 감염되거나, 飮食不節로 臟氣가 逆流하여 생긴다."라고 말함으로써 크게 놀란 것, 六淫에 감염된 것, 飮食調節의 失敗 등이 모두 본병을 유발할 수 있음을 설명하였다. 이를 통해 알 수 있듯이 癲癎을 조성하는 주요원인은 七情內傷, 先天的인 要素, 飮食不節, 六淫外感이나 또는 다른 병으로 臟氣가 疲勞해져서 야기되는 것이다. 본병의 病機는 肝脾腎의 損傷, 積痰內伏이다. 過度하게 일하거나 生活起居面에서 균형을 잃으면 痰濁上擾와 淸竅의 蒙蔽를 가져와 발병한다. 역대 의학자들은 상술한 病因에 맞추어 시행하기에 적절한 예방조치를 제기하였다. 예를 들면, 《女科秘訣大全・胎前所戒》에서 임산부는 "우습거나 기괴한 형상을 보지 말아야 하는데, 만약 그것을 보고 놀라면 자식이 반드시 癲癎이 된다."라고 하여 임신기간의 精神的인 調攝을 강조하였다. 그리고 《諸病源候論・小兒雜病諸候・驚癎候》에서 말하기를 "아이를 기를 때에는 항상 놀라지 않도록 주의해야 한다. 큰 소리를 듣지 않도록 하고 항상 편안하게 해주어 두려워하지 않도록 해준다."라고 하여 놀람을 피함으로써 癎證을 막는 방법을 제기하였다.

1) 養生(1次豫防)法

癲癎의 형성원인은 七情失調로서 갑자기 놀란 경우, 선천적으로 母胎에서 놀랐을 경우, 넘어져서 다쳐 腦部가 손상된 경우, 六淫, 飮食失調, 驚風後에 肝經이 손상된 경우 등이 있다. 그러므로 癲證의 1차예방은 반드시 놀라지 않도록 주의하고 음식을 균형 있게 먹으며 일과 휴식을 적절히 하고 임신기간의 保健에 주의하며 驚風과 腦의 外傷을 예방・치료하는 방면으로부터 시작해야 한다.

(1) 心理養生法

① 놀라지 않도록 주의한다

"驚癎은 놀라고 크게 울어서 精神이 傷動하여 氣脈이 안정되지 않은데서 시작된다. 놀람으로 인해 癎이 형성된다."(《諸病源候論・驚癎候》)라고 하였다. 따라서 놀라지 않도록 주의하는 것은 癲證을 예방하는 중요한 방책이다. 《諸病源候論・驚癎候》에서 "처음 아이가 놀래려고 할 때 급히 아이를 껴안아주면 놀래는 것이 저절로 멈추어진다. 그러므로 아이를 키울 때에는 놀래는 것에 주의를 기울여 큰 소리를 듣지 않게 해주고, 항상 편안하게 해주어 두려워하지 않도록 해주어야 한다. 또한 천둥이 울면 항상 아이의 귀를 막아준다."라고 하였다.

② 以情勝情法

"놀래고 두려워하는 것이 있으면 神志가 지켜지지 않아 癎이 된다."(《幼科發揮・心經兼證》)라고 하였다. 미리 防備하지 못하고 갑자기 놀래면 반드시 七情으로 그것을 자제하고 과격한 정서를 조절하여 평화로운 상태에 이르게 해야 한다. "恐이 腎을 손상시킨 경우에는……思로써 그것을 이겨내고 憂로써 풀어주며, 驚이 膽을 손상시킨 경우에는……, 憂로써 그것을 이겨내고 恐으로써 그것을 풀어준다."(《醫學正傳・癲狂癎證》)라고 하였다.

(2) 飮食養生法

"食癎은 그 病이 脾에 위치한다. 小兒가 젖을 過度하게 먹어 中脘에 停結되면 그것을 틈타 痰熱이 壅盛하여 癎을 형성하게 된다."(《醫宗金鑑・癎證門》)라고 하였다. 그러므로 소아는 특히 음식의 절제가 필요하며 지나치게 많이 먹지 않도록 한다. 그리고 담백하게 먹고 기름진 것을 삼가함으로써 痰이 생성되는 것을 막아야 한다. 《醫學傳燈・癎證》에서 말하기를 "胃氣가 淸虛해야 運化機能이 튼튼해진다. 그렇게 하기 위해서는 하루의 음식은 조금 먹는 것이 적당하고 기름지고 맛이 진한 음식을 자주 먹는 것은 좋지 않다."라고 하였다.

(3) 起居養生法

① 일과 휴식의 조화

"규칙적인 생활은 인체의 陰陽平衡, 氣血調和, 經絡疏通에 유리하다. 이렇게 하면 '逆氣'가 생기지 않으며 癎證이 발생하지 않는다. 규칙적인 생활을 하지 않는다면 臟腑機能失調로 癲癎의 발생이나 혹은 發作하는 가능성을 증가시킬 수 있다."(《小兒癲癎證治》)라고 하였다. 따라서 생활을 규칙적으로 하여 일과 휴식을 적당하게 조화시키고 外的으로 風雨를 피하는 것은 癎證을 예방하는 방법의 하나가 된다.

② 잘 때에 風을 避하는 방법

《諸病源候論·風癲》에서 "風邪에 의해 손상되어 邪가 陰에 들어가면 癲疾이 된다.……벽과 나란히 자지 말아야 하며 風을 쐬면 반드시 癲癎이 발생한다."라고 하였다. 그러므로 잘 때는 반드시 虛邪賊風을 막아야 하므로 벽과 나란히 누워 자지 않도록 한다.

(4) 婚育養生法

① 妊産婦保健

임산부의 營養不均衡은 癲癎이 발병하는 선천적인 원인이므로 임신기간에 保健을 잘 하는 것은 본병을 예방하는 중요한 일환이다. 《千金要方·婦人方上》에서 말하기를 "妊娠 3개월에는 …슬퍼하거나 고민하거나 놀라지 않도록 한다."라고 하였다. 이와 같이 임신기간에는 반드시 심정을 편안하게 유지하고 정서를 안정시키며 정신적인 자극을 피해야 한다. 그리고 "아랫배의 손상은 임산부가 가장 주의해야 할 것이다"(《跌損妙方·治法總論》)라고 하였다. 그러므로 下腹部를 保護하고 넘어지거나 부딪치는 충격을 피해야 하며 母體의 건강을 유지하는데 주의를 기울이고 外邪가 침투하는 것을 막아 질병발생을 감소시켜서 태아에 나쁜 영향을 주지 않도록 해야 한다. 적당한 운동도 좋지만 과로해서는 안된다. 음식은 담백하고 영양이 충분한 것이 적당하고, 시고 짜고 매운 것과 기름지고 진한 맛을 과식하지 않도록 하며, 吸煙과 暴飮을 하지 않아야 한다.

② 출산시 신생아의 손상예방

신생아의 출산시 손상은 癲癎發病의 중요한 원인의 하나이다. 그러므로 분만사고를 방지하여 출산시 손상을 피하는 것은 癲癎의 발병을 예방하는 데 있어서 중요한 의의를 갖는다. 출산 전에 정기적으로 검사를 받고 현대적인 방법으로 아이를 받아야 하며, 출산이 임박하면 태아를 보호하는 데에 주의를 기울여서 제때에 難産을 처리하면 신생아가 다치는 것을 막아서 癲癎의 발병률을 낮출 수 있다.

(5) 外傷防止法

頭腦의 外傷은 癎證을 유발하는 중요한 요소이다. 《嬰童百問·卷二·驚癎》에서 말하기를 "血이 心竅에 停滯되고 邪氣가 心에 있어 積驚하면 癎이 된다."라고 하였다. 넘어져서 생긴 外傷으로 瘀血이 留滯되어 心을 공격하고 腦를 犯하면 癎이 형성된다. 《小兒癲癎證治》에서는 "腦外傷을 엄격히 방지해야 한다"라고 지적하였다. 그러므로 어린이를 양육할 때는 반드시 신중하게 돌보고 넘어져서 손상을 입지 않도록 해야 하며 특히 腦部의 外傷을 방지해야 한다. 작업도중에 입은 傷處나 車事故를 당하지 않게 하는 것 모두가 소홀히 할 수 없는 예방방법이다.

(6) 藥物養生法

① 驚風이 癎證으로 傳變되는 것을 막는 방법

"驚風三發便爲癎"이라고 하였다. 그러므로 急性, 慢性驚風의 예방은 癲癎을 예방하는 중요한 방법이다.

㉠ "小兒에게 熱과 痰이 있고 젖을 먹지 않으려고 하며 때때로 驚氣가 있으면 이것은 대개가 점차 癎證이 발작할 수 있다. 이때에는 즉시 紫霜丸으로 그것을 치료한다."(《嬰童百問·驚癎》)라고 하였다.

㉡ 小兒가 熱이 甚하고 癎證이 발작하려고 하면 반드시 《太平聖惠方》의 龍齒散, 生葛汁飮子를 써서 急性驚風이 癎證으로 傳變되는 것을 예방해야 한다.

㉢ 慢性驚風일 경우에는 益知補腦片을 써서 癎證으로의 傳變을 예방할 수 있다.

② 外傷을 치료하여 癎證을 예방하는 방법

일단 腦部를 다치게 되면 필요한 處置外에도 定搐化風錠合化癎止搐三號片을 복용하면 腦部外傷이 癎證으로 傳變되는 것을 예방할 수 있다.

2) 2次豫防法

癎證이 나타나고 그치지 않을 때, 즉 "連日 발작하거나 하루에도 서너번씩 발작하는" 경우에 만약 제때에 치료하지 않으면 의외의 사고가 발생할 수 있다. 게다가 癎證이 오랫동안 발생하면 心神이 손상을 입고 지능이 저하된다. 만약 발작의 조짐을 알고 미리 치료하여 발작을 막을 수 있다면 잦은 발작으로 인하여 여러 가지 病變을 유발하는 것을 감소시킬 수 있다.

(1) 起居를 통한 傳變豫防法

충분한 수면을 확보하고 단독적인 활동을 피한다. 등산, 자전거타기를 해서는 안 되며 高空作業, 水上作業 및 車輛運轉에 종사하지 않도록 함으로써 의외사고의 발생을 막아야 한다.

(2) 藥物을 통한 傳變豫防法

癎證이 자주 발작하여 心神에 손상을 입으면 말을 더듬고 정신이 없으며 白痴같이 멍한 증상이 나타난다. 이때는 早期의 傳變豫防이 매우 중요하다. 그러므로 癎證으로 인한 神傷證이 싹트기 시작하는 즉시 益智補腦片을 복용하고 아울러 狗腦로 조제한 뇌기능주사액도 사용한다. 매일 1회씩 2~4㎖씩 근육 주사한다. 30회를 1단계치료과정으로 하고 每 치료과정의 간격은 1주일이다.

(3) 鍼刺를 통한 傳變豫防法

① 青絡鍼刺

《醫學從衆錄·癎證續論》에서 "薛氏가 말하기를 이 症이 있을 경우 발작하려고 하거나 발작하기 2, 3일전에 먼저 귀 뒤의 高骨間에 青筋紋이 있는 것이 보이면 鍼刺하여 피를 내면 그 질환을 면할 수 있다."라고 하였다. 孫思邈은 青筋을 鍼刺하여 出血할 것을 주장하였다. 즉 "귀 뒤의 完骨위에 青絡이 盛하면 누워도 안정되지 않는 癎候이므로 青脈을 鍼刺하여 피가 나오게 한다."(《千金要方·少小嬰孺方上》)라고 하였다.

② 穴位鍼刺

일부 癎證은 발작전에 前兆症狀이 있다. 예를 들면 頭痛, 眩暈, 唇顫, 胸悶, 四肢麻木, 心悸, 恐怖感 등인데, 人中, 合谷, 內關, 涌泉, 大椎를 鍼刺함으로써 風을 없애고 痰을 삭힐 수 있다.

(4) 推拿를 통한 傳變豫防法

발작조짐이 나타났을 때에 分陰陽, 推三關, 退六腑, 掐總脈 등의 수법으로 推拿함으로써 발작을 저지할 수 있다.

3) 3次豫防法

癎證의 3차예방관건은 休止期의 調攝과 治療를 강화하여 발작을 방지하고 발작시간의 간격을 연장함으로써 완치를 도모하는 데에 있다.

(1) 心理를 통한 재발방지법

유쾌한 정신과 낙관적인 정서를 유지하고 정신적인 자극과 지나친 근심을 피해야 한다.

(2) 飮食을 통한 재발방지법

休止期의 飮食調養은 癎證의 발작을 방지하는 데에 중점을 두어 1차 예방법을 참고해야 하며, 아울러 飮酒를 禁하고 茶와 같은 흥분성음료를 피하는 것이 좋다. 그리고 상황을 참작하여 아래와 같은 방법을 이용할 수 있다.

① **團魚煎** : 甲魚를 매일 한 마리씩 기름과 소금을 넣고 푹 고아서 껍질을 벗기고 고기를 취하고 국물과 함께 한번에 먹는다. 매번 1마리씩 복용하며 5~9마리를 먹는다.

② **猪心羹** : "風癎, 驚癎을 치료함에……猪心羹方 : 돼지심장 1개, 枸杞葉 250g, 이 두 가지를 각각 잘게 썰어서 된장에 넣어서 국을 끓여서 먹는다. 죽을 끓이거나 쪄서 먹어도 된다."(《聖濟總錄·食治門》)라고 하였다.

③ **紫河車丸** : 紫河車 1개를 쌀뜨물로 피를 씻어내고 그대로 찧는다. 그리고 벼를 쪄서 햇볕에 말리고 가루낸 다음 梧子大로 丸을 만들어서 공복에 매번 50丸씩 먹고 젖으로 삼킨다.

④ **酒燒鷄蛋** : 白酒 60㎖, 계란 2개. 술을 법랑 항아리속에 넣고 술을 끓여서 계란을 익힌다. 가끔 젓가락으로 저어주고 술이 다 증발하면 된다. 익은 계란의 껍질을 벗겨서 매일 아침 空腹에 2개씩 먹는다. 100개 복용이 1단계치료과정이다.

⑤ 小麥, 옥수수, 참깨, 대추, 芡實, 黑豆, 녹두, 호두, 벌꿀, 山藥, 鱉甲, 백후추, 무, 蓮子, 오징어, 양고기 등의 음식을 섭취할 수 있다.

(3) 藥物을 통한 재발방지법

休止期에는 반드시 규칙적으로 꾸준히 약을 복용해야 하며 갑자기 약을 끊으면 안된다. 癎證의 發作이 완전히 억제되고 3년이 지난 후에 점차로 양을 줄여가다가 복용을 정지하는 것이 좋다. 이 시기에는 外感을 방지하는 데에 愼重을 기하고 만약 發熱이 있으면 제때에 처리해야 한다.

休止期에는 반드시 證候를 판별하여 아래와 같은 처방약을 선택 사용해야 한다.

① **脾虛痰濁** : 정신이 피로하고 收納機能이 나쁘며 헛구역질이 나고 痰이 많을 때에는 반드시 六君子湯에 天麻, 鉤藤을 첨가하여 복용하며, 脾虛가 두드러지지 않는 경우에는 溫膽湯에 天麻, 鉤藤을 첨가하여 복용한다.

② **肝火痰熱** : 煩躁하고 입이 쓰며, 가래의 농도가 진할 경우에는 龍膽瀉肝湯合滌痰湯이 적당하다.

③ **肝腎陰虛** : 眩氣症과 함께 허리가 시큰하고 다리에 힘이 없는 경우에는 大補元煎이 적당하다.

④ **脾滲陰虛** : 眩氣症이 나고 잠이 적으며 정신이 피로하고 허리가 시큰하며, 또한 입맛이 없고 말하기가 싫으며 머리가 둔한 경우에는 集成定癎丸, 河車八味丸이 적당하다.

(4) 鍼灸를 통한 재발방지법

鍼刺하는 主穴은 豊隆, 鳩尾, 間使, 太沖, 合谷이며, 配穴은 腰奇, 申脈, 照海, 人中이다. 매번 15분씩 留鍼하고 매일이나 격일에 한번씩 시술한다. 耳鍼은 神門, 心, 腎, 腦点, 胃, 皮質下, 壓痛點을 선택할 수 있다. 또한 關元, 太溪를 灸하여 재발을 방지할 수 있다.

9 中風豫防法

中風은 "卒中"이라고도 칭하며, 古人들은 "風, 癆, 鼓, 膈"의 四大難症의 첫머리에 열거하였다. 中風은 근심과 忿怒, 飮食不節, 過飮 등이 원인이 되어 陰陽失調, 臟腑氣偏, 氣血錯亂이 유발됨으로써 갑자기 卒倒하고 입이 비뚤어지고 눈을 완전히 감을 수 없으며 半身不隨가 오거나 혹은 卒倒症狀은 없고 단지 입이 비뚤어지고 눈을 완전히 감을 수 없으며 肢體의 움직임이 뜻대로 되지 않는 것을 주요특징으로 하는 질병이다. 中風은 病의 發作이 갑작스럽고 症이 여러 면을 보이고 변화가 신속한 것이 자연계의 風邪의 특성과 비슷하기 때문에 中風이라고 명명되었다. 그러나 《傷寒論》에서 말한 "中風"이라는 명칭과는 실제로 차이가 있다. 본병은 서양의학에서의 뇌혈관질환(뇌출혈, 뇌혈전 형성, 뇌전색, 뇌혈관경련 등을 포함)에 상당하는데, 특히 노년기에서의 常見病이며 多發病이다. 본병은 致死率과 不具率이 모두 비교적 높아서 사람들의 건강에 심각한 위해를 미치고 있다. 따라서 早期에 豫防하고 適時

에 診斷治療하는 것은 본병의 發生率과 致死率을 감소시키는 관건이다.

중풍과 유관한 문헌기록은 《內經》에서 처음 보인다. 《素問·玉機眞脈篇》에서 이르기를 "春脈이 弦하고, ……氣가 오는 것이 實하면서 强한 것을 太過라고 하는데,……太過하면 사람이 화를 잘 내게 되고 갑자기 眩冒하고 巓疾이 있게 된다."라고 하였으며, 《素問·調經論》에서는 "血과 氣가 함께 上으로 간다"라고 하여 中風의 病變部位가 주로 頭部에 있음을 설명하였다. 孫思邈은 中風의 病位가 腦와 관계가 있음을 더욱 명확하게 지적하였다. 즉 "風이 五臟六腑의 輸에 들어가 臟腑의 風이 되고 각각 그 門戶에 들어가 적중되며, ……風氣가 風府를 따라 上升하면 腦風이 된다"(《千金要方》)라고 하였다. 中風의 證候와 관련하여 《素問·通評虛實論》에서 말한 "仆擊偏枯"는 즉 갑자기 혼절하여 반신불수가 된 것을 말한다. 그리고 《素問·生氣通天論》에서 말한 "陽氣는 크게 怒하면 形氣가 끊어지고 血이 위로 상승하여 사람에게 薄厥을 일으킨다"와 《素問·調經論》의 "大厥" 등은 모두 본병을 논술한 것이다. 《金匱要略·中風歷節病脈證幷治》에서는 "風이 病이 되면 半身不遂가 온다"라고 지적하고 아울러 가장 먼저 中絡, 中經, 中腑, 中臟의 證候分類方法을 제기하였다. 明代의 戴思恭은 《證治要訣·中風》에서 中風의 증상을 다음과 같이 상세하게 서술하였다. 즉 "中風證은 갑자기 혼절하며 사람을 알아보지 못하며, 痰涎이 壅盛하여 咽喉에서 소리가 나거나, 입과 눈이 비뚤어지고 手足이 痲痺되거나, 혹은 癱瘓, 半身不遂, 舌强不語가 나타난다"라고 하였다. 沈金鰲는 "대개 中臟의 경우 病이 裡에 있을 때는 대개 九竅가 막힌다. ……中腑의 경우 病이 表에 있을 때는 대개 四肢가 두드러져 그 症으로 半身不遂, 手足不隨와 痰涎이 壅盛하여 그르릉하는 소리의 氣喘이 나타나지만, 눈은 여전히 볼 수 있고 말을 할 수 있으며 대소변이 잘 나오고 邪가 들어온 정도는 아직 얕다."(《雜病源流犀燭·中風源流》)라고 지적하면서 中風病邪의 깊이 및 그 豫後를 묘사하였다. 그리고 中風의 病因에 대해서 唐宋以前에는 "內虛邪中"으로부터 立論하였다. 隋代 巢元方의 《諸病源候論·中風候》에는 "風이 偏枯인 경우, 血氣가 偏虛하므로 腠理가 열려 風濕을 받는다"라는 기록이 있다. 宋의 嚴用和는 또한 "榮衛에 이상이 생기고 腠理가 헐거워져 邪氣가 虛한 틈을 타서 들어오게 되면 半身不遂가 된다……."(《濟生方·中風論治》)라고 하였다. 金·元時代에 이르러 수많은 의학자들은 外風이 침입한다는 이론을 부정하고 中風發病過程에서 內在要素의 작용을 강조하였다. 예를 들면 劉河間은 中風이 "心火暴盛"에 기인한다고 제기하였고, 李東垣은 "正氣自虛"를 강조하였으며, 朱丹溪는 "濕痰生熱"의 소치라고 인식하였다. 이것은 中風病因學說의 중대한 전환이다. 이때 王履는 또 "眞中風"과 "類中風"의 논점을 제기하기도 하였다. 즉 《醫經溯洄集·中風辨》에서 말하기를 "風으로 인한 것은 眞中風이고, 火, 氣, 濕으로 인한 것은 中風과 비슷하지만 中風이 아니다."라고 하였으며, 또 "中風은 外來한 風邪가 아니라 本氣病이다. 사람이 나이가 四旬을 지나 氣가 衰할 때, 혹은 근심, 기쁨, 분노 등으로 氣가 손상된 경우 대부분 이 질병이 생기는데, 한창 나이에는 생기지 않으며 만약 살이 찌면 간혹 생긴다."라고 강조하면서 中風이 대개 인체의 陰陽失調에 의해 야기되고 발병연령이 대부분 40세 이상이며 情緖의 激動이 보통 그 誘因이 된다는 것을 설명하였다. 또한 明代의 張景岳은 "中風非風"의 관점을 제기하고 本病의 발생은 "모두 內傷積損으로 頹敗하여 생기며 원래 風寒에 外感되어 초래된 것이 아니다." " 이 병은 대부분 평소 조심하지 않았거나, 七情內傷, 혹은 과도한 酒色으로 인해 먼저 五脈의 眞陰이 손상되고, ……먼저 陰虧해진 후 陽損해져 陰이 下로 함몰되고 陽이 上으로 범람함으로써 陰陽相失, 精氣不交가 초래된 것으로서 갑자기 혼미해지고 쓰러진다……"(《景岳全書·非風》)라고 인식하였다. 그리고 王肯堂은 식습관 및 영양성분과 中風과의 관계를 중시하여 "膏粱厚味, 肥甘한 음식을 오랫동안 먹으면 心脾를 손상시킨다."라고 지적하였다. 淸代의 沈金鰲는 體質類型과 發病과의 관계에 대하여 다음과 같이 말하였다. "뚱뚱한 사람은 대부분 中風에 많이 걸린다. 河間이 말하기를 "사람이 뚱뚱하면 腠理가 致密하여 鬱滯가 많아 氣血이 잘 소통되지 못하므로 卒中이 많다."(《雜病源流犀燭·中風源流》)라고 하였으며, 근대사람인 張山雷는 《中風斠銓》 에서 한단계 발전하여 "지나치게 기름진 음식은 痰을 釀成하고 濕이 되어 熱이 쌓이고 風이 생기므로 갑자기 쓰러지면서 반신불수가 초래된다. 갑자기 발생하고 충격으로 쓰러지는 것이므로 仆擊이라고 하며 病源이 현저하므로 膏粱之疾이라고 이름한다."라고 하였다. 또한 계절기후의 변화 역시 항상 본병을 유발한다. 《素問·調經論》 에서 말하기를 "寒이 獨留하면 血이 凝泣하고 血이 凝하면 脈이 不通하며……"와 같은 원인으로 發病하기 쉽다고 하였다. 혹은 이른봄에 갑자기 따뜻해지고 厥陰風木의 때를 맞으면 안쪽으로 肝과 상응하여 風陽이 남몰래 動하여도 中風이 발생할 수 있다. 종합해보면, 中風의 病因은 주로 근심과 忿怒, 기름진 음식의 過多攝取, 疲勞過多, 房事로 인한 損傷 등이며, 그 病機는 陰精이 부족하거나, 肝陽이 갑자기 확장되었거나, 內風이 旋動하였거나, 氣血이 逆亂되었거나, 痰火가 經脈을 가로지르고 心竅를 막은 경우이며, 또한 계절적인 氣候變化와 年齡, 體質 등의 요소와 관계가 있다. 上述한 病因과 病機에 맞추어서 古今의 의학자들은 수많은 적극적인 예방조치, 즉 心理, 飮食, 起居, 房事, 藥物, 鍼灸 등의 각 방면을 언급하였다.

1) 養生(1次豫防)法

"中風은 生死가 달려있는 크고 危重한 병으로 이것보다 심한 병은 없다"(《醫門法律》)라고 하였다. 그러므로 中風豫防은 특히 중요하다. 고대의 의학자들은 中風의 발생과 변천과정을 계통적으로 관찰하였으며 中風發生前에 대개 前兆症狀이 있음을 인식하였다. 周丹溪는 "眩暈者, 中風之漸也."라고 하였고 金의 劉河間은 "中風은 前兆症狀을 가지고 있다. 보통 엄지와 검지가 마비되어 감각이 없거나, 手足을 쓰지 못하거나, 肌肉이 蠕動할 경우 3년 이내에 반드시 大風이 온다."라고 하였다. 그리고 淸代의 王淸任은 《醫林改錯》에서 34종의 중풍전조증상을 상세하게 묘사하였다. 즉 "가끔 頭暈이 나타나는 경우, 이유 없이 머리가 무거워지는 경우, 귀속에 이유 없이 바람소리가 나는 경우, 귀속에 이유 없이 매미 우는 소리가 나는 경우, 눈 아래꺼풀이 길게 떨리는 경우, 한쪽 눈이 점점 작아지는 경우, 이유 없이 눈에 초점을 잃는 경우, 눈앞에 오랫동안 旋風이 보이는 경우, 오랫동안 콧속으로 冷氣가 들어오는 경우, 윗입술이 떨리는 경우, 위아래 입술이 서로 꽉 다물어지는 경우, 갑자기 앞뒤없는 말을 하는 경우, 이유 없이 氣喘이 나타나는 경우, 한쪽손이 길게 떨리는 경우, 양손이 길게 떨리는 경우, 손의 無名指가 매일 일시적으로 구부렸다가 펴지지 않는 경우, 엄지손가락이 이유 없이 저절로 움직이는 경우, 팔이 떨리는 경우, 손톱 틈으로 한바탕 冷氣가 나오는 경우, 발톱 틈으로 한바탕 冷氣가 나오는 경우, 양다리와 무릎 틈으로 冷氣가 나오는 경우, 다리근육이 이유 없이 뒤틀리는 경우, 발근육이 이유 없이 뒤틀리는 경우, 걸어갈 때 양다리가 꼬이는 경우, 한바탕 명치가 막히는 경우, 명치가 한바탕 두근거리는 경우, 머리와 목이 이유 없이 뻣뻣해지는 경우, 자려고 누웠을 때 몸이 무거운 것을 느끼는 경우 등 모두 元氣가 점차 虧해지는 症이다."라고 하였다. 그리고 아울러 "아프지 않고 가렵지 않으며, 춥지도 않고 덥지도 않으며 飮食과 起居에 장애가 없으니 사람들이 가장 소홀하기 쉬운 병이다."라고 강조하였다. 근대의 張錫純은 "中風을 腦充血證이라고 칭하고 그 조짐은 다른 증세와 비교하여 매우 현저하다"라고 하였으며 "게다가 수개월 전이나 혹은 수년전에 그 조짐이 나타난다"라고 하였다. 그는 10여년의 경험을 종합하여 5개 항목의 腦充血前兆症狀을 열거하였다. 즉 "(1) 그 맥이 반드시 弦硬하고 길며 혹은 寸이 盛하고 尺이 虛하다. 혹은 보통 脈數보다 몇 배 크며 조금도 완화의 기미가 없다. (2) 머리와 눈에 항상 眩暈이 있거나 뇌속의 혼미함을 느끼고 자주 잊어버리거나 혹은 통증을 느끼거나 귀가 멍멍하고 눈이 붓는다. (3) 위속에 때로 氣가 上衝하여 음식이 내려가지 못하게 막는 것이 느껴지거나 혹은 氣가 下焦로부터 일어나서 上行하여 구역질을 일으킨다. (4) 가슴속에 항상 조급함과 불편함이 느껴지거나 가슴속에 때때로 熱이 나거나 혹은 꿈속에서 魂이 방황한다. (5) 혀가 붓고 말이 순조롭게 나오지 않거나, 입과 눈이 비뚤어지거나, 半身이 마치 痲痺된것 같아서 뜻대로 움직여지지 않거나, 행동과 걸음걸이가 不安定하고 때때로 어지러워 쓰러지려고 하거나, 혹은 머리가 무겁고 발이 가벼운 것을 느끼며 발바닥이 솜을 밟는 것 같다"(張錫純 《醫學衷中參西錄》)라고 하였다. 그리고 중풍의 진단표준에 대하여 그는 같은 책에서 또 "위에 열거한 證에서 가끔 한두 가지씩 발견되고 여러 차례 脈象이 드러나면 腦充血의 전조증상으로 진단한다."라고 설명을 가하였다. 이를 통해 알 수 있듯이 중풍예방의 관건은 중풍의 전조증상에 대한 예방치료이다. 그 구체적인 방법은 "起居에 신중하고 飮食을 잘 조절하며 房事를 멀리하고 情志를 적절히 조절한다"(淸代 李用粹의 《證治匯補》) 외에 藥物, 鍼灸 등의 방법도 무시할 수 없다.

(1) 心理養生法

① 기쁨과 분노의 조화

五志가 너무 지나칠 경우 內風이 動하게 하여 卒中을 발생시키지만 그러나 임상에서는 폭발적인 분노가 肝을 傷하게 하는 경우가 많다. 폭발적으로 분노하면 순식간에 肝陽이 暴亢하고 氣火가 함께 떠올라서 血이 위로 솟구치게 재촉하여 갑자기 卒中을 발생하게 된다. 《中風斠詮》에는 "肝木이 橫逆하면 風이 自生한다."라는 말이 있다. 그러므로 情志를 쾌적하게 하여 폭발적인 분노를 避하는 것은 정말로 中風心理豫防의 가장 중요한 부분이다.

② 태연하고 和暢한 마음가짐

근심과 정서적인 긴장은 모두 본병이 발생하는 誘因이 된다. 隋代의 巢元方은 "왼쪽손의 尺中, 神門以後脈, 足太陽經이 虛한 경우는 惡風偏枯에 걸린다. 이는 근심과 고민으로 초래된 것이다."(《諸病源候論·風病諸候》)라고 하였으며, 明代의 陳文治는 《諸證提綱》에서 "失意에 빠져 우울한 경우, ……빨리 예방하지 않으면 병이 형성되어 치료해도 늦는다."라고 하였다. 그러므로 마음을 쾌적하게 갖고 정서를 안정시키고 근심을 제거하는 것은 中風發生을 예방하는데 유리하다. 이에 明代의 張三錫은 "色을 더욱 멀리하여 淸虛하게 靜攝하면 有備無患할 수 있다."(《醫學準繩六要》)라고 하였다.

(2) 飮食養生法

《素問·通評虛實論》에서 이르기를 "消癉仆擊, 偏枯痿厥은 氣滿發逆한 것으로 뚱뚱하고 부자인 사람이라면 膏粱厚味를 먹어 걸린 질병이다."라고 하면서 仆擊, 偏枯가 膏粱厚味를 많이 먹는 것, 체질이 뚱뚱한 것과 밀접한 관계가 있음을 명확하게 지적하였다. 기름진 음식과 술의 과식은 脾失健運聚濕生痰, 痰鬱化熱을 형성하고 肝風을 動하게 하며 夾痰上擾하여 병을 발생시킬 수 있다. 그러므로 평소에 음식을 담백하게 먹고 영양을 적절히 섭취하는 것이 좋으며 기름진 飮食과 특히 暴飮은 삼가야 한다. 과다한 飮酒는 中風을 가장 쉽게 유발시키고 게다가 증세가 비교적 심각하다. 明代의 董宿, 方賢은 《奇效良方》에서 이르기를 "飮酒中風을 漏風이라고 하는데, 즉 身熱懈惰, 汗出少氣하다. ……술이 胃에 들어가 穀氣와 相搏하여 熱이 中에 盛하게 되면 氣가 慓悍하고 陽氣도 함께 發泄되어 腠理가 헐거워지면서 風邪가 들어와 證이 風懿과 같다." "風懿은 갑자기 사람을 못 알아보고, ……咽喉가 막히고 갑자기 혀가 굳어 말을 하지 못하며 牙關不開, 手足拘攣이 나타나고 氣가 升降하지 못하며

病이 臟腑에 있다."라고 하였다. 그러므로 술을 적당량만 마시고 節制하지 않는 暴飮은 절대 삼가야 한다. 그리고 또한 기름지고 단 음식을 과식하고 운동이 부족하면 肥滿을 유발하기 쉽다. 이에 "뚱뚱하면 腠理가 致密하여 鬱滯가 많아 氣血이 잘 통하기 어려우며, 만약 陽熱이 더 심하면 鬱結이 더욱 심해져 卒中이 많다."(明代 樓英의 《醫學綱目》)라고 하였다. 그러므로 뚱뚱한 사람은 더욱 음식을 절제해야 한다. 그리고 손가락이 저리고 不時의 眩暈 등과 같은 中風前兆症狀이 있는 사람은 반드시 "모든 高粱珍味, 鵝, 肉, 麵, 酒 등 기름져서 生痰動火하는 飮食物을 절대 먹지 않도록"(《醫學準繩六要》)하여 중풍의 발생을 피해야 한다. 식사는 규칙적이며 五味가 잘 조화되어야 한다. 暴食過飮, 偏食은 절대로 삼가야 한다. 그렇게 하지 않으면 또한 중풍이 발생할 수 있다.

(3) 起居養生法

① 규칙적인 생활

사람이 中年以後에는 일과 휴식에 있어서 더욱 적절하게 조절해야 한다. 그렇게 하지 않으면 陰血이 자기도 모르게 소모되고 虛陽이 風이 되어 질병이 된다. 金의 劉守眞은 《素問玄機原病式》에서 "中風癱瘓疾患은 ……휴식의 부족으로 心火가 갑자기 심해지고 腎水가 虛衰해져 조절이 불가능해지면서 陰虛陽實하고 熱氣가 怫鬱하여 心神이 昏迷하고 筋骨을 쓰지 못하면서 갑자기 쓰러지고 아무것도 모르게 된다."라고 하였다.

② 睡眠時 風을 피함

《諸病源候論·風病諸候》에서 말하기를 "술에 취해 잘 때 바람을 맞으면 喑이 발작한다." "밤에 잘 때 귓속에 風이 들어오면 입이 잘 비뚤어진다."라고 하였다. 잘 때에는 이불을 덮어 賊風을 避함으로써 邪風이 經絡으로 들어가서 中風이 발생되지 않도록 한다.

(4) 房事養生法

《奇效良方》에서 이르기를 "勞風은 房事가 과도하여 虛損이 나타나고 眞氣가 內虧하여 風邪가 이를 틈타 들어와 병이 생긴 것이므로 이 원인으로부터 치료한다."라고 하였다. 그러므로 肉慾에 빠져서 精을 손상하면 水虧於下, 炎旺於上하게 하여 또한 발병의 원인이 된다. 明代의 趙獻可는 《醫貫》에서 "사람이 좋아하는 것에만 방종하여 腎氣虛衰해지면 뿌리가 먼저 끊어지게 되며, 혹은 內傷勞役, 六淫七情에 손상을 입어도 卒中을 일으키는데, 이는 陰虛陽暴絶 때문이다."라고 하였다. 中年以後에는 반드시 情欲을 절제하고 房事를 줄여서 眞精을 고수하면 질환을 미연에 방지할 수 있다.

(5) 藥物養生法

藥物豫防의 중요성은 中風의 전조증상을 치료하는데에 있다. 중·노년인은 잦은 眩暈과 손가락 저림이 나타난다. 이 때에는 病因을 상세히 관찰하고 치료해야 한다. 만약 精血虧少, 氣鬱風襲이 있으면 반드시 精을 補해주고 風을 疏散시키며 氣의 흐름을 순조롭게 해 주어야 한다. 여기에는 搜風順氣丸(《醫學準繩六要》)이 적당하다. 또한 實熱과 痰이 오랫동안 적체되어 없어지지 않고 淸竅를 덮을 경우에는 礞石滾痰丸(《醫學準繩六要》)이 적당하다. 만약 肥滿하고 中虛인 경우는 "人蔘湯加竹瀝煎膏를 하루도 빼먹지 말고 먹는다"(《醫學準繩六要》)라고 하였다. 그리고 兩尺虛衰, 肝腎不足인 경우에는 "六味地黃湯과 八味地黃湯으로 肝腎을 培補"하고, 寸尺虛弱, 脾肺不足인 경우는 "六君子湯, 十全大補湯類로 脾肺를 急補"(《醫貫》)할 수 있다. 淸의 陳士鐸은 사람이 평소에 질병이 없고 단지 手足이 저리면 대개는 氣가 虛하여 痰을 삭힐 수 없어서 痰이 胸中에 모여 있고 氣가 手足에 통하지 않아서 그러한 것이라고 여겼다. 이에 반드시 補氣하는 과정에서 보조적으로 消痰의 약물을 써야 하는데 釋痲湯이 적당하다고 주장하였다(《辨證錄》). 근대사람 張錫純은 腦充血證의 다섯 가지 조짐을 거론한 후에 建瓴湯을 創方하고 이 처방을 복용한 후에는 腦속의 血이 기왓골의 물이 아래로 흘러 내려가는 것처럼 腦充血證이 저절로 낫는다"(《醫學衷中參西錄》)라고 하였다. 또한 愈風湯, 天痲丸으로 중풍전조증상을 다스려서 중풍을 예방할 수 있다. 《素問病機氣宜保命集·中風論》에서 이르기를 "風이 動하는 것을 느꼈을 때 愈風湯을 복용하면 갑자기 쓰러지지 않는다"라고 하였으며, 《醫學綱目》에서 "보통 식지와 검지가 마비되어 감각이 없으면 3년 이내에 반드시 中風이 올 수 있으므로 반드시 먼저 愈風湯, 天痲丸 각 40g씩을 복용한다. 갑자기 中風이 발작하면 치료하지 못하며 風은 이러한 증상을 틈탄다."라고 하였다.

(6) 鍼灸養生法

① 鍼刺豫防

《中國鍼灸處方學》에는 다음과 같이 실려있다. 평소 高血壓患者에 대해서는 자주 血海, 手三里, 曲池, 太沖, 印堂, 風市, 足三里 등의 혈을 교체하여 鍼刺할 수 있는데, 强刺瀉法을 사용하면 잠시적인 降壓作用이 있다. 耳鍼을 이용할 경우에는 溝, 心, 副腎, 高血壓點 등의 穴을 强壓하면 중풍을 예방하는 목적에 도달할 수 있다.

② 艾灸豫防

宋代의 王執中은 《鍼灸資生經》에서 "보통 사람에게 中風이 오기 1, 2개월 전이나 3, 4개월 전에는 불시에 발과 종아리 위가 갑자기 시리고 무겁고 간지럽고 마비되는 증상이 나타난다. 이런 증상이 오랫동안 지나서야 풀어지면 이것은 장차 中風이 올 증후이다. 이때에는 급히 三里, 絶骨 穴에 三壯을 灸한 후에 蔥, 薄荷, 桃, 柳葉, 煎湯으로 씻어 주어 風氣가 灸瘡으로 나가도록 한다."라고 하였다. 장기간동안 足三里, 絶骨 穴에 艾灸하여 그곳에서 膿이 흘러 상처가 나게 하면 중풍예방에 있어서 확실히 좋은 효과가 있다. 淸代의 吳亦鼎은 《神灸經綸》에서 "手足이 뒤틀리면서 마비되고 心神이 昏亂해지면 장차 中風이 나타날 증후로서 風과 氣를 막론하고 차례대로 合谷, 風市, 昆侖, 手三里, 關元, 丹田을 灸하면 낫는다."라고 하였으며, 아울러 중풍을 예방하는 아홉개 穴을 열거하였다. 즉 風池, 百會, 曲池, 合谷, 肩髃, 風市, 足三里, 絶骨, 環跳이다. 노인은 반드시 오랫동안 灸해야 한다.

2) 2次豫防法

中風이 발생한 후 그 病位의 깊이와 病勢의 輕重에는 차이가 있다. 《金匱要略》에서 말하기를 "邪가 絡에 있으면 肌膚에 감각이 없어지고, 邪가 經에 있으면 重症으로 이겨내지 못하며, 邪가 腑에 들어가면 사람을 알아보지 못하고, 邪가 臟에 들어가면 혀가 굳어 말을 하지 못하고 침을 흘린다."라고 하였다. 보통 피부가 痲痺되어 感覺이 없고 입과 눈이 비뚤어지는 것을 주요증상으로 하고 병세가 비교적 가벼운 경우를 中絡이라고 칭하며, 半身不遂, 말더듬거리는 것을 주요증상으로 하고 혼절하는 증상은 없고 병세가 약간 무거운 경우를 中經이라고 칭한다. 中經과 中絡 모두 정신적인 장애가 없으므로 中經絡이라고 통칭한다. 中經症狀의 기초위에서 정신이 맑지 않고 의식이 몽롱하며 잠자고 싶은 상태가 나타나는 경우를 中腑라고 칭한다. 그리고 갑자기 혼절하여 半身不遂가 되고 정신적인 장애가 심각하며 심하면 완전히 의식이 없고 눈이 침침하며 소변이 막히고 변비가 나타나는 경우를 中臟이라고 칭한다. 中臟과 中腑가 모두 정신적인 장애가 있으므로 中臟腑라고 통칭한다. 만약 먼저 中臟腑의 정신상태가 점차 맑아지고 半身不遂가 가중되지 않거나 회복된 경우는 병이 中臟腑로부터 中經絡으로 전화되어 병세가 호전되는 것으로 豫後가 매우 좋다. 또는 中臟腑에 속하면서 구역질이 자주 나타나거나 갑자기 氣絶하고 四肢에 경련이 일어나거나 혹은 口合, 口開, 水撒, 遺尿가 있으면 위급한 증후이다. 宋代의 嚴用和는 《濟生方》에서 "거품을 토하고 머리를 흔들며 얼굴이 화장한 것같이 붉거나, 頭面이 青黑色이고 구슬 같은 땀이 나며 눈을 감고 입을 벌린 채로 코고는 소리를 내고 遺尿하며 사람을 알아보지 못하는 경우는 고칠 수 없다."라고 하였다. 또한 《雜病源流犀燭》에서는 "입을 벌리고, 눈을 감고, 손이 꼬이고, 코고는 소리를 내고, 遺尿와 大吐大瀉, 下血吐血이 나타나면 죽는다."라고 하였다. 따라서 일단 中風이 발생하였을 때 適時에 정확하게 치료하고 잘 간호하여 병세를 제어하는 것은 회복하는데 있어서 지극히 중요하다.

(1) 心理를 통한 傳變豫防法

中風이 발생하고 만약 피부가 마비되어 감각이 없고 입과 눈이 비뚤어졌으며 半身不遂, 言語障碍 등의 中經絡症狀만 있고 정신적인 장애가 없을 때는 반드시 심리예방에 주의를 기울여야 한다. 患者는 정서적으로 안정을 시켜서 불안함과 울분이 생기지 않도록 해야 한다. 情志가 펼쳐지지 않고 鬱積되어 火가 되면 병세를 가중시켜서 中臟腑의 證을 유발할 수 있다. 만약 발병한 원인이 심리적인 防護의 실패와 情志의 火가 서로 激해진 것에 있다면 반드시 더욱 정신적인 자극과 정신적인 피로를 막아야 한다. 되도록이면 정신을 유쾌하게 유지하고 낙관적인 정서를 갖도록 한다.

(2) 飮食을 통한 傳變豫防法

① 담백한 음식

中風患者의 음식은 담백하게 먹는 것이 적당하다. 中臟腑가 陽閉(閉證에 寒象을 겸함)에 속하는 경우에는 매일 混合乳를 鼻飼하는 것 외에도 반드시 매일 야채국 200mℓ정도를 급식해야 한다. 야채국은 배추, 시금치, 미나리 등으로 국을 끓일 수 있으며, 혹은 綠豆湯, 생과즙도 좋은데, 이것들은 모두 淸熱作用을 가지고 있다. 中臟腑가 陰閉에 속한 경우에는 混合乳를 鼻飼하는 외에도 매일 薏苡仁, 赤小豆, 生山藥으로 湯을 끓여서 먹이며 200mℓ정도 鼻飼하는데, 여기에는 健脾化濕作用이 있다. 中經絡으로 半身不遂를 主症狀으로 하는 患者는 急性期에는 淸淡飮食1호에 따라 요리한다. 그 膳食原則은 淸內熱, 化痰濕, 散瘀血의 음식으로 기름져서 濕과 火를 돕는 식품은 피한다. 즉 綠豆湯, 大米山楂湯, 小豆山楂湯, 蓮子湯, 豆漿, 炒米粥, 藕粉, 藕汁, 과일즙 등을 선택할 수 있다. 채소는 배추, 시금치, 미나리, 冬瓜, 黃瓜 등의 甘寒을 위주로 하는 채소를 선택하여 요리할 수 있다.

② 적당량의 음식

《素問病機氣宜保命集·中風論》에서 말하기를 "中風病은 대부분 먹을 수 있는데, 이는 대개 甲己化土하여 脾盛하므로 먹을 수 있는 것이다. 이것으로 말미암아 많이 먹으면 脾氣가 더욱 盛해져 土克制腎水하게 되고 水가 虧해지면 病이 점차 심해지게 된다. 이 병은 반드시 꾸준히 藥을 복용하고 많이 먹지 않도록 하면 나을 수 있다."라고 하였다. 그러므로 中風患者는 적당량의 음식을 먹고 지나치게 배불리 먹지 않도록 한다.

③ 禁酒

모든 中風患者는 반드시 술을 금해야 한다. 술은 蘊痰助火하여 脾胃를 손상시키기 쉽고 만약 痰火가 內擾하면 병세를 가중시킬 수 있다.

(3) 起居를 통한 傳變豫防法

中風의 急盛期에 重證患者는 대개가 몸을 뒤집을 수 없고 식사와 대소변을 스스로 해결할 수 없다. 그러므로 生活起居側面에서 정신적인 간호를 하고 인내심 있게 돌보아야 한다. 특히 褥瘡豫防에 주의를 기울여야 한다. 정신이 혼미한 사람에 대해서는 반드시 피부를 검사하고 의복과 이불을 건조하고 가지런하게 해야 한다. 피부가 눌려서 붉게 되었을 경우에는 손바닥으로 문질러 주거나 혹은 紅花팅그제로 문질러 氣血이 순조롭게 흐르도록 해주어야 한다.

(4) 藥物을 통한 傳變豫防法

中風患者는 藥物로 적극적인 치료를 하는 것 외에도 또한 반드시 用藥禁忌에 주의를 기울여서 약의 부작용과 병세가 악화되지 않도록 해야 한다.

① 大熱大溫藥의 사용을 삼가한다.

《素問病機氣宜保命集·中風論》에서 이르기를 "中風이 느껴지면 반드시 먼저 六經의 證候를 살피고 大熱藥인 烏, 附之類를 사용하지 않도록 한다. 이것은 陽劑剛勝, 積火燎原하는 消, 狂, 瘡, 腫之屬으로 天癸가 竭하고 榮衛가 涸하게 된다. 이는 中風에서 경계해야 할 부분이다."라고 하였다.

② 汗法과 下法을 적게 사용한다.

中風初期에 外感表證을 兼하면 羌活, 秦艽 등의 發汗祛風의 약물을 사용하여 表證을 제거하고 風邪를 疏散시킬 수는 있지만 過量을 사용하는 것은 금물이다. 《醫學正傳》에서 말하기를 "치료는 반드시 少汗하고, ……多汗하면 衛를 虛하게 만든다."라고 하였다. 中風患者가 痞滿燥實 등의 下할 만한 증상을 가지고 있어도 역시 氣血陰陽을 모두 고려해야 하며 함부로 硝黃을 사용해서는 안 된다. 이에 "또한 반드시 少下하고, ……多下하면 榮을 손상시킨다."(《醫學正傳》)라고 하였다. 또한 淸의 兪昌은 《醫門法律》에서 "보통 中風病을 치료하는데 있어 經絡과 臟腑에 밝지 못하고 오로지 처방서만 들고 下法을 함부로 사용하면 반드시 사람을 傷하게 하니 이것은 의료인의 죄이다. 風이 經絡에 들어가면 단지 그것을 흩어지게만 해야 하며 잘못 下하면 風邪가 虛를 틈타서 腑에 들어가고 臟에 들어가서 질환을 양성함이 끝이 없게 된다. 만약 中臟의 症候에는 대개 평소 積虛에 眞氣의 저장이 잘 안된 경우이므로 下하면 즉시 죽게 되니 조심하지 않으면 안 된다. 오직 胃腑에만 證이 있고 內實便閉인 경우라면 間間이 下할 수 있다. 그러나 그 煩熱을 지나치게 풀어주지 말고 크게 下해서는 안 된다."라고 하였다.

③ 利小便을 禁한다.

《素問病機氣宜保命集·中風論》에서 말하기를 "中風에 걸린 사람이 만약 小便이 不利하다고 하여 利藥을 써서는 안 된다. 이미 自汗하면 津液이 외부로 소모되어 小便이 저절로 적어진다. 만약 그것을 利한다면 榮衛가 枯竭되어 制火할 방법이 없어져서 煩熱이 더욱 심해진다. 반드시 熱이 내리고 땀이 그치면 小便이 저절로 나오는 것을 기다려야 한다. 이와 같은 증상을 겸하면 곧 陽明이니 절대 利小便을 禁해야 한다는 것을 반드시 알아야 한다."라고 하였다.

④ 開竅鎭驚藥品의 사용을 삼간다.

中風昏迷는 확실히 閉證에 속하므로 응급용으로 芳香開竅하여 회생시킬 수 있다. 그러나 開竅劑는 단지 임시적으로 사용할 뿐으로 오랫동안 복용해서는 안된다. 게다가 神志昏迷가 없는 경우는 사용해서는 안된다. 이에 "中風患者에게는 龍, 麝, 犀, 珠를 사용해서는 안된다."(《素問病機氣宜保命集·中風論》)라고 하였다.

⑤ 體虛有痰은 峻補해서는 안 된다.

明代의 戴思恭은 《證治要訣》에서 "中風에 걸린 후 體虛하고 痰이 있으면 峻補해서는 안된다. 熱燥한 경우에는 四君子湯, 星香散이나 六君子湯을 써서 그것을 和해준다."라고 하였다.

3) 3次豫防法

3차예방의 관건은 後遺症期의 調理에 있다. 재발을 방지함으로써 완치를 도모하는 것이다.

(1) 心理를 통한 재발방지법

1차예방법, 2차예방법의 心理豫防法을 참조한다. 심정을 쾌적하게 유지하고 정서를 안정시키며 七情으로 인한 손상을 피한다.

(2) 飮食을 통한 재발방지법

중풍의 急性期가 지나간 후에 患者는 항상 陰虛內熱과 脾胃虛弱을 느낀다. 그러므로 膳食原則은 반드시 淸熱育陰, 健脾和胃를 위주로 하고 반드시 지방질이 많고 기름진 음식을 과식하지 않도록 해야 한다.

(3) 起居를 통한 재발방지법

1차예방법 외에도 규칙적인 기거생활, 적당한 일과 휴식에 주의를 더욱 기울여야 한다. 中風急性期後에는 보통 半身不遂, 口眼歪斜 등의 후유증이 남는다. 이때에는 반드시 患者가 기능단련을 진행하도록 격려하여 肢體運動能力을 회복하도록 해야 한다. 만약 肢體活動이 불편하다고 운동을 게을리하고 항상 누워만 있으면 筋力이 감퇴되고 四肢의 筋肉이 萎縮될 뿐만 아니라 또한 正氣衰弱으로 병이 재발될 수 있다. 그러므로 매일 반드시 적당한 被動運動이나 自動運動을 진행해야 한다. 그리고 患者에게 肢體按摩를 해주고 그가 大小關節의 屈伸, 旋轉, 內收, 外展 등의 운동을 하도록 도와주도록 한다. 운동량은 지나치지 않게 적당하게 조절해야 하며 순서에 따라 점진적으로 꾸준히 해야 한다. 실외운동은 風寒을 피하여 外感을 방지해야 한다.

(4) 藥物을 통한 재발방지법

淸代의 沈金鰲는 《雜病源流犀燭》에서 "만약 風病이 이미 나았어도 뿌리는 아직 완전히 뽑히지 않았으므로 1, 2년 혹은 數年內에 반드시 再發할 수 있다. 재발하면 더욱 심해지거나 생명을 잃게 된다. 그러므로 평소에 반드시 재발을 豫防해야 하며, ……또한 藥을 꾸준히 常服하면 편안할 수 있다."라고 하였다. 그리고 아울러 定風餠子를 제시하면서 이것이 "防中風再發"이라고 말하였다. 이 처방은 祛痰熄風藥을 위주로 조성되었으므로 中風患者의 상태를 참작하여 사용할 수 있다. 《醫林改錯》에서 제시한 補陽還五湯은 正氣虧虛, 脈絡瘀阻의 중풍 휴유증에 적용할 수 있을 뿐만 아니라 "이 처방을 복용하고 나은 후에도 藥을 끊어서는 안 된다"고 함으로써 재발을 방지할 수 있다고 강조하였다. 그러므로 中風患者가 치유된 후에도 반드시 일정한 시기동안 약복용을 지속하여 치료효과를 공고히 해야 한다. 처방의 기본원칙은 補氣, 活血, 通絡, 熄風, 化痰 등이다. 임상에서는 患者의 여러 가지 상황에 근거하여 加減運用할 수 있다.

Ⅴ. 肝·膽系 疾病

1 黃疸豫防法

黃疸은 눈, 몸, 소변이 누렇게 되는 것을 주요증상으로 하는 常見病이다. 대개가 寒, 濕, 食, 熱의 4가지 邪가 서로 결합되거나, 疫邪가 內侵하거나, 熱이 鬱結되어 肝膽을 薰蒸함으로써 膽汁이 밖으로 넘쳐 야기되는 것이다. 본병은 조기에 발견하고 조기에 치료한다면 일반적으로 그 豫候가 좋지만, 만약 잘못 치료하거나 혹은 반복적으로 발작하여 옆구리 밑에 痞塊가 나타나는 경우에는 치유가 어렵다. 그리고 만약 高熱이 내리지 않고 黃疸이 더욱 심해지며 정신이 혼미하고 헛소리를 하면서 더듬으며 코피가 나고 大便이 검은 경우에는 急黃, 곧 黃疸危候이므로 반드시 적극적으로 응급 치료해야 한다.

한의학에서 黃疸病에 대한 인식은 멀리 《內經》으로부터 시작되었다. 《素問·平人氣象論》에서 말하기를 "소변이 黃赤하고 눕는 것이 편안한 경우 黃疸이다." "눈이 누런 것을 黃疸이라고 한다."라고 하였다. 張仲景은 《金匱要略》에서 본병을 黃疸, 谷疸, 酒疸, 女勞疸과 黑疸로 나누어 "五疸"이라고 칭하였다. 그리고 隋代에 이르러서는 巢元方이 《諸病源候論》에서 본병을 二十八候로 나누었다. 宋代의 《聖濟總錄》은 또다시 본병을 九疸, 三十六黃으로 나누고 아울러 黃疸의 危候를 "急黃"으로 칭하였으며 크게 "陽黃", "陰黃" 두 가지로 분류하였다. 明代에 《景岳全書·黃疸》에서는 "膽黃"이라는 病名을 제시하고 "膽이 傷하면 膽氣가 敗하여 膽이 液을 분비하므로 이 證이 생긴다"라고 인식하였다. 이는 黃疸의 발생이 膽汁外泄과 관계가 있음을 초보적으로 인식한 것이다. 그리고 黃疸病의 傳染性 및 危重性에 대하여 淸代의 沈金鰲는 비교적 깊게 인식하고 있었다. 그는 《沈氏尊生書·黃疸》에서 "疫癘가 盛行하여 發黃이 초래된 경우 瘟黃이라고 하는데, 이것으로 사람이 죽기 쉽다."라고 제기하였다. 또한 黃疸病의 病因과 病機에 관하여 《金匱要略·黃疸病》에는 "黃家는 濕으로부터 얻는다."라는 說이 있다. 《聖濟總錄·黃疸》에서는 "대체로 酒食이 過度하고 水穀이 함께 脾胃에 쌓인데다가 다시 風濕에 의해 침범당하여 熱氣가 鬱蒸하게 되므로 黃疸이 발생한다."라고 지적하였다. 程門雪은 《金櫃篇解》에서 "疸에는 다섯 가지가 있는데, 五疸의 시작은 脾胃에 근원을 둔다. ……그 요점을 파악해보면 疸의 주요원인은 四字를 넘지 않는다. 그 四字

란 무엇인가? 즉 脾, 寒, 胃, 熱이다."라고 하였다. 상술한 것을 종합하면 黃疸의 발생은 주로 濕邪로 인해 일어나고 病位는 脾胃肝膽에서 벗어나지 않으며 또한 종종 脾胃로부터 肝膽으로 영향을 미치기도 한다. 고대 의학자들은 상술한 病因에 대하여 일련의 적극적인 예방조치를 제시하였다. 《諸病源候論·溫病諸候》에서 말하기를 "이 病은 모두 歲時不和, 溫凉失節로 인해 사람이 乖戾之氣에 감염되어 病이 생기며, 그러면 病氣가 서로 傳染되기 쉬워 곧 집안사람이 모두 죽고 외부사람에게까지 영향을 미치므로 반드시 미리 약을 복용하고 치료하여 방지해야 한다."라고 하였다. 陳修園은 《時方妙用》에서 "욕망을 절제하고 勞動을 조절하며 또한 억지로 허기를 참지 않도록 함으로써 그 氣에 감염되지 않도록 한다."라고 하였으며, 《紹興醫學衛生報》에서는 黃疸病에 대하여 "특히 반드시 起居에 주의하고 飮食을 적절히 조절하여 膏粱珍味를 피하고 입에 맞는 음식만을 고집하지 않도록 하며 房事도 역시 적절히 해야 한다."라고 하였다. 이러한 논술들은 黃疸을 조기예방하는 방법을 제시한 것이다.

1) 養生(1次豫防)法

黃疸은 대부분 時邪의 外襲, 過飮, 饑飽의 失常 혹은 七情內傷에 의해 야기된다. 黃疸의 病因은 外的要因과 內的要因 두 가지 방면으로 구분할 수 있다. 外的要因은 대부분 疫毒의 侵入이나 濕邪의 外襲이고, 內的要因은 대부분 濕이 脾胃를 막아 鬱結되어 熱로 변화한 것과 관계가 있다. 그러므로 黃疸의 1차예방법은 반드시 脾胃를 調理하고 時邪를 예방하는 것으로부터 착수해야 한다.

(1) 避疫養生法

黃疸疫毒은 대개가 청결하지 않은 음식이 입을 통해 들어가서 疫癘의 氣와 합쳐지면 邪毒이 더욱 격렬해져서 매우 빠르게 傳變되고 營血에 깊이 들어가 心包로 內陷되어 急黃重症이 발생할 수 있다. 《沈氏尊生·黃疸》에서는 이 방면에서 일찍이 비교적 적절하고 확실한 논술을 한 바 있다. 즉 "疫癘가 盛行하여 發黃을 초래한 경우를 俗稱 瘟黃이라고 부르는데, 이것에 걸리면 사람이 쉽게 죽고 심하게 蔓延된다."라고 하였으니, 疫癘의 氣와 합쳐지는 경우에 종종 병세가 심해지고 豫後가 심각해질 수 있음을 알 수 있다. 그러므로 疫을 피하는 것은 黃疸을 예방하는 요책의 하나인 것이다. 《素問·四時刺逆從論》에서 말하기를 "이것은 邪氣 때문인 경우, 보통 四時의 氣에 따라 血에 邪氣가 침입하게 되어 變化를 일으키므로 소홀히 해서는 안되며, 반드시 經氣를 따라 그 邪를 제거하고 그 邪가 제거되면 亂氣가 생기지 않는다."라고 하여 黃疸患者 및 患者가 접촉한 사물과 접촉하지 않도록 하고 음식물의 청결을 유지하며 四季節의 기후변화에 순응하는 것이 黃疸을 예방하는 중요한 전제조건이 됨을 강조하였다.

(2) 飮食養生法

① 절도있는 음주

"虛勞한 사람이 만약 過多하게 술을 마시고 음식을 적게 먹으면 胃內에 熱이 생기고 大醉當風으로 인해 水가 들어가면 몸과 눈이 發黃한다"(《太平聖惠方·黃病論》)라고 하였다. 술은 濕하고 熱하여 肝과 胃를 손상시키기 쉬우므로 過飮은 필연적으로 濕熱을 생성하고 濕熱이 鬱蒸하면 黃疸이 발생되기 쉽다. 그러므로 음주를 과도하게 하지 않는 태도를 반드시 黃疸을 예방하는 조치의 하나로 간주해야 한다.

(3) 藥物養生法

아래의 처방은 모두 黃疸疫毒流行地域에 사용할 수 있다.

① 茵陳 30g, 山梔 10g, 甘草 5g을 물에 끓여서 복용한다. 매일 1첩씩 연속 3일간 복용한다.

② 貫衆 500g을 물 두 짐을 담을 수 있는 항아리 속에 담가두었다가 그 물을 마신다. 일주일간 연속 복용한다.

③ 草河車 15g, 蒲公英 30g, 甘草 5g을 물에 끓여서 복용한다. 매일 1첩씩 3일간 연속 복용한다.

④ 紫花地丁 250g, 柳枝 250g에 각각 물 300mℓ씩을 넣고 각각 50mℓ가 될 때까지 끓인 다음 혼합하여 복용한다. 매일 3회씩 매 회마다 30mℓ씩 3일간 연속 복용한다.

⑤ 決明子 150g, 貫衆 15g, 生甘草 10g을 매일 1첩씩 물에 끓여서 2회 복용한다.

⑥ 백양나무와 버드나무의 잎이 있는 어린가지 각각 60g(말린 것은 분량이 반)을 매일 1첩씩 물에 끓여서 2회로 나누어 복용한다.

⑦ 虎杖 15g, 田基黃 30g, 垂盆草 20g, 甘草 5g을 물에 끓여서 복용한다. 매일 1첩씩 2회로 나누어 복용한다.

⑧ 茵陳 15g, 板藍根 15g을 매일 1첩씩 물에 끓여서 복용한다. 연속 5일간 복용하고 7일간 끊었다가 다시 5일간 복용한다. 모두 1개월 동안 실시한다.

⑨ 生馬齒莧(씻어서 찧는다) 62g, 甘草 16g. 400mℓ의 물을 붓고 끓여서 200mℓ를 취하여 매일 1첩씩 끓여서 2회 복용한다. 연속 4일 복용한다.

2) 2次豫防法

黃疸은 잘못 치료하면 보통 病勢가 惡化되어 피부에 각질이 생기고 顔色이 검어지며 脇下에 癥塊가 생기고 疼痛으로 누르지도 못하게 하며 복부에 靑筋이 확대되거나 코피가 나고 정신이 혼미해져 헛소리를 하는 등의 危重한 證候가 나타나게 된다. 만약 치료가 적당하면 脾氣가 健運하여 時邪를 피함으로써 항상 질병의 악화를 방지하여 병을 제거하고 장수하는 목적에 도달할 수 있다.

(1) 心理를 통한 傳變豫防法

"怒傷肝", "思傷脾"라고 하였다. 黃疸에 걸린 후에는 종종 忿怒의 감정이 그치지 않고 근심이 많아서 작은 일에도 타인에게 화를 내거나 비관적이고 의기소침해지고 고민이 그치지 않으며 肝脾氣血의 운행에 영향을 미쳐서 병세를 가중시킨다. 만약 정신을 유쾌하게 갖고 의지를 안정시키면 黃疸病의 회복에 유리하다. 따라서 黃疸患者의 심리적인 간호는 매우 중요한 것이다. 즉 "분노가 불이 타오르는 것처럼 폭발하여 그것을 참을 수 없어 미쳐버릴 것 같으면 생각을 다른 방향으로 돌리고 다른 일을 생각하면 금방 氣가 평정되어 구름이 걷히고 비가 개이는 것같이 된다."라고 하였다. 여기서 말하는 "掉轉念頭"라는 것은 바로 정서를 전환하는 방법이다. "분노와 슬픔은 氣를 편중적으로 손상시키고 생각이 많으면 神을 크게 손상시킨다. 神이 疲勞하면 氣가 弱해진다. 슬픔과 기쁨이 극에 달하지 않도록 하고 飮食을 골고루 먹도록 한다."라고 하였다. 黃疸患者는 반드시 이러한 養生格言을 준수해야 한다.

(2) 起居를 통한 傳變豫防法

속담에 "三分吃藥, 七分調養"이라는 말이 있다. 黃疸患者에 있어서 이 말은 더욱 적용되어야 한다. 黃疸病은 肝膽에 뿌리를 두는데, 肝은 "罷極之本"이고 膽은 "中正之官"이다. 前者는 運動을 주관하고 後者는 神志를 주관한다. 黃疸病은 누워서 휴식해야 하고 또한 정서적인 안정을 유지해야 한다. 그러나 "久臥傷氣, 久坐傷肉"이라고 하였는데, 이것 역시 傳變豫防에서 반드시 주의해야 할 문제이다. 그 밖에도 한의학에서는 평소 "女勞復"과 "陰陽易"이라는 기록이 있다. 바꾸어 말하면 患者는 房事를 절제하지 않으면 병세의 가중을 유발할 수 있으며, 병상기간의 성생활은 병을 상대방에게 전염시킬 수 있다는 말이다. 黃疸患者는 성생활을 절제하거나 금하지 않으면 腎精을 소모시키고 肝血을 손상시켜서 병세를 가중시킬 뿐만 아니라 또한 疫毒을 배우자에게 전염시킬 수 있다. 만약 이 시기에 임신하게 되면 신생아에게 해로움을 줄 수 있다.

(3) 藥膳을 통한 傳變豫防法

黃疸患者는 시종일관 현저한 脾胃不和가 나타나므로 음식에 대해서는 특히 선택과 조절에 신중을 기해야 한다. 즉 매운 음식, 술, 담배를 지나치게 좋아함으로써 熱을 도와 肝을 상하게 하지 않도록 하고 또한 기름지고 단 음식을 너무 많이 먹어서 脾胃의 運化를 방해해서는 더욱 안 된다.

① 매운 음식과 술을 금한다.

매운 음식물은 모두 熱을 도와 火를 생성시킬 수 있으므로 파, 부추, 마늘, 고추는 적게 먹는 것이 좋다. 그리고 담배와 술은 반드시 금해야 한다. 少數의 患者들은 설이나 명절을 맞을 때마다 禁酒의 약속을 어겨서 종종 병세의 악화를 야기하기도 한다.

② 肥甘油한 음식을 금한다.

기름기가 많은 음식은 脾胃의 기능을 방해하기 쉬우므로 黃疸患者는 많이 먹지 않아야 한다. 단 음식도 삼가야 한다. 지방분이 많은 음식은 熱을 돕고 단 음식은 滯를 형성하므로 肝膽의 여러 질병에 모두 불리하다.

③ 飮食調養

肝臟病患者는 脾胃運化機能이 나쁘므로 반드시 담백한 음식과 소화에 도움이 되고 식욕을 增進시키는 음식물을 선택하는 것이 좋다. 예를 들면 쌀죽, 赤豆粥, 薏苡仁米粥, 연뿌리澱粉, 신선한 채소와 각종의 淡水魚類, 비계가 없는 살코기 등이다. 黃疸患者의 脾胃機能이 점차로 회복되는 시기에는 補益作用이 비교적 강하고 맛이 진한 식품, 예를 들면 알류, 젖류, 콩제품, 쇠고기, 조류, 동물의 내장 및 자라, 거북이 고기 등을 점차로 증가시킬 수 있다. 과일 중에서 梨의 성질은 지나치게 寒凉하므로 黃疸患者는 반드시 복용을 신중히 해야 하며, 고구마와 호박은 濕을 도와 熱을 생성시킬 수 있으므로 역시 먹어서는 안 된다.

④ 食療便方

㉠ 山梔粥 : 山梔 30g, 鷄骨草 30g, 田基黃 30g, 멥쌀 50g. 앞의 3가지약재를 먼저 끓인 다음 찌꺼기를 제거하고 즙을 취하여 멥쌀을 넣고 죽을 끓여서 임의로 먹는다. 淸熱利濕退黃作用이 있다. 濕熱黃疸患者의 飮食調養과 補助治療에 적용한다.

㉡ 茵陳粥 : 綿茵陳 45g, 멥쌀 50g, 굵은 설탕 적당량. 먼저 茵陳을 물에 끓인 다음 찌꺼기를 제거하고 즙을 취하여 멥쌀을 넣어 죽을 끓이고 굵은 설탕을 첨가하면 된다. 淸熱利

濕退黃作用이 있으며, 濕熱黃疸患者에게 적용한다.

ⓒ 退黃麵餅 : 茵陳 500g, 金錢草 400g, 흰설탕 150g, 밀가루 2000g을 함께 갈아서 고루 섞는다. 매일 150g씩 떡을 쪄서 먹는다. 黃疸이 계속 없어지지 않는 경우에 적용한다.

(4) 藥物을 통한 傳變豫防法

《醫門法律·黃疸門》 에서 이르기를 "黃疸病이 外感으로 얻어진 경우 補法을 誤用하는 것을 實實이라고 하며, 이것도 의사의 잘못이다. 黃疸病이 內傷으로 얻어진 경우 攻法을 誤用하는 것을 虛虛라고 말하며, 이것은 의사의 잘못이다."라고 하였다. 黃疸患者는 잘못된 치료로 말미암아, 특히 苦寒解毒藥를 過用함으로써 병세가 악화되는 경우가 때때로 발생한다. 따라서 우리는 반드시 病勢를 잘 살펴서 辨證治療를 해야 하며 절대로 苦寒傷胃의 약품을 濫用해서는 안된다. 일반적인 원칙은 다음과 같다. 즉 陽黃은 반드시 淸熱利濕을 위주로 茵陳蒿湯, 茵陳五苓散 등을 선택 사용할 수 있으며, 急黃은 淸熱解毒에 凉血을 兼하는 것이 적당하므로 犀角散, 至寶丹, 安宮牛黃丸 등을 선택 사용할 수 있다. 그리고 陰黃에는 반드시 健脾化濕을 위주로 茵陳朮附湯, 黃芪健中湯 등을 선택 사용할 수 있다.

3) 3次豫防法

黃疸病이 치유된 후에는 臟腑機能의 鍛鍊을 더욱 강화하고 脾胃를 보호하며 正氣를 회복시킴으로써 재발을 방지해야 한다.

(1) 飮食을 통한 재발방지법

黃疸이 치유된 초기에는 飮食調養이 중요하다. "溫毒病이 나은 초기에는 脾胃가 아직 虛하고 穀氣가 아직 變하지 않았는데, 개, 돼지, 양고기, 그리고 腸血, 기름기 있는 생선과 脂肪을 먹으면 반드시 심한 下利를 한다. 下利를 하면 회복될 수 없다. 또한 餠餌, 구은 고기, 대추, 밤 등 여러 소화가 어려운 生果를 먹으면 消化할 수 없어 腸胃에 停積되어 脹滿結實되고 大小便이 不通하므로 發熱로 인해 다시 병이 재발한다."(《諸病源候論·溫病諸候》)라고 하였다. 黃疸病 역시 溫毒內犯疾患에 속하므로 이에 근거하여 음식을 조절할 수 있다.

(2) 氣功을 통한 재발방지법

黃疸病 治癒初期에는 脾胃不和, 食積, 腹部脹滿이 있다. 이것은 "腸內에 宿氣가 있어서

이다. 항상 반드시 食事前後에 두 손으로 무릎을 들고 좌우로 몸을 기울이며, 腹部가 앞을 향하게 하고 힘써서 허리를 배에 닿게 한다. 왼쪽으로 37회, 오른쪽으로 27회 한다"(《諸病源候論 · 脾胃諸病》)라고 하였는데, 이렇게 함으로써 뱃속의 오래된 邪氣를 제거하고 아울러 뱃속의 脹滿을 날로 없어지게 할 수 있다.

(3) 藥物을 통한 재발방지법

黃疸이 없어진 후에 갑자기 약을 끊어서는 안되고 病證에 근거하여 적당하게 다시 어느 정도 약물을 복용해야 한다. 예를 들면 茵陳, 大黃, 山梔子, 黃柏, 黃芩, 太子蔘, 山藥, 茯苓, 陳皮 등으로써 치료효과를 공고히 하여 재발을 방지한다.

2 鼓脹豫防法

鼓脹은 배가 북처럼 부풀고 피부색이 蒼白하고 누런색이며 심하면 복부에 푸른 힘줄이 불거져 나오는 것을 특징으로 하는 질병이다. 본병은 역대 의학서적속에서 "水蠱", "蠱脹", "彭脝", "蜘蛛蠱", "單腹蠱" 등으로 稱해지기도 하였다. 이것의 病因을 연구해보면 대부분 氣, 血, 痰, 濕, 熱 등의 邪가 相互結合되어 야기되거나 黃疸, 積聚 등의 병이 오랫동안 낫지 않으므로 말미암아 야기된 것이다. 鼓脹은 비록 重症에 속하지만 미리 예방 · 치료할 수 있다면 질병을 없애고 장수할 수 있다. 만약 腹部가 항아리처럼 팽창하고, 脈絡이 불거져 나오고, 배꼽중심이 돌기하고, 변이 묽고, 四肢가 마르는 등의 증상이 나타나는 경우라면 대개 豫後가 불량하며, 그리고 만약 形脫, 便血, 下利頻繁, 喘急, 脈이 弦大하나 重按하였을 때 根本이 없는 증상이 나타난다면 이는 五臟俱損에 속하며 가장 위급한 상황이다.

《萬病回春 · 鼓脹》 에서 이르기를 "脹은 脾胃의 氣가 虛弱하여 精微를 運化할 수 없어 水穀이 모여 흩어지지 않는 현상을 초래하므로 脹이 형성된 것이다."라고 하였으며, 《景岳全書 · 腫脹》 에서는 "어려서부터 함부로 술을 무절제하게 마시면 대부분 水鼓가 된다."라고 하여 술을 너무 좋아하면 酒濕의 濁氣가 쌓여 움직이지 않아 濕熱이 생성되고 中焦를 막으며 脾胃를 손상하여 鼓脹을 형성할 수 있다고 인식하였다. 그리고 《沈氏尊生方 · 腫脹源流》 에서 이르기를 "鼓脹은 ……怒氣가 肝을 傷하게 하여 점차로 脾를 손상시키게 되고 脾虛가 極에 달하게 되므로 陰陽이 交流되지 못하고 淸濁이 서로 混沌되어 통하지 못하고 鬱滯되어 熱이 되고 熱이 남아 濕이 되며 濕熱이 相生하여 腹脹이 된 것이다."라고 하여 情志의 鬱結과 氣機失調 역시 氣血運行에 영향을 미쳐서 鼓脹을 형성할 수 있음을 설명하였다. 《諸病源

候論·水腫病諸候》에서 "이것은 水毒氣가 체내에 結聚되어 腹部가 점차 커지게 되고 動搖하며 물을 마시는 듯한 소리가 나고 皮膚가 부은 것처럼 검어져서 水蠱라고 이름한다."라고 하여 水毒感染 역시 鼓脹을 일으킬 수 있음을 지적하였다. 또한 《醫門法律·脹病論》에서는 "癥瘕, 積塊, 痞塊가 있는데, 이것은 脹病의 뿌리로 나날이 누적되면 배가 크게 불러진다. 이것을 單腹脹이라고 한다."라고 하여 黃疸과 積聚 등과 같은 병이 오래되면 濕熱이 脾를 손상시키고, 中焦가 막히며, 肝이 條達機能을 잃고, 氣血이 凝澁되며, 脈絡이 막혀서 鼓脹이 발생할 수 있다고 설명하였다. 이를 통해 보면 鼓脹을 형성하는 주요요인은 飮食不節, 情志抑鬱, 房室勞倦, 水毒의 感染 및 其他疾病의 傳變 등의 범위에서 벗어나지 않음을 알 수 있다. 肝·脾·腎 三臟이 병을 얻어 氣血, 水 등과 같은 瘀가 뱃속에 쌓여서 복부가 날로 팽창하게 되는 것이 이 病變의 원리이다. 즉 喩嘉言이 말하기를 "脹病은 역시 水裹, 氣結, 血瘀를 벗어나지 않는다."라고 한 것이다. 고대 의학자들은 상술한 病因에 입각하여 적극적인 예방조치를 채택하였다. 예를 들면 《諸病源候論·水腫候》에서 "여름을 지내면서 병들어 죽은 고기의 脯는 먹지 말라"라고 지적하였으며, 《醫貫》에서도 또한 "반드시 外的으로는 淫邪를 避하고, 內的으로는 七情을 조절하며 飮食으로 自養하여 滋血生津한다"라고 기록하면서 飮食, 情志的인 원인으로부터 鼓脹을 예방하는 중요성을 강조하였다. 그리고 《諸病源候論·蠱毒候》에서는 "항상 하루를 지내는데 있어 淸淨하게 하고 편안히 자며 양치질을 세번한다. 五臟을 조화롭게 하고 蠱蟲을 죽여서 長生하도록 한다."라고 기록하면서 동시에 사람들에게 原發疾病을 치료하고 영양조건을 개선하며 肝臟에 해로운 물질을 접촉하지 않는 것이 鼓脹을 예방하는 관건이라고 경고하였다.

1) 養生(1次豫防)法

鼓脹의 원인은 情志狀態가 원활하지 못하여 氣機가 失調되어 肝을 손상시키고 脾를 범하였을 경우, 飮食의 不節과 지나친 飮酒가 脾胃에 영향을 미쳤을 경우, 또는 水毒內侵으로 인하여 滯留가 없어지지 않는 경우, 其他疾病이 오래되어 유발된 경우 등이다. 그러므로 鼓脹의 1차예방법은 防疫避毒과 飮食調節, 아울러 마음을 편안하게 유지하고 脇痛, 黃疸, 積聚 등의 질환을 적극적으로 예방·치료하는 방면에 중점을 둔다.

(1) 行爲養生法

① 七氣의 調養

"적게 고민함으로써 心氣를 기르고 色欲을 적게 함으로써 腎氣를 기르며, 妄動하지 않음으로써 骨氣를 기르고, 嗔怒를 경계함으로써 肝氣를 기르며, 滋味를 적게 먹음으로써 胃氣를 기르고, 말을 적게 함으로써 神氣를 기르며, 時令에 순응함으로써 元氣를 기른다”(《長壽秘訣選注》)라고 하여 七氣를 調養하여 正氣를 몸에 充滿하게 하고 肝脾腎의 기능을 왕성하게 할 수 있어서 외부의 邪氣를 피할 수 있다고 설명하였다.

② **修身養性**

“滋味를 적게 먹고, 고민을 적게 하며, 욕심을 줄이고, 喜怒를 엄중히 조절하며, 元氣를 아끼고, 말수를 줄이며, 得失을 따지지 않고, 우울함을 없애며, 妄想을 없애고, 好惡을 멀리하고, 보이고 들리는 것을 받아들여 부지런히 體內를 돌본다”(《長壽秘訣選注》)라고 하여 精氣를 쌓음으로써 神을 온전히 하면 養生과 疾病豫防의 목적에 도달할 수 있다.

(2) 避疫養生法

① **個人防護** : 疫毒이 인체에 침입하는 것을 방지하려면 반드시 되도록이면 疫水와 접촉하지 않도록 하고 절대로 疫水에서 수영을 하거나 물놀이를 하지 않도록 해야 한다.

② **集體防護** : 疫毒이 유행하는 지역에서 下水 혹은 들일에 종사할 때는 반드시 菜子餠이나 生石灰를 뿌려서 疫毒을 없애야 한다.

③ **吸香避疫** : 말라리아지역을 여행할 경우에는 반드시 몸에 雄黃, 麝香, 丹砂 등을 휴대하여 자주 코로 흡입하면 자연스럽게 疫毒을 피할 수 있다(《金櫃篇解·鼓脹》).

④ **飮食防疫** : 大小便汚染은 질병을 전파하는 주요원인이므로 衛生敎育을 강화하고 파리를 없애며 식품분야의 위생제도를 제정하고 음식물 및 조리 용구를 청결히 해야 한다. 즉 질병이 입으로부터 들어온다는 것을 파악하는 것이 바로 鼓脹을 예방하는 중요한 조치이다.

(3) 藥物養生法

① 鮮古山龍藤 60kg. 10kg을 끓여서 50kg이 되도록 물을 부어서 500명이 복용한다. 한사람마다 매일 1회씩 매회 100mℓ씩 복용한다.

② 銀花 50g, 連翹 50g, 白茅根 100g, 黃芩 30g, 藿香 20g을 매일 끓여서 복용한다.

2) 2次豫防法

鼓脹患者는 보통 病勢가 지연되어 오래 지나면 배에 푸른 힘줄이 나타나고 顔色이 검게 되며 코피가 나고 입술주위에 피부병 등의 증상이 나타난다. 만약 제때에 脾胃를 調養하고, 氣血을 疏通시키고, 혈액순환을 원활히 하여 瘀血을 없애고, 正氣를 북돋아 주면 鼓脹의 악화를 방지하고 아울러 점차로 호전시킬 수 있다.

(1) 自我傳變豫防法

《萬病回春·雲林暇筆》에서 말하기를 "첫째, 名醫을 선택하여 병에 대해서 알고 조심하면서 지도에 따른다. 둘째, 藥服用을 충실히 하면 여러病을 물리칠 수 있다. 어리석은 사람은 스스로 약화시킨다. 셋째, 조기 치료한다. 초기에는 치료가 쉽지만 시간이 지나면 치료가 어렵다. 넷째 房事를 하지 않으면 自然히 질병이 없게 된다. 만약 房事를 범하게 되면 神醫도 방법이 없다. 다섯째 분노를 금한다. 분노하면 火가 일어나므로 치료가 어려워진다. 여섯째 妄想을 멈추고 반드시 靜養해야 한다. 생각을 없애면 정신이 저절로 강해진다. 일곱째 飮食을 잘 조절한다. 調理에 원칙이 있게 하며, 이것이 過하면 神을 傷하게 될 수 있고 지나치게 배불리 먹으면 극복하기 어렵다. 여덟째 起居에 신중을 기하고 交際에 조심해야 한다. 약간만 피로해도 元氣는 더욱 虛해진다. ……." 라고 하였다. 이러한 自我傳變豫防의 八法을 鼓脹患者가 해이해지지 않고 준수할 수 있다면 병세의 위급한 상태로의 傳變을 막을 수 있을 것이다.

(2) 飮食養生法

"藥補不如食補"라고 하였다. 소위 食補는 바로 음식의 구성을 합리적으로 조절하여 脾胃機能이 정상이 되게 하고 氣血을 왕성하게 하며 正氣를 회복시키는 것을 가리킨다. 《素問·藏氣法時論》에서 말하기를 "毒藥은 攻邪하며 五穀은 길러주고 五果는 도움을 주며, 五畜은 이롭고, 五菜는 補充해준다. 氣와 味가 合致되는 것을 먹음으로써 精氣를 補한다."라고 하였다. 鼓脹患者의 飮食調養은 "黃疸" "積聚" 등과 관련된 章과 節을 참조하는 것 외에도 또한 아래와 같은 처방을 선택 사용할 수 있다.

① **蔘芪當歸羊肉湯** : 黨蔘 50g, 黃芪 200g, 白蔻久 30g, 肉桂 15g, 食鹽 30g, 신선한 양고기 1500g. 본 처방은 補氣健脾, 扶正養血의 효능을 가지고 있다.

② **化龍丹** : 큰 잉어 한마리, 巴豆 40알. 물고기의 등에 두개의 칼집을 넣고 巴豆를 채워넣은 다음 칼집을 봉합하고 종이로 싸서 慢火에 익혀서 巴豆를 제거하고 고기를 먹는다. 健脾利水寬中의 효능이 있다.

(3) 藥物을 통한 傳變豫防法

何夢瑤는 《醫碥·腫脹》에서 말하기를 "氣, 水, 血 세 가지에서 나타나는 病이 서로 같다. 氣滯後에 血結인 경우, 血結後에 氣滯인 경우, 水腫後에 血도 따라서 敗한 경우, 血結後에 水도 따라서 蓄한 경우가 있다."라고 하였다. 본병은 대부분 虛實이 함께 나타나는 症候이므로 藥物을 통해 傳變을 예방하는 과정에서 반드시 先補後攻 혹은 先攻後補, 攻補兼施를 원칙으로 해야 한다.

① 傳變豫防扶正藥物(虛脹)

㉠ 脾腎陽虛로 腹部脹大가 나타나고 저녁에 더욱 심해지는 경우에는 附子理中湯合五苓散, 濟生腎氣丸 등을 선택 복용할 수 있다.

㉡ 肝腎陽虛로 腹部脹滿이 나타나고 푸른 힘줄이 드러나면 六味地黃丸이나 一貫煎合隔下逐瘀湯 등을 선택 복용할 수 있다.

㉢ 溫中健脾治鼓湯 : 黨蔘 10g, 丹蔘 20g, 黃芪 30g, 鬱金 10g, 白朮 10g, 茯苓 10g, 制附子 6g, 桂枝 10g, 澤瀉 10g, 廣木香 6g, 菊花 10g, 茵陳 30g, 猪苓 10g, 車前子 15g. 溫中健脾理氣의 효능을 가지고 있어서 脾腎陽虛의 鼓脹을 다스린다.

② 傳變豫防祛邪藥物(實脹)

㉠ 肝脾不和, 氣滯濕阻에는 柴胡疏肝湯合胃苓湯이나 理氣化濕治鼓湯을 복용할 수 있다.

㉡ 寒濕困脾, 腎陽不足에는 實脾飮을 복용할 수 있다.

㉢ 濕熱蘊結, 腹大堅滿에는 中滿分消丸合茵陳蒿湯을 加減할 수 있다.

㉣ 肝脾血瘀에 顔色이 검고 몸에 血痣가 있을 경우는 調營飮을 加減할 수 있다.

3) 3次豫防法

주로 鼓脹患者의 치료효과를 안정시키고 正氣를 扶助하며 체력을 회복시키고 誘因으로 인해서 재발을 방지하는 것을 가리킨다.

(1) 養神을 통한 재발방지법

"肝臟을 잘 調養함에 忿怒를 禁하는 것보다 중요한 것이 없다"라고 하였다. 이는 불량한 정신자극을 감소시키고 과도한 情志變動을 방지하는 것이 질병을 예방·치료하는 중요한 일환임을 설명한 것이다. 鼓脹患者에 있어서는 조급함과 분노를 더욱 피해야 한다. 鼓脹患者

가 질병에 정확하게 대처하고 情志를 편안하게 조절하여 항상 인체에 양호한 조절작용이 진행되게 하면 臟腑機能을 회복시킬 수 있다. 실제로 精神情志方面의 자극은 피할 수 없는 것이지만 발생 후에 제때에 기분전환을 함으로써 그 안정기에 있는 鼓脹患者의 傷害를 감소시킬 수 있다.

(2) 飮食을 통한 재발방지법

① 脾虛를 兼한 경우는 아침식사에 반드시 豆漿과 干饃片을 먹어야 하고, 점심식사에는 黃豆, 扁豆, 薏苡仁, 山藥, 赤小豆, 蓮子肉 등을 같은 양을 갈아서 이 분량 반 정도의 밀가루를 첨가하여 국수를 만들어 먹는다. 저녁식사에는 반드시 薏苡仁, 赤小豆, 蓮肉, 연뿌리의 전분을 같은 양을 취하여 죽을 끓여서 먹는다.

② 6血虛를 兼한 경우는 黑豆 2000g, 연뿌리 전분 500g, 小薊 100g, 乾地 100g, 桑椹子 200g, 何首烏 200g을 함께 갈아서 매일 100g을 익혀서 먹는다.

③ 腎虛를 兼한 경우는 胡桃肉 30g, 桑椹子 20g, 山藥 30g, 좁쌀 50g, 쌀 50g으로 죽을 만들어 복용한다.

④ 小便不利를 兼한 경우는 수박 750g에 적당량의 흰설탕을 첨가하고 고루 섞어서 복용한다. 매일 1~2회 연속 1개월 복용한다. 혹은 生白茅根 250g을 깨끗이 씻은 후에 물과 함께 10분간 끓인 후에 茶代用으로 마신다.

⑤ 鼓脹患者는 반드시 "鹽味를 제거함으로써 助邪를 방지하고 妄想을 끊음으로써 母氣를 保護하면 편안해진다"(《格致余論》)라고 한 것같이 이것을 준수해야 한다. 또한 "먼저 鹽味를 없게 하고, 옷을 따뜻하게 입으며, 妄想을 끊고, 忿怒를 禁한다"(《沈氏尊生書》)라고 하였다. 食鹽은 凝澁助水의 단점이 있기 때문에 임상상에서 鼓脹患者나 鼓脹恢復期患者에 대해서 반드시 低鹽飮食을 채택해야 한다.

(3) 散步를 통한 재발방지법

鼓脹患者의 병세가 상대적으로 안정단계 혹은 회복단계에 처하면 일부활동에 적당하게 참가함으로써 氣血을 순조롭게 하고 체력을 증강시킬 수 있다. 《保生秘要》 中에 언급된 "散步", 특히 봄의 들놀이는 병세가 완화된 鼓脹患者에게 적당하다. 이 책에서는 "肝氣가 滯澁하면 春陽이 初升할 때 景物이 融和되므로 뜰과 숲에 나가거나 봄을 찾아 郊外로 나감으로써 春生之氣를 원활하게 한다."라고 쓰고 있다. 이것은 봄에는 風木이 掌握하고 肝과 반응하기 때문에 직접적으로 연계될 수 있다. 《內經》 에서 언급한 "導引", "吐納"과 같은 健身運動은 모두 鼓脹患者가 취할 만한 단련방법이다.

(4) 藥物을 통한 재발방지법

① **滋補肝腎防復湯**：生地 10g, 山藥 12g, 山茰肉 15g, 石斛 30g, 牧丹皮 9g, 澤瀉 9g, 楮實子 20g, 女貞子 9g, 白茅根 15g, 車前子 15g, 冬瓜皮 15g, 丹蔘 30g, 鬱金 10g.

② **補氣養血復肝湯**：太子蔘 10g, 生黃芪 30g, 何首烏 15g, 雲茯苓 12g, 炒白朮 10g, 當歸身 12g, 阿膠珠 10g, 桑椹子 15g, 丹蔘 15g, 鬱金 10g, 連翹 10g.

③ **扶正軟堅消癥湯**：土鱉蟲 10g, 鱉甲 30g, 甲珠 10g, 鷄血藤 30g, 丹蔘 20g, 夏枯草 15g, 白糖蔘 10g, 生黃芪 30g, 何首烏 15g, 當歸 10g, 白朮 10g, 白蔻久 10g, 草河車 10g, 連翹 10g.

3 脇痛豫防法

脇痛은 한쪽 혹은 양쪽옆구리의 疼痛을 주요증상으로 하는 질환이다. 이 疾病은 생명의 위태로움을 초래하지는 않지만 만약 치료시기를 놓치면 역시 積聚 등의 病症으로 傳變될 수 있다.

古代文獻에서는 本病의 發病部位에 대하여 매우 명확한 서술을 하고 있다. 《素問・臟氣法時論》에서 말하기를 "肝病은 양쪽옆구리가 아프고 아랫배가 당긴다."라고 하였으며, 또한 《素問・繆刺論》에서도 "足少陽의 絡에 邪가 머물면 脇痛이 그치질 않는다."라고 하여 脇痛의 發生部位가 주로 肝膽에 있음을 지적하였다. 그리고 歷代 의학자들은 脇痛形成原因에 대해서도 비교적 자세한 서술을 하였다. 《素問・擧痛論》에서 말하기를 "寒氣가 厥陰의 脈에 머물면, ……血이 소용돌이쳐서 脈이 急하게 되므로 옆구리와 아랫배가 서로 당기며 아프게 된다."라고 하였다. 《素問・刺熱篇》에서는 "肝熱病은 ……옆구리에 통증이 있다."라고 하였고, 《靈樞・五邪篇》에서는 "邪가 肝에 있으면 양쪽옆구리 가운데가 아프고 나쁜피가 그 속에 있다."라고 하여 寒, 熱, 瘀가 脇痛이 발생하는 주요원인임을 지적하였다. 《景岳全書・脇痛》 篇에서는 實際臨床에서부터 출발하여 脇痛이 內傷인 경우가 대부분을 차지한다는 것을 제기하였다. 즉 "脇痛에는 內傷과 外感의 구분이 있는데,……그러나 內傷脇痛인 경우가 8,90%를 차지하고 外感脇痛은 가끔 존재한다."라고 하였다. 《證治匯補・脇痛》에서 말하기를 "심한 忿怒로 인한 損傷, 슬픔으로 인한 氣의 鬱結, 飮食過度, 風冷의 外侵, 넘어져서 생긴 신체손상, ……혹은 痰積의 流注, 혹은 瘀血相搏 등은 모두 痛을 유발할 수 있으며, 濕熱鬱火, 勞役房色으로 病을 얻게 된 경우도 역시 가끔 있다."라고 하였다. 한마디로 말하면 脇痛은 주로 肝膽에 책임이 있으며 病理反應은 氣와 血의 機能異常이다. 《金匱翼・脇痛流注》

에서 "肝鬱脇痛은 悲哀惱怒가 鬱滯되어 肝氣를 손상시킨다."라고 하였고, 《醫方論·越鞠丸》에서는 "일반적으로 鬱病은 반드시 氣病이 우선하는데, 氣가 疏通되면 鬱이 생길리가 없기 때문이다."라고 하여 早期에 氣機를 疏通시키는 것은 脇痛의 발생과 함께 다른 疾病이 變生되는 것을 방지하는데 있어서 매우 중요한 의의가 있음을 설명해주고 있다. 또한 《素問·上古天眞論》에서는 "志를 여유롭게 가져 욕심을 적게 하고, 마음을 편안하게 하여 두려워하지 않으며, 몸으로 일하되 疲勞를 느끼지 않게 함으로써 氣를 순조롭게 하고 각각의 氣가 가고자 하는 곳에 가게 하면 모두 원하는 대로 된다."라고 하였다. 이러한 논술들은 養生의 측면에서 볼 때 脇痛의 早期豫防을 제기한 것이라고 할 수 있다.

1) 養生(1次豫防)法

《臨證指南醫案·脇痛》에서 이르기를 "雜病인 脇痛은 모두 厥陰肝經에 속하고, 肝脈은 옆구리에 분포한다."라고 하였다. 肝은 疎泄을 주관하고, 條達을 좋아하고 抑鬱을 싫어하는 성질을 가지고 있으며, 情志變化는 肝氣의 鬱結과 매우 밀접한 관계가 있다. 情志의 失調, 濕熱이 體內에 鬱結되었거나, 外傷이 오래되었거나, 陰血이 虧虛인 경우에 모두 肝絡不和를 초래하여 脇痛이 올 수 있다. 《聖濟總錄·心腹門》에서 "찬 음식물을 먹고 소화가 되지 않거나……心肋에 답답하고 찌르는 듯한 통증이 있다."라고 하여 飮食不節, 元機損傷도 역시 脇痛을 초래할 수 있다고 지적하였다. 그러므로 脇痛의 1차예방법은 반드시 七情을 잘 조절하고 內傷을 없애는 데서 출발해야 한다.

(1) 心理養生法

- 移情却病法 : 春秋時代의 管仲은 詩로써 분노를 가라앉히고 音樂으로 근심을 없앤다고 하였다. 이것은 注意力을 轉移시키는 방법으로 自身을 "平正"상태에 도달하게 하여 情志變化로 脇痛이 초래되는 것을 방지하는 것이다.

(2) 養性養生法

"忿怒가 심하면 氣를 손상시키고 생각이 과다하면 神을 손상시킨다. 神이 피로하면 心이 쉽게 피로하여 氣가 弱해져 病이 된다. 그러므로 슬픔과 기쁨이 極에 달하지 않도록 하고 음식을 적절하게 조절하여 먹어야 한다."(《陸地仙經·養生秘旨》)라고 하였다. 이 말은 七情失宣, 勞倦失度, 飮食失節 등이 모두 氣機를 鬱結되게 만들어 肝絡이 막힘으로써 脇下疼痛을 초래한다는 것을 설명한 것이다. 따라서 攝生·養性하여 氣機를 순조로이 흐르게 함으로써

肝經에 손상이 없도록 해야 한다. 이와 관련하여 《長壽秘訣選注》에서 "몸에 病이 있으면 스스로 마음이 알게 되고 몸에 病이 있으면 또한 마음으로 스스로 치료할 수 있다. 心境이 고요할 때 몸도 고요해지고 마음에 變故가 생기면 역시 病이 생긴다."라고 하였다. 즉 마음의 잡념을 없애버리고 낙관적인 情緖와 밝은 성격을 유지하는 것이 脇痛을 예방하는 攝生法의 첫번째 조건이다.

(3) 飮食養生法

① 飮食調養

《金匱要略 · 禽獸魚蟲禁忌幷治》에서 이르기를 "일반적으로 飮食의 滋味는 養生해주지만 음식을 적절하게 먹지 않으면 오히려 해로움이 될 수 있으니, ……음식의 味중에는 疾病에 적절한 것이 있고 疾病에 해로운 것이 있는데, 만약 적절하면 몸에 이롭고 해로우면 疾病이 생긴다."라고 하였는데, 이것은 飮食調養을 조심하지 않으면 脾胃를 損傷시키기 쉬워 土虛木乘하게 되어 脇痛을 초래할 수 있음을 설명한 것이다. 脇痛豫防에 있어서 적당한 飮食調養과 순조로운 氣機의 중요성을 강조하였다.

② 적절한 식습관

宿食積聚는 濕熱을 肝膽에 蘊結하게 만들어 脇痛을 발생시킬 수 있다. 그러므로 佛家養生에서는 "오후가 지나면 먹지 않는다."라고 주장하였다. 이와 같이 음식은 定時에 定量을 먹는 것이 脾의 運化機能을 旺盛하게 하고 肝氣를 條達시켜서 脇痛 등의 疾患이 발생되지 않게 할 수 있다.

2) 2次豫防法

2차예방법의 각도에서 볼 때, 脇痛과 함께 頭暈, 目眩, 胸悶, 善太息, 口苦, 咽乾, 疲乏, 納呆, 惡心欲吐 등의 증상이 나타날 수 있다. 따라서 제때에 疎肝理氣, 和胃健脾, 淸熱利濕, 祛瘀通絡함으로써 體內環境의 상대적 평형을 조정해주면 疾病을 제거하고 몸을 튼튼히 하는 목적에 도달할 수 있다.

(1) 飮食傳變豫防法

① **芍藥花粥** : 芍藥花(흰색으로 그늘에서 말린 것) 6g, 쌀 50g, 白糖 약간. 쌀로 죽을 끓여서 1~2번 팔팔 끓인 후 芍藥花를 넣고 다시 끓여서 白糖을 넣어 먹는다. 肝氣不調, 氣

血虛弱의 脇痛에 적용한다(《粥譜》).

② **佛手柑粥** : 佛手柑 15g, 쌀 50g. 먼저 佛手柑을 끓인 다음 찌꺼기를 제거하고 즙에 쌀을 넣고 粥을 끓여서 空腹에 먹는다. 氣脹脇痛에 적당하다(《宦游日札》).

③ **粳米粥** : 멥쌀 100g, 薤白 10g, 枳殼 10g, 陳桔皮 15g, 豆豉 10g, 大棗 8개, 생강즙 적당량. 먼저 薤白, 枳殼, 陳桔皮로 湯을 끓여서 汁을 取하고 찌꺼기를 제거한 다음 멥쌀, 大棗, 豆豉를 넣고 끓인 후 生薑汁을 넣고 空腹에 따뜻하게 먹는다. 行氣寬中, 通陽散結, 宣鬱除煩, 溫中止嘔의 효능이 있으며 氣鬱脇痛에 적용한다(《普濟方》).

④ **玫瑰花茶飮** : 말린 玫瑰花 10g. 장미꽃으로 차를 끓여서 마신다. 疎肝解鬱, 理氣止痛의 효능이 있으며 氣鬱脇痛에 적용한다.

(2) 氣功調養法

放鬆功을 이용할 수 있다. 그 절차는 다음과 같다.

① 三線放鬆, 季脇部局部放鬆.

② 腹式呼吸 : 가볍게 내쉬고 조용히 들이 마시기와 함께 생각을 배꼽에 집중시킨다.

③ 側臥式, 季肋에 壓痛이 없으면 右側臥位를 하고 壓痛이 있으면 左側臥位를 한다.

④ 噓字訣.

⑤ 常規保健功을 한다.

⑥ 足三里를 按摩하고 옆구리를 문지르면서 천천히 숨을 내쉰다.

(3) 藥物傳變豫防法

① **補虛傳變豫防藥物**

證에 따라 一貫煎, 逍遙散, 杞菊地黃丸이나 大補陰丸類를 선택하여 사용한다.

② **祛邪傳變豫防藥物**

證에 따라 柴胡疎肝湯, 旋復花湯 혹은 復元活血湯類를 선택하여 사용한다.

(4) 鍼灸傳變豫防法

常用穴位로 內關, 太衝, 陽陵泉, 期門 등을 취한다. 이러한 穴位는 疎肝理氣, 活血止痛의 효능이 있다.

3) 3次豫防法

脇痛의 再發防止는 반드시 아래 나열하는 4戒를 해야 한다.

① 勞復이 발생할 수 있으므로 지나친 노동을 경계한다.

② 食復이 발생할 수 있으므로 無節制한 食習慣을 경계한다.

③ 重復이 발생할 수 있으므로 風寒을 경계한다.

④ 氣復이 발생할 수 있으므로 憤怒를 경계한다.

만약 精神的으로 불쾌하거나, 비관적이고 실망스러움, 무절제한 식습관 등은 모두 脇痛의 재발을 야기할 수 있으므로 반드시 수시로 마음을 즐겁게 갖고 스트레스를 해소하는데 주의를 기울여서 건강한 정신상태를 유지해야 한다.

4 眩暈豫防法

眩暈은 임상에서 흔히 보이는 질환이다. 眩은 눈앞이 아찔한 것을 가리키며 暈은 머리가 어지러운 것을 가리킨다. 임상에서 머리가 어지러운 것과 눈앞이 아찔한 것은 항상 함께 나타나기 때문에 합쳐서 眩暈이라고 稱한다. 이에 관하여 《醫碥·眩暈》에서는 "眩은 어지러운 것이다. 玄은 어두운 것으로 눈이 깜깜한 것이다. 暈과 運은 같은 것으로 旋轉을 말한다. 보이는 물건이 모두 날으는 것같이 旋轉하니 그것을 頭旋이라고도 한다."라고 하였다. 본병은 보통 반복적으로 발작하고 잘 치유가 되지 않으며 심하면 병세가 위독해진다. 《醫宗金鑒·頭痛眩暈》에서 "수시로 앞이 캄캄해지고 눈이 보이지 않는 것은 모두 凶證이다."라고 지적하였다. 따라서 반드시 적극적이고 효과 있는 조치를 취하여 예방해야 한다.

《全生指迷方·眩暈》에서 말하기를 "頭眩의 상태는 눈이 캄캄하고 어지러워서 아래를 보거나 위를 볼 수 없고 머리가 무거워서 들 수 없으며 눈을 뜰 수 없는데, 눈을 뜨면 사물을 볼 수 없다."라고 한 것을 보면 본병의 病位가 頭部에 있음을 알 수 있다. 그리고 임상증상에 대해서도 상세하게 묘사되고 있다. 즉 《蒿厓尊生·頭分》에서 말하기를 "그 상태는 눈을 감아도 캄캄하고 몸이 흔들리면서 귀가 들리지 않으며, 통증은 없지만 精神이 배나 차를 탄 것처럼 위아래로 반복적으로 흔들려서 일어나면 쓰러질 것 같고 음식을 먹으면 吐하여 사람이 가장 참기 어려운 증상이다."라고 하였다. 眩暈의 病因은 매우 많다. 즉, 七情損傷으로 인한 化火上逆인 경우에 대해서 "七情에 의해 손상되면 臟氣가 不平해지고 鬱滯되어 生涎하고 그것이 鬱結되어 飮이 되면 이것이 氣를 따라 上逆하여 사람에게 眩暈을 느끼게 한다."(《證治匯補·眩暈》)라고 하였으며, 外邪가 腦에 들어와서 目系를 당기는 경우에 대해서 "邪가 목을 的中한데다가 신체가 虛한 상태라면 그것이 깊이 들어가 眼系를 따라 腦에 들어가는데, 이렇게 되면 腦가 움직이고 腦가 움직이면 目系를 심하게 당겨서 눈이 캄캄하고 어지럽게 된다"(《靈樞·大惑論》)라고 하였다. 또한 肝陽上亢으로 風火上逆하는 경우에 대해서는 "經에서 이르기를: '諸風掉眩은 모두 肝에 속한다'라고 하였으며, 머리가 眩暈에 감염된 경우는 外來한 邪가 아니고 肝膽의 風陽이 上冒한 것이다"(《臨證指南醫案·眩暈門》)라고 하였고, 음식이 脾를 손상시켜서 痰濕이 內生한 경우에 대해서 "胸中의 痰濁이 氣를 따라 上升한 것이다."(《醫燈續焰》)라고 하였으며, 攝生을 신중하게 하지 않아서 氣와 血이 모두 부족한 경우에 대해서는 "上氣不足으로 腦에 氣가 부족해지면 귀가 울리고 머리가 어지러우며 눈이 캄캄하다"(《靈樞·口問》), "眩暈은 血虛에서 생긴다"(《證治匯補》)라고 하였다. 또한 瘀血이 體內에서 停滯하여 氣血의 흐름이 막히는 경우에 대해서 "血이 停滯되면 脈이 凝注하고 脈이 凝注하면 上注하는 힘이 弱해지며 上注하는 힘이 弱해지면 上이 虛해져 眩暈이 발생한다"(《醫燈續焰·眩暈》)라고 하였다. 본병의 예방에 대하여 옛 의학문헌들은 많은 부분을 논술하였다. 즉 《證治匯補·中風》에서는 "不時에 나타나는 眩暈은 곧 中風의 前兆이므로 반드시 예방해야 한다. 반드시 起居에 신중하고 飮食을 잘 조절하며 房事를 멀리하고 情志를 적절히 조절해야 한다."라고 하여 眩暈患者는 반드시 飮食, 情志, 起居, 房事 등의 방면으로부터 調理하고 예방해야 한다고 하였다.

1) 養生(1次豫防)法

眩暈의 형성원인은 情志內傷, 外邪入腦, 肝風上擾, 飮食痰濁이나 外傷으로 생긴 瘀에서 연유된다. 그러므로 眩暈의 1차예방은 반드시 기쁨과 분노를 잘 조화하고 情志를 조화하며 外邪를 避하고 痰濁을 방지하며 外傷이 생기지 않도록 조심해야 한다.

(1) 心理養生法

《醫碥·眩暈》에서 "지나치게 생각을 많이 하면 心火煉腦, 頭眩, 眼花, 耳鳴象이 나타난다."라고 하였고, 또한 《類證治裁·眩暈》에서도 "身心을 지나치게 움직이거나, 情志가 鬱勃됨으로써 目昏耳鳴, 震眩不定이 나타난다."라고 하였다. 따라서 수양을 강화하여 정신을 안정시키고 낙관적으로 생각하여 심정을 유쾌하게 가지며 情志의 波動과 過度한 근심을 避하는 것이 본병을 예방하는 중요한 책략이다.

(2) 外邪를 피하는 방법

《諸病源候論・風頭眩》에서 말하기를 "風頭眩은 血氣가 虛하고 風邪가 腦에 들어가 目系를 당기기 때문이다."라고 하였다. 따라서 起居와 調攝을 신중히 하고 영양을 강화하며 적당한 단련을 시행하여 외부에 대한 저항능력을 향상시킴으로써 外邪의 침입을 피하는 것 역시 본병의 발생을 예방하는 효과적인 조치의 하나이다.

(3) 飮食養生法

《丹溪心法・頭眩》에서 이르기를 "痰이 없으면 眩이 발생하지 않는다."라고 하였고, "氣不足은……눈을 眩하게 만든다."(《靈樞・口問》)라고 하였으며, "眩暈은 血虛에서 발생한다"(《證治匯補・眩暈》)라고 하였다. 그러므로 뚱뚱한 체질은 반드시 음식을 淡白하게 먹어서 痰이 眩을 유발하지 않도록 해야 하며, 허약한 체질은 滋補, 益氣養血飮食을 먹음으로써 氣血虛로 인한 眩暈을 방지해야 한다.

(4) 疲勞養生法

《醫家四要・眩暈》에서 "이 證은 房勞가 過度하여 精氣가 走泄되고 腦髓가 空虛해져 초래되거나 勞動으로 火氣가 上炎함으로 인해 갑자기 머리가 어지럽고 눈앞이 캄캄해지며 몸이 쓰러질 것 같은 상태가 되는 것이다."라고 지적하였다. 이와 같이 과도한 房事나 노동이 頭暈을 유발할 수 있으므로 과도한 房事를 피하고 노동과 휴식을 적당하게 조절하며 생활의 규칙을 소홀히 해서는 안 된다.

2) 2次豫防法

眩暈症은 발작이 일정치 않고 "眩暈은 中風의 前兆이다."(《丹溪心法・頭眩》)라고 하였다. 그러므로 반드시 제때에 응급 치료하여 傳變證이 발생하는 것을 막아야 한다.

(1) 起居를 통한 傳變豫防法

眩暈이 발작하였을 때에는 반드시 "飮食物을 먹지 말고 어두운 방에 조용히 누워 눈을 감고 休息"(《珍本醫書集成・通治類》)해야 한다. 그러므로 되도록이면 회전하고 허리를 구부리는 동작을 하지 말고 아울러 환경을 우아하고 조용하고 쾌적하게 하며 採光은 너무 강하지 않게 유지함으로써 眩暈을 유발하거나 가중시키지 않도록 해야 한다.

(2) 心理를 통한 傳變豫防法

心理를 통한 傳變豫防은 眩暈에 있어 매우 중요하다. "첫째로는 房勞와 暴怒鬱結을 방지하고 精神을 修養하며 또한 항상 약을 꾸준히 복용하면 편안해질 수 있다."(《雜病源流犀濁·中風源流》)라고 하였다. 따라서 患者는 반드시 화내는 것을 삼가하고 마음을 유쾌하게 가지며 정신을 편안하게 가져서 근심, 공포, 비관적인 정서를 제거해야 한다. 즉 "七情을 경계하고 房事를 멀리한다"(《薛己醫案》)라고 하였다.

(3) 飮食을 통한 傳變豫防法

《千金要方》에서 말하기를 "風眩病은 대개 十二屬肉을 먹지 않는다."라고 하였으며, 《醫學准繩六要》에서 "一切의 膏粱厚味, 酒肉과 같은 生痰動火의 飮食物을 먹지 않는다."라고 하였듯이 患者는 반드시 담백하고 영양이 풍부하고 소화가 쉬운 음식, 예를 들면 계란, 콩, 우유를 먹고 아울러 지나치게 많은 음식을 먹지 않도록 하며 소금을 적게 먹고 맵고 자극적인 음식 및 지방질이 많은 음식은 피해야 한다. 氣血이 虛하거나 腎精이 부족한 경우에는 대추, 검은깨, 호도, 자라, 山藥 등의 氣血을 기르고 腎精을 보충하는 음식을 많이 먹도록 한다.

(4) 藥物을 통한 傳變豫防法

眩暈이 발작하면 반드시 適時에 응급 치료하여 風, 厥, 脫과 같은 傳變症狀을 막아야 한다. 만약 肝陽上亢인 경우에는 天麻鉤藤飮을 加減服用하고, 痰濁內阻인 경우에는 半夏天麻白朮湯이 적당하며, 腎陰이 부족한 경우에는 左歸丸, 六味地黃湯類를 복용할 수 있고, 氣血不足인 경우에는 보통 八珍湯, 十全大補湯 등을 복용할 수 있다.

3) 3次豫防法

眩暈이 완화되었거나 나은 후에도 역시 心理調理에 주의를 기울이고 적당한 약물예방을 채택하며 음식을 잘 선택함으로써 재발을 감소시켜야 한다.

(1) 心理를 통한 재발방지법

上述한 심리적인 예방을 참조하는 것 외에도 낙관적인 정서를 유지하고 자신감과 자극을 피하고 정신적인 피로를 막는데 주의를 기울여야 한다.

(2) 종합적인 재발방지법

① **藥枕** : 菊花 1000g, 丹皮, 白芷, 川芎 각각 250g을 베개 주머니 속에 채워 넣고 잠잘 때 베고 잔다.

② **藥浴** : 患者가 욕조 속에 앉아서 수면이 배꼽에 오도록 몸을 담근다. 水溫은 35~36℃를 유지하고 松脂粉을 넣는다. 비율은 물 1ℓ당 0.5~1g이다.

③ **鍼灸** : 穴은 足三里, 三陰交, 合谷, 神門, 百會, 太陽, 曲池를 취한다. 鍼法은 陽亢인 경우는 瀉法을 사용하고 虛證인 경우는 補法을 행한다. 격일로 1회나 매주 3회씩 시술하면 眩暈發生을 치료하거나 혹은 방지할 수 있다.

④ **推拿按摩** : 保健按摩를 시술한다. 즉 洗面, 頭皮주무르기, 浴眼, 擦鼻, 叩齒, 梳頭, 鼓耳, 枕後문지르기, 擧手, 腰眼마찰하기, 腹部주무르기, 練腿, 脚心과 涌泉 마찰하기 등은 氣血을 소통시켜서 증상을 개선할 수 있다.

⑤ **氣功** : 본병에 대하여 좋은 효과를 가지고 있으며 사용할 수 있는 功法이 매우 많고 꾸준히 하면 모두 좋은 효과를 얻을 수 있다. 入靜功法을 연습함으로써 순서에 따라 점진적으로 하는 것을 원칙으로 한다. 練功時에는 정서적으로 안정되고 환경이 조용해야 하며 너무 배고프거나 배불러서도 안되고 옷은 넉넉하게 입으며 소변을 완전히 배설한 후에 진행해야 한다.

(3) 음식을 통한 재발방지법

① 白羊頭 1개를 푹 쪄서 잘게 썬 다음 五味汁으로 調味한 후 空腹에 먹으면 眩暈을 방지할 수 있다.(《飮膳正要》)

② 黑木耳, 파, 마늘 적당량으로 요리를 만들어 자주 먹는다. 天麻, 魚頭, 淸腦羹, 蘿卜麻速溶液 등은 眩暈을 주요증상으로 하는 高血壓을 예방 치료할 수 있다.

③ 매번 해바라기 꽃받침(花托) 1개, 대추 20개에 물 3대접을 부어 1대접이 될 때까지 끓여서 국물을 마시고 대추를 먹는다. 혹은 매번 살아있는 지렁이 3~5마리를 그릇 속에 넣고 2~3일간 두었다가 지렁이가 체내에서 오물을 배출해 낸 후에 갈라서 깨끗이 씻어내고 자른다. 계란 2~3개를 껍질을 제거하고 지렁이와 함께 볶아서 기름과 소금으로 調味한 후에 먹는다. 격일에 한번씩 먹는다. 이것은 肝을 편안하게 하고 風을 가라앉히며 혈압을 낮추고 현기증을 치료할 수 있다.

④ 식품으로는 木耳, 신선한 야채, 콩나물, 과일, 박류, 다시마, 김, 식물유(참기름, 콩기름, 땅콩기름, 옥수수기름), 미나리, 馬蘭頭, 올방개, 山楂, 金櫻子 등을 선택할 수 있다.

(4) 藥物을 통한 재발방지법

休止期에 규칙적인 약복용을 堅持하는 것은 재발을 방지하는 데 있어서 매우 중요한 부분이다. 원인과 증상을 참작하여 아래와 같은 처방약을 선택하여 복용한다. 즉 평소 陰虧陽亢한 경우에는 杞菊地黃丸을 복용할 수 있고, 氣血不足에는 人蔘歸脾丸을 복용할 수 있으며, 腎精不足에는 六味地黃丸 등을 복용할 수 있고, 氣滯血瘀일 때는 血府逐瘀丸, 逍遙丸 등을 복용할 수 있다.

5 振掉豫防法

振掉는 震顫이라고도 칭한다. 이것은 頭部나 肢體가 흔들리거나 떨리는 것을 주요증상으로 하는 병증을 가리킨다. 가벼운 경우는 단지 머리만 흔들리거나 手足이 경미하게 떨리며, 심한 경우는 頭部가 크게 흔들리고 양손 및 上下肢가 그치지 않고 떨린다. 만약 제때에 치료가 되지 않으면 中風이 발생되기 쉽다. 그러므로 역대 의학가들은 振掉를 중풍 전조증상으로 보았으며 아울러 미리 예방할 것을 경고하였다.

《證治準繩 · 雜病》 에서 이르기를 "振은 動이다. 筋脈이 제어되지 않는 것이다."라고 하였으며, 《醫學綱目 · 震顫》 에서는 "掉는 즉 떨리는 것을 말한다. 진동이 경미하면서 痿弱하지 않다."라고 하여 본병의 발병부위가 筋脈에 있고 筋脈이 영양을 얻지 못함으로 인하여 머리와 肢體의 震顫이 나타난다고 지적하였다. 《素問 · 至眞要大論》 에서 말하기를 "諸風掉眩은 모두 肝에 속한다."라고 하여 "掉"가 肝과 유관함을 설명하였다. 《醫學綱目 · 震顫》 에서는 "이 證은 대부분 風熱(火)이 서로 합쳐져서 나타나고 또한 風挾濕痰의 경우도 있다."라고 하여 風熱痰濕 역시 본병의 발생을 유발할 수 있음을 설명하였다. 《證治準繩 · 雜病》 에서 "이 病은 靑年期에는 드물고 中年以後에 나타나며 老年에 특히 많다. 老年은 陰血不足으로 少火하여 盛火를 제어할 수 없으며 이것이 極에 달하면 치료가 어렵다."라고 하였으며, 《醫宗己任編 · 顫振》 에서 "氣血이 모두 虛하면 筋骨을 榮養할 수 없으므로 떨리고 그것을 주체할 수 없게 된다."라고 하여 氣血虧虛와 虛風內動이 本病을 유발한다고 강조하였다. 이로써 振掉의 주요원인이 肝腎陰虧, 氣血虛少, 風熱痰濕 때문인 것을 알 수 있다. 그 病機는 虛風內動, 筋脈失養 혹은 風火挾痰하여 脈絡을 막아 형성되는 것이다. 고대 의학가들은 이 病因과 病機에 근거하여 몇 가지 효과적인 방법을 제시하였다. 예를 들면 《證治準繩 · 六要》 에서 "근육이 약간 당기면 3년 내에 반드시 갑자기 이 病이 생긴다. 이 때에는 급히 모든 高粱厚味, 고기와 술, 기름져서 痰이 생기고 火를 動하는 음식물을 끊어야 하며 色을 더욱 멀리하고 淸虛함을 유지하는 것이 곧 有備無患의 방법이다."라고 하였다.

1) 養生(1次豫防)法

振掉는 대부분 노년 중 몸이 약한 사람에게서 발생한다. 그 病因은 맵고 기름진 음식의 과식, 무절제한 술이 濕과 痰을 양성하여 痰熱이 絡道를 막았기 때문이다. 또한 過度한 勞動으로 인한 疲勞의 累積, 心慮로 인한 內傷, 心脾兩虛로 말미암아 氣血不足이 되어 四末에 영양을 공급할 수 없는 등이다. 그러므로 본병의 발생을 예방하려면 반드시 飮食, 起居, 心理的인 調攝에 주의를 기울이고 아울러 振掉의 前兆症狀(현기증, 눈앞이 캄캄한 것, 힘이 없는 것, 몸이 무겁고 피곤한 것 등)에 대하여 미리 치료해야 한다.

(1) 心理養生法

기쁨과 분노를 잘 조절한다. 情志要素는 본병을 유발할 수 있기 때문이다. 《醫貫・主客辨疑》에서 말하기를 "腎水가 虛衰하고 또한 五志過極을 겸하여 心神昏悶, 手足牽掣가 초래되는데……곧 손의 근육에 榮養할 수 없어 당기고 뜻대로 되지 않는다.……내가 말하는 豫防의 道理는 반드시 飮食을 조절하고 七情을 경계하는 것으로 이것이 가장 중요한 요점이다."라고 하였다. 그러므로 마음을 유쾌하게 유지하고 기쁨과 분노를 잘 조절하여 七情의 太過나 不及을 초래하지 않는 것은 본병의 예방에 있어서 일정한 의의가 있다.

(2) 飮食養生法

高粱厚味는 氣弱을 형성하고 痰濕阻絡, 氣血不暢을 유발하여 본병을 일으킬 수 있다. 《風癆臌膈四大證治・風》에서 "열손가락이 痲痺되거나 肌肉이 蠕動하며……반드시 中年에 뚱뚱한 사람은 邪에 감염된다."라고 하였다. 그러므로 담백한 음식을 먹고 지방질을 많이 함유한 음식을 삼가하며 아울러 담배와 술을 끊는 것이 振掉를 예방하는 조치이다.

(3) 外邪防止法

振掉는 곧 風의 象으로, 外邪가 들어와 內外의 邪가 합쳐지면 발병하기 쉽다. 《醫學綱目・顫振》에서 이르기를 "이 症은 대부분 風熱이 相合하였거나 風寒에 的中된 경우, 또는 風挾痰濕에서 起因한다."라고 하였으며, 또한 《赤水玄珠・中風》에서 "風顫이라는 것은 風이 肝經에 들어가 上氣가 正位를 固守하지 못하여 머리와 안면이 흔들리고 手足이 떨리는 것이다……대개 風이 먼저 體內를 손상시킨 후 外部에서 감염되어 이 두 가지가 兼해져 病이 된다."라고 하였다. 그러므로 반드시 正氣를 기르고 外邪를 避하는 데 신중해야 하며 특별히 非時之氣 즉, "賊風"이 체내에 들어오지 않도록 해야만 비로소 본병의 발생을 미리 막을 수 있다.

2) 2次豫防法

震顫은 中風에 있어서 일종의 "警報"라고 할 수 있다. 만일 의사와 환자가 많은 경각심을 가지고 適時에 치료를 한다면 중풍의 발생을 방지할 수 있다. 그렇지 않으면 며칠 혹은 몇시간 내에 즉시 중풍이 발생할 수 있다. 고대의 의학자들은 가장 늦어도 3년 내에 중풍이 발생한다고 여겼는데, 임상의 경험을 통해본다면 이것은 헛된 말이 아니다.

(1) 飮食을 통한 傳變豫防法

이미 振掉에 걸렸다면 음식을 통한 傳變豫防은 매우 중요하다. 飮食은 반드시 雜穀을 위주로 하고 채소와 과일을 많이 먹어야 하며 폭음과 폭식은 절대 금물이다. 자주 술을 마시는 사람은 振掉에 걸리기 쉽고 치료가 어려운 편이므로 더욱 술을 끊어야 한다. 그밖에도 또한 아래에 열거한 음식을 선택 복용하여 調養할 수 있다.

① **菊花酒** : 甘菊 500g, 生地黃 500g, 枸杞根皮 500g, 찹쌀 1500g. 물 3000㎖로 甘菊, 地黃, 枸杞根皮를 함께 끓여서 그 汁 750㎖를 취하여 찹쌀을 넣고 밥을 지어 옹기에 넣은 다음 익어서 맑아지면 溫服한다. 滋腎平肝의 효능이 있어서 掉眩肝腎陰虧에 적용된다.

② **雪羹湯** : 올방개 30g, 해파리의 촉수 30g. 올방개를 깨끗이 씻어서 껍질을 벗기고 얇게 썬 다음 해파리의 촉수를 씻어 잘게 다져서 이 두 가지를 함께 솥에 넣고 물을 넣어 끓인다. 10여 분간 끓이면 국물을 마실 수 있다. 眩暈振顫痰熱內擾를 치료한다.

③ **雙耳湯** : 白木耳, 黑木耳 각각 10g을 작은 그릇에 넣고 물과 얼음 설탕 적당량을 넣어 1시간 수증기로 찐다. 1회 혹은 나누어서 먹는다.

④ 땅콩 적당량을 식초 속에 7일간 담가놓는다. 매일 아침저녁으로 땅콩을 10개씩 먹는다.

(2) 藥物을 통한 傳變豫防法

① **肝腎陰虛** : 振掉가 오랫동안 치유되지 않고 眩暈, 目眩, 耳鳴, 不眠症과 多夢, 腰酸腿軟, 肢體痲木 등의 증상이 있을 때는 大補陰丸合六味地黃湯을 복용한다.

② **氣血兩虛** : 四肢가 저리고 떨리는 증상이 오래되었고 정도가 심하며 顔色이 어둡고 정

신적으로 권태로우며 어지럽고 힘이 없으면 八珍湯을 복용할 수 있다.

③ **痰熱動風** : 振掉가 가볍거나 심각하거나 胸脘이 아프고 답답하며 머리가 어지럽고 입이 마르며 가래가 누렇고 땀이 많이 나면 摧肝丸을 복용한다.

④ 菊花, 金銀花, 桑葉, 薄荷, 麥門冬, 生地, 甘草, 梔子, 玄蔘, 竹葉 등의 藥物로 차를 타서 마실 수 있다.

(3) 鍼刺를 통한 傳變豫防法

人中, 內關, 神門, 三陰交, 足三里를 取穴하여 15분간 留鍼한다. 매일 1회씩 시술한다. 그리고 아울러 證에 따라 다음과 같이 配穴한다. 不眠에는 神門을 配穴하고 脾弱胃滿에는 中脘을 配穴하며 頭昏腦脹에는 風池, 太陽을 配穴한다.

3) 3次豫防法

본병은 대부분 中年과 老年에서 자주 나타난다. 中年과 老年은 이미 肝腎이 점차로 弱해지는 때이므로 병이 나은 후에도 재발이 쉽다. 따라서 3차 예방이 매우 중요하다.

(1) 心理를 통한 재발방지법

낙관적이며 활달하고 유쾌한 심정을 유지해야 하며 정도가 지나친 喜怒哀樂의 감정은 절대금물이다. 每事에 대하여 自我解脫을 배우고 사소한 문제나 해결할 수 없는 문제에 매달리지 않도록 한다. 항상 침착하고 태연하게 대처해야만 한다.

(2) 體育强身法

힘이 닿을 만한 체육활동에 적당하게 참가한다. 예를 들면 氣功, 太極拳, 體操散步, 驅步 등이다. 이것들은 氣血의 疏通을 촉진시킬 뿐만 아니라 强脾健胃할 수 있고 체질을 증강시킬 수 있다. 꾸준히 하고 지나치게 해서는 안 된다.

(3) 藥物을 통한 재발방지법

다음과 같은 한약을 복용하여 치료효과를 공고히 하고 재발을 예방할 수 있다. 즉 六味地黃丸, 杞菊地黃丸, 磁朱丸, 礞石滾痰丸, 鮮竹瀝口服液, 人蔘生脈飮 등이다.

6 疝氣豫防法

疝氣는 睾丸, 陰囊의 腫脹疼痛, 혹은 아랫배가 당기는 疼痛이 나타나는 疾病을 가리킨다. 역대문헌에 따르면 疝氣의 범위는 매우 광범위하며 腹中疝과 睾丸疝을 포괄한다고 하였다. 本節에서는 주로 睾丸疝을 소개한다. 本病은 주로 남성에게서 나타나며, 특히 青壯年層에서 비교적 많다. 만약 제때에 치료되지 않으면 癥瘕, 痃癖, 奔豚이 발생할 수 있고, 심한 경우에는 遺精으로 위태롭게 될 수 있다. 그러므로 精心으로 치료해야 한다.

古代 文獻에는 疝氣의 發病部位와 症狀에 대한 비교적 상세한 논술이 있다. 《素問·骨空論》에서 말하기를 "任脈에 病이 생기면 男子는 內結되어 七疝이 된다."라고 하였으며, 《儒門事親·疝本肝經宣通勿塞》에서는 "모든 疝은 모두 肝經에 속하는데,……그러므로 陽明과 太陰厥陰의 筋은 모두 陰器에 모이지만 오직 厥陰의 筋이 疝이 되니 厥陰이 疝의 근본이 된다."라고 하였고 아울러 疝을 7종류로 나누어 논술을 진행하였다. 즉 寒疝은 "陰囊이 돌처럼 차고 단단하며 陰莖이 不擧하고 혹은 睾丸이 아프다."라고 하였다. 水疝은 "腎과 陰囊이 아프고 陰部에 땀이 나오며 囊腫이 水晶모양이고 ‥혹은 陰囊이 가렵고 乾燥하면서 黃水가 나온다,"라고 하였다. 筋疝은 "陰莖이 붓고 짓무르거나 고름이 나오거나 혹은 아프면서 근육이 수축된다."라고 하였다. 血疝은 "그 모양이 오이 같고 아랫배 양쪽 옆에 있다."라고 하였다. 氣疝은 "그 증상이 위로 腎兪에 연결되며 아래로는 陰囊에 연결된다."라고 하였다. 孤疝은 "그 모양이 기와 같고 누우면 아랫배에 들어가고 서면 아랫배에서 나와 陰囊속에 들어간다."라고 하였다. 㿉疝은 "陰囊이 붓고 가렵거나 아프지 않다."라고 하였다. 《醫學從衆錄》에서는 "疝氣는 睾丸이 붓고 아랫배가 당기면서 아프다."라고 하여 本病의 病位가 陰囊睾丸이며 任脈, 肝經과 밀접한 관계가 있음을 지적하였다. 그 증상은 睾丸, 陰囊이 붓고 아프며 혹은 아랫배가 당기며 아픈 것 등이다. 歷代 의학자들은 疝氣의 病因에 대해서도 분석하였다. 《景岳全書·疝氣》에서 말하기를 "반드시 먼저 寒을 받았거나 혹은 生冷한 飮食으로 邪가 陰分에 모여 이것이 발단이 된다. 寒濕이 원인이 되지 않은 것은 없다."라고 하여 疝氣는 寒濕의 邪가 침입하여 寒濕의 凝滯를 초래하고 이것이 陰分에 모여 형성되는 것임을 언급하였다. 《赤水玄珠·疝氣》에서는 "이 病은 濕熱에서 시작되는데, 이것이 經에서 鬱滯되어 오랫동안 없어지지 않고 外寒, 濕熱을 받아 鬱滯되면 통증이 나타난다."라고 하여 濕熱이 下焦에 蘊結되어 發病한다고 강조하였다. 그리고 《醫學入門·疝氣》에서 말하기를 "氣疝은 위로는 腎兪로 연결되고 아래로는 陰囊에 미치며 울거나 분노하면 鬱滯되어 脹이 된다."라고 하였으며, 《張氏醫通·疝》에서는 "疝은……모두 氣分의 病이지만, 몇 해 계속 아프되 부어오르지 않고 이동하지 않는 경우가 있는데 이것은 血分의 病이 된 것이다."라고 하여 疝氣가 오래 누적되

면 氣滯로 말미암아 血瘀가 초래될 수 있다는 것을 설명하였다. 《儒門事親·疝本肝經宜通勿塞狀十九》에서 이르기를 "小兒에게도 나타나는데, 보통 偏氣라고 부른다. 이것은 아버지가 이미 年老하였거나 젊어서 病이 많아 陰痿精怯한 상태에서 억지로 房事하여 자식이 생긴 경우에 나타나는 것으로 胎中病이라고 한다."라고 하여 선천적인 禀賦不足과 氣虛下陷이 疝氣를 형성한다는 것을 지적하였다. 종합해보면, 疝氣의 主要病因은 外邪, 房勞, 情志鬱結 및 先天的인 要因의 영향 때문이다. 또한 病機는 寒濕凝滯, 濕熱搏結, 氣滯血瘀, 氣虛下陷 등임을 알 수 있다.

古代 의학자들은 상술한 病因에 맞춘 예방치료조치를 제기하였다. 예를 들면, 《丹溪心法》에서 "일반적으로 疝病인데 통증이 없는 경우에는 房事와 厚味를 斷絶시키면 藥을 쓸 필요가 없다."라고 하였고, 《儒門事親·卷二》에서는 "그 病의 上下를 살펴보고 그에 따라 順應하는 것이 중요하다."라고 함으로써 평소에 욕망을 절제하고 음식을 조절하는 동시에 心情을 유쾌하게 유지하고 지나친 정서적 자극을 피하는데 주의를 기울여야 한다고 지적하였다. 이러한 것들은 疝氣에 대하여 일정한 예방작용이 있다.

1) 養生(1次豫防)法

疝氣의 형성원인은 대부분 평소 陽虛하거나 潮濕한 장소에 오래 거주하는 경우이다. 病邪가 침입한 후에 肝腎의 經脈에 머물며 여기에 寒濕이 凝滯되어 陰分에 모임으로써 疝이 된다. 또는 濕熱이 搏結함으로써 질환이 되기도 한다. 혹은 情志抑鬱, 肝氣鬱滯가 陰囊과 睾丸에 流注하여 이것이 오래되어 氣滯血瘀가 나타나 瘀血이 凝滯된 결과 초래되기도 하며, 선천적인 禀賦不足, 發育不全, 氣虛下陷으로 인해 偏墜되면 疝이 된다.

(1) 心理養生法

《醫學入門·山氣》에서 말하기를 "氣疝은 위로는 腎兪로 연결되고 아래로는 陰囊에 미치며 울거나 분노하면 鬱滯되어 脹이 된다."라고 하였다. 따라서 분노를 가라앉히는 것은 疝氣를 예방하는 데에 중요하다. 따라서 《醫門八法·疝氣》에서 "만약 證이 氣로 인해 형성된 것이 속하면 분노를 자제하는 방법을 특히 알아두어야 한다."라고 하였다.

(2) 起居養生法

《諸病源候論·諸疝候》에서 이르기를 "諸疝은 陰氣가 體內에 累積되고 다시 寒氣가 加해져서 營衛가 부조화되며 氣血이 虛弱해짐으로써 風冷이 腹部안으로 들어간 결과로 疝이 형성되는 것이다."라고 하였고, 《景岳全書 · 疝》에서 "반드시 먼저 寒을 받았거나 生冷한 飮食에 侵犯을 받아 邪가 陰分에 모여서 이것이 발단이 된다. 寒濕이 원인이 되지 않은 것은 없다."라고 하였듯이 寒濕의 침범은 疝氣를 초래하는 중요한 發病原因임을 알 수 있다. 따라서 평소에 거주하는 실내를 건조하게 유지해주고 寒冷한 氣를 많이 받지 않도록 하여 氣血을 순조롭게 통하게 해주어야 한다.

(3) 房事養生法

아버지가 病으로 몸이 虛弱하고 精力이 弱한 상태에서 억지로 房事를 하면 자식이 疝氣에 걸릴 수 있다. 따라서 遺傳學的 角度에서 말한다면 부부가 擇日하여 性관계를 갖는 것, 특히 아버지의 精과 어머니의 血이 충만할 때 동침하는 것은 그 자식이 疝氣에 걸리는 것을 피할 수 있다(《儒門事親》).

2) 2次豫防法

疝氣가 적절히 치료되지 않고 오랫동안 遲延되면 病情에 轉化가 발생할 수 있다. 寒濕이 오래 鬱滯되면 熱로 化할 수 있고, 氣滯가 오래되면 血瘀와 痰이 凝結되고 滯留하여 陰囊과 睾丸에 潰瘍이 생겨 癰이 초래되고 심한 경우에는 癌瘤로 변하여 병세가 더욱 악화된다. 2차예방법의 각도에서 볼 때 제때에 理氣化濕, 氣血疏通, 滌痰散結, 正氣扶助할 수 있다면 초기에 싹을 제거하여 傳變되지 않도록 함으로써 2차예방과 養生長壽의 목적에 도달할 수 있다.

(1) 飮食調養法

① **黑米黨蔘粥** : 黨蔘 15g, 白茯苓 15g, 生薑 5g, 黑米 100g, 冰糖 적당량. 黨蔘, 生薑, 茯苓을 썰고 黑米는 깨끗이 씻는다. 藥物의 오염물을 제거하고 冰糖은 빻는다. 이렇게 한 후 藥物, 黑米, 生薑, 冰糖을 솥에 넣고 물을 적당히 붓고 센 불에서 끓인 다음 다시 약한 불로 바꾸어 2시간 동안 끓이면 된다. 補中益氣, 健脾養胃의 효능이 있어 疝氣中氣虛虧에 적용한다.

② **鯽魚茴香粥** : 鯽魚 한 마리(약 300g), 小茴香 10. 鯽魚의 내장을 제거하고 작게 토막 내고 小茴香과 함께 솥에 넣고 물을 부어 오랫동안 끓여서 기름, 소금, 맛술을 약간 넣어 調味하여 한번에 먹는다. 매일 1첩씩 오랫동안 복용하면 낫는다. 本方은 건강이 較差한 虛寒性 疝氣患者에게 효과가 있다.

③ **白水狗肉湯** : 黑豆 50g, 狗肉 250g. 黑豆와 狗肉을 각각 깨끗한 물에 두 번 씻어서 솥 안에 함께 넣고 물, 파, 생강, 마늘 적당량을 넣고 加熱하여 팔팔 끓어오르면 약한 불로 바꾸어 물러지도록 끓인 다음 소금 약간을 넣고 먹으면 된다. 補腎益精의 효능이 있으며 疝氣腎元虧虛에 적용한다.

(2) 藥物傳變豫防法

① 寒疝

陰囊이 딱딱하게 붓고 차가우며, 睾丸을 잡으면 아프고, 陰莖이 不擧하며, 따뜻한 것이 좋고 추위를 타는 경우에는 暖肝煎을 선택 사용할 수 있다.

② 水疝

陰囊에 水腫이 있는데, 그 모양이 水晶같고 아프거나 가렵다. 혹은 陰囊이 濕하면서 물이 나온다. 이 경우에는 五苓散을 선택 사용할 수 있다.

③ 氣疝

陰囊이 腫脹되었고 아프며 아랫배에 結滯된 것이 풀리지 않는다. 분노, 울음, 과로로 인해 발병한다. 氣滯不行에 속한 경우에는 天台烏藥散을 선택 사용할 수 있고, 氣虛下陷에 속한 경우에는 補中益氣湯을 선택 사용할 수 있다.

④ 孤疝

陰囊의 크기가 다르고, 물체 같은 것이 때로는 위로 올라가 있고 때로는 아래로 내려가 있으며 누우면 뱃속에 들어가고 서면 陰囊에 들어간다. 脹痛이 함께 발작한다. 導氣湯을 선택 사용할 수 있다.

⑤ 癩疝

陰囊이 붓고 딱딱하면서 무겁게 늘어져 있고 마비되어 아픔과 가려움을 느끼지 못한다. 이 경우에는 《濟生方》의 橘核丸을 선택 사용할 수 있다.

(3) 鍼灸傳變豫防法

寒疝과 水疝은 灸를 위주로 한다. 孤疝, 氣疝, 癩疝은 鍼과 灸 모두 가능하다. 주로 任脈

및 足厥陰肝經의 穴位, 예를 들어 大敦, 急脈, 章門, 期門, 氣海, 關元, 中極, 神厥 등이다. 만약 遺傳疾患인 경우에는 張子和가 말한 "筑賓穴에만 鍼한다."에 따른다.

(4) 房事傳變豫防法

房勞가 過度하면 腎精이 虧耗되어 이것으로 인해 疝이 발생한다. 이와 관련하여 《醫門八法·疝氣》에서 말하기를 "疝氣는 虛證이다. 그 證은 아랫배의 脹痛이 睾丸까지 연결되고 한꺼번에 통증이 나타난다. 色과 氣로 인해 형성된 경우는 오직 腎氣가 본래 虛하여 이 證이 나타난다……만약 證이 色으로 인해 형성된 것에 속하면 性慾을 적절히 조절해야 한다."라고 하였다. 그러므로 욕망을 절제하여 養精하는 것은 疝氣의 傳變을 豫防하는 要策이다.

3) 3次豫防法

疝氣는 적당한 치료를 거치면 대부분 증상이 완화되거나 완전히 치유될 수 있다. 孤疝患者는 완전한 치료가 쉽지 않은 경우도 있지만 치료 후에도 증상을 완화시킬 수 있다. 그러나 調養에 주의를 기울이지 않으면 재발하기 쉽다. 따라서 3차예방법은 상당히 중요하다.

(1) 氣功再發防止法

일반적으로 放鬆功을 사용할 수 있다. 이 방법은 주로 全身放鬆을 통해 自然呼吸하여 入靜해서 人體의 情緖를 調節함으로써 心氣를 평화롭게 하고 經絡을 通暢시키며 氣血을 조화시키고 氣의 昇降을 정상으로 만든다. 放鬆은 行氣活血할 수 있고, 靜守는 補養할 수 있으므로 六腑의 穀食을 소화시키고 五臟에 精을 저장하며 陰平陽秘狀態로 만들고 精, 氣, 神을 충족시켜 재발방지의 작용을 일으킬 수 있다.

(2) 藥物再發防止法

補中益氣丸, 三層茴香丸, 濟生橘核丸, 疎肝丸, 逍遙丸 등으로 치료효과를 공고히 하고 재발을 방지한다.

Ⅵ. 代謝障碍 疾病

1 瘀證豫防法

瘀證은 血瘀證, 瘀血證이라고도 불린다. 古代에는 또한 縮血, 惡血, 衃血, 留血, 瘀血 등의 명칭이 있었다. 本病은 여러 종류의 원인이 人體에 작용하여 血의 運行을 순조롭지 못하게 만들거나 혹은 血이 經을 循環하지 못하게 만듦으로써 瘀血積滯로 초래되는 많은 종류의 病證을 총칭한다. 瘀證을 유발하는 원인과 瘀阻部位가 매우 복잡하여 判定이 쉽지 않고 혹은 瘀證表象에 현혹되어 그 발병특징을 파악하기 어려워서 瘀證, 豫防에 곤란을 주고 있다.

瘀證의 病變部位에 관하여 古代 文獻에는 많은 기록이 남겨져 있다. 《明醫指掌 · 諸血證》에서 말하기를 "대체로 肝은 主血이라는데 보통 瘀血은 반드시 心胸, 脇下, 少腹, 肝部分에 축적되는데 이 부위는 肝이 관장하는 곳이다. 心은 血을 주관하고, 肝은 血을 貯藏하며 脾는 이것을 총괄한다.……"라고 하였는데, 이것은 그 발병부위가 비록 광범위하지만 일반적으로 肝, 心, 脾 諸臟이 관장하는 구역임을 설명한 것이다. 그리고 《素問 · 調經論》에서는 "氣血이 원활하지 못하면 萬病이 곧 變化되고 生成된다."라고 하여 그 總體的인 病機가 "氣血不和"임을 설명하였다. 그 病變部位는 體內의 血氣가 원활하지 못한 각 부분, 혹은 肌膚, 臟腑와 經絡, 脈外, 筋脈血肉, 그리고 虛한 곳을 따라 瘀가 된다. 또한 그 發病原因에 대하여 《素問 · 繆刺論》에서 "사람이 넘어지면 惡血이 內部에 남게 된다."라고 하여 外傷이 瘀를 초래하는 主要要因임을 설명하였다. 그리고 寒熱 또한 瘀를 초래할 수 있는데, 예를 들면 "血氣는 따뜻한 것을 좋아하고 찬 것을 싫어하므로 추우면 맴돌면서 흐르지 못하게 된다."(《素問 · 調經論》), "寒邪가 經絡속에 머물면 血이 맴돌고 血이 맴돌아 通하지 않게 된다."(《靈樞 · 癰疽》), "熱이 지나는 곳에 血이 凝滯된다."(《金匱要略 · 肺痿肺癰咳嗽上氣病脈證幷治》) 등의 기록이 이것을 설명해준다. 또한 "五勞虛極으로 몸이 수척해진 경우, 腹滿으로 음식을 먹을 수 없는 경우, 食傷, 憂傷, 飮傷, 房勞傷, 饑傷, 勞傷, 經絡營衛氣傷이 생기며 안에 乾血이 생기고 피부가 갈라지며 양쪽 눈이 어둡다."(《金櫃要略 · 血痺虛勞病脈證幷治》) 라고 하였다. 이는 기술은 虛勞, 諸傷이 모두 瘀血을 초래할 수 있음을 설명해준다. 王淸任도 역시 虛勞를 瘀證을 초래하는 요소의 하나로 인식하고 "元氣가 虛해지면 반드시 血管에 도달할 수 없어 血管에 氣가 없어지니 반드시 血이 멈추어 瘀가 된다."(《醫林改錯·論抽風不是風》)라고 하였다. 瘀證은 단순한 症候群으로도 나타날 수 있고, 또 수많은 疾病過程中에서 자주 나타나기도 한다. 羅赤誠은 일찍이 "瘀血證에 있어서 요즘 사람들은 타박상으로 瘀血이 생긴다고만 알지 다음과 같은 원인들은 모르고 있다. 즉 火가 血에 실려 上行하여 吐나 衄이 되거나 환자가 스스로 참아서 속에 積滯된 경우, 醫藥이 寒凉하여 體內에 凝滯된 경우, 근심이나 그리움이 過度하여 營血이 鬱滯되어 운행하지 못하는 경우, 忿怒로 인해 血을 손상시켜 역류하게 만들어서 上昇하되 넘어가지 못하고 下降하되 經으로 돌아가지 못하게 됨으로써 胸膈사이에 積滯된 경우 등 이것들 모두 瘀血의 원인이 된다는 것을 모르고 있다."(《醫述》에서 羅赤誠論 인용)라고 함으로써 많은 종류의 要素가 瘀를 초래할 수 있다는 것을 설명하였다. 歷代 의학자들은 이러한 病因, 病理現狀에 맞추어 예방조치들을 제기하였다. 《素問·八正神明論》에서 말하기를 "血氣는 사람의 神으로 반드시 길러져야 한다."라고 하여 血氣가 人體生命活動에 있어서 차지하는 중요성을 설명하였다. "사람의 몸이 생명을 얻을 수 있는 까닭은 氣와 血 덕분이다."(《丹溪心法附餘·醫略·血榮氣衛論》)라고 하였다. 따라서 徐靈胎는 "사람의 몸에 瘀血이 생겨 막혔을 때 아직 生氣가 있는 경우에는 치료가 쉽지만 막힌 것이 오래되어 生氣가 없어지면 치료가 어렵다."(《神農本草經注·水蛭條》)라고 하여 瘀證의 發生에 있어서 生氣의 有無로 預後를 알 수 있음을 지적하였다. 그리고 "사람의 몸은 모두 氣血이 循行되는 곳으로서 氣가 없으면 血이 원활하게 흐르지 못하고 血이 없으면 氣가 운행되지 못한다."(《醫學眞傳·氣血》)라고 하여 氣血이 血瘀症 發生을 예방하는데 있어서 매우 중요함을 설명하였다.

1) 養生(1次豫防)法

瘀證은 대부분 情志內傷, 各種 出血, 外傷, 虛損 등으로 인해 血行障碍가 초래되어 형성되며, 또 其他의 疾病으로 인해 續發한다. 그 主要病理特徵은 虛한 곳을 따라 瘀하고 瘀가 氣機를 막으며 이것이 오래되면 變證이 발생하는 것이다. 그러므로 발병 전에 氣血을 원활하게 해주고, 精神을 밝게 가지며, 氣機를 조절하고, 寒熱을 적절히 조정해주며, 虛損을 치료하는데 중점을 두어야 한다.

(1) 心理養生法

① 情志調節

"노동으로 疲困하거나, 넘어졌거나, 打撲傷이 있거나, 忿怒를 참고 있거나 하면 이것들 모두가 그 사람의 血을 막아 停滯시킴으로써 충분히 瘀가 형성될 수 있다."(《醫徹・蓄血》)라고 하였다. 따라서 情志의 적절한 조절로 瘀證發生을 예방할 수 있다.

② 氣血調和

"모두 萬病이 氣에서 생겨나는 것을 알고 있지만, 血이 萬病의 母胎가 된다는 것은 모르고 있다. 血은 물과 같고 물이 땅속을 운행하는 것과 같다. 모든 하천이 순조롭게 흐르면 막히는 해로움이 없는 것과 마찬가지이다. 사람의 血脈이 經絡, 胃腸에 막히면 萬病이 이것을 근원으로 하여 생겨난다."(《醫方類聚・直指方・血論》)라고 하여 氣血 모두 疾病을 초래할 수 있음을 설명하였다. 그리고 "氣血이 원활하게 흐르면 萬病이 생기지 않으며 하나라도 鬱積된 곳이 있으면 여러 가지 病이 생겨난다."(《丹溪心法・六鬱》)라고 하여 氣血和暢의 중요성을 설명하였다.

(2) 飮食養生法

"무릇 飮食과 起居에 하나라도 적절치 못한 곳이 있으면 모두 血을 瘀滯시킬 수 있으므로 萬病이 이 汚血로부터 생기는 경우가 많다."(《證治準繩・蓄血》)라고 하였다. "血은 氣로 인해 운행되므로 氣가 運行하면 血이 흐르게 된다."(《景岳全書・婦人規》)라고 하였듯이 氣機不暢을 造成하는 음식은 많이 먹지 않아야 한다.

(3) 愼行養生法

"갑자기 肉挫하면 반드시 氣의 진동을 가져와 氣의 운행이 막혀 血이 막히는 곳이 있게 된다. 氣는 血에서 운행하고 血은 氣를 따라 흐르므로 氣가 멈추게 되면 血도 막히게 된다. 氣滯血瘀가 되면 붓고 통증이 오며 여러 가지 變證이 나타난다."(《雜病源流犀燭・跌扑閃挫源流》)라는 기록이 있다. 따라서 평소에 길을 가거나 활동할 때, 또는 신체 단련시에는 반드시 주의를 기울여 너무 지나치지 않게 함으로써 氣機不暢을 초래하여 血瘀가 생기지 않도록 해야 한다.

(4) 體質養生法

① 寒熱의 적절한 조절

"寒邪가 經脈속에 머물면 血이 맴돌아 通하지 않게 된다."(《靈樞・癰疽》) 혹은 "潛伏한 火가 鬱滯되어 血液을 끓이면 血이 끓여져서 瘀가 된다."(《重訂廣溫熱論・淸凉法》). 그러므로 寒熱을 적절하게 조절하는 것 역시 瘀를 예방하는 중요한 방법이다.

② 津液保護

"무릇 신체의 血은 胭脂와 같이 色과 質感이 있고 가루가 될 수도 있고 液體가 될 수도 있다. 사람의 血 역시 가루가 될 수도 있고 液體가 될 수도 있다. 血이 液體狀態로 되는 것은 津液이 血과 합쳐졌기 때문이며 津液이 火에 의해 타서 고갈되면 血行이 더욱 凝滯된다." (《讀醫隨筆·自嚙狂走是氣血熱極非祟也》).

③ 虛損防止

"사람의 氣血은 源泉과 같아서 盛하면 원활하게 흐르고, 적으면 壅滯된다. 그러므로 氣血은 虛하거나 滯하지 않도록 해야 한다. 虛하면 凝滯되지 않을 수 없다."(《景岳全書·脇痛》) 라고 하였다. 또한 周學海도 "氣가 虛하여 血을 충분히 推進시키지 못하면 血은 반드시 瘀가 생긴다."(《讀醫隨筆·承制生化論》)라고 말하였다. 따라서 평소 체질이 허약한 사람은 반드시 虛損을 방지하고 氣血不足을 補해야만 瘀證이 생기지 않는다.

2) 2次豫防法

瘀證은 넘어졌거나 삐끗해서 생긴 外傷으로 초래되는 경우가 많고, 七情內傷과 다른 病에 의해 續發되는 경우는 많지 않다. "넘어졌거나 삐끗했을 때 당시에는 느끼지 못했어도 氣가 衰弱해질 때쯤 되면 不時에 나타난다. 이때 의사가 吐血을 보고 虛損으로 착각하여 도리어 補藥을 쓰면 氣가 힘을 얻어서 비록 病이 잠시 완화되는 듯하지만 氣가 날이 갈수록 衰退하고 病은 갈수록 심해져서 窠囊이 초래되어 치료하기 어렵게 된다."(《醫述》에서 羅赤城論 인용)라고 하였다. 그리고 唐容川은 "血이 멈춘 후에 혈이 經을 離脫하여 吐出되지 않은 상태가 瘀血이 된다. 이 瘀血이 좋은 血과 서로 합쳐지지 못하고 壅滯되어 熱이 되거나, 變하여 癆가 형성되거나, 瘕가 되거나, 혹은 刺痛이 생기는데, 이러한 상태가 오래 되어 變證이 생기면 예측할 수 없게 된다. 그러므로 반드시 없애서 나중에 나타나는 여러 질환을 막아야 한다."(《血證論·吐血》)라고 하였다. 그밖에도 다른 疾病이 야기한 瘀證에 대해서도 역시 傳變을 막아야 한다. 鬱證이 오래되면 반드시 血을 傷하게 되는데, "七情內傷이 야기한 鬱은 처음에는 氣를 손상시키고 이어서 반드시 血에 미치게 되어 결국 勞가 된다."(《類證治裁·鬱證》)라고 하였다. 臨床에서는 주로 藥物을 통한 傳變豫防法을 응용한다.

(1) 常用하는 活血化瘀藥物

當歸, 川芎, 赤芍, 鷄血藤, 丹蔘, 紅花, 益母草, 蒲黃, 山楂, 乳香, 沒藥, 鬱金, 延胡索, 五

靈脂, 三棱, 莪朮, 水蛭, 穿山甲, 劉寄奴 등은 모두 活血化瘀作用을 가지고 있다.

(2) 臨證傳變豫防法

"환자에게 胸滿, 脣萎舌靑, 口燥가 나타나면서 물로 입안을 헹구려고만 하고 삼키지 않으려 하며, 寒熱이 없고, 脈이 微大來遲하며, 배가 부르지 않은데 환자 자신은 더부룩하다고 말하는 경우 瘀血이 있는 것이다. 환자에게 만약 熱狀, 煩滿이 있고 입이 乾燥하면서 渴症이 나며 脈은 반대고 熱이 없으면 이것은 陰伏이다. 瘀血은 반드시 下해주어야 한다."(《金櫃要略·驚悸吐衄下血胸滿瘀血病脈證幷治中》)라고 하여 病因을 상세하게 판별해야만 그 傳變을 막을 수 있게 對證下藥할 수 있다고 제시하였다. "太陽病으로 몸이 누렇고 脈이 沈結하며 아랫배가 단단하고 소변이 잘 나오지 않는 경우에는 血이 없기 때문이다. 또한 小便이 잘 나오면서 미친 사람 같은 경우는 血證으로서 抵當湯으로 치료한다."(《傷寒論·辨太陽病脈證幷治中》)라고 하였다. 그리고 瘀血證에 대하여 "가벼운 경우는 復元活血湯, 심한 경우에는 桃仁承氣湯으로 치료하며, 환자의 元氣를 살펴 瘀血을 下해주면 낫는다."(《明醫指掌·諸血證》)라고 기록하였다.

3) 3次豫防法

瘀證의 치유 후에는 반드시 瘀血의 再形成을 예방하는데 중점을 두어야 한다. "그 주요 조치는 인체의 正氣를 증강시키고 情志內傷과 外邪侵襲을 방지하며 제때에 각종의 疾病을 정확하게 치료함으로써 病이 오래되어 絡에까지 들어가 瘀血을 초래하지 않도록 하는 것이다."(《實用中醫內科學·瘀證》)라고 하였다. 상술한 1차예방법 이외에도 평소에 정신을 유쾌하게 하고 冷暖에 주의를 기울여서 寒溫을 적절하게 조절해야 하며 기름진 음식을 적게 먹어야 한다. 그리고 病情이 가벼운 경우에는 적당한 활동으로 氣血의 運行에 유리하게 해주어야 하며, 病情이 심한 경우에는 적당한 휴식을 취하거나 혹은 침상에 누워 치료를 받아야 한다.

2 水腫豫防法

水腫은 肺, 脾, 腎의 기능실조로 인해 體內水液이 頭面, 眼瞼, 四肢, 胸腹, 심지어는 全身까지 停滯되는 것을 主證으로 하는 일련의 질병을 가르킨다. 이 질병은 안으로는 臟腑와 연결되고, 밖으로는 머리와 발에 이르므로 病情이 복잡하고 치료 또한 쉽지 않아 예로부터 疑難雜病이라 여겨져 왔다. 《華佗中藏經 · 論水腫》 에서는 "인간의 病中에서 가장 치료하기 어려운 것이 水腫病이다."라 하였다.

水腫의 발병부위는 비교적 광범위하다. 《類證治裁 · 腫脹論治》 에선 "水腫의 발병부위는 臟腑, 經絡, 皮膚, 上下, 表裏에 모두 발병한다."라 하여 水腫의 발병부위가 여러 곳에서 발견될 수 있다는 것을 설명하였다. 이의 病因 · 病機는 《景岳全書 · 腫脹》 編에 가장 자세히 설명되어 있는데, "무릇 水腫의 병증은 脾肺腎 三臟의 병이다. 水는 至陰이므로 그 本이 腎에 있고, 水는 變化하여 氣가 되므로 그 標는 肺에 있다. 水는 土를 두려워하므로 脾가 水를 제어한다. 肺虛하면 氣가 精으로 변화하지 못하고 水로 변화하며, 脾虛하면 土가 水를 制御하지 못하고 反剋을 당하며 腎虛하면 水가 妄行하여 歸經하지 못하므로 上逆하게 되므로 脾로 들어가 肌肉浮腫을 일으킨다. …… "라고 하였다. 이는 水腫의 發病과 氣化機能의 관계가 매우 밀접하다는 것을 설명한 것이다. 《奇效良方》 에서는 "水病은 항상 心腎에서부터 시작된다"라고 하였는데, 이는 陽氣(心 - 君火, 腎 - 相火)의 盛衰가 水腫發病에 있어서 중요한 작용을 한다는 것을 설명한 것이다.

水腫의 임상증상에 대하여 《素問 · 平人氣象論》 에서는 "頸脈動 喘疾咳하는 것을 水라 한다. 눈 밑에 누에가 누워있는 듯이 부어 보이는 것은 水病이다. …… 足脛腫하는 것도 水病이다."라고 하였고, 또한 《靈樞 · 水脹》 에서는 "水腫의 초기에는 눈 밑이 약간 붓고 頸脈動, 時咳, 陰股間寒, 足脛腫, 腹乃大한 것은 水가 이미 形成된 것이다. 손으로 배를 눌렀을 때 손을 따라 배가 물주머니처럼 일어나면 水腫의 證候이다."라 하였다. 水腫의 분류에 대해서 《諸病源候論》 에서는 "十水候", "二十四水候"로 나누었다. 그러나, 임상에서 실제로 쓰이는 분류로는 虛 · 實 · 陰 · 陽 4가지가 마땅하다. 《醫宗必讀 · 水腫脹滿》 에서 이르길, "實證은 六淫外客, 飮食內傷으로 생기며 陽邪가 急速하여 發病도 빨라서 數日間에 발생한다. 虛證은 情志多勞, 酒色過度로 생기며 나날이 累積되어 천천히 발병하며 한 달 이상 걸린다."라 하였다. 또한 《類證治裁 · 腫脹》 에서는 "水腫의 원인은 寒熱, 濕痰, 氣血, 鬱滯, 蟲積 등이다."라 하고, 또한 "濕熱濁涕가 원인이 된 것을 陽水라고 하고 肺脾虛로 발병한 것을 陰水라 한다."라 하였다. 이로써 알 수 있듯이 水腫의 원인은 복잡하다. 그러나 그 증후는 本虛標實로 개괄할 수 있다. 本虛는 肺脾腎 三臟의 氣虛症狀으로 그 예방법은 마땅히 이 臟器의 元氣를 다스리는 것에서 시작해야 한다. 《千金要方》 에서는 水腫豫防에 있어서 특히 음식을 조절할 것을 강조하였고, 아울러 염분을 많이 섭취하면 水腫을 일으킬 수 있다고 인식하였다. 이런 방법들은 임상에 있어 매우 큰 참고가치가 있다.

1) 養生(1次豫防)法

水腫은 六淫外邪, 飮食內傷, 情志不遂, 酒色過度가 원인이 되어 肺脾腎 三臟의 水液代謝에 장애를 일으켜 발생하는 것이다. 그러므로 水腫이 발생되기 전에 마땅히 適寒熱, 愼飮食, 調喜怒, 節酒色함으로써 肺氣를 通調하고 脾氣를 健運하게 하고 腎氣를 溫化하게 하고, 아울러 肝氣를 疏泄하게 하여 脾土를 克하지 않게 함으로써 水腫이 생기지 않게 한다.

(1) 心理養生法

분노를 억제한다. 《名醫指掌 · 水腫》 에서 말하길 "水腫은 外觸怒氣하고 內傷飮食에 기인하는 경우가 많다. 대개 肝常有餘하여 화를 내게 되면 脾를 犯하게 되고, 脾常不足하여 飮食에 傷하면 健運하지 못하여 濕을 발생하게 된다. 濕鬱하면 변화하여 水가 되니, 이것이 위로는 머리, 아래로는 발, 가운데에서는 몸의 앞뒤로 꽉 차게 되어 浮腫이 바가지(匏)와 같고, 돌과 같이 딱딱하고, 어름(氷)과 같이 차게 되고, 행동하기가 어렵고, 잠을 잘 자지 못하게 된다. 병이 여기까지 이르게 되면 매우 위험한 것이다."라고 하였다. 이것으로 볼 때 忿怒로 肝을 상하게 되면, 肝木이 脾를 克하여 脾가 濕을 운행하지 못하고 濕이 모여 水腫이 되니, 화를 내는 것이 수종을 일으키고 加重시키는 요인 중의 하나라고 볼 수 있다. 그러므로 화내지 말고, 情志를 調達하게 하며 肝氣疏泄機能을 유지하는 것이 水腫豫防의 필수적인 조건이 된다.

(2) 飮食調理法

水腫病의 대부분이 脾胃虛弱으로 발생하는 것이므로 음식조리법은 매우 중요한 예방법이다. 《扁鵲心書 · 水腫》 에서 말하길 "水腫은 脾胃虛弱으로 차가운 음식에 傷하고, 혹은 病에 걸려있는 중에 冷藥을 복용하여 脾氣가 손상되어 水道가 通하지 못하게 되어 水가 四肢百骸에 유입되어, 사람으로 하여금 遍身浮腫, 小便反澁, 大便反泄하게 되는 것이다. 水腫의 가장 위험한 것은 세상의 보통의사들이 利水消腫하는 藥을 사용하는 것이니 이는 죽음을 재촉하는 것이다."라고 하였다. 음식조리법은 飢飽適中, 冷熱調和, 五味不偏할 것과 특히, 暴飮暴食하지 말 것과 너무 짠 음식을 먹지 말 것과 寒凉한 食品을 과도하게 먹지 말 것이 있다.

(3) 起居養生法

① 적절한 寒溫

《醫學入門 · 水腫》 에 이르길, "陽水는 外因으로 비를 맞거나 風寒暑氣를 받아 나타나는 것으로 陽證을 많이 나타낸다."라고 하였다 이는 寒溫을 적절히 할 것과 六淫을 避하는 것이 水腫의 발생을 예방하는데 유리하다는 것을 설명한 것이다.

② 酒色의 절제

《類證治裁 · 腫脹論治》 에서는 "水腫의 虛한 것은 情志操勞, 酒色過度, 病後氣虛로 병이 심해진다."라고 하였고, 《醫學入門 · 水腫》 에서도 말하길, "陰水는 內因으로 飮食과 酒茶를 과하게 먹거나, 飢飽, 勞役, 房勞를 過하게 하여 나타나는 것으로 陰證을 나타낸다."라고 하였다. 이로써 알 수 있는 것은 飮酒過多로 肝을 傷하지 말아야 할 것과, 房事過度로 腎을 傷하지 말아야 할 것이다. 肝腎을 모두 傷하게 되면 疏泄과 閉藏의 기능을 잃게 되어 水濕이 排泄되지 못하고, 水腫이 생기기 쉽게 되는 것이다. 그러므로 당연히 酒色을 절제해야 한다.

2) 2次豫防法

水腫의 傳變을 예방하기 위해서, 환자는 반드시 起居에 신중하고, 飮食을 절제하며, 情志를 편안하게 가져야 하고, 의사의 치료에 순응해야 하며, 의사를 자주 바꾸어서는 안된다. 또한 의사는 환자의 상태를 고려하여 신중히 약을 선택하며, 빠른 치료에 너무 급급하지 말 것이며, 환자에게 일시적인 호전을 도모해서는 안된다. 《醫學正傳 · 腫脹篇》 에 말하길 "腫脹에는 소금을 먹지 말아야 하고, 헛된 망상을 하지 말아야 하며, 音樂을 멀리하고, 暴怒해서 안되며, 안정해야 한다. 환자가 脹滿으로 고통스러워 할 때 의사가 잘 살피지 않고 빠른 효과를 기대해서 行利藥을 주어서 快通하게 하면, 하루 이틀은 나아지겠지만 眞氣가 이미 傷하여 죽음이 멀지 않음을 알지 못하는 것이다."라고 하였다. 여기서 말하는 "脹"은 "腫"의 의미도 포함하고 있다. 이것으로 알 수 있듯이 水腫의 2차예방은 의사와 환자간의 상호노력이 있어야 한다. 환자는 의사에게 전적으로 의존해서는 안되며, 의사 또한 예방의 진행단계를 정확히 정해 놓고 순서대로 진행시켜야 한다. 빠른 효과를 내려고 하면 항상 화를 부르게 된다.

(1) 飮食을 통한 傳變豫防法

① 염분섭취를 피한다.

水腫에 염분섭취를 禁하는 것에 대해 예로부터 많은 기록이 있었다. 唐代 孫思邈은 《千金要方 · 水腫》 에서 "처음부터 끝까지 반드시 염분을 禁해야 한다.", "鹽醬과 五辛을 주의해야 한다."라고 지적하였다. 元代 危亦林도 《世醫得效方》 에서 "무릇 水腫은 염분을 禁하며, 아주 적은 양일지라도 먹어서는 안된다. 만약 입맛이 없다면 水腫病이 나은 후에 식초를 조금씩 먹게 하여 음식을 조리한다……. 병이 나으려면 절대로 염분을 섭취해서는 안된다."라고 하였다. 임상에서는 반드시 환자에게 이로운 것과 해로운 것을 잘 이해시키고 無鹽食(또는 低鹽食)을 지켜야 비로소 치료에 희망을 가질 수 있다.

② 치료음식

㉠ 잉어탕 : 신선한 잉어 250g, 팥 50g. 잉어는 내장과 비늘을 벗긴 후 다져서 기름, 소금과 조미료 약간씩 넣어 버무린다. 먼저 물을 적당량 넣고 팥을 삶아서 익힌 후 잉어를 넣어 한번 더 끓이면 된다. 생선살과 국물을 먹되 매일 한번씩, 여러 날을 계속 이렇게 해서 복용한다. 임산부는 신중히 복용해야 한다.

㉡ 冬瓜粥 : 신선한 冬瓜(껍질째로) 80~100g 혹은 冬瓜子 말린 것 10~15g(말리지 않은 것은 30g), 찹쌀 적당량을 준비한다. 우선 冬瓜子를 깨끗이 씻은 후 잘게 썰어 찹쌀과 같이 죽을 끓여 적당히 먹는다. 혹은 冬瓜子 끓인 물로 찹쌀죽을 만들어 먹는다.

㉢ 何夢瑤는 《醫碥·腫脹》에서 "水脹에는 冬瓜를 오래 먹는 것이 좋다. 잉어 0.5kg 이상인 것을 끓여서 즙을 낸후 冬瓜, 葱白을 넣어 묵으로 만들어 먹는다. 또는 내장을 제거한 청둥오리나 오리를 잘게 썰어 쌀과 함께 죽을 만들어 空腹에 먹는다. 또는 늙은 오리의 피를 응결시켜 따듯한 술에 타 먹는다. 또는 털을 제거한 오리를 술에 끓여서 먹는다. 위의 모든 것들은 空腹에 복용하고 염분을 섭취해서는 안 된다. 복용하고 나면 소변이 자주 나오고 水腫이 빠지게 될 것이며, 염분은 3년간 피해야 한다."라 하였다. 위의 何夢瑤의 방법 등은 참고하여 복용할 만하다.

(2) 藥物을 통한 傳變豫防法

張景岳은 "대개 氣虛者에게는 行氣시켜서는 안되고, 腎虛者는 利水시켜서는 안된다. 단지 溫補하게 되면 氣化하니 氣化하여 치료되는 것이 자연스러운 것이다. 消伐하면 逐邪되는데 逐邪하여 잠시 치료되는 것은 억지로 치료한 것이다."라고 하였다(《景岳全書·腫脹》). 辨證論治의 원칙에 근거하여, 본문에서는 임상자료로 張景岳의 隨證用藥의 경험을 수록하였다.

"治法을 구하는데 오직 薛立齋의 加減金匱腎氣湯이 적당하다. 내가 이를 여러 번 써보니 효과가 없던 적이 없었다. 이는 비록 壯水之劑이지만 실제로는 脾肺腎 三臟을 바로 치료하는 것이다."

"脾肺不足으로 腫脹이 생긴 자는 마땅히 四君子湯과 歸脾湯을 위주로 치료하여야 한다."

"원래 陽盛하고 三焦에 火氣가 많은 사람이 水腫病이 생겼을 때에는 그 증상이 반드시 煩渴喜冷, 面赤便結, 發熱喘嗽, 頭面皆腫, 脈滑實하니 이는 濕과 熱이 모두 원인이 되어 陰虛하게 된 증상이다. 辛香燥熱한 약제는 써서는 안되며 六味地黃湯加 牛膝 車前子 麥門冬 등의 大劑를 사용해야 한다.” “무릇 어린나이에 술을 많이 먹으면 濕熱이 乘하게 되는데, 元氣가 强하고 脈實有力하여 溫補하지 못하는 자는 祛邪濕熱하면 빠른 효과를 볼 수 있다. 마땅히 禹功散 …… 종류를 사용한다.”

(3) 針灸를 통한 傳變豫防法

① **全身浮腫** : 曲池, 合谷, 三里, 內庭, 行間, 三陰交.
② **四肢浮腫** : 曲池, 通里, 合谷, 中渚, 液門, 三里, 三陰交.
③ **風浮身腫** : 解谿
④ **風水氣脹滿** : 復溜, 神闕

3) 3次豫防法

水腫은 치료되었어도 肺脾腎 三臟의 기능이 완전히 회복되지 않으면, 조금만 조심하지 않아도 재발한다. 古代 醫學家는 이것을 매우 중요시여겨 腫脹을 論治함에 있어서 매번 재발방지의 방법에 대해서 특별히 경계하고 있다.

(1) 飮食을 통한 재발방지법

① **愼口味**

《千金要方·水腫》에 이르길, “대개 水病은 難治이니 치료 후에도 먹는 것에 조심하여야 한다. 過食을 좋아하는 사람이 많으므로 이 때문에 병이 재발하고 難治인 이유이다.”라고 하였다. 소위 “愼于口味”라고 하는 것은 적게 먹고 염분섭취도 적게 하는 것을 말하고, “嗜食不廉”이라는 것은 육류를 좋아하고, 짜게 먹는 것을 말한다. 孫思邈은 또 水腫患者에게 경고하기를 “계속해서 羊頭蹄肉을 먹으면서 치료되는 사람을 보지 못했다.”라고 하였다. 또한 “모든 생선과 모든 육류는 피해야 할 음식”이라 하였으니 이 말에는 과함이 있지만, 水腫이 호전된 후에는 마땅히 음식 조리하는 것이 가장 좋은 방법이다.

② **섭취하면 좋은 음식**

옥수수, 콩, 누에콩, 검은콩, 팥, 참깨, 山藥, 百合, 木耳버섯, 당근, 冬瓜, 苦瓜, 생선, 해삼, 자라, 대추, 호두, 수박, 山査, 땅콩, 귤, 枇杷, 生薑 등.

(2) 陽光浴法

"水腫이 있는 자는 걷거나 앉아 있을 때 마땅히 태양을 向하며, 비오는 날에 더욱 壅滯된 느낌이 들때 실내에는 불을 피워 두어야 한다."(《聖濟總錄》 引徒都子語) 이는 水腫患者는 마땅히 태양을 향하고 산책하며 앉아서 靜養해야 함을 설명한 것이다. 매일 적당한 시간에 햇빛아래에서 산책하는 것은 체내의 陽氣를 증가시키며, 肺脾腎 三臟의 기능을 개선시킨다.

(3) 房事養生을 통한 재발방지법

孫思邈이 말하기를 "水腫이 있는 자는 房事를 3년 동안 신중히 하면 병이 재발하지 않는다. 그렇지 않는 자는 자주 재발하고 치료하기 힘들다."(《千金要方・水腫》) 淸代 潘楫도 말하기를 "水腫이 회복된 후에는 房事와 돼지고기, 생선, 염분, 麵類를 避하여야 한다." (《醫燈續焰・水病脈證》)라고 하였다. 房事를 금기하는 기간은 몸이 회복되는 상태에 따라 정해야 한다. 회복된 후 3개월 내에는 방사를 절대로 하면 안 된다.

(4) 文娛養生을 통한 재발방지법

水腫이 치료된 후에는 적당한 취미활동을 통하여 經絡을 疏通하고, 마음을 陶治하며, 精神을 일으키는 것이 좋다. 예를 들어 원예, 낚시, 음악감상, 시낭송, 서예 등이 있다. 옛날에 "十樂法"이 있는데(《壽親養老新書》 참조) 그중 "澆水種竹, 聽琴玩鶴" 및 "讀義理字, 學法帖字" 등의 구절이 있다.

3 汗症豫防法

汗이란 인체의 陰陽이 失調되어 營衛가 不和하여 腠理의 개합이 원활하지 못해 이루어지는 汗液外泄의 병증을 가르키는 것이다. 汗은 생리와 병리의 구분이 있다. 《素問・熱論》 에서는 "더울 때에는 땀을 배출해야 하며 막으면 안된다."라고 하였고 또한 "날씨가 덥고 옷을 많이 입으면 腠理가 열려 땀이 나게 된다."라고 하였다. 이는 生理的인 땀이 기온의 높낮이와 의복의 두께와 밀접한 관계가 있다고 설명한 것이다. 病理的인 땀은 《諸病源候論・虛勞汗候》 에서 "만약 陽氣가 虛弱하면 津液이 發泄되어 땀이 된다. 땀이 많이 나면 心을 傷하니 心液이 汗이기 때문이다."라고 하였다. 《醫燈續焰・自汗》 에서는 "自汗은 노동, 더운 날씨, 뜨거운 음식 때문에 나오는 것이 아니라 때때로 저절로 땀이 나는 것이니 自汗이라 한다. 이것은 衛氣가 虛弱하여 固密하지 못함으로 心液이 漏泄되는 것이다."라고 하였다. 땀이 나는 部位가 모두 다르기 때문에 病機 또한 다르다는 것을 이해할 수 있다. 예를 들어 《素問·經脈別論》에서는 "음식을 많이 먹었을 때는 汗이 胃에서 나며, 놀래서 精을 빼앗겼을 때에는 汗이 心에서 나며, 무거운 것을 들고 멀리 갔을 때에는 汗이 腎에서 나며, 두려워서 빨리 달릴 때에는 汗이 肝에서 나며 몸을 피곤하게 노동하면 汗이 脾에서 난다."라고 하였다. 이것으로 알 수 있듯이 汗液의 이상은 臟腑機能失調의 표현인 것이다. 歷代醫書에는 汗이 나오는 원인에 대해 여러 가지 논술이 있다. 淸의 何夢瑤는 《醫碥·汗》에서 말하길 "汗은 水로써 腎이 주관하는 바이다. 안으로 저장되면 液이 되고 上升하면 津이 되며, 下降하면 尿가 되고, 外泄되면 汗이 된다. 外泄되는 것은 火氣에 의해 증발되기 때문이다. 火는 心에 屬하니 그렇기 때문에 汗이 心之液이 되는 것이다."라고 하였다. 葉天士의 《臨證指南醫案·汗》에는 "汗出은 모두 心火가 안정되지 못해서 나는 것이니 熱에 屬한 것이 많고 寒에 屬한 것은 적다."고 했으며, 또한 "그래서 모든 汗證은 心腎虛에서 기인하지 않은 것이 없다."라고 하였다. 王淸任의 《醫林改錯》에는 "血虛 또한 사람으로 하여금 自汗이 나게 한다."라고 하였다. 汗證은 작은 병이지만 가볍게 보아서는 안된다. 《濟生方·諸汗門》에는 "사람의 氣血이 陰陽에 應하는데, 氣血이 조화로우면 평안하고 치우치면 病이 생긴다. 陰虛하면 陽이 반드시 모이게 마련이고 發熱自汗이 나타난다. 陽虛하면 陰이 반드시 過度하게 되어 發厥自汗하게 된다. 그러니 하물며 傷風, 中暑, 傷濕, 喜怒, 驚悸, 房室, 虛勞, 歷節, 腸癰, 痰飮, 産褥 등의 질병이 汗을 유발하지 않겠는가?"라고 하였다. 이는 汗의 病變을 볼 수 있을 뿐 아니라 汗이 전신성 질환에서 기인하며 또한 汗이 傳變하여 重證의 완고한 疾患으로도 변화함을 말한 것이다. 《諸病源候論·風痺候 養生方》에서 이르길, "汗出後에 물에 들어가면 骨痺가 된다."라고 하였고 또한 "사람이 汗出後에 다리를 늘어뜨리거나 발돋움을 하기를 오래하면 血痺가 되며 양다리가 무거워지고 腰痛까지 이르게 된다."라고 하였다. 《丹溪手鏡·不治證》에 보면 "汗이 나올때 기름과 같고, 크기가 구슬과 같고, 몸에 붙어서 흐르지 않으면 죽는다."라고 하였다. 《丹溪治法心要》에서는 "汗이 많이 나온 자는 津液이 모두 탈진되는 것이니 바로 멈추게 해야 한다."라고 강조하였다. 汗證의 예방에 관해서 《諸病源候論·風瘙身體隱軫候》 養生方에서는 "汗出할 때에는 목욕하거나 몸을 노출하고 누워있지 말고, 寒熱에 떨거나 風軫에 걸리게 해서는 안된다."라고 하였다. 《壽親養老新書》에서는 腠理의 방어가 적당하지 못하면 큰 질병에 걸리기 쉬움을 강조하여 "솜과 비단, 수건 등으로 머리띠 뒤에서 목까지 보온하게 하며 옷깃사이로 등과 上肢사이까지 보온하여야 한다. 이렇게 하면 腠理를 방어하는 가장 좋은 방법이니, 그렇지 않으면 風이 腠理를 傷하게 하여 큰 질병으로 번지니 반드시 신중하고 신중하라."라고 하였다. 이것으로 볼 때, 汗證豫防은 腠理를 보호하는 것이 주요관건이며, 질병에서 표현되는 汗證에 대해서는 病因에 따라 예방치료하면 좋은 효과를 얻을 수 있다.

1) 養生(1次豫防)法

汗證의 원인은 七情失調로 인한 驚恐汗出, 表衛不固로 인한 陽虛汗出, 陰虛內熱로 인한 迫液外泄, 心血不足으로 인한 汗自胸出, 濕熱上蒸으로 인한 頭汗出, 脾虛失運으로 인한 手足汗出, 氣血兩虧로 인한 半身汗出 등이 있다. 총괄하면 병의 원인이 명확하면 汗證의 예방에서도 방향설정이 되므로 탁월한 효과를 얻을 수 있는 것이다.

(1) 心理養生法

《醫方考·盜汗門》 에서는 "汗孔은 鬼門이라 한다. 그런 이유로 盜汗이 오랫동안 그치지 않으면 魄을 傷하게 된다. 情志過極하면 약으로도 치료할 수 없고 性情으로 극복하여야 한다. 《內經》 에서는 이를 無形之藥이라 하였다."라고 기록되어 있다. 이러한 까닭에 정서를 안정시켜 精神緊張과 思慮로 인한 過勞를 避하고 五志過極 等을 避하는 것이 汗出豫防法中 하나이다.

(2) 飮食養生法

《諸病源候論·風虛汗出候》 에서는 "만약 少氣하고 口乾而渴하고 옷을 입으면 身熱이 불과 같고, 음식을 먹으려 할 때 땀이 비오듯 흐르는 것은 …… 술에 취한 후에 風에 傷한 것이다."라고 설명하고 있다. 이것으로 볼 때 生活中에 음식을 절제하고 飮酒를 적당히 하여 暴飮暴食하지 않는 것이 汗出을 방지하는 것이다.

(3) 起居養生法

《諸病源候論·頭身喜汗出候》 에서는 "어린아이는 氣血이 아직 건실하지 못하여 腠理가 튼튼하지 못하므로 옷을 많이 입히고 덥게 누워있게 하면 臟腑에 熱이 발생하여 腠理로 津液이 빠져 나간다. 그러므로 머리와 몸에 땀이 잘 나게 된다."라는 말이 있다. 또 "어린아이는 陰陽之氣가 아직 미약하므로 腠理가 쉽게 열려 만약 너무 덥게 하면 잠자는 동안 陰陽之氣가 교차하여 津液이 새어나가 땀이 저절로 나오게 된다."라고 하였다. 따라서 소아를 잠재울 때는 바람을 避하고 옷을 기후에 따라 적당히 입혀야 하고 너무 덥게 입히거나 너무 춥게 입혀도 안된다.

(4) 産後養生法

《醫宗金鑑・婦科心法要訣》에는 "産後에는 陰虛하고 陽盛하므로 땀이 조금씩 저절로 나오는 것은 무방하나 頭汗은 陰虛하여 陽上越한 것이고 전신에 땀이 크게 나는 것은 亡陽이다."라고 하였다. 《諸病源候論・産後汗血候》에는 심한 경우를 말하고 있는데 "出産하게 되면 肝心이 피곤하게 되고 血氣를 傷하여 動하게 된다. 血은 陰이니 陰虛하고 陽氣가 乘하여 汗血이 나게 되는 것이다."라고 되어 있다. 丹溪도 말하길 "産後에는 虛하게 하지 말고 마땅히 氣血을 大補하는 것이 우선이다."라고 하여 産後에 汗을 예방하는 방법을 제시하였다.

(5) 藥物養生法

《諸病源候論・産後汗出不止候》에는 "産後에는 대개 血虛가 많으므로 汗이 많다."라고 하였다. 이것으로 볼 때 산후에는 빨리 大補黃芪湯을 복용해서 益氣養血하여야 過多한 汗出을 예방하고 감소시킬 수 있다는 것을 알 수 있다.

2) 2次豫防法

《素問・生氣通天論》에는 "汗이 몸의 한쪽에만 나는 것은 偏枯를 일으키게 된다. 또 汗出하는데 濕에 傷하면 痤疿가 곧 생긴다."라고 하였다. 《靈樞・經脈篇》에 이르길, "六陽氣가 絶하면 陰陽이 서로 떨어져 腠理가 열리고 絶汗이 나온다. 그러하면 한나절도 지나지 않아 죽을 수 있다."라고 하였다. 이것으로 알 수 있듯이 汗出을 제때에 제어함으로써 病情의 악화를 막을 수 있다.

(1) 飮食調養을 통한 傳變豫防法

① **自汗에는 辛味를 避한다.** : 《丹溪心法・自汗》에, "自汗에는 生薑을 써서는 안되니 腠理를 열리게 하기 때문이다."라고 하였다. 이로써 알 수 있듯이 自汗證이 있는 사람은 生薑 등의 辛辣한 發散食品은 먹어서는 안 된다.

② **콩묵(大豆羹)** : 黑皮大豆 2000g을 국으로 끓여 먹거나, 삶아서 먹으면 止汗시킬 수 있다.

③ **人蔘黃芪粥** : 人蔘 5g, 찹쌀 80g, 白朮 10g, 黃芪 20g, 설탕 5g을 준비하여 人蔘, 黃芪, 白朮을 얇게 썰어서 40분간 맑은 물에 담궈둔다. 그런 후에 질그릇에 넣고 다시 끓는 물을 부어서 끓인 후에 약한 불로 진하게 될 때까지 끓인다. 그다음 아침, 저녁으로 진한 물로 찹쌀죽을 만들어 설탕을 넣고 따뜻할 때 먹으면 되는데 5일을 1단계치료기

간으로 한다. 동시에 무와 茶를 避한다. 熱證인 사람에게는 쉽게 쓰지 못한다.

(2) 藥物을 통한 傳變豫防法

《丹溪心法·盜汗》에 이르길, "雜病盜汗은 陽虛가 원인이고, 傷寒盜汗은 心虛가 원인이 된다. 마땅히 心氣를 수렴하고 腎水를 보태고 陰陽이 調和되도록 하고 水火升降하게 하면 汗이 저절로 그치게 된다."라고 하였다. 그러므로 當歸地黃湯 또는 麥煎散을 사용하는 것이 마땅하다.

(3) 針灸治療를 통한 傳變豫防法

① 體鍼

《靈樞·熱病》에는 "熱病으로 汗出이 있는데 脈이 順하여 땀을 내도 괜찮은 환자는 魚際, 太淵, 太白을 取하고, ……, 汗出이 너무 심한 환자는 內踝上橫脈을 取하여 땀이 그치도록 한다."라고 하였다.

② 耳鍼

耳鍼穴은 心, 脾, 肺, 皮質下点을 取하고 埋針法 또는 顆粒壓迫法을 사용하여 반창고로 5~10일을 고정시킨다. 매일 환자자신이 수차례 압박하도록 하여 자극을 강화시킨다. 단, 여름에는 埋針時間이 너무 길어서는 안된다. 양쪽 귀에 번갈아 시술하면 自汗·盜汗을 모두 예방하는 효과가 있다.

(4) 導引法을 통한 傳變豫防法

《保生秘要》에는 "自汗, 盜汗의 導引法은 손으로 배꼽을 덮고 배꼽에 火氣가 존재하는 것을 상상하고, 다시 배꼽아래에 한가닥의 水氣가 있는 것을 상상하여 아래로는 膀胱으로, 위로는 尾閭骨을 지나 背部에 이르러 心部를 씻어내리는 것을 상상한다. 단, 遺精이 없을 때에는 이유없이 水氣를 상상하지 말아야 한다. 自汗은 熱이 熾盛한 것으로 升水降火法으로 그 汗證이 없어지게 한다."라고 하였다.

(5) 피부보호를 통한 傳變豫防法

① 汗出禁浴

《諸病源候論·黃汗候》에서는 "黃汗은 …… 脾胃에 熱이 있어 汗出이 있는데 그때에 다시 목욕을 하여 水氣가 땀구멍으로 들어가면 黃汗이 된다."라고 하였다. 따라서 汗出時에는 즉시 목욕해서는 안되며, 차가운 물에 목욕하는 것도 신중히 해야 한다.

② 皮膚保護

汗出이 있을 때에는 腠理가 空虛하여 外邪에 傷하기 쉽기 때문에 風寒을 피하여야 한다. 汗出이 있은 後에는 마땅히 마른 수건으로 땀을 닦아 주어야 한다. 汗出이 過多할 때에는 항상 內衣를 갈아입어야 한다. 이는 腠理가 이완되어 濕邪가 虛한 틈을 타고 쉽게 침입할 수 있기 때문이다. 옷, 침대시트, 이불과 요는 모두 건조하게 하여야 한다.

3) 3次豫防法

手術後나 産後, 大病으로 傷陰한 後와 體質이 원래 虛弱하여 汗出하는 者는 체질을 强하게 하고, 장부기능을 회복시켜 재발 방지하는 것을 원칙으로 한다.

(1) 起居를 통한 재발방지법

大病後 회복기에는 마땅히 정원이나 전원, 강가, 풀밭, 사람의 왕래가 드문 곳 등을 선택하여 산책을 한다. 먼저 양팔을 쭉 펴고 심호흡을 하며 한번 呼氣와 吸氣를 1회로 하여 연속적으로 7회 호흡하는 것을 1set심호흡으로 정한다. 이것을 체력상황에 따라 매일 아침에 1~4 set 정도 실행한다.

(2) 감정을 통한 재발방지법

《景岳全書 · 汗證》에는 "무릇 大驚, 大恐, 大懼하면 모두 汗出이 일어나게 되는데, 이것은 陽氣가 갑자기 감소하여 眞元之氣가 보호 작용을 잃어가는 징조이다."라고 쓰여 있다. 과도하게 긴장하거나 놀래고 두려워하면 땀이 비오듯 흐르게 된다. 이럴 때에는 방안에 혼자 조용히 앉아 있으면 "心이 안정되어 자연히 평안해"지므로 일시적으로 땀이 나더라도 평상인과 같이 회복할 수 있다.

(3) 약물을 통한 재발방지법

《臨證指南醫案 · 汗》에서는 "모든 汗證은 心腎의 虛弱이 원인이다."라고 하였다. 그러므로, 補虛固衛하는 藥物이 汗證의 재발을 방지하는데 중요한 것이 된다.

① 産後, 虛弱한 사람은 항상 黃芪建中湯을 복용하여야 한다.

② 表虛不固, 肺氣虛弱한 사람은 항상 玉屛風散을 복용하여야 한다.

③ 小兒傷食盜汗에는 資生湯이 좋다.

④ 陽虛로 인해 氣血兩虛, 汗出不止한 사람은 蔘附湯을 사용하여야 한다.

(4) 음식을 통한 재발방지법

《素問·生氣通天論》에 이르길 "그런 까닭에 五味를 항상 조화롭게 섭취하고, 자세는 바르게 하고 근육은 부드럽게 하며, 氣血이 잘 흐르게 하고 腠理를 조밀하게 한다.……"라고 하였다. 汗證이 치유된 후에는 음식을 마땅히 따뜻하며, 연하고 싱겁게 먹어야 한다. 적당히 먹을 것이며 너무 過해서는 안된다. 회복기에는 山藥粥, 生芪粥을 먹는 것이 좋다.

4 痰飮豫防法

痰飮은 水液이 체내에서 運化되지 않아 어떠한 부위에 정체된 병증을 말한다. 《內經》에는 "痰飮"이라는 병명이 없고 "飮"이라고 기재되어 있다. 漢代 張仲景의 《金匱要略》에서 "痰飮"이라는 병명을 처음 보이며 4종류로 명확히 나누어 痰飮의 證候와 脈象, 治法 등을 상세히 기술하였다.

痰飮의 부위에 관해서는 《諸病源候論·虛勞痰飮候》에서 "痰은 涎液이 뭉쳐 맺힌 것으로 胸膈에 존재한다. 飮이라는 것은 水漿이 머물러 쌓인 것으로 膀胱에 존재한다."라고 하였다. 《景岳全書·痰飮》에서는 "痰과 飮이 다른 것은 飮은 淸澈하고 痰은 稠濃한 것이다. 飮은 오로지 腸胃에 쌓이지만 痰은 모든 곳에 다 나타날 수 있고, 飮은 水穀이 不化하여 뭉친 것으로 원인이 오로지 脾胃에 있고, 痰은 모든 곳에 다 나타나며 원인은 대개 五臟을 傷하여 나타나는 것이다."라고 하였다. 임상증상에서는 痰飮이 뭉쳐 있는 부위가 달라지게 된다. 《金匱要略·痰飮咳嗽病脈證幷治篇》에는 "사람이 원래는 건강했는데 최근에 마르거나 물소리가 腸間에서 나면 이를 痰飮이라고 한다. 물을 마시고 脇下로 흐르는 것을 懸飮이라 한다. 飮水가 흘러 四肢로 돌아가며 땀을 내야 하는데도 땀이 나지 않고 身體疼重한 것을 溢飮이라 한다. 또한 咳逆依息하고 短氣不得臥하며 그 형상이 腫과 같으면 支飮이다."라고 했다. 歷代醫家들이 痰飮의 원인에 대해 기술해 놓은 것은 비교적 많은데, 淸代 《醫學傳心錄》에서는 痰飮의 원인을 10가지로 분류하여, "痰은 스스로 생기지 않으며 반드시 원인이 있다. 風, 寒, 熱, 濕, 暑, 燥, 酒積, 食積, 脾虛, 腎虛의 종류가 있다."라고 하였다. 《儒門事親·飮當去水溫補轉劇論》에는 "飮이 생기는 원인은 모두 5가지가 있다. 憤鬱, 困乏, 思慮, 痛飮, 熱時傷冷하여 얻은 것이 그것이다. 飮證은 비록 많으나 여기서 벗어나지 않는다."라고 했다. 《濟生方·痰飮論治》 에는 "사람의 氣道는 順行하여야 좋은 것이다. 順行하면 津液이 流通되고 痰飮이 생기지 않는데, 調攝을 잘못하여 氣道가 閉塞되면 水飮이 胸膈에 정체되어 痰을 생성한다."라고 하였다. 위에 기술된 원인에 대해서 古代醫家들은 예방방법에서 풍부한 경험이 있었다는 것을 알 수 있다. 예를 들어 何夢瑤는 《醫碥·痰飮》 에서 "痰은 본래 몸 안의 津液이니 氣를 따라 운행한다. 만약 氣가 和平하다면 津液이 流布되어 百骸를 潤澤하게 할 것이니 어떻게 痰이 만들어 지겠는가!"라고 하여 水氣가 평화로우면 痰이 저절로 생기지 않는다는 것을 강조하였다. 《丹溪心法·咳嗽》 에서는 말하길 "咳嗽에는 風寒, 痰飮, 火鬱, 勞嗽, 肺脹의 원인이 있다. 봄은 바야흐로 春升之氣가 있으므로 淸凉藥을 써서 二陳湯에 薄荷, 荊芥를 加하고, 여름은 火氣炎上하므로 黃芩, 黃連을 重用하고, 가을은 濕熱傷肺하고, 겨울은 風寒外乘하므로 藥으로 發散한 후에 半夏로 逐痰하면 다시 재발하지 않는다."라고 하였다. 이것은 약물을 통한 재발방지이다.

1) 養生(1次豫防)法

痰飮의 원인은 外感寒濕, 肺失宣降하여 水濕이 停滯하여 痰飮을 만들게 되는 경우가 있고, 또는 飮食不當, 脾失運化하여 痰飮內生하는 경우, 또는 勞役過度, 脾腎의 陽不足으로 水液이 停滯하여 痰飮이 되는 경우가 있다. 《諸病源候論·姙娠痰候》 에서 "水飮이 停滯되어 痰이 되는 것이니 사람마다 모두 가지고 있다. 적게 가지고 있으면 害가 되지 않으나 많으면 病이 되는 것이니 음식에 害를 끼쳐 嘔吐하게 된다."라고 하였다. 이는 痰飮의 危害가 점차 가중되는 것을 말한 것이다. 그러므로 痰飮의 1차예방에 있어 外感을 조심하고, 음식을 조리하며 감정과 욕심을 절제하는 것을 적극적으로 해야 한다.

(1) 心理養生法

《證治匯補·痰證》 에 말하길 "痰은 氣를 따르는 것이니 導痰하려면 먼저 順氣하여야 한다. ……理氣하면 痰은 자연히 循行하게 된다."라 하였다. 《證治寶鑑》 에도 역시 "七情으로 逆氣하여 痰嗽가 되면 順氣를 우선으로 한다."라고 되어있다. 여기서 말한 "順氣"는 藥物의 理氣作用, 情志暢快 氣順心寬을 말하는 것이다.

(2) 飮食養生法

① 술을 경계한다.

《諸病源候論·留飮候》 에서 "留飮은 飮酒後에 물을 많이 먹어 水氣가 胸膈사이에 停滯되

어 흩어지지 않는 것으로 脇下痛과 短氣而渴하는 것이 이것의 증후이다."라고 하여 飮酒過多가 痰을 생기게 한다는 것을 설명한 것이다. 옛부터 "酒痰"이라는 病名이 있었는데, 바로 이런 證候를 말함이다. 따라서 술을 경계하는 것은 痰飮豫防에 매우 중요한 일이다.

② 刺戟性 飮食을 줄인다.

《養生元論》 中에 "熱痰은 자극성 있는 음식과 굽고 끓이고 燻製한 음식으로 인체의 上部가 막혀서 그런 것이다."라는 구절이 있다. 따라서, 飮食은 항상 맑고 담담하게 먹고 자극성 있는 음식과 기름기가 많은 음식을 적게 먹어야 熱痰이 內生하는 것을 면할 수 있다.

(3) 起居養生法

① 몸을 따듯하게 한다.

《素問・臟氣法時論》 에서는 "病이 肺에 있으면 찬 음식과 찬 의복을 금한다."라고 했다. 이는 痰飮病이 쉽게 肺를 손상시킴을 설명한 것이다. 이것으로 볼 때 몸을 따뜻하게 하여 風, 寒, 濕, 冷을 막아야 發病을 避할 수 있는 것이다.

② 적당한 휴식

《諸病源候論・解散痰癖候》 에서는 "옷을 많이 입고 너무 많이 마시거나, 적당히 쉬지 않거나, 옷을 많이 입었는데 다시 따뜻한 음식을 먹으면 痰癖이 생긴다."라고 하였다. 옷을 많이 입어서 內熱이 흩어지지 않았는데 다시 또 뜨거운 음식을 먹으니 이것이 모두 모여 痰이 생기는 것이다. 따라서 물을 마시는 것과, 睡眠, 衣服 등이 모두 적당해야 하며 過해서는 안 된다.

(4) 氣功養生法

津液을 헹구어 化痰하는 방법 : 舌下의 金津玉液에 정신을 집중하고 양손의 食指를 올려 天突穴(咽喉部의 陷沒部)에 대고 손가락 끝으로 穴位를 가볍게 두드린다. 안나올 때까지 뱉어낸다. 이렇게 해서 2분후에 왼손가락은 그대로 두고 오른손을 膻中穴(兩乳頭 중간)에 대고 가볍게 두드리기를 1분에 120회 실시한다. 다시 양손바닥을 마찰시켜 熱이 나면 손바닥으로 얼굴을 10번 정도 문지른다. 다시 머리, 목, 가슴과 배의 氣를 수렴시켜 丹田으로 모으고 기공을 마무리한다.

(5) 藥物養生法

① 感氣豫防

感氣豫防은 痰飮病에 있어서 가장 중요한 예방절차로써 常用藥物에는 다음과 같은 것이 있다.

㉠ 杭菊 9g, 桑葉 6g, 紫蘇 4g, 薄荷 6g을 水煎하여 茶로 마신다.

㉡ 貫衆의 根莖을 끓여서 봄 가을의 환절기에 매일 1회, 1회에 50㎖씩 3일동안 連服한다.

② 痰飮豫防

《醫方考·痰門》에 "氣가 소모되면 邪氣도 實하지 않고, 氣가 내려가면 痰도 올라가지 못하며, 氣가 원활하면 胸膈이 스스로 편안한데 어찌 痰病이 있겠는가?"라고 하여 蘿卜子 10g을 달여서 매일 1회 복용하면 降氣順痰할 수 있다고 하였다. 이런 방법으로 평소에 飮食不化한 사람이 消食順氣하여 痰이 생기는 것을 막을 수 있다고 설명하였다.

(6) 針灸養生法

① 感氣豫防

肺兪, 膻中, 天突, 太谿, 三陰交에 15분씩 留鍼하며 2일에 1회 시술한다.

② 體質增强

大椎, 足三里, 肺兪, 命門, 三陰交에 15분씩 留鍼하여 2일에 1회 시술한다.

2) 2次豫防法

《諸病源候論·流飮候》에 이르길 "流飮이 …… 오랫동안 낫지 않으면 癖이 된다."라고 하였다. 《丹溪治法心要·痰》에는 "癎病은 놀라서 생기는 것이다. 놀라면 精神이 밖으로 쫓겨나게 되고 그 사이에 痰이 들어오고 精神을 거부하여 돌아오지 못하게 한다."라고 하였다. 이로써 알 수 있듯이 痰飮의 치료시기를 놓치면 癲癎, 昏迷, 癥瘕 등의 난치병으로 발전하게 된다.

(1) 飮食을 통한 傳變豫防法

① **율무죽** : 생율무를 쌀보다 2~3배 많이 하여 먼저 율무를 푹 삶은 후에 쌀을 넣어 죽을

끓인다. 매일 1그릇씩 아침에 먹으면 健脾化痰할 수 있다.

② **黃芪粥** : 쌀 50g, 黃芪 20g을 끓여 죽을 만들어 먹으면 가히 補益肺氣하고 면역력을 높여준다.

(2) 藥物을 통한 傳變豫防法

《醫方考・咳嗽門》에는 "脾胃를 다스리면 痰飮이 흩어지고 咳嗽도 멎는다."라고 하였다. 《醫學衷中參西錄》에는 "心脾陽虛하면 脾濕不升, 胃鬱不降하고 음식이 精微로 변화하지 못하게 되어 飮邪가 되면 理飮湯을 사용한다."라고 하였다. 《丹溪心法・痰》에서는 진일보하여 "痰을 치료하는 法은 實脾土, 燥脾濕하는 것이 기본이 된다. 二陳湯으로 主之한다."라고 하였다. 이는 痰飮病에 있어서 약물을 통한 傳變豫防은 脾胃機能을 調理하는데서 시작하며, 脾胃가 健運하면 痰飮이 뭉치지 못한다는 것을 설명한 것이다.

(3) 針灸를 통한 傳變豫防法

① 取穴

列缺, 合谷, 肺兪를 毫針으로 淺刺하여 瀉法을 사용한다. 10회를 1set로 하며, 이로써 宣肺解表의 작용을 증가시키고 肺氣를 通調하게 하여 肺의 기능을 회복시킨다. 體虛한 사람은 平補平瀉法을 사용한다.

② 灸法

"上氣咳逆, 短氣, 胸滿多唾, 唾惡冷痰하면 肺兪에 50壯 뜸을 뜬다. 咳嗽咽冷, 聲破喉猜猜하면 天突에 50壯 뜸뜬다."(《世醫得效方》).

(4) 附缸療法을 통한 傳變豫防法

痰咳가 심한 사람은 오래되면 咳血, 肺癆가 된다. 靈臺, 大杼, 風門, 肺兪, 厥陰兪, 肝兪, 三焦兪에 매일 또는 2일에 한번씩 부항을 시술한다.

(5) 推拿를 통한 傳變豫防法

痰飮病 초기에는 때에 맞춰 약을 복용하여 病을 억제하는 것 이외에 揉大椎・陽關法, 背部擠推法, 揉血海法, 按天突法, 揑合谷法 등을 사용하여 면역능력을 높이고 痰飮이 점차 줄어들게 한다.

(6) 氣功을 통한 傳變豫防法

導引法 : 먼저 코로 들이쉬고, 입을 닫는다. 다시 코로 들이쉬면 咳嗽가 났는다. 새벽에 일어나 바로 누워 다리를 쭉 펴고 눈을 감고 입으로는 숨을 쉬지 않는다. 잠깐 吸氣하여 양다리를 들고 등을 둥글게 하여 숨이 저절로 나가게 한다. 이것을 봄에는 3번, 여름에는 5번, 가을에 7번, 겨울에 9번하여 五臟을 씻어 내리고 六腑를 滋潤하게 한다.

3) 3次豫防法

痰飮의 3차예방의 관건은 緩解期의 調理에 있다. 朱丹溪는 《局方發揮》에서 氣가 모여 痰病이 생겼을 때에 "보름 또는 한 달 만에 다시 재발한다."라고 하였다. 이것은 痰飮이 치료된 후에도 비교적 다른 질병에 비해서 재발하기 쉽다는 것을 말하는 것이다. 《金匱要略》의 十棗湯方 뒤에는 "得快之後 糜粥自養"하라는 말이 있다. 또한 《醫學金鑑·痰飮門》에서는 "調理가 적당해야 痰이 스스로 물러간다."라고 하여 古人은 痰飮의 재발방지를 중시했음을 보여준다.

(1) 음식을 통한 재발방지법

《顧氏醫經·痰飮》에 "脾濕不運하면 積滯되어 痰이 생기고 酒醪厚味를 過食해도 痰이 생긴다. 이것은 농후해지고 딱딱하게 뭉쳐서 심하면 經絡과 皮裏膜外까지 들어가서 큰덩어리와 같은 경우도 있고, 음식생각이 나지 않기도 하고, 잠이 오지 않거나, 身重腹腫하거나, 걸어 다니지 못하거나, 돌연히 쓰러져 사람을 알아보지 못하거나, 癲癎이 나타나거나 …… 이런 모든 것이 痰이 만드는 것이다."라고 했다. 이와 같이 평소에 辛辣하고 燥熱하거나, 기름이 많은 식품은 避하여 痰飮의 재발에 신중하라.

① 《景岳全書·痰飮》에는 "脾胃의 痰에는 虛와 實이 있다. 脾土에 濕이 盛하거나 飮食을 過度하게 먹어 발생하는 것으로 별다른 虛證이 없는 경우에는 脾의 本病이니 단지 濕滯를 제거하면 痰이 스스로 맑아진다."라고 하였다. 痰飮病이 치유된 후에 陳皮粥, 白朮粥으로 健脾利濕化痰하여 痰이 다시 생기지 않게 한다.

② 鴨梨 또는 雪花梨 1500g, 鮮薑 250g, 蜂蜜 적당량을 쪄서 국물과 건더기를 먹는다. 이는 潤肺生津하는 효과가 있어 咳血, 肺癆의 질병을 예방할 수 있다(《本草求原》).

③ 柿霜, 설탕 같은 양을 물에 타서 복용한다. 常服하면 潤燥止咳養肺한다(《隨息居飮食譜》).

④ 콩, 신선한 귤, 紅果, 蘑菇, 목이버섯, 銀耳, 감, 배, 호도, 대추 등을 복용한다. 《內經》에는 "肺色은 白으로 마땅히 苦味를 먹어야 한다. 麥, 羊, 肉, 杏, 薤가 모두 苦味이다."라고 하였다. 痰飮으로 肺가 심하게 傷한 사람은 苦味를 먹어야 한다.

(2) 氣功을 통한 재발방지법

① 强壯功

痰喘이 발작할 때에는 坐式 또는 靠坐式을 채택할 수 있고, 호흡은 靜呼吸法 또는 沈氣呼吸法을 채택할 수 있다. 沈氣呼吸法은 呼氣에 주의한다. 呼氣할 때 氣를 丹田으로 내려가게 하거나 命門에서 會陰을 지나 湧泉에 이르게 한다. 이렇게 하면 氣機를 조절할 수 있고 肺氣를 下降시켜 循行하게 할 수 있다.

② 導引法

《靈蘭要鑑》에서 "내가 어려서 침 뱉기를 좋아하였다. 뱉을수록 많이 나와 경계하여야 했다. 매번 인후부가 걸린 것 같더니 참을 수 없게 되어 항상 白湯으로 입을 씻어 내었다. 그래서 혀를 이용하여 침이 나오면 여러 번 섞어서 다시 넘기기를 100여회 하고 津液이 입에 가득 차면 코로 吸氣하여 넘겨서 丹田으로 보내는 생각을 묵묵히 하자 咽喉部가 편안해졌다. 청량감이 돌지 않으면 다시 하되 청량감이 들 때까지 하면 된다."라고 하였다.

(3) 약물을 통한 재발방지법

《景岳全書·咳嗽》에는 "본래 肺金이 虛한 까닭은 腎水가 말라서 子가 母를 虛하게 하는 것이다."라고 하였다. 이것으로 볼 때 老人의 腎虛痰喘에는 체질을 고려하여 金匱腎氣丸 또는 六味地黃丸을 장기 복용시켜야 한다.

5 消渴病豫防法

消渴病이란, 多飮, 多食, 多尿, 形體消瘦를 主證으로 하는 疾患이다. 옛날 사람들은 이를 근거하여 "三多라 하였고, 또한 三消라고 하였다. 渴飮不已를 上消라 하고 病은 肺에 있다 하였고, 易飢多食을 中消라 하고 病은 胃에 있다 하였고, 飮一溲二, 小便如膏를 下消라 하고 病이 腎에 있다" 하였다. 그 發病機轉은 燥熱傷陰이다. 질병이 진행하여 가는 중에서 燥熱과 傷陰이 서로 원인과 결과가 되어 악순환한다. 또는 癰疽, 背瘡, 鼻淵, 喉痺 등의 熱毒症狀이 이어져 나타나거나, 혹은 目盲, 頭暈, 耳聾, 偏廢, 痿促 등의 陰虧症狀이 나타날 수 있다. 古人은 이런 燥熱熾盛과 陰津虧耗를 "建瓴而下", "吸盡西江"으로 표현하였다. 이는 病情과 부합된다고 할 수 있다.

韓醫學에서는 消渴病의 형성이 체질, 연령, 음식, 감정과 지역, 藥石 등의 요소와 유관하다고 인식하였다. 消渴病의 病名이 가장 먼저 나오는 문헌은 《素問·奇病論》 이고, 다른 기타 篇章에서는 發病機轉과 臨床症狀에 따라 "消癉", "消中", "鬲消", "食亦" 등의 명칭을 사용하였다. 《素問·通評虛實論》 에는 "消癉, 仆擊은 肥貴한 사람들이 膏粱之味를 많이 먹어서 發生하는 질병이다."라고 하였다. 《靈樞·五變篇》 에는 "怒하면 氣上逆하여 胸中에 쌓이고 血氣가 거슬려서 몸이 마르고, 血脈이 不利하고 轉化하여 熱이 되니, 熱하면 肌膚를 마르게 하여 消癉이 되는 것이다."라고 하였다. 2000여년전에 사람들은 비만한 체질을 가진 사람과 감정변화가 消渴의 중요한 원인이 된다는 것을 이미 알고 있었던 것이다. 隋代의 의학가 巢元方은 消渴의 원인에 대해 더욱 세밀히 인식하고 있었다. 그는 "어려서 藥石을 복용하여 광물제제로 인한 熱이 盛한 때에 房室過度하여 腎氣를 消耗시켜 虛하게 하고 下焦에 熱이 發生하게 하였다. 熱이 나면 腎燥하게 되고 燥하면 渴하게 되니 腎虛하면 水液을 제어하지 못하기 때문에 물을 마시면 바로 小便을 따라 나오게 된다."라고 하였다. 隋唐時代에는 藥石을 남용하는 유행이 계속 증가하고 있었다. 藥石은 熱性이라 바로 腎으로 들어가 相火를 妄動하게 하여 성욕을 항진시키고 陰精이 날이 갈수록 줄어들게 하며 口渴多飮하는 症狀이 계속 나타난다. 巢氏는 또한 消渴이 오래되면 癰疽와 水疾이 병발한다는 것을 알고 있었다. 唐代에 이르러서 孫思邈은 臨床經驗으로 술을 좋아하면 消渴이 생긴다는 것을 인식하였다. 《千金要方·消渴》 에는 "술 석 잔을 마신 후에 자제하지 못하면 계속하여 마시게 되고, …… 이로써 三焦가 맹렬히 뜨거워져 五臟이 乾燥하여 진다."라고 하였다. 金元時代의 劉河間은 "三消論"을 내세워 "消渴은 聾盲, 瘡癬, 痤疿 혹은 虛熱蒸汗, 肺痿勞嗽 등의 질병으로 발전되는 수가 많다."라고 하였다. 이러한 견해들은 消渴病의 악화를 예방하는 차원에서 자못 시사하는 바가 크다. 明代의 의학가 王肯堂은 消渴病을 오래 치료하여도 낫지 않으면 中風까지 發生시킬 수 있다고 하였다. 《證治準繩·消瘅》 에 이르길 "三消가 오래되면 精血이 모두 消耗되어 눈이 잘 보이지 않거나 手足偏廢하여 中風과 비슷하다."라고 하였다. 이는 胸痺, 强中, 雀目, 水腫 등과 모두 연계되어 발생할 수 있다. 여기서 알 수 있듯이 古人들은 消渴病을 大症으로 보았으니 이 모두가 헛된 소리가 아닌 것이다.

1) 養生(1次豫防)法

消渴病의 發生은 飮酒, 房室과 食味의 過度, 過膩와 모두 유관하다. 《千金要方·消渴》 에서는 "주의하여야 할 것이 3가지가 있는데 첫째는 飮酒이고 둘째는 房室이며 셋째는 짠 음식과 밀가루음식이니 이것들을 주의하면 약을 먹지 않아도 다른 치료가 필요 없지만, 이것을 알지 못하여 金丹을 좇는 사람이 셀 수 없이 많으니 깊이 생각하여 신중하라."라고 하였다.

또한 위 3가지 외에 감정의 변화도 消渴을 일으킨다고 하였다. 《靈樞·五變篇》에는 "思慮傷脾하여 脾가 胃의 津液을 운행하지 못하여 消渴이 된다."라고 하였다. 이런 까닭에 消渴의 예방은 마땅히 房事를 절제하고 飮食에 주의하며 마음을 편히 가지고 생각을 줄이는 것에 있다. 이렇게 하면 消渴病이 생기는 것을 감소시키거나 없앨 수 있다.

(1) 心理養生法

以情勝情한다. 消渴의 발생은 情緖의 憂思, 鬱怒, 焦慮, 驚恐, 緊張, 消沈 등과 밀접한 연관이 있다. 그런 까닭에 감정으로 감정을 제어하는 방법으로 예방하여야 한다. 마땅히 기쁜 감정을 우선으로 하며 음악, 오락 등을 더하여 가볍게 이완되게 하고 기분좋게 하여 정서적인 안정을 유지시킨다. 또한 모든 격한 감정이나 우울하거나 슬픈 감정은 모두 적당하지 않다.

(2) 飮食養生法

① 음식절제

《儒門事親·三消之說當從火斷》에서는 "肥滿하면 속에 熱이 생기고, 甘味를 먹으면 中滿하게 되어 氣가 上部로 넘쳐 消渴이 된다. 《經》에 이르길, 味厚者發熱이라 하였고 《靈樞》에서도 이르길 鹹味는 血을 움직여 많이 먹으면 渴하게 된다고 하였다. 鹹味가 胃中으로 들어가면 氣가 中焦로 올라가 肺로 들어가게 되고 血氣가 穴로 빨리 흐르게 된다. 血과 鹹味가 서로 만나면 凝乾되어 渴症이 쉽게 생긴다. 血脈은 中焦의 道路이다. 이것이 모두 肥甘으로 인한 渴이다."라고 하였다. 이것으로 볼 때 평소에 肥厚하거나 甘甛하거나 鹹한 음식을 적게 먹어서 胃熱이 津液을 傷하게 하지 못하게 하는 것이 消渴病예방에 있어 매우 중요하다.

② 술을 절제하여 津液을 보호한다.

술은 五穀의 慓悍之氣이고 體濕性燥하여 血을 消耗시켜 쉽게 熱을 발생하므로, 過度하게 마시면 쉽게 消渴에 걸린다. 歷代의 醫家들은 모두 술을 즐겨 마시는 것을 消渴病原因中의 하나로 보았다. 그래서 누누히 경고하기를 "飮酒가 과하면 모두 消渴을 일으킨다."라고 하였다. 《本草衍義補遺》에는 "술의 性質은 잘 올라가므로 氣도 따라가며 痰이 上部에서 鬱滯되어 하부에서는 小便이 澁해진다. 술로써 가히 열 가지 病이 생기니 病이 심하지 않으면 흩어낼 수 있으나 病이 깊어 消渴이나 內疸이 되면 이는 難治라 치료가 어려우니 어찌 삼가지 않겠는가!"라고 하였다. 따라서 술을 경계하는 것은 消渴病豫防에서 가장 중요한 것 중에 하나이다.

(3) 房事養生法

《千金要方》 에서는 “消渴病은 …… 壯盛한 시기에 스스로 삼가지 않고 情欲을 즐기고 욕심을 따라서 ……腎氣가 虛竭하여지고 …… 이는 모두 房事를 절제하지 않은 것 때문이다.”라고 하였다. 宋代 《聖濟總錄》 에서는 “房室過度 精血虛竭”이 腎消의 주요원인이라 하였다. 특히 청년기에 스스로 삼가지 못하고 생각나면 房事를 행하여 결국 陰精이 마르고 腎精이 乾涸하게 되어 消渴이 발생하게 된다. 따라서 消渴을 예방하려면 욕심을 버리고 房事를 淡薄하게 하여야 한다. 옛말에 “욕심이 일어나는 것을 두려워 말고, 깨달음이 늦어지는 것을 두려워하라.”라고는 문구가 있다. 이는 스스로 욕망을 제어하면 消渴의 고통을 모면할 수 있다는 것이다.

(4) 氣功養生法

잠잘 때 입을 열고 잠자지 말 것이니, 입을 열고 오랫동안 자면 消渴病이 생기고 얼굴에 血色을 잃어버린다(《養生導引法》).

(5) 藥物養生法

① 補藥을 남용하지 말것

古代에는 礦石을 남용하는 나쁜 습관이 있어서, 石藥은 성질이 熱하여 쉽게 陰液을 손상시키는데 이 때문에 消渴患者가 더욱 增加하였다. 오늘날에는 石藥을 복용하는 풍습이 비록 없어졌으나 人蔘, 黃芪, 附子, 白朮 등의 補藥을 남용하는 사람이 적지 않다. 이외에도 溫補하는 약재를 주로 사용하는 의사들이 많아지고 있다. 그 결과, 모두 陰虛燥熱한 병폐가 생겨 消渴, 遺精, 血證 등의 폐단이 생겨났다. 그러므로 消渴豫防에 있어 補藥을 남용하지 않는 것도 역시 중요하다.

② 辨證하여 投藥할 것

초기의 口渴患者에게는 辨證하여 아래와 같은 藥物로 消渴病으로 진행되는 것을 막을 수 있다. 예를 들면 人蔘 黃芪, 枸杞子, 玄蔘, 生地黃, 山藥, 天花粉, 地骨皮, 葛根, 黃精, 玉米鬚, 五味子, 知母, 蒼朮, 玉竹, 茯苓 등의 약재들이다.

2) 2次豫防法

消渴病은 肺痿, 水腫, 癰疽, 胸痺, 手足偏廢, 眩暈, 目障 등의 症狀으로 발전하기가 쉽다.

이러한 여러 가지 變證은 치료하기가 어렵고 심지어는 생명이 위급한 경우도 있다. 따라서 消渴은 조기에 치료하여야 하고 傳變을 예방하는 것이 매우 중요하다.

(1) 感情制御를 통한 傳變豫防法

《古今醫統大全》 에서는 "淸心寡慾하고 …… 思慮를 줄일 것."을 消渴病의 養生條件으로 내세워 "좋은 의사와 좋은 처방"보다 중요시 하였다. 憂思不解와 忿怒抑鬱은 반드시 五志化火를 일으켜 五臟을 傷하게 하고 종종 다른 질병을 일으킨다. 따라서 消渴病은 마땅히 낙천적인 성격을 유지시켜야 하며, 스스로 좋지 않은 정신자극을 억제시켜 질병악화를 막아야 한다.

(2) 음식을 통한 傳變豫防法

음식조절은 消渴病 악화방지에 매우 중요하다. 만약 적절히 음식조절을 한다면 藥物이 할 수 없는 작용도 일으킬 수 있다. 이것의 조절원칙은 滋陰淸熱, 益氣生津에 기초하여 선택한다.

① **山藥猪胰湯** : 돼지의 췌장 2~3개, 生山藥 250g을 얇게 썰어서 끓여서 복용한다. 氣陰兩虧의 消渴證에 적용된다. 장기간 복용할 수 있다.

② **鯽魚大米粥** : 붕어 1마리(약 250g 정도), 쌀 60g을 재료로 붕어를 비늘, 내장 등을 제거한 후에 토막을 낸다. 이것을 생강, 파, 참기름, 소금 등과 함께 무친 후에 죽을 넣어 같이 끓여 복용한다. 매일 1제씩 연속적으로 10일을 1단계치료기간으로 한다.

③ **沃焦散** : 陰乾한 미꾸라지 10마리(머리, 꼬리를 제거하고 燒炭한 것)와 乾荷葉을 等分하여 가루를 내어서 매번 6g씩 1일 3회 복용한다. 消渴病으로 물을 계속 마시는 사람에게 좋다.

④ **天花粉鷄蛋** : 天花粉 적당량을 곱게 가루 낸 것과 계란 몇 개, 이 두 가지를 잘 반죽하여 떡처럼 만들어 햇빛에 말려 가루를 낸다. 매번 6g씩 1일 3회 복용하고 치유될 때까지 먹는다(《千金要方》).

(3) 음식절제를 통한 傳變豫防法

《內經》 에서는 오래전부터 消渴患者는 甘肥油膩한 음식을 먹지 말라고 하였다. 이런 종류의 음식은 쉽게 內熱을 만들고 津液을 傷하게 하기 때문이다. 唐代 孫思邈은 술과 짠 음식을 경계해야 한다고 말하였다. 술은 五穀의 慓悍之氣로써 純陽無陰하므로 傷陰動血할 수 있다. 짜게 먹으면 사람으로 하여금 渴症이 나게 하고, 또한 쉽게 血燥를 일으키므로 이들 모두는 신중히 사용하여야 한다. 이외에 《外臺秘要》에서는 消渴患者의 식사에 대해 "먼저 배를 고프게 하고 배고픈 것이 오래되면 비로소 먹는다.", 또한 "밤에 먹지 말 것이며, 酉時, 戌時가 지나면 밥을 먹지 말아라."라는 규칙을 지킬 것을 주장하였다. 이것은 바로 사람들에게 배부르게 먹지 말 것과 일정하게 양을 제한할 것을 주의시킨 것이다.

(4) 房事節制를 통한 傳變豫防法

消渴病의 傳變을 예방하려면 房事를 절제하여야 한다. 그렇지 못하면 妙藥靈丹이라도 한둘밖에 살리지 못할 것이다. 《醫門法律·消渴門》에서는 "남자가 女色에 빠지면 뜻을 잊고, 精을 내보내는 것이 법도가 없고 결국에는 水液이 混濁해서 火로 변화하니 이는 가장 위험한 證候이다."라고 하였다. 古代의 醫案에서는 房事를 절제하지 못해서 消渴病이 심해진 예가 적지 않다. 이는 반드시 경계하여야 한다.

(5) 藥物을 통한 傳變豫防法

① **玄麥甘桔茶**：玄蔘, 麥門冬 각 4.5g, 桔梗 3g, 生甘草 1.5g 약들을 모두 細末하여 한포로 만든다. 매번 한포씩 끓여 우러난 물을 茶처럼 마신다. 이 처방은 潤肺止渴의 효능이 있다.

② **治消滋坎飮**：大生地 50g, 山萸肉, 懷山藥, 肥玉竹, 女貞子, 枸杞分, 寸麥冬, 天花粉, 制首烏 각 15g, 地骨皮 30g, 烏梅肉 10g, 砂仁 5g(硏末 沖服) 生甘草 15g을 水煎服하되 매일 1劑씩 복용한다. 이 處方은 消渴病 초기에 발병된 지 얼마 되지 않았을 때, 단지 三消症狀만 명확하게 나타날 경우에 一般的으로 좋은 효과가 있다(《千金妙方》 靳文淸方).

③ **岳美中驗方**：生地黃 120g, 天門冬 60g, 紅蔘 60g, 首烏 180g 胎盤 1개 또는 紫河車粉 60g 모두를 細末하여 煉蜜로 丸을 만든다. 丸 1개의 무게는 10g으로 하여 매일 1丸씩 복용한다. 오래 먹으면 좋은 효과를 얻을 수 있다. 이 處方은 노인의 消渴病에 적당하며 補益氣陰하는 작용이 있다.

3) 3次豫防法

消渴은 大病의 일종으로 치료가 힘들고 예후 또한 비교적 좋지 않다. 만약 임상증상이 호전되면 바로 재발에 주의해야 한다. 재발방지의 관건은 바로 음식조절에 있다. 그 외에도 또 계속적인 藥을 복용하여 치료효과를 유지시키고 향상시켜야 한다.

(1) 음식을 통한 재발방지법

① 다음 몇 가지 식품을 선택한다.

호박, 冬瓜, 양파, 무우, 마, 시금치, 게, 黃鱔(두렁허리), 두부, 버섯.

② 식단 예

아침은 죽 30g, 샐러리 90g, 두부 말린 것 30g, 점심은 살코기 볶음 30g, 두부 말린 것 30g, 오이 60g, 배추볶음 120g, 쌀밥 60g, 저녁은 살코기 완자 30g, 두부 75g, 홍시 60g, 야채볶음 120g, 빵 75g. 하루에 食用의 기름양은 12g으로 한다.

(2) 藥物을 통한 재발방지법

六味地黃丸, 麥味地黃丸, 金匱腎氣丸, 玉泉丸, 消渴丸 등을 복용한다.

6 積聚豫防法

積聚는 腹內結塊를 총칭하는 말이다. 《金匱要略·五臟風寒積聚病脈證幷治》 에서는 "積은 臟病이고 움직이지 않는다. 聚는 腑病이고 때에 따라 발작하며 痛症이 옮겨 다니고 可治이다."라고 하여 철저하게 腹內結塊를 積과 聚 두 가지로 구분하여 말하고 있다. 積은 臟病으로 血分에 있으며 固定되어 움직이지 않고 점진적으로 형성된다. 聚는 腑病으로 氣分에 있으며 모이고 흩어지는 것이 정해져 있지 않고 痛症이 항상 있는 것은 아니다. 積證은 黃疸, 脇痛, 鬱證 등이 오래되어 형성되는 것이 많고, 聚證의 형성은 胃痛, 腹痛, 嘔吐 등의 症狀과 유관하다.

歷代醫書中에서 산재되어 있는 癥瘕, 痃癖, 痞塊, 肥氣, 痞氣, 伏梁, 息賁 등은 모두 積聚와 비슷하다. 《楊氏提綱》 에서는 "癥瘕는 積聚의 다른 이름이다. 매개 癥은 形體가 堅硬하여 움직이지 않고, 瘕는 形體가 없고 모였다가도 흩어진다. 形體가 있는 것은 食과 血이 두 가지가 맺힌 것이고, 形體가 없는 것은 氣滯한 것으로 氣行하면 흩어지니 이것이 바로 癥과 瘕가 다른 점이다. 息賁, 伏梁 痞氣, 肥氣, 奔豚氣 등의 설명은 그 形體가 다른 것에 지나지 않는다. 이를 정리하자면 氣分에 있지 않으면 血分에 있는 것이다."라고 하였다. 여기서 "形體가 있다.", "形體가 없다.", "氣分에 있다.", "血分에 있다."하는 분류는 감별이 명확하고 疾病의 機轉이 정확하다. 옛사람들은 積聚의 원인과 위치에 대해 비교적 상세하게 논술하고 있다. 《金匱翼·積聚總論》 에서는 "積聚는 痰, 食, 氣, 血에 의해 단독적으로 생성되는 것이 아니라 風寒外感에 의

해서도 발생한다. 痰, 食, 氣, 血이 風寒을 만나지 않으면 積이 되지 않으며, 風寒之邪도 역시 痰, 食, 氣, 血을 만나지 않으면 積이 되지 않는다."라고 하여 外感風寒과 內傷飮食, 情志 등의 內外原因이 상호작용으로 積聚를 생성함을 강조하였다. 《證治匯補》는 더욱 명확하게 積聚의 형성과 正氣의 虧虛는 밀접한 관계에 있다고 보고, "壯盛한 사람은 積이 없으나 虛弱한 사람은 積이 있으니 이는 모두 脾胃虛衰와 氣血俱傷, 七情鬱結, 痰血凝結하여 생성된 것이다."라고 하였다. 積聚의 위치에 대해서는 積은 五臟에 屬하고 聚는 六腑에 屬한다는 견해가 많다. 단, 《臨證指南醫案》에서는 견해를 달리하여 "積과 聚는 모두 肝脾의 病이며 胃와 八脈에도 그 책임이 있다."라고 하였다. 積聚의 원인이 복잡하고 치료가 어려운 특징 때문에 古代醫家들은 예방을 매우 중요시하였다. 예를 들어 《寓意草》에서는 積聚가 五臟間에 쉽게 서로 傳變하는 특징에 대해서 "醫師는 病이 傳變하기 전에, 어디로 傳變될지 알아서 할 수 있는 일을 다 해야 한다."라고 하였다. 《濟衆新編·積聚》에서는 "眞氣가 實하고 胃氣가 强하면 積은 스스로 없어진다."라고 하는 관점에서 출발하여 "厚味를 끊고 色慾을 절제하며, 暴怒를 경계하고 바른 思慮를 해야 한다."라고 하는 종합적인 양생방법을 제시하여 正氣를 扶助하도록 하였다. 《普濟本事方》에서는 "기쁜 생각으로 病을 치료하라."라고는 예방법을 제시하였다.

1) 養生(1次豫防)法

積聚의 형성은 대부분 情志抑鬱, 飮食內傷, 風寒外襲으로 인해서 臟腑失和, 氣機阻滯가 발생하여 血瘀, 食滯, 濕阻, 痰結의 변화를 일으키고 이것이 오래 쌓여 생기는 것이다. 질병의 변화를 보면 대부분 脇痛, 黃疸, 瘧疾 등의 질병이 오랫동안 낫지 않다가 점차 積聚로 변한다. 초기에 氣滯爲主로 된 것은 대부분 聚證이고, 오래되어 血瘀爲主로 된 것은 대부분 積證이다. 또한 正虛와 邪實로 비교하면 본래 虛하지 않으면 邪氣가 안으로 들어오기 힘들기 때문에 本이 正虛이고 標는 邪實이다. 이는 바로 《素問·經脈別論》에서 말하는 "勇者는 氣行하여 치료되고, 怯者는 유착되어 病이 된다."라고 하는 것이다. 氣血이 滯할수록 正氣가 더욱 소모되므로 兩者가 서로 원인과 결과가 되어 서로 얽혀져서 치료하기 어려워진다. 따라서 積聚는 병이 오기 전에 예방해야 하며 體育鍛鍊을 통해 체질을 증강시켜야 한다. 그리고 그 다음에는 원인에 따라 心理, 飮食, 起居, 節慾 등의 예방법을 선택하게 되고, 그 후에 다시 약물요법으로 관련된 宿疾을 계속적으로 치료한다(예를 들면 嘔吐, 腹痛, 脇痛, 黃疸, 瘧疾等).

(1) 心理養生法

《濟生方》에서는 "憂思喜怒之氣가 사람에게 모두 없을 수가 없다. 그러나 이것이 過하면

五臟을 傷하게 하니 …… 곧 뭉쳐서 五積이 된다." 따라서, "失志不遂하는 질병은 性情을 떠나서는 고칠 수 없고", "생각을 좋아하는 곳에 옮긴 후에야 병이 스스로 낫는다."라고 하였다. (《續名醫類案》)에서는 積聚의 심리예방은 환자 개개인이 가지는 서로 다른 심리에 맞춰서 서로 다르게 시행하여야 한다고 했다. 예를 들면 "情志不遂하면 …… 談笑함으로써 풀릴 수 있다."(《臨證指南醫案》), "화를 그치는 데는 詩가 좋고, 우울한 생각을 없애는 데는 즐거움이 좋다."(《管子・內業》)같은 것이다. 談笑하고 詩를 읊고, 음악을 듣고, 서예, 춤, 원예, 낚시 등은 모두 情志를 변화시켜서 性情을 陶冶하는 작용이 있다. 이와 같이 五臟이 안정되면, 經絡이 잘 소통되고 氣血이 조화로워져 痰이 생기지 않는다.

(2) 飮食養生法

① 飮食節制

《衛生寶鑑》 에서는 "무릇 사람이 脾胃虛弱하거나 飮食을 過食하거나 生冷한 음식을 많이 먹어서 變化시키지 못하면 積聚結塊가 된다."라고 하였다. 이를 볼 때 음식조절은 積聚豫防에 중요한 방법이다. 《素問・生氣通天論》 의 "謹和五味, 骨正筋柔, 氣血以流"라고 하는 구절에 의하면 음식조절의 방법은 "和"字 한글자로 함축할 수 있다. "和"의 가장 중요한 의미는 음식의 質, 量과 식사방법을 합리적으로 그리고 규칙적으로 하는 것이다. 《養生鏡》 에서는 "飮食六宜"를 제창하였는데 그 내용은 다음과 같다. 첫째는 宜早, 즉 마땅히 일찍 먹어야 한다는 것이다. 저녁의 경우에 특별히 더 그렇다. 음식을 너무 늦은 시간에 먹으면 소화가 잘 되지 않는다. 이는 규칙적인 식사도 포함한 의미이다. 둘째는 宜緩, 즉 완만하게 먹어야 한다는 것으로 잘게 씹어서 천천히 먹어서 소화가 쉽게 한다. 셋째는 宜少, 즉 적게 먹어야 한다는 것으로 너무 많이 먹어서는 안되며 절제하여야 한다. 넷째는 宜淡, 즉 담박하게 먹어야 한다는 것으로 肥甘厚味와 짠 것, 너무 단 것, 너무 쓴 것, 너무 신 것, 너무 매운 것은 먹지 말라는 것이다. 다섯째는 宜暖으로 따듯하게 먹으라는 것이다. 즉 따듯하게 먹어야 하고 너무 뜨겁거나 너무 찬 것은 모두 胃를 傷한다. 여섯째는 宜軟으로 부드러운 것을 먹어야 한다. 生硬한 음식을 적게 먹어야 腸胃가 傷하는 것을 면할 수 있다. "和"의 두번째 중요한 뜻은, 음식의 선택은 五臟盛衰가 필요에 따라야 한다는 것이다. 五臟의 虛證에 대해 《素問・臟氣法時論》 에서는 五臟氣味와 相合하여 保養에 쓰이는 음식을 열거하였다. 예를 들어 "肝苦急, 急食甘以緩之", "肝色靑, 宜食甘, 粳米, 牛肉, 棗, 葵皆甘", "脾苦濕 急食苦以燥之", "脾色黃, 宜食鹹, 大豆, 猪肉, 栗, 藿皆鹹"등이 있다. 《靈樞・五味》 에는 "肝病에는 辛味를 금하고 心病에는 鹹味를 금하며 脾病에는 酸味를 금하며 腎病에는 甘味를 금하며 肺病에는 苦味를 금한다." 등의 기록이 있다. 이러한 풍부한 음식절제방법은 積聚豫防에 대해 매우 중요한 의미가 있다.

② **飮食養胃**

㉠ 烏藥飮 : 烏藥 2g, 橘皮 3g, 紫蘇葉 2g을 준비하여, 우선 烏藥을 뜨거운 물로 씻어 갈은 후에 즙을 내서 橘皮, 蘇葉 끓인 물에 넣고 따듯할 때 마신다. 理氣和胃止痛의 효능이 있고, 胃腸氣滯, 脘腹走竄疼痛하는 사람에게 사용한다(《瀕湖集簡方》).

㉡ 薯蕷半夏粥 : 生山藥 30g 갈은 것, 淸半夏 30g, 백설탕 적당량을 준비하여 半夏를 두 잔반 정도로 달여서 여기에 山藥가루를 넣어 두세 번 끓이면 죽이 완성된다. 백설탕을 섞어서 아무 때나 먹으면 된다. 이것은 健脾和胃, 降逆止嘔의 효능이 있어 脾胃虛弱으로 氣逆上沖, 嘔吐가 자주 일어나는 사람에게 쓴다.

㉢ 무죽 : 큰 무 1개, 쌀 50g, 무는 삶아서 즙을 내 찌꺼기는 버린다. 이 즙으로 죽을 끓여 아침으로 먹는다. 消食利氣, 寬中止渴의 효능이 있다. 무릇 肥甘厚味를 많이 먹어 소화력이 약해진 사람은 이것을 보조식품으로 먹는 것이 좋다(《本草綱目》).

(3) 房事養生法

《心法附餘·積聚》에서는 "積聚의 病이 있는 사람은 마땅히 性慾을 절제하여 本性을 기르고, 內觀修養하여 神을 길러야 한다."라고 하였다. 肝腎은 그 根源이 같고 精血은 서로 生한다. 욕심을 절제하여 精을 보존하며, 精이 보존되어 꽉 차게 되면 血이 충만하여 肝의 陰血이 도움을 얻게 된다. 이로써 心神이 모두 길러져서 질병이 생기지 않는다.

(4) 氣功養生法

氣功을 시작할 때는 內養功의 側臥 또는 仰臥式을 많이 사용한다. 肝部位가 아픈 자는 仰臥하거나 左側臥하고, 肝부위가 아프지 않은 자는 左右側臥가 모두 가능하다. 病이 호전되고 체질이 개선된 후에 적당히 坐式을 하여도 되며 점점 坐臥를 번갈아 하거나 또는 坐式위주로 하게 한다. 매일 2~4회 연마하고, 매회를 30~60분으로 한다.

(5) 藥物養生法

積聚는 아직 형성되지 않았으나, 원래 있는 宿疾이 관찰될 수 있는데 예를 들면, 胃腸氣聚의 前期에 나타나는 嘔吐, 腹痛, 또한 肝脾積塊초기에 나타나는 脇痛, 黃疸 등이다. 그러므로 積聚를 형성시킬 수 있는 가능성이 있는 宿疾에 대해서는 적극적으로 치료하여 積聚發生을 예방하여야 한다.

① 약물복용

㉠ 脇肋刺痛, 脘脹納差者는 柴胡疏肝散合失笑散으로 疏肝化痰한다.

㉡ 脘腹脹滿, 脹痛, 噯氣, 惡心, 嘔吐者는 沈香化氣丸으로 理氣和胃한다.

㉢ 黃疸病에 肝脾腫大가 아직 뚜렷이 나타나지 않고, 만약 피부색이 黃色이고 선명한 사람은 茵陳蒿湯을 급히 먹어서 淸熱利濕退黃하고, 만약 黃色이 어두운 색이면 급히 茵陳朮附湯을 먹어 溫化寒濕退黃한다.

② 外用藥物

㉠ 肝部位가 아픈 者는 阿魏 1.5~3.0g을 풀어서 고약으로 말려 痛處에 붙인다.

㉡ 大便秘結하고 腹部脹痛한 사람은 老生薑 60g, 淡豆豺 15g, 葱頭 3개(씻은 것)를 모두 찧어서 떡처럼 만들고 약한 불로 살짝 구워내 배꼽에 붙여 놓는다.

㉢ 嘔吐하는 사람은 吳茱萸 30g, 炒膽南星 20g, 白胡椒 약간을 가루 내어 참기름으로 해서 膏를 만들어 양측 湧泉穴에 바른다.

(6) 針灸養生法

자주 쓰는 穴로는 中脘, 期門, 內關, 足三里, 章門, 胃兪, 陰陵泉, 脾兪 등이 있다. 實證에는 瀉法을 쓰고, 虛證에는 補法을 쓰며, 灸法도 배합하여 쓴다. 이는 疏肝理氣, 健脾和胃의 작용이 있다.

(7) 推拿養生法

안마법을 위주로 하며 시술자는 둘째, 셋째, 넷째손가락 끝과, 掌根, 魚際部位를 마사지 해준다. 手法은 가볍고 부드럽게 하여야 하고, 누르는 힘의 정도는 환자가 편하게 느끼는 정도로 한다. 급격하게 안마하는 것은 瀉法이고, 천천히 하는 것은 補法이 된다. 이 방법은 理氣和中, 健脾和胃, 消積導滯하며, 막힌 것을 풀어주고, 肌肉을 弛緩시켜 주며 痙攣을 풀어주는 작용이 있다.

2) 2次豫防法

積聚가 형성된 후에 질병과정이 길어짐에 따라 종종 氣血이 점차 虛해지고 瘀結이 점차 심해지게 된다. 만약 노력을 기울여 치료하지 않으면 鼓脹, 黃疸 등으로 변할 수 있다. 또한 脾虛하여 統血하지 못하거나, 혹은 瘀血阻絡·血行不暢으로 인해서 血이 經絡을 순행하지 못하면 吐血, 便血을 일으킬 수도 있다. 그러므로 2차예방의 방법은 우선 正虛邪實의 불균형을 잡고, 益氣健脾, 養血疏肝, 化瘀散結, 燥濕祛痰 등의 兼해서 사용한다. 적절한 시기에 병세의 악화를 막음으로써 早期治癒 또는 傳變防止에 유리하게 한다.

(1) 飮食調養法

飮食調養과 脾胃를 保護하는 것은 積聚의 2次豫防法에서 가장 중요한 부분이다. 中氣가 實해지면 氣血이 生化의 根源을 얻게 되어 邪氣를 공격하는데 도움을 준다. 《醫學心悟·積聚》 에서는 “먼저 반드시 虛를 補하고, 脾胃를 바르게 하여 음식을 잘 먹게 한 후에 비로소 약을 사용하여 積을 공격하는 것이 좋다.”라고 하였다.

① **鷄胗粉粥** : 鷄內金 12g, 乾橘皮 6g, 砂仁 3g, 찹쌀 50g, 백설탕 적당량을 준비하고 우선 鷄內金, 橘皮, 砂仁을 가루낸 후, 찹쌀죽에 鷄內金, 橘皮 砂仁가루 낸 것에서 1/3분량을 넣고, 설탕을 약간 넣어 아침으로 먹는다. 이는 消積健脾, 理氣和胃의 효과가 있고 食積腹痛, 嘔吐時作, 面黃肌瘦한 사람에게 사용한다.

② **猪肚粥** : 돼지胃腸 1개, 白朮 60g, 檳榔 1개, 生薑 45g(煨), 찹쌀 50g을 준비한다. 우선 돼지胃腸을 깨끗이 씻고 비계를 제거한 후, 白朮, 檳榔, 生薑을 으깨어서 돼지胃腸에 넣고 봉합하여 끓인다. 이 끓인 물에 찹쌀을 넣고 조미료로 茴香, 椒粉, 파, 소금 같은 것을 넣고 죽을 끓인다. 이것은 식사대신 먹어도 좋다. 健脾和胃, 調中導滯의 효과가 있고, 脾胃失調로 인한 腹脹, 兩脇作痛(肝脾腫大), 嘔惡食少 등에 사용한다.

③ **三米粥** : 高粱米(수수), 稻米(쌀), 黍米(기장쌀, 黃米)를 각 3잔씩과 밀랍을 半彈子大로 준비한다. 우선 수수를 세 번 끓인 후 건더기를 건져내고, 그 물에 다시 쌀을 넣어 세 번 끓인 후 건더기를 건져내고, 그 물에 다시 기장을 넣어 세번 끓여 건더기를 건져낸 후에 그 물을 모아둔다. 그 다음에 밀랍을 즙물에 넣어 밀랍이 녹으면 복용한다. 매번 반잔씩 먹고 아침, 공복, 오후 3회에 걸쳐 복용한다. 健脾和腸의 효능이 있고, 積聚患者 中에 脾胃氣虛에 사용한다.

(2) 약물을 통한 傳變豫防法

① **正氣를 북돋아 傳變을 예방한다.**

㉠ 기본방 : 三子養肝湯을 사용하며 구성은 女貞子 15g, 楮實子 30g, 五味子 6g, 白蒺藜 12g, 熟棗仁 30g, 何首烏 15g이다(《臨證見解》).

㉡ 氣血兩虛 : 脇肋隱痛하고 疲乏無力하며 虛煩不眠 혹은 衄血하는 사람에게는 歸脾湯, 酸棗仁湯을 사용한다.

㉢ 脾腎陽虛 : 배가 더부룩한 것이 오후 또는 식후에 더욱 심해지며, 畏寒肢冷한 환자에겐 附子理中湯, 右歸丸을 사용한다.

② **邪氣를 없애 傳變을 예방한다.**

㉠ 痰氣交阻, 腹內結塊가 때때로 모였다가 사라지는 자에게는 香砂平胃丸, 疏肝丸을 선용한다.

㉡ 脇下積塊疼痛이 고정되어 움직이지 않고 舌質紫暗한 자에게는 紫蔘保肝沖劑를 복용하게 한다. 만약 大便不通, 腹部脹滿을 兼했으면 二仁通幽湯을 준다.

㉢ 積塊가 쌓여 오랫동안 흩어지지 않는 자에게는 局所에 阿魏化痞膏를 바른다.

(3) 針灸를 통한 傳變豫防法

① **體鍼** : 氣海, 天樞, 肝兪, 脾兪, 足三里, 陰陵泉, 支溝, 太衝中에서 환자의 상태를 참작하여 3~4개를 선택한다.

② **耳鍼** : 肝, 脾, 腎區

3) 3次豫防法

《傷寒溯源集》 에서는 "大病이 치료된 후에는 眞元이 大虛하고 氣血이 아직 돌아오지 않아…… 만약 절제하여 養生하지 않으면 반드시 禁忌를 범해서 勞復, 女勞復, 食復, 飮酒復 등의 諸證된다."라고 하였는데 이것은 3차 예방의 이론적인 근거와 범위를 지적한 것이다. 《臨證見解》 에서는 肝炎이 만성화되면 "특별히 확실한 효과와 재발방지가 필수적이다."라고 강조하였다. 積聚의 재발방지는 肝氣鬱結과 脾氣受損을 예방하는 것에 중점을 둔다.

(1) 飮食調養法

《關有波臨床經驗選·肝硬化辨證施治体會》 에서는 "'藥補보다는 食補가 낫다.'라는 말이 있듯이 後天의 水穀之氣가 충만하여야 五臟六腑가 滋養을 받고 ……, 그래서 스스로 소멸되고 柔潤하게 된다."라고 하여 積聚는 호전된 후에 음식으로 調養하는 것이 중요하다는 것을 강조하였다. 마땅히 淸淡하게 먹고, 신선한 것과 소화가 쉬운 것, 영양이 많은 음식을 먹어야 하고, 술을 避하고 기름진 음식과 過食을 避하여야 한다(《病家百忌》). 그러한 동시에 辨證하여 藥膳을 해야 한다. 이것은 "良藥口苦"라고 하는 속담을 "良藥甘口"로 변화시키는 것으로써 또한 평소에 먹는 영양과 藥膳으로 調養하는 것을 통일시킨다. 예를 들어 찹쌀죽, 율무죽,

藕粉粥, 山藥粥, 扁豆粥, 枸杞粥, 橘皮粥 등을 선택하여 복용한다.

(2) 娛樂을 통한 재발방지법

오락은 辨證하여 즐거움을 느끼도록 하고, 환경을 편안하게 하고 즐거운 기분을 느끼도록 하는 것이 主가 된다. 精神이 抑鬱되고, 多眠懶言하는 환자는 리듬이 빠르고, 선율이 유창하고 아름다운 음악을 선택하여야 하고, 精神이 虛亢하고 焦燥하고 不安해 하는 환자에게는 悠悠하고 優雅하고 리듬이 느린 음악을 선택하여야 한다. 이렇게 함으로써 환자가 기뻐하고 精神이 안정되게 하면 氣機가 편안해 지고, 血脈이 잘 흐르며, 음식을 많이 먹게 되어 재발을 방지할 수 있게 된다.

(3) 體育을 통한 재발방지법

산책으로 시작하여 천천히 뛰는 것으로 바꾼다. 더 나아가 간단한 太極拳, 內養功, 五禽戲 등을 연마한다. 지속적으로 해야 하고, 몸 상태에 맞춰 해야 하며 피로가 느껴지지 않는 정도가 적당하다.

(4) 약물을 통한 재발방지법

積聚가 소실된 후 종종 다른 임상증상이 존재하는 경우가 있다. 만약 적절한 시기에 辨證하여 치료하지 않으면 積聚가 다시 재발할 수 있으므로 약물치료를 중지해선 안 된다.

① **肝脾失調者** : 脇肋脹痛, 脘悶納呆, 善太息, 便溏不爽에는 逍遙散, 柴芍六君子湯을 사용한다.

② **肝胃不和者** : 脘腹脹痛, 噯氣納差, 혹은 嘈雜呑酸에는 香砂養胃丸, 四逆散, 一貫煎을 사용한다.

③ **食滯胃脘者** : 脘脇脹悶或痛, 噯腐厭食, 혹은 矢氣便乾에는 保和丸, 大安丸을 사용한다.

④ **脾虛濕盛者** : 肢體困倦, 脘悶納差, 大便溏薄에는 補氣運脾湯, 蔘苓白朮散을 사용한다.

⑤ **寒熱錯雜者** : 心下痞滿, 乾嘔或嘔吐, 舌苔薄黃膩하면 半夏瀉心湯, 蓮朴湯, 左金丸을 사용한다.

7 內傷發熱豫防法

內傷發熱은 臨床에서 자주 보는 病症이다. 古代 醫書에서도 "發熱", "潮熱", "火病", "虛勞" 등의 병증에서 볼 수 있다. 임상증상은 장기간의 低熱, 潮熱, 五心煩熱 등이 있고 드물게 高熱이 나는 경우도 있다. 종종 汗出, 咳嗽, 氣促, 納差, 男子遺精, 女子月經不調 등을 동반한다. 그 원인을 연구해 보면 勞倦, 飮食, 濕熱, 情志, 瘀血 등의 모든 요소와 관계가 있다. 만약 오랫동안 치료하지 않으면 陰液이 말라버리고 陽氣가 消耗되어 구하지 못하게 되니 醫師는 신중하지 않을 수 없다.

內傷發熱의 病機는 어떤 원인에 의해 臟腑의 氣血陰陽이 機能과 物質代謝에 이상이 생기기 때문이다. 《素問·調經論》에 이르길 "陰虛하면 內熱이 생기는 것이 어떻게 그렇습니까? 岐伯이 대답하기를 勞倦이 있으면 形氣衰少하고 穀氣不盛하여 上焦不行하고 下脘不通하여 胃氣熱하고 熱氣熏胸中하는 까닭에 內熱이 생긴다."라고 하였다.

이로써 알 수 있는 것은 陰虛生內熱은 勞倦過度로 氣陰이 傷하고 脾胃의 運化機能에 영향을 미쳐 內熱이 생긴다는 것이다. 《金匱要略·血痺虛勞病脈證幷治》에서는 "虛勞裏急, 悸衄, 腹中痛, 夢失精, 四肢酸痛, 手足煩熱, 咽乾口燥"라고 하여 인체의 陰陽失調로 발생한 虛熱의 證候를 구체적으로 지적해 주었다. 元代 李東垣은 《脾胃論》에서 "飮食勞倦이 바로 熱中의 始作이다."라는 논술을 통해서 飮食勞倦과 七情이 脾胃를 손상시키면 元氣下陷하고 相火上乘하여 發熱한다고 인식하였다. 이것이 바로 "陰火"이다. 朱丹溪는 "陽常有餘, 陰常不足"을 제시하여 內傷發熱과 房事不節이 유관하다고 인식하였다. 明代 張景岳은 虛火의 원인을 陰虛發熱과 陽虛發熱 두 가지로 분류하여 인식하였다. 瘀血로 인한 發熱도 무시할 수는 없다. 淸代 王淸任은 《醫林改錯》에서는 "身外는 차가운데, 心裏는 뜨거우니 이는 燈籠病이라는 것으로 瘀血이 안에 있는 것이다.", "매일저녁에 內熱이 나고 皮膚에도 잠시 열이 난다."라고 하였다. 內傷發熱에는 濕熱로 인한 것도 있다. 吳鞠通은 "午後發熱은 陰虛와 비슷하며 병이 빨리 낫지 않는 것을 이름하여 濕溫이라 한다."라고 하였다. 이는 濕邪가 자욱하게 脾胃에 침범하길 오랫동안 하여서 鬱滯되어 熱로 변화한 것이다. 上述한 바를 종합하면 內傷發熱은 脾胃, 肝腎 및 膽의 기능실조와 밀접한 관계가 있다. 이를 볼 때 음식을 적절히 먹어 脾胃를 調理하고, 房事를 절제하여 腎精을 굳게 하고 忿怒를 경계하여 肝氣를 通暢하게 하고 胃氣를 보호하여 肺氣를 굳게 하는 것이 바로 內傷發熱의 예방에 있어 매우 중요하다는 것이다.

1) 養生(1次豫防)法

內傷發熱은 대부분 飮食勞倦傷으로 인한 것이다. 그러나 外感治療를 잘못하거나 痰火 또는 思慾不遂하여 鬱而化熱하거나 房室傷精으로 陰虛作熱 등도 역시 원인이 된다. 그러므로 內傷發熱을 예방하는 것은 마땅히 체질을 균형 잡히게 하고, 七情六欲의 편중을 보아 다스려야 한다.

(1) 心理養生法

虛火의 원인은 대부분 감정이 逆氣해서 되는 것이다. 《金匱鉤玄·火豈君相五志俱有論》에서는 "君火와 相火 이외에 厥陰이 있고 五臟의 火는 五志에 근원하며 六欲七情이 激發해지면 火가 일어나게 된다."라고 하였다. 朱丹溪는 말하길 "氣는 有餘하여 火가 되기 쉽다."라고 하여 氣가 鬱滯하여 안에서 풀어지지 않는 것도 포괄하였다. 그러므로 臟腑의 火를 예방하는 것은 마땅히 五志의 평형을 유지하여 怒傷肝, 喜傷心, 思傷脾, 悲傷肺, 恐傷腎하지 못하게 하고, 또한 鬱火가 일어나지 못하게 하는 것이다. 이것은 또한 情志變移法을 사용하여 조리하고 풀어주어야 하는 것이다. "생각이 일어나는 것을 두려워하지 말고 깨달음이 늦는 것을 두려워하라."라는 말은 바로 이것을 말한 것이다.

(2) 飮食節制法

"痰火" 역시 內傷發熱의 원인 중 하나이다. 옛사람들은 "病中에 십중팔구가 痰火이다."라고 하였다. 朱丹溪는 "모든 병은 痰火를 생하고 痰火는 다른 증상을 나타나게 한다."라고 하였다(《丹溪手鏡·卷上》). 痰火는 食滯에서 비롯되는데 食滯로 脾를 傷하면, 脾濕이 鬱滯되고 痰을 生하게 되며, 痰이 모이면 火가 生하게 되어 低熱이 물러나지 않게 된다. 그러므로 음식을 절제하고 술을 경계하고 肥甘한 음식물과 鹹味를 조심하고 음식을 적게 먹는 것이 痰火의 생성을 막는 중요한 방법이다. 특히 비만한 사람은 음식을 더욱 절제하여야 한다.

(3) 房事節慾法

朱丹溪는 《內經》에 근거하여 인체의 陰陽消長法則에 따라 "陽有餘 陰不足"論을 제시하고, 이것으로 "相火論"을 확립하였다. "閉藏을 주로 하는 것은 腎이고 疏泄을 하는 것은 肝이니 이 두 장기에는 모두 相火가 있어 心과 연결된다. 心은 君火로 사물에 의해 쉽게 動하니 心이 動하면 相火도 역시 動하고 相火가 動하면 精이 스스로 달아나고 相火가 일어나 비록 交合은 하지 않아도 암암리에 스스로 疏泄되는 것이다."라고 하였다(《格致餘論·陽有餘陰不足論》). 情欲을 참지 못하여 相火가 妄動하게 되고 이로 인해서 精液이 過度하게 나가게 된다. 陰은 더욱 虛해지고 陽은 더욱 亢盛해 지니 發熱이 멈추지 않는 증후가 생기게 된다. 朱氏는 "相火"를 元氣의 賊으로 보고 있었다. 이 내용은 비록 편벽된 이론이지만 양생학적인 면에서 보면 相火는 性慾과도로 이해할 수 있다. 따라서 이를 억제하고 조절하면 房勞로 인한 火가 생기는 것을 방지할 수 있다.

(4) 外感病의 후유증을 예방하는 방법

外感病을 확실하게 치료하지 못하면 六淫이 皮肉之間에 남게 되어 內傷發熱을 일으킨다. 특히 濕盛하여 發熱하는 사람의 경우에는 熱이 내리면 몸이 추워진다. 이때에 溫補劑를 미리 투여해서는 안된다. 이에 대해서 "火爐가 비록 꺼진 것 같으나, 타고 남은 재 안에 아직 불씨가 남아 있다."(《外感溫熱篇》)라 하였다. 또한 환자는 너무 일찍 腥葷한 음식물을 먹어서도 안되고, 房事를 過度하게 해서도 안된다. 그렇게 하지 않으면 微微한 邪氣가 남아 虛한 사이를 틈타 邪氣가 안으로 들어오게 되어 풀어지지 않게 된다. 옛사람들은 "風에 傷하고 잘 치료하지 않으면 癆瘵가 된다."라고 하였는데 이 말은 의사나 환자 모두 명심해야 할 부분이다.

2) 2次豫防法

內傷發熱은 주로 虛證이 많다. 傳變을 방지하는데 있어서도 종합적인 治療와 調養을 병행하여야 하며 寒凉藥만을 사용해서는 안된다. 《醫門法律·虛勞脈論》에서는 "무릇 虛勞病은 대개 發熱하는 자가 많으니 그 안팎의 原因과 脈의 陰陽과 時期의 이르고 빠름을 잘 구별하여 치료해야 한다. 만약 열을 내리는 藥만 사용하면 邪氣를 굴복시키지 못하고 熱이 오래되어 혈액이 마르고 津液이 枯渴되어 救하지 못하니 이것은 모두 의사의 잘못이다."라고 하였다. 이외에 飮食調養, 起居防護 역시 무시해서는 안된다.

(1) 起居를 통한 傳變豫防法

① 風寒을 避한다.

內傷發熱患者는 表衛가 튼튼하지 못하여 自汗 또는 盜汗하는 경우가 많다. 이는 外邪侵襲에 의해 加重된다. 그러므로 생활에서 바람을 피하고 안정하며 寒溫이 적절해야 한다.

② 房事를 節制한다.

內傷發熱은 腎精이 虧虛된 者에게 많이 나타난다. 《證治準繩 · 發熱》에서 "만약 心을 피곤하게 하고 色을 좋아하면 眞陰과 陰血을 傷하게 한다. 그렇게 되면 陽氣가 偏勝하여 火로 변하게 된다."라고 하였다. 때문에 發熱病患者는 房事를 엄격히 避해서 眞陰을 소모시키지 말고 賊火가 체내에서 熾盛하지 못하도록 한다.

(2) 음식을 통한 傳變豫防法

① 기름진 음식을 조심하라.

發熱患者의 음식은 일반적으로 담담한 것을 위주로 하고, 영양이 풍부하고 소화가 잘되는 것을 섭취하며 기름진 음식과 비린내 나는 음식은 금해야 한다. 특별히 陰虛內燥患者는 "酒類, 辣椒, 花椒, 生薑類, 마늘, 개고기, 양고기 등의 음식들은 熱化하여 陰을 傷하게 하는 음식으로 마땅히 적게 먹거나 금해야 하는 음식이다. 이것을 먹으면 熱을 도와 陰을 傷하게 하므로 陰虛가 더욱 加重된다."라고 하였다.

② 음식에 의한 滋養

㉠ 麥門冬粥 : 麥門冬 30g을 달여서 즙을 내어, 반숙된 찹쌀과 설탕을 넣어서 죽을 끓여 매일 아침에 복용한다. 陰虛發熱에 사용한다(《南陽活人書》).

㉡ 黃芪大棗粥 : 生黃芪 30g, 黨參 30g, 甘草 15g을 달여서 즙을 낸다. 찹쌀 100g과 대추 10개를 넣고 끓여 죽을 만든 후 위의 즙에 넣어 아침에 먹는다. 이 죽은 氣虛發熱에 대해 더욱 좋다.

㉢ 珠玉二寶粥 : 生山藥 100g, 생율무100g, 柿餠霜 30g을 준비하여 우선 山藥, 율무를 으깨서 죽을 끓여 곶감가루를 썰어 넣어 복용한다. 近代의 張錫純은 "이 처방은 脾肺陰分의 虛損을 치료하며 음식이 소화가 안되거나 虛熱勞嗽 등의 一切 陰虛症狀을 치료한다."라고 하였다(《醫學衷中參西錄》).

(3) 약물을 통한 傳變豫防法

內傷發熱이 오랫동안 치료되지 않으면 症狀이 서로 변화하고 복잡해져 氣血이 모두 虛해지고 陰陽이 모두 損傷되거나 虛實을 모두 兼하거나, 病症이 복잡해져서 病情이 얽혀 치료되지 않고 다른 질환을 다시 발생시킨다. 약물을 통한 傳變豫防은 辨證하여 맞는 치료를 하는것과 조기치료가 가장 중요하다. 우선 몇 가지 退熱法을 예로 들어 臨床에 참고할 수 있다.

① 水虧火旺證

身熱心煩, 徹夜不眠, 兩顴烘赤, 陣發性 發熱, 脈細數, 舌紅少苔하니 滋水瀉火하는 黃連阿膠湯, 靑蒿鼈甲湯을 사용한다.

② 食積發熱證

腹脹痞滿, 不思飮食, 經日低熱, 形瘦面黃, 肢困乏力, 鼻下爛赤, 睡中切齒, 口氣酸臭, 大便時乾時溏止, 小兒의 指紋이 구부러져 있으니, 마땅히 消導食積하는 保和丸을 사용한다.

③ 氣虛發熱證

계속되는 열이 내리지 않고 肢困神疲, 納差, 少氣懶言, 頭痛時作時止, 脈弱舌淡하니 마땅히 甘溫으로 熱을 除去하는 補中益氣湯을 사용한다.

④ 氣鬱化火證

身熱心煩, 胸脇脹痛, 手掌灼熱이 오후에 比較的 현저하며, 脈弦數, 舌苔黃하니 마땅히 疏肝淸熱하는 丹梔逍遙散을 사용한다.

⑤ 瘀血發熱證

發熱夜甚, 口舌乾燥, 肌膚甲錯, 身有痛處, 固定不移, 或腹中結塊, 脣舌靑紫, 脈細澁하니 마땅히 淸熱祛瘀하는 桃仁承氣湯, 血府逐瘀湯 등을 사용한다.

⑥ 痰火發熱證

咳喘煩熱, 低熱不退, 口乾脣燥, 痰不易出, 胸痛, 咳血, 또한 목뒤에 痰核이 구슬을 꿴 것처럼 있고, 脇下에 硬結이 있으며, 脈弦數, 舌紅苔黃하니 마땅히 化痰降火, 軟堅散結해야 하고 消瘰丸 등을 사용한다.

3) 3次豫防法

內傷發熱이 호전된 후에 다시 재발을 막는 방법은 脾胃機能의 조리와 체력단련으로 몸을 강화하는 것이다. 이중에 脾胃를 조리하는 것은 매우 중요하다. 이것은 經에서 설명한 "土를 두텁게 하여 火를 수렴한다."는 의미이다.

(1) 藥膳을 통한 재발방지법

① **蓮肉糕** : 깨끗이 말린 蓮肉 적당량을 去心하고 냄비에 넣고 물과 함께 끓여서 깨끗한 보자기에 싸서 으깬다. 찹쌀 500g을 물에 불려서 蓮肉으깬 것과 반죽하여 쪄낸다. 이것이 식은 후 납작하게 만들어 설탕을 뿌리면 蓮子肉떡이 완성된다. 이것은 회복 후 脾胃虛弱者에게 쓴다(《士林三書》).

② **當歸羊肉羹** : 양고기 500g을 깨끗이 씻은 후 썰어 놓는다. 黃芪, 當歸, 黨參 각 25g을 망사에 싼 후 양고기와 같이 약한 불에 푹 끓여낸다. 이런 다음 生薑 25g, 소금 약간을 넣은 후 필요한 양만큼 먹는다. 이것은 회복 후 氣血不足肢冷者에게 쓴다(《濟生方》).

③ **甘藷粥** : 사탕수수(甘藷)즙 100~150㎖, 찹쌀 50g을 준비하여 여기에 물 적당량을 부어 죽으로 끓인다. 이것은 회복 후 胃陰不足으로 인한 食慾不振, 反胃嘔吐者에게 쓰인다(《養老奉親書》).

④ **飮食禁忌** : 《諸病源候論·熱病諸候》 에서는 "무릇 병에서 회복된 후에 돼지고기나 피를 먹거나, 비린 생선, 비계 등을 먹으면 반드시 크게 설사한다. 이는 의사도 다시 고치지 못하는 것이니 반드시 죽음에 이른다. 만약 떡이나 엿, 탄 음식, 대추, 밤, 모든 과일, 소화되기 힘든 것들을 먹으면 胃氣가 虛弱해져서 소화시키지 못하고 熱이 맺혀 다시 熱이 나니 이는 약을 써서 내려야 한다."라고 하였다. 이는 熱病에서 회복된 후에 飮食調養이 얼마나 중요한지 말해주는 것이다.

(2) 氣功을 통한 재발방지법

內養功과 放松功은 모두 이 질병의 회복기에 좋다. 內養功은 氣陰不足의 發熱證에 사용하고 放松功은 肝鬱化火發熱證에 사용한다. 열심히 수련하면 자연히 성과가 있을 것이다.

8 虛勞豫防法

虛勞는 "虛損" 또는 "勞傷"이라고도 하는데 이는 臟腑의 元氣가 虧損되고, 氣血陰陽이 부족하게 되는 것을 병리기전으로 하는 모든 만성병의 총칭이다. 稟賦不足, 後天失調, 體質薄弱으로 오기도 하고 병을 잘못 치료하거나 병이 오래되어서 발생하기도 한다. 歷代醫家들은 四大難治病中의 하나로 보았다. 《十藥神書》 에서는 "虛勞가 모든 병중에서 가장 어렵다."라고 하였다. 明代의 孫一奎는 "치료하는데 잘 치료해야지 가볍게 치료하였다가 잘못이 조금이라도 있다면 輕症患者는 심해지고 重證환자는 사망한다."라고 하였다. 빠른 효과를 바라다가 낫지 않고 나중에는 결국 손을 쓸 수 없게 되는 것이니 虛勞病은 반드시 미연에 방지하여야 하며 다른 예방이 필요한 질병에 비해서도 가장 예방이 중요한 질병이 바로 虛勞이다.

虛勞의 발생부위와 임상증상은 질병의 원인에 따라 달라 매우 복잡하다. 즉, 皮, 肉, 筋, 骨, 脈, 臟, 腑, 氣, 血, 陰, 陽 모두에 虛損이 발생할 수 있다. 《素問·宣明五氣論》에 말하길 "五勞는 久視傷血, 久臥傷氣, 久坐傷肉, 久立傷骨, 久行傷筋이다."라고 하였다. 《難經·十四難》에서는 "五損"의 설명은 비록 皮毛, 血脈, 肌肉, 骨 등의 五體로 분류되어 있지만, 五體는 五臟과 合하므로 실제로는 五臟의 虧虛에 따라 각기 다른 證候를 설명한 것이다. 이후로 歷代醫家들은 五臟虛損에 대한 이론을 확립하게 되었다. 《治病活法秘方》에서는 "모든 虛損은 心腎에서 기인하지 않은 것이 없다."라고 하여 心腎이 虛損證에서 차지하는 중요성을 강조하였다. 《病機沙篆》에서는 脾胃論을 따라 "옛사람이 말한 五勞, 六極, 七傷, 三十三蒸들은 증상이 번잡하여 사람들을 현혹하지만 先天, 後天에 근본을 두고 치료하면 치료하지 못할 것이 없다."라고 하였다.

虛勞病에 대하여 《素問·五臟生成論》에서는 "鹹味를 많이 먹으면 脈이 응결되어 색이 변하고 苦味를 많이 먹으면 皮膚가 말라서 모발이 빠지고, 辛味를 많이 먹으면 筋急하고 爪甲이 마르며, 酸味를 많이 먹으면 肌肉이 굳고 입술이 뒤집히며, 甘味를 많이 먹으면 뼈가 아프고 머리카락이 빠진다."라고 하였다. 이것으로 볼 때 五味를 五臟에 귀속시켜서 五味를 편벽되게 좋아하면 臟腑正氣를 손상시켜 虛勞가 된다. 明의 綺石은 《理虛元鑑·虛症有六因》에서 "虛症에는 6가지 원인이 있는데 先天要因, 後天要因, 痘疹後遺症의 原因, 外感要因, 環境原因, 醫藥要因이 있다."라고 하였다. 이는 모두 臟腑의 元氣를 傷하게 하여 氣血陰陽의 偏衰를 유발시키므로 虛勞가 생긴다.

옛사람들은 虛勞豫防을 매우 중요시하여 《理虛元鑑·虛勞當治其未成》에서는 "虛勞를 앓고 있는 사람이 미리 치료하지 않으면 병은 치료된다 하더라도 어려움을 감수해야 하고, 돈이 많고 귀한 사람은 생명을 유지할 수 있으나 가난하면 결국에는 목숨을 유지하기 어렵다. 이는 마땅히 發病하기 전에 어떤 징조가 있는지 병의 원인은 어디에 있는지를 하나하나 잘 살펴서 調攝에 힘쓰고 湯藥과 丸劑 등을 오랫동안 복용하여 그 뿌리를 제거하여야 하니 어찌 예방이 上策이 아니겠는가?"라고 하였다. 또한 綺氏는 "節制할 줄 알고, 미리 예방할 줄 알며 두 번 세 번 지키고 주의해야 한다."라고 하여 예방을 중요시하였다. 《醫門法律·虛勞門》에서는 "仲景이 성인남자에게 경고하기를 營衛를 위하는 데는 음식을 잘 먹는 것만한 것이 없다. 항상 營衛를 곡식으로 편안하게 하는 것이 장수하는 근본이 되며 精을 쌓아서 스스로 건강해지는 도리이니 매사에 욕심을 절제하여 精氣를 보존하라.…… 이미 병의 세력이 커버리면 좋은 방법을 사용하더라도 치료가 어렵다."라고 하였다. 이는 예방과 조기치료가 虛

勞에 있어 얼마나 중요한지 말한 것이다.

1) 養生(1次豫防)法

虛勞를 일으키는 원인은 매우 많다. 우선 天稟이 부족한 것으로, 父母의 체력이 弱하거나 병이 있어 胎中에서 영양을 잘 받지 못하여서 그런 것이다. 그 다음에 後天的으로 調理를 하지 못한 것이 있는데, 예를 들어 房事를 절제하지 못하거나 너무 일을 많이 하여 疲勞하게 하거나 七情이 鬱滯되거나 飮食을 조절하지 못하는 것이다. 그 다음으로는 질병의 영향인데 예를 들어 大病暴疾에 걸려 邪氣太盛하거나, 邪氣가 오랫동안 머물러 있는데 잘못치료하거나 치료의 때를 놓치는 것 등이다. 이러한 원인들이 모두 인체의 臟腑氣血을 손상시켜 오래되면 虛勞가 발생한다. 이러한 병의 원인에 근거하여 각각의 예방대책을 세우면 미연에 방지할 수 있다.

(1) 心理養生法

① 恬憺虛無

"憂恐, 忿怒는 氣를 傷하게 하니 氣가 臟을 傷하면 臟腑에 병이 든다."(《靈樞 · 壽夭剛柔論》), "喜怒哀樂은 精神을 虛하게 한다."(《醫學管見》)라는 설명이 있듯이 七情이 過度하면 陰陽失調하여 氣血不和해지고 臟腑機能의 문란이 오래되면 陰陽이 偏衰하여 虛損에 이르게 된다. 그러므로 喜怒에는 節制가 있어야 하고 心胸은 안정되어야 眞氣를 傷하지 않고 虛勞 역시 발생하지 않는다.

② 節制

"虛勞患者는 성격이 한쪽으로 치우쳐서 精神을 조절하기가 힘들다. 따라서 性情이 편중된 것을 치료하여야 하며 흩어진 마음이 거두어지지 않는 사람은 마땅히 욕심을 줄이고 좋아하는 것을 절제함으로써 精을 배양하여야 한다. 또한 精神이 鬱滯되어 변화하지 않는 사람은 번뇌를 줄여서 神을 길러야 한다. 감정이 激해서 편안하지 않은 자는 忿怒를 절제함으로써 肝을 기르고, 조급하여 안정되지 않는 자는 고된 일을 하지 말고 힘을 길러야 한다. 잡다한 것을 생각하여 불안하면 思慮를 절제하여 心을 기르고, 슬픈 생각에서 벗어나지 못하는 사람은 哀를 절제하여 肺를 길러야 한다".(《理虛元鑑 · 知節》) 節이란, 절제하고 반성한다는 의미이다. 七情이 過度하면 精, 血, 神을 傷하게 되니 마땅히 性情을 변화시켜 이끌며, 精神을 절제하고 반성하여야 한다. 그러면 元氣가 충만해지고 虛損이 나타나지 않게 된다.

(2) 飮食養生法

사람의 生長發育은 전부 음식의 영양에 의한다. 그러나 음식을 적절히 섭취하지 못하면 脾胃를 傷하게 되어 氣血의 生化가 부족하여 虛損을 일으킨다. 《醫門法律・虛勞門》에서는 "대개 음식은 血을 생성한다. 음식을 적게 먹으면 血이 생기지 않고 血이 생기지 않으면 陰이 陽에 비해 부족하게 되므로 五臟이 손상된다."라고 하였다. 이외에 음식을 偏食하면 五臟之氣를 손상시키는데 중요한 원인이 된다. 五味는 五臟에 배속되므로 五味를 偏食하면 五臟이 虛勞에 빠진다. 따라서 다양한 음식을 섭취하고, 偏食을 하지 말고, 暴飮을 하지 않아야 臟腑가 한쪽으로 虛한 질환에 빠지지 않는다.

(3) 起居養生法

① 일과 휴식을 적당히 한다.

"눈으로 사물을 오랫동안 보면 血을 傷하고, 너무 오래 누워 있으면 氣를 傷하고, 오랫동안 앉아 있으면 肌肉을 傷하고, 오랫동안 서있으면 骨을 傷하고 오랫동안 걸으면 筋을 傷한다."(《素問・宣明五氣論》) 이것은 과도한 피로가 쌓이거나 너무 게으르게 지내면 인체의 氣血과 筋骨이 傷하여 虛勞가 발생한다. 그러므로 장부기능을 왕성하게 하고 건강하게 되기 위해서는 반드시 일과 휴식을 적당히 하여야 한다. 이것이 華佗가 말한 "사람은 노동을 하되 너무 과도하게 해서는 안 된다."와 같은 것이다.

② 욕심의 절제와 精의 보존

"房勞하면 腎虛해 진다."(《醫學管見》), "男子가 房勞를 하면 精을 傷하게 된다."(《訂補明醫指掌》), "過色하면 勞損이 된다."(《景岳全書・虛損》)라 하였다. 情에 이끌려 원하는 대로 房事를 하면 眞陰을 소모하게 되고, 虛가 극도에 달해 虛損이 되고 虛損이 쌓여 虛勞가 된다. 따라서 욕심을 절제하고 精을 보존하여 眞陰을 소모하는 일이 없어야 虛勞에 빠지게 된다.

(4) 氣功養生法

"대개 사람이 살아가는 것은 天地의 氣運을 받아서 되는 것이다. 마땅히 眞元을 保養하고 근본을 지키면 병이 없고 건강해 진다."(《十藥神書》) 內養功, 保健功, 强壯功 및 太極拳으로 調心, 調息, 調神하여 자신을 단련하면 眞元을 倍加시키고 正氣를 보존할 수 있으며 인체의 저항력을 증가시킬 수 있다. 이러한 양생방법은 사람의 稟賦를 변화시킬 수 있으며 先天不足을 개선시킬 수 있어서 病邪에 저항하는 능력을 높이고, 질병의 침입을 막아 虛勞를 예방하는데 중요한 방법 중에 하나이다.

(5) 針灸養生法

常用穴位는 足三里, 神闕, 氣海, 關元 등에 針刺하고 灸法을 하면 모두 補益脾胃하고 인체의 저항력을 높이는 작용이 있다. 體質이 虛弱한 사람에게 더욱 적당하다.

2) 2次豫防法

"虛라는 것은 血氣가 不足한 것이다. 이것이 오래되면 肌膚臟腑가 점점 손상되므로 虛損이라고 이름한다. 勞라고 하는 것은 병이 오래되어 고통스러우면 편히 쉴 수 없게 되므로 마치 勞動을 오래하여 휴식하지 못한다는 의미이다."(《醫碥·虛損勞瘵》) 이로써 虛勞의 발생과 발전이 비교적 완만한 과정을 겪는다는 것을 알 수 있다. 그러므로 병을 앓고 난후에는 당연히 正氣를 북돋우고 虛證이 損證이나 勞證으로 발전되는 것을 막아야 한다.

(1) 心理를 통한 傳變豫防法

過度한 憂思悲恐은 바로 病의 원인이 되며 또한 病의 상태를 악화시키는 중요한 원인이다. 따라서 환자의 情緖를 편안하고 즐겁게 함으로써 질병을 빨리 치료할 수 있게 된다. "대개 七情으로 損證이 생기지 않으면 五勞도 생기지 않는다. 오직 진정한 解脫만이 정신적으로 안정되게 하며 이 방법 외에 병을 생기지 않게 하는 법은 드물다."(《理虛元鑑·虛證有六因》)

2) 起居를 통한 傳變防止法

① 房事를 신중히 한다.

房勞를 過度하게 하면 腎을 傷하게 된다. 원래 腎虛한 사람은 더욱 房事를 조심하여 精을 배양하고 腎의 眞元을 증가시켜 손상 받지 않도록 한다. 眞元이 점차 회복되면 신체가 건강하게 된다. 바로 《訂補明醫指掌》에서 말한 "이 병에 걸린 사람은 빨리 房慾을 끊고 精을 배양하여, …… 眞陰의 水氣가 스스로 충만하게 되고 內部에서 생긴 火氣가 스스로 멈추게 된다."는 것이 바로 이것이다.

② 노동과 휴식의 배합

虛勞患者는 신체허약으로 피로하고 힘이 없으므로 침대에 누워서 휴식을 많이 취해야 한다.

그러나 너무 懶怠하게 되면 經絡의 氣血이 원활하게 일어나지 않아 더욱 질병이 악화되게 된다. 그러므로 虛損患者는 마땅히 체력을 단련하여 經絡의 氣血이 잘 運行되도록 하여야 한다.

3) 음식을 통한 傳變豫防法

① **朮米煎** : 白朮 100g, 기장쌀 300g을 준비하고 기장을 먼저 곱게 빻는다. 또 白朮을 갈아서 물 3000g을 붓고 끓여 1000g으로 졸여서 汁이 되도록 한다. 여기에 기장쌀분말을 넣고 약한 불로 죽이 되도록 끓인다. 죽이 다 되면 불을 끄고 식혀서 떡을 빚는다. 크기는 30mm, 두께는 5mm정도 되면 되고 이것을 아침저녁으로 복용한다. 이 處方은 補益脾胃하는 작용이 있다(《益壽效方》).

② **釀猪灶** : 돼지위장 큰 것 1개, 陳皮 30g, 돼지비장 1개, 설익은 밥 90g, 人蔘 30g을 준비한다. 人蔘, 陳皮를 곱게 빻고, 돼지지라를 얇게 썰어서 설익은 밥과 잘 섞는다. 그런 다음 돼지위장에 넣고 봉합한 다음 찐다. 그런 다음에 꺼내어 아무때나 먹는다. 이것은 健脾和胃, 補氣하는 효능이 있다(《益壽效方》).

(4) 약물을 통한 傳變豫防法

① **益氣** : 氣虛患者에게 좋으며 臨床에서 面色白, 神疲乏力, 食少腹脹, 動則汗出하는 사람에게 人蔘歸脾湯 혹은 補中益氣湯을 사용한다.

② **補血** : 血虛患者에게 좋으며 臨床에서 面色口脣蒼白, 心悸怔忡, 頭暈頭脹하는 사람에게 적용되며 當歸補血湯을 사용한다.

③ **滋陰** : 陰虛患者에게 좋으며 臨床에서 五心煩熱, 失眠盜汗, 身體羸瘦, 口乾脣燥, 午後潮熱하는 사람에게 적용되며 生脈飮, 六味地黃丸을 사용한다.

④ **溫陽** : 陽虛患者에게 사용하며 臨床에서는 怯寒肢冷, 腰膝酸軟, 倦怠乏力, 泄瀉淸穀, 腹中冷痛하는 사람에게 적용되며 六味地黃丸을 사용한다.

(5) 針灸를 통한 傳變豫防法

氣虛證에는 足三里, 中脘, 氣海, 關元 등을 사용하며, 血虛證에는 脾兪, 胃兪, 膈兪, 足三里 등을 사용하며 陰虛證에는 三陰交, 太谿, 陰谷 등을 사용하고 뜸을 써서는 안되며, 陽虛證에는 命門, 關元, 神闕, 腎兪 등을 사용한다.

(6) 四時調攝法을 통한 傳變豫防法

虛弱한 사람은 四時에 따른 調養을 해야 한다. 《理虛元鑑・知方》에서는 "虛弱한 사람은 한번 걸린 감기에 다시 걸려서는 안되며 痢疾에 다시 걸려서도 안되는데 가볍게 감기에 걸리는 것도 避해야 한다. 일 년 중에서 봄에는 風寒을 조심하여야 하고, 여름에는 暑凉을 조심해서 寒氣에 感해서는 안되며 長夏에는 濕을 조심하고 가을에는 燥를 조심하고 겨울에는 寒과 風을 조심하여야 한다. 이것들은 병자와 간호자가 모두 알아야 할 것들이니 의사 역시 이러한 五運六氣의 이치를 잘 알아 때에 맞춰 기후의 偏重을 잘 조절해야 한다. 그렇게 하는 것이 調攝을 잘 하는 것이고 陰陽造化의 편중됨을 조절하여 太過는 제어하고, 不足은 도와주게 된다."라고 하였다. 이외에 또한 이 책에서는 24가지 기후중에 3가지 기후를 강조하였는데 이는 調攝에 있어서 가장 중요한 것으로 "첫째는 그 木氣가 처음으로 왕성하여 火氣가 上升할 때이고, 둘째는 長夏에 濕熱이 유행할 때이고, 셋째는 여름과 가을이 교차하여 火氣가 잠복되어 金氣를 녹여버릴 때이다."라고 하였다.

3) 3次豫防法

虛勞는 인체의 機能衰退에 해당하는 病症이다. 治愈하기가 어렵지만 치료 후에 다시 재발하지 않도록 하는 것도 어렵다. 그러므로 호전된 후에 재발을 방지하는 것은 매우 중요한 의미를 가지며 매우 종합적인 성격을 띤 예방보건을 시행하여야 한다. "평소 外邪를 방지하며, 慾心을 절제하고 七情을 조절하며 藥을 부지런히 복용해야 하며 질병이 있을 때를 생각해서 미리 예방하여야 한다. …… 치료 후 3년 동안 女色으로 發病한 사람은 욕심을 절제하고, 氣로 인해서 發病한 사람은 분노를 참으며, 책을 너무 많이 보아서 發病한 사람은 책보는 것을 그만두고, 피로가 쌓여서 發病한 사람은 안정된 휴식을 취하여야 하고, 생각이 너무 많아서 發病한 사람은 후회를 버리고, 너무 슬퍼서 發病한 사람은 달관하는 마음을 가져야 한다(《理虛元鑑・三候》).

9 肥滿豫防法

인체 내에 지방축적이 과다하여 정상인의 일반평균량보다 현저하게 초과된 것을 肥滿이라고 부른다. 서양의학에서는 정상체중보다 10% 초과한 것을 過重이라고 칭하고 20% 이상 초과한 것을 비만이라고 칭한다. 肥滿에는 單純性과 續發性이 있다. 여기에서는 주로 단순성 비만을 토론하며 임상증상에서는 체형적인 비만을 위주로 하고, 가벼운 경우에는 증상이 없을 수도 있으나 중간이나 중증비만일 경우에는 眩暈, 心悸, 無力症과 氣短, 四肢沈重無力, 浮腫 등의 증상이 나타날 수 있다. 예를 들면 《丹溪心法》에서는 "뚱뚱한 사람은 몸이 무겁고 게으르다……."라고 하였다. 肥滿이 오래된 사람은 高血壓, 冠狀動脈硬化證, 糖尿病, 膽石症, 增生性骨關節炎 등과 같은 여러 종류의 질병이 합병될 수도 있다. 따라서 비만의 인체에 대한 해로움은 매우 심각한 것이므로 각종의 방법을 채택하여 비만을 예방하는 것은 인류건강장수에 대하여 중요한 의의를 지닌다.

한의학에서는 비만에 대하여 여러 가지로 묘사하고 있는데, 예를 들면 "肥貴人", "肌膚盛", "肥人" 등이다. 옛사람들은 "膏人은 多氣하고, ……肉人은 多血하며, ……脂人은 血淸, 氣滑少하다."라고 인식하고 肥滿과 氣血의 관계를 지적하였다. 또한 옛사람들은 비만이 形體와 관계가 있다고 인식하였다. 예를 들면 《靈樞·陰陽二十五人》에서 "土形之人은 ……둥근 얼굴, 큰 머리, 둥근 어깨와 등, 큰 배, 둥근 허벅지와 종아리, ……살이 많으며……."라고 하였으며, 《靈樞·衛氣失常》에서는 "膏人은 배가 늘어져 포동포동하고, 肉人은 上下의 용적이 크며, 脂人은 비록 살은 쪘지만 크지 않다."라고 하였다. 肥滿의 病位에 대하여 옛사람들은 脾胃와 비교적 밀접한 관계가 있다고 인식하였다. 즉 《丹溪心法》에서 "肥人은 濕痰이 많다."라고 하였으며, 《類證治裁》에서는 "痰은 脾에서 생긴다."라고 하였다. 그리고 《雜病源流犀濁》에서는 "過度하게 먹고 기름, 돼지비계를 좋아하면 脾氣不利로 壅塞되어 痰이 된다."라고 하여 飮食不節, 脾失健運, 痰濕積聚가 비만을 일으키는 중요한 원인의 하나임을 인식하였다. 또 "나이 四十에는 陰氣가 저절로 半이 되어 起居生活에 있어서도 衰弱해지며, 나이 五十에는 몸이 무겁고 귀와 눈이 밝지 않게 된다."라고 하여 비만이 중년과 노년에 많다는 것을 설명하였다. 종합해 보면, 비만을 야기하는 요소는 대체로 先天的인 要素, 飮食失調, 臟腑不和, 性別體質, 地理的 環境, 運動, 心理的 要素 등이 있다. 그 病機는 대개가 痰濕阻滯, 氣血鬱阻, 氣虛停飮, 水濕內盛, 陽虛水乏 등이다. 한의학에서는 역대로 "上工不治已病治未病"을 주장하면서 예방을 위주로 해야 함을 강조하였다. 肥滿이라는 질병에 대해서도 마찬가지인 것이다.

1) 養生(1次豫防)法

肥滿의 형성원인은 飮食不節, 脾胃損傷, 聚濕化痰, 臟腑失調, 疏泄不暢, 遺傳, 運動不足, 지나친 편안함 등이다. 비만의 예방은 반드시 상술한 病因에 맞추어 시술해야 한다.

(1) 飮食養生法

① 규칙적인 식사

《管子》 에서 말하기를 "飮食이 적절치 못하면 ……몸이 피곤하고 손상된다."라고 하였다. 음식을 定時에 定量을 먹는 것이 비만을 예방하는 가장 중요한 임무이다. 《千金要方》 에서는 "飮食이 過多하면 聚積가 되고 渴飮이 過多하면 질병이 된다."라고 하였다. 그러므로 반드시 노동강도, 기후환경의 변화에 근거하여 음식을 합리적으로 조절해야 한다.

② 淸淡한 음식

素食과 淡味의 齊唱은 중국고대 의학가와 양생가들의 일관적인 주장이다. 《韓非子》 에서 "향기롭고 부드러운 맛, 독한 술과 고기는 맛은 좋지만 질병이 생긴다."라고 하였듯이 지방분이 많고 助濕生痰하는 음식을 많이 먹으면 사람이 비만하기 쉽다. 그러므로 지방분이 많은 음식은 많이 먹지 않는 것이 좋고 담백한 素食을 위주로 해야 한다.

③ 바른 식사법

비만을 예방하는 데 있어서 음식을 통한 방법 역시 매우 중요하다. 매 식사 때마다 《壽世保元》 에서 말한 "자주 천천히 먹고, 많이 먹지 않도록 한다."에 따른다. 잘게 씹고 천천히 삼키는 것은 사람이 적게 먹어도 배부르게 만들 수 있으며, 동시에 식사시에 마음을 평안하게 갖는 것이 좋다. 이와 같이 하면 脾가 튼튼해져서 濕痰이 생기지 않는다.

(2) 藥茶養生法

① **消膩茶** : 冬瓜皮 적당량, 옥수수수염 한 다발. 맛이 단 샘물로 끓여서 茶代用으로 자주 마시면 기름기와 붓기를 제거하여 비만을 예방할 수 있다.

② **桑枝茶** : 嫩桑枝 20g을 얇게 잘라서 찻잔 속에 넣고 끓는 물을 부어 우려내서 茶代用으로 마신다. 연속 2~3개월간 마신다. 《醫部全錄》 에서는 桑枝茶에 대해서 "濕을 몰아내서 사람을 마르게 하며 지나치게 뚱뚱한 사람은 반드시 오랫동안 복용해야 한다"라고 기록하였다.

③ **葫蘆茶** : 묵은 표주박 15g, 荷葉 3g을 굵게 찧어서 끓는 물로 우려내어 茶代用으로 자주 마신다. 《飮善正要》 에는 표주박이 붓기를 없애는 효과가 있어서 지방분을 낮추는데 사용할 수 있다고 기록되어 있다.

④ **三花減肥茶** : 玫瑰花, 茉莉花, 玳玳花, 川芎, 荷葉 등. 매일 저녁에 1포씩 찻잔에 넣고 끓는 물로 우려내어 茶代用으로 마신다.

(3) 藥粥養生法

① **茯苓粥** : 茯苓粉 15~20g, 멥쌀 100g에 적당량의 물을 붓고 약한 불에서 죽을 끓인다. 아침저녁으로 복용하면 健脾利濕하여 비만을 예방할 수 있다(《直指方》).

② **玉米粉粥** : 먼저 옥수수가루 적당량을 찬물에 넣어 풀 상태로 개어 놓는다. 그리고 약간의 멥쌀에 물을 넣고 팔팔 끓여서 두 번 끓어오르면 옥수수가루를 넣어 함께 죽을 끓인다.

③ **苡仁粥** : 薏苡仁 30~60g, 멥쌀 적당량에 물을 붓고 약한 불에서 죽을 끓여서 아침저녁으로 먹는다. 효능은 茯苓粥과 같다.

④ **荷葉粥** : 먼저 生荷葉 1장을 깨끗이 씻어서 물에 끓인 다음 荷葉은 건져내고 荷葉물에 멥쌀 100g을 넣고 죽을 끓여서 먹는다(《廣濟方》).

⑤ **冬瓜粥** : 신선하고 껍질이 붙어 있는 冬瓜 80~100g(혹은 冬瓜仁 말린 것은 10~15g, 신선한 것은 30g), 멥쌀 100g. 冬瓜를 칼로 자른 후에 깨끗이 씻어서 작은 조각으로 자른 다음 멥쌀과 함께 솥에 넣고 죽을 끓여 수시로 먹는다.

⑥ **蘿卜粥** : 무(큰 것은 한개, 작은 것은 몇 개)를 깨끗이 씻어서 잘게 자른 후에 쌀 100g과 함께 솥에 넣고 물을 붓고 죽을 끓인다. 수시로 먹는다(《圖經本草》).

(4) 運動養生法

《保生要靈 · 調肢體門》에서 말하기를 "매일 자주 걸으면 반드시 몸이 가볍고 눈이 밝아지며, 筋肉과 關節의 血脈이 원활하게 되고 소화도 잘되어 壅滯되는 것이 없다."라고 하였다. 운동은 사람의 氣血흐름을 순조롭게 하고 筋骨을 튼튼하게 하며 內臟을 조화롭게 하고 몸을 가볍게 하며 눈을 밝게 하고 체형을 아름답게 한다. 운동방식에는 산보, 구보, 氣功, 五禽戲, 太極拳, 각종 球技類 등이 있다. 많은 종목중에서 자기의 체력조건, 연령, 기후와 지리 등의 특징에 근거하여 1~2종의 운동을 선택하고 꾸준히 지속하면 몸을 튼튼하게 하고 肥滿이 발생하지 않게 할 수 있다.

2) 2次豫防法

(1) 飮食을 통한 傳變豫防法

肥滿인 사람은 1次豫防法 외에도 비만정도와 체력활동의 强弱에 근거하여 음식을 절제하고 음식구조를 조절해야 한다. 채소와 과일(당분 함량이 매우 낮은 과일류)을 위주로 하고 主

食(밀가루, 쌀 등)을 적게 먹는다. 만약 肥滿하여 정상체중의 20% 이상 초과하고 몸이 노동을 감당하기 어려운 경우에는 매일 主食을 250g 이하로 제어해야 하며, 노동할 체력이 있는 경우에는 상황을 참작하여 主食을 50~100g 첨가하고 副食도 반드시 低鹽을 위주로 해야 한다. 만약 허기짐을 느끼면 맛좋은 샘물을 소량씩 자주 마시거나 冬瓜皮 혹은 玉米須의 煎湯을 마신다. 또 食慾을 억제하는 氣功을 해도 된다.

(2) 藥物을 통한 傳變豫防法

① 化濕健脾를 통한 傳變豫防

肥滿이 脾虛濕盛으로 인하여 야기된 경우에는 四肢가 피곤하고, 힘이 없으며 헛배가 부르고, 脈滑하거나 濡하며, 舌淡 혹은 胖하거나 齒痕이 있는 등의 증상이 나타나는데, 이 때에는 健脾化濕함으로써 비만을 조절해야 한다. 澤瀉湯, 四物湯, 加味防己黃芪湯, 健脾除濕湯을 함께 복용한다.

② 燥濕祛痰을 통한 傳變豫防

痰濁이 평소 盛하여 肥滿이 야기된 경우에는 뚱뚱하고 피부가 연약하며, 가슴이 답답하고 숨이 차며, 권태로움과 움직이기 싫고, 舌淡苔白膩가 나타나는데, 이 때에는 반드시 燥濕化痰해야 한다. 처방으로 二陳湯, 三子養親湯, 海藻玉壺湯을 선택한다.

③ 利水를 통한 傳變豫防

肥胖浮腫하며 少尿腹脹이 있는 사람에게 사용하는데, 五皮散, 五苓散, 七皮飮을 선택한다.

④ 通腑를 통한 傳變豫防

대부분 달고 기름진 음식을 좋아하여 유발된 비만에 적용한다. 비만하고 살이 물렁물렁하며, 頭部에 살이 쪄서 얼굴이 동그랗고, 행동이 불편하며, 움직이면 숨이 찬 증상이 나타나는데, 이때에는 小承氣湯, 調胃承氣湯 등을 복용하는 것이 적당하다.

⑤ 消導를 통한 傳變豫防

식사량이 많아서 나타난 비만에 적용된다. 많이 먹고 움직이기 싫어하며, 피부가 포동포동하고 물렁하며, 脘滿積食하고, 舌紅苔白한 증상이 나타나는데, 이 때에는 大山楂丸, 枳實導滯丸 등을 복용한다.

⑥ 疏利를 통한 傳變豫防

비만과 함께 脇痛, 急躁, 眩暈, 倦怠, 腹脹 등이 나타난다. 이 때에는 復方大柴胡湯, 清胰湯, 逍遙散, 疏肝飮, 消脹散을 복용할 수 있다.

(3) 耳穴을 통한 傳變豫防法

耳穴鍼刺 혹은 耳穴埋鍼을 시술하거나 耳穴에 王不留籽를 按壓하는 방법은 모두 체중을 효과적으로 조절할 수 있으며 또한 기타방법을 배합하여 사용할 수 있다. 取穴하는데 一組는 肺, 脾, 腎, 三焦, 內分泌, 二組는 三焦, 大腸, 口, 胃, 三組는 饑點, 神門, 腦點을 취한다. 3組의 血位 중에 매 회마다 2~3혈씩 선택하여 교대로 바꾸며 시술한다.

(4) 鍼灸를 통한 傳變豫防法

梁丘, 公孫, 豊隆, 足三里, 三陰交, 天樞, 陽池, 曲池, 涌泉, 勞宮 등을 취혈한다. 침시술은 모두 瀉法을 이용한다. 매 회마다 3~4개의 혈을 선택한다. 양쪽 혈에 교대로 시술하며 매회 15~30분간씩 한다. 침을 놓고 시큰한 느낌이 온 후에 輕揷重提를 반복하고 큰 폭으로 빠르게 捻轉하며, 침을 뺀 후에는 혈을 누르지 않도록 한다. 매일 1회씩 시술하고 15회를 1단계치료과정으로 하며 중간에 7일간 쉬었다가 계속 2단계치료과정에 들어간다. 일반적으로 5단계치료과정을 거치면 효과를 본다. 또한 지방퇴적이 과다한 부위를 取穴하여 1~2일에 1회씩 시술하고 15~20분간 留鍼한다. 15~20회를 1단계치료과정으로 한다.

(5) 氣功을 통한 傳變豫防法

체중을 조절하고 살을 빼서 몸매를 아름답게 하는 것에 관한 氣功功法의 작용원리는 모두 臟腑機能을 조화하고 氣血을 원활히 하는 것이다. 그래서 식욕을 억제하고 代謝를 강화함으로써 살을 빼는 효과에 도달하는 것이다. 예를 들면 간단한 減肥功, 放鬆功, 小周天功, 丹田功, 六段健美强身功 등이 있다. 특히 玉蟾吸眞功, 蓮花座功, 玉蟾翻浪功은 식욕을 억제하고 살을 빼는 효과가 매우 확실하다. 《中醫減肥療法》과 《健美減肥氣功療法》을 참고할 수 있다.

3) 3次豫防法

(1) 飮食을 통한 재발방지법

비만인 사람이 체중이 조절되었거나 빠진 후에 음식조절로 재발을 방지하는 것은 매우 중요하다. 1次豫防法 중의 음식법을 참고하는 것 외에도 반드시 자신의 조건과 환경, 작업성질에 근거하여 합리적이고 과학적으로 식단을 짜야 하며, 定時, 定量, 低鹽, 低糖, 低脂肪을 지키고 素食을 위주로 하면서 잡곡을 먹어야 한다. 저녁식사는 하루전체음식량의 30%를 초과해서는 안되며 또한 잘게 씹고 천천히 삼켜서 식사시간을 연장시키고 식사량을 줄여야 한다. 이에 참고식단은 다음과 같다. 즉 아침은 113.5g의 우유, 한 개의 계란, 죽 20g. 점심은 50~100g의 쌀밥, 볶은 채소 80~160g에 사과 1개를 첨가해도 되고 또한 50g以內의 비계가 없는 고기를 먹어도 된다. 저녁은 25~50g의 主食, 80~160g의 푸른 채소, 113.5g의 우유나 과일 1개. 원칙은 소모열량과 식사열량의 상대적 평형을 유지하고 아울러 합리적인 음식을 견지하는 것이다.

(2) 運動을 통한 재발방지법

1次豫防法 외에도 자신의 상황에 근거하여 1~2種의 운동종목을 선택한다. 어떤 종류의 운동이든간에 땀이 약간 날 정도가 적당하다. 너무 많이 땀을 흘려서는 안된다. 재발을 방지하려면 꾸준히 해야 한다.

(3) 耳穴을 통한 재발방지법

選穴 : 饑點, 口, 食道, 賁門, 胃, 肺, 內分泌, 三焦, 大腸, 神門 등이다. 耳鍼이나 혹은 王不留籽의 貼壓法으로 매회 2~3혈씩 선택하여 매주 1회씩 바꾸어 주고 3개월간 지속적으로 시술한다.

(4) 心理를 통한 재발방지법

정서적인 안정은 內臟機能을 조화롭게 하고 氣血을 순조롭게 흐르게 한다. 그러므로 마음의 평정을 유지해야만 陰平陽秘를 이루게 할 수 있으며, 또한 반드시 폭넓은 취미를 배양하고 낙관적으로 생각하여 살을 빼는 데 있어 자신감과 의지가 생기게 해야 한다. 이상의 몇 가지는 비만을 예방하는데 있어서도 매우 중요한 작용을 한다.

Ⅶ. 筋骨格系 疾病

1 痺證豫防法

痺證은 風, 寒, 濕, 熱의 外邪가 인체에 침입하여 經絡을 阻滯하고 氣血을 通暢하지 못하게 하고 筋脈과 關節을 滋養하지 못하게 하여 肢體와 關節에 酸痛과 痲木, 重着을 느끼게 하거나, 관절이 腫大되게 하고 灼熱感을 느끼게 하여 活動障碍나 屈伸不利가 되는 것을 주요한 임상증상으로 나타내는 병이다. 古代 醫書에서는 "歷節", "白虎歷節", "痛風"이라고 되어 있다. 臨床에서는 점진적으로 진행되며 자꾸 재발하는 특징이 있다. 초기에는 病이 肌表經絡에 있다가 오래되면 筋骨에 까지 번지고 關節의 變形을 가져오며 이로써 생활이 불편해지기 까지 한다. 만약 臟腑까지 깊이 들어가서 內臟을 손상시키면 예후가 불량하다. 그러므로 적극적인 예방이 필요하고 病의 原因을 제거하여 惡化를 막는 것이 痺證의 발생을 줄이는데 매우 중요하다.

痺證의 임상증상은 古書에 매우 많이 기재되어 있다. 《素問·痺論》에서는 "痺는 아프기도 하고 아프지 않기도 하며, 혹은 편안하지 않다.……"라고 하고 《三因方·歷節論》에서는 "무릇 歷節은 疼痛이 있어 屈伸하지 못하며 신체가 마르고, 심하게 붓고 아프다. 關節을 돌아다니며 短氣, 自汗, 頭眩, 欲吐한다."라고 하였다. 《景岳全書·風痺》에서는 行痺, 痛痺, 着痺의 임상특징을 구체적으로 설명하였는데, "風氣가 勝한 것이 行痺이고, …… 관절을 돌아다니며 통증의 부위가 일정하지 않다.……寒氣가 勝한 것이 痛痺인데, 血이 寒氣를 받아 뭉쳐서 머물게 되는 것으로 응결되어 아프게 된다. ……濕氣가 勝한 것이 着痺이고, 血이 濕을 받아 응체되면 肢體가 무거워지고 疼痛이 심하며, 응체되어 움직이지 않는다."라고 하였다. 《內經》에서는 症狀과 部位에 따라 皮痺, 肌痺, 脈痺, 筋痺, 骨痺의 五痺로 나누었다. 오랫동안 治療되지 않으면 각 原因에 따라 臟腑에 결합되어 臟腑의 痺를 일으키거나 고질병이 된다. "오랫동안 낫지 않으면 제대로 걷지 못한다."고 하였다(《千金要方·諸風》). 痺證의 발생원인은 《素問·痺論》에서 말하기를 "風寒濕 三氣가 함께 모여 痺證을 만들어 낸다."고 하였다. 즉 外因이 原因이라는 말이다. 또한 "濕氣가 인체를 傷하게 한 후에 血脈과 分肉사이에 저장되어 오랫동안 머물러 제거되지 않았거나 또는 打撲傷을 입어 瘀血이 생긴후에 제거되지 않았거나, 갑자기 기뻐하고 화를 내고 음식을 적절히 조절하지 못하거나 기온에 적응하지 못하여 腠理가 막히면 風寒을 만나 氣가 鬱滯되고 그러하면 寒痛이 생긴다."(《靈樞·賊風論》) 라 하여 內因으로는 기쁘고 화내는 것을 조절하지 못하고 음식이 적당하지 못하거나 기온에 적응하지 못하여 痺證이 되고, 外因으로 風寒에 당하여 痺證이 된다는 것을 말한 것이다. 張子和는 《內經》에 기초하여 熱邪로 병이 된다고 하였는데, "痺病은 濕熱이 근원이 되며 風寒을 겸한 것이다."라고 하였다.(《儒門事親·指風痺痿厥近世着玄說》) 《景岳全書·風痺》에서는 體力이 허약하여 邪氣에 感한 것을 강조하여 "風痺의 症狀은 대체로 虛와 寒에 의한 것이 많다. 血氣가 충분하지 못하면 風寒이 안으로 들어오게 된다."라고 하였다. 王淸任은 《醫林改着》에서 瘀血로 인하여 발병한다는 견해를 보였다. 이로써 종합하여 보면 痺證의 주요원인은 음식의 부적절, 寒濕이 적당하지 않은 것과 七情內傷, 또는 體質虛弱, 氣血不足, 腠理空虛에 外感의 風寒濕熱의 邪氣가 가해져서 발병하는 것이다. 正氣가 虛해서 邪氣를 떨쳐내지 못하고 肌肉, 經絡, 關節에 氣血이 뭉쳐서 痺證이 된다. 오래되면 筋骨臟腑에 邪氣가 들어가 頑痺나 臟腑痺가 된다.

1) 養生(1次豫防)法

痺證은 風寒濕熱의 邪氣가 인체에 침입한 것이 중요한 原因이 된다. "邪氣가 있는 곳에 반드시 正氣가 반드시 虛하다."라고 하여 발병된 原因은 환자의 腠理가 空虛하고, 情志, 飮食, 房勞, 勞倦內傷으로 臟腑의 氣血이 虛弱한 것과 관련이 있다. 風寒濕熱의 邪氣를 피할 수 있으면 各種 內傷을 피할 수 있게 되고 인체의 저항력을 높이면 痺證의 발생기회를 눈에 띄게 감소시킬 수 있다.

(1) 起居養生法

"飮食과 居處가 病의 根源이 된다.", "痺가 되는 原因은 風寒濕에 거듭 傷하여 되는 것이다."(《素問·痺論》)에서는 痺證을 예방하는 관건은 風寒濕熱의 外邪를 막는 것에 있다고 하였다.

① 적절한 居處

"濕한 곳에서 지내면 痺證이 생긴다."(《保命歌括》) 따라서, 濕을 피하는 것이 중요하며 寒冷한 환경에서 일을 하거나 생활할 때에는 반드시 寒氣와 濕氣를 방지할 수 있게 하여야 한다. "痺證은 사계절의 춥고 비오는 날씨, 그리고 三月, 九月에 太陽寒水의 氣運이 작용하는

月에 많이 발생한다. 땅위에 풀이 마르고 춥고, 또한 濕氣가 많은 물가에서 일을 하거나 바람과 비를 맞고 습한 곳에서 일하면 痺證이 생긴다."(《儒門事親·指風痺痿厥近世着玄說》) "혹은 찬물을 건너거나 습지에 서있거나 찬바람을 맞거나 바람 부는 곳에 누워있으면 寒凉한 氣運이 들어오고 熱血이 땀으로 나가다가 凝滯되어 통증을 유발하게 된다."(《格致餘論·痛風論》) 그러므로 痺證을 예방하기 위해서는 通風이 잘되어야 하고 춥거나 습하지 않아야 하며 온도가 적절하게 환경을 만들어야 한다. 또한 바람과 비를 맞지 말고 濕氣와 寒氣를 피해서 작업환경을 조성해야 한다.

② 적절한 휴식

痺證豫防에 있어서 적절한 노동과 휴식은 중요한 의의를 가진다. 예를 들어 노동으로 땀이 날 때는 바람을 맞지 말아야 하고, 옷이 땀으로 젖었으면 갈아입어야 하며, 노동이나 운동으로 땀이 나고 몸이 더울 때 바로 목욕해서는 안된다. "피로하고 땀이 나는데 누워서 갑자기 움직이게 되면 가벼운 風邪를 받게 된다."(《金匱要略·血痺虛勞》), "음주를 하고 腠理가 열려 있으면 땀이 나서 바람을 맞게 된다."(《諸病原候論·歷節風候》) 이러한 모든 것들이 痺證을 유발한다.

(2) 飮食養生法

"血痺는 飮酒를 과다하게 하여 열이 매우 심하여 생긴다.", "肉痺는 음식을 조절하지 못하고 기름진 음식을 많이 먹어서 생긴 것이다."(《中藏經·五痺》). "痺證의 원인이 風寒濕이지만 또한 飮酒로 인해 발생하기도 한다."(《三因方·歷節》). 따라서 飮酒를 적당히 하고, 음식을 조절하며 營養을 합리적으로 섭취하며 기름진 음식을 적게 먹고 또한 暴飮暴食하지 않아야 脾가 濕에 傷하지 않게 되고 外邪도 예방할 수 있다.

(3) 房室養生法

痺證은 "酒色에 傷하여 筋脈이 空虛해지고 風寒濕熱의 邪氣가 안으로 들어와서 발생한다.", "元精이 虛하고 風寒濕 三氣가 침입하여 발생한다."라고 하였다.(《古今醫鑑·痺痛》) 욕심을 절제하고 몸을 靜養하고 房勞를 피해야 하며 특히 酒醉入房하여 腎과 精을 傷하지 않아야 痺證의 발생을 예방 또는 감소시킬 수 있다.

(4) 體質增强法

"피부가 견실하지 못하고 肌肉이 튼튼하지 못하면 痺證에 잘 걸린다."(《靈樞·五變》), "痺證은 몸이 虛하고 腠理가 空虛한데 風寒濕氣를 받아서 생긴다."(《濟生方·五痺》) 그러므로 운동을 통하여 氣血을 잘 움직이게 하고 臟腑를 건강하게 하고 精神을 배양하며 筋骨을 튼튼히 하여 저항력을 키워야 痺證을 예방할 수 있다.

(5) 感氣養生法

감기를 예방하면 外邪가 인체에 침입할 수 있는 기회를 줄여주므로 痺證의 발생을 크게 줄일 수 있다. 일단 감기에 걸리면(風熱感氣일 때는 더욱 더) 빨리 治療하여 邪氣가 안으로 들어오는 것을 막아야 한다.

2) 2次豫防法

痺證이 있을 때 적절히 치료하지 못하고, 靜養하지 않으면 자꾸 재발하게 되고 "手足을 제대로 사용하지 못한다."(《諸病源候論·風濕痺論》). 심지어는 臟腑를 손상하기에 까지 이른다. 초기에 빨리 치료하고 다른 병으로 변하는 것을 막아야 하며 완전히 치료해야 한다.

(1) 寒濕을 피함

이미 病이 들면 특별히 寒濕을 피해야 한다. 疼痛이 있는 부위를 보호하고 비가 오거나 寒濕한 날에는 더욱 주의해야 악화를 막을 수 있고 또한 급성으로 발작하는 것을 막을 수 있다. 熱痺일 경우에는 寒氣를 싫어하지는 않지만 風은 반드시 막아야 한다.

(2) 음식조절

痺證환자는 1次豫防法에 따라 飮酒와 暴飮暴食을 避하고 기름진 음식을 적게 먹는 것 외에 영양이 높은 음식을 먹고 너무 자극성이 있는 음식은 피해야 한다. 痛痺患者는 生冷한 음식을 피하고 양고기 같은 따뜻한 음식을 먹어야 한다. 臟腑氣血不足한 상황을 고려하여 각종 補養食品을 사용하여 인체의 저항력을 높이고 악화를 막는다.

(3) 誤治의 예방

痺證은 초기에는 正氣가 虛하지 않고 邪氣가 약간 盛하므로 祛風, 散寒, 逐濕, 溫通經脈 또는 淸熱解毒하는 방법을 위주로 치료하여야 한다. 그러나 병의 기간이 길어지면 正氣가 이미 傷하므로 장기간 祛風燥濕散寒하는 藥物을 피해 氣血津液이 傷하여 各種 變症으로 傳變되는 것을 막아야 한다.

(4) 藥物을 통한 轉變豫防法

緩解期에 氣血이 虛弱한 사람에게는 黃芪桂枝五物湯加減이나 當歸生薑羊肉湯加白芍을 사용하며, 陽虛患者에게는 眞武湯加味를 사용하며, 陰虛患者에게는 六味地黃湯加白芍藥, 當歸를 사용한다.

3) 3次豫防法

痺證의 3차예방법은 保溫, 防寒, 避濕에 調攝, 休息, 運動 등에 주의하여야 한다. 치료효과가 정착되는 것에 중점을 두어 재발을 방지한다.

(1) 外邪의 再感染에 주의

痺證이 치료된 초기에는 正氣가 비교적 虛하므로 衛陽이 튼튼하지 못하고 外邪에 잘 걸리므로 다시 재발하기 쉽다. 그러므로 風寒濕熱의 邪氣에 다시 감염되는 것에 특별히 주의한다.

(2) 음식을 통한 재발방지법

생선, 장어, 율무, 앵두, 맥각 등을 평소에 먹는다. 이외에 상황에 따라 다음 약물을 복용하며 飮食調養한다.

① **율무죽** : 물 500㎖를 냄비에 넣고 끓인 후 불을 줄이고 갈은 홍무를 2순갈 넣어서 율무죽이 되도록 끓인다.

② **烏鷄湯** : 烏鷄를 내장과 깃털을 제거하고 물에 씻은 후에 냄비에 넣고 끓인다. 피가 끓어오르면 건어내고 파, 생강, 花椒, 맛술, 소금을 넣고 약한 불로 고기가 풀어지도록 끓여서 고기와 탕을 먹는다.

③ **鹿茸丸** : 鹿茸 30g을 털을 제거하고 약한 황색이 돌도록 태운 후, 片附子 30g과 소금

0.5g을 갈아서 대추와 함께 환을 만든다. 梧子大로 하고 매일 20丸씩 공복에 하루에 한 번 먹는다.

④ **木瓜羹** : 木瓜 4개를 찐 다음 껍질을 제거한 후 으깨고 꿀 500g을 준비한다. 두가지를 적당히 버무려 항아리에 담가두었다가 끓인 물에 1~2술갈 풀어서 공복에 먹는다.

⑤ **板栗** : 板栗(왕밤) 7개에 있는 씨를 바람에 말려 매일 공복에 먹는다.

⑥ **陽桃** : 陽桃 2~3개를 썰어서 으깬 다음 시원한 물에 타 먹는다. 매일 2~3번 먹는다.

⑦ 살이 마른돼지의 고기 100g과 辣椒根 90g을 같이 달여 양념을 하고 먹는다. 매일 1번씩 7~10일을 연달아 복용한다.

⑧ 율무 50g, 설탕 50g, 乾薑 9g을 준비하여 먼저 율무와 乾薑을 물에 넣고 죽을 만든다. 여기에 다시 설탕을 넣고 복용한다. 매일 1번씩 1개월 동안 연달아 복용한다.

⑨ 율무와 찹쌀로 죽을 끓여 평소에 항상 먹는다.

⑩ 오래된 桑枝 60g(혹은 石榴皮 150g), 암탉 1마리(1000g 정도)를 준비해서 암탉은 내장을 제거하고 桑枝와 함께 물에 넣어 끓여 먹는다.

(3) 藥物을 통한 재발방지법

痺證의 초기에는 補氣養血하는 黃芪, 太子蔘, 當歸, 白芍藥 등을 사용한다. 이것들은 正氣를 충실히 하고 氣血이 잘 흐르도록 하여 재발을 방지한다.

2 痿證豫防法

痿는 肢體의 筋脈이 이완되어 軟弱하고 無力하여 뜻대로 움직이지 못하게 되고 이것이 오래되어 筋肉萎縮을 초래한 일종의 病證을 가리킨다. "痿는 手足이 약하여 運行할 힘이 없는 것을 말한다."(《素問·玄機原病式》)라고 하였다. 臨床에서는 下肢의 隨意運動 및 步行이 불가능한 경우가 많이 보이는데, 이 때문에 "痿躄"이라는 명칭도 있다. 또한 發病原因, 部位 및 臨床表現의 차이에 근거하여 皮痿, 肌痿, 筋痿, 肉痿, 骨痿 등 "五痿"의 구분이 있다. 痿證이 오래 되어 氣血의 정상적인 運行에 영향을 미쳐서 經脈에 瘀滯가 생기면 關節運動이 원활하지 못하고 肌肉이 萎縮되며 심지어는 "사람에게 痿證이 있으면 결국 枕上에서 일어날 수 없게 된다."(《石室秘錄·偏治法》)라는 상태에까지 이르게 된다. 따라서 적극적인 조치를 취하여 痿證의 發生을 예방하는 동시에 일단 僞證이 발생하면 반드시 적극적으로 치료하여 불량한 결과의 발생을 막아야 한다.

痿證은 臨床에서 難治病症의 하나이다. 歷代 의학자들은 이에 대하여 모두 비교적 많은 탐구와 토론을 하였다. 臨床表現에 대하여 張子和는 "痿는 양쪽발이 虛弱하여 걸을 수 없는 상태를 말한다."(《儒門事親 · 指風痺痿厥近世差玄說》)라고 하였으며, "痿는 手足으로 擧動할 수 없는 것으로 軟風이라고도 부른다."(《壽世保元 · 痿躄》), "痿는 본래 虛證으로……軟弱하고 無力하며 起居에 날로 불편을 느끼고 步行이 어려우며 통증은 없다."(《證治百問 · 卷四 · 痿》) 등의 기록이 있다. 痿證의 原因에 관하여 옛날 醫書에는 비교적 많은 기록이 있다. 《素問 · 痿證》에서 이르기를 "肺에 熱이 있어 肺葉이 焦하면 皮毛가 弱해지고 急薄하며, 病邪가 제거되지 않을 때는 痿躄이 된다."라고 하였으며, 《症因脈治》에서는 "燥熱은 痿軟의 원인이다."라고 지적하였다. 또한 "濕氣에 닿으면 마치 머리를 완전히 싸맨 것처럼 陽氣는 濕氣와 함께 몸속에 잠복한다. 이 濕과 熱이 제거되지 않을 때는 큰 근육은 수축되고, 작은 근육은 이완된다. 근육이 收縮되면 몸에 痙攣이 생기고 이완되면 痿證이 된다."(《素問 · 生氣通天論》)라고 함으로써 燥熱의 邪가 肺를 손상시키고, 濕熱의 邪가 외부로부터 侵襲하는 것은 모두 痿證의 病因임을 설명하였다. 그리고 "욕망이 한없이 强하고, 게다가 욕망을 이룰 수 없으므로 자포자기하여 여자만을 좇아 精力을 消耗하면, 陰部의 筋肉의 集合인 宗筋이 이완되므로 筋痿가 된다."(《素問 · 痿論》)라고 하였고, "脾에 病이 생기면 四肢를 못쓰게 된다."(《素問 · 太陰陽明論》)라고 하였으며, "脾熱痿弱의 원인은 물과 차를 過하게 많이 마셔 水가 쌓여 熱이 생성되었거나, 혹은 高粱珍味가 熱로 쌓여 濕熱이 脾를 손상시켰기 때문이다. 이렇게 되면 脾는 肌肉을 주관하므로 자주 감각이 없어짐을 느끼게 되고, 또한 脾는 四肢를 주관하므로 자주 痿軟이 된다."(《證因脈治》)라고 하였다. 이러한 기록들을 통해 알 수 있듯이 과분한 奢望, 過度한 房勞, 飮食不節, 기름진 음식의 過食, 脾胃損傷 등이 모두 痿證의 發生을 초래할 수 있다. 六淫의 外襲으로 燥熱이 肺를 손상시키는 경우, 七情內傷과 房勞로 肝腎이 손상된 경우, 식생활이 적절하지 않거나 기름진 음식을 過食하여 脾胃가 손상을 입은 경우 등이 痿證을 야기하는 주요 원인이다. 그 病機는 燥熱이 肺를 손상시켜 津液을 수송하고 분포시킬 수 없게 되었거나, 房勞가 오래되어 病을 일으켜 肝腎이 虧損되고 精血이 不足해지고 陰虧火旺 現狀이 나타났거나, 食生活이 不適節하고 기름진 음식을 많이 먹어서 脾胃가 손상되고 氣血化源이 不足하며 濕熱이 經脈을 침범함으로써 四肢의 筋脈과 肌肉이 營養을 받지 못하고 손상 받아 痿弱無力해지는 것이다.

1) 養生(1次豫防)法

痿證의 형성원인은 燥熱이 肺를 손상시켰거나, 病後의 餘熱이 완전히 없어지지 않았거나,

七情이 적절하게 조절되지 않아 悲哀의 感情이 심하거나, 食生活이 적당하지 못하고 기름진 음식을 過食했거나, 房事가 度를 지나쳤거나, 氣候異常으로 歲土가 太過하거나, 혹은 濕한 곳에 居處하여 濕邪가 침범한 경우 등이다. 그러므로 痿證을 예방하고자 할 때는 반드시 七情을 調和시키고, 음식을 적절하게 먹으며, 적당한 환경에서 居處하고, 房事를 節制하며, 邪毒을 避하고, 熱病이나 痺證을 적극적으로 치료하는 등에 주의를 기울여야 한다.

(1) 心理養生法

"悲哀가 너무 甚하면 胞絡이 斷絶된다"(《素問·痿證》)라고 하였으며, "두려움이 해소되지 않으면 精을 손상시키고, 精이 손상되면 骨酸痿厥이 된다."(《靈樞·本神》)라고 하였다. 그러므로 평상시에 마음을 便安하게 가져 七情이 極에 달하지 않도록 하고 욕심을 너무 많이 부리지 않는 것이 痿證을 예방하는 방법의 하나이다.

(2) 飮食養生法

① 적절한 음식조절

음식을 적절하게 조절하지 않고 기름진 음식을 過食하면 대부분 脾胃를 損傷시켜서 痿를 초래하게 된다. 그러나 음식을 잘 조절하여 定時에 定量을 먹도록 하고, 暴飮暴食을 하지 않으며, 고기와 채소를 골고루 먹도록 하고, 매운 음식을 적게 먹으며, 담배와 술을 삼가하면 脾胃가 損傷되지 않게 된다. 즉 "너무 배고프거나 너무 배부른 상태에 處하지 말고, 生冷한 음식을 많이 먹지 않도록 하여 脾를 길러준다."(《養生鏡·起居》)라고 하였다. 脾胃가 잘 길러지고 손상을 입지 않으면 痿證이 발생할 확률은 적어진다.

② 五味의 調和

"味가 酸하면 筋을 손상시키고, 筋이 손상되면 弛緩되며……鹹味는 骨을 손상시키고 骨이 손상되면 痿가 된다."(《金櫃要略·中風歷節病》)라고 하였다. 그러므로 음식은 營養을 풍부하게 五味를 잘 調和시켜야 하며, 淡白한 맛을 많이 먹고 지나치게 짠 음식은 避하도록 한다.

(3) 起居養生法

① 적절한 居處環境

"습한 곳에 居處해서는 안된다."(《老老恒言·書室》)라고 하였다. 濕邪의 侵襲을 막는 것은 痿證을 예방하는데 있어서 절대로 소홀히 해서는 안되는 방법이다. 만약 "濕한 곳에 居處

하면 肌肉에 물이 침입되어 肌肉이 痲痺되어 肉痿가 된다."라고 하였으며, "肉痿는 濕때문에 생긴다."(《素問·痿論》)라고 하였다.

② 時機에 順應하여 邪氣를 피한다.

"歲土가 너무 過하여 雨濕氣가 流行하면 腎水도 邪를 받는다. 그러면 사람들은 腹痛에 걸리고, ……痿에 걸리게 된다."(《素問·氣交變大論》)라고 하였다. 그리고 "陽明司天일 때는……筋痿로 오래 서있지 못하게 된다."(《素問·五常政大論》)라고 하였다. 이러한 기록들은 歲運의 變化가 痿證의 發生과 밀접한 관계가 있음을 설명해주고 있다. 濕氣가 盛하고 歲土가 太過한 해나 계절에는 특히 반드시 本病을 예방하는데 주의를 기울여야 한다.

(4) 房事養生法

"色을 좋아하는 것이 지나치면 점차 痿疾이 된다."라고 하였다. 그러나 房事를 지나치지 않도록 節制하면 精血이 充滿해지고 肝腎이 손상을 입지 않게 되고 筋骨이 튼튼해져 痿弱症이 발생하지 않는다.

(5) 姙産婦保健法

임산부가 保健에 주의를 잘 기울여 임신기간의 感染과 外傷을 방지하고 임신기간의 營養에 신경 쓰며 出産時 損傷을 감소시키면 小兒의 痿證 發生을 예방하거나 감소시킬 수 있다.

(6) 藥物養生法

① 熱病을 치료하여 痿를 예방한다.

濕熱病을 앓거나 病後에 갑자기 肢體가 痿弱해져 쓸 수 없는 경우에는 대부분 濕熱의 邪에 감염되어 肺가 熱로 熏灼되었기 때문이다. "肺에 熱이 있어 肺葉이 焦하면 皮毛가 弱해지고 急薄하게 되며, 病邪가 제거되지 않을 때는 痿躄이 된다."(《素問·痿論》)라고 한 것과 같다. 痿癱이 발생하기 전에는 먼저 高熱汗出과 심한 口渴로 찬물을 좋아하게 되는 증상이 나타나고 2~3일후에는 열이 점차 물러가면서 肢體가 痿軟無力해진다. 이때는 變通白虎湯이나 甘露消毒丹을 사용하여 泄熱化濁함으로써 痿를 예방할 수 있다.

② 虛를 치료하여 痿를 예방한다.

崩中漏下나 産後亡血이 있고 이어서 手足痿가 발생하려고 할 경우에는 滋養榮血, 補益衝任해주어야 하므로 十全大補湯을 사용하고 아울러 補氣之品을 함께 사용한다.

③ 外傷을 치료하여 痿를 예방한다.

넘어져서 손상을 입어 생긴 積血이 없어지지 않고 血液循環을 妨害하면 經脈瘀滯를 초래하여 四肢軟痿가 나타날 수 있다. 그러므로 外傷을 입은 後에는 外科治療를 하는 것 외에도 상태를 참작하여 活血化瘀之品을 첨가 사용할 수 있는데, 聖愈湯을 加減하여 活血化瘀함으로써 痿를 예방한다.

(7) 接種養生法

여름과 가을철은 痿證이 유행하기 쉬운 계절이므로 아이를 데리고 공공장소에 가지 않도록 한다. 그리고 휴식을 잘 取하도록 하고 파리가 접촉한 음식물은 먹지 않도록 하며, 아울러 시기에 따라 本病을 예방하는 減毒活疫苗糖丸을 복용한다.

2) 2次豫防法

痿證初期, 특히 外感이 초래한 痿證인 경우에는 제때에 치료하면 치유를 기대할 수 있다. 만약 치료시기를 놓쳤거나 잘못 치료하여 疾病상태가 遲延되고 時日이 오래 지나면 關節運動이 원활하지 못하게 되고 근육이 위축되며 심지어는 癱瘓이 발생하게 된다. 그러므로 痿證의 2차예방의 關鍵은 早期診斷과 早期治療를 통해 病의 發展을 억제하고 惡化를 방지함으로써 완치를 도모하는 것이다.

(1) 早期治療法

痿證이 처음 발병하여 위급해지거나 완화되기도 한다. 그러나 병세가 비교적 가벼울 때 제때에 치료하면 痿弱이 발생한 肢體는 대개 쉽게 회복된다. 병세에 근거하여 상황을 참작하고 아래 열거한 方藥을 선택 사용할 수 있다.

① 肺熱陰傷

淸燥救肺湯을 사용한다.

② 濕熱浸淫

加味二妙散을 사용한다.

③ **脾胃虛弱**

補中益氣湯이나 瓊玉膏를 사용한다.

④ **瘀阻脈絡**

聖愈湯加味를 사용한다.

藥服用과 同時에 鍼灸, 推拿 등을 配合 施術하면 疾病이 早期에 완치되는 것을 돕고 惡化를 방지할 수 있다.

(2) 營養强化法

痿證에 걸린 후에는 영양이 풍부한 음식을 먹어야 한다. 단백질과 비타민함량이 높은 신선한 음식을 위주로 먹어야 한다. 예를 들면 살코기, 계란, 생선, 콩류, 과일, 신선한 채소 등이다. 그러나 暴飮暴食하지 않도록 하고 기름진 음식은 삼가야 한다.

(3) 肢體鍛鍊法

痿證患者는 肢體가 弱하고 無力하여 活動에 영향을 미친다. 그렇다고 해서 오래 앉아 있거나, 오래 누워 있거나 하면 氣血이 鬱積되거나 筋肉의 萎縮을 加重시킬 수 있다. 이런 상태가 오래되면 사용할 수 없게 되고 대부분 회복이 어렵게 된다. 따라서 痿證患者는 특히 鍛鍊을 强化하여 肢體運動을 꾸준히 해야 한다. 상태가 심한 경우에는 痿證이 있는 肢體의 被動運動 및 按摩, 推拿를 강화할 수 있다.

(4) 신중한 치료

風藥, 解表藥은 本病에 사용을 삼가해야 한다. "痿證에는 風의 치료법과 藥을 사용해서는 안된다."(《丹溪心法・痿》)라고 하였으며, "痿證에 있어서 가장 꺼려야 할 것은 發表治法로서, 역시 傷陰할 수 있기 때문이다."(《景岳全書・雜證謨》)라고 하였다. 그리고 더욱이 燔鍼, 艾灸 등의 治法을 濫用해서 津液을 더욱 소모시켜 병세를 더 가중시키는 일이 없도록 해야 한다.

3) 3次豫防法

痿證의 3차예방은 주로 飮食, 起居 및 精神調攝, 房勞節制로 精氣를 保護하고, 禁酒하며,

外邪를 피하고 餘邪를 깨끗이 없애는데 주의를 기울이는 것이다.

(1) 飮食調養再發防止法

飮食에 있어서는 적절한 調節에 주의를 기울이는 것이다. 담백한 맛의 음식을 많이 먹고, 五味를 조화시키며, 기름지고 진한 맛의 음식은 過食하지 말아야 한다. 그리고 아울러 질병 상태를 참작하여 아래 열거한 食療方을 선택 사용할 수 있다.

① **天門冬粥** : 天門冬 15~20g, 쌀 50~100g, 冰糖 약간. 먼저 天門冬의 濃汁을 취하여 찌꺼기를 제거한다. 그리고 쌀을 넣고 죽을 끓이고 팔팔 끓으면 冰糖 적당량을 첨가해 넣고 끓인다.

② **黃精粥** : 깨끗한 黃精 15~30g을 골라 끓여서 濃汁을 취하고 찌꺼기를 제거한다. 쌀 100g과 함께 죽을 끓이고 죽이 다 된 후에 白糖 적당량을 넣으면 된다. 매일 1~2회 복용한다.

③ **沙蔘粥** : 먼저 沙蔘 15~30g을 골라 끓여서 藥汁을 낸 후 찌꺼기를 제거한 다음 쌀 50~100g을 넣고 죽을 끓인다. 죽이 다 된 후에 冰糖 적당량을 넣고 함께 끓여 묽은 죽이 되게 끓인다.

④ **人蔘酒** : 먼저 인삼 30g을 거즈로 만든 주머니 속에 담고 白酒 500g과 함께 끓인 후에 잘 밀봉하여 7일후에 마신다. 매회 1잔씩 아침, 저녁 각 1회씩 마신다.

⑤ **猪腎粥** : 猪腎 1쌍, 쌀 100g, 草果 6g, 陳皮 3g, 縮砂仁 6g. 猪腎을 깨끗이 씻어서 썰은 다음 陳皮, 草果仁, 砂仁과 함께 끓여서 汁을 취해 白酒 약간을 넣고 다시 쌀을 넣고 묽은 죽으로 끓인다.

⑥ **羊脊骨羹** : 羊脊骨 1세트를 깨끗이 씻어서 빻고 肉蓯蓉 30g, 草果仁 3개, 蓽茇 6g과 함께 오래 끓여서 즙을 낸 후에 蔥白 3뿌리를 첨가한다. 탕을 취해 적당량의 밀가루를 넣고 麵을 만들어 국을 끓여 먹는다.

(2) 勞動과 休息을 통한 再發防止法

痿證病後의 勞動과 休息에 있어서의 原則은 적게 일하고 많이 쉬는 것이다. "치유초기에는 반드시 조용히 누워 있도록 한다. 너무 일찍 일어나지 않도록 한다. 육체적인 노동은 물론이고 또한 많이 말하거나 신경을 많이 써서 정신적으로 피곤하지 않도록 해야 한다……." (《千金要方》)

3 腰痛豫防法

腰痛은 腰部의 한쪽이나 혹은 양쪽에 疼痛이 나타나는 질병을 가리킨다. 일찍이 《內經》에는 腰痛과 관련된 기록이 있다. 즉, 《素問・刺腰痛論》에서는 腰痛에 대하여 "足太陽脈은 사람에게 腰痛을 일으키는데, 목, 척추, 엉덩이가 당기는 듯 아프고 등이 무겁다", "陽明은 사람에게 腰痛을 일으키는데, 즉 돌아보지 못하는 증상이다"; "少陽은 사람에게 腰痛을 일으키는데, 피부 속을 鍼刺하는 것 같고 허리를 구부리거나 펼 수 없고 돌아볼 수 없다"라고 하였으며, 《靈樞・本神》에서는 "허리와 척추가 아파 내려다보거나 위를 바라보거나 구부리거나 젖히거나 할 수 없다."라고 하여 腰痛의 症狀에 대하여 묘사하였다. 그리고 腰痛의 病因에 관해서 《素問・脈要精微論》에서는 "腰는 腎의 府로서 움직일 수 없으면 腎이 장차 피로하게 된다."라고 하였으며, 《諸病源候論・腰背痛諸候》에서 "보통 腰痛에는 다섯 가지가 있는데, 첫째는 少陰……둘째는 風痺……셋째는 腎虛……넷째는 暨腰, 즉 떨어져서 허리를 다쳐서 아픈 경우이다. 다섯째 濕地에 누워 자서 아픈 경우이다."라고 하고 또 "腎主腰脚, 腎經虛, 風冷承之, 故腰痛也."라고 하였다. 朱丹溪는 "腎氣虛, 冲寒受濕, 傷冷, 蓄熱, 血澁, 氣滯, 水積, 落傷, 失志, 勞動으로 인해 종종 腰痛이 있다."라고 인식하였다. 그러므로 腰痛의 근본 원인은 腎虛라고 말할 수 있다. 《醫學心悟・腰痛》에서 "腰痛에는 風, 寒, 濕, 熱, 瘀血, 氣滯, 痰飮가 있는데 모두 標이며, 腎虛가 그 本이다."라고 말하였다.

따라서 腎氣를 돌보는 것을 우선적으로 하고 外邪, 疲勞, 外傷 등 傷害要素를 피해야만 비로서 本病의 발생을 효과적으로 예방할 수 있다.

1) 養生(1次豫防)法

腰痛의 형성원인은 寒濕을 感受하거나, 비를 맞고 물을 건너 外邪가 經絡을 막아 氣血의 운행이 순조롭지 않은 상태를 유발하거나, 넘어져서 얻은 손상으로 瘀血이 생기거나, 腎精의 부족으로 經脈을 濡養할 수 없는 것 등이다. 따라서 腰痛의 예방은 腎精과 腎氣를 보호하고, 風・寒・濕邪의 感受를 피하며, 지나친 피로를 피하고, 外傷의 방지 등의 방면에서부터 착수해야 한다.

(1) 外傷防止

風, 寒, 濕邪가 인체에 侵襲하여 經絡을 막으면 腰痛이 발생할 수 있다. 그중에서 寒濕의

邪가 가장 흔히 腰痛을 발생시키고 있다. 따라서 外邪侵襲의 예방은 腰痛을 예방하는데 있어서 매우 중요하다. 그러므로 居處를 定할 때에는 濕氣가 많고 어둡고 찬 곳은 피해야 하고, 의복착용은 계절에 맞게 입어야 하며, 비를 맞거나 물을 건너는 것을 피하고, 습한 곳에서의 宿食을 피하여 밤에 風寒을 받지 않도록 해야 한다. 이와 같이 한다면 外邪가 侵襲할 수 없으므로 腰痛을 거의 피할 수 있다.

(2) 疲勞防止

《素問・擧痛論》 에서 말하기를 "피로하면 氣가 소모된다."라고 하였다. 과도하게 일하여 피로해져 精氣를 손상하게 되면 腎의 精血이 虧虛해져 骨髓를 充養하고 經脈을 濡養할 수 없어 腰痛의 發生을 유발하게 된다. 따라서 일상생활에서 반드시 노동과 휴식을 적절히 결합하는데 주의해야 한다. 노동을 하되 지나치게 해서는 안되는데, 孫眞人이 말하기를 "養性의 道는 너무 피로하게 일하거나 감당할 수 없는 일을 억지로 하지 않는데 있다."라고 하였다. 만약 일을 과도하게 하거나 감당할 수 없는 일을 억지로 하면 氣를 소모시켜 形이 傷하게 된다. "形勞而不倦"해야만 비로소 腎精과 腎氣를 보호하여 腰痛의 발생을 피할 수 있다.

(3) 房事의 절제

房事가 과도해도 腎精과 腎氣를 손상하여 腰痛의 발생을 유발할 수 있다. 靑壯年은 腎氣가 충분하고 筋骨이 壯大하다고 하여 함부로 욕망에만 따르게 되면, 즉시 두드러진 변화가 나타나지는 않지만 이로 인해 腎精을 손상하게 되어 腎氣의 虛弱이 와서 후에 질환이 끊이지 않게 된다. 노년기에는 腎氣가 이미 虛해져 있고 精氣가 이미 虧해져 있기 때문에 房事가 과도하면 腎精의 부족으로 인한 腰痛 등의 증상을 유발할 뿐만 아니라 老衰를 촉진하여 수명을 단축시킬 수 있다. 그러므로 房事에 대해서 "반드시 삼가하고 절제하도록 하고 함부로 해서는 안된다."(《壽世保元》)고 하였다.

(4) 勞傷防止

격렬한 노동이나 혹은 동작이 부드럽지 않으면 허리부위의 經絡筋骨 및 筋肉이 損傷되어 氣血이 積滯되고 瘀血腰痛이 발생할 수 있다. 《諸病源候論・腰背病諸候》 에서는 瘀血腰痛을 "臂腰"라고 稱하고 "臂腰는 갑작스럽게 허리에 손상을 입어 아픈 것을 말하는데, 이것은 損血하여 背脊에 영향을 받았기 때문이다."라고 하여 勞傷이 瘀血腰痛을 유발할 수 있음을 지적하였다. 따라서 일할 때에는 동작을 부드럽게 하고 힘을 적당히 조절하도록 하고 감당할 수 없는 일을 함부로 하려고 하지 않도록 하여, 이 때문에 氣血, 筋肉, 筋骨을 傷해서 腰痛이 유발되는 것을 방지해야 한다.

2) 2次豫防法

腰痛發生後에는 반드시 효과적인 조치를 취하여 병세가 발전되는 것을 방지해야 한다. 과도한 노동으로 인한 피로와 넘어져서 얻는 손상을 避하고, 外邪의 侵襲을 방지하며, 房事를 절제하는 데 주의를 기울여야 하는 것 외에도 또한 鍼灸, 按摩, 藥物, 藥膳 등의 방법을 채택하여 예방과 치료를 진행해야 한다.

(1) 鍼灸를 통한 傳變豫防法

① **腎虛腰痛** : 腎兪, 腰陽關, 委中, 命門, 腰眼, 志室, 太溪, 阿是穴을 취하여 補法을 써서 鍼刺한다.

② **寒濕腰痛** : 腎兪, 大腸兪, 關元兪, 委中, 腰陽關을 취하여 鍼灸를 幷用한다.

③ **瘀血腰痛** : 腎兪, 委中, 腰痛穴, 腰陽關을 취하여 瀉法으로 鍼刺하거나 혹은 點刺出血한다.

(2) 按摩를 통한 傳變豫防法

按摩는 腰痛豫防과 治療에 좋은 효과를 가지고 있으면서 또한 방법이 간단하고 상처가 나지 않아 스스로 할 수 있어서 자주 채택되고 있다. 아래와 같은 구체적인 방법을 참고할 수 있다.

① 委中에 拔法으로 3~4회 시술한다.

② 陽陵泉, 昆侖에 각각 按揉法으로 30분 시술한다.

③ 壓痛點을 1~3분간 按揉한다. 엄지손가락 끝이나 혹은 食指를 굽힌 후 사이관절의 돌출부위로 壓痛點을 點按한다. 手法은 가볍고 부드럽게, 가볍게 하다가 점차 세게한다. 그리고 동시에 腰部를 앞으로 굽혔다가 뒤로 펴고 옆으로 굽히는 동작을 왼쪽에서 오른쪽 방향으로 또 오른쪽에서 왼쪽으로 돌리며 感應을 증강시킨다. 또 腰部의 활동폭도 작게 하다가 첨차 크게 한다.

④ 腰眼을 1분간 按揉한다. 양손을 허리에서 교차하고 엄지손가락 끝으로 腰眼을 누르면서 동시에 앞으로 구부리고, 뒤로 펴고, 옆으로 구부리는 동작을 한다.

⑤ 1~2분간 허리를 문지른다. 양손바닥 면으로 위에서부터 아래로 허리부위를 직접 문지른다.

⑥ 허리를 2~4분간 두드린다.

(3) 藥物을 통한 傳變豫防法

腰痛에 걸린 후에는 반드시 제때에 약을 복용하여 병세가 가중되는 것을 방지해야 한다. 아래와 같은 처방약을 참고할 수 있다.

① **腎虛腰痛** : 腰痛으로 시큰하고 힘이 없으며, 일을 하면 가중되고 腎陰虛가 편중된 경우에는 左歸飮이나 大補陰丸을 加減服用할 수 있다. 그리고 腎陽虛가 편중된 경우에는 右歸丸이나 桂附八味丸을 加減服用할 수 있다.

② **瘀血腰痛** : 腰痛이 찌르는 것 같고 통증부위가 일정할 경우에는 身痛逐瘀湯을 加減할 수 있다.

③ **寒濕腰痛** : 腰痛의 冷痛이 심하며 흐리고 비오는 날에는 더 심해지는 경우에는 甘薑苓朮湯이 獨活寄生湯을 加減服用할 수 있다.

(4) 飮食을 통한 傳變豫防法

일부 노인의 만성요통은 노인성 골질약화와 관계가 있다. 이들 환자들은 반드시 칼슘함유가 비교적 많은 음식물, 예를 들어 우유, 계란, 대두, 원추리 등을 섭취하는 데에 주의를 기울여야 한다. 그리고 또한 증상에 근거하여 아래와 같은 식이요법처방을 이용할 수 있다.

① **枸杞羊腎粥** : 枸杞葉 250g, 羊의 콩팥 1개, 양고기 100g, 蔥白 2뿌리, 멥쌀 100g. 양 콩팥은 갈아서 깨끗이 씻고 內膜을 제거한 다음 잘게 썰고, 양고기는 깨끗이 씻어 잘게 썬다. 枸杞葉은 끓여서 찌꺼기를 제거하고 양 콩팥, 양고기, 蔥白, 멥쌀과 함께 끓여 죽을 만들어서 가는 소금 약간을 첨가하고 꾸준히 복용한다.

② **羊骨粥** : 양 뼈 1000g, 멥쌀이나 찹쌀 100g, 蔥白 2뿌리, 생강 3~5조각. 양 뼈를 깨끗이 씻어서 잘게 부순 다음 탕을 끓여서 그 국물에 멥쌀에 넣고 죽을 끓인다. 그리고 가는 소금을 약간 첨가하여 약간 끓으면 바로 먹을 수 있다.

③ **羊脊羹** : 白羊의 척추뼈 1세트를 잘게 부순 것, 멥쌀 소량. 먼저 뼈를 푹 끓인 다음 양 콩팥 한 쌍을 넣고 함께 끓여 익힌다. 그리고 걸러서 양 콩팥을 꺼내 썰어서 蔥白, 조미료를 첨가하고 다시 양 콩팥과 멥쌀을 넣고 끓여서 꾸준히 먹는다.

④ **川烏粥** : 生川烏頭 3~5g, 멥쌀 50g, 생강즙 약 10방울, 벌꿀 적당량. 生川烏頭를 빻아

서 아주 가는 분말로 간다. 먼저 멥쌀을 끓여 팔팔 끓으면 川烏粉末을 넣고 약한 불로 바꾸어 천천히 끓여서 익으면 생강즙과 벌꿀을 넣고 고루 저은 다음 다시 약간 끓이면 된다. 이 처방은 寒濕腰痛에 적용된다.

3) 3次豫防法

腰痛은 재발되기 쉬우므로 3차예방에 주의를 기울여야 한다. 일정한 體育鍛鍊과 起居生活에 규칙을 두어야 하며, 過勞를 避하고 飮食調養에 주의를 기울이며, 性生活을 합리적으로 按配해야 한다.

(1) 체육활동을 통한 재발방지법

腰痛治療後에는 반드시 개인의 상황에 근거하여 적당한 체육활동, 예를 들어 산보, 태극권, 맨손체조 등을 해야 한다. 이러한 활동을 통해 腰部筋肉을 일정하게 단련시켜서 腰筋을 튼튼하게 하고 腰部機能의 회복을 촉진시킬 수 있다. 단련할 때는 힘을 헤아려 행하는 것이 좋다. 감당할 수 없는 것을 억지로 해서는 안되며, 腰部의 活動姿勢가 정확하도록 주의를 기울여서 근육이 傷하는 것을 방지하고 또 다른 손상을 입지 않도록 주의한다.

(2) 起居를 통한 재발방지법

평상시 서고, 눕고, 앉고 할 때는 자세가 정확해야 하고 한 종류의 자세만으로 너무 오래 있으면 안 된다. 이에 따라 腰部筋肉의 지나친 屈伸을 방지하고 근육의 피로를 가중시키는 것을 피해야 한다. 그리고 腰部의 보온에 주의를 기울여야 한다. 腰帶를 허리부분에 차면 寒冷燥濕의 환경 속에서 腰部를 보호하고 濕寒의 侵襲을 피할 수 있으며, 또한 腰筋을 보호하고 挫傷을 방지하는 작용을 할 수 있다.

(3) 藥物을 통한 재발방지법

① 內傷腰痛이 이미 치유되었어도 腎虛症狀이 남아 있어 腎陰虛에 편중된 경우에는 左歸丸과 知柏地黃丸을 복용할 수 있으며, 腎陽虛에 편중된 경우에는 金櫃腎氣丸과 右歸丸을 복용할 수 있다.

② 寒濕腰痛이 야기된 병증이 치유된 후에도 여전히 脾濕症狀이 나타나는 경우에는 平胃散을 복용할 수 있으며, 만약 濕重에 熱象이 兼해진 경우에는 二妙散을 복용할 수 있다.

(4) 按摩를 통한 재발방지법

睡眠前에 침상가장자리에 발을 늘어뜨리고 옷을 풀고 숨을 멈춘다. 그리고 혀를 上顎에 붙이고 두 눈은 위를 향한 상태에서 腰筋을 수축하고 양손으로 양쪽 腎兪穴을 120회 按摩한다.

Ⅷ. 其他 疾病

1 鬱證豫防法

鬱證은 七情太過, 氣機不暢을 病理變化로 하는 病證이다. "鬱은 凝滯되어 通하지 않는다는 뜻이다."(《醫碥·雜證》)라고 기록하였다. 本病은 鬱로 인하여 病이 되는 경우도 있고 또는 病으로 인해 鬱이 될 수도 있는 臨床에서 흔히 보이는 疾病의 하나이다. 《丹溪心法·六鬱》 에서 말하기를 "氣血이 冲和하면 萬病이 생기지 않는다. 만일 화를 내어 鬱滯되면 여러가지 疾病이 여기에서 생겨난다. 故로 사람의 몸에 나타나는 여러 疾病은 대부분 鬱에서 생긴다."라고 하였는데, 이것으로 보아도 鬱이 萬病의 시작임을 알 수 있다. 따라서 鬱證을 효과적으로 예방하는 것은 많은 종류의 疾病의 발생을 예방하는 것이다.

歷代 의학자들은 鬱證의 發病部位에 대하여 많은 논술을 남겼다. 《素問·至眞要大論》 에서 이르기를 "여러氣의 鬱은 모두 肺에 속한다."라고 하였으며, 《素問·六元正紀大論》 에는 "五鬱說"이 있는데, 心, 肝, 脾, 腎 五臟과 관련지었으며 六腑도 마찬가지로 연계시켰다. 《醫碥·雜證》 에서는 "鬱結되어 펴지지 않으면 모두 肝木의 病이다."라고 하였으며, 《證治準繩·鬱》 에서는 "鬱病은 대개 中焦에 있다."라고 하였다. 또한 《醫碥·雜證》 에서도 "대개 어떤 臟腑의 鬱結을 막론하고 모두 中土와 관계가 있다."라고 하여 어떤 臟과 어떤 腑의 鬱結일지라도 그 病位는 肝에 있고 모두 中焦에 관계됨을 설명하였다. 그리고 《景岳全書·鬱》 에서 "情志의 鬱은 모두 心에서 말미암은 것이다."라고 하였고, 《臨證指南醫案·鬱》 에서도 "七情의 鬱은 그 원천이 모두 心에서 연유하며 情志不遂로 인해 鬱結되고 疾病이 된다."라고 인식하였다. 따라서 鬱證의 發病部位는 心, 肝, 脾 등의 諸臟과 관계가 있고 場所, 時間, 臟腑에 따라 鬱의 특징이 있음을 알 수 있다. 何夢瑤가 말한 "화를 내어 鬱이 생기면 上昇해야 할 때 上昇하지 않고 下降해야 할 때 下降하지 않으며 化해야 할 때 化하지 않게 되어 氣에서 鬱結되거나 血에서 鬱結되니 病이 이때문에 생긴다."라는 논리는 氣機不暢이 鬱證發病의 病機임을 설명해준다. "보통 脈에 沈, 伏, 結, 促, 弦, 澁이 나타나고, 氣가 色이 靑하면서 凝滯되었으며, 마음이 답답하고. 가슴과 옆구리에 脹痛이 있으며, 시고 쓴물을 嘔吐하는 경우이다."(《醫碥·雜證》)라는 기록이 있는데, 이것은 모두 鬱證의 표현증상이다. 또한 何

氏는 發病原因에 대해서도 언급하였는데, 즉 "六淫, 七情 모두 충분히 鬱을 초래할 수 있다. 그리고 만약 風, 寒, 濕 三氣에 손상되는 경우 모두 陽氣를 막고 鬱滯시켜 熱固를 형성하며 暑, 熱, 燥 三氣도 또한 氣를 鬱滯시킨다.……七情에 있어서 喜하면 氣가 원활하게 펼쳐지지는 것을 제외하고는 憂, 思, 悲, 怒 모두 氣를 鬱結시킬 수 있다."라고 하여 鬱證의 發病要因이 매우 많음을 설명하였다. 또한 "痰食의 停滯와 水濕의 停滯"(《醫碥·雜證》)도 역시 鬱을 초래하는 주요 요인이다. 그러므로 鬱證을 조성하는 원인은 매우 다양하다고 할 수 있지만, 그 病理基礎는 氣機鬱滯이고 그 發病特徵은 虛에 따라 鬱이 되고, 장소에 따라 鬱이 되고, 邪에 따라 鬱이 된다는 것이다. 이러한 病因, 病機 및 發病特徵에 맞추어 歷代 의학자들은 수많은 예방조치들을 제기하였다. 예를 들면, 《醫驗大成·鬱症章》에서 "마음에서 나오는 病은 오로지 藥에만 의존해서는 안되며 유쾌하고 만족한 마음을 가져야만 이 鬱結을 제거할 수 있다."라고 인식하면서 情志舒暢이 鬱을 방지하는 중요한 一環임을 강조하였다. 그리고 《醫門法律·先哲格言》에서 말하기를 "心을 잘 기르려면 조용한 곳에 거처하면서 두려움을 느끼지 않게 하고 지나친 기쁨을 느끼지 않게 하면서 태연자약하게 事物로부터 초연한 자세를 갖고 時變化로부터 태연해지면 志와 意가 부드러워지고 精神이 안정되며 분노가 일어나지 않고 魂魄이 흩어지지 않으며 五臟이 모두 편안해지니 邪가 어찌 나를 범하겠는가?"라고 하여 養心의 중요성을 설명하였다. 또한 《古今醫統·鬱證門》에서는 "鬱은 七情이 편안하지 못하여 鬱結이 형성된 것으로 鬱이 오래되면 여러 가지 많은 病으로 傳變된다."라고 하였다. 또 《類證治裁·鬱症論治》에서도 "七情이 마음에서 일어나 생긴 鬱은 처음에는 氣를 손상시키고 이어서 반드시 血을 손상시키니 결국에는 勞가 된다.……鬱은 燥邪가 되고 肺氣가 宣通機能을 상실하게 되어 昇降할 수 없게 된다. 이렇게 되면 中氣가 날로 凝結되어 運納機能을 상실하게 되면 血液日涸하고 肌消骨蒸, 經閉失調, 乳癌項癧을 초래하며 鬱勞의 症이 형성된다."라고 하면서 그 危害性을 명확히 지적하였다.

1) 養生(1次豫防)法

鬱證은 대부분 七情의 異常으로 인한 內傷과 六淫의 침범이 초래한 氣機鬱滯로 인해 형성된다. 이렇게 되면 鬱이 氣機를 막아서 血이 氣를 따라 鬱滯되거나, 혹은 鬱이 濕을 생성하고 濕이 痰을 形成하여 熱이 생기고 이것이 火로 변화되어 脾와 胃를 손상시키거나, 음식물과 凝結되거나, 瘀와 凝結되거나, 혹은 通道를 막아 諸證이 뒤섞여 나타나는 경우가 있다. 그러므로 發病前에 外邪의 침범을 막는데 중점을 두고 이와 동시에 情志狀態를 원활하게 조절함으로써 七情內傷을 막아야 한다.

(1) 心理養生法

① 情志調暢

《靈樞·本神》 에서 이르기를 "근심은 氣를 閉塞시켜 운행하지 않게 만든다.", "마음의 病은 반드시 理性을 가지고 마음을 편안히 해주어야 한다. 만약 마음을 즐겁게 하여 근심을 풀어주지 않으면 積鬱되어 勞가 형성되니 草木으로는 치료할 수 없는 것이다."(《類證治裁·鬱症論治》)라고 하였다. 이것은 情志를 理性으로써 원활한 상태로 조절하는 것이 鬱을 예방하는 중요한 방법임을 설명하고 있다.

② 氣機舒暢

"萬病은 모두 氣에서 생긴다."(《素問·擧痛論》)라고 하였고, "무릇 氣는 본래 無形이다. 그러나 鬱結되면 氣가 모이고 氣가 모이면 마치 형태가 있는 것 같지만 실제로는 만져지지는 않는 것이다. 예를 들면 胸膈이 막힌 듯하면 心下에 痞라는 自覺症狀이 있는 것이다……."(《臨證指南醫案·鬱》)라고 하였다. 그러므로 "萬病이 모두 鬱에서 생기니 氣血이 잘 流通되면 病이 어디서부터 생기겠는가?"(《醫碥·雜證》)라고 하면서 氣機의 원활한 疏通與否가 역시 鬱을 예방하는 關鍵임을 강조하였다.

(2) 四時養生法

① 春三月은 마음을 편안하게 해야 한다.

"봄날은 따뜻하고 부드러우니 정원이나 정자, 확 트인 곳에서 맺힌 마음을 풀어줌으로써 生氣를 북돋아 주어야 한다. 鬱이 생길 수 있으니 오래 앉아 있어서는 안된다."(《攝生消息論》)라고 하였으며, "春三月은 곧 萬物이 發生하는 때이므로 자주 거닐어서 四肢를 풀어주어야 하며 우울하게 오래 앉아 있어서는 안된다."(《古今男女養生精要》에서 《四季養生調攝》 인용)라고 하였다.

② 夏三月은 거처를 잘 선택해야 한다.

"여름철에 시원하다고 해서 濕氣가 많은 장소나 차가운 돌, 차가운 땅위에서 홑겹 자리만 깔고 잠을 자서는 안 된다. 이런 장소에서 잠을 자면 습기가 筋膜에 스며들어가고, ……氣가 壅滯된다."라고 하였다. 또한 "보통 漆卓子나 漆걸상에 나체나 홑겹옷만 입고 앉거나 누워 있어서는 안 된다. 이런 행위는 毛孔을 閉塞시키고 血氣를 凝滯시켜서 그 해로움이 크다."(《上同》)라고 하였다.

③ 秋三月은 調攝해야 한다.

"가을초기에는 남은 暑가 아직 남아 있으니 여름철과 똑같이 調攝해야 한다."(《上同》)

④ 冬三月에는 閉藏해야 한다.

"겨울에는 閉藏한다."(《素問·生氣通天論》)라고 하였으며, "겨울에는 날씨는 춥지만 陽氣가 內在하여 이미 형성된 鬱熱이 있다. ……노인은 骨肉이 성기고 차가우므로 風寒의 침범을 받기 쉽다. 그러므로 몸에 붙는 옷을 입고 溫氣를 몸에 가까이 하면 자연스럽게 血氣가 流通되고 四肢가 부드럽고 원활해진다."(《古今男女養生精要》 에서 《四季養生調攝》 인용)라고 하였다.

(3) 飮食養生法

① 술 절제

《醫學正傳·鬱症》 에서 이르기를 "비와 습기의 침범이나 술의 積聚는 濕鬱의 疾病이 된다."라고 하였다. 그러므로 술을 너무 많이 마시지 않도록 절제하는 태도는 鬱證의 발생을 효과적으로 예방할 수 있다.

② 음식조절

"土鬱의 발생은……心腹脹, 腸鳴, 下利와 같은 病에 걸리게 하며, 심한 경우에는 心痛, 脇䐜, 嘔吐霍亂, 浮腫 등을 야기시킨다."(《素問·六元正紀大論》)라고 하여 食鬱의 발생이 飮食과 깊은 관계가 있음을 설명하였다. 따라서 "익지 않은 음식은 먹지 말고, 五味가 지나친 음식은 먹지 말며, 부패한 음식은 먹지 말아야 한다."(《天隱子》)라고 하였다. 또한 동시에 偏食하지 않도록 주의를 기울여야 하는데, 이는 마침 張景岳이 말한 "일반적으로 病을 치료하고 養生할 때는 반드시 환자가 그의 先天的인 嗜好에만 치우쳐 편식하고 있지 않은지를 살펴야 한다."(《景岳全書·雜證謨》)라는 기록과 일맥상통하는 것이다.

③ 적절한 식생활

"養生方에서 말하기를 '슬프게 울고 나서 바로 음식을 먹어서는 안된다. 슬프게 울고 나서 바로 음식을 먹는 습관이 오래 지속되면 氣病이 된다.'라고 하였다." 또 "물을 마실 때 急하게 삼키지 않도록 한다. 이것이 오래 지속되면 氣病이 된다."라고 하였다.(《諸病源候論·氣病諸候》) 이 기록은 먹고 마시는 것에 있어서 반드시 적당한 시기와 적당한 양을 지켜야 한다는 것을 설명한 것이다. 그리고 石成金은 《飮食六宜》 에서 "담백한 음식이 가장 사람을 補해주는 음식이다.", "만약 담백한 음식을 좋아하면 자연스럽게 神이 맑아지고 氣가 상쾌해져

疾病이 적게 발생한다.", "아침에 흰죽을 먹으면 胃氣를 원활하게 하고 津液을 생기게 하여 사람을 크게 補하는데 가장 좋다."라고 말하였으며, 아울러 "아침 식사는 일찍 하는 것이 적당하고, 저녁식사는 너무 늦어서는 안된다. 만약 식후에 바로 누어서 자면 脾胃가 운동할 수 없게 되어 음식이 자연히 胃腔안에 停滯되니 신물을 토하고 신트림을 하거나, 脾瀉와 水瀉가 나타난다. 즉 얼굴이 누렇게 되고 몸이 虛해지며 소화가 되지 않아 脾胃가 크게 손상된다."라고 언급하였다.

(4) 導引養生法

① 五禽戲

"勞動을 너무 심하게 해서는 안된다. 움직이면 穀氣가 소화되고 血脈이 流通되어 疾病이 생기지 않는데, 이것은 문지도리가 썩지 않는 이치와 같다. 이 이치를 응용하여 옛날 神仙들은 導引을 하였는데, 熊頸鴟顧法과 같이 허리를 당겨주고 모든 關節을 움직여줌으로써 늙지 않도록 하였다. 마찬가지로 나에게도 하나의 방법이 있는데, 五禽戲라고 命名하였다. 이것은 疾病을 없애고 아울러 발을 빠르게 하고 導引效果가 있다. 몸이 찌뿌둥할 때 五禽戲를 하면 몸이 가벼워진다."(《三國志・華佗傳》).

② 行氣

"氣를 運行시켜 萬病을 없애고자 하면 病이 所在한 곳을 생각하면 된다. 즉 頭痛이 있으면 머리를 생각하고 足痛이 있으면 발을 생각함으로써 和氣가 그곳에 모여 病邪를 공격하게 한다."라고 하였으며 또한 "納氣는 한 가지가 있고 吐氣에는 여섯 가지가 있다. 納氣는 吸氣를 말하며, 吐氣六이라는 것은 吹, 呼, 唏, 呵, 噓, 呬로써 모두 出氣를 말한다.……吹로써 風을 없애고, 呼로써 熱을 없애며, 唏로써 煩을 없애고, 呵로써 氣를 下降시키며, 噓로써 滯를 흩어지게 하고, 呬로써 極을 풀어준다."라고 하였다.(《養性延命錄》)

(5) 娛樂養生法

① 舞蹈

노래는 性情을 기르는데 목적이 있고, 舞蹈는 血脈을 기르는데 목적이 있다. 그러므로 "食後에는 반드시 가벼운 동작으로 춤을 추면" 壅滯를 없애고 鬱結을 방지할 수 있다.(《紅爐點雪》) 그리고 "옛날 陶唐氏 초기에 陰이 많아서 積滯되니 水道가 막히고 백성들의 氣가 鬱滯되고 筋骨이 수축되어 펴지지 않게 되었다. 그래서 춤으로써 그 滯를 풀어주었다."(《呂氏春秋・古樂》)라는 기록이 있다.

② 항상 즐겁게 웃는다.

"즐거움은 神이 분산되어 貯藏되지 않는다"(《靈樞 · 本神》), "기뻐하면 氣가 원활해지고 志가 잘 通하며 營衛가 원활하게 통한다."(《素問 · 擧痛論》) 동시에 또한 "매번 재미있는 말로 많이 웃고 항상 낙관적인 생각을 가지면 분노가 생기지 않는다."(《壽世保元》).

③ 書畫

"詩와 書藝는 마음을 기쁘게 하고 山林은 興趣를 자아낸다."(《壽世保元》). 마음이 즐거우면 모든 鬱이 생길 리 없다.

(6) 養性養生法

① 情欲의 節制

"사람은 貪慾이 있기 마련이며 慾에는 情이 있고 情에는 節制가 있어야 한다. 이에 聖人은 修節로써 慾望을 節制하므로 그 情을 지나치게 행하지 않는다."(《呂氏春秋 · 情慾》) 《莊子 · 刻意》 에서 또한 이르기를 "평소에 여유 있고 담담한 마음으로 지내면 憂患이 들어올 수 없고 邪氣가 침범할 수 없다."라고 하였다.

② 精氣 기르기

"사람의 360관절, 九竅, 五臟六腑, 肌膚는 緻密하고자 하고, 血脈은 通하고자 하며, 筋骨은 단단하고자 하고, 心志는 모아지려고 하며, 精氣는 行하고자 한다. 이러한 규칙이 잘 지켜진다면 疾病이 머물 곳이 없어지니 病이 생길리가 없다. 病이 생기는 까닭은 나쁜 것이 생기고 精氣가 鬱滯되었기 때문이다.", "갑자기 심하게 기뻐하거나 갑자기 심하게 고통스러워하는 것, 처음에는 기뻐하다가 고통스러워하는 것 모두 精氣를 손상시키고 枯渴시키며 形體를 훼손시킨다."(《素問 · 疎五過論》)라고 하였다. 그러므로 즐거워하되 지나치지 않도록 한다. 이렇게 하면 精氣가 保存되고 鬱滯가 생기지 않는다.

2) 2次豫防法

鬱證이 이미 형성되었을 경우에는 傳變豫防에 중점을 두어야 한다. "鬱하면 氣가 滯하고 氣滯가 오래되면 반드시 熱로 변화되며, 熱이 鬱結되면 精液이 소모되어 흐르지 않게 되고 적절한 昇降機能을 상실한다. 초기에는 氣分을 손상시키지만 이것이 오래되면 血分에까지 이어져 鬱勞沈疴에 미치게 된다."(《臨證指南醫案 · 鬱證》)라고 하였다. 이것은 鬱證의 變證

이 다양하고 또한 危害性이 매우 크다는 것을 설명한 것이다. 그리고 "鬱證은 비록 그 종류가 많지만 모두 氣가 전반적으로 잘 흐르지 않는 것이 원인이 되므로 치료방법은 반드시 順氣를 우선한다."(《證治匯補·鬱證》)라고 하였다. 또한 "치료는 반드시 그 속해있는 곳을 치료하고 輕微한 것과 심한 것을 구분하여 鬱을 풀어주면 자연스럽게 낫게 된다."(《景岳全書·鬱》)라고 하였다.

(1) 情志相勝法

鬱證은 "七情에 근거하므로 藥이 아니어도 나을 수 있는데, 즉 五志相勝으로써 한다…… 怒는 思를 치료할 수 있다. 즉 모욕적이고 놀리는 말로 그리움을 잊게 한다"(《醫碥·雜症》)라고 하였다. "五治相勝의 이치, 혹은 音樂, 심지어 거짓말까지 여러 가지 방법이 치료가 될 수 있으며 임기응변도 역시 방법이 된다."(《玉機微義》)라고 하였다.

(2) 心理傳變豫防法

① 心神 기르기

"근심은 心을 손상시킨다."(《靈樞·百病始生》)라고 하였다. 또한 "心身에 病이 있으면 스스로 마음으로 알며 몸의 病은 또한 마음으로 스스로 치료한다. 心境이 고요할 때는 몸도 고요해지고, 心이 動하면 또한 病이 생길 때이다."(《永樂大典》)라고 하였다.

② 情志調節

"憂鬱하면 疾病이 생기고 疾病이 깊어지면 곧 죽게 된다."(《管子·內業》)라고 하였다. 만약 제때에 傳變을 예방하지 않으면 "정신적으로 疏外되고 思索이 斷絶되며 마음이 鬱寂해지고 怨恨이 생기는 등 憂, 恐, 喜, 怒의 精神的인 激動이 생기면 五臟의 精氣가 빠지고 營衛血氣가 각각의 작용을 잃게 되어"(《素問·疎五過論》) 여러 가지 變證의 발생이 초래되므로 반드시 情志를 조절해야 한다.

(3) 色彩傳變豫防法

① 喜色方

紅色과 粉紅色은 養心, 樂神의 효능이 있어서 사람을 기쁘게 하여 분노와 슬픔을 절제하는 효과가 있으므로 정서적으로 침체되었거나 抑鬱하여 기분이 안좋을 때, 쉽게 슬퍼져 울거나, 쉽게 화를 낼 때 등에 사용한다.

② 五臟補泄色彩方

心은 紅色(혹은 紅色類), 肝은 靑色(혹은 靑色類), 脾는 黃色(혹은 黃色類), 肺는 白色(혹은 白色類), 腎은 黑色(혹은 黑色類)이다. 類色은 색의 濃度가 다르면서 비슷한 색채를 말한다. 색이 비교적 옅은 것은 補의 작용을 일으키고, 색이 비교적 짙은 것은 泄의 작용을 일으킨다. 五臟虛, 鬱諸證에 사용한다.

(4) 導引傳變豫防法

"양손을 뒤쪽으로 하여 손을 모아 허리 뒷춤를 위쪽으로 밀어 최대한 위로 향한 자세를 취했다가 팔을 왕복 일곱번 흔들며, 처음에는 손을 움직이지 말고 손을 위, 아래로 최대한 곧게 펴기를 왕복 27번하여 脊心肺氣를 보내 壅悶을 없앤다. 그리고 正坐하여 무릎을 모으고 머리를 발에 댄다. 처음에 앉을 때는 먼저 발가락을 마주 보게 하고 발꿈치는 바깥쪽을 향하게 한다."(《諸病源候論養生導引·氣病諸候》에서 導引法 인용)라고 기록하였다. "몸을 고르게 按摩하고 四肢關節을 움직여 導引行氣한다. 經脈의 氣血壅滯를 초래하지 않도록 움직여준다."라고 하였다.

(5) 藥物傳變豫防法

"鬱을 치료하는 방법은 대개 調中을 무엇보다 중시한다. 대개 脾胃가 가운데 위치하고 心肺가 위에 있으며 肝腎이 아래에 위치한다. 四臟이 받은 邪는 가운데를 지나치니 中氣가 항상 먼저 邪를 받는다. 하물며 飮食이 부적절하거나 寒暑가 적절히 조절되지 않아 痰이 停滯되고 飮이 누적되면 脾胃가 역시 먼저 손상을 받게 된다. 그러므로 中焦가 鬱滯되는 경우가 항상 많다. 治法은 運動開發과 中州鼓舞가 적당하며, 이렇게 하면 三陰三陽의 鬱이 攻擊하지 않아도 저절로 解消된다."(《證治匯補·鬱證》)라고 기록하였다.

① 常用藥物

柴胡, 枳殼, 芍藥, 鬱金, 陳皮, 梔子, 香附, 木香, 厚朴, 半夏 등.

② 常用諸方

氣鬱, 血鬱, 痰鬱, 濕鬱, 食鬱, 火鬱을 총괄적으로 치료하는 藥劑는 우선 越鞠丸, 혹은 六鬱湯이다. 氣滯鬱結인 경우에는 柴胡疏肝散을 사용할 수 있고, 婦女子가 자주 슬프고 울적하며 수시로 울다가 웃는 경우에는 甘麥大棗湯을 선택할 수 있으며, 諸鬱에 熱이 있는 경우에는 丹梔逍遙散을 사용할 수 있다. "鬱證은 대부분 고민과 연관되며 氣가 먼저 病邪를 받으므로 越鞠(丸), 四七(湯)을 처음에 복용한다. 그리고 鬱이 이미 오래되어 火邪가 血을 소모시켰을 경우에는 蒼朮, 香附類를 오랫동안 복용할 수 있으며, 逍遙(散), 歸脾(湯)을 이어서 복용한다.……治法은 일반적으로 逍遙(散), 歸脾(湯), 左金(丸), (沈香)降氣(湯), 烏沈七氣 등의 方을 벗어나지 않는다. 그러나 病이 초기인지 아니면 오래되었는지, 虛인지 實인지를 참고하여 선택하고 藥材를 加減出入해야 한다."(《張氏醫通 · 鬱》)라고 하였다.

(6) 香花調養法

"七情之病이 꽃을 보면 답답함이 풀어진다."(《理瀹騈文 · 續增略言》)라고 하였는데, 그 方法으로는 세 가지가 있다. 즉 "첫째는 감상을 통해 눈을 기쁘게 하여 情을 조절하는 것이고, 둘째는 그 맑은 향기를 맡아 心을 편안하게 하여 神을 조절하는 것이며, 셋째는 꽃이 있는 아름다운 환경과 정화된 공기의 유익한 작용을 이용하는 것이다." 예를 들어 "解鬱方"은 牧丹花, 芍藥花, 桃花, 梅花, 紫羅蘭, 檸檬花, 茉莉花, 山梔花, 黃花, 蘭花, 桂花, 木芙花, 凌霄花, 迎春花, 鬱金花 등으로 기분이 좋지 않고 울적한 경우에 사용한다.

3) 3次豫防法

鬱證의 3차예방법에 있어서의 關鍵은 情志를 원활하게 조절하고 性情을 陶冶하는데 있다. 鬱證은 쉽게 생겨나고 쉽게 변화하면서 또한 쉽게 발작하는 특징이 있으므로 이 病이 나은지 얼마 되지 않았을 때는 반드시 종합적으로 調養하여 재발을 방지해야 한다.

(1) 心理再發防止法

1차예방법 외에 또한 평상시에 "평소에 담담하고 만족한 마음을 가지고 살면 憂患이 들어올 수 없고 邪氣가 침범할 수 없다."(《莊子 · 刻意篇》)라는 말과 같이 생활함으로써 "여유롭고 욕심이 없으며 마음이 편안하면서 두렵지 않고 노동을 해도 피곤하지 않으며 氣가 순조롭게 흘러 각각 원하는 바에 따르게 된다"(《素問 · 上古天眞論》)라는 상태에 도달해야 한다. 그리고 "七情內傷의 病은 이치 있는 말로써 이끌어주어 환자의 생각을 명랑하게 유도해주고 心情을 便安하게 해줌으로써 病을 유발하는 요인을 막고 또 藥으로 調理해주면 더욱 좋은 효과를 얻을 수 있다."(《蒲輔周醫案 · 梅核氣》).

(2) 藥物再發防止法

"모든 熱의 鬱結은 辛甘熱藥으로 開發할 수 있을 뿐만 아니라, 石膏, 滑石, 甘草, 葱, 豉類

의 藥들도 모두 鬱結을 開發할 수 있는데, 이것은 그 熱이 寒을 얻으면 흩어지는 까닭이다.”(《素問玄機原病式·熱類》)라고 하였으며, “氣病은 肺虛로 얻어진다. 肺는 氣를 주관하며 五臟六腑가 모두 肺에서 氣를 부여받는다. 憂, 思, 恐, 怒, 잘못된 居處와 飮食이 肺의 氣를 손상시켜도 疾病이 된다.”(《諸病源候論·婦人雜病諸候之一》)라고 하였다. 따라서 藥物을 이용한 再發防止方法은 반드시 輕淸宣通氣機의 효능을 가진 藥品을 선택해야 하며, 方은 肺氣를 淸和하게 하고 諸鬱이 생길 수 없게 할 수 있는 것이어야 한다. 虛와 實을 구별해야 하는데, 虛한 경우에는 四君子湯과 같은 補氣藥을 선택할 수 있고, 實한 경우에는 瀉肺湯을 사용할 수 있다. 또한 土鬱疾患이 있는 경우에 대해서 張從正은 일찍이 “土鬱로 인해 탈이 생긴 경우에는 비록 大承氣湯일지라도 해롭지 않다.”라고 하였으며, 또한 《醫方考·鬱門》에서도 “土鬱로 痞滿燥實堅이 모두 갖추어져 있고 脈이 有力하면서 實할 때는 이 大承氣湯으로 치료한다.”라고 하였다.

2 麻木豫防法

麻木은 肌膚의 痛症과 가려움을 느끼지 못하는 것으로 肢體麻痺 혹은 심하면 知覺消失을 가져오는 질환이다. 麻란 輕症으로 患處에 뭐가 흐르는 것 같고 벌레가 기어가는 느낌이 드는데 만져도 계속되고 긁으면 더욱 심해진다. 木은 重症으로 만져도 느낌이 없고 긁혀도 모르는 感覺喪失症이다. 古代 醫家들은 이 병의 예방치료를 매우 중요시했다. 중년기의 手指麻木의 대부분을 중풍의 조짐으로 여기고 치료시기를 놓치면 거의 中風이 생긴다고 여겼다. 《證治滙補·中風》에는 “手指麻木, 不時眩暈은 중풍의 조짐이다. 예방하기 위해서는 起居함에 신중하고 음식물을 잘 조절하고 性關係를 멀리하고 감정을 조절해야 한다.”라고 하였다. 그러므로 적극적인 麻木의 예방치료는 중풍과 관련하여 매우 중요하다.

《靈樞·壽夭剛柔》에는 “寒痺가 발병하면 머물러 제거되지 않으므로 수시로 疼痛이 오고 피부가 不仁해진다.” 하였다. 소위 “不仁”이란 피부가 마비되어 무감각해지는 것을 뜻하며 후세에 “麻木”이라 칭하였다. 《諸病源候論·風不仁候》에서는 임상에서 표현되는 형상을 기술했는데 “피부를 긁어도 옷을 입어 감각이 둔한 듯하다.”하여 麻木의 病因·病機에 대해서 기록했으며 《內經》에서는 邪氣의 침습, 經絡의 막힘, 營·衛氣의 不行을 원인으로 보았고, 《素問·痺論》에는 “痛不仁은 병이 오래되면 邪氣가 깊이 들어가고 營衛氣의 운행이 매끄럽지 못하고 經絡疏通이 막혀서 痛症을 느끼지 못한다. 피부가 영화롭지 못하므로 不仁이라 한다.” 했고 《素問·逆調論》에서는 “營氣가 虛하면 不仁하고 衛氣가 虛하면 不用한다. 營衛

氣가 모두 虛하면 不仁不用한다." 하였다. 張仲景은 風邪가 絡에 적중함을 "肌膚不仁"이라 하고 營衛氣가 虛하고 다시 外邪에 노출되면 "外症身體不仁"이라 했다. 朱丹溪는 諸家들의 경험을 모아서 痲木을 구별하여 痲는 氣虛로부터 생기고 木은 濕痰死血이 血脉經에 막혀서 생긴다고 인식했다. 叶文令에 있는 《醫學統旨》 가운데 "痲는 木의 징후이고 木이 痲보다 심한 것이다."고 했다. 《雜病源流犀觸·痲木源流》 에서는 더 발전된 病因·病機에 대해 밝혔는데 痲의 病因은 "氣虛가 근본이고 風痰으로 알 수 있다." 했고 木의 원인은 "死血이 안에서 凝滯되고 外로는 風寒을 함께 하여 陽氣가 衰해져서 움직이지 못하기 때문이다"라고 했다.

痲木의 예방과 관련하여 張仲景이 《金匱要略·臟腑經絡先後病脈證并治》 에서 이르기를 "만약 養生에 신중하여 風邪가 經絡에 섞여 들어가지 않는다면 치료할 수 있다. 四肢가 모두 무겁고 막힌 듯하면 곧 鍼灸膏摩 등으로 치료하여 九竅가 막히지 않도록 해야 한다."고 하였는데 이는 痲木豫防의 중요 치료지침이다.

1) 養生(1次豫防)法

痲木은 氣血의 病變에 속한다. 발병원인 風寒濕邪가 經絡에 침입하거나 飮食, 性關係의 不調로 인한 中氣損傷, 病後 또는 産後 失血傷津으로 인해 痰濕瘀血이 經에 停滯되서 생긴다. 이런 모든 요인들은 經絡不通 또는 經氣不足을 야기하고 肌膚가 영양공급을 못받게 되어 痲木을 발생시킨다. 痲木發生을 예방하기 위해 원인을 살피는 것이 매우 중요하다.

(1) 飮食養生法

脾胃는 後天의 本으로, 氣血生化의 근원이 된다. 만약 飮食不節로 脾胃를 손상시키면 氣血이 生化되지 못한다. 營衛氣가 虛해지면 肌膚에 영양을 공급하지 못하고 곧 肌膚의 不仁現狀을 야기한다. 그리고 脾胃가 虛弱하고 痰濁이 經絡內에서 생기면 痲木을 야기한다. 그러므로 《濟生方·宿食門》 에서는 "攝生을 잘 하는 것은 먹고 마심이 조화를 이루어 소화시켜서 滯함이 없도록 힘써야 한다."하여 음식의 節制를 중요시했다.

(2) 勞逸養生法

《長氏醫通·痲木》 에서는 "營衛가 막혀 움직이지 못하면 痲木이 되는데 오랫동안 의자에 앉아 있거나 어느 부위를 압박했을 때 오는 痲痺와 같으며 痲痺되어 들 수가 없게 된다." 하여 장시간 앉은 자세, 오랫동안 누워있는 등의 자세에서 榮衛氣血이 不通하여 肌膚가 濡養을 받지 못하면 痲木不仁의 증상이 생긴다고 하였다. 그러므로 인체는 적당한 운동을 통해 기혈운행을 유통시키면 스스로 痲木症狀이 없어진다.

(3) 氣功養生法

太極拳, 八段錦, 强壯功, 益筋經 등을 통해 經絡을 疏通시켜 氣血運行을 順調롭게 한다.

2) 2次豫防法

痲木은 심하지 않더라도 매우 좋지 않은 증후이다. 《雜病源流犀觸·痲木源流》 에서는 "머리에 痲痺가 와서 명치에 이르면 사망하고, 발바닥의 마비가 膝蓋部分까지 이르면 사망한다." 하였다. 그러므로 병후에 바로 치료해야지 방치하면 악화된다.

(1) 飮食을 통한 傳變豫防法

① **補脾粥** : 찹쌀 100g, 白朮 50g, 赤芍 50g, 율무 25g, 芡實 25g, 蓮子心 25g, 대추 10개, 흰설탕 적당량. 먼저 찹쌀을 깨끗이 씻어서 물에 반시간정도 다리고 다시 다른 약들을 넣는다. 文火로 죽이 될 때 까지 찐다. 설탕과 함께 먹는다. 이 죽은 健脾益胃效能을 가지고 있어 脾胃虛弱, 營衛不足의 痲木에 적당하다.

② **橘皮粥** : 橘皮 15~20g(鱔은 30g), 멥쌀 100g. 먼저 귤피를 다려 즙을 낸다. 찌꺼기를 제거한 후 멥쌀을 다려서 죽을 만든다. 또는 桔皮를 볕에 말려 가루 내어 3~5g을 죽에 풀어 다시 다려 먹는다. 이 죽은 健脾和胃化痰의 效能이 있어 脾를 健運시키고 痰飮內停, 經絡阻滯로 인한 痲木에 쓴다.

(2) 藥物防变法

① **理氣通絡** : 羌活勝濕湯을 자주 사용한다. 外邪侵入, 經絡閉塞으로 인한 痲木에 적당하다. 임상에서는 痲木, 疼痛이 비온 후 심해지며 따뜻한 것을 좋아하며 차가운 것을 싫어하는 것으로 표현된다.

② **燥濕化痰** : 二陳湯을 加減해서 많이 쓴다. 脾失健運, 痰飮內停, 經絡阻滯에 적당하다. 임상표현은 痲木이 오래되거나 한 곳에 고정적인 경우, 전혀 통증·가려움을 못 느끼는 경우, 食少腹脹, 頭眩, 心悸 등의 증상이 특징이다.

③ **活血化瘀** : 桃紅四物湯을 주로 사용한다. 營衛氣虛, 肌膚의 영양 불공급으로 인한 痲木에 적당하다. 임상표현은 手足痲木, 벌레 기어가는 듯한 느낌, 얼굴빛이 창백하고 自

汗, 畏風, 食少便溏이 특징이다.

3) 3次豫防法

痲木後의 재발을 방지하기 위해서는 통상 氣功, 勞逸法을 사용한다. 太極捲, 五禽戲, 八段錦 등을 연습한다. 적당한 움직임이 중요하고 무리한 過勞, 元氣損傷, 오랫동안 계속된 자세, 氣血凝滯를 방지하여 재발을 막는다.

3 血證豫防法

血證은 혈액이 脈外로 넘쳐나서 出血이 나타나는 것을 주요증상으로 한다.

《靈樞·決氣篇》에서는 "中焦受氣取汁하여 赤色으로 변화한 것이 血이다."라고 하여 血은 水穀精微가 변화되어 만들어진 것으로 脾에서 生化되고 肝에서 貯藏되며 心에서 統率한다. 脈中을 運行하며 쉬지 않고 循環하며 全身을 營養한다. 만약 陰陽不和하고 氣血失調하거나 邪熱, 飮食, 勞倦, 情志에 傷하면 血이 원래의 常道에서 벗어나 脈外로 넘쳐나서 각종 出血疾患이 된다. 이로써 咳血, 吐血, 衄血(鼻衄, 耳衄, 目衄, 齒衄, 舌衄, 肌衄), 便血, 尿血 등의 증상이 나타난다. 또한 婦人의 月經過多, 崩漏, 産後出血 등도 역시 血證에 屬하여 婦人科疾患의 예방법도 本節에서 기술하였다.

血證의 형성에 대해서 《素問·至眞要大論》에서는 "少陽司天하고 火淫所勝하면 溫氣가 유행하고 金氣가 평정되지 않아 사람들은 ……唾血같은 병에 걸린다."라고 하였다. 이것은 咳血, 唾血이 火邪, 溫熱犯肺로 인한 것임을 가르키는 것이다. 《靈樞·百病始生篇》에서는 "갑자기 暴食을 하면 腸滿하여지고 起居不節하거나 勞力過度하면 絡脈을 傷한다. 陽絡이 傷한즉 血外溢하고, 血外溢한 즉 衄血한다. 陰絡이 傷한즉 血內溢하고 血內溢한 즉 後血한다."라고 하였다. 《素問·擧痛論》에서는 "怒則氣上하고 심하면 嘔血한다."라고 하였다. 《臨證指南醫案·吐血》에서는 "酒熱은 胃를 害하는 종류로써 모두 火를 도와 動血한다."라고 하여 衄血, 吐血, 便血 등이 飮食, 起居, 過勞, 情志와 유관함을 설명하고 있다. 《金匱要略·五臟風寒積聚病脈證幷治》에서는 "熱이 下焦에 있으면 尿血이 생긴다."라고 하였다. 《諸病源候論·血病諸候》에서는 "心은 血을 主하고 小腸과 合하는데 만약 心系統에 熱이 있어 小腸에 맺히면 小便血이 된다."라고 하였다. 《景岳全書·血證》에서는 "대개 脾統血하는데 脾氣가 虛하여 血을 수습하지 못하고 脾化血하는데 脾氣가 虛한즉 運化하지 못하니 이는 血

을 주관하지 못하여 이로써 脫陷妄行하는 것이다."라고 하여 五臟의 病이 모두 出血證을 나타냄을 강조하였다. 그러므로 血證의 예방은 음식을 잘 조절하고, 일과 휴식을 적당히 하며 情志를 舒暢하고 邪氣를 피하는 것이 그 시작이 된다.

1) 養生(1次豫防)法

出血의 원인은 火 또는 氣와 관련이 있다. 《景岳全書・血證》에서는 "動하는 것은 火때문이니 火盛하면 血을 핍박하여 妄行하게 하고, 虛損된 것은 氣때문이니 氣가 傷하면 血이 존재할 근본을 잃어버리게 된다."라고 하였다. 그러나 火에는 內因과 外因이 있으니 外因은 風熱燥邪가 침입하거나 寒邪가 안으로 들어와 熱로 변화하여 脈絡을 손상시켜 咳血, 衄血이 되는 것이고, 內因은 肝火上逆하여 迫血妄行하여 吐血에 이르게 되는 것이다. 또한 內因으로 相火妄動하여 尿血이 되며, 飮食不節로 脾氣를 損傷하여 脾氣가 虧虛되면 統攝機能을 잃어버리게 되므로 이로써 便血, 尿血, 肌衄 등의 증상이 나타나게 된다. 그러므로 出血의 유발원인을 제거하여야 出血病症을 예방하는데 효과가 있다.

(1) 情志養生法

① 낙관적인 자세

낙관적인 생각을 가지면 安神益氣할 수 있고 五臟의 調和를 촉진하여 氣血이 順和롭게 되어 血이 妄行하지 않는다. 《管子・內業篇》에서는 "무릇 사람의 血이 生함에 있어서 즐거워해야 하니, 걱정하면 그 綱領을 잃어버리고 화내면 그 端緖를 잃어버리며, 喜怒憂悲의 감정이 逆하면 안된다."하여 낙관적인 자세가 사람으로 하여금 우울한 생각을 없앰으로써 營衛가 通하고 五臟을 充滿하게 한다. 이것이 바로 《素問・擧痛論》에서 말한 "喜則氣和志達, 營衛通利"한다는 말이다. 그러므로 항상 즐거워해야 血이 安定된다.

② 喜怒調和

喜怒의 감정은 사람 누구나 다 가지고 있다. 오직 이것이 過하면 害가 된다. 《素問・生氣通天論》에서는 "大怒하면 形氣가 끊어지고 血이 上部에 맺히게 된다."라고 하였다. 감정을 조절하지 못하여 大喜하면 心氣가 흩어져 統攝을 하지 못하고, 大怒하면 肝을 傷하여 감정을 제어할 수 없어 傷氣動血하여 血證이 發生된다. 나이가 많은 사람은 血이 衰하고 神氣가 虛하므로 性急해져서 쉽게 怒하니 항상 喜怒의 감정에 주의해야 한다.

(2) 氣候養生法

《素問·金匱眞言論》에서는 “봄에는 鼽衄이 잘 發生한다.……”라고 하였다. 《臨證指南醫案·吐血》에서는 “外因으로는 대개 陽邪가 原因이 되니 이 症狀이 나타나는 것은 陰分이 먼저 虛해져서 風熱調和의 邪氣를 쉽게 받기 때문이다.”라고 하였다. 出血症은 溫邪, 熱邪, 燥邪로 생기며 또한 寒邪가 侵入하여 혈액을 凝滯하기 때문에 瘀血이 생겨 血이 돌아오지 못하고 밖으로 넘치게 되어 역시 出血을 일으킨다. 그러므로 血證의 發生을 피하기 위해서는 기후의 변화에 잘 적응하여야 하며 四時의 氣運에 순응하여 外邪의 侵入을 막아야 出血病의 發生을 막을 수 있다.

(3) 勞逸養生法

過勞하지 않아야 하는데, 疲勞가 累積되거나 또는 너무 많은 휴식을 취하면 모두 血證이 유발된다. 《素問·擧痛論》에서는 “過勞하면 氣가 끊어진다.”라고 하였다. 과로하면 쉽게 脾肺를 傷하게 되니, 脾를 傷하면 血液을 통솔하지 못하고 肺를 傷하면 咳血, 衄血 등이 나타난다. 따라서 일과 휴식을 적당히 하여야 正氣가 傷하는 것을 避할 수 있고 氣和하여 血이 안정된다.

(4) 色慾의 節制法

《壽世保元》에서는 “精은 腎이 주관하는 것이고, …… 욕심에 따르고 생각을 많이 하면 精을 傷하니, ……원래 體質이 虛弱한 사람이나 부모가 일찍 돌아가신 사람은 眞陰의 根源이 虛하고 腎水가 不足하니 火氣가 반드시 盛하게 되고……”라고 하였다. 腎氣가 虧損되면 相火가 妄動하여 血을 움직이게 하니 慾心을 너무 쫓다보면 절제를 할 수 없어져 陰을 傷하고 血을 動하게 할 우려가 있다. 《張氏醫通》에서는 “노인의 血尿는 대부분 陰虛이다.……”라고 하여 사람들로 하여금 性慾을 절제하여 陰平陽秘해서 신체를 건강하도록 하였다.

(5) 飮食養生法

① 음식의 절제

음식은 반드시 절제하여야 하고 규율이 있어야 하니 過食하거나 너무 배고프게 하거나 暴飮, 暴食하지 말아야 臟腑經脈이 傷하는 것을 막을 수 있고 正氣를 損傷할 우려가 없어진다. 배고프고 배부르게 하는데 절도가 없으면 허다한 질병을 유발하며 血證도 일으킨다. 예를 들어 肝硬化腹水患者의 경우에 飮食을 주의하지 않고 찬 음식이나 소화되기 어려운 음식을 먹으면 항상 消化器出血, 吐血, 便血 등의 壞證을 유발하게 된다. “暴飮暴食하면 쉽게 병이 생기고 定時에 定量을 먹으면 건강할 수 있다.”라는 민간속담에 좋은 말이 있다.

② 淸淡한 음식을 먹는다.

음식을 淸痰하게 먹는다는 것은 너무 맵고 짠 자극성 음식과 기름진 음식, 찬 음식을 먹지 않는다는 것이다. 《臨證指南醫案·吐血》 篇에서 말하길 “酒熱은 胃를 害하는 것이니 모두 火를 도와 血을 動하게 한다.”라고 하였다. 술은 辛溫하여 많이 마시면 胃를 傷하고 火를 도와 血을 動하게 한다. 실제로는 술과 매운 음식을 같이 먹는 것이 절대로 금기시 되는 것은 아니지만, 환경과 기후에 잘 맞춰서 매운 음식의 양을 결정하여야 한다. 예를 들어 南方에서는 여름에 더운 지역으로, 비가 많이 오고 기후가 습하기 때문에 辛辣한 음식을 많이 먹어서 濕을 말리고 脾를 健康하게 하여야 하고, 北方에서는 추운지방이므로 술을 약간 마셔서 寒氣를 몰아내야 건강해 진다. 단지 過度하게 즐겨서는 안되니 過하면 絡脈을 傷하고 血을 動하게 한다.

(6) 藥物養生法

① 補心健脾藥

心脾兩虛하면 血을 주관하는 臟器가 없어져서 統率을 하지 못하고 血證을 유발하게 된다. 그러므로 眩暈, 心悸, 怔忡, 納呆, 疲乏한 증상은 모두 心脾兩虛에 속하는 것으로 補心健脾藥을 사용하여 血證의 발생을 막는다. 그러므로 臨床에서는 歸脾丸加減方으로 조치한다.

② 舒肝健脾藥

王氷의 《黃帝內經素問》 에서는 “肝은 血을 貯藏하고 心은 血을 運行하니, 사람이 움직이면 혈도 따라 모든 經絡에 운행되고, 사람이 안정하고 있으면 血도 肝에 돌아가 저장된다.”라고 하였다. 肝臟은 血液을 저장하며 혈액량을 조절하는 기능을 가지고 있어 肝이 疏泄機能을 잃어버리면 氣機가 문란해져서 혈액을 저장할 수 없어진다. 또한 脾氣가 虛弱하면 血을 통솔할 수 없어져 血液이 脈外로 넘치고 血證을 나타낸다. 그러므로 臨床에서는 肝鬱脾虛한 사람에게 舒肝健脾하는 약을 사용하여 血證을 예방한다. 逍遙散 또는 柴平煎加減을 사용하여 舒肝健脾한다.

(7) 氣功養生法

松靜功, 內養功은 모두 氣血을 調和시키고 精神을 안정시키며 强壯의 작용이 있다. 사람마다의 체질, 연령, 환경에 맞춰 단련하면 血證의 發生을 예방할 수 있다.

2) 2次豫防法

血證이 나타나면 마땅히 빨리 치료하여야 한다. 《血證論》에서는 "오직 止血을 하는 것이 첫번째로 중요하며, 出血된 후에 經絡에서 이미 血이 나왔는데도 吐出하지 못하는 것은 瘀血이니, …… 따라서 瘀血을 없애는 것이 두번째로 중요하고, 嘔吐를 멈추게 하고 瘀血을 없앤 다음에는 血이 다시 움직일까 두려워하여 血을 安定시켜야 하므로 血을 安定시키는 것이 세번째로 중요하며, ……血이 많이 빠져나가면 虛하지 않은 사람이 없으므로, …… 補虛하여 거두어들이니 이것이 네번째이다. 이 네 가지는 血證治療의 大綱이다."라고 하였다. 동시에 적극적으로 病의 惡化와 傳變을 막는다.

(1) 음식을 통한 傳變豫防法

① 합리적인 膳食

㉠ 血證患者는 熱盛하여 出血하는 것이 많으므로 차고 시원한 음식을 먹어야 하며 비교적 부드럽고 소화되기 쉬운 음식을 먹어야 한다. 出血患者에게는 더욱더 음식을 조절시켜야 한다. 만약 熱이 심하지 않은 환자에게는 시원하거나 평탄한 음식을 먹이는 것이 좋다. 예를 들면 "柏葉粥"(《遵生八箋》)이 있다. 이것은 柏葉 30g, 찹쌀 100g을 준비하여 柏葉을 먼저 끓여 거품을 제거하고 汁을 취해서 찹쌀을 넣고 다시 끓여 죽을 만든다. 이 죽은 淸熱凉血하여 吐血, 便血, 出血 등이 症狀이 熱에 屬한 환자에게 좋다.

㉡ 出血이 비교적 많은 사람에게는 津液이 없어지고 陰津이 부족하므로 먼저 益氣養陰하는 藥物을 주어서 陰液을 補하고 正氣를 도와야 한다. 예를 들면 柿餠粥(《食療本草》)이 있는데 이것은 柿餠 1~2개를 잘게 썰은 것과 찹쌀 50g을 준비하여 먼저 찹쌀을 끓이고 여기에 곶감을 넣어 끓인 다음 空腹에 먹는다. 淸熱潤肺, 澁腸止血의 효능이 있어 吐血, 衄血, 便血 등의 肺陰不足한 사람에게 사용한다.

㉢ 어떤 질병으로 인해서 出血이 유발되었을 경우에는 일반적인 止血, 補血하는 藥物外에 出血部位를 고려하여 原因에 따라 음식으로 보호하여야 한다. 예를 들어 소화기출혈 환자에게는 유동식을 주고 또한 藥粥으로 胃絡을 보호하고 正氣를 도와야 한다. 예를 들면 "藕粥"(《慈山參入》)이 있는데 이것은 우엉 150g, 쌀 50g을 준비하고 우엉을 얇게 썰어서 쌀과 함께 粥을 만든다. 淸熱凉血散瘀의 효능이 있고, 喀血, 衄血, 吐血, 便血 등에 사용한다.

② 음식조절

㉠ 채소, 과일 등의 汁이 많은 음식물은 止血養陰의 효과가 있다. 신선한 우엉, 올방개, 목

이버섯, 배, 陽桃, 薺菜 등의 음식물들이다.

㉡ 脾虛血虧한 환자에게는 山藥, 땅콩, 대추 등이 좋다.

㉢ 어떤 出血證을 막론하고 매운 음식과 香燥한 음식, 날 것으로 소화되기 힘든 음식, 변질된 음식은 금한다.

(2) 藥物을 통한 傳變豫防法

① 凉血淸金

《血證論》 에서는 汗血의 證候는 外感熱邪, 衛表不固하여 陽이 陰을 눌러 밖으로 나오는 것이 血汗이다. 血과 汗은 근원이 같고, 汗은 心之液이므로 汗血이 모두 나오는 것은 우선 淸心火하고 肺金을 치료하여야 한다. 肺가 정상적으로 되면 땀으로 나가지 않게 된다. 凉血地黃湯加 桑白皮, 地骨皮, 蟬蛻, 百合, 蒲黃으로 치료한다.

② 疏肝健脾

《血證論》 에서는 吐血하는 證候는 모두 血液이 원래의 길에서 벗어나 腸胃에 넘쳐나는 것으로 氣를 따라 上逆하니 胃에 탈이 나는 것이다. 病의 原因을 잘 살피면 火에 屬한 것이 많으므로 瀉心湯加白茅根, 童便으로 止血降火하며 또한 脾氣를 튼튼하게 하여 肝火를 防止해야 하므로 丹梔逍遙散加靑皮, 山藥, 牡蠣, 蒲黃炭, 龍膽草 등으로 舒肝肝脾하여 傳變을 막는다.

③ 補陰降火

《醫學正傳・血證》 에서는 "모든 出血證은 陽盛陰虛에 君火와 相火가 亢盛하여 血이 諸竅로 나오는 것이니 四物湯加 知母, 黃柏 등의 補陰降火하는 약을 爲主로 치료한다."라고 하였다. 陰虛가 심한 出血患者는 生地黃, 側柏炭, 地楡炭 등을 加味할 수 있다.

④ 血脫益氣

《醫學從衆錄・血症》 에서는 "出血이 한바가지나 많이 나왔을 때에 濡潤하는 약을 사용하면 經絡을 凝滯하여 치료되기 어렵다. 반드시 氣分을 大補하는 약을 사용하여야 그 血이 經絡으로 돌아간다."라고 하였다. 處方으로는 獨蔘湯을 사용하며 人蔘이 들어간 大劑로 脫症을 막는다.

⑤ 用藥禁忌

《傷寒論》 에서 이르길 "亡血患者에게는 發汗해서 안되니 發汗하면 寒慄而振한다. 衄家에게는 發汗하지 말아야 하니 發汗하면 반드시 額上陷脈急緊하며 直視不能眴하고 不得眠한다."라고 하여 出血하는 症狀에 辛溫發汗하는 약을 사용하지 말 것을 강조하였다. 《血證論》 中에는 "血證에는 氣를 動하게 하고 血을 消耗시켜서는 안된다."는 설명이 있다. 그러므로 臨床에서는 大辛, 大熱, 破氣, 破血하는 藥物을 금하고 溫燥, 芳香, 行氣, 活血, 峻下하는 藥物을 신중하게 사용하여야 한다.

3) 3次豫防法

血證의 안정기 또는 회복기에는 재발을 방지하여야 한다. 동시에 血證의 原因에 따라 필요한 예방조치를 취하여야 한다.

(1) 起居有常法

起居有常이란 생활의 규율화를 말한다. 血證患者의 회복기에는 마땅히 안정하고 활동을 줄여야 하며 계절의 변화에 따라 활동시간을 조정한다. "봄, 여름에는 陽을 기르고, 가을 겨울에는 陰을 기른다.". 음식을 먹되 과식하지 말고 활동은 적게 하여야 하며 단련은 계획성 있고 절도 있게 해야 하며 잠을 잘 자야 한다. 이런 것에 주의하여 합리적으로 생활한다. 陳直은 "거주하는 방은 정결하고 여름에는 시원하고 겨울에는 따뜻해야 한다.……"라고 하여 居處가 邪氣의 侵入을 막을 수 있도록 잘 되어 있어야 한다고 지적하였다. 예를 들어 방안이나 정원에 花草를 키우는 것은 첫째로 환경을 정화하고 마음을 편안히 할 수 있어 좋고, 둘째로 가벼운 활동을 하여 건강에 유익하다. 이렇게 하면 건강에 도움이 되어 血이 안정되어 진다.

(2) 體質增强法

出血患者는 氣血이 모두 손상되었으며 體質이 虛弱하니 격렬한 운동을 하여서는 안된다. 각기 體質도 다르고 出血의 특징과 部位가 같지 않으므로 각자에게 맞는 運動을 선택하여 外邪를 막고 재발을 방지하여야 한다. 康復操, 太極拳, 保健功 등을 시행하여 氣血을 통하게 하고 체력을 강하게 하여 재발을 방지한다.

(3) 藥物을 통한 傳變豫防

出血患者의 회복기에는 外邪가 이미 제거되어 있으나 正氣가 아직 회복되지 않았으므로

再出血을 막고 약간의 藥物을 복용하여 안정을 도모한다.

① 咯血 陰虛火旺한 환자에게는 百合固金湯이나 知柏地黃湯을 사용한다.
② 吐血 脾虛氣弱한 환자에게는 異功散이나 歸脾丸을 사용한다.
③ 便血 脾胃虛寒한 환자에게는 黃土湯을 사용한다.
④ 尿血 脾腎兩虧한 환자에게는 補中益氣湯 合 無比山藥丸을 사용한다.
⑤ 出血後 氣血大虧한 환자에게는 十全大補湯이나 歸脾湯加減을 사용한다.
⑥ 止血이 된 後에 瘀血이 아직 남아 있어 經絡을 阻滯하여 舌紫暗하고 瘀斑, 脈細數 등의 瘀血症狀의 환자는 化瘀하는 藥物을 사용한다. 血府逐瘀湯 또는 失笑散加減을 사용한다.

4 頭痛豫防法

頭痛은 "首風", "腦風", "頭風", "癲疾", "厥頭痛", "眞頭痛" 등으로도 칭해진다. 이것은 外感이나 內傷으로 인하여 야기되며 頭痛을 주 증상으로 하는 질병의 일종으로 단독적으로 나타나는 경우도 있고 여러 종류의 질병에서 보이기도 한다. 頭痛의 부위는 대부분 이마, 관자놀이, 눈언저리 부위이며 머리의 반쪽 면에 국한되거나 혹은 머리 전체에 통증이 나타난다. 가벼운 경우는 며칠이 지나면 바로 낫지만 심각한 경우에는 몇 년 심지어 몇 십년 동안 반복적으로 발생하면서 점차로 가중되어 어떤 때에는 생명을 위태롭게 할 수도 있다. 머리는 "諸陽之會", "淸陽之府"로서 邪에 감염되기 쉽다. 그러므로 적극적인 예방조치의 채택은 頭痛의 발생을 감소시키고 심각한 결과를 면하는데 있어 매우 중요한 의의를 갖는다.

고대 의학서적들의 頭痛에 대한 기록은 매우 풍부하다. 그 임상증상에 관하여 《靈樞·厥論》에서는 "眞頭痛은 頭痛이 甚하고 腦가 모두 아프다."라고 하였다. 그리고 三陽經의 頭痛症狀은 각각 다르게 나타나는 것에 대하여 "太陽經痛은 正巓에, 少陽經痛은 耳前髮際에, 陽明經痛은 額間에 있다"(《雜病源流犀燭·頭痛》)라고 하였다. 頭痛의 病因은 각각 다르고 그 성질과 兼證도 차이가 있다. 이에 대하여 즉 "頭痛耳鳴은……곧 氣虛頭痛이다. 心煩頭痛은 病이 귓속에 있으며……곧 濕熱頭痛이다. 氣가 上升하여 下하지 않아 頭痛癲疾이 있는 경우는 下虛上實이며……寒濕頭痛이다. 머리의 반쪽이 아픈 경우는 ……偏頭痛이다."(《蘭室秘藏·頭痛論》). "風으로 인한 頭痛은 抽掣惡風이 나타나고, 熱로 인한 頭痛은 煩心惡熱이 나타나며, 濕으로 인한 頭痛은 머리가 무거우면서 天陰轉甚하고 어지럽고 眩暈하여 吐할 것 같다. 食으로 인한 頭痛은 噫酸發熱惡食이 나타나고, 氣虛頭痛인 경우에는 九竅가 不利하고 일하기 싫으며 脈이 大하며, 血虛頭痛인 경우에는 魚尾上攻하고 惡驚惕하면서 脈이 芤하다."(《證治匯補·頭痛》)라고 한 바 있다. 그리고 頭痛의 病因中에 外邪의 侵襲이라는 논의가 있는데, 즉 "風氣가 風府를 따라 上昇하면 腦風이 되며, ……머리를 감은 후에 風을 맞으면 首風이 된다."(《素問·風論》), "大寒에 침범을 받아 안으로 骨髓까지 이른 경우, 髓는 腦가 主가 되므로 腦逆하여 頭痛을 일으킨다."(《素問·奇病論》)라고 하였다. 또한 臟腑와 氣血의 內傷이라는 논점으로는 "頭痛癲疾은 下虛上實하여 過誤가 足少陰, 巨陽에 있으며 심한 경우에 腎에 들어간다."(《素問·五臟生成篇》), "頭痛耳鳴은 九竅가 不利하며, 腸胃에서 발생한 것이다."(《素問·通評虛實論》), "肝病은 ……氣逆하여 頭痛, 耳聾不聰, 頰腫이 나타난다."(《素問·臟氣法時論》), "氣가 上升하고 下하지 않으면 頭痛癲疾이 나타난다"(《素問·方盛衰論》) 등이 있다. 內虛邪乘이라는 말은 "頭面風은 體虛로서 諸陽經脈이 風에 의해 침범당한 것이다."(《諸病源候論·頭面風候》), "頭痛은 氣血이 모두 虛하며, 風, 寒, 暑, 濕의 邪가 陽經을 손상시키고 伏留하여 떠나지 않는 경우로 厥頭痛이라고 부른다."(《濟生方·頭痛》) 등이 있다. 그러므로 頭痛의 病機는 風·寒·濕·熱·痰·瘀 등의 騷擾나 혹은 氣血腎精의 不足, 損傷, 腦髓의 營養不足 등이다. 頭痛豫防에 관하여 고대서적에는 많은 기록이 있는데, 《濟生方·頭痛》의 "머리를 감은 직후에 바람을 맞고 자면 사람에게 頭痛이 발생한다.", 《諸病源候論·頭面風候》의 "머리를 감은 직후 머리를 말리기전에는 자지 않도록 한다." 등이다.

1) 養生(1次豫防)法

六淫에 감염, 七情內傷으로 鬱積되어 火의 형성, 飮食의 不均衡과 過度한 疲勞로 脾胃를 손상시킨 경우, 그리고 頭部의 外傷으로 인한 오랜 통증이 經絡으로 들어가서 瘀血이 經絡을 막은 경우 등이 모두 頭痛을 야기할 수 있다. 이러한 病因에 맞추어 종합적인 예방조치를 채택하면 질환을 미연에 방지하는 목적에 도달할 수 있다.

(1) 心理養生法

頭痛의 발생은 대부분 정신적인 요소와 有關하다. 좋지 않은 정신적인 자극은 항상 본병을 유발시킬 수 있다. "怒氣가 肝을 손상시키고 肺氣가 不順하여 腦에 上沖하면 사람에게 頭痛을 야기한다."(《證治要訣·頭痛》)라고 하였다. 따라서 편안하고 쾌적한 정서상태를 유지하고 과도한 흥분을 피하며 제때에 번뇌와 분노를 없애는 것은 본병을 예방하는 방법의 하나가 된다.

(2) 飮食養生法

① 담백한 음식

内傷頭痛은 肝·脾·腎과 비교적 밀접한 관계가 있다. 그러므로 肝火를 돕거나, 脾陽을 손상시키거나, 痰濕을 돕기 쉬운 음식은 모두 삼가하거나 적게 먹는 것이 좋다. “뚱뚱한 사람의 頭痛은 痰濕 때문이다”(《丹溪心法·頭痛》)라고 하였다. 특히 노인은 素食을 하도록 하고 동물성지방을 많이 섭취하지 않도록 한다.

② 균형 있는 식생활

“脈이 緊하고 頭痛이 있으면, 뱃속에 宿食이 소화되지 않았기 때문이다.”(《金櫃要略·腹滿疝宿食病脈證幷治弟十》)라고 하였다. 균형 있는 식생활, 飢飽有度, 暴飮暴食을 삼가하고 매운 음식을 적게 먹으며 담배와 술을 금하면 頭痛은 잘 발생하지 않는다.

(3) 起居養生法

① 규칙적인 생활

노동, 휴식, 수면, 식사에 규율이 있으면 병이 생기지 않는다. 즉 “평소 陽이 上으로 순조롭게 흘러 逆流하지 않으면 頭痛의 질환이 없다”(《濟生方·頭痛》), “飽食하고 누워 자면 氣病頭風이 생기고, 飽食하고 머리를 감으면 頭風이 발작한다”(《諸病源候論·頭面風候》)도 이와 같은 논점이다.

② 적절한 노동과 휴식

“運動과 勞役을 한 후에 陽氣가 發泄되고 腠理가 열리면서 風을 맞게 되면, 이것을 首風이라고 한다.”(《諸病源候論·頭面風候》)라고 하였으며, “모든 頭痛은, ……술과 음식으로 손상되었거나 노동으로 힘을 잃어 頭痛을 초래한다”(《證治要訣·頭痛》)라고 하였다. 그러므로 과도한 緊張과 疲勞를 피하고 腦를 과도하게 많이 사용하지 말며 충분한 수면과 휴식을 확보하면 頭痛의 발생을 막을 수 있다.

(4) 藥物養生法

頭痛이 쉽게 발생하는 계절에는 貫衆 9~15g을 물에 담가서 茶代用으로 마시거나, 野菊花 9~15g, 桑葉 10g을 혼합하여 茶를 만들어 마시거나, 혹은 식초 8~10㎖에 물을 1~2배 만큼 부은 다음 2시간동안 加熱熏蒸한다.

(5) 外傷防止法

頭部의 外傷은 瘀血阻絡을 유발할 수 있다. "頭痛이 부딪쳤거나 떨어져서 생긴 경우는 대부분 惡血이 脈絡의 內部에 있게 된다"(《靈樞·厥病》)라고 하였다. 腦絡이 막혀서 通하지 않으면 아프게 되며, 또한 나쁜 피가 제거되지 않고 새로운 피가 생성되지 않으며 血에 영양이 공급되지 않으면 아프게 된다. 따라서 外傷을 방지하고 아울러 外傷後에는 적당한 방법을 채택하여 제때에 치료함으로써 血이 腦絡을 막는 기회를 감소시키는 것이 頭痛을 예방하는 적극적인 조치이다.

2) 2次豫防法

(1) 早期治療法

頭痛初期에는 통증의 정도가 대부분 가볍지만 빨리 傳變될 수 있다. 제때에 치료되지 않고 疼痛이 지속되면 종종 慢性頭痛을 형성할 수 있으며 頭痛의 원인이 되는 요소를 만날 때마다 頭痛이 즉시 발생할 수 있다. "頭痛이 오래되면 발생했다가도 낫고, 表虛한 경우에는 약간 邪氣를 感受해도 발생하며, 陽勝한 경우에는 약간 熱이 있어도 발생한다"(《景岳全書·頭痛》), "痛症이 오래도록 멈추지 않으면 눈이 보이지 않게 된다"(《儒門事親·頭痛不止》)라고 하였다. 그러므로 頭痛에 걸린 초기에 반드시 제때에 치료하여 그 病源을 근절시켜야 한다. 질병상태에 근거하여 川芎茶調散, 芎芷石膏湯, 羌活勝濕湯, 天麻鉤藤飮 등을 선택 복용할 수 있다.

(2) 發作制御法

頭痛이 완화된 후에도 반드시 계속 약을 복용해야 한다. 頭痛의 반복적인 발작을 제어하는 것은 傳變을 豫防하는 중요한 조치이다. 患者의 체질에 근거하여 약을 복용한다. 오랜 병으로 陰虛한 경우에는 六味地黃丸, 四物湯, 當歸飮을 복용하고, 陰虛內熱의 경우에는 滋陰八味煎, 玉女煎 등을 복용한다. 또한 오랜 병으로 陽虛한 경우에는 理中湯, 補中益氣湯 등을 복용하며, 腎虛의 경우에는 大補元煎을 加減服用한다. 痰濕이 盛한 경우에는 半夏白朮天麻湯을 加味服用하고, 瘀血의 경우에는 通竅活血湯을 加減服用한다.

(3) 飮食調節法

頭痛患者는 반드시 담배와 술을 禁해야 한다. 肝陽上亢으로 인하여 유발된 頭痛에는 수탉, 게, 새우 등을 먹지 않도록 하여 風이 動해서 병세가 가중되는 것을 막아야 한다. 그리고

痰濁으로 유발된 경우에는 음식을 더욱 담백하게 먹고 기름진 음식은 먹지 않도록 하여 助濕生痰을 막아야 한다.

(4) 誤治防止法

치료시에는 반드시 祛風藥의 사용에 주의를 기울여야 한다. 祛風藥은 성질이 偏燥, 升散하기 때문에 陰津을 쉽게 손상시키므로 陰虛인 경우에는 그 사용을 삼가해야 하며, 陽亢인 경우에도 역시 적게 사용해야 한다. 이에 대하여 "發散이 太過한 頭痛은 반드시 神散氣怯하게 된다"(《雜病源流犀燭·頭痛》)라고 한 바 있다.

3) 3次豫防法

(1) 感冒豫防法

感冒는 頭痛의 原發病이 될 수도 있고 頭痛發作의 원인이 될 수 있다. 그러므로 感冒豫防은 頭痛의 재발을 방지하는 중요일환이다.

(2) 心理를 통한 재발방지법

분노, 과도한 흥분, 긴장, 격동 등과 같은 정신적 자극은 자주 頭痛의 발작을 일으킬 수 있다. 따라서 頭痛이 나은 후에는 반드시 심리적인 조절에 주의를 기울여 각종의 불량한 정신적 자극을 피해야 한다. 특히 肝陽上亢으로 유발된 頭痛은 정서를 쾌적하게 유지하는 데 더욱 주의를 기울여야 한다.

(3) 음식을 통한 재발방지법

아래와 같은 식이요법 중에서 상황을 참작하여 선택 복용한다.

① **龍眼棗仁飮** : 龍眼肉, 炒棗仁 각각 10g을 끓여서 그 국물을 마신다.

② **吳茱萸粥** : 吳茱萸 2g, 멥쌀 50g, 生薑 2조각, 蔥白 2개. 吳茱萸를 곱게 갈고 먼저 멥쌀로 죽을 끓인 다음 쌀이 익으면 吳茱萸, 生薑 및 蔥白을 넣고 함께 죽을 끓인다.

③ **杞子炖羊腦** : 枸杞子 30g, 羊의 腦 1개에 맑은 물 적당량을 넣고 중탕으로 끓여서 調味한 후 먹는다.

④ **川芎糖茶** : 川芎 6g, 차 잎 6g, 붉은 설탕 적당량. 물에 川芎을 끓여서 팔팔 끓여 藥汁을 取하여 붉은 설탕을 넣어 茶代用으로 마신다.

⑤ **豆豉黃酒湯**：豆豉 15g에 물 한 공기를 붓고 30분간 끓인 다음 깨끗이 씻은 蔥須 30g을 넣고 계속 50분간 끓인다. 그리고 마지막에 黃酒 50㎖를 넣고 따뜻할 때 한번에 먹는다.

⑥ **天麻猪腦羹**：돼지의 腦 1개, 天麻 2g 같은 것에 물을 붓고 약한 불에서 1시간 동안 끓이거나 진한 탕국을 끓여서 약 찌꺼기를 건어내고 1일내에 끼니마다 국물과 고기를 꾸준히 먹는다.

⑦ 陽梅가루를 매 식사 후에 薄荷湯으로 6g씩 복용한다.

⑧ 상어 척추뼈를 햇볕에 말리거나 냉동하여 보존하다가 필요시에 얼음설탕이나 혹은 계란과 함께 끓여서 복용한다.

5 癮疹豫防法

癮疹은 피부에 紅赤色 혹은 白色의 발진이 나타나는 것을 가리킨다. 갑자기 발작하여 가렵지만 아프지는 않고 없어졌다가 나타났다가 하며 소멸된 후에는 어떠한 흔적도 남지 않는 특징이 있다. 대부분 營衛虛疏, 外邪侵入, 음식의 不適切, 脾胃濕熱 등과 같은 원인에 의해 유발된다. 본병은 종종 반복적으로 발작하고 걸리면 치유가 잘 되지 않아서 患者의 일과 일상생활에 매우 많은 불편을 가져다주므로 반드시 적극적인 예방조치를 취하여 본병의 발생을 방지해야 한다.

본병에 관한 최초의 언급은 《黃帝內經》에서 보인다. 《素問・四時刺逆從論》에서 말하기를 "少陰이 餘有하면 皮痺隱軫에 걸린다."라고 하였다. 여기서 軫이란 원래 二十八宿中의 軫星을 가리키는 것인데, 그것의 사라졌다가 나타났다가 하는 성질에 착안하여 癮軫(疹)이라고 稱한 것이다. 《金匱要略・中風歷節病脈證幷治》에서는 "邪氣가 經에 들어가면 몸이 가렵고 隱疹이 발생한다."라고 인식하였으며, 《諸病源候論》에서는 한단계 발전시켜 癮疹을 "白軫", "赤軫"으로 분류하였고 동시에 "痦癗"라는 명칭을 언급하였다. 그리고 《千金要方・隱軫第五》에서는 "痦癗"를 "風疹", "風屎", "風尸" 등으로 칭하였다. 明代 戴思恭은 "發丹"으로 본병을 命名하였다. 癮疹의 病因과 病機에 대하여 《諸病源候論・風瘙身體隱軫候》에서는 매우 상세하게 다음과 같이 논술하였다. 즉 "邪氣가 皮膚에 들어가고 다시 風寒을 만나 서로 風瘙隱軫이 돋는다. 赤軫인 경우는 凉濕이 肌中의 熱로 바뀌어 熱結하여 赤軫이 되며, 날씨가 더우면 심해지고 시원하면 없어진다. 白軫인 경우는 風氣가 肌中熱로 바뀌어 熱과 風이 서로 다투어 생긴 것이다. 白軫은 날씨가 흐리고 차면 심해지고 바람이 부는 곳에 나가면 역시 심해지며 날씨가 맑고 따뜻하면 없어지며, 옷으로 몸을 따뜻하게 해도 낫는다."라고 하였다. 癮疹은 대체로 急性과 慢

性 두 종류로 나눌 수 있다. 남녀노소에게 모두 발생할 수 있고 계절에 국한되지 않으며 전신의 어떤 부위에도 나타날 수 있다. 본병은 대부분 外的原因인 寒熱의 感染이나 飮食의 不均衡으로 유발되며, 항상 반복적으로 재발되고 발작시에는 가려움을 참기 어렵다. 따라서 消風, 祛風淸熱 및 飮食을 가려먹는 등의 방법을 채택하여 본병의 발생을 예방할 수 있다.

1) 養生(1次豫防)法

癮疹은 대부분 비교적 두드러진 유발요인을 가지고 있다. 예를 들면, 風邪의 感染, 膏粱珍味, 술, 새우와 게 등과 같은 風을 動하는 비린내가 있는 음식, 情志에 의한 氣血失調, 혹은 평소의 身體虛弱과 氣血不足 등과 같은 것들이 모두 癮疹을 유발할 수 있다. 본병은 주로 피부표면에 나타나는 病變이지만 氣血과 臟腑機能失調와 밀접한 관계가 있다.

(1) 飮食養生法

① 원인에 따른 음식 가려먹기

《證治要訣·發丹》에서 本病과 飮食의 관계를 다음과 같이 언급하였다. 즉 "어떤 이는 일생동안 닭고기와 노루고기, 생선 등과 같은 動風하는 飮食物을 먹을 수 없는데, 만약 먹으면 붉게 발진한다. 이것으로서 脾風에 속함을 알 수 있다. ……"라고 하였다. 임상상에서 확실히 수많은 병들이 모종의 음식물, 예를 들면 생선, 게 등과 같은 해산물에 의해 자주 유발되는 것을 알 수 있다. 그러므로 반드시 되도록이면 본병을 유발할 수 있는 음식을 알아내어 그것을 피하여 발병을 방지해야 한다.

② 요리를 통한 예방

㉠ 瓜蔞羹方 : 鮮瓜蔞根 250g, 冬瓜 250g, 淡豆豉과 정제소금 각 적당량. 鮮瓜蔞根, 冬瓜를 각각 깨끗이 씻어서 껍질을 벗긴다. 冬瓜는 씨를 제거하고 썰어서 鮮瓜蔞根과 함께 솥에 넣고 豆豉 및 물을 넣어 끓인다. 冬瓜가 완전히 익을 때까지 끓인 다음 소금 약간을 넣으면 된다. 風邪 및 寒邪를 만나 發疹한 경우에 적용한다(《太平聖惠方》).

㉡ 苡仁粥 : 生薏苡仁 20g, 찹쌀이나 멥쌀 30g, 백설탕 15g으로 죽을 끓여서 한꺼번에 먹는다. 평소 신체가 허약하고 氣血이 부족하여 쉽게 發疹이 생기는 경우에 적용한다.

(2) 起居養生法

본병은 風을 맞으면 쉽게 발생하므로 睡眠 등의 起居生活에서 반드시 風을 피해야 한다.

《金匱要略·中風歷節病脈證幷治》 中에서 "邪氣가 經에 들어가 風邪에 의해 損傷되면 몸이 가렵고 癮疹이 생긴다."라고 언급하였듯이 四季節의 氣變化에 순응하여 起居養生에 주의를 기울이면 본병의 발생을 예방할 수 있다.

2) 2次豫防法

癮疹病에 걸리면 자주 반복적으로 발작되거나 치유가 잘 안되므로 이 병에 걸린 후에는 傳變을 예방하는 조치를 채택하는 것이 매우 필요하다.

(1) 飮食을 통한 傳變豫防法

① **飮食調養法** : 질병에 걸린 후에는 반드시 날 음식, 찬 음식, 過寒過熱한 음식, 고추, 파, 大蒜, 생강, 비린내 나는 생선, 게, 닭과 거위, 酒類 등과 같은 動風食品을 삼가야 한다.

② **三絲湯** : 香菜, 荸薺, 胡蘿卜, 精鹽 약간. 香菜를 물로 씻고 뿌리 및 잎을 제거하여 2寸 크기로 자른다. 荸薺는 씻어서 外皮를 제거하고 굵은 채로 썬다. 胡蘿卜은 씻어서 2寸 크기의 길고 굵은 채로 썬다. 솥에 물을 넣고 끓인 후에 胡蘿卜絲, 荸薺絲를 넣고 3~5분간 끓인 다음 香菜와 精鹽을 넣으면 된다. 癮疹初期에 적용된다.

③ **糖醋薑湯** : 식초 반 공기, 生薑 50g, 紅糖 100g. 生薑을 찧어 솥에 넣고 식초와 紅糖을 넣고 약한 불에서 紅糖이 녹을 때까지 끓이면 된다. 생선류의 過敏性癮疹에 적용한다.

(2) 藥物을 통한 傳變豫防法

① 《薛立齋醫案·外科樞要》 에서는 본병이 "脾肺가 氣虛하고 腠理가 致密하지 않으며 風熱이 相搏하는 경우, 寒이 腠理를 막고 內熱이 拂鬱한 경우, 陰虛火動하고 外邪가 침범한 경우, 煩火風熱하고 血熱한 경우"에 의해 일어난다고 인식하였다. 그러므로 藥物을 통한 傳變豫防에 있어서 반드시 證에 따라 처방을 내려야 한다. 예를들면 風熱일 경우에는 小柴胡湯에 防風, 連翹를 첨가하여 복용하고, 血熱일 경우에는 四物湯에 柴胡, 山梔子, 牧丹皮를 첨가하여 복용하며, 風熱相搏일 경우에는 荊防敗毒散을 복용한다. 그리고 內熱外寒일 경우에는 加味羌活散을 복용하고, 胃氣虛弱에는 補中益氣湯에 羌活, 防風 및 消風散을 첨가하여 복용하며, 血虛인 경우에는 加味逍遙散을 복용하고, 陰虛인 경우에는 六味地黃丸을 복용한다.

② 민간처방

㉠ 內服方

- 蟬蛻 10g, 五味子 3g, 蛇蛻 10g, 烏梅 15g, 防風 10g, 甘草 10g에 물 300㎖를 붓고 달여서 매일 한 첩씩 복용한다. 癮疹初期에 적용한다.
- 山楂 30g, 竹葉 6g, 麥芽 15g, 甘草 6g에 물 300g를 붓고 달여서 매일 한첩씩 복용한다. 음식물에 過敏反應을 일으켜 처음 발생한 癮疹에 적용한다.

㉡ 外洗方 : 炒蒼耳子 10g, 苦參 30g, 防風 15g, 荊芥 10g, 透骨草 10g, 川椒 10g, 艾葉 15g에 물 500㎖를 붓고 다 끓으면 患部를 씻는다. 癮疹初期에 적용한다.

(3) 鍼灸를 통한 傳變豫防法

風府, 曲池, 三陰交을 取하여 瀉法으로 10~15분간 留鍼한다. 衝任不調, 營血不足인 경우에는 血海, 公孫을 첨가하여 시술한다. 매일 혹은 격일로 1회 시술한다. 慢性癮疹再發에는 大腸兪穴을 위주로 한다. 風을 動하는 음식으로 인한 경우, 癮疹腹痛, 泄瀉에는 足三里穴를 첨가하여 시술한다.

3) 3次豫防法

(1) 氣功을 통한 재발방지법

內養功, 站樁功 등과 같은 靜功功法을 선택하여 신체단련을 진행함으로써 재발을 방지할 수 있다. 氣功鍛鍊은 과도한 긴장과 피로, 기타 원인으로 유발된 癮疹을 효과적으로 예방치료할 수 있다.

(2) 藥物을 통한 재발방지법

① **八珍湯** : 當歸, 川芎, 白芍, 熟地, 人蔘(黨蔘), 白朮, 茯苓, 甘草를 달여서 복용한다. 癮疹이 治癒된 초기의 氣血虧虛에 적용한다. 매주 3첩씩 복용하면 재발을 방지할 수 있다.

② **蔥白七味飮** : 蔥白, 乾葛, 新豉, 生薑, 生麥門冬, 乾地黃, 勞水(甘瀾水). 癮疹治愈初期의 血虛로 쉽게 外感되는 경우에 적용한다.

(3) 鍼灸를 통한 재발방지법

① 體鍼再發防止

取穴은 頭部에서는 絲竹空, 迎香, 風池를 取하고, 腰背部에서는 肺兪, 腎兪를 取하며, 腹部에서는 中脘을 取하고, 上肢에서는 肩髃, 曲池, 合谷을 取하며, 下肢에서는 伏兎, 風市, 足三里, 委中을 取한다. 매 회마다 鍼을 양쪽 4~5개 穴位에 놓는다. 癮疹治愈初期 1주일 내에는 매일 1회씩 시술하고 그 이후부터는 격일로 1회 시술하며 7회를 1단계치료과정으로 삼는다. 일반적으로 3단계치료과정을 거치면 재발을 예방할 수 있다.

② 耳鍼再發防止

取穴은 肺區, 副腎區, 神門, 內分泌區 혹은 귀뒤의 小靜脈을 취한다. 耳鍼을 소독반창고로 고정하고 매일 손으로 2회씩 눌러주며 매회 10분씩 하고 10회를 1단계치료과정으로 한다.

제 3 장
婦人科 疾病

婦女子는 생리적으로 月經, 姙娠, 出産, 養育 등의 특징을 가지고 있고 질병으로도 月經病, 帶下病, 乳病, 婦女癥瘕病, 陰挺, 姙娠病, 産後病, 不姙症 등의 여러 病變이 있다. 《千金要方 · 求子》 에서 말하기를 "婦人의 다른 점은 姙娠, 出産, 崩傷의 차이 때문이다. 이 때문에 婦人病은 남자의 질병보다 10배나 치료하기 어렵다."라고 하였으며, 《醫宗金鑒 · 婦科心法要訣 · 調經門》 에서도 또한 "男子와 婦人 두 科는 동일한 치료를 하지만 다른 것이 있다면 調經, 崩傷, 帶下, 癥瘕, 姙娠과 出産後嗣, 前陰, 乳疾이 다르다."라고 하였다. 따라서 여성이 특히 남성보다 질병이 많고 또 치료가 쉽지 않으며 심하면 생명도 위태로울 수 있음을 알 수 있다. 그러므로 적당한 방법을 채택하여 질병의 발생을 예방하고 질병의 발전을 제어하며 아울러 회복을 촉진시켜야 하고 또 이미 치유된 후에 재발을 방지하는 것은 더욱 중요하다.

중국은 일찍이 몇천년 전부터 이미 부인과질병을 예방한 기록을 가지고 있다. 《山海經 · 中山經》 에서 이르기를 "青要山에는…… 새가 있었는데, 이름이 鴢이다. 그 모양이 오리 같고 푸른색 몸에 붉은 눈을 가졌으며 꼬리가 붉은색으로 이 새를 먹으면 자식을 낳는다."라고 하였는데, 당시 사람들이 이미 鳥類와 같은 滋補品을 먹어 不姙을 예방할 수 있음을 인식하고 있었다는 것을 알 수 있다. 《黃帝內經》 에는 부녀자의 생리, 병리 및 질병예방에 대하여 비교적 많은 논술이 있다. 《素問 · 上古天眞論》 에서는 "여자나이 7세면 腎氣가 이미 盛하고 齒牙를 바꾸며 머리가 길어진다. 14세면 天癸(月經)가 시작되며, 任脈이 通하고 太衝脈이 盛하여 월경이 시작된 이후로 자식을 갖을 수 있다.…… 49세에는 任脈이 虛하고 太衝脈이 衰少

해져 天癸가 없어지며 地道가 不通하므로 몸이 망가지고 자식을 낳을 수 없게 된다."라고 하였으며, 진일보하여 "天地之和에 處하고 八風之理에 따르며 世俗에서 욕심을 적절히 하고 분노의 마음을 없게 하며 名利를 잊고 일함에 몸을 피곤하지 않게 하며 정신적인 근심을 없게 함으로써 마음을 편안하게 힘쓴다."라고 지적하였다. 이것은 비록 長壽養生의 방법이기는 하지만 또한 부인과질병을 예방하는 중요한 방법이기도 하다.

兩漢時期에 張仲景이 지은 《金匱要略》의 婦人病三篇은 부인과질병을 논술한 현존하는 가장 오래된 전문항목이다. 이것은 수많은 부인과질병의 치료방법을 논술하였을 뿐만 아니라 또한 일부예방방법을 개괄하였는데, 예를 들면 "姙娠養胎에는 白朮散으로 치료한다."(《金匱要略·婦人姙娠病》) "治未病은 즉 肝病이 보이면 肝에서 脾로 傳變되는 것을 알고 반드시 먼저 脾를 實하게 해야 한다."(《金匱要略·臟腑經絡先後病》) 등이다. 肝은 血의 저장을 주관하므로 月經病과 肝의 관계는 매우 긴밀하지만 肝病을 발견하면 肝을 치료해야 할 뿐만 아니라 肝木이 脾土를 넘볼 수 있으므로 또한 반드시 脾를 實하게 하여 질병이 脾로 傳變되는 것을 예방해야 한다. 이것은 2차예방법에 있어서 가장 정확하고 가치 있는 말로 후세의학자들에 의해 칭송되고 있다.

隋·唐時期에 巢元方은 부인과질병의 病因과 病機에 대하여 비교적 상세하게 논술하였다. 예를 들면 "衝任之脈은 經脈之海이다. ……만약 勞動이 過度하면 臟腑를 모두 손상시키며 衝任의 氣가 虛하면 經血을 制約하지 못하므로 갑자기 暴下한다."(《諸病源候論·婦人雜病諸候》)라고 하였다. 따라서 月經期間에는 반드시 過勞를 피해야 한다. 巢氏의 《諸病源候論》에서는 부인과질병의 病因과 病機에 대하여 중점적으로 논술하였으며, 《千金要方》에서는 처방을 중점적으로 논하였다. 즉 婦人篇에는 부인과질병의 발생과 발전을 예방하는 수많은 方劑를 소개하였다. 예를 들면 半夏茯苓湯은 姙娠惡阻病을 치료할 뿐만 아니라 또한 환자의 식욕을 증가시킬 수 있다. 즉 "음식을 먹어 힘을 얻어 몸이 튼튼해지고 氣가 盛해지면 養胎의 힘이 충분해지고 모체도 건강해진다."라고 하였다(《千金要方·婦人方上》).

宋代와 金·元時期에는 이미 수많은 산부인과에 관한 전문서적이 있었는데, 그중에 대부분이 부인과질병의 예방을 함께 논하고 있다. 예를 들면 《婦人大全良方·氣質生成章》에서 이르기를 "두려워하고 꺼리는 것을 모두 알아두어 경계하며, 몸을 養成하는 음식물의 경우도 당연히 이 이치에 따른다. 잠자고 깨는 시간을 定時에 하고 외출을 적절히 조절하며, …… 이렇게 함으로써 喜怒를 조절하고 嗜慾을 적게 하며 함부로 노동하여 피로하지 않게 하여 氣血이 순조롭게 흐르게 하는 것은 모두 姙娠中에 保攝하여 여러 가지 邪가 침범하지 않게 하기 위함이다."라고 하였다. 그리고 특기할 만한 것은 《小品方·婦人門》에서 晩婚과 晩産이 부인과질병을 예방할 수 있다고 지적한 것이다. 즉 "옛날에 婦人들이 병들어도 쉽게 치료되는 것은 늦게 결혼함으로써 腎氣가 定立되어 병이 적고 손상이 심하지 않았기 때문이다. 오늘날은 일찍 결혼해서 腎根이 아직 定立되지 않은 상태에서 出産을 하여 腎을 傷한 까닭이다. 따라서 요즘 젊은 부인에게 病이 있으면 치료가 어려운 것이다. 빨리 결혼하여 빨리 出産하면 비록 病이 없어도 일찍 죽는다."라고 하였다.

明·淸時期에 산부인과에 관한 저서는 날로 많아졌고 산부인과질병의 예방에 관한 내용 또한 나날이 풍부해졌다. 張景岳은 《景岳全書·經脈類》 에서 "經脈의 病을 치료할 때에는 病이 아직 심하지 않을 때 즉 초기에 치료해야 하며 먼저 그 원인을 찾아내야 한다."라고 강조하였는데, 이것이 바로 훌륭한 의사는 病의 萌芽를 치료하여 질병의 傳變을 막는다는 의미이다. 《傅靑主女科》 에서는 月經, 帶下, 姙娠, 出産 등과 관련된 모든 질병의 病因과 病機, 症狀, 治療에 대해서 비교적 전면적인 논술을 하였으며 그중에서 病因에 대한 敍述이 특히 상세한데, 사람들에게 반드시 病因의 侵襲에 주의를 기울여서 질병의 발생을 예방할 것을 경고하였다. 그 예로 "姙娠하여 많이 화를 내면 유산한다", "姙娠하여 房事를 행하면 小産한다" 등이다. 淸代의 《岳宗金鑒·婦科心法要訣》 에서는 임신하였을 때에는 반드시 各房을 써서 靜養해야함을 더욱 명확히 지적하였다. 즉 "姙娠을 하면 各房을 쓰면서 靜養해야 하고 음식을 잘 조절하여 脾를 편안하게 해야 하며 喜怒의 감정을 잘 조절하고 驚恐을 防止하며 起居에 주의를 기울여 風寒을 피해야 한다."라고 하였다. 또한 《産孕集·孕忌》 에서는 "姙娠하였을 때 起居와 飮食은 和平하게 하는 것이 가장 좋으며 너무 게으르게 생활하면 氣가 滯한다. 그렇다고 너무 過勞하면 氣가 衰한다."라고 하였다. 《産寶》 에서는 산후에 걸리는 여러 가지 병에 대하여 비교적 많은 예방방법을 제시하였다. 즉 "막 出産한 직후에는 음식물은 적당하지 않으며 바로 生化湯 二三劑를 복용하고 배고픔이 심하면 먼저 白米湯 한잔을 복용하고 다음에 白粥을 먹고 十日以內에 음식물을 묽게 먹어야 하며 절대 찬 음식을 먹지 않도록 한다.……"(《産寶·産後調護法》)라고 하였다. 이외에 《達生編》, 《婦科玉尺》, 《女科要旨》 등도 역시 모두 부인과질병의 예방법에 대하여 언급하였다.

최근 40여년 동안의 婦人科 著作속에서도 역시 대부분 예방방면의 내용을 언급하고 있음을 볼 수 있다. 그 예로 《班秀文婦科醫案選》, 《朱小南婦科經驗選》, 《中醫婦科學》, 《月經失調》 등이 있으며, 특히 《百靈婦科》 는 月經期, 姙娠期, 出産期, 産後 등에 대하여 모두 비교적 전면적인 예방방법을 제시하였다. 즉 月經期에는 반드시 놀라거나 화를 내거나 과도하게 피로하게 일하거나 근심하는 등을 방지하도록 주의를 기울여야 하며, 姙娠期에는 반드시 七情을 조절하고 房事를 금하며 높은 곳에 오르거나 무거운 것을 들지 않도록 하고 起居에 조심하며 風寒을 피해야 한다. 그리고 出産이 임박하였을 때 산모는 반드시 안정을 취하고 精力을 아껴야 하며 出産室의 온도를 적절하게 유지하는 등에 주의를 기울여야 하며, 産後에는 반드시 寒溫을 적절히 해주고 음식을 담백하게 먹어야 하며 너무 빨리 일하는 것을 피하고 房事를 금하며 정서를 편안하게 하는 등에 주의를 기울여야 한다. 또한 이 책에서는 더 나아가 晩婚과 계획적인 임신출산이 여성의 건강에 중대한 의의가 있음을 지적하였다.

상술한 바를 종합해보면, 한의학은 비록 부인과질병의 예방방면에 있어서 전문저서는 남기지 않았지만 많은 종류의 한의학간행물, 특히 산부인과 방면의 저서 속에 논술된 바 있고 또한 수많은 내용이 지금까지도 비교적 큰 의의를 지니고 있다.

1 月經不調豫防法

月經不調는 月經의 期間, 量, 色, 質面에서 이상이 있는 질병을 가리킨다. 즉 월경이 예정일보다 빠르거나 늦어지거나 월경이 정상주기로 오지 않은 경우, 월경기간이 길어지거나, 월경 양이 지나치게 많거나 지나치게 적은 등을 포함한다. 《聖濟總錄·婦人氣血門》 에서 "月經不調는 月經血이 많거나, 적거나, 맑거나, 탁하거나, 주기보다 먼저 오거나, 주기보다 나중에 오는 것을 말한다."라고 하였으며, 《婦科玉尺·月經》 에서도 역시 "月經이 오는 시기가 주기보다 먼저 오거나 후에 오거나, 혹은 많거나 적거나, 한달에 2, 3번 오거나 혹은 몇개월에 한번씩 오는 것은 모두 月經不調이다."라고 하였다. 閉經과 崩漏는 月經不調의 극단적인 증후이며, 月經期間이 되어 나타나는 증상, 예를 들면 痛經, 經行眩暈, 經行泄瀉, 經行浮腫, 經行頭痛 등은 모두 다음의 예방법을 참조할 수 있다. 月經不調는 여성에게는 흔한 병이면서 多發病으로 여성의 心身健康에 심각한 영향을 끼친다. 즉 "月經不調가 發病하면, 심한 경우 積滯되고 不行하게 되어 다시 發作하며…… 瘀가 없어지지 않고 새로 주기와 다르게 오거나, 혹은 漬가 骨에 들어가거나, 變해서 腫이 된다."(《婦科玉尺·月經》) "月經不行하면 肌膚가 黃燥하고 안색에 윤기가 없으며 寒熱腹痛이 일어나 자식을 보기가 어렵게 되거나, 혹은 帶下崩漏나 血이 흐르지 않아 瘕證이 형성될 수 있다."(《景岳全書·經不漏》)라고 하였다. 그러므로 장기간의 月經不調는 不妊, 癥瘕, 血枯 등의 심각한 증후를 유발할 수 있으며, 심하면 "風消로 傳變되고 息賁으로 傳變되는 경우 치료가 불가능하다."(《素問·陰陽別論》)의 경우가 될 수도 있다. 이와 같이 본병의 해로움은 매우 크므로 종합적인 방법을 채택하여 본병의 발생과 발전을 예방하는 것은 매우 중요한 의의가 있다.

본증의 病變部位에 대해서 고대 의학자들은 수많은 논술을 하였다. 《諸病源候論·婦人雜病諸候》 에서 말하기를 "婦人의 月經不調는…… 風冷의 氣가 胞內에 침범하여 나타난다."라고 하였다. 胞內는 즉 胞宮의 내부를 가리키는 것으로 巢氏는 본증의 病位가 胞宮에 있음을 지적하였다. 《胎産新書·原經水不調》 에서 "肝은 血海이고 衝任之脈으로 衝任에 이상이 생기면 血氣가 妄行한다"라고 하였듯이 본증은 肝 및 衝·任의 病變과도 유관하다. 이외에,

《傅青主女科》에서는 月經不調가 腎의 病變임을 반복하여 강조하였는데, 즉 "월경주기보다 月經이 먼저 올 경우, 그 월경 양이 심하게 많아 사람들은 血熱의 極한 상태라고 생각하지만 腎中에 水火가 너무 왕성하기 때문이라는 것을 누가 알겠는가!", "腎鬱하면 반드시 氣가 不宣하여 월경전후에 월경이 미리 나오기도 하고 끊어지기도 하니 이는 腎이 通하기도 하고 閉하기도 하기 때문이다."(《傅青主女科·調經》)라고 하였다. 따라서 月經不調의 주요병변부위는 胞宮, 衝任, 肝, 腎 등임을 알 수 있다. 또한 이외에도 "二陽之病은 心脾에서 발생하고 女子에게는 月經不調가 올 수 있다"(《素問·陰陽別論》)라고 하여 心脾의 病變과도 관계가 있다고 하기도 하였다. 본증의 임상증상으로는 주로 月經先期, 月經後期, 月經先後無定期, 月經過多, 月經過少, 經期延長, 經氣間出血, 崩漏, 閉經, 痛經이 있으며, 또한 이와 함께 眩暈, 泄瀉, 浮腫, 風疹, 乳房脹痛, 頭痛, 身痛 등을 동반할 수 있는데, 역대 부인과 저서 중에서 비교적 많이 논술된 바 있다. 본증의 病因은 주로 다음 몇 가지 방면에 있다. 즉, 첫째로 寒·熱 등과 같은 外邪에 의한 感染이다. 寒은 收引을 주관하여 血液을 응고시킬 수 있고 熱은 血을 妄行하게 할 수 있으므로 月經過少, 過多와 月經先期, 月經後期 등을 유발시킬 수 있다. 《諸病源候論·婦人雜病諸候》에서 이르기를 "만약 寒溫이 적절하지 않고 經脈이 虛하면 風冷이 이것을 틈타 血에 침범하는데, 寒하면 血이 凝結하고 溫하면 血이 없어지므로, 月經量이 갑자기 많아지거나 적어지는 등 月經不調가 된다."라고 하였다. 둘째, 七情에 인한 손상으로 五臟機能失調, 특히 心·肝·腎 機能失調를 일으켜도 月經不調를 유발할 수 있다. 《胎産新書·原經水不調》에서 "대개 婦人이 감정적으로 집착하거나 忿怒와 嫉妬가 지나치면 肝氣를 많이 손상시키게 된다. 肝은 血海이고 衝任之脈이므로 衝任에 이상이 생기면 血氣가 妄行한다."라고 하였으며, 또 "근심과 고민이 心을 손상시키고 心氣가 손상을 입으면 脾氣도 榮養되지 못하고 鬱滯되어 不通되고 腐化不行하면 血枯經閉를 야기할 수 있다"고 하였다. 셋째로 飮食不節이다. 生冷飮食이나 辛熱한 음식을 過食하는 경우, 음식량이 너무 많거나 너무 적은 경우, 혹은 음식이 불결한 경우 모두 脾胃를 손상시킴으로써 氣血生化의 원천이 훼손되어도 또한 月經不調를 유발할 수 있다. 《胎産新書·血閉發熱》에서 "이 症은 月經期나 産後에 生冷한 음식과 과일을 과식함으로 말미암아 血에 水가 보이면 凝滯되기 때문이다."라고 하였다. 넷째, 오랜 병치레로 인체의 正氣가 손상된 경우이다. 특히 月經期間에는 衝任이 손상되어 月經不調가 유발될 수 있다. 《諸病源候論·婦人雜病諸候》에서 "婦人의 月水不調는 피로로 氣血이 손상되고…… 衝脈·任脈을 손상시킨 소치"라고 하였다. 다섯째, 多産房勞이다. 욕망에만 사로잡혀 房事에 무절제하거나 혹은 과다한 出産은 모두 腎을 傷하고 腎精을 손상되게 할 수 있으며, 더 나아가서는 衝任機能의 실조가 나타나 月經不調를 유발할 수 있다. 《婦人大全良方·調經門》에서 이르기를 "男子와 관계가 많으면 瀝枯하고 虛해진다."라고 하였다. 여섯째, 넘어져서 얻은 손상이다. 부녀자가 月經期, 姙娠期에 잘못하여 넘어져 손상을 입으면 氣血을 傷하거나 氣滯血瘀되어 月經不調가 야기되기 쉽다(《中醫婦科學·總論》). 이외에도 선천적인 부족과 후천적인 환경의 영향 등도 역시 발병요소가 될 수 있다. 이와같이 상술한 病因에 촛점을 두어 역대의 의학자들은 여러가지 많은 예방조치를 제시하였는데, 그 예로 《景岳全書·經不調》에서 "精氣가 손상되지 않도록 하고 情志를 調和시키며 飮食을 적절히 하면 陽生陰長하고 百脈이 充實해지니 무슨 不調가 있겠는가?"라고 지적하였다.

1) 養生(1次豫防)法

月經不調는 대개 六淫, 七情, 飮食, 房勞, 過勞, 落傷, 先天的인 稟賦不足으로 인하여 야기된다. 그러므로 본병의 예방은 반드시 정서를 편안하게 하여 놀라는 것을 방지하고 음식을 조절하며 너무 이른 결혼을 避하고 출산을 적게 하며 房事를 적당하게 하고 過勞를 避하고 꾸준히 신체를 단련해야 한다. 이렇게 해야만 비로소 이 본증을 미연에 방지할 수 있다.

(1) 心理養生法

① 淸靜養神

여성의 특징은 생각과 고민이 많은 것이다. 이에 《女科百問·婦人感病倍於男子》에서 이르기를 "많은 생각들은 안으로는 臟腑를 손상시키고 밖으로는 容貌를 손상시키며, 月經을 지체시켜 瘀血이 停凝되고 中道가 絶斷된다."라고 한 바 있다. 그러므로 부녀자는 반드시 자신의 특징을 이해하고 지나치게 근심하는 것을 방지하여 정신적인 淸靜을 유지해야 한다.

② 喜怒의 조화

"대개 婦人이 감정적으로 집착하거나 忿怒와 嫉妬가 많으면 肝氣를 많이 손상시킨다."(《胎産新書·女科秘要·原經水不調》)라고 하였다. 肝은 疏泄을 주관하고 또한 血의 저장을 주관하므로 분노하면 肝을 傷하게 되고 肝氣가 鬱滯되면 血瘀를 유발하게 된다. 그러므로 月經不調는 대개 정서적인 불안과 분노와 관계가 있다. 이에 대하여 《女科百問·婦人之病多因氣生》에서 이르기를 "氣가 和하면 질병이 없이 살고 氣에 이상이 생기면 질병이 생긴다. 積聚가 생겨 氣의 소통이 원활하지 않게 되어 逆流하게 되면 반드시 막힌 곳을 통하게 해주어야 하며 아픈 것은 氣가 到達하지 못하기 때문이다."라고 하였다. 그러므로 역대의 의학자들은 모두 부녀자가 평소에 반드시 분노의 감정을 경계해야 한다고 강조하였다. 즉 "분노하지 않도록 하고 精神을 涵養하여 마음의 안정을 찾으면 편안해진다."(《醫學心悟·保生四要》)라고 하였다.

③ 놀람을 피함

월경이 임박한 기간에는 반드시 놀라지 않도록 주의를 기울여서 불규칙한 月經, 鼻出血, 子宮出血 등의 발생을 예방해야 한다(《百靈婦科·帶下, 姙娠, 産後及哺乳等生理》). 그리고 부녀자는 항상 血氣不足으로 인하여 놀라기 쉽다. 즉 "血이 不足하고 神도 역시 안정되지 않은 상태이면 잘 놀라며…… 만약 血氣가 調和되면 心神이 安定된다. 虧損하면 心神이 弱하므로 風邪가 虛를 틈타 침범한다. 驚悸를 예방하도록 해야 하며, 만약 놀란 것이 오랫동안 가라앉지 않으면 恍惚로 변할 수 있다."(《女科百問·婦人多驚》)라고 하였다. 그러므로 반드시 놀라지 않도록 하고 또한 신체단련을 강화하여 체질을 증강시키는데 주의를 기울여서 氣血이 충만하게 해야 한다.

(2) 飮食養生法

① 다양한 음식

"經血은 水穀의 精氣로 五臟에서 調和되며 술은 六腑에서 머물렀다 脈으로 들어갈 수 있다.…… 婦人의 경우 위로는 乳汁이 되고 아래로는 血海로 들어가 經脈이 된다. 精氣를 손상시키지 않고 情志를 調和하며 飮食을 적절히 한다면 陽生陰長하고 百脈充實해지니 무슨 不調가 있겠는가?"(《景岳全書·經不調》)라고 하였다. 반대로 만약 "脾胃虛弱, 不能飮食, 食旣不充, 榮衛抑遏"(《婦人大全良方·調經門》)하면 월경 양이 적어지거나 經閉 혹은 崩漏 등을 유발할 수 있다. 그러므로 부녀자는 음식을 다양하게 먹어야 하고 특히 편식습관을 버려야 한다. 이렇게 하면 氣血을 끊임없이 化生하여 여성신체의 요구량을 충족시킬 수 있다.

② 체질에 따른 膳食

체질의 차이에 근거하여 음식방면에서 반드시 선택을 잘 해야 한다. 평소에 체질이 몸이 여위었고 약하며 陰虛多火하다면 음식은 마땅히 助陽食品을 적게 먹어야 한다. 그렇게 하지 않으면 衝任에 熱이 쌓이게 되고 血의 妄行을 부추겨 月經先期, 過量, 吐血이나 코피 등이 나타나기 쉽다. 또한 이와 반대로 평소 체질이 뚱뚱하고 추위를 타며 陽氣가 부족하다면 마땅히 寒凉生冷한 식품을 적게 먹어야 하고 특히 月經期, 姙娠期에는 더욱 주의해야 한다. 그렇게 하지 않으면 寒이 血脈을 응결시켜 痛經, 閉經, 月經後期 등이 나타나기 쉽다.

③ 藥膳保健

평소체질의 차이에 근거하여 각자 선택한다. 평소에 脾胃가 허약하고 中氣가 부족한 婦人은 月經不調에 걸리기 쉬우므로 補中益氣의 藥膳, 예를 들어 雜羹(양고기, 草果, 回回豆子),

台苗羹(양고기, 草果, 高良薑)을 먹을 수 있다. 만약 평소에 잘 놀래고 겁이 많으며 우울해하는 사람은 炙羊心(양의 심장, 咱夫蘭)을 먹을 수 있다(《飮膳正要·聚珍異饌》).

(3) 起居養生法

① 風寒防止

부녀자는 月經과 같은 생리적인 특징으로 말미암아 氣血이 부족하기 쉽고 風寒이 침입하기 쉽다. 특히 月經期間에는 血室이 열려 있으므로 寒邪가 肌表를 통해 體內에 들어올 수 있으며, 또한 産門에 寒邪가 침입하여 血室을 응고시켜 衝任에 영향을 미쳐서 月經不調, 生理痛, 閉經 등이 될 수 있다. 이에 대하여 《女科百問·婦人多因風冷而生諸疾》에서는 "疲勞로 血氣를 傷하면 바로 虛損을 초래하여 風冷이 虛를 틈타 侵犯하거나 經絡에 침범하여 氣血이 凝澁하게 되거나…… 혹은 斷絶되거나 不通하게 된 경우, 損傷된 바에 따라 병이 형성되어 모두 風冷之氣로부터 도망가지 못한다."라고 하였다. 또한 《婦人大全良方·月水不調方》에서도 "婦人의 月經不調는 疲勞로 氣血이 손상되어 體虛를 초래하고 風冷의 氣가 그것을 틈타 침범하기 때문이다."라고 하였다. 따라서 부인은 月經期間 및 産後에 특히 風寒을 맞지 않도록 주의를 기울여야 한다.

② 적당한 居處

居處는 반드시 깨끗하게 정돈되어 있고 밝아야만 사람의 정신을 쾌적하게 할 수 있고 또한 邪毒의 침범을 감소시켜서 질병의 발생을 감소시킬 수 있다. 그밖에도 거처환경은 반드시 상쾌하게 유지해야 하며 지나치게 습해서는 안된다. 月經期間에는 濕地에 눕거나 비를 맞거나 물을 건너지 않음으로써 濕邪가 內侵하여 下焦에 흘러들어가 衝任에 영향을 미쳐 月經失調, 月經前 泄瀉, 혹은 月經前後 浮腫 등을 유발하지 않도록 해야 한다.

(4) 婚育養生法

① 晩婚과 계획적인 출산

《小品方·婦人門》에서 이르기를 "옛날에 婦人들이 病에 걸리면 치료가 쉬웠던 것은 결혼을 늦게 하여 腎氣가 定立되어 病이 적고 損傷이 심하지 않았기 때문이다. 그러나 요즘 젊은 婦人들은 병에 걸리면 치료가 어렵기 마련인데, 왜냐하면 일찍 결혼하여 일찍 出産하였기 때문으로, 이 때문에 비록 병이 없어도 일찍 죽는다."라고 하여 너무 이른 結婚과 出産은 腎氣가 아직 實하지 않음으로 말미암아서 衝任을 쉽게 손상시킬 수 있으며, 또한 多産도 역시 腎을 손상시킬 수 있으므로 月經病을 유발한다는 것을 설명하였다. 따라서 晩婚과 계획적인

出産의 提倡은 부녀자의 건강에 대하여 매우 중요한 의의를 가진다(《百靈婦科·帶下, 姙娠, 産後及哺乳等生理》).

② 合房養生

절제 있고 원만한 성생활은 夫婦의 情緖를 쾌적하게 할 수 있으므로 부녀자의 心身健康에 유익하다. 부녀자는 "10년 이상을 男子와 交接하지 않으면 月經不調가 온다."(《婦人大全良方·調經門》)이라고 하였으며, "그 이유로는 두 가지가 있는데, 그 하나는 근심과 걱정으로 肝이 鬱滯되어 脾가 損傷됨으로써 여러 病이 생기는 것이며, 또 다른 하나는 성격이 强直하여 淫慾을 물리치고 養性하기 때문이다. 肝이 鬱滯되고 脾가 損傷되어 氣血에 모두 病이 들게 되면 氣血에 이상이 생기므로 月經不調가 온다."(《王氏醫存·男婦久無淫致病》)라고 하였다.

③ 房事節制

원만한 성생활은 부부의 건강에 유익하다. 그러나 탐욕적이고 무절제한 房事는 腎을 傷하게 하고 衝任의 기능을 잃게 하여 月經不調를 유발할 수 있다. 《靈樞·邪氣臟腑病形篇》에서 말하기를 "房勞가 過度하면 腎을 傷한다"라고 하였다.

④ 房事禁忌

부녀자는 月經期間, 姙娠初期, 末期 및 産後에는 房事를 禁해야 한다. 그렇게 하지 않으면 月經不調 등의 질병이 야기되기 쉽다. 《胎産新書·原經水不調》에서 이르기를 "月事가 아직 끝나지 않았는데 남자와 交合하여 욕망을 끊지 않으면 衝任內損, 血氣不固를 초래하여 崩이나 漏가 된다."라고 하였다. 그리고 孫思邈도 역시 "産後 100일이 되기 전에 交合하면 머지않아 죽게 되거나, 虛弱해져 萬病이 생기게 되니 주의해야 한다."(《千金要方·婦人方中》)라고 하였다. 이외에도 《內經》, 《壽世保元》 및 古代의 수많은 부인과전문서적들에서 기타의 房事禁忌事項을 논술하였다. 예를 들면 飽食後, 滿醉後, 憤怒, 恐怖, 먼 여행으로 피로한 등의 경우에는 반드시 房事를 금해야 한다.

(5) 노동과 휴식을 통한 양생법

부인은 月經, 姙娠, 出産 등의 생리적 특징이 있으므로 반드시 노동과 휴식을 적당하게 하는데 주의를 기울여야 한다. 너무 많이 노동해서도 안되고 또 너무 편해서도 안된다. 너무 편하면 氣血의 운행이 순조롭지 못하게 되기 쉬운데, 이것을 소위 "久臥傷氣"라고 하며, 너무 힘들게 일하면 氣血을 손상시키기 쉽다. 특히 月經, 姙娠, 産後의 기간에는 더욱 그렇다. 《婦

人大全良方·調經門》에서 이르기를 "勞動이 過多하면 臟腑의 손상을 초래하고 衝任之氣가 虛해져 經血을 제어할 수 없게 되므로 갑자기 暴下하게 된다."라고 하였으며, 또한 "그 기간에 힘든 일을 하면 勞傷으로 血氣가 壅結되므로 月經不調가 온다."라고 하였다. 따라서 月經期間, 姙娠期間, 産後에는 노동과 휴식을 적절히 하면 月經不調 등의 질병을 예방할 수 있다.

(6) 藥物養生法

① 평소 체질이 허약하고 氣血이 부족하면 月經病에 걸리기 쉽다. 예방법으로 만약 腎의 眞陰이 부족하면 六味丸을 복용하고, 만약 陰陽이 모두 虛하면 十補丸을 복용한다(《景岳全書·經脈類》).

② 만약 房事를 절제함 없이 탐닉하면 衝任의 흐름을 손상시키고 腎氣가 지켜지지 않아 반드시 命門이 막히기 쉬운데, 이 경우에는 固陰煎, 秘元煎類를 복용해야 한다(《景岳全書·經脈類》).

③ "婦人이 四旬以後에 月經이 장차 멈추려고 할 때에는 대개 점차 阻隔이 나타나서 月經이 오지 않게 된다. 이때에는 예방과 관찰이 중요한데…… 만약 평소에 우울병이 있고 過期阻隔이 나타나면 바로 崩決의 조짐이다. 만약 隔이 가벼운 경우에는 그 崩도 가볍고 隔이 오래된 경우에는 그 崩도 반드시 심하게 마련이므로 隔과 崩으로 인한 경우에는 四物, 八珍類를 미리 복용하여 調養해 주어야 한다. 그렇게 하지 않으면 그 鬱이 오랫동안 해결되지 않아 疾患이 커지게 될 수 있다"(《景岳全書·經脈類》).

(7) 體育과 氣功養生法

① 體育保健

"正氣가 體內에 존재하면 邪氣가 침범할 수 없다."라고 하였다. 체력단련으로 체질을 증강시켜 正氣가 충만하게 하면 月經病을 감소시키고 또 방지할 수 있다. 《呂氏春秋·盡數篇》에서 말하기를 "흐르는 물은 썩지 않고 문지도리는 좀먹지 않는 것처럼 形氣도 이와 같다. 形을 움직이지 않으면 精이 흐르지 않고 精이 흐르지 않으면 氣가 鬱滯된다."라고 하였다. 氣가 鬱滯되면 生理痛이나 月經不調 등을 유발할 수 있으므로 신체단련은 매우 중요하다. 단련의 방법은 산보나 구보, 체조, 태극권 등을 포함한다.

② 氣功養生

氣功을 통한 신체단련은 갈수록 많은 환영을 받고 있다. 氣功도 역시 부인과질병을 예방하는데 사용될 수 있다. 예를 들면 평소 체질이 陰虛하여 內熱이 발생하면 月經이 예정일보다 미리 시작되기도 하고 월경 양이 적거나 많게 되며 심하면 閉經까지 올 수 있다. 예방방법으로는 二六時中에 항상 혀로 위턱을 받치고 침을 입안에 가득하게 한 다음 몸을 바로 하여 氣를 펴고 마음의 눈을 丹田에 보낸다. 이것을 수십번 하고 그친다. 이것을 소위 眞水補眞陰이라고 한다(《醫學心悟・治陰虛無上妨方》).

- **保健功**: 양손 손바닥을 비벼서 열을 낸 후에 각각 허리 뒤에 붙이고 위아래로 50회 문지른다. 국소적인 溫熱感이 느껴지면 마찰을 멈추고 손바닥을 허리부위에 약 1~2분간 붙인다. 이 동작을 할 때는 마음을 고요히 하고 몸은 이완시키며 정신집중하고 동작은 부드럽고 자연스럽게 한다. 의식이 동작과 잘 어우러져야 하며 월경시작 1~2일전에 保健功을 하면 月經病을 예방할 수 있다.

2) 2次豫防法

月經不調의 주요증상은 月經의 期間, 量, 色, 質의 異常이다. 발병 후에 만약 제때에 진단, 치료받지 않으면 傳變을 발생하여 가벼운 증상에서 심각한 증상으로 전환되며 심하면 閉經, 不姙, 血枯, 血崩 등을 야기하여 생명을 위태롭게 할 수 있다. 본병의 病變을 예방하는 중점은 정서적인 안정을 유지하고 음식을 적당하게 조절하며 특히 미리 정확한 치료방법을 채택하여 질병의 발전을 막고 환자의 회복을 촉진시키는 것이다. 이에 대하여 《景岳全書・經脈類》에서 이르기를 "故로 經脈之病을 치료하는데 있어서 그것이 심하지 않을 때 즉 초기에 치료해야 하며 먼저 그 원인을 알아야 한다."라고 하였다.

(1) 心理起居를 통한 傳變豫防法

1次豫防法의 여러 항목을 참조할 수 있으며, 특히 병이 난 후에는 더욱 우울해하거나 분노하지 않도록 하고 놀라지 않도록 주의하며 정신적으로 과도하게 긴장하지 않도록 해야 한다. 그렇게 하지 않으면 질병의 회복이 불리하다. 동시에 되도록이면 원하는 것을 하는 것이 좋다. 이에 대하여 張景岳은 "근심이 풀어지지 않아 병을 초래한 경우는 정서를 편안하게 해야 하고 원하는 바가 이루어지지 않으면 대개 효과를 얻기 어렵다."라고 하였다(《景岳全書・經脈類》).

병이 난 후에는 起居에 있어서 특히 규칙적이어야 하고 잘 쉬며 風寒에 감염되지 않도록 조심해야 한다. 그렇게 하지 않으면 "이 때에 風을 맞으면 風에 걸리고 冷氣를 맞으면 冷病

에 걸리며, 이것이 오래되어도 낫지 않으면 變證이 속출한다."(《婦人大全良方・調經門》)라고 하였다.

(2) 飮食을 통한 傳變豫防法

월경이 정상주기보다 일찍 시작하고 양이 많은 것은 熱에 속하므로 평소에 매운 음식을 적게 먹어야 하고 월경이 시작되려고 할 때는 더욱 삼가해야 하며 매일 木耳, 녹두, 백합 등의 淸涼, 滋養食品을 먹는다. 그리고 평소에 甘菊으로 차를 끓여 마셔 淸肝調氣한다. 반대로 월경이 정상주기보다 늦고 양이 적은 것은 寒에 속하므로 평소에 寒涼한 식품을 적게 먹어야 한다. 한여름에도 찬 음료, 수박, 녹두 등은 많이 먹지 않는 것이 좋다. 芫蔥子를 깨끗이 씻어서 멥쌀, 찹쌀 각 250g을 섞어 함께 분말로 만들고 대추 500g을 익혀서 껍질과 씨를 제거하여 앞의 가루와 함께 고루 섞은 다음 작은 떡을 만들어 찐다. 매월 월경이 시작되기 이틀 전에 간식으로 먹기 시작하며 매일 2~3회, 7~8일간 복용한다. 비만여성의 월경이 정상주기보다 늦고 월경 양이 적거나 색이 옅으며 농도가 짙어서 길게 늘어지는 경우는 평소에 달고 기름진 음식을 적게 먹어야 하며 월경 전에 흑설탕, 生薑으로 탕제를 끓여서 活血散寒해준다.

(3) 약물을 통한 傳變豫防法

질병초기에는 합당한 약물치료로 질병의 傳變을 방지하여 빠른 회복을 촉진할 수 있다.

월경이 정상주기보다 일찍 시작되고 양이 많은 증상을 제때에 치료하지 않으면 崩漏로 발전될 수 있다. 예방치료방법은 氣虛에 속하는 경우에는 補中益氣湯이 적당하고, 血熱에 속하는 경우에는 淸經散이 적당하다. 월경이 정상주기보다 늦고 양이 적으면 閉經으로 발전되기 쉽다. 예방치료방법은 血寒의 경우는 溫經湯이 적당하고, 血虛인 경우에는 大補元煎이 적당하다. 월경주기가 일정하지 않은 경우에는 崩漏, 閉經 혹은 不姙 등으로 발전되기 쉽다. 예방법은 肝鬱인 경우에는 逍遙散이 적당하고, 脾虛인 경우에는 蔘苓白朮散이 적당하며, 腎虛인 경우에는 定經湯이 적당하다.

(4) 鍼灸를 통한 傳變豫防法

① **體鍼** : 主穴로는 關元, 三陰交를 취한다. 그리고 辨證하여 一部配穴을 선택할 수 있다. 또한 氣海, 中極, 帶脈, 腎兪, 三陰交 등도 선택할 수 있다.

② **耳鍼** : 子宮, 卵巢, 內分泌, 腎.

③ **灸法** : 虛寒이 야기한 月經不調에 적용한다. 艾條로 아랫배에서 恥骨까지 熏灸한다.

3) 3次豫防法

月經不調治療에 있어서 정상적인 月經週期, 月經粱과 色, 質을 회복시키고 재발을 예방하기 위하여 다음과 같은 방법을 채택한다.

(1) 心理를 통한 재발방지법

1次豫防法의 여러 방법을 참조할 수 있으며, 정서적인 안정을 유지하는데 중점을 두어야 한다. 일단 뜻대로 되지 않아서 마음이 불쾌할 때는 마음속에 쌓아두지 말고 제때에 해소할 수 있는 방법을 찾아서 情志的인 요소로 인하여 질병이 재발하지 않도록 해야 한다.

(2) 飮食을 통한 재발방지법

1次豫防法을 참조하는 것 외에도 病後에 體質이 많이 虛한 경우에는 각 상태에 따라 일부의 영양이 풍부한 음식물, 예를 들면 알류, 생선류, 우유 및 채소 등을 선택하여 복용한다. 물론 각 개인의 평소체질상태에 근거한다. 상세한 것은 1次豫防法의 체질에 따른 膳食法을 참고한다.

그밖에도 병후에는 胃氣가 약하므로 과량의 음식을 먹어서는 안된다. 이것을 주의하지 않으면 "飮食自倍, 腸胃乃傷"하게 된다. 脾胃가 손상을 입어서 水穀의 精微를 소화할 수 없어도 역시 질병이 재발할 수 있다.

(3) 體育을 통한 재발방지법

체력단련으로 체질을 강화하는 것은 질병의 재발을 방지하는 중요한 방법이다. 단련의 방법은 사람, 계절, 지역의 차이에 따라 달리할 수 있다. 산보, 체조, 춤 등이 적당하다. 또는 매일 적당한 시간에 腹式呼吸, 쪼그려 앉았다가 일어나기, 누워서 다리 들고 무릎 구부리기 등을 실시할 수 있다. 매 종목마다 10~20회 실시한다.

(4) 살빼기를 통한 재발방지법

痞滿女性은 비교적 月經不調에 걸리기 쉬우므로 月經不調가 치유된 후에는 아래와 같은 방법을 채택하여 적당하게 살을 뺀다. 즉 첫째, 원인을 분명히 알아내어 그 證에 맞게 조절,

치료한다. 둘째, 耳鍼을 이용한다. 饑點을 取穴하고 口, 食道, 噴門, 胃, 肺 等中에서 임의로 2~3혈을 더 첨가 시술한다. 셋째, 減肥茶를 복용한다. 예를 들면 "三花減肥茶", "健美茶" 등이다. 넷째, 음식을 적당하게 조절한다.

(5) 鍼灸按摩를 통한 재발방지법

陽氣가 편중적으로 부족한 여성은 병이 치유된 후에도 계속 氣海, 關元 등을 일정시간동안 艾灸按摩함으로써 재발을 방지할 수 있다.

2 帶下病豫防法

帶下病은 부녀자의 帶下量이 두드러지게 증가하고 색·질·냄새에 이상이 생겼거나 혹은 전신, 국부적인 증상을 동반하는 병을 가리킨다. 정상적인 부녀자들에게도 역시 소량의 대하가 있는데, 이것은 무색이고 점액질이며 냄새가 없는 陰液이다. 月經間期, 月經前期 및 妊娠期間에 약간 증가하는 경우는 정상적인 현상이다. 帶下는 비록 重病은 아니지만 치료가 늦으면 부녀자에게 여러 가지 많은 불편함과 고통을 가져오며 심하면 月經不調, 崩漏, 不妊 등의 병을 야기하여 부녀자의 심신건강에 심각한 영향을 미친다. 그러므로 반드시 종합적인 조치를 채택하여 예방해야 한다.

帶下病은 가장 먼저 《素問·骨空論》에서 "任脈에 병이 들면 女子는 帶下와 瘕聚가 생긴다."라고 언급한 바 있다. 古代에는 帶下病에 있어 廣義와 狹義의 구분이 있었는데, 廣義로는 부인과질병을 가리키는 것이고 協議로는 지금 말하고 있는 帶下病을 말한다. 《諸病源候論》에서 帶下를 靑, 黃, 赤, 白, 黑候로 나눈 以後로 후세의 의학자들은 대부분 이것을 따랐지만, 임상에서는 白帶, 黃帶, 赤帶가 많이 나타난다.

帶下病의 病變部位는 傅靑主가 말한 "帶라고 이름하는 것은 帶脈이 約束하지 못하여 이 병이 생기기 때문이다"(《傅靑主女科·帶下》)와 같다. 따라서 우선 帶脈에 병이 있음을 알 수 있다. 또 《諸病源候論·帶下》에서 "帶下는……風冷이 胞絡에 들어가 搏血하여 형성되며, 衝脈, 任脈은 經絡之海로 任脈에 병이 들면 女子는 帶下가 생긴다"라고 하여 帶下가 또한 胞宮 및 任脈과 관계가 있음을 설명하였다. 이외에도 "帶와 下는 모두 濕症이다"(《傅靑主女科·帶下》)라 한 바 있고 脾는 水濕의 運化를 주관하고 腎은 水火의 臟이므로 帶下는 또한 脾腎과도 관계가 있다. 帶下病의 주요증상은 바로 帶下量이 많고 색, 질, 냄새에 이상이 있는 것이며, 혹은 發熱, 眩暈, 腹痛, 腰膝酸軟 등의 全身症狀을 동반하기도 한다. 본병의 病因

中 첫째 원인은 飮食不節, 과도한 疲勞, 과다한 苦悶이나 憂鬱, 忿怒 등으로 脾氣를 손상하여 脾가 運化機能을 잃어서 濕이 下注하여 任脈과 帶脈을 손상시킴으로써 형성된다. 이에 관하여 《傅靑主女科·帶下》에서 이르기를 "脾土가 손상을 입으면 濕土之氣가 下陷함으로써 脾精이 固守되지 못하여 血을 化榮하여 經水가 되지 못하고 하얗고 미끄러운 물질로 變成되는 것이다."라고 하였다. 둘째 원인은 선천적인 부족이나 무절제한 욕망에 의한 과도한 房事와 과다한 出産으로 腎氣가 손상되고 貯藏의 기능을 잃어 陰液이 제 궤도를 벗어나 흘러내리거나 陰이 虛하고 火가 왕성하며 任脈과 帶脈이 견고하지 않아 陰液을 아래로 흘러내리게 하여 나타나는 것이다. 소위 "情欲이 無度하고 放縱하면 精道가 滑하고 命門이 禁하지 못한다"(《景岳全書·帶下》), "行房하여 放縱하거나 飮酒로 顚狂하면 비록 疼痛의 고통은 없지만 나도 모르게 消耗되는 해로움이 있게 되어 氣가 經水로 化하지 못하고 반대로 帶病으로 變成된다"(《傅靑主女科·帶下》)라고 한 것과 같다. 셋째 원인은 월경과 산후에 胞脈이 空虛한데다가 攝生이 不潔하고 居處가 濕하거나, 혹은 濕地에 오래 누워있거나, 비를 맞고 물을 건너거나 하면 濕毒의 邪가 虛한 틈을 타서 들어오게 되고 이것이 쌓여 熱로 변하면 任脈과 帶脈을 손상시켜 帶下가 발생하는 것이다. 이와 관련하여 《傅靑主女科·帶下》에서 말하기를 "脾氣之虛, 肝氣之鬱, 濕氣之浸, 熱氣之逼상태에서 어찌 帶下病에 안걸리겠는가?"라고 하였다. 본병의 예방에 대하여 역대 의학자들은 情志와 飮食의 조절과 아울러 습지에 오래 거처하지 않도록 하고 적당한 合房養生 등을 중점적으로 강조하였다. 즉 《傅氏女科家傳應用·帶下總論》에서 말하기를 "무릇 帶下病에는 반드시 날음식, 찬 음식, 기름진 음식, 또한 부패하였거나 쉰 음식을 경계해야 한다."라고 하였다.

1) 養生(1次豫防)法

帶下病은 대개 情志不遂, 抑鬱忿怒, 飮食不節, 濕地에 오래 거처하는 경우, 과도한 房事 등으로 인한 결과이므로 예방측면에서 반드시 마음을 열고 정서를 안정시키며 음식을 균형있게 먹고 濕地에 오래 居處하는 것을 避하며 부부의 성생활을 조절하는 등의 방면에서부터 시작해야 한다.

(1) 心理養生法

① 정신함양과 욕망의 절제

脾는 생각을 주관하므로 생각이 지나치면 脾를 傷하게 되고 脾가 傷하면 濕이 정체되어 任·帶脈을 損傷시켜서 帶下가 된다. 여성의 특징은 많이 생각하고 고민을 잘 하는 것이므로 이것을 분명히 깨닫고 마음을 淸靜하게 하여 지나치게 생각하거나 고민하지 않도록 하면 저절로 "正氣가 體內에 존재하여 邪氣가 침범할 수 없다"에 이를 수 있다. 이외에도 사실을 토대로 진리를 추구하고 자신의 힘을 헤아리고 행동하며 지나친 욕망은 삼가하는 생활정신을 갖도록 한다. 《素問・痿論》 에서 이르기를 "思想이 無窮하고 원하는 바가 이루어지지 않고 陰慾을 도모하면…… 白淫이 된다."라고 하여 白淫의 형성원인을 설명하였을 뿐만 아니라 또한 예방에 주의를 기울여야 한다고 우리에게 경고하고 있다.

② 情志의 조화

기쁨과 분노는 人之常情이지만 過度해서는 안된다. "抑鬱과 忿怒가 肝을 손상시킴으로써 肝經의 鬱火가 內熾하여 脾土를 下克한 결과 脾土가 運化할 수 없게 되면 濕熱氣가 帶脈사이에 蘊結된다."(《傅青主女科・赤帶》)라고 하였는데, 이는 곧 赤・白帶下를 유발할 수 있다. 예방법은 情志를 즐겁게 하고 가슴을 넓게 가져서 우울해하지 않고 분노하지 않음으로써 肝氣의 흐름을 순조롭게 하여 병이 생기지 않게 하는 것이다.

③ 놀람 방지

평소 神氣가 虛弱한 사람은 月經期間에 반드시 놀라지 않도록 조심해야 한다. 그렇게 하지 않으면 腎이 손상되고 衝・任脈이 지켜지지 않아 胞中의 精液이 흘러나가 帶下病을 유발할 수 있다.

(2) 飮食養生法

① 균형 있는 음식

음식은 반드시 균형이 있어야 하고 폭음과 폭식을 해서는 안되며 매운 음식, 또는 날것이거나 찬 음식을 적게 먹어서 脾胃가 손상되어 帶下가 유발되는 것을 막아야 한다.

② 체질에 따른 膳食

《胎産新書・原赤白帶》 에서 말하기를 "대개 마른사람은 火가 많아 赤帶에 잘 걸리고 뚱뚱한 사람은 痰이 많아 白帶에 잘 걸린다."라고 하였다. 이를 예방하기 위해서는 음식을 체질에 따라 다르게 먹어야 한다. 예를 들면 평소 체질이 陰虛火旺한 사람은 반드시 辛熱한 식품을 적게 먹어야 하고, 평소 체질이 陽虛한 사람은 반드시 寒凉한 식품을 적게 먹어야 한다. 마르고 허약한 사람은 영양을 증강시켜야 하므로 생선, 육류, 알류 및 채소류를 많이 먹어서 체질을 강화한다. 그리고 뚱뚱한 사람은 음식을 적절하게 조절해야 하며 담백한 음식이 적당하다. 膏粱厚味는 濕을 생성하는 식품이므로 주의해야 한다. 즉 "濕痰이 下注하여 蘊積되면 帶라고 한다"(《景岳全書·帶下》)라고 하였다.

③ 藥膳保健

평소 脾胃가 虛弱한 사람은 薯蕷撥粥을 꾸준히 복용한다. 즉 生薯蕷 적당량, 혹은 말린 懷山藥을 갈아서 사용해도 된다. 매회 밀가루 2~3兩씩 사용하고 파, 생강 적당량 썰은 것, 흑설탕이 약간 필요하다.

(3) 起居養生法

《傅靑主女科·帶下》에서 이르기를 "帶와 下는 모두 濕症이다", "濕氣之浸, 熱氣之逼의 상태에서 어찌 帶下病에 안 걸리겠는가?"라고 하였다. 그러므로 起居生活方面에서 특히 濕邪의 침입을 피해야 한다. 거처 및 작업환경은 반드시 항상 공기를 환기시켜주고 쾌적하게 유지해야 하며, 月經期間에는 반드시 비를 맞거나 물을 건너지 않도록 하고 평소 습지에 오래 눕지 않도록 해야 한다.

(4) 房事養生法

① 房事의 절제

욕망을 절제하지 못하고 房勞가 지나치게 심한 경우에는 반드시 腎을 傷하게 되고 陽虛不固나 陰虛火旺 모두가 任帶를 손상시켜서 帶下를 형성할 수 있다. 이에 대하여 張景岳은 "情欲이 無度하고 放縱하면 精道가 滑하여 命門이 不禁한다."(《景岳全書·帶下》)라고 하였다. 따라서 평소에 房事를 절제하는데 주의를 기울이고 아울러 여러 종류의 취미생활을 통해 자기의 여가생활을 풍부히 하는 것이 좋다.

② 合房養生

정상적이고 원만한 夫婦의 性生活은 건강에 유익하지만, 반대의 경우에는 병을 야기할 수 있다. 《景岳全書·帶下》에서 말하기를 "男女가 交合함에 늦고 빠름의 차이는 남자에 달려 있어서 婦人이 興奮狀態에 있는데 대개 中道에 끝내버리면 逆하게 된다. 逆하면 濁淋이 되니 이것은 성취되지 않았기 때문이다."라고 하였다. 그러므로 夫婦의 性生活은 반드시 서로 잘 어우러져야 하며 화목하고 즐겁도록 힘써야 한다.

(5) 衛生保健養生法

① 月經期間에는 膣의 청결을 유지하고 소독된 생리대를 사용한다.

② 月經期間에는 냉수욕을 삼가하고 坐浴을 금지한다. 평소에도 좌욕은 하지 않는 것이 좋다.

③ 內衣를 자주 갈아입는다.

(6) 藥物養生法

① 평소 體質이 不足하고 勞傷이 過度하면 經血을 손상하고 任帶脈에 누를 끼쳐서 帶下가 형성될 수 있는데, 이때에는 大補益當歸丸을 복용하여 예방할 수 있다.

② 평소 腎陽이 不足하고 固攝이 잘 되지 않으면 鹿角膠粥(녹각풀 15~20g, 멥쌀 2兩, 생강 3조각)을 복용하여 帶下를 예방할 수 있다.

2) 2次豫防法

帶下初期에는 白帶, 黃帶, 赤帶, 青帶, 黑帶, 赤白帶, 白淫, 白濁의 구분이 있고, 비교적 심각한 경우에는 五色帶, 白崩이 형성될 수 있으며, 심한 경우에는 不姙, 癆瘵를 유발할 수 있다. 이에 대하여 《婦科玉尺·帶下》에서 이르기를 "婦人이 赤白帶를 오래 앓고 아울러 氣血이 下陷하면 대부분 瘵가 된다."라고 하였듯이 부녀자의 심신건강에 심각한 영향을 미친다. 따라서 帶下病에 걸린 후에는 더욱 음식을 조절해야 하고 房事를 절제해야 하며 질병초기에 적극적인 조치를 취하여 發展되고 傳變되는 것을 방지해야 한다.

(1) 心理를 통한 傳變豫防法

1次豫防法외에도 병에 걸린 후에는 특히 심리적인 안정을 유지하고 욕망과 분노를 절제해야 한다. 그렇게 하지 않아 "色慾이 너무 심하면 腎經이 虧損된다", "鬱하면 肝을 손상시키고 肝이 傷하면 脾를 克한다", "근심과 분노는 心脾를 손상시킨다."(《婦科玉尺·帶下》)의 경우가 되어 병세가 가중될 수 있다.

(2) 飮食을 통한 傳變豫防法

① 적절한 음식

"飮食에 있어 避해야 할 것을 알지 못하고 또한 신중하게 조절하지 않고 좋아하는 것만 먹고 맛만을 추구하여 中氣를 지키지 못하고 만족할 줄을 모르면 병세를 가중시킬 수 있다"

(《飮膳正要·養生避忌》). 帶下는 대개 肝·脾·腎의 病變과 관계가 있으므로 "肝病에는 辛味食品을 禁해야 하고 멥쌀, 쇠고기, 葵菜類를 먹는 것이 좋으며…… 脾病에는 酸味食品을 禁해야 하고 대두, 돼지고기, 조, 곽향류를 먹는 것이 좋으며……腎病에는 甘味食品을 禁해야 하고 기장, 닭고기, 복숭아, 파類를 먹는 것이 좋다."(《飮膳正要·五味偏走》)라고 한 것을 참고할 수 있다. 그밖에도 黃帶, 赤帶는 대개 熱邪에 의한 것이므로 반드시 매운 식품, 특히 酒類는 禁하는 것이 좋다. 뚱뚱하고 白帶가 많은 경우에는 반드시 기름지고 맛이 진한음식을 적게 먹고 날음식과 찬 음식은 禁해야 한다.

② 藥膳保健

脾腎이 虛弱하고 帶下가 멈추지 않는 경우에는 金櫻子粥(金櫻子 10~15g, 멥쌀 혹은 찹쌀 1~2兩)을 복용하며, 만약 山藥, 가시연밥으로 함께 죽을 끓여 먹으면 효과는 더욱 좋다.

(3) 房事를 통한 傳變豫防法

1次豫防法외에도 帶下病이 비교적 심한 경우에는 반드시 房事를 禁해야 한다.

(4) 藥物을 통한 傳變豫防法

① 白帶가 脾虛에 속하는 경우 만약 치료가 잘못되었거나 시기를 놓치면 腎까지 損傷을 미쳐서 白崩을 야기할 수 있다. 이 경우에 예방치료로 完帶湯을 복용한다.
② 黃帶가 濕熱에 속하는 경우는 臟腑까지 손상시켜 五色帶를 야기할 수 있는데, 예방치료는 止帶方을 복용할 수 있다.
③ 赤白帶가 血虛에 속하고 濕熱을 동반할 경우는 楡艾四物止帶湯을 복용할 수 있다.

(5) 鍼灸를 통한 傳變豫防法

帶脈, 關元, 氣海, 三陰交, 間使穴을 取할 수 있다.

3) 3次豫防法

본병이 치유된 후에도 때때로 정서적인 不安, 飮食不節, 濕한 곳에 居處하거나 무절제한 房事 등의 요소로 인하여 병이 재발될 수 있다. 그러므로 병이 치유되었더라도 반드시 재발방지에 주의를 기울여야 한다.

(1) 心理를 통한 재발방지법

情志的인 요소는 帶下病의 재발을 유발하는 중요한 원인이므로 병이 치유된 후에는 반드시 정신을 함양하고 지나치게 근심하지 않도록 하며 아울러 기쁨과 분노를 조화해야 한다. 상세한 것은 1次豫防法을 참조한다.

(2) 飮食을 통한 재발방지법

음식이 不潔하거나 不節하며, 폭음폭식, 혹은 날음식과 찬 음식이나 매운 음식을 함부로 먹는 경우에 모두 脾胃를 손상하여 帶下病의 재발을 야기할 수 있다. 그러므로 질병이 치유된 초기에는 특히 음식에 주의해야 한다. 동시에 또한 개인의 체질에 따라 자기에게 적합한 음식을 선택해야 한다. 이에 대하여 《飮膳正要·序》에서 이르기를 "비록 음식이 여러 가지가 있어도 그 精粹를 필요로 하기 때문에 음식에 있어서 補益助養에 적당한 것, 신선한 것과 오래된 것의 구별, 溫凉寒熱의 性質, 五味의 불균형이 가져오는 병을 잘 살펴야 한다. 만약 偏食하거나 신선한 것과 오래된 것을 가리지 않거나 製造가 잘못된 것을 먹으면 모두 질병을 초래하게 된다."라고 하였다. 상세한 것은 1次豫防法을 참조한다.

(3) 起居를 통한 재발방지법

帶下病은 대개 濕邪와 유관하며 外濕과 內濕을 막론하고 모두 질병의 재발을 유발할 수 있다. 그러므로 평소에 起居生活에서 있어서 반드시 濕邪의 內侵을 방지해야 한다. 즉 거처와 작업환경을 쾌적하게 유지하고 습지에 오래 앉아있지 않는 것 등이다. 《中醫婦科學·帶下病》에서 말하기를 "臨床에서 脾와 腎이 虛하거나 濕邪를 感受함으로써 任脈과 帶脈의 손상을 야기하여 발병한 경우가 많이 보인다."라고 하였다. 이것은 바로 起居環境에 있어 防濕의 중요성을 설명한 것이다.

(4) 體育을 통한 재발방지법

帶下病의 재발은 대부분 체질허약과 병에 대한 저항력부족과 관계가 있다. 이에 대하여 《諸病源候論·帶下候》에서 "帶下는 勞傷이 過度하여 經血이 손상되어 體虛를 초래하고 風冷을 받아 胞絡에 들어가 搏血하여 형성된 것이다."라고 한 바 있다. 그러므로 평소에 체력단련을 강화하여 체질을 증강시키는 것은 재발을 예방하는 중요한 방법이 된다. 구체적인 단련방법으로는 사람에 따라 달리한다. 青年期女性은 驅步, 體操, 枸杞類가 적당하고 中老年女性은 散步, 老年保健體操, 太極拳 등이 적당하다.

(5) 藥物을 통한 재발방지법

이 방법은 病後에 개인의 체질에 근거하면서 기타질병을 동반할 경우 일부약물을 복용하여 체질을 개선하고 기타의 질병을 치료함으로써 帶下病의 재발을 예방하는 것을 가리킨다.

평소 脾氣가 不足하고 식욕이 없으며 힘이 없는 경우는 蔘苓白朮散合補中益氣丸을 복용하고, 평소 腎陽이 不足하고 腰酸腿軟하여 畏寒의 경우는 金櫃腎氣丸을 복용하며, 평소 肝鬱火盛하고 胸悶口苦한 경우는 龍膽瀉肝丸을 복용한다. 이외에도 반드시 全身의 慢性疾病을 제때에 치료해야 한다.

(6) 衛生保健을 통한 재발방지법

帶下病이 치유된 후에는 더욱 위생에 주의를 기울여서 샤워, 목욕으로 감염을 막고 下部를 자주 씻어야 한다. 月經期間에는 血室이 열려있는 상태로 外邪에 감염되기 쉬우므로 반드시 外陰部를 청결히 하여 病邪의 침입을 방지해야 하며 동시에 房事, 沐浴 및 水泳을 금지해야 한다. 産褥期間에는 血室이 아직 다 닫혀지지 않은 상태이므로 역시 외음부청결에 주의를 기울이는 동시에 산후에 땀이 많이 나면 항상 몸을 닦아내주고 내의를 갈아입어야 한다.

3 乳病豫防法

乳病은 여성의 유방부위에 발생하는 각종의 병증을 가리킨다. 乳少, 乳汁不通, 乳泣, 乳吹(혹은 吹乳), 妒乳, 乳癰, 乳中結核, 乳癖, 乳岩(乳癌), 乳頭破裂, 乳懸, 乳縮 등을 포괄한다. 乳病은 부인과질병중의 하나로 以前의 책 속에서는 이것을 각각 産後病, 外科病과 婦人雜病에 귀속시켰다. 그러나 여기에서는 한의학의 局部와 全體를 서로 결합하는 思想을 구현하기 위하여 乳病을 단독으로 열거하여 그 예방방법을 체계적으로 분류하였다. 乳病은 부인과중에서 비교적 흔히 보이는 질병으로 부녀자의 신체건강에 영향을 미칠 뿐만 아니라 심하면 태아에게도 비교적 큰 영향을 가져오며 심각한 乳病, 즉 乳癰, 乳岩은 생명을 위태롭게 할 수 있다. 종합적인 예방조치를 채택하면 본병의 발생을 방지하거나 감소시킬 수 있다.

乳病의 病變部位는 乳房이다. 그리고 乳房은 肝胃經脈이 지나는 지점이므로 肝胃의 病變과도 역시 밀접한 상관관계가 있다. 《傅靑主女科 · 乳癰》 에서 "乳頭는 足厥陰肝經에 속하며 乳房은 足陽明胃經에 속한다"라고 하였고, 《傅靑主女科 · 産後》 에서는 또한 "乳汁의 化成은 원래 陽明에 속하지만 陽明은 土에 속하므로 튼튼한 婦人이 産後에 비록 亡血되었다 하더라도 陽明之氣가 實하고 아직 다 衰하지 않은 상태라면 肝木之氣가 서로 通하여 乳汁을 化成할 수 있으니 전부 陽明에 달려있다고 할 수 없다."라고 하였다. 乳病을 유발하는 원인은 매우 많은데, 첫째로 六淫의 邪에 의한 外感이다. 특히 寒熱과 같은 邪氣가 局部에 침범하여 氣血의 운행을 순조롭지 못하게 하여 야기된다. 《諸病源候論 · 乳癰候》에서 이르기를 "腠理가 虛寒하여 經絡에 침범하고 寒이 搏血하면 血이 凝澁하여 不通하고 그 氣도 역시 積滯하여 不散하게 되므로 結聚되어 癰이 된다."라고 하였다. 둘째로 우울과 분노의 감정이 肝氣를 鬱滯되게 하고 氣滯血瘀하게 하여 乳中結核, 乳岩, 乳汁不通 등을 유발하는 경우이다. 《傅青主女科 · 産後》에서 이르기를 "양쪽 유방이 脹滿하고 疼痛하며 乳汁이 나오지 않으면 사람들은 陽明의 火熱때문이라고만 생각하지 肝氣의 鬱結때문이라는 것을 누가 알겠는가?"라고 하였다. 셋째로 飮食不節, 暴飮暴食으로 脾胃가 손상되어 運化機能에 이상이 생김으로써 濕痰이 정체되고 응결되어 乳核, 乳岩을 형성하거나 혹은 氣血生化의 源泉不足으로 乳少, 無乳를 유발한 경우이다. 《素問 · 痺論篇》에서 말하기를 "飮食을 두 배로 먹게 되면 腸胃가 傷하게 된다.", "氣血은 水穀精微에서 來源하는데, 만약 脾胃가 평소에 弱하면 生化之源이 不足하고 여기에 分娩時 失血이 過多한 것이 원인이 되어 氣血虧虛를 초래하여 乳汁을 化成하지 못하게 됨으로써 乳汁이 너무 적거나 완전히 없게 될 수 있다."(《中醫婦科學 · 各論 · 産後病》)라고 하였다. 넷째로 乳房의 보호관리가 잘 되지 않은 경우이다. 그 예로 "아이가 젖을 다 먹지 않거나 아이가 갑자기 잠들어 呼氣가 不通하게 되면 젖이 배출되지 않고 內部에 蓄積되어 腫硬이 된다"(《婦人大全良方 · 産後吹奶方論》)라고 하였는데, 이것이 吹乳의 형성원인이다. 妒乳는 젖을 먹을 아기가 없거나 아기가 젖을 다 먹지 않음으로 말미암아 남은 젖이 蓄積되어 형성된 것이며, 乳頭破裂은 왕왕 아기가 과도하게 빨거나 또는 보호관리를 하지 않아서 유발된다. 이것은 乳房의 보호관리의 소홀함이 乳病을 야기하는 주요원인임을 알 수 있다. 그러므로 역대 의학자들은 모두 乳房局部의 보호관리를 매우 강조하였다. 그 예로 《婦人大全良方 · 産後吹乳方論》에서는 젖이 많은데 아기가 완전히 빨아먹지 않는 경우에는 반드시 "손으로 짜서 젖을 제거하고 옆사람에게 젖을 빨아내도록 한다."라고 기록하였다.

1) 養生(1次豫防)法

乳病은 대개 과도한 근심, 憂鬱과 忿怒, 飮食不節, 특히 産前이나 産後에 乳房의 잘못된 보호관리로 인해 야기된다. 그러므로 병이 발생하기 전에 반드시 적극적으로 예방하고 감정과 음식을 잘 조절하는 것 외에도 乳房의 局部的인 보호관리를 강화하는데 중점을 두어야 한다.

(1) 心理養生法

① 유쾌한 정서

《壽道篇・養生方法》 에서는 《壽世青篇》 을 인용하여 "일이 다 끝나기도 전에 다른 일을 생각하지 말고 일을 대처함에 지나치게 근심하지 않도록 하며, 이미 발생한 일은 너무 염두에 두지 말고 자연스럽게 받아들이거나 잊도록 한다. 분노, 걱정, 즐거움, 근심 모두 적절히 해야 한다."라고 함으로써 사람들이 생활속에서 부딪치는 문제에 대하여 분명히 대처하고 사소한 일 때문에 근심하지 말 것을 경고하였다. "思則氣結", "悲則氣消" 등은 乳病을 형성하는 중요한 원인이므로 부녀자는 평소, 특히 산후에는 낙관적인 마음가짐으로 유쾌한 정서상태와 활달한 성격을 유지하면 乳病의 발생을 감소시킬 수 있다.

② 울분방지

《女科百問》 에는 특별히 "婦人의 病은 氣로 인해 발생한다"라는 節을 두어 "氣가 和하면 살고 氣에 異常이 생기면 病이 든다. 氣가 凝結되어 積聚가 되면 氣가 원활히 소통하지 못한다…… 嬰하면 癭이 되고 留하면 瘤가 되는데, 역시 氣의 凝滯이다."라고 하였다. 傅山도 역시 乳房의 脹滿疼痛과 乳汁不通이 肝氣鬱結 때문에 야기된 것이라고 인식하였다(《傅青主女科・産後》). 그러므로 《女科綜要》 의 乳病의 예방부분에서 정서를 편안하게 갖고 울분을 피할 것을 특별히 강조하였다. 《産孕集・調攝》 에서도 "悲恐憂鬱 大喜大怒에 침범되어서는 안된다."라고 하였다.

(2) 飮食養生法

① 균형 있는 식생활

평소에 음식은 균형 있게 그리고 暴食暴飮해서는 안되며 날것과 찬 음식이나 딱딱하고 기름진 음식을 함부로 먹지 않도록 하여 脾胃가 손상되지 않도록 주의를 기울여야 한다. "五味를 調和시켜 骨正筋柔하게 하고 氣血이 잘 흐르게 하며 腠理가 致密하게 한다."(《素問・生氣通天論》)라고 하였듯이 外邪가 침범하지 못하게 하면 乳病의 발생을 방지할 수 있다.

② 産後飮食調節

"分娩後에는 잠시 흰죽을 꾸준히 먹어야 하는데, 너무 배불리 먹지 말고 조금씩 자주 먹는 것이 가장 좋으며 점차로 증가시켜 나간다."라고 하였고 젖의 양이 적은 것을 방지하기 위해서는 "양고기나 암탉을 푹 끓여서 그 국물에 약간 조미한 후 죽을 만들어서 먹거나 돼지족발을 푹 끓여서 먹는데, 너무 많이 먹지 않도록 한다."(《婦人大全良方・産後》)라고 하였다. 이와 동시에 반드시 지나치게 기름지게 먹지 않도록 주의를 기울여야 한다. 이와 관련하여 《產孕集·調攝》 에서 이르기를 產後에는 "飮食은 淡泊하게 먹고 食鹽을 많이 먹지 않도록 한다. 이것을 어기면 乳汁이 나오지 않게 된다. 익히지 않았거나 차고 딱딱한 음식, 모든 비정상적인 음식을 먹지 말고, 태운 음식이나 지나치게 기름진 음식을 먹지 않도록 한다. 이것들은 모두 질병을 초래한다."라고 하였다.

(3) 藥物養生法

만약 產後에 失血過多하고 脾胃虛弱하면 乳少나 無乳를 방지하기 위해 羊肉湯을 복용한다.

初產 3~4일후에 젖이 나오지 않고 가슴 및 乳房과 옆구리에 脹痛이 나타나면 肝胃의 氣가 鬱滯된 것이므로 반드시 舒肝解鬱, 化結下乳하여 乳癰形成을 예방해야 한다. 處方으로는 八月扎, 漸貝母, 夏枯草, 瓜蔞皮, 赤芍, 白芍 각 12g, 漏蘆, 王不留行 9g, 路路通 7개, 柴胡, 通草 각 5g, 羊乳 30g(《何子淮女科經驗集·醫話》).

산후에 젖을 빨 아기가 없으면 妒乳, 乳癰을 방지하기 위하여 斷乳法을 행한다. 麥芽煎을 물과 함께 끓여서 茶代用으로 마시거나 四物에 麥芽를 첨가하여 달여서 복용한다.

(4) 乳房의 보호관리 양생법

乳房의 보호관리를 강화하는 것은 乳病을 예방하는 주요방법이다.

① 乳頭破裂이나 乳頭가 돌출되지 않는 것을 예방하기 위하여 임신 5개월 후부터 꾸준히 75%알콜을 솜에 묻혀서 乳頭를 닦아서 乳頭皮膚가 두꺼워지도록 하면 授乳時에 물려서 잘 파열되지 않는다. 산후 3개월은 함몰된 乳頭를 잡아당겨준다. 授乳時에는 반드시 乳頭全體를 아기의 입속에 넣어주어 물려서 파열되지 않도록 한다. 授乳가 끝나면 알콜이나 물로 乳頭를 씻어주고 얇고 부드러운 천으로 유두와 옷 사이에 대서 마찰로 인한 파열을 막아준다.

② 出產前後에 乳房部位의 위생을 확실히 해주고 항상 溫水로 닦아준다.

③ 出產 하루이내에 반드시 수유를 시작해야 한다. 아기에게 젖을 먹일 때는 반드시 규칙적으로 하고 아기가 유두를 물고 잠들지 않도록 한다.

④ 젖이 지나치게 많거나 혹은 아기가 깨끗이 다 빨아먹지 못할 경우에는 반드시 깨끗이 짜내야 한다.

⑤ 이유가 있어서 반드시 젖을 떼어야 할 경우에는 반드시 제때에 처리해야 한다.

2) 2次豫防法

乳病, 특히 吹乳, 妒乳, 乳癰, 乳岩 등은 발전변화가 비교적 빠르고 乳腫, 乳痛이나 潰瘍을 주 증상으로 한다. 그러므로 일단 병에 걸린 후에는 반드시 조기진단과 치료를 하고 정서적인 안정을 유지하며 乳房의 보호관리를 강화하여 병세의 악화를 막아야 한다.

(1) 心理를 통한 傳變豫防法

乳病의 발생은 정서적인 요소와 관계가 있으며 乳病의 발전변화 역시 정서적인 요소와 관계가 있다. 우울함과 분노와 같은 불안한 정서상태는 병세를 가중시킬 수 있다. 《婦科玉尺·乳疾形症》 에서 말한 "憂鬱은 肝을 傷하고 思慮는 脾를 傷하게 하여 乳房이 結腫되어 약간 아프다."라고 한 것도 역시 이 점을 설명한 것이다. 그러므로 乳病이 발생한 후에는 더욱 정서적인 안정을 유지하고 조급해하지 말며 특히 화내지 않도록 한다.

(2) 飮食을 통한 傳變豫防法

① 음식조절

각각의 乳病에 근거하여 치료와 상응하는 음식방법을 채택한다. 예를 들면 産後에 氣血이 虛弱하고 젖이 적거나 없는 경우에는 음식상에서 補해 주어야 하므로 돼지족발, 생선류, 암탉, 알류 등을 먹는다. 반대로 妒乳, 乳癰의 경우에는 음식을 담백하게 먹어야 한다. 이와 관련하여 《何子淮女科經驗集·醫話》 에서는 "乳腺炎에도 역시 음식조절에 주의를 기울여야 하는데, 고지방음식물을 절대 삼가하고 淸蔬湯類를 먹는 것이 좋다."라고 하였다.

② 藥膳

産後에 乳少,無乳 혹은 乳汁不通에는 돼지족발죽(돼지족발 1~2개, 通草 3~5g, 漏蘆 10~15g, 멥쌀 2兩, 葱白 2개)을 복용한다.

産後에 乳汁不通일 경우 乳癰으로 傳變되는 것을 방지하기 위하여 蕪蔞粥(赤小豆 30~50g, 멥쌀 2兩, 백설탕 적당량)을 먹는다.

産後에 氣血이 虛弱하여 젖이 적은 경우에는 無乳를 예방하기 위하여 鷄血藤, 대추, 桑寄生을 달여서 茶代用으로 마시거나 鱆魚煲花生 등을 복용한다.

(3) 藥物을 통한 傳變豫防法

① 乳頭가 파열되어 아기가 젖을 빨 때 疼痛이 심하면 젖이 완전히 빨리지 않아 젖이 積聚되기 쉽고 나아가서는 妒乳, 乳癰이 될 수 있다. 이것의 예방치료는 丁香을 분말로 만들어서 물에 개어 바르거나 조개가루, 胭脂를 같은 분량으로 새로 물에 개어서 바른다.

② 氣血이 부족하여 젖이 적은 경우에 이것이 오래되면 無乳가 야기될 수 있는데, 예방치료에는 通乳丹을 복용한다.

③ 産後吹乳는 아기가 젖을 먹을 때 입김으로 불어서 젖이 막히게 되고 이것이 응결되어 腫痛이 나타나게 되는 것이다. 이것을 빨리 치료하지 않으면 대개 癰腫을 형성하게 된다. 이때에는 栝蔞散을 빨리 복용하고 외용약으로 南星粉末을 바르고 손으로 주물러 준다.

④ 産後妒乳는 젖을 먹을 아기가 없거나 젖을 완전히 빨아내지 않음으로 말미암아 남은 젖이 쌓여서 팽창하거나 부인의 血氣가 왕성해서 乳房이 팽창하여 腫痛이 나타나는 것으로 젖을 빨아서 소통시키지 않으면 반드시 癰이 된다. 이것을 예방치료하는 방법은 반드시 묵은 젖을 짜내거나 혹은 빨아서 소통시켜야 한다. 수유하지 않을 경우에는 麥芽煎으로 젖을 떼어야 한다.

⑤ 乳癰初期에는 潰瘍을 방지하기 위하여 神效瓜蔞散을 복용한다.

⑥ 乳癌初期에는 작은 核이 젖 안에 맺혀있고 살색은 예전과 같다. 여기에서 악화되는 것을 막기 위하여 加味逍遙散 등을 복용하면 대개 없어진다. 이렇게 하지 않으면 오래 누적되고 점점 커져서 색이 붉어지고 물이 나오며 內部가 헐어서 구멍이 생겨 치료가 어렵게 된다.

(4) 보호관리를 통한 傳變豫防法

1次豫防法외에도 또한 다음과 같은 몇 가지 사항을 특히 주의해야 한다.

① 젖이 많은데 아기가 완전히 빨아먹지 않아 남은 젖이 축적되어 妒乳가 된 경우에는 반드시 손으로 젖을 짜내야 하며 옆 사람이 빨아주면 더 좋다. 이렇게 해주지 않으면 瘡이 되어 고름이 생기며 그 熱勢가 왕성해져 癰이 된다.

② 乳癰이 이미 형성되었으면 반드시 부지런히 젖을 짜내어 축적되지 않게 해야 한다. 나쁜 젖이 나오지 않으면 內部에서 熱을 유발시켜 딱딱한 종기가 된다. 치료방법으로는 젖을 몇 차례 짜주거나 아기 손으로 문질러주거나 혹은 어른이 물을 머금고 빨아내 뱉는다.

③ 乳癰인 것 같고 腫塊가 있는 것이 발견되면 절대 주무르거나 마찰해서는 안 된다. 겨울철에는 가열한 물주머니로 따뜻하게 해주어 發散을 촉진시켜준다.

3) 3次豫防法

乳病, 특히 吹乳, 妒乳, 乳癰 등은 治癒後에도 재발되기 쉬우므로 병이 나았다고 하여 보호관리를 소홀히 해서는 안되며, 또한 계속 정서상태와 음식을 잘 조절해야 하고 나아가서 乳房의 局部的인 보호관리를 잘 해야 한다.

(1) 心理를 통한 재발방지법

1次豫防法을 참조하고 중점적으로 정서적인 안정을 유지하여 근심으로 인한 脾의 損傷과 鬱憤으로 인한 肝의 손상을 방지해야 한다.

(2) 飮食을 통한 재발방지법

産後에 특히 産後病後에는 氣血이 대부분 虛하여 일부 滋補食品을 먹어도 지나치게 기름진 음식은 삼가야 한다. 그렇게 하지 않으면 脾胃가 손상되고 濕熱內停이 유발되어 질병이 재발하게 된다. 《胎産新書·産後傷食》에서도 "産後初에는 膏粱厚味를 금하고 粥을 먹는다." 라고 하였는데, 이 말은 약간 지나친 바가 있지만 乳病再發을 예방하는데 있어서 거울로 삼아도 무방하다.

(3) 보호관리를 통한 재발방지법

乳病이 치유된 후에는 乳房部位의 보호관리에 더욱 주의를 기울여야 한다. 1次豫防法외에도 다음 몇 가지 사항에 주의를 기울여야 한다.

① 乳頭破裂이 치유된 후에는 반드시 乳頭의 청결을 유지해야 하며, 가장 좋은 것은 아기에게 직접 젖을 물리지 않도록 하는 것이다. 즉 고무젖꼭지가 달린 덮개를 유두위에 놓고 젖을 먹이거나 吸乳器로 젖을 짜내어 먹인다.

② 乳癰이 치유된 후에는 반드시 乳房部位의 청결을 유지하고 定時에 젖을 먹이도록 하며 아기가 젖을 물고 잠들지 않도록 한다. 젖을 먹이는 시간은 15~20분이 적당하다. 젖이 맺혀있을 때는 제때에 소통시켜주어야 하는데, 소통시키는 방법은 濕熱布를 사용하거나 通乳活絡藥을 복용한다.

③ 吹乳, 妒乳, 乳癰이 치유된 후에는 반드시 젖이 축적되지 않도록 주의를 기울여야 한다. 젖이 過多한데 아기가 깨끗이 빨아먹지 않았을 때에는 반드시 짜내어 上述한 여러 증상의 재발을 막는다.

(4) 氣功을 통한 재발방지법

乳中結核, 乳癖, 乳岩類의 질병에 대해서는 치유 후에 氣功鍛鍊方法을 채택하여 그 재발을 예방한다. 방법은 침상에서 靜功(鬆靜內養功)을 하고 정원에서 動功을 단련한다. 이것을 꾸준히 지속하면 저절로 精氣가 체내에 보존되어 병이 재발하지 않는다.

4 婦女癥瘕豫防法

부녀자의 胞宮이나 胞脈, 胞絡 등의 부위에 덩어리가 생기는 것을 婦女癥瘕라고 한다. 脹滿되어 있고 아프며 단단한 덩어리가 이동되지 않고 아픈 곳이 정해져 있는 경우가 癥이며 血分에 속한다. 그리고 때로는 모였다가 때로는 흩어지면서 아픈 곳이 정해져 있지 않은 것이 瘕이며 氣分에 속한다. 《景岳全書·婦人規》에서 말하기를 "瘀血이 留滯되면 癥이 되며, 오직 婦人에게만 생긴다."라고 하였다. 본병은 痛症, 脹滿, 出血을 동반하거나 月經, 帶下, 姙娠, 出産 등의 여러 증상에 영향을 미칠 수 있다. 《抱朴子》에는 "夫癥瘕不除, 則生禍疾"이라는 말이 있다. 만약 癥瘕가 오랫동안 지속되면 疼痛과 出血이나 냄새가 나는 五色帶下를 동반하게 되고 몸이 여위며 안색이 어둡게 되는데 이것은 대부분 惡候가 된다. 그러므로 반드시 미리 예방치료하여 傳變을 막아야 한다.

고대 문헌들은 婦女癥瘕의 發病部位, 症狀 및 病因에 대하여 일찍부터 논술한 바 있다. 《靈樞·水脹》에서 말하기를 "石瘕는 胞中에서 생기며, 寒氣가 子門에 침범하여 子門이 閉塞되어 氣가 통하지 못하고 惡血이 瀉해야 하는데 瀉하지 못하여 衃이 留滯되어 날로 커져 아이를 가진 것처럼 되고 月經이 나오지 않게 된다. 모두 여자에게 발생하며 導하여 下할 수 있다."라고 하였으며, 또 "腸覃은 무엇인가?…… 寒氣가 腸外에 침범하여 衛氣와 相搏하며 氣가 營養되지 못하며, 연계되어 있기 때문에 積聚되어 內著되면 惡氣가 일어나 瘜肉이 內生하기 시작한다. 계란만한 크기로 약간씩 커져서 아이를 가진 것처럼 되고 오래된 경우에는 누르면 단단하고 밀면 이동하며 月經은 제때에 한다."라고 하여 病位가 腹部內 胞宮속에 있음을 설명하였다. 婦女癥瘕의 형성원인에 대하여 《景岳全書·婦人規》에서는 "그 證은 月經期나 産後에 生冷한 것에 損傷되거나 風寒을 外受하였거나, 忿怒로 肝氣를 傷하여 逆流되어 血이 滯留되었거나, 근심으로 脾를 傷하여 氣가 虛해져 血이 滯留되었거나, 疲勞가 누적되어 氣가 弱해져 운행되지 않는 것 등이 원인이 된다. 종합하면 血이 動하였을 때 餘血이 아직 깨끗해지지 않은 상태에서 하나라도 逆行되면 留滯가 날로 누적되어 점차 癥이 된다."라고 하였으며, 《三因極一病證方論·婦人女子衆病論證治法》에서 말하기를 "대개 經脈의

將理가 잘못되었거나, 産蓐을 잘 하지 못하였거나, 內的으로 七情에 刺戟되었거나, 外的으로 六淫에 感染되었거나, 陰陽과 勞逸을 적절히 조절하지 못하였거나, 生冷한 음식을 먹는 등으로 營衛不輸가 초래되어 新陳이 混合되어 經을 따라 敗濁하게 됨으로써 淋露가 凝滯되어 癥瘕가 된다."라고 하였다. 이를 통해 알 수 있듯이 婦女癥瘕는 주로 七情內傷, 六淫外感, 飮食不節, 月經期와 産後의 부적절한 調理, 房事로 인한 勞損 등의 원인으로 유발된다. 그 病機는 正氣虛弱, 血氣失調로 瘀血, 痰濕 등의 유형적인 邪가 서로 연계되어 內生하여 아랫배에 積滯되고 凝結되어 시간이 지남에 따라 점차 累積되어 형성되는 것이다. 이에 관련하여 《醫學正傳·醫學或問》에서 이르기를 "무릇 뱃속에 덩어리가 있으면 積聚나 癥瘕를 불문하고 모두 惡候이니 절대 일반적인 질병으로 생각해서는 안되며 빨리 의사에게 치료받아야 한다. 만약 脹滿이 생기고 가슴과 복부의 팽창이 심해질 때까지 놔두면 倉公과 扁鵲과 같은 名醫가 소생한다고 하더라도 역시 그 만분의 일도 구할 수 없다. 이 질병은 정말 두려워하지 않을 수 없다!"라고 하여 본병의 심각성을 지적하고 아울러 조기진단치료를 제창하였다.

1) 養生(1次豫防)法

婦女癥瘕의 형성원인은 情志에 의한 損傷이나 六淫의 邪에 의해 感染되었거나 혹은 月經期間과 産後에 生冷한 음식을 가려먹지 않았거나 과도한 房事로 인하여 臟腑氣血經絡의 失調와 勞傷이 유발되고 正氣와 邪氣가 서로 충돌하고 응결되면서 덩어리를 형성한 것이다. 그러므로 婦女癥瘕의 1차예방은 반드시 情緖的인 조절과 규칙적인 起居習慣, 균형 있는 飮食調節, 적절한 房事, 初産과 月經期의 調養과 같은 몇 가지 측면을 파악해야 한다.

(1) 心理養生法

《諸病源候論·婦人雜病諸候》에서 "婦人의 月經이 한달에 몇 번씩 오고 게다가 슬프고 우울하며 두렵고 ……가슴속이 불안하며, …… 精神이 없으면", "狐瘕之聚가 생긴다."라고 하였다. 《管子·內業篇》에서도 역시 "憂鬱生疾"이라고 하였듯이 바라는 바가 성취되지 않고 근심이 지나치며 우울하거나 혹은 분노로 肝을 傷하는 것 모두 氣血을 鬱滯시켜 점차 腫塊를 형성할 수 있음을 알 수 있다. 그러므로 반드시 정신적인 調養을 중요시하고 정서적인 안정을 유지함으로써 우울이 오래 누적되어 癥瘕가 되는 것을 막아야 한다.

(2) 起居養生法

① 적절한 노동과 휴식

《諸病源候論·婦人雜病諸候》에서 이르기를 "婦人이 出産한지 10일이 되지 않았는데 일어나 步行하고 너무 빨리 씻거나…… 濕한 자리에 앉거나…… 바로 靑瘕가 생긴다." "婦人의 月經이 시작되어 惡血이 다 없어지지 않으면 虛弱해지고 여름철에 熱行하면 질병이…… 月經이 橫流하여 다른 臟에 들어가 없어지지 않고 熱이 있으면 燥瘕之聚가 된다."라고 하였다. 따라서 부인의 初産後와 月經期에는 반드시 起居에 주의를 기울이고 노동과 휴식을 적절하게 조절해야 한다.

② 적당한 寒濕調節

부녀자의 月經期와 初産後에는 반드시 保溫에 주의를 기울여야 한다. 冷水로 하는 목욕을 삼가하여 寒濕의 침습을 막아야 한다. 《諸病源候論·婦人雜病諸候》에서 말하기를 "산후에 臟이 虛한 상태에서 寒邪를 받았거나 월경시 寒冷氣를 과도하게 쐬면 대부분이 血氣에 침투하여 婦女癥瘕를 형성한다"고 하였다. 그러므로 月經期間과 初産後에는 반드시 寒, 濕, 熱과 같은 邪氣의 侵襲을 피해야 한다.

③ 房事의 절제

부인의 月經期間과 初産後에는 반드시 房事를 절제해야 한다. 이에 관련하여 《諸病源候論·八瘕候》에서는 "월경이 끝나지 않았는데 交合하면 婦人의 血脈을 攣急하게 만들고 小腹이 重急되며,……惡血이 凝結되어 없어지지 않고 月經이 일정치 않게 되며, 積聚가 발생함으로써 아이를 가진 것 같은 모습이 된다."라고 하였다. 그러므로 月經期와 産後에는 반드시 房事를 禁함으로써 濕熱毒邪에 감염되거나 瘀滯되어 덩어리가 형성되지 않도록 해야 한다.

(3) 飮食養生法

"일반적으로 婦人食癥은 臟腑가 虛弱하고 月經이 왔을 때 生冷한 음식을 먹어서 脾胃가 虛하여 소화를 할 수 없는데다가 臟氣가 서로 부딪쳐 蓄積되어 덩어리를 형성한 것이 나날이 성장하면서 견고하게 된 것을 말한다."(《婦人大全良方·衆疾門》)라고 하였다. 그러므로 부인의 月經期間과 産後에는 반드시 生冷한 음식, 기름진 음식을 먹지 않도록 하고 영양이 풍부하면서 소화가 잘되는 음식을 선택하여 먹는 것이 좋다.

(4) 藥物養生法

① 補虛를 통한 예방

《女科秘訣大全·癥瘕》에서 말하기를 "正氣가 운행되지 않으면 邪氣가 凝聚된다."라고 하였다. 그러므로 평소 신체가 허약한 사람은 반드시 補虛해주어야 한다. 즉 각 체질의 차이에 근거하고 상태를 고려하여 補中益氣湯, 當歸補血湯, 八珍湯 등을 복용한다.

② 調肝을 통한 예방

婦女子는 肝을 先天으로 삼으므로 여러 질병은 肝과 관계되지 않은 것이 없다. 여성은 감정에 편향되어 있어 정서적인 병이 많으므로 반드시 정서적인 안정을 유지하고 반드시 먼저 肝을 調養해야 한다. 그러므로 부인의 情志不調에는 逍遙散, 越菊丸, 四逆散, 小柴胡湯 등과 같은 처방을 常用하여 疏肝理氣한다.

2) 2次豫防法

癥瘕가 형성되었으면 반드시 제때에 치료해야 한다. 만약 시일이 지나면 惡候로 傳變될 수 있다. 《諸病源候論·婦人雜病諸候》에서 본병의 豫後에 대하여 "이 병이 있으면 자식을 낳지 못하게 된다. 그 瘕에 手足이 형성되는 경우는 사람이 죽게 되고 형성되지 않은 경우는 치료할 수 있다."라고 기록하였다. 그리고 아울러 "積이 오래되어 시일이 지나면 사람이 장작처럼 마르고 腹部가 커지며 죽게 된다. 이것을 診察하여 脈이 弦伏하고 그 癥이 움직이지 않으면 반드시 죽게 된다."라고 제기하였다. 만약 제때에 補中益氣, 理氣活血, 破血, 消癥, 清熱解毒, 導痰消積할 수 있다면 正氣가 强壯되어 癥瘕의 성장이 저지되고 결국 그 傳變의 경로를 중단시킬 수 있다.

(1) 藥物을 통한 傳變豫防法

① 內服法

《醫宗必讀·積聚》에서 "初期에는 病邪가 처음 일어나 正氣가 아직 强한 상태이고 邪氣의 침투가 아직 얕은 상태에 있으므로 마음대로 攻하고, 中期에는 병을 얻은 것이 점차 오래되어 邪氣가 비교적 깊게 침투해 있고 正氣가 비교적 弱한 경우로 攻하면서 補해주며, 末期에는 病魔가 오래되어 邪氣가 깊게 침투해 있고 正氣가 消殘한 상태로 補한다."라고 지적하였다. 이와 같은 상태를 고려하여 大黃庶蟲丸, 香棱丸, 開鬱二陳湯, 桂枝茯苓丸이나 혹은 理中湯 등을 선택 복용할 수 있다. 攻法이나 補法을 써서 병세의 발전을 막는다.

② 灌腸法

한약으로 灌腸을 해주어 藥物이 病所에 직접 작용함으로써 消癥의 傳變을 방지할 수 있다. 棱莪消積湯 등을 선택할 수 있다. 약물을 10mℓ이 될 때까지 끓여서 5호尿管을 肛門에 14cm 이상 삽입한 후 10분 내에 灌腸을 끝낸다. 灌腸後에는 침상에 1~2시간 누워 있는다. 月經期에는 灌腸을 중지한다.

③ 熱敷法

蘇木, 羌活, 花椒, 獨活, 千年健, 鑽地楓, 白芷 각 24g, 艾葉, 透骨草 각 300g을 함께 굵은 분말로 갈아서 每包 270g을 얇은 천에 잘 싸서 중탕으로 찐 후 下腹部에 붙인다. 매일 2회 시술한다(각 1包는 5~7일간 사용할 수 있다).

(2) 針灸를 통한 傳變豫防法

濕熱이 流體한 結塊는 關元, 水道, 足三里, 三陰交를 主穴로 취하고 10~20분간 留針하는데, 包塊部位에는 직접 찌르지 않도록 하고 月經期에는 잠시 중지한다.

3) 3次豫防法

婦女癥瘕의 3차예방은 胞宮, 胞脈, 胞絡, 衝任督帶脈 및 臟腑間에 정상적인 調和狀態를 회복시키는데 중요성이 있다. 《外臺秘要》에서 나쁜 피가 나오고 癥瘕가 내려오기를 기다렸다가 氣血를 調補하는 藥으로 補해주고 아울러 産法에 따라 몸조리를 한다고 하였다.

(1) 藥物을 통한 재발방지법

癥瘕가 소실된 후에도 어떤 경우는 臨床症狀이 아직 완전히 治愈되지 않은 경우도 있으며 심지어는 재발의 가능성이 있기도 하다. 그러므로 반드시 證候性質에 근거하여 계속 약물을 투여하여 치료해야 한다.

① 脾虛하여 음식을 적게 먹고 痰嗽嘔泄하는 경우에는 六君子湯을 복용할 수 있다.

② 心脾가 鬱結하고 經水不調의 경우에는 歸脾湯을 복용할 수 있다.

③ 氣血이 모두 虛한 경우에는 五福飮을 복용할 수 있다.

④ 熱이 脾胃를 손상시키고 虛熱과 喘咳가 나타나며 脈이 虛하면서 無力한 경우에는 生脈散을 복용할 수 있다.

⑤ 腎陰이 不足한 경우에는 六味地黃丸을 복용할 수 있다.

⑥ 腎氣가 虧損된 경우에는 金匱腎氣丸을 복용할 수 있다.

(2) 體育强身法

《諸病源候論 · 癥瘕病諸候》 에서 "導引을 이용하여 五臟을 깨끗이 하고 六腑를 津潤하면 …… 癥瘕가 破散되어 낫게 할 수 있다"고 하였다. 따라서 太極拳, 氣功 等의 방법을 선택하여 체력을 증강시키고 병의 재발을 방지할 수 있다.

5 妊娠病豫防法

妊娠病은 임신기간에 발생하면서 임신과 관련된 병증을 가리킨다. 임신병은 妊娠惡阻, 妊娠腹痛, 異位妊娠, 胎漏, 胎動不安, 墮胎, 小産, 滑胎, 胎萎不長, 胎死不下, 子煩, 子腫, 子滿, 子暈, 子癎, 子懸, 子瘖, 子嗽, 子淋, 妊娠小便不通, 難産 등을 포함한다. 妊娠病은 임산부의 심신건강에 영향을 미칠 뿐만 아니라 또한 태아의 발육을 방해한다. 《女科秘訣大全 · 胎前所戒》 에서 "心身이 깨끗하고 房勞를 범하지 않으면 胎兒가 편안하고 출산도 쉬우며 아기도 병이 적고 대부분 장수한다. 만약 삼가해야 할 바를 알지 못하고 房事를 하면……일반적으로 胎動小産이 야기된다. 다행히 小産을 면한다 하더라도 胞衣가 너무 두꺼워져 難産이 있게 되거나 아기의 몸에 白濁이 있어서 장수하지 못한다."라고 하였다. 그러므로 반드시 적극적인 예방조치를 취하여 임산부와 태아의 건강을 보증하도록 한다. 淸代 葉天士는 "妊娠하였을 때 將養法은 다음과 같다. 氣血을 調和하고 胎를 平安케 하면 出産이 쉽다."라고 하였다. 임신초기에는 대개 妊娠惡阻가 나타나는데, 이에 대하여 《金匱要略 · 妊娠病》 에서 "구토가 나고 음식을 먹을 수 없으며 寒熱은 없다. 심한 경우는 嘔吐가 멈추지 않는다"고 하였다. 傅靑主는 "婦人이 妊娠한 후에 惡心嘔吐가 나타나고 신 것을 먹고 싶고 목이 마르며 싫어하던 것을 먹고 싶고 피곤하여 눕고 싶은 등을 妊娠惡阻라고 한다."라고 하여 妊娠惡阻의 임상증상을 적절하게 묘사하였다. 妊娠期에는 腹痛과 下血도 역시 적지 않게 나타나는데, 이에 대하여 《金匱要略 · 妊娠病》 에서는 "婦人에게 漏下가 있는 경우 반정도는 産後에 下血이 계속되는 경우가 나타나며, 妊娠下血이 있는 경우 妊娠腹中痛이 나타나면 胞阻이다."라고 하여 氣血이 부족하여 胎를 調養할 수 없어 胞阻의 증상이 나타나는 것을 설명하였다. 임신중기와 말기에는 肢體와 얼굴이 붓는 증상이 나타나기 쉬운데, 《醫宗金鑒 · 婦科心法要訣》 에서는 "얼굴과 온몸이 부으며 小便이 짧고 적은 경우는 水氣에 속하는 병으로 子腫이라고 한다."라고 하였다. 만약 子腫이 제때에 치료되지 않으면 子癎이 속발될 수 있다. 《女科秘

要·子癎》에서 말하기를 “임신후 갑자기 답답하고 人事不省, 角弓反張하였다가 잠시후 蘇生하는 등 中風과 같은 症狀이 나타나는 것을 子癎이라고 한다”이라고 하였으며, 《醫學心悟·子癎》에서 子癎을 論함에 “그 症狀은 가장 갑작스럽고 위급하다”, “반드시 속히 치료하는 것이 좋은데, 만약 그치지 않고 頻發하면 胎妊驟下뿐아니라 장차 氣血이 胎를 따라 渙散할 수 있으므로 모체의 생명도 보존하기 어렵다.”라고 하여 子癎의 위험한 症候와 豫後를 설명하였다. 姙娠病은 비록 많지만 그 病因은 아래의 몇 가지 방면을 벗어나지 않는다. “임신을 하고 放縱하여 胞門子戶가 虛寒하면 胎가 不實하게 된다. 혹은 衝任脈이 虛하고 脇熱하는데, 가벼운 경우는 胎動不安하고 심하면 三, 五, 七個月에 流産한다. 게다가 外感六淫, 內傷七情하거나 飮食으로 脾胃를 傷하였거나, 淫慾으로 眞元을 손상시킨 등 모두 질병을 초래하는 원인이 된다.”(《婦科玉尺·胎前》)라고 하였다. 역대의 의학자들은 姙娠病의 예방에 대하여 깊고 예리한 논술을 하였다. 《胎産心法·敎養宜忌論》에서는 임신기간에 “남편과 交合하지 말고, 함부로 약을 복용하지 않도록 하며, 지나친 飮酒를 삼가고, 무당을 믿지 말며, 나쁜 음식을 먹지 않도록 하고, 淫亂한 말을 듣지 말며, 높은 곳에 오르는 등 위험을 감수하지 말고, 함부로 針灸하지 말며, 물건을 들거나 움직이지 말고, 모서리에 앉지 말며, 나쁜 말을 내뱉지 말고,…… 奇怪한 것을 보지 말며, 울지 말고, 화내지 말고, 놀라지 말라.”라고 지적하였다. 《大生要旨·胎前》에서도 역시 “婦人이 姙娠한 후에는 항상 즐거운 마음을 갖고 근심을 잊어버리며 가벼운 運動으로 氣血을 운행시키고 胎元을 편안하게 길러준다. 일찍부터 욕심을 버리고, 음식을 잘 조절하며, 七情을 멀리하고 六淫을 避하며, 마음은 고요하고 조급하지 않게 갖고, 몸은 적절히 움직여 너무 게으르지 않게 하며, 음식은 平淡하게 하고 熱한 음식은 먹지 않으며 따뜻한 음식을 먹고 찬 음식은 먹지 않는다. 그리고 너무 오래 서있지 말고, 너무 오래 앉아있지도 말며, 너무 오래 누워있지도 말고, 또한 모든 기름진 음식을 피해야 하며…… 그러면 胎漏, 胎動下血, 子腫, 子癎等證과 橫産, 逆産, 腹中胎死 등의 疾患이 없다.”라고 하였다.

1) 養生(1次豫防)法

姙娠病의 형성원인은 情志的인 손상, 놀람과 분노, 노동과 휴식의 不均衡, 六淫에 의한 感染, 무절제한 房事, 음식의 不節, 落傷으로 인한 創傷, 함부로 먹은 약 등이 원인이 되어 胎元을 손상시킨 것이다. 그러므로 情緖狀態를 편안하게 하고, 분노를 진정시키며, 노동과 휴식을 적절하게 조절하고, 六淫邪의 침범을 방지하며, 房事를 삼가하고, 균형 있는 식생활을 유지하며, 外傷을 방지하고, 함부로 약을 먹지 않는 등은 姙娠病의 1차예방의 주요조치가 된다.

(1) 精神養生法

姙娠病은 정신적, 심리적 요인과 밀접한 관계가 있다. 즉 《傅青主女科》 에서는 "大怒하면 小産한다", "姙娠하여 많이 화를 내면 墮胎한다", "氣逆하면 難産한다"라고 말하였다. 《婦人大全良方·姙娠門》 에서는 임산부의 정서적인 이상을 子煩이라고 칭하면서 "母心이 驚하고 膽이 寒하면 대개 煩悶이 있게 되는데 子煩이라고 한다."라고 하였다. 그러므로 《育嬰家秘·胎養》 에서 "임신한 이후로 ……性情을 즐겁게 하고, 항상 고요한 방에 居處하며, 아름다운 말을 많이 듣고, 사람에게 시와 책을 읽게 하고 禮樂을 말하게 한다."라고 주장하였다. 《産科心法·臨産事宜方論》 에서 "婦人이 자식을 낳는 것은 天生造化로서 自然의 이치이므로 心慌驚怕할 필요가 없다."라고 하였듯이 임산부가 정신을 유쾌하게 유지하고 정서를 편안하게 하는 것은 姙娠病의 예방에 대하여 매우 중요한 것임을 알 수 있다.

(2) 起居, 노동과 휴식을 통한 양생법

① 규칙적인 起居

임산부의 걷고 서고 앉고 눕고 하는 등의 행동은 姙産婦 및 胎兒의 안전과 위험에 직접적인 영향을 미친다. 《萬氏婦人科·胎前章》 에서 말하기를 "오랫동안 걷거나 서 있거나 누워있으면 筋骨皮膚에 損傷이 오며, 아이가 뱃속에 있어 氣가 母體와 통하므로 반드시 손상이 온다. 또한 높은 곳에 오르지 말고, 깊은 곳에 가까이 가지 말며, 험한 곳에 가지 말고, 무거운 것을 들지 말아야 한다. 약간이라도 觸犯하면 그 胎兒는 반드시 流産된다."라고 하였으며, 《千金要方·養胎第三》 에서는 "편안히 자고 일어나서는 沐浴하고 옷을 깨끗이 빨아 입는다."라고 하였다.

② 적절한 寒溫

《大生要旨·胎前節養六條》 에서 "寒溫을 신중히 조절해야 한다. 外邪感冒나 傷寒時證에 감염되면 鬱熱이 풀어지지 않아 왕왕 小産과 墜胎가 올 수 있다."라고 하였으며, 徐之才는 "임산부는 반드시 寒溫을 적절히 조절하여야 한다", "居處를 깊고 조용한 곳에 두고 옷을 두텁게 입으며 아침에 日光을 쬠으로써 寒殃을 피한다."라고 강조하였다. 임산부는 반드시 사계절의 기후변화에 순응하고 그 계절의 바뀜에 맞추어 寒溫을 적절히 해야 한다. 너무 뜨거운 햇볕을 쬐거나 비를 맞고 물을 건너지 않도록 하고 外邪의 侵襲을 막아야 한다. 이외에도 임산부는 옷을 헐렁하게 입고 허리띠를 너무 꽉매지 않음으로써 氣血運行이 순조롭지 않아 태아발육에 영향을 미치거나 難産이 되는 것을 막아야 한다.

③ 적당한 노동과 휴식

임산부는 반드시 노동과 휴식에 지나침이 없어야 한다. 《萬氏婦人科·胎前章》에서 이르기를 "婦人이 姙娠한 후에는 항상 적절한 運動으로 氣血을 소통하게 하여 百脈을 和暢하게 하면 저절로 難産이 없게 된다. 만약 편한 것만 좋아하고 일하기 싫어하며, 가만히 있는 것만 좋아하고 움직이는 것을 싫어하며, 눕는 것만 좋아하면 氣血이 停滯되어 出産할 때 힘들다." 라고 하였다. 張曜孫은 임신기간에는 "너무 편하게 지내서는 안되는데 편하면 氣가 정체되기 때문이며, 너무 피로해서는 안되는데 피로하면 氣가 衰退하기 때문이다"라고 제기하면서 "임신 5개월 이전에는 편안하게 지내는 것이 좋고 5개월 이후에는 적당하게 일하는 것이 좋다."라고 주장하였다.

④ 절제있는 房事

《産孕集·孕忌第四》에서 "임신 후에는 가장 먼저 交合을 피해야 하는데, 대개 陰氣가 動하여 外泄하면 養孕의 힘을 분산시켜 固孕의 역할을 방해하게 되며,…… 動하여 漏下, 半産, 難産이 생기며 자식을 낳아도 질병이 많아 일찍 죽는다."라고 하였으며, 《女科秘訣大全·難産》에서는 "婦人이 임신을 하면 남편과 同寢하는 것이 적당하지 않다. 요즘 사람들은 이 이치를 잘 모른다. 8, 9개월 내에 房事를 하여 情欲이 한번 動하면 氣血이 따라 소모되며, 胎孕은 완전히 氣血에 의지하여 培養되는데, 氣血이 虧虛해지면 胎息이 虛弱해 진다."라고 하였다. 임신기간에 房事를 절제하지 않으면 胎漏, 墜胎, 滑胎, 小産, 혹은 子淋 등의 질병을 유발하기 쉬우며, 특히 임신 3개월 이전과 7개월 이후에는 반드시 房事를 금해야 한다.

(3) 飮食養生法

역대 의학자들은 모두 맵고 加熱調理한 음식과 기름진 음식을 많이 먹으면 濕을 도와 熱을 생성하므로 惡阻, 子腫, 難産 등의 증상을 유발할 수 있다고 말하였다. 《女科秘訣大全·胎前所戒》에서 말하기를 "胎兒가 살찌고 마르는 것에 있어서 氣가 모체와 통하기 때문에 기름진 음식을 많이 먹으면 대부분 태아가 살쪄서 難産이 되기 쉽다. 그러므로 임신하면 飮食調攝에 있어서 담백한 것이 적당하고 맛이 진한 음식은 적당하지 않으며 和平한 것이 적당하고 寒熱한 것은 적당하지 않다."라고 하였다. 徐之才는 "음식을 조절하고 너무 배고프거나 너무 배불리 먹어서는 안되며 五味를 조절하여 脾胃機能을 건강하게 하고 대변을 잘 나오게 하며 임산부의 氣血을 왕성하게 함으로써 胎元을 배양해야 한다"고 제기하였다. 그 밖에도 임산부는 절대 吸煙, 飮酒를 禁하여 태아의 奇形이나 胎元不固 등의 유발을 막아야 한다.

(4) 藥物養生法

① 임신전 질병예방

평소 脾胃가 虛弱하면 衝任脈이 弱해지고 腎이 貯藏機能을 잃어서 墜胎, 滑胎, 小産 등의 병증을 야기하기 쉽다. 그러므로 반드시 姙娠前에 調攝을 강화하여 체질을 증강시켜야 한다. 예방은 반드시 健脾固腎을 위주로 해야 한다. 脾가 왕성하면 胎에 영양이 가게 되고 腎이 堅固하면 "腎이 旺盛하면 蔭胎를 기를 수 있다."라고 하였다. 처방으로 滋腎育胎丸, 人蔘養營湯, 五子衍宗丸 등을 선택 복용할 수 있다.

② 임신후 질병예방

《女科秘要·保胎法》 에서 말하기를 "대개 부인이 임신을 하면 脾가 運化의 기능을 수행하지 못하는 경우가 많아서 濕이 생성되고 濕은 곧 熱을 생성하게 된다. 그러므로 補脾燥濕의 藥을 먹어야 한다. 胎는 氣血에 의지하여 자라므로 임산부가 항상 氣血이 不足하면 반드시 補血順氣하여 胎를 편안하게 해야 한다."라고 하였다. 그러므로 임신 후에는 임산부의 체질 상태에 근거하여 적당한 처방약으로 調理한다. 流産의 경험이 있는 경우에는 반드시 미리 예방해야 한다. 《金匱要略·婦人姙娠病》 에서 "부인이 임신하면 반드시 當歸散을 꾸준히 복용하고", "임신하여 胎를 배양하는데는 白朮散이 적당하며", "임신하여 이것을 꾸준히 복용하면 출산하기 쉽고 태아에게 질병이 없다."라고 하였다. 徐之才는 姙娠病의 예방치료에 반드시 逐月分經養胎法을 채택해야 한다고 제기하였다. 《濟陰綱目·胎前門上·論胎屬十二經所養》 에서는 "만약 태아를 기르는 經의 虛實이 不調하면 胎孕이 不安하게 되는데, 심하면 下血하고 流産된다."라고 기록하였다.

③ 신중한 鍼刺와 藥服用

일반적으로 임산부에게 병이 없으면 절대로 함부로 약을 복용해서는 안된다. 임신기간에 병에 걸려도 역시 "반드시 病勢를 살피고 毒藥은 避한다"라고 하였다. 보통 峻猛, 滑利, 祛瘀, 破血, 耗氣, 散氣 및 一切의 毒藥品들은 모두 사용을 삼가하거나 禁해야 한다. 《育嬰家秘·胎養》 에서는 "임신기간에 질병이 생기면 함부로 약을 먹지 말고 반드시 의사가 병세의 輕重, 藥性의 上下를 고려하여 中庸있게 처방하도록 한다. 그리고 많은 약품을 써서는 안된다. 병세가 쇠퇴하여 바로 약복용을 중지하면 모체에게서 병이 제거되고 아이도 죽지 않는다."라고 하였다.

그밖에도 鍼刺로 姙娠病을 예방하는 것도 역시 신중해야 한다. 《萬氏婦人科·胎前章》 에서 "임산부에게 질병이 있어도…… 그래도 針灸를 섣불리 사용해서는 안된다. 流産을 초래할 수 있다."라고 하였다. 그리고 腹部에 鍼刺하는 것은 더욱 피해야 하며 기타부위도 역시 반드시 신중을 기해야 한다.

(5) 出産養生法

① 정신을 기르고 힘을 아낀다.

《達生篇·臨産》에서는 임산부가 출산이 임박하였을 때 六字眞言이 있는데, 첫째는 睡, 둘째는 忍痛, 셋째는 慢臨盆이 있어야 한다고 제기하였다. 睡란 즉 정신을 기른다는 뜻이고, 忍痛은 정신적인 긴장을 避한다는 뜻이며, 慢臨盆은 바로 힘을 아낀다는 뜻으로 힘을 너무 미리 써버리지 말라는 것이다. 張景岳은 "임산부가 출산할 것 같은 기미를 느끼면 곧바로 반드시 힘을 아껴 調養해야 하는데, 출산시에 힘이 모자랄지도 모르므로 절대로 힘을 함부로 낭비해서는 안된다."(《景岳全書·婦人規》)라고 지적하였다.

② 出産徵兆를 분명히 알아야 한다.

前人들은 경험 속에서 "출산할 때가 되지 않았는데 낳으려고 힘을 쓰는 것"은 難産을 조성하는 원인의 하나가 됨을 인식하고 "허리와 배가 연이어 아프면 바로 출산하게 된다" 등과 같은 규율을 찾아내었다. 그러므로 임산부는 처음 통증을 느끼면 절대로 당황하지 말고 반드시 통증을 참으면서 안정을 찾아야 한다.

2) 2次豫防法

姙娠病에는 십여 종이 있는데 그 증상들은 각기 차이가 있지만 또한 서로 같은 점도 있다. 예를 들면 姙娠腹痛, 異位姙娠, 胎漏, 胎動不安, 墜胎, 小産, 滑胎 등의 병증은 다른 정도의 아랫배통증, 요통, 下血 등의 증상이 나타날 수 있다. 또한 姙娠時에 항상 가슴이 답답함을 느끼는 "子煩", 머리와 눈이 어지러운 "子暈", 임신으로 인하여 발작했다가 잠시 후 깨어나고 다시 재발하는 "子癎", 가슴에 脹滿과 疼痛症狀이 있는 "子懸", 임신말기에 목소리가 쉬거나 나오지 않는 "子瘖", 오랫동안 기침이 그치지 않는 "子嗽"가 있으며, 또한 "姙娠小便淋痛", "姙娠小便不通" 및 "難産" 등이 있다. 임신으로 인한 여러 가지 병들을 만약 제때에 치료하지 않으면 다른 질병을 變生시킬 수 있다. 이에 대하여 《婦科秘訣大全·胎前所宜》에서는 "융통성 없이 무조건 억지로 참아서 調養不足, 氣血虧損이 야기되면 여러 증상이 蜂起하여 결국 치료가 어렵게 된다. 만약 保養할 줄 알아 시기에 맞게 調理하면 氣血이 충만하고 胎가 편안해져서 출산이 쉬워서 母子가 모두 안전하게 된다."라고 하였다.

(1) 藥物을 통한 傳變豫防法

① 惡阻治療를 통한 胎元保護

"妊娠惡阻는 임신에서 흔히 보이는 병이므로 약을 복용할 필요는 없다. 오직 평소에 脾胃가 허약하여 음식을 적게 먹는 경우, 구토가 심하여 음식을 먹을 수 없는 경우는 胃氣를 손상시켜서 胎元에 해가 될 수 있으므로 반드시 치료해야 한다."(《萬氏家傳廣嗣紀要 · 妊娠惡阻》)라고 하였다. 이에 半夏茯苓湯, 竹茹湯, 蘇葉黃連糖 등을 선택 복용할 수 있다.

② 胎兒保護를 통한 流産豫防

"만약 胎動不安으로 인해 産母가 병이 나면 그 胎兒를 편안하게 한다. 가벼운 경우 움직임이 불안하거나 혹은 피가 약간 보이면 심하지 않은가를 잘 살피고 반드시 胎兒를 안정시키켜야 한다."라고 하였는데, 이 경우에는 胎元飮을 복용할 수 있다. "만약 이전에 유산경험이 있는 경우에는 大造丸을 선택복용하면 거의 半産이 없게 된다."(《女科秘訣大全 · 胎動》)라고 하였다. 또한 병세에 근거하여 泰山磐石散, 壽胎丸 등을 복용할 수 있다.

③ 癥除去를 통한 태아보호

"만약 산모가 병이 나서 胎動不安이 나타나면 그 산모를 치료한다."(《女科秘訣大全 · 胎動》)라고 하였고, "병으로 인하여 胎漏가 나타나는 경우 역시 이에 대한 치료로 그 병을 다스리면 된다."(《女科秘訣大全 · 胎漏》)라고 하였다. 그리고 "부인에게 癥病이 있어 胎漏가 그치지 않고 胎動不安이 배꼽위로 나타나는 경우는 癥痼害가 된다. ……그러므로 下血이 그치지 않는 경우에는 癥病이 없어지지 않았기 때문이다. 이에 반드시 그 癥을 없애야 하므로 桂枝茯苓丸으로 치료한다."(《金匱要略 · 婦人妊娠病》)라고 하였다. 이때 만약 瘀癥이 없어지지 않으면 出血이 그치지 않아 胎元에 영향을 미칠 수 있다. 그러므로 癥을 제거하면 胎兒가 저절로 안정된다. 이것을 《內經》에서는 "有故無殞, 亦無殞也"라고 하였다.

④ 子滿治療를 통한 傳變豫防

子滿은 胎兒畸形 혹은 死産과 병존하는 경우가 있다. 《女科秘訣大全 · 子滿》에서 말하기를 "임신 5개월 사이에 복부의 크기에 이상이 생기고 횡격막 부분이 脹滿하며 소변이 잘 안 나오고 전신이 붓는 것을 子滿이라고 하는데, 이는 胎盤에 물이 찼기 때문이다. 만약 빨리 치료하지 않으면 아이를 낳아도 手足이 반드시 弱하고 짧으며 不具이거나 혹은 물속에 들어가면 바로 죽는다. 이때는 잉어탕이 적당하다."라고 하여 조기치료를 통한 傳變豫防을 제기하였다. 本病의 발생에 대하여 《産寶 · 治妊娠水氣身腫腹脹方論第十一》에서는 "臟氣가 본래 弱하고 出産으로 더욱 虛해져 土가 水를 克하지 못하게 된다. 이에 血이 四肢에 散入되어 腹脹이 유발되고 手足과 얼굴 등에 浮腫이 나타나며 小便이 나오지 않게 된다."라고 인식하였다. 여기에 또한 實脾散을 선택 복용할 수 있다.

⑤ 子癎治療를 통한 傳變豫防

"姙娠子癎은 惡候이므로 만약 빨리 치료하지 않으면 반드시 墮胎를 유발한다"(《胎産心法·子癎論》)라고 하였다. 이에 淸痰四物湯, 羚羊鉤藤湯 등을 선택 복용할 수 있다.

⑥ 難産治療를 통한 傳變豫防

《景岳全書·婦人規》 에서 말하기를 "脫花煎은 보통 출산이 임박한 경우에 먼저 복용하면 출산을 재촉하는데 가장 좋고 아울러 難産이나 死産을 다스리는 데에 모두 효과가 좋다."라고 하였다. 《女科秘訣大全·難産》 에서 말하기를 "양수가 먼저 터지고 惡露가 다 배출되었는데 며칠이 지나도 낳지 못하는 경우에는 반드시 氣血을 補養해야 하며 破血耗氣作用이 있는 약을 사용해서는 안된다. 급히 佛手散에 人蔘 8~12g을 첨가하고 童便을 넣어 調服한다."라고 하였다.

⑦ 毒物防止를 통한 胎元保護

《産科心法·藥忌》 에서 "姙娠中에는 보물을 품은 것처럼 행동하고 藥服用을 삼가하여 胎元損傷을 방지해야 하며 의사는 처방에 신중을 기하고 경솔하게 해서는 안된다. ……一切의 毒物은 설사 常用하지 않더라도 우연히 독이 생기는 경우가 있을 수 있으므로 모두 반드시 避하도록 주의해야 한다."라고 하였다. 만약 임신시에 毒物, 毒藥을 잘못 먹어 胎氣를 손상시킨 경우에는 반드시 解毒하여 胎元을 편안히 해주어야 한다. 이에 甘草, 黑豆, 淡竹葉을 같은 분량으로 짙게 달여서 복용할 수 있다. 또한 阿膠散을 선택 복용하여 胎兒의 畸形과 墮胎를 예방하고 母子의 생명을 구할 수 있다.

(2) 飮食을 통한 傳變豫防法

① 1次豫防法외에도 子滿, 子腫 등의 병증에 있어서 반드시 食鹽과 液體의 섭취를 제한해야 한다. 그리고 鯉魚蘿卜飮을 복용할 수 있는데, 무 120g(혹은 冬瓜의 껍질을 벗겨내고 씨를 파낸 것 120g), 잉어 한마리(무게 약 1斤짜리를 비늘과 내장을 제거한 것)에 물 적당량을 넣고 푹 끓여서 즙을 취하여 茶代用으로 마시고 무와 생선 모두 먹는다. 매일 1첩씩 먹고 1개월 동안 연속 복용한 후에 상태를 고려하여 복용을 중지한다.

② 출산이 임박하였을 때 음식은 반드시 소화가 쉽고 영양이 풍부한 것을 먹어야 한다. "출산이 임박하였을 때는 반드시 부드러운 흰죽을 먹어야 하며 근육이 피곤하여 氣力이 不足하게 되지 않도록 한다. 또한 出産時에 힘이 모자라게 될 수 있으니 단단하거나 차서 소화가 어려운 음식물을 먹지 않도록 해야 한다."(《景岳全書·婦人規》)라고 하였다.

(3) 鍼灸를 통한 傳變豫防法

難産을 예방하거나 치료하기 위하여 《衛生家寶科備要》에서는 "橫産과 逆産을 다스리기 위해서는 산모의 오른발 새끼발가락 끝에 보리알크기로 3壯 灸하고 출산에 임한다."라고 제기하였다. 출산하는 힘에 이상이 생겨 야기된 難産에 대한 鍼灸治療는 合谷, 三陰交, 太衝, 支溝를 취하여 强刺戟한 후에 15~30분간 留鍼한다. 耳鍼時에는 子宮, 交感, 內分泌를 취한다.

3) 3次豫防法

妊娠病 재발방지의 관건은 調養에 주의를 기울이고 우선 淫慾을 끊는 데에 있다. 葉天士는 "保胎는 絶慾하는 것이 第一要策이다."이라고 하였다. 養胎는 반드시 脾土를 補해야 하는데, 脾土가 왕성하면 태아를 충분히 기를 수 있기 때문이다. 陽元如는 "妊娠하여 脾胃가 旺盛하고 氣血이 充滿하면 胎가 편안하여 出産이 쉽고, 자식도 대부분 장수하니 무슨 약을 먹을 필요가 있겠는가. 만약 氣血이 衰하고 脾胃가 弱하며 飮食 먹을 생각이 없으며 虛證이 百出하여 임신이 되지 않거나 임신해도 습관적으로 유산되며, 더욱이 外感六淫, 內傷七情하면 眞元이 소모된다."라고 하였다. 이것들은 모두 妊娠病의 재발요인이다. 그러므로 반드시 調養하는데 주의를 기울여 필요한 재발방지 조치를 취하여 임신기간을 충분히 채우고 분만하여 母子가 모두 건강을 보증하도록 해야 한다. 《女科秘訣·胎前所宜》에서 "起居와 飮食에 있어서 調和에 가장 주의를 기울여야 한다. 여름에는 樓閣에 오르지 말고 地氣에 가깝게 해야 하며, 밤에는 맨바닥에 앉지 말고 등과 배를 따뜻하게 해야 한다. 옛말에 이르기를 '寒을 받지 않으면 자연히 發熱하지 않고, 傷風하지 않으면 자연히 咳嗽하지 않는다.'라고 하였듯이 이는 出産에 있어 매우 중요한 것으로 신중히 하지 않을 수 없다."라고 하였다.

(1) 藥物을 통한 재발방지법

① 墮胎가 "같은 시기에 재발"하여 습관적으로 유산되는 것을 방지하기 위해서 미리 약을 복용할 수 있다. 《女科秘訣大全·胎動》에서 말하기를 "이전에 몇 개월 째에 유산된 적

이 있으면 이후에 반드시 같은 시기에 유산이 재발될 수 있다. 그러므로 반드시 그 시기를 계산해 두었다가 이전에 임신 3개월에 유산된 경우라면 유산된 시기 보름 전에 미리 清熱養血固胎의 藥을 복용하여 그 虛함을 補해 주어야 한다. 5개월, 7개월에 유산된 경우도 역시 유산된 시기 보름 전에 미리 약을 복용하면 平安을 보증할 수 있다."라고 하였다. 이에 壽胎丸, 當歸散을 선택 복용할 수 있다.

② 子癎은 반복적으로 재발하는 병증이므로 전조증상이나 발작이 멈춘 후에 三豆湯(綠豆湯, 黑大豆, 黃豆)에 金銀花, 甘草를 첨가하여 복용하면 예방 치료할 수 있다.

(2) 飮食을 통한 재발방지법

1次豫防法외에도 반드시 飮酒를 금해야 한다. 술로 인하여 百脈이 분산되어 여러 질병을 유발할 수 있기 때문이다.

(3) 기타 재발방지법

滑胎의 경우에, 墮胎와 小産後 1년 내에는 다시 아이를 갖지 않도록 하여 衝任이 다시 손상됨으로써 유산이 재발되는 것을 막아야 한다. 또한 치료를 꾸준히 해야만 좋은 효과를 얻을 수 있다.

6 産後病豫防法

産後病은 산모가 출산한 후 産褥期中에 발생하는 分娩이나 産褥과 관련된 病證이다. 産後病은 産後血暈, 産後痙證, 産後腹痛, 産後惡露不下, 産後惡露不絶, 産後大便難, 産後發熱, 産後排尿異常, 産後盜汗, 産後身痛 및 缺乳, 乳汁自出 등을 포함한다. 《産孕集拯危》에서 "産後의 여러 질병은 위급한 경우가 많으며, 순식간에 변하여 치료할 수 없는 경우가 많다."라고 하였으니 이것의 위험성을 충분히 알 수 있다. 그러므로 적극적인 예방조치를 취하여 産後病의 發生과 傳變을 막아야 한다.

일찍이 漢代의 張仲景은 《金匱要略·婦人産後病》에서 가장 먼저 産後三病의 病因病機 및 症狀에 대하여 언급하였다. 그는 "産後에는 三病이 있는데, 첫째는 痙, 둘째는 鬱冒, 셋째는 大便難이다. 무엇을 이렇게 부르는가? 스승이 답하기를 出産後 初期에는 血虛하고 多汗出하며 風을 좋아하므로 痙에 걸리게 되고, 亡血하고 復汗하며, 寒多하므로 鬱冒에 걸리게 되며, 津液이 없어지고 胃가 燥하므로 大便難에 걸린다."라고 하였다. 《張氏醫通·婦人門》에서는 産後 三衝三急의 임상증상을 다음과 같이 언급하였다. 즉 "敗血上衝에는 세 가지가 있다. 歌舞하고 談笑하거나, 화내고 욕하고 앉았다 누웠다 하거나, 심한 경우에는 담을 넘고 옥상에 올라가고 입으로 물고 주먹으로 때리며 부처님을 부르고 神을 부르는데, 이것은 敗血衝心으로 대부분 죽는다...... 만약 배불리 먹은 것처럼 답답하고 嘔吐와 함께 메스꺼우며 腹滿脹痛인 경우를 衝胃라고 한다...... 만약 얼굴이 붉고 죽을 것처럼 딸꾹질을 하는 것은 衝肺라 한다."라고 하였으며, 또 "産後의 여러 가지 질병에서 오직 嘔吐, 盜汗, 泄瀉가 危急한데, 이 세 가지가 함께 나타나면 반드시 위험하게 된다."라고 하였다. 그리고 産後病의 病因에 대하여 《女科秘訣大全·産後大要》에서는 3가지로 귀납시켰다. 즉 "産後症은 다양한데, 그 원천은 3가지이다. 즉 血虛火動, 敗血妄行, 飮食過傷이다...... 産後에 失血過多하여 血虛火動하면 煩燥發熱類가 나타나는데 이것이 첫째이다. 虛火가 敗血을 싣고 運行하면 頭暈腹痛類가 나타나는데, 이것이 둘째이다...... 産後에 火가 元氣를 손상시키고, 脾胃가 虛弱하여 飮食에 의해 손상되면 痞滿泄瀉類가 나타나는데, 이것이 셋째이다."라고 하였다. 대부분의 역대 의학자들은 출산시에 氣血이 손상되므로 産後에 일반적으로 多虛多瘀가 나타난다고 인식하였지만 전부 그런 것은 아니었다. 《景岳全書·婦人規》에서 "産後에 氣血이 모두 없어지면 多虛證이 된다. 그러나 虛한 경우가 있고 不虛한 경우가 있으며 全實한 경우도 있다."라고 하였다. 그밖에 情志的으로 손상되어도 역시 産後病을 유발할 수 있다. 《女科輯要·胎産心法》에서 말하기를 "産後에 忿怒로 氣逆하여 胸膈이 불편해지며 심한 경우 痛症이 있는데, 여기에 血塊가 兼해지면 또한 痛症이 있다."라고 하였다. 고대 의학자들은 그 病因에 초점을 맞추어 적극적인 예방조치를 제시하였다. 朱丹溪는 産後에 "반드시 氣血을 크게 補하는 것을 우선해야 한다."라고 주장하였다. 《女科秘旨·臨産須知》에서 "産後 한달 동안은 怒氣를 경계하고 놀라지 않도록 하며 신경 쓰는 일을 금하고 飮食을 신중히 한다."라고 하였다. 특히 産後 100일 이내에 房事를 해서는 안된다. 《胎産心法·産後禁論》에서 "産後 100일내에는 욕을 하지 말고 일을 적게 하며 淫慾을 금하면 평생 병이 없다."라고 하였으며 또한 "출산후에는 갑자기 허약해지므로 寒氣와의 접촉을 피하는 것이 가장 중요하다. 추우면 血氣가 凝滯되어 여러가지 病變이 생긴다."라고 하여 産母가 신체가 허약하므로 반드시 모든 병을 유발하는 요인을 피해야 한다고 경고하였다.

1) 養生(1次豫防)法

産後病의 형성원인은 분만할 때 힘을 쓰다가 출산시에 創傷을 입어 失血이 과다하거나 땀이 많이 나서 精血이 모두 부족해진 경우, 胞衣가 體內에 殘留하거나 毒邪에 감염되어 瘀血

內阻, 敗血을 유발하여 병이 된 경우, 음식과 房勞 및 情志的인 손상 등이다. 《傅青主女科·產後總論》에서 말하기를 "產後에 근심, 놀람, 노동, 피로는 氣血을 갑자기 虛해지게 만들어 여러 질병이 虛한 틈을 타서 들어오게 된다."라고 하였다. 產後病의 예방에 있어서 반드시 출산시 상처를 입지 않도록 하고 情志를 조화시키며 음식을 잘 조절하고 起居에 신중을 기하고 房事를 금해야 한다. 陳自明은 "산후에 알맞게 휴양하고 臟腑가 調和되면 거의 질병이 생기지 않게 된다."라고 하였다.

(1) 情志養生法

《胎產心法·產後禁忌論》에서 "출산한 후에는 男女를 불문하고 言語로 인해 氣를 漏泄할 수 있으며 혹은 愛憎으로 神을 피로하게 할 수 있다. 가장 避해야 할 것은 大喜大怒이다."라고 하였다. 產後血暈의 예방에 대하여 《產孕集·調攝》에서는 產後에 "반드시 눈을 감고 靜神하며…… 또한 高聲急語로 놀람을 초래하여 產後의 氣血이 上行하면…… 대부분 昏暈을 초래하고…… 이것을 반드시 예방해야 한다."라고 하였다. 또한 陳自明은 "산후에 정신을 유쾌하게 하여 氣가 凝結되어 병이 되지 않도록 한다."라고 하여 產後에는 心身의 衛生에 주의를 기울여야 한다고 강조하였다.

(2) 飮食養生法

《丹溪心法·附餘》에서 "月經前이나 產後에 갑자기 찬 것을 마셔 몸이 차가와지면 惡露가 그치지 않게 된다."라고 하였으며, 王節齋는 "產後에는 脾胃가 매우 虛하므로 대개 음식을 과식하면 체하고 發熱하는 경우가 생긴다."라고 하였다. 그러므로 반드시 《傅青主女科·產後諸症治法》에서 말한 "產後初期에는 膏粱厚味를 멀리한다. 만약 飮食이 적절히 조절되지 않으면 반드시 脾胃를 傷하게 된다."는 말을 준수해야 한다. 그리고 分娩後에 "너무 배불리 먹지 말고……자주 조금씩 먹는 것이 가장 좋으며 매일 점차 증가시킨다. 죽을 끓일 때는 반드시 정해진 방법대로 하고 오래 묵힌 것을 복용해서는 안된다. 또한 積滯되어 질병이 될지도 모르므로 온도를 적당하게 조절해야 하며…… 양고기 혹은 암탉을 푹 끓인 즙에 약간의 滋味를 넣고 죽을 끓여서 먹을 수 있다. 혹은 돼지족발고기를 푹 끓여서 먹되 너무 많이 먹어서는 안된다."(《婦人大全良方·產後將護法》)라고 하였다.

(3) 起居養生法

① 起居함에 무리하지 않는다.

《女科秘訣大全·產後發熱》에서 "產後外感, 離床太早, 或換衣襲風, 冷入下部, 冷人寒熱

似瘧, 頭痛不止."라고 하였듯이 산모는 반드시 충분히 휴식하고 너무 일찍 일하기 시작하거나 과로해서는 안된다. 여기에서 더욱 나아가 《婦人大全良方·產後》에서는 "한달이 못되어……억지로 寢床에서 일어나 움직이고 오래 앉아있거나 바느질을 하여 신경을 쓰면 안되며,……만약 이것을 어기면 고치기가 어렵다. 이를 조금이라도 어겼을 때는 重病에 걸리게 된다."라고 강조하였다.

② 房事를 금한다.

산모는 몸이 허약해졌으므로 산후 100일내에는 房事를 금해야 한다. "출산시에 뼈가 분리되어 갈라지고……질이 열려 아이가 나올 수 있는데, 백일이 차면 완전히 회복된다."(《小品方》)라고 하였다. 그러므로 "일반적으로 산후 100일이 되면 곧 合房해도 된다. 이렇게 하지 않으면 죽음에 이를 수 있는데, 허약하면 萬病이 생길 수 있으므로 조심해야 한다."(《千金要方·虛損第一》)라고 하였다.

③ 寒溫을 적당하게 유지한다.

산후에는 氣血이 모두 虛한 상태이므로 반드시 外邪의 侵襲을 피해야 한다. 《諸病源候論·婦人產後病諸候》에서는 "출산후 바람이나 冷氣를 접하게 되면 風冷이 血과 충돌하여 血이 순환이 안되고 체내에 축적되게 되는데, 이렇게 되면 때때로 下血이 멈추지 않게 된다."라고 인식하였다. 그러므로 산후에는 반드시 옷의 두께를 적절하게 조절하여 寒邪를 받지 않도록 하고 氣血을 調養해야 한다. 傅青主는 "의복은 두텁게 입고 產室은 따뜻하게 하며 背와 下體가 특히 중요하다."라고 하였으며, 《女科秘訣大全·產後大要》에서 "그러므로 겨울철에 출산을 하면 솜을 둔 천으로 복부를 감아 보호하고 여름철에도 역시 수건으로 싸맨다."라고 하였다. 《婦人大全良方·產後》에서도 역시 "風寒을 避해야 하는데, 옷을 벗고 목욕을 하거나 찬물로 세탁을 하면 안된다. 당시에는 몸이 크게 상하는 것을 느끼지 못할지라도 한달 후면 蓐勞가 된다. 손발 및 허리가 酸重冷痛하며 골수사이에 찬바람이 부는 것 같은 증상이 나타나는데, 이것은 名醫도 치료할 수 없다. 대체로 산모가 휴양을 하면 반드시 100일이면 회복될 수 있다. 조심하라!"라고 하였다.

(4) 藥物養生法

① 產後 脾胃調理

《婦人大全良方》에서 "出產後에는 비록 질병이 없더라도 반드시 휴양하고 脾胃를 조리해야 하며 좋은 음식을 먹으면 臟腑가 쉽게 회복되고 氣血이 자연히 調和되어 萬病이 생기지 않는다. 加味四君子湯, 四順理中丸을 100일내에 꾸준히 복용한다."(《女科秘訣大全·安全產

後秘訣》)라고 하였다.

② 産後 惡露除去

산후에는 氣血이 모두 虛하므로 반드시 크게 補해야 하지만 惡露가 그치지 않았는데 補하면 血滯를 야기할 수 있다. 《産寶·産後總論》 에서 "산후에는 묵은 혈액이 없어지고 새 혈액이 만들어져야 한다. 만약 혈액이 없어지기만 하면 혈액이 만들어지지 않고 만들어지기만 하면 묵은 혈액이 積滯된다."라고 하였다. 生化湯은 "혈액을 만들고 氣를 순조롭게 하는데 가장 좋은 약이다. 소위 行中有補, 化中有生이라 하여 실로 産後聖藥이라고 할 수 있다."라고 하였다.

③ 血暈豫防

人蔘, 蘇木, 鹿角膠를 술과 함께 끓여서 童便을 타서 복용한다(《女科秘訣大全·産後應用各方》). 또한 獨蔘湯을 복용함으로써 益氣固元하여 血暈의 발생을 방지할 수 있다.

(5) 其他養生法

産後 氣血은 모두 虛하므로 血暈을 예방하기 위하여 《女科秘要·産後調護法》 에서는 "出産後에는 血暈이 생길지 모르므로 반드시 虛를 방지해야 한다. 미리 벌겋게 달궈놓은 저울추를 식초 속에 넣고 병입구를 꽉 싸맨 후에 병입구를 산모의 콧구멍 쪽으로 향하고 멀리서 맡게 하여 神氣를 수렴시키고 더러운 氣를 제거하며 또한 暈厥도 면하게 한다."라고 언급하였으며, 아울러 산모가 "침대에 오르면……한사람으로 하여금 뜨거운 손으로 명치로부터 복부까지 가볍게 수백회 정도 주무르게 한 다음 뜨거운 童便 한잔을 마시고 눈을 감고 조용히 쉬게 한다. 그러나 피로하여 血氣가 위로 상승하여 暈厥이 유발될 수 있으므로 깊이 잠들어서는 안된다."라고 하였다.

2) 2次豫防法

출산시 失血과 産後多汗으로 말미암아 津液과 血液이 모두 부족하므로 산후에는 여러 가지 질병이 虛證으로서 많이 나타난다. 예를 들면 大便困難, 小便淋痛不通, 缺乳 혹은 乳汁自出 등이다. 그리고 惡露不下, 惡露不絶, 産後腹痛 및 身痛 등과 같은 瘀證을 동반하기도 한다. 産後血暈, 痙證, 發熱은 産後의 심각한 병증이므로 반드시 병세를 잘 살피고 적극적인 예방치료를 하여 병세의 傳變을 막아야 한다. 산후에는 반드시 氣血을 돌보고 補虛消瘀, 解毒鎭痙, 養陰淸熱 등의 治法을 써야 한다. 그리고 병이 膏肓에 들어가는 것을 방지해야 한다. 《胎産心法·産

後藥誤須知》 에서 “産後證은 吉凶이 순식간에 변하므로 愼重해야 한다.”라고 하였다.

(1) 飮食調養法

① 산후에 뱃속에 심한 통증이 있으면 반드시 當歸生薑羊肉湯으로 치료한다(《金匱要略·婦人産後病》).

② 産後에 대변이 곤란한 경우에는 호도 적당량을 부수어 豆漿에 타서 먹거나 혹은 벌꿀 50~100g을 끓인 물에 타서 잘 저어 1회 복용한다.

③ 惡露不下이나 不絶인 경우에는 益母草 30g, 흑설탕 적당량으로 탕제를 끓여서 복용한다.

④ 産後身痛에는 骨碎補 60g, 개고기 적당량을 고아서 복용한다.

(2) 藥物을 통한 傳變豫防法

① 産後 氣血이 虛한 경우에는 반드시 補益해주어야 한다. 朱丹溪는 “産後病에는 먼저 氣血을 견고히 해준다. 그러므로 산후에는 반드시 氣血을 크게 補해주는 것을 위주로 해야 한다.”라고 말하였다. 따라서 十全大補湯, 腸寧湯類를 선택 복용할 수 있다. 血虛氣脫인 경우는 獨蔘湯, 蔘附湯 등을 선택 복용할 수 있다.

② 氣血虛에 瘀를 겸한 경우는 加蔘生化湯을 복용할 수 있다. 傅靑主는 “出産後 하루 이틀이 지나도 血塊痛이 멈추지 않고 産母가 氣血이 虛脫하여 昏厥, 多汗, 形脫이 나타나거나 입김이 점점 차가와지고 煩渴이 그치지 않거나 혹은 氣喘急한 경우, 塊痛에도 加蔘生化湯으로 응급치료한다.”라고 하였다.

③ 氣血虛에 邪毒을 兼한 경우에는 대부분 痙證이 나타난다. 《景岳全書·婦人規》 에서 “산후에 경련이 있는 것은 곧 陰血이 크게 부족한 증상이다. 그 증상으로는 腰背가 뒤로 젖혀지고 눈의 瞳孔이 위쪽으로 가서 움직여지지 않거나 四肢가 剛直되고 신체에 경련이 일어나며……일반적으로 이 증상이 생기게 되면 속히 그 陰陽을 살피고 氣血을 크게 補해야 한다. 大補元煎이나 理陰煎 및 十全大補湯류를 복용하면 거의 이 병이 발생하지 않는다.”라고 하였다. 또한 병세를 고려하여 三甲復脈湯, 撮風散 등을 선택 복용할 수 있다.

④ 産後瘀血과 관련된 여러 질병에는 黑神散이 적당하다. “黑神散은 부인의 산후 惡露不盡, 胞衣不下, 心胸痞滿이나 배꼽부위의 복부가 붓고 아프고 현기증이 나며 눈앞이 깜깜하고 입을 다물어 벌리지 못하는 증상, 산후 瘀血과 관련된 여러 질병을 다스리는데 적용된다.”(《婦人大全良方·産後門》)라고 하였다. 또한 生化湯을 加減하여 선택 복용해도 효과가 현저하다.

⑤ 産後發熱은 대개 外感으로 인한 發熱, 傷食으로 인한 發熱, 瘀血로 인한 發熱, 血虛로 인한 發熱, 蒸乳로 인한 發熱 등이다. 發熱은 이와 같이 각기 다른 病因에 따라 치료해야 하는데, 藥性이 독하지 않은 和平한 調養治療를 하고 처방은 合法이 적당하다. 程鍾齡은 "일반적으로 산후에 약을 씀에 있어서 凉劑를 가볍게 투약해서는 안되며 또 辛熱劑를 過用해서도 안된다."라고 하였으며, 傅靑主는 "출산후에는 榮衛가 모두 虛하여 寒熱이 발생하기 쉽고 身痛과 腹痛이 일어나기 쉬우므로 절대로 發散劑를 함부로 投藥해서는 안되며 반드시 生化湯을 위주로 하여 약간의 發散藥으로 보조해주는 것이 좋다." 라고 하였다. 《婦人大全良方·産後門》에서 "陰陽이 불균형하고 나쁜 피가 흩어지지 않으면 갑자기 추웠다가 갑자기 열이 날 수 있는데, 산후 血氣虛損에는……四物湯을 加減한다."라고 하였다.

⑥ 産後大便困難에는 《婦人大全良方·産後門》에서 "산후에는 水와 血 모두가 배출되어 腸胃가 허약하고 津液이 부족함으로써 便秘가 된다. ……이때는 麻仁圓을 복용하여 滋潤해주는 것이 적당하다.", "阿膠枳殼圓은 産後虛弱과 大便秘澁을 치료한다.", 許學士가 말하기를 "産後에는 3가지질병이 있는데, 鬱冒가 나타나면서 땀이 많이 나고 땀이 나면서 便秘가 있어 약쓰기가 매우 곤란하다. 이때에는 麻子仁, 蘇子粥이 가장 좋다." 라고 하였다.

(3) 鍼灸를 통한 傳變豫防法

① 産後血暈에는 人中, 中衝을 鍼刺하고 百會, 關元을 灸한다.

② 産後腹痛에는 足三里를 鍼刺하여 가벼운 정도로 刺戟하거나 혹은 關元穴에는 艾灸만 시술한다.

③ 産後小便不通에는 關元, 氣海, 三陰交, 陰陵泉, 水道, 秩邊에 鍼灸한다.

④ 産後小便頻數이나 失禁에는 關元, 百會를 艾灸한다.

⑤ 産後身痛에는 次髎, 環跳, 風市, 足三里, 懸鍾을 鍼刺한다.

3) 3次豫防法

産後病의 3차 예방은 반드시 調攝을 중시해야 한다. 《産孕集·調攝》에서 이르기를 "産後에는 氣血이 虛少하고 絡脈이 空乏하여 肢節이 늘어지고 腠理가 열리며 皮毛가 不實하고 營衛가 不固하다. 血道가 막히기 쉽고, 氣道가 凝滯되기 쉬우므로 疾病을 초래하기 쉬우며 疾病을 제거하기 어려우니 이보다 심한 것이 없다."라고 하였다. 따라서 《女科秘訣大全·産

後大要》에서 말한 "첫째 禁臥, 둘째 禁酒, 셋째 禁浴, 넷째 禁寒, 다섯째 禁汗, 여섯째 禁下, 일곱째 禁利小便, 여덟째 禁寒凉藥, 아홉째 禁起動作勞."를 준수하고 아울러 養血生津의 藥劑를 투약하여 氣血을 왕성하게 하고 臟腑와 經絡에 영양을 주어 병의 재발을 막아야 한다. 그밖에도 영양이 풍부하고 소화가 쉬운 음식을 먹도록 하고 生冷한 음식과 辛燥한 식품은 삼가하는 것이 좋다. 大便이 乾燥한 경우는 채소를 많이 먹도록 하고 물을 많이 마셔야 한다. 《産孕集·調攝》에서 "飮食을 淡泊하게 먹어야 하고 食鹽을 적게 먹어야 하는데 이것을 어기면 젖이 나오지 않게 되며, 차거나 익히지 않고 딱딱한 음식물, 일체의 이상한 음식물을 먹지 않도록 하며, 태우거나 뜨거운 음식을 먹지 말고 지나치게 기름진 음식을 먹지 않도록 한다. 이것들은 모두 질병을 초래할 수 있기 때문이다."라고 하였다.

7 不姙症豫防法

여자가 결혼한 후에 부부가 1년 이상 동거하면서 배우자의 생리기능이 정상이고 피임을 하지 않았는데도 임신이 되지 않는 경우를 "原發性不姙"이라고 칭한다. 《山海經》에서는 "無子"라고 칭하였고 《千金要方》에서는 "全不産"이라고 칭하였다. 그리고 출산이나 유산이후로 피임을 하지 않고 2년 이상이 경과해도 임신이 되지 않는 경우를 "續發性不姙"이라고 하는데, 《千金要方》에서는 "斷續"이라고 칭하였다. 오랜 결혼생활에서 임신을 하지 못하면 자식에 대한 마음이 절박하고 의욕을 잃으며 정서적으로 우울해지고 비관적이 되는데 이것이 오래 쌓이면 질병이 되어 臟腑, 氣血에 손상을 미쳐서 月經失調, 帶下異常 등을 유발하게 되고 심지어는 부부간의 감정불화를 야기하여 가정파탄을 가져오게도 된다. 그러므로 임신은 가정의 화목과 사회적인 안정과 직접적인 관계가 있는 大事라고 할 수 있다. 따라서 반드시 상응하는 예방조치를 미리 취하여 不姙症의 발생을 감소시켜야 한다.

임신의 원리에 대하여 일찌기 《素問·上古天眞論》에서는 깊고 예리한 논술을 하였다. 즉 "女子가…… 14세가 되면 天癸(月經)가 오고 任脈이 通하며 太衝脈이 盛하여 月經이 주기에 따라 오므로 자식을 낳을 수 있게 되며, …… 49세가 되면 任脈이 虛해지고 太衝脈이 衰少하여 天癸가 없어지고 地道가 不通하게 되므로 몸이 망가지고 자식을 낳을 수 없게 된다."라고 하여 腎氣가 왕성하고 精血이 충만하며 任脈이 통하고 太衝脈이 성하며 월경이 정상이어야만 임신할 수 있다고 인식하였다. 임신의 관건은 정상적인 월경주기가 있어야 한다. 월경은 주로 血의 化生에 속한다. 五臟에서 腎은 精을 貯藏하고 生殖을 주관하며 또 精血은 相互化生한다. 그리고 肝은 血을 貯藏하고 精血은 원천이 같으며 또한 肝은 疏泄을 주관하므로 肝은 여자의 先天의 근본이다. 또한 脾는 後天의 근본으로 氣血化生의 원천이다. 따라서 腎, 肝, 脾 三臟은 不妊과 특히 밀접한 관계가 있다. 《景岳全書 · 婦人規 · 子嗣類》에서는 朱丹溪의 말을 인용하여 "陰陽이 서로 통하게 되면 妊娠이 된다. 저장하는 곳을 子宮이라고 한다."라고 하였듯이 본병의 발병부위는 주로 腎, 肝, 脾, 衝任脈 및 女子胞이다. 不妊症의 임상증상에 대하여 고대 의학서적중에서 적절하게 묘사한 바 있다. 즉 《濟生方 · 無子論》에서 "月經不調와 心腹痛이 있거나, 月經將이 시작되려고 할 때 淋漓가 끊이지 않거나……寒熱이 오거나, 癥瘕가 되거나, 肌肉이 마르는 경우는 妊娠을 할 수 없을 뿐만 아니라 오래되면 치료가 되지 않는다.…… 寒熱이 번갈아 나타나면 赤白帶下가 함께 나온다. 室女나 室後虛損이거나 이 질병이 있는 경우 모두 妊娠을 하지 못하게 되어 後世가 끊기게 된다."라고 하였다. 王肯堂은 《證治准繩 · 求子》에서 "婦人이 자식이 없는 경우는 월경이 주기보다 먼저 시작되거나 나중에 오거나, 양이 많거나 적거나, 월경이 시작되려고 하면 痛症이 있거나, 월경색이 紫色이거나 黑色이거나, 묽거나 응결되어 不調하다. 不調하면 氣血에 이상이 생겨 妊娠할 수 없다."라고 하여 월경의 임신에 대한 중요성을 강조하였다. 종합해보면, 不妊症의 주요증상은 不妊이며 아울러 月經不調나 崩漏不止, 痛經, 閉經, 癥瘕, 腹痛, 혹은 赤 · 白帶下, 胸脇脹滿 등을 동반하기도 한다. 不妊의 원인은 매우 복잡하다. 고대 문헌들은 이 병의 發病原因 및 病機에 대하여 비교적 상세하게 논술하였다. 예를 들면 《女科要旨 · 種子》에서 "婦人이 자식이 없는 경우는 모두 經水不調로 말미암는다. 經水가 不調한 까닭은 모두 內的으로는 七情損傷이 있고 外的으로는 六淫에 感染되었거나, 氣血이 偏盛하고 陰陽이 相乘하여 초래되었기 때문이다."라고 하였으며, 《校注婦人良方 · 求嗣門》에서 "婦人의 不孕은 역시 六淫七情之邪로 인하여 衝任을 傷하였거나, 宿疾이 淹留하여 臟腑에 傳遺되었거나, 子宮이 虛冷하거나, 氣勝血衰하거나, 血中伏熱로 말미암아 衝任을 營養할 수 없기 때문이다."라고 하면서 본병이 三因의 侵襲으로 말미암아 臟腑衝任을 손상시켜서 유발된 것임을 명확히 지적하였다. 만약 房事를 절제하지 않고 과도하게 해도 역시 不妊을 유발할 수 있다. 이에 관련하여 正宇泰는 "사람이 收藏의 이치를 알지 못하고 욕망에만 사로잡혀 精을 고갈시킴으로써 眞氣를 소모하면 자식이 없게 된다."라고 하였다. 《濟陰綱目 · 調經》에서는 "氣病은 男子와 婦人에게 모두 있지만 婦人의 血氣에 疾患이 생기면 특히 심하다. 대개 血은 氣를 따라 運行되므로 氣가 일단 鬱滯하면 血과 氣가 다르게 운행하여 月經不調가 오거나 …… 임신을 할 수 없다."라고 하였듯이 氣滯도 역시 不妊症 원인의 하나임을 알 수 있다. 이를 통해 알 수 있듯이 女性不妊症의 원인은 六淫侵襲, 七情內傷, 飮食不節, 房勞로 인한 손상 등을 벗어나지 않는다. 그 病機는 腎氣不足, 衝任失調, 氣血不和, 月經不調에 있다. 역대 의학자들은 상술한 病因과 病機에 초점을 맞추어 "不孕의 10개중에 9개는 經에 病이 있다."라는 결론을 내었고 이에 "不孕을 豫防하려면 調經이 우선이다"라는 예방사상을 제기하였다.

1) 養生(1次豫防)法

不妊의 형성원인은 三因의 邪氣侵襲으로 말미암아 胞宮이 冷해지고 肝氣가 鬱滯되며 痰氣가 성해지고 相火가 왕성해지며 腎氣가 쇠퇴하고 氣血이 虛해지는 것 등이 야기된 것이다. 그러므로 不妊의 1차예방은 반드시 六淫外襲을 피하고 情志를 도야하며 飮食調理를 잘하고 노동과 휴식을 적절히 하며 房事를 적절하게 하고 月經不調를 적극적으로 예방하는 등에 주의를 기울여야 한다. 이에 대하여 《景岳全書・經脈類》에서는 "이 병이 시작되기 전에 심도 있게 살펴서 調理해준다."라고 하였다.

(1) 心理養生法

明代 萬全은 《廣嗣紀要・寡慾篇》에서 "女子는 平心定意가 중요하다."라고 하였다. 心은 神明을 주관하므로 근심하면 心이 밖으로 치닫는 것 외에도 君火를 유발하여 손상되고 하강할 수 없게 된다. 그리고 腎은 智를 주관하므로 損傷되면 智가 中氣에서 혼란을 일으켜서 腎이 欒해져 기능을 수행할 수 없게 된다. 이렇게 되면 上下가 교류되지 않고 水火가 연계되지 못하여 임신과 출산을 할 수 없게 된다. 그러므로 평소에 情志를 원활하게 하고 마음을 유쾌하게 하는 데에 주의를 기울여야 한다. 性情의 陶冶와 腎精의 貯藏은 임신의 중요일환이 된다.

(2) 飮食養生法

① 기름진 음식의 금기

《丹溪心法・子嗣篇》에서 "뚱뚱한 婦人이 先天的으로 그 厚를 받고 酒食을 함부로 가리지 않고 먹으면 月經不調로 임신을 할 수 없게 되는데, 이것을 軀脂가 滿溢하여 子宮을 閉塞시킨다고 말한다."라고 하였듯이 몸이 뚱뚱한 사람은 반드시 음식조절이 필요하다. 기름진 음식을 먹지 말고 淡白하게 먹음으로써 蘊濕生痰으로 子宮이 막혀 임신하지 못하게 되는 것을 막아야 한다.

② 脾胃의 調養과 保護

《産寶諸方・序論》에서 말하기를 "부인은 血이 기본이 되므로 調養과 保護에 주의를 기울이면 血氣가 잘 宣行하고 그 정신이 저절로 맑아지며 월경주기가 일정해지고 血이 모여 임신이 된다. 만약 脾胃가 虛弱하여 음식을 먹지 못하고 營衛가 부족하며 月經이 정상이 아니고 피부가 누렇고 푸석푸석하며 얼굴에 광택이 없고 寒熱腹痛이 있으면 자식을 보기가 어렵다."라고 하였다. 그러므로 음식의 합리적인 配合調理에 주의를 기울이고 허기를 잘 조절하며 매운 음식을 과식하지 않도록 해야 한다. 또한 음식의 온도를 적절하게 하는 등에도 주의를 기울여야 한다. 脾胃의 內傷은 運化機能에 이상을 일으켜 氣血을 化生할 수 없어 月經不調를 유발하고 심하면 閉經까지 가져와 임신할 수 없게 만들기 때문이다.

(3) 月經期養生法

唐代 孫思邈은 "부녀자가 월경이 끝나지 않았는데 交合하면 병이 생긴다. 즉 崩漏, 帶下, 痛經 등의 병증을 야기하며 심하면 치료가 어렵고 몸이 마르고 얼굴이 노랗게 되어 자식을 낳을 수 없게 된다."라고 하였다. 월경기간에 房事를 하면 子宮頸部가 벌려져 性交合分泌物과 陰道內에 쌓인 月經血이 서로 엉겨서 월경의 정상적인 排血을 阻碍하거나 혹은 鬱結되어 熱毒이 內生하여 崩漏, 痛經과 赤白帶下, 腹痛 등을 야기한다. 그러므로 여성은 月經期에 절대로 房事를 금지함으로써 不姙을 예방해야 한다. 또한 《景岳全書·經脈類》 에서는 "월경이 시작될 즈음에는 寒凉한 藥을 절대 금해야 하며 飮食도 마찬가지다."라고 하였으며, 《婦人大全良方·經脈總論》 에서는 여기에서 진일보하여 "만약 月經이 오면 가장 조심해야 한다…… 보통 六淫外侵은 變證이 百出하게 되는데, 이를 어기면 秋毫와 같이 微弱한 것이, 山岳처럼 危重하게 되니 어찌 두렵지 않겠는가!"라고 지적하였다. 이는 바로 不姙을 예방하기 위해서는 月經期間의 調攝豫防에 있어서 房事를 금하는 것뿐만 아니라 또한 月經期間에 비를 맞고 冷氣를 쐬거나 수영, 좌욕, 냉수로 발을 씻는 등을 피해야 하고 아울러 生冷한 음식을 삼가하고 노동과 휴식을 적절하게 조절하며 위생에 신경을 써야 한다.

(4) 藥物養生法

① 부인의 月經不調는 반드시 임신할 수 없게 만든다. 설사 임신한다고 하더라도 완벽하지 않으므로 반드시 加味地黃丸을 常服해야 한다(《醫宗金鑒·嗣育門》).
② 부인이 뚱뚱한 경우에는 대개가 임신이 되지 않는다. 몸속의 지방층이 자궁을 閉塞시키기 때문이다. 이때에는 滌痰湯으로 滌痰丸을 送服한다(《醫宗金鑒·嗣育門》). 또는 二陳湯같은 健脾輕身의 약제를 복용함으로써 化痰, 輕身, 減肥하여 不姙을 예방할 수 있다.
③ 부인의 월경이 갑자기 시작되었다가 갑자기 중단되고 때때로 통증이 있다가 없어지며 寒熱이 왕래하는 경우에는 加味四物湯을 복용하여 肝속의 血을 補하고 鬱滯를 소통시키며 風을 없애면 不姙을 예방할 수 있다(《傅靑主女科·調經》).
④ 月經量이 많고 색이 열으며 묽으면서 心悸가 나타나고 숨이 차면 氣虛에 속하는 것이므로 人蔘歸脾湯을 加味복용함으로써 월경을 조리하여 不姙을 예방한다.

2) 2次豫防法

병이 생기기 전에 미리 예방하는 것이 가장 이상적이고 적극적인 조치이다. 하지만 질병이 이미 발생하였다면 조기진단과 조기치료를 함으로써 질병의 발전을 방지해야 한다. 《景岳全書·經脈類》에서 "經脈의 病을 치료할 때는 그 병이 아직 심하지 않을 때 즉 초기에 치료해야 하고 먼저 그 원인이 되는 바를 알아야 한다. 만약 그 병이 이미 심하게 되면 반드시 그 병이 歸하는 곳을 헤아리고 다른 곳으로 傳해지면 반드시 그 本을 돌보아야 한다."라고 하였다. 이것은 바로 2차예방사상을 반영한 것이다.

(1) 낙관적인 사고법

《景岳全書·子嗣類》에서 "情懷가 和暢하지 못하면 衝任이 不充하게 되고 衝任이 不充하면 임신이 되지 않는다."라고 하였다. 부인이 평소에 심정이 우울하거나 마음이 괴롭고 화가 많이 나거나 혹은 자식에 대한 열망이 절박한 경우 모두 不姙을 유발할 수 있으며, 不姙은 또 정서상태를 더욱 나쁘게 만들어서 여러 가지 병의 발생기회를 조장할 수 있다. 葛仙翁은 "婦人의 諸病은 우울과 분노를 함께 치료하여 그 고민을 풀어주면 질병도 낫는다."(《醫說·婦人》)라고 하였다. 그러므로 不姙에다가 정신적인 증상까지 동반한 경우에 대해서는 정신적인 개발과 심리상담 등이 진행되어야 한다. 또한 환자가 각종의 오락활동, 예를 들면 球技運動, 바둑 등에 많이 참가하도록 한다. 이렇게 하여 심정을 유쾌하게 하고 낙관적인 정서를 갖게 하면 임신을 기대할 수 있다.

(2) 飮食을 통한 傳變豫防法

① 鵪鶉育種湯

메추라기 한 마리를 털과 內臟을 제거하고 枸杞子 30g, 菟絲子 15g, 楮實子 12g, 葫蘆巴 9g을 첨가하여 물을 붓고 찐 후에 약을 제거하고 소금과 조미료 적당량을 넣고 조미한 다음 파 약간을 넣고 고기와 국물을 먹는다. 매주 2회 복용하면 女子 子宮이 寒한 不姙에 비교적 좋은 치료효과가 있다.

② 五卵孵子粥

참새알 10개, 비둘기알 5개, 메추리알 5개, 계란 1개, 오리알 1개를 깨서 고루 섞은 다음 麥片粥속에 섞어 넣고 소금, 파, 조미료, 참기름으로 조미한다. 女子의 無排卵症과 남자의 정자수가 적은 증상에 적용된다. 부부 쌍방 모두 不姙病이 있으면 부부가 함께 먹는다.

③ **淮藥芝麻湖**

淮山藥 500g, 雲茯苓 250g, 黑芝麻 250g을 곱게 간다. 매회 100g에 뜨거운 물을 붓고 풀처럼 끓여서 설탕을 넣고 간식으로 먹는다. 여자의 腎虛機能性 不姙治療에 적용한다.

(3) 藥物을 통한 傳變豫防法

부인이 장기간동안 임신이 되지 않으면 다른 질병을 유발할 수 있다. 따라서 不姙症의 치료에 있어서 임신을 促進하고 不姙症의 傳變을 방지할 수 있어야 한다.

① 《醫林改錯·少腹逐瘀湯說》에서는 다음과 같이 기록하였다. 즉 少腹逐瘀湯은 임신에 신묘한 효과가 있는데, 월경 셋째날부터 먹기 시작하여 연속 5회 복용하면 4개월이 지나지 않아서 반드시 임신이 된다.

② 朱丹溪는 다음과 같이 말하였다. 즉 부인이 뚱뚱한 경우에는 대부분 임신이 되지 않는데, 이것은 몸속의 지방층이 자궁을 閉塞시켜 月經不調를 야기하기 때문이다. 몸이 마른 부인이 임신을 하지 못하는 것은 자궁에 血이 없고 精氣가 모여 있지 않기 때문이다. 뚱뚱한 사람이 자식이 없으면 먼저 二陳湯을 복용해야 하고, 마른 사람이 자식이 없으면 반드시 四物에서 生地를 빼고 香附를 첨가한 것을 오래 복용해야 한다. 丸이 더욱 효과가 좋다(《女科經論·婦人不孕屬脂》). 痞滿으로 오랫동안 임신하지 못한 경우에는 啓宮丸, 蒼附導痰湯을 복용함으로써 燥濕化痰하고 精을 調攝하여 임신할 수 있다.

③ 婦人不姙은 비록 腎과 衝任에 속하지만 經血에 중점을 두어야 한다. 그래서 반드시 溫腎暖宮, 益神養血을 위주로 해야 한다. 그러나 이에 대하여 張景岳은 "월경을 다스려 임신하는 방법은 역시 命門을 보충하고 陽氣를 아끼고 돌보는 것을 위주로 한다."라고 하였다. 이에 張景岳의 左歸丸, 右歸丸, 毓麟朱 및 安坤贊育丸, 烏鷄白鳳丸, 定坤丹 등을 임상증상에 따라 선택 복용할 수 있다.(《女科臨證集要·孕育病》) 名醫 劉奉五의 "四二五合方"도 역시 비교적 좋은 치료효과가 있다.

④ 何夢瑤의 《醫碥·蓄血》에서는 "무릇……瘀蓄에는 반드시 桃仁, 大黃을 써야 하며……이 瘀蓄을 제거하지 않으면 병이 된다. 그러므로 사람의 虛實强弱을 불분하고 반드시 틀림없이 제거해야 한다."라고 하였다.

⑤ 朱丹溪는 "부인이 자식이 없으면 대개 血이 적어서 精子를 충분히 調攝하지 못하기 때문이다. 血이 부족한데 자식을 얻고자 하는 경우에는 반드시 그 精血을 補하여 부족함이 없게 하면 곧 임신할 수 있다."라고 하였다. 이에 八珍湯, 歸脾湯類를 선택 복용할 수 있다.

⑥ 傅青主는 다음과 같이 말하였다. 즉 부인이 평소 懷抱가 나빠서 자식을 낳을 수 없는

경우는 肝氣가 鬱結된 것이므로 반드시 四經의 鬱滯를 풀어주어야 한다. 처방으로는 開鬱種玉湯이 적당하다.

(4) 鍼刺를 통한 傳變豫防法

中極, 三陰交(兩穴), 大赫(兩穴)을 취하고 平補平瀉法을 쓴다. 매일 1회씩 연속 3일간 시술한다. 매 회마다 15분간 留鍼한다. 이는 排卵을 촉진하여 임신을 쉽게 한다.

3) 3次豫防法

일부 의사를 찾는 사람들은 스스로 不姙이라고 말하는데, 실제로는 생식능력이 있는데도 단지 여러 차례 임신하고 습관적으로 流産을 경험한 환자에 불과하다. 이것을 소위 "一月墮胎"라고 한다. 《濟陰綱目·求子》에서 "한달내에 流産이 되면 사람들은 임신한지 모른다. 그래서 임신하지 못한다고만 생각하고 임신되었다가 流産되었는지는 모른다. 임신 1개월은 肝에 속하므로 분노하면 대개 流産이 되고 下體를 많이 씻어 竅가 막혀도 流産이 된다. 한번 流産하면 肝脈이 손상을 입어 다음에도 流産하게 되어 자식이 없게 되는 경우는 대부분 一月墮胎이고 모두 不姙은 아니다."라고 하였다. 一月墮胎는 시간적으로 짧기 때문에 일반적으로 사람들이 발견하지 못하며 의사들도 그냥 넘어가기 쉽다. 따라서 임상에서 반드시 자세히 관찰하여 제때에 진단 치료하여 미리 예방해야 한다.

제 4 장

小兒科 疾病

小兒는 成人과는 달리 生理·病理 등 여러 방면에서 모두 특수성을 가지며 또한 연령이 낮아질수록 더욱 현저해진다. 생리적으로 臟腑가 연약하고 形氣가 아직 충분하지 않지만 생리기능이 왕성하고 발육이 신속한 특징을 나타내며 아울러 "稚陰稚陽", "純陽之體"라고 불려지기도 한다. 병리적으로 감염되기 쉽고 傳變이 쉬우며, 쉽게 寒해지고 쉽게 熱해지며 쉽게 虛해지고 쉽게 實해지는 특징을 가지고 있다. 따라서 소아질병을 예방하는 것은 매우 중요한 의의를 가지고 있음을 알 수 있다. 本章의 2~3가지 질병들은 모두 小兒의 常見病이면서 多發病에 속하며 또한 소아의 생리, 병리적 특징과 밀접한 관계가 있다. 예를 들면 "脾常不足"과 서로 관계가 있는 厭食, "肝常有餘"와 서로 관계가 있는 驚風 등이 있고, 그밖에도 또한 임신과 稟賦와 관계가 있는 五遲, 五軟, 五硬 등이 있다.

한의학에서는 소아보건 및 소아의 질병예방을 매우 중시하고 있으며 아울러 풍부한 경험을 누적하였다. 이러한 경험들은 역대 의학서적 및 기타의 문헌 속에 실려 있을 뿐만 아니라 또한 민간에 널리 유전되고 있어 인류를 위하여 많은 공헌을 하고 있다. 그중에서 "燒烙斷臍"로 臍風을 예방하고 人痘移種으로 천연두를 예방하는 등의 방법은 이미 세계 최초로 공인된 바 있다. 그 기록들은 養胎, 護胎, 胎敎, 授乳와 飮食, 體格鍛鍊 및 精神敎育 등과 관련하여 상세하게 기록하고 종합하였다. 전체를 개괄해보면, 한의학의 소아보건 및 그 질병예방에 관한 이론은 아래와 같은 두 가지 특징을 가지고 있다. 그 첫째는 養胎, 護胎를 중시하면서 胎敎를 제창한 것과 같이 선천적인 것으로부터 시작한다는 것이다. 《幼幼集成·護胎》에서 "태아가 뱃속에 있을 때는 母體와 함께 호흡하고 편안함과 위태로움을 함께 하며, 母體의 배고픔과 勞動, 喜怒哀樂, 飮食과 寒溫, 起居生活을 함께 하지 않을 수 없으니 바로 同苦同樂하는 것이다."라고 하였다. 예를 들어 胎黃과 같은 證에 대하여 《幼科鐵鏡》에서는 "임산부가 濕熱을 感受하면 태아에게도 전염되어 형성된다"고 인식하였다. 그리고 解顱, 五遲, 五軟, 五硬 등의 病症도 역시 임산부의 잘못된 養胎와 관계가 있다고 하였다. 따라서 고대 의학자들은 "임산부는 반드시 忿怒를 경계하고 七情을 멀리한다.", "잠잘 때에는 편안하게 자고 놀라지 않도록 한다.", "飮食을 잘 조절하여 먹고 淡白하게 먹으며 추위와 더위를 피해야 한다."고 언급하였으며 아울러 이와 같이 해야 "胎元이 完固해서 태어난 아이에게 질병이 없다."고 인식하였다. 養胎, 護胎를 중시하여 태아의 체질발육을 촉진시키는 동시에 한의학에서는 또한 胎敎를 강조하여 태아의 지능 발육을 촉진시키는데 노력하였다. 나머지 또 하나의 특징은 소아의 생리와 병리적 특징에 근거하여 후천적인 調養과 保護를 강조한다는 것이다. 소아는 "어려서 陰이 아직 자라지 않은 상태이고, 어려서 陽이 아직 충만하지 않은 상태"의 "純陽之體", "화초의 싹같은", "약간이라도 손상을 입으면 시들기 쉽다"고 하여 역대 의학가들은 소아에 대해서 반드시 "調養에 힘쓰고 養育을 잘 하여야 한다."라고 반복 강조하였다. 구체적인 방법에는 "四時에 순응하고, 寒溫을 적절히 조절하고", "바람과 해를 많이 보게 하고", "젖은 定時에 먹이고 음식은 잘 조절해서 먹이는" 등이 있다. 그리고 일부전염병에 대해서 接種豫防, 隔離豫防, 外用藥을 통한 예방, 內服藥을 통한 예방 등의 풍부하고 다채로운 예방방법을 채택하였다. 이와 같은 수많은 예방법들은 현재까지 여전히 중요한 의의를 가지고 있다.

1 驚風豫防法

驚風은 "驚厥"이라고도 불리며 속칭 "抽風"이라고 한다. 이것은 痙攣 혹은 意識昏迷를 특징으로 하는 병증이다. 임상증상의 차이에 따라 본병은 急驚風과 慢驚風으로 나눌 수 있다. 보통 병세가 급박하고 임상증상이 實證을 나타내는 경우를 急驚風이라고 하고, 병세가 완만하고 虛證을 위주로 하는 경우를 慢驚風이라고 한다. 본증은 어떠한 계절에도 발생할 수 있으며, 1~5세의 연령에서 많이 나타난다. 驚風은 小兒重症에 속한다. 고대의 의학자들은 일종의 惡候로 인식하였다. 예를 들면 《東醫寶鑑》에서는 "小兒의 證候中 가장 위험한 것은 驚風證以上의 것이 없다. 이것은 吉凶이 손바닥뒤집기로 순식간에 변할 수 있다."라고 하였으며, 또한 《幼科釋謎》에서도 "小兒의 病은 놀라는 것이 가장 심각하다."라고 말하였다. 證의 상태가 위험하고 변화가 신속하기 때문에 본병은 소아과 四大證의 하나로 열거되고 있다. 그러므로 그 예방 역시 매우 중요하다.

역대 의학자들은 이 증에 대하여 매우 중시하였다. 《小兒藥證直訣》에서 "小兒急驚은 본래 熱이 心에서 생기는 것으로 말미암아 몸에 열이 나고 얼굴이 붉으며 입속에서 열이 나고 大小便이 黃赤하며, 심한 경우에는 搐症이 일어난다. 대개 熱이 甚하면 風이 生成되는데, 風은 肝에 속하며 이것은 陽盛陰虛이다."라고 하였으며, 또 慢驚風은 "病後에 吐瀉하거나 脾胃虛損으로 인해 전신이 冷하고 입김과 콧김도 역시 冷하며 手足에 때때로 瘛瘲이 일어나고, 昏睡狀態와 잘 때 샛눈을 뜨는데, 이것은 無陽이다."라고 인식하면서 急·慢驚風의 病因과 病機, 症狀, 病位 및 疾病性質을 명확하게 지적하였다. 본증의 예방에 관하여 고대문헌들이 계통적인 방법을 제기하지는 않았지만, 역대 의학자들은 모두 原發病에 대한 예방과 치료를 중시하였고 아울러 적시에 경풍발작을 제어함으로써 變證이 발생하는 것을 막아야 한다고 강조하였다. 사실, 이것은 실행할만한 예방조치로 볼 수 있다.

1) 急驚風

(1) 養生(1次豫防)法

急驚風의 형성원인은 한마디로 종합하면 外邪의 感受가 주된 원인이다. 六淫에 外感되면 모두 驚風이 발생될 수 있지만 특히 겨울과 봄의 風邪, 여름과 가을의 暑邪, 유행병의 毒邪에 의한 발생이 가장 많다. 보통 外感高熱, 小兒暑溫, 疫毒痢 등과 같은 병증이 나타난다. 또한 暴飮暴食, 혹은 불결한 음식을 잘못 먹음으로 인하여 痰熱積滯를 유발하고 心竅를 막아 肝風을 야기함으로써 형성되기도 한다. 이외에도 심하게 놀라서 氣機가 逆亂되고 神志가 불안정해지거나 驚痰이 絡에 들어가 肝風을 유발하여 발생하는 경우도 있다. 즉 《小兒藥證直訣》에서 "큰 소리를 듣고 크게 놀라거나 發搐한다."라고 한 바 있다. 따라서 驚風의 1차예방은 우선 病因을 없애는 것에서부터 착수해야 한다. 즉 原發病을 예방하고 치료하는 것이다.

① 놀람의 방지

소아는 神氣가 약하고 元氣가 충분하지 않아서 外界의 불량한 요인의 강렬한 자극, 예를 들면 갑자기 놀라는 것, 갑자기 기이한 소리를 듣는 것, 갑자기 기이한 사물을 보는 것이나 잘못하여 넘어지거나 물에 빠지거나 하는 등과 같은 상황을 견디지 못한다. 반드시 소아에게 조용한 생활환경을 만들어주고 아울러 세심하게 보살펴서 상술한 상황이 발생하지 않도록 주의해야 한다.

② **寒溫을 적절하게 조절**

겨울과 봄이 교체되는 시기는 寒暖이 일정치 않고 기후가 급변하며, 여름철에는 暑氣가 기승을 부리고 酷熱이 熏蒸한다. 소아는 元氣가 약하고 腠理가 헐거우며 寒熱을 스스로 조절할 수 없으므로 잘못하면 邪의 침습을 쉽게 초래할 수 있다. 따라서 반드시 기후변화에 주의를 기울여서 의복을 적당하게 加減함으로써 風寒과 暑熱에 감염되는 것을 피해야 한다. 그밖에도 오랜 가뭄, 심한 더위 등의 이상기후에서는 특히 疫癘에 감염되지 않도록 주의를 기울여야 한다.

③ **飮食調節**

소아는 脾가 항상 부족한 상태이며 배고픔과 배부름을 스스로 조절하지 못하므로 평소에 다음과 같은 사항에 주의를 기울여야 한다.

㉠ 음식을 잘 조절하여 暴飮暴食을 삼간다.
㉡ 음식위생에 주의하고 날음식, 찬 음식 및 불결한 음식을 삼간다.
㉢ 식단을 다양하게 하고 기름진 음식만 먹어서는 안 된다.

④ **藥物養生法**

㉠ 風邪의 感受, 發熱이 비교적 가벼운 경우에는 銀翹散을 加減하고, 高熱이 내리지 않을 경우에는 羚羊鉤藤湯을 加減한다.
㉡ 酷暑의 感受, 高熱과 煩渴이 있으며 精神昏迷가 나타나는 경우에는 白虎湯을 加減한다.
㉢ 여름과 가을철에 갑자기 高熱과 精神昏迷가 발생하고 大便이 묽고 냄새가 나거나 고름과 피가 섞여 나오는 경우에는 黃連解毒湯合白頭翁湯을 加減한다.

⑤ **推拿養生法**

急驚風이 시작되려고 할 때 大敦穴이나 鞋帶穴위를 推拿한다.

(2) 2次豫防法

急驚風이 발생하였을 때 치료가 늦거나 잘못 치료되면 慢驚風으로 傳變될 수 있으며 또한 다른 증상으로 變生될 수 있다. 《幼科發揮》, 《幼幼新書》에서는 "驚이 물러가면 벙어리가 된다." "驚이 물러가면 筋脈이 펴지지 않는다.", "急驚風이 癎疾로 변하는 경우", "急驚風이

癱으로 변하는 경우" 등과 같은 變證을 열거하였다. 그러므로 急驚風에 대해서 제때에 처리하고 標를 다스려 경련을 멈춤으로써 變證의 발생을 막아야 한다.

① 飮食調理法

急驚風患者의 음식은 반드시 素食과 流動食을 위주로 하고 高粱厚味를 禁食해야 한다. 高熱驚厥이나 溫病痙厥인 경우에는 여름철에 수박즙, 토마토즙, 사탕수수즙을 주며, 겨울철에는 생귤즙, 사과즙을 준다. 痰이 많을 때에는 白蘿汁이나 올방개즙 등을 준다.

② 起居調理法

환자가 있는 실내는 조용하고 소음이 없게 유지해야 하며 공기를 신선하게 환기시켜 주어야 한다. 高熱과 痙攣이 멈추지 않을 때, 여름철에는 나무그늘에 파초잎이나 연잎을 깔고 눕히거나 환자침상아래에 얼음을 놓아둔다.

③ 藥物을 통한 傳變豫防法

㉠ 風邪를 感受하여 邪가 衛分에 있고 병세가 가벼운 경우에는 銀翹散에 蟬衣, 白僵蠶, 石菖蒲 등을 첨가하고 또는 小兒回春丹을 복용한다. 邪가 氣分이나 營血에 있고 병세가 심한 경우에는 羚羊鉤藤湯을 加減하고 또는 紫雪丹을 복용한다.

㉡ 暑熱을 感受하여 化火生風이 나타나는 경우에는 凉膈散合龍膽湯을 加減한다. 그리고 痰濁이 心竅를 막는 증상을 동반하는 경우에는 蘇合香丸을 첨가 복용한다.

㉢ 疫毒을 感受하여 下痢膿血이 나오는 경우에는 黃連解毒湯合白頭翁湯에 全蝎, 鉤藤을 첨가하여 복용하고, 또는 玉樞丹을 복용한다.

㉣ 龍齒散 : 龍齒 30g, 釣鉤藤 1g, 川升麻 1g, 黃芩 1g, 防風 1g, 麥門冬 30g, 犀角屑 1g, 川芒硝 30g. 이상의 약재들을 모두 빻아서 굵은 체로 쳐서 散劑로 만들어 매번 3g씩 복용하는데, 소량의 물에 竹葉 7잎을 넣고 1.5g까지 끓여서 찌꺼기를 제거하고 2번에 나누어 복용한다. 하루에 네 번 복용한다. 아이의 연령을 고려하여 임의대로 加減한다. 急驚風이 癎證으로 傳變되는 것을 예방하는데 쓰인다(《太平聖惠方》).

④ 鍼刺를 통한 傳變豫防法

㉠ 鍼刺 : 驚厥에는 人中, 合谷, 內關, 太沖, 涌泉, 百會, 印堂을 취한다. 高熱에는 曲池, 大椎, 十宣을 취하여 放血한다. 牙關緊閉에는 下關, 頰車를 취한다. 모두 中强制激法을 채택한다.

㉡ 耳鍼 : 神門, 皮質下를 취하여 强刺戟한다.

㉢ 指鍼 : 神昏竅閉, 牙關緊閉의 경우에는 손가락으로 合谷穴을 掐해준다.

⑤ 推拿를 통한 傳變豫防法

人中, 老龍, 十王을 掐하고 肩井을 拿하는 것을 위주로 하며, 아울러 三關을 推하고, 六腑를 退하고, 腎水를 推補하고, 河水를 淸天하고, 脾土를 淸補하고, 肺經을 淸하고, 五經을 推하고, 猿猴摘果를 시술한다.

(3) 3次豫防法

急驚風의 3차예방은 주로 驚風이 멈춘 후의 체력회복과 재발방지를 가리킨다. 영양이 풍부하게 함유된 음식을 섭취하는 것 외에도 계속 寒溫調節과 起居에 주의를 기울여야 한다. 이외에도 체력단련을 강화하여 병에 대한 저항력을 증강시켜야 한다. 만약 脾虛의 증상이 있는 경우에는 六君子湯을 달여서 복용하며, 胃陰不足에는 沙蔘麥門冬湯을 복용한다.

2) 慢驚風

(1) 養生(1次豫防)法

慢驚風 환자는 대부분 嘔吐, 泄瀉 혹은 기타의 熱病神昏, 痙攣의 病歷을 가지고 있으며, 보통 심하고 오랜 吐瀉로 인하여 溫熱病後에는 脾陽虧損, 肝木侮土를 유발하거나, 脾虛가 腎에 미쳐서 脾腎陽虛가 되고 虛風이 內動되었거나, 혹은 熱病에 의해 陰이 손상되고 肝腎이 虧損되며 血이 肝을 영양하지 못하고 水가 木을 포용하지 못하며 陰虛風動으로 인해 형성된다. 따라서 제때에 原發病을 제어하는 것이 慢驚風을 예방하는 관건이다.

① 飮食調理法

환자의 음식은 반드시 담백하고 묽고 부드럽고 소화가 쉬운 식품이어야 한다. 만약 吐瀉가 비교적 심하면 잠시 반나절 혹은 하루 동안 식사를 중지하고 吐瀉가 완화될 때까지 기다린 후에 점차적으로 묽고 부드러운 음식을 먹어야 한다. 이외에 또한 반드시 병세에 근거하고 證을 잘 판별하여 음식을 조리해야 한다.

㉠ 熱證吐瀉로 大便에서 비린내가 나거나 發熱을 동반하는 경우에는 녹두, 찹쌀로 죽을 끓여서 복용하거나, 또는 기장쌀, 石蓮肉, 생연잎, 山楂, 黃連에 물을 붓고 죽을 끓인 후 약찌꺼기를 제거하고 먹인다.

㉡ 寒證吐瀉로 大便이 묽으면 乾薑, 大棗로 탕제를 끓여서 흑설탕을 넣고 마셔도 되고 또는 桂圓肉, 蓮子, 烏梅, 얼음설탕에 물을 붓고 끓여서 먹인다.

㉢ 傷食吐瀉로 吐瀉物이 시큼한 냄새가 나면서 소화되지 않은 음식물이 섞여 나오고 복부

에 팽창감이 있으며 소화가 안될 경우에는 山楂, 麥芽, 神曲으로 탕제를 끓여서 마시게 하거나 또는 생무를 깨끗이 씻어서 즙을 내고 소량의 설탕을 섞어서 먹인다.

㉣ 오랫동안 嘔吐가 멈추지 않으면 炒淮山藥, 淡乾薑煎湯에 얼음설탕 소량을 첨가하여 나누어 자주 먹는다. 오랫동안 설사가 멈추지 않을 경우에는 石榴皮水煎에 흑설탕을 첨가하여 복용하거나 또는 누룽지와 蓮肉을 곱게 갈아서 약간 노랗게 볶은 다음 흰설탕을 첨가하여 끓는 물에 개어서 복용한다.

② 藥物養生法

急驚風의 치료가 늦었거나 잘못되어 正氣가 손상되면 매번 慢驚風으로 傳變되기 쉽다. 혹은 오랜 吐瀉로 脾腎이 손상되어 土虛木侮와 虛風內動을 유발한다. 그러므로 適時에 急驚風과 小兒의 吐瀉를 치료하는 것이 慢驚風을 예방하는데 효과적이다.

㉠ 熱證吐瀉에는 藿香正氣散合葛根芩連湯을 加減服用할 수 있다.

㉡ 寒證吐瀉에는 丁萸理中湯合七味白朮散을 加減服用할 수 있다.

㉢ 傷食吐瀉에는 保和丸을 加減服用할 수 있다.

③ 鍼刺養生法

㉠ 鍼刺 : 嘔吐에는 中脘, 足三里, 內關을 取하고 瀉法을 채택한다. 설사에는 中脘, 天樞, 足三里, 陰陵泉을 取하고 平補平瀉法을 채택한다.

㉠ 耳鍼 : 嘔吐에는 胃, 神門, 交感을 取하여 毫鍼으로 淺刺하고 留鍼하지 않는다. 매일 1회 시술한다.

④ 推拿養生法

嘔吐에는 推脾土를 300~500회 시술하고 揉板門을 50~200회 시술한다. 설사에는 5분간 배를 摩하고, 배꼽을 5분간 揉하며, 족삼리를 10회 揉하고, 推七節(위로)을 50회 하며, 척추를 3~5번정도 捏하고 魚尾를 30회 揉하며 脾土・三關을 각 300회씩 推하는 방법으로 시술한다. 매일 1회씩 한다.

(2) 2次豫防法

慢驚風이 오랫동안 지속되면 脾腎陽虛가 나타나고 이것이 발전되어 陽氣衰敗가 유발되고 慢脾風을 형성하여 고질병이 된다. 이외에도 또한 慢驚風後에 癎疾이 되는 경우도 있다. 慢驚風은 곧 虛로 인한 風動이므로 正虛가 그 本이고 風動이 그 標이다. 따라서 慢驚風의 2차방은 元氣를 빨리 기르고 脾腎을 溫補하는데 중점을 두어야 한다. 土를 補하는 것은 즉 木을 제어하기 위함이고, 本을 다스리는 것은 즉 標를 다스리기 위함이다. 절대로 痙攣만을 보고 痙攣을 멈추게 해서는 안된다. 虛中에 實이 섞여있음에 반드시 標와 本을 함께 고려하고 虛와 實을 함께 조절해야 하며, 또한 오랜 병이 虛에 속한다는 것에 구애되어 단순히 補益劑만을 투약해서는 안된다.

① 藥物을 통한 傳變養生法

㉠ 脾胃陽虛로 자주 자며, 잘 때 눈이 다 감기지 않고 안색이 누렇고 대변이 무르며 지체가 冷한 경우에는 附子理中湯을 加減服用한다.

㉡ 脾腎陽衰로 안색이 창백하고 깊이 잠들고 정신이 혼미하며 四肢가 찬 경우에는 固眞湯을 加減服用한다.

㉢ 肝腎陰虧로 안색이 붉고 手足心熱이 있는 경우에는 大定風珠를 加減服用한다.

② 鍼灸를 통한 傳變養生法

㉠ 鍼刺 : 上肢에서는 內關, 曲池, 合谷을 취하고, 下肢에서는 承山, 太沖을 취한다. 肝腎陰虧에 적당하다.

㉡ 灸治 : 大椎, 脾兪, 命門, 關元, 氣海, 百會, 足三里를 취한다. 脾陽虛弱이나 혹은 脾腎陽衰患者에게 적당하다.

③ 推拿를 통한 傳變豫防法

五經을 運하고, 脾土를 推하고, 脾土를 揉하고, 五指節을 揉하고, 內八卦를 運하고, 陰陽을 分하고, 三關을 推上하고, 涌泉을 揉하고, 足三里를 揉하는 방법을 쓴다.

(3) 3次豫防法

慢驚風이 멈춘 후에 환자의 신체는 대부분 극도로 虛弱하다. 따라서 慢驚風의 3차 예방에 있어서 첫번째는 환자체력의 회복에 있고, 두번째는 병세의 재발을 방지하는데 있다. 평소의 調理에 있어서 첫번째는 飮食調養 즉 영양이 풍부하면서 소화가 쉬운 음식에 주의를 기울이는 것이며, 두번째는 병세에 근거하여 健脾丸, 六味地黃丸 등과 같은 旣成藥劑를 복용하는 것이다. 이외에도 또한 체력단련을 강화하는데 주의를 기울여서 병에 대한 저항력을 증강시켜야 한다.

2 厭食豫防法

厭食은 小兒가 비교적 장기간동안 음식을 봐도 먹으려고 하지 않고 食慾不振狀態에 있으며 심하면 먹기를 거부하는 병증이다. 만약 小兒의 영양과 발육상태가 비교적 좋은데, 가끔 식욕이 저하되는 경우나 혹은 병에 걸린 小兒에게 식욕부진이 나타나는 경우는 이 범위에 속하지 않는다. 본병은 小兒의 각 연령에서 발생할 수 있으나 특히 대부분 1~6세의 아동에게서 많이 보이며 취학아동이 이 병에 걸리는 경우는 매우 적다. 본병의 豫後는 일반적으로 양호하지만 만약 치료가 늦거나 잘못 치료하여 시일이 오래 경과되면 정신적인 피로, 몸이 마르는 증상, 抗病力弱化가 나타나서 다른 병에 걸리기 쉽다. 그러므로 본병을 예방하면 變證이 출현하는 것을 제어할 수 있다.

고대문헌에는 "厭食"이라는 病名이 없지만 문헌속의 "惡食", "不思食", "不嗜食" 등이 이것과 서로 비슷하거나 같은 것이다. 이 형성원인에 관하여 《醫宗金鑒》 에서 "小兒가 기름지고 익히지 않거나 찬 음식을 먹고 소화시키지 못하여 腸胃에 積滯한 것이다. 그 證은 머리가 따뜻하고 腹에 熱이 있으며 大便에서 시큼한 냄새가 나며 트림을 하면서 음식을 싫어한다 .……"라고 지적하였고, 《證治匯補》 에서는 "痰滯"로 인한 경우로 인식하였으며, 《臨證指南醫案》 에서는 "濕熱生蟲"으로 인한 경우로 인식하였다. 이외에 《赤水玄珠全集》 에서는 "음식을 먹지 못하는 경우는 脾胃가 餒弱하거나 病後에 脾胃의 氣가 아직 회복되지 않아…… 먹고 싶은 생각이 없는 것이다."라고 하였다. 이를 통해 알 수 있듯이 授乳와 飮食이 적절히 조절되지 못하면 痰濕이 體內에 쌓이고 여러 가지 病蟲에 감염되며 脾胃가 虛弱해지는 등으로 厭食證을 유발할 수 있다. 본병의 예방에 대하여 고대 문헌에서 명확히 논술하지는 않았지만, 고대 의학자들이 제기한 "젖은 정시에 먹이고 음식은 적절히 조절하여 먹인다.", "小兒는 過食해서는 안된다." 등의 방법은 본병의 예방범위에 적용된다고 할 수 있다.

1) 養生(1次豫防)法

厭食의 형성요인은 거의가 授乳, 飮食의 부적절이나 잘못된 양육과 유관하다.

小兒患者의 부모들은 왕왕 지나치게 자녀를 사랑해서 아이가 좋아하는 것에만 따르고 함부로 補品을 먹이며 小兒에게 달고, 기름지고, 맛있는 음식을 과식하게 한다. 여기에 小兒가 음식을 스스로 절제하지 못하는 것이 더해져 음식의 질과 양에 있어 지나침을 조성하게 된다. 그리고 군것질을 좋아하는 것, 偏食, 식사시간이 일정하지 않은 것, 생활에 규칙이 없는 것, 식사량이 균일하지 않은 것 등이 모두 脾胃를 손상시킬 수 있다. 또한 養育知識이 결핍되어 보조식을 제때에 첨가해주지 못하고 젖을 뗄 때 갑자기 음식의 종류를 증가시키면 脾胃가 적응하지 못하게 되는데, 이것이 오래되면 厭食이 형성된다. 이외에도 小兒가 다른 병을 앓은 후에 脾氣를 손상했거나 胃陰이 손상되었을 경우, 小兒가 매를 맞고 화가 났을 경우, 원하는 것을 얻지 못하였을 경우, 의기소침해 있는 경우 등도 역시 본병을 형성할 수 있다. 따라서 病因에 맞추어 제때에 調理하면 본병의 발생을 방지할 수 있다.

(1) 藥物養生法

小兒가 병에 걸린 후에 만약 脾氣虛弱이나 胃陰不足이 나타나면 반드시 병세에 근거하여 제때에 조리 치료해주어야 한다.

① 脾氣虛弱인 경우에는 六君子湯을 복용한다.

② 胃陰不足인 경우에는 益胃湯을 복용한다.

(2) 잘 타이르는 방법

小兒의 厭食은 항상 심리적인 요소와 관계가 있다. 만약 小兒의 言行에 잘못이 있으면 반드시 이치 있는 말로 교육해야지 간단하게 체벌이나 욕을 해서는 안된다. 小兒가 만약 의기소침해져 있으면 반드시 상황을 보고 해결해 주어야 한다. 설명 없이 간단하게 윽박질러서는 안된다.

2) 2次豫防法

厭食이 형성되고 오랫동안 치유되지 않으면 積을 형성하여 疳病이 생길 수 있다. 또한 장기간의 厭食證은 영양결핍과 氣血不足을 야기하여 다른 질병을 초래할 수 있다. 따라서 厭食을 발견하면 반드시 제때에 조리 치료하여 그 變證의 발생을 막아야 한다.

(1) 飮食調理法

음식을 다양하게 조리하여 小兒의 식욕을 증가시키는데 주의를 기울여야 한다.

(2) 藥物豫防法

① 授乳와 飮食이 잘못된 경우에는 保和丸을 加減選擇한다. 腹脹을 동반하는 경우에는 木香, 厚朴, 枳實을 첨가하고, 嘔吐가 있는 경우에는 竹茹, 生薑汁을 첨가한다. 몸이 비교

적 허약한 경우에는 消中兼補의 治法이 적당하며 大安丸을 선택한다.

② 蟲積傷脾의 경우에는 使君子散에 焦三仙, 鷄內金, 檳榔 등을 合하여 服用한다.

③ 痰濕으로 인한 경우에는 二陳湯을 加減服用한다.

④ 脾胃虛弱인 경우에는 香砂六君子湯을 加減服用한다.

⑤ 胃陰不足인 경우에는 養胃增液湯을 加減服用한다.

3) 3次豫防法

厭食이 나은 후에는 계속 飮食調理에 주의를 기울임으로써 厭食의 재발을 방지해야 한다. 그 구체적인 調理法은 積滯의 1次豫防法을 참조한다. 이외에도 체력단련을 강화하여 체력을 회복하는데 주의를 기울이고 아울러 病後 身體虛弱으로 邪의 侵襲을 초래하는 것을 방지해야 한다.

제 5 장
皮膚科 疾病

皮膚病은 주로 피부의 局部에 손상이 나타나고 국부손상으로 인해 가려움, 痛症, 灼熱感, 痲痺 등의 감각이 발생한다. 病因과 體質의 차이에 따라 각기 다른 全身症狀이 나타날 수 있다. 그리고 피부의 국부적 손상에는 原發性과 續發性 두 종류가 있다. 原發性 손상으로는 斑疹(紅斑, 紫斑), 丘疹, 水疱, 膿疱, 風團, 結節, 囊腫, 腫瘤 등이 있으며, 續發性 손상으로는 鱗屑, 糜爛, 剝蝕, 潰瘍, 結痂, 瘢痕, 皸裂, 萎縮, 苔癬과 같은 病變 등이 있다. 피부가 자연계와 직접 접촉하거나 생활과 노동과정에서 각종 外的인 손상을 입는 경우뿐만 아니라 또한 臟腑內傷이 왕왕 內部로부터 표현되어 여러 종류의 피부질환을 일으키게 된다. 그러므로 皮膚病 예방을 적극적으로 전개하는 것은 이 병의 발생을 피하고 감소시키는데 중요한 의의를 가진다.

고대 한의학 문헌 중에는 皮膚病의 病因, 證候, 豫防 등과 관련된 기록이 매우 풍부하다. 經典醫學書籍인 《黃帝內經》 중에는 痤, 疿, 皶, 脫毛, 疱瘡, 癮疹, 癘風, 大風, 痒疹, 疽, 口糜丹(丹毒), 手拆(手皸裂), 黑斑, 鼠漏, 凍瘡 등 30여종의 皮膚病을 기록하였을 뿐만 아니라 또한 病因과 病機에 대해서 많은 설명을 가하였다. 예를 들면 《素問·生氣通天論》의 "汗出하여 濕이 나타나면 痤가 생기고 ……, 일을 하고 땀을 내고 風을 맞으면 寒이 薄하여 皶가 되고 鬱하면 痤가 된다.", 《素問·至眞要大論》의 "諸痛痒瘡은 모두 心에 속한다" 등이 있다. 《諸病源候論》에서 皮膚病의 症狀과 病因에 대한 기록은 특히 상세하다. 그중에서 "癬의 症狀은 동전만한 皮內隱疹이 점점 증가하고 커진다. 가렵고 아프고 안에 蟲或이 생겨……, 癬 속에는 실제로 蟲이 있다."에 관한 기록은 症을 敍述하고 그 원인을 해설하면서 癬이 "蟲"으로부터 야기됨을 지적하였는데, 이는 실로 매우 귀중한 것에 속한다. 또한 이 책속에는 皮膚病과 內臟 體質의 관계를 특히 중요시하였다. 즉 "肺는 氣를 주관하고 皮毛에 症候를 나타내며, 脾는 肌肉을 주관한다. 氣가 虛하면 피부의 膚腠가 열려 風濕이 이를 틈타게 되며, 內熱하면 脾氣가 溫해지고 脾氣가 溫해지면 肌肉에 熱이 생긴다. 濕熱이 相搏하므로 얼굴과 전신에 瘡이 생긴다.", "선천적으로 옻을 두려워하는 사람이 있으며, 옻을 보면 그 속에 毒이……, 또한 耐性이 있는 경우는 終日 燒煮해도 결국은 해롭지 않다."라고 하였다. 이상의 기록들은 옛사람들이 皮膚病이 風, 濕, 熱, 蟲 등의 外因과 관계가 있음을 인식하였을 뿐만 아니라 또한 臟腑의 病變과도 밀접한 관계가 있다는 것을 인식하고 있었음을 분명히 설명해주고 있다. 중시할 만한 가치가 있는 것은 孫思邈이 《千金方》 중에서 滅瘢悅面方, 澡豆方 및 일부 面脂, 面膏, 面粉 등은 皮膚病豫防과 皮膚保護美容에 관련된 진귀한 재료를 기록하여 한의학에서 皮膚病豫防學의 내용을 매우 풍부하게 하였고 아울러 한의학적인 미용학을 위하여 기초를 다졌다는 사실이다. 《外科精義·論將護忌愼法》 에서 "환자가 스스로 이겨내는 것이 중요하며, 화내거나 슬퍼하거나 분해서 소리를 지르거나 기분대로 행동하거나 입맛에만 따르거나 지나치게 일하지 않도록 한다. 오직 淸靜恬淡하고, 忍耐하는 것이 좋다."라고 지적하였는데, 이는 본병의 종합예방을 지도하는데 있어 큰 가치를 갖는다. 《醫宗金鑒·外科心法要訣》 에서는 胎斂瘡을 서술할 때 "젖을 먹이는 어머니는 비린 생선, 닭, 거위, 辛辣, 動風, 發腸하는 음식을 피한다."이라고 하였는데 이것 역시 皮膚病을 예방하는 방법의 하나이다. 옛사람들의 이러한 "병에 걸린 후에 약을 잘 복용하는 것보다 병에 걸리기 전에 잘 예방하는 것이 낫다."(《醫學入門·保養》)라는 일관된 주장은 皮膚病豫防에 있어 줄곧 지도적인 역할을 하고 있다.

1) 養生(1次豫防)法

皮膚病의 형성원인으로 六淫의 外感, 음식과 情志의 內傷, 그리고 痰濁, 瘀血, 外傷, 노동과 휴식의 불균형 등이 있지만 대부분 "病形於外, 而實發於內"는 원리에 속한다. 결코 단순한 局部나 全身에 드러나는 病變이 아니고 그 발생과 발전은 모두 인체의 陰陽氣血, 臟腑經絡機能失調와 관계가 있다. 그러므로 본병의 1차예방은 整體觀念에 치중하여 신체를 단련하고 체질을 증강시키는 것을 우선하고, 그 다음으로 좋은 위생습관을 양성하여 피부청결을 유지해야 하며, 세번째로 병을 유발하는 원인에 초점을 맞추어 상응하는 예방방법을 채택하는 것이다.

(1) 心理養生法

① 유쾌한 정서유지

"사람의 性情은 유쾌한 것이 가장 좋고 形과 神은 煥發한 상태가 가장 적당하다"(《證治百問》)라고 하였다. 外界의 불량한 자극에 대해서 반드시 "自訟, 自克, 自悟, 自解"할 수 있어야 하며 정서를 안정시키고 마음을 유쾌하게 하는 데에 힘써야 한다. 이와 같이 마음이 안정이 되면 外邪를 防禦하고 傳變을 防止할 수 있게 되어 皮膚病을 예방하는 목적에 도달할 수 있다.

② 喜怒의 조화

"和喜怒"(《靈樞·本藏》)는 七情을 조절하는 활동을 가리킨다. 지나치게 기뻐해서도 안되고 크게 노해서도 안되는 등과 같이 七情을 잘 조절하여 전신의 氣血을 조화롭게 하는 것이다. "血이 和하면 經脈이 流行하고 筋이 强해지며 關節이 淸利해진다. 衛氣가 和하면 分肉이 解利하고 皮膚가 부드러워지며 腠理가 致密해진다"(《靈樞·本藏》)라고 하였듯이 喜怒를 잘 조절하는 것이 皮膚病을 예방하는 중요법칙임을 알 수 있다. 自我涵養을 강화하고 자기의 감정을 제어하는 것을 습득하여 불량한 정서가 연속되는 것을 避해야 한다.

(2) 飮食養生法

① 담백한 음식

皮膚病의 발생은 음식과 매우 밀접한 관계가 있으며, 게다가 적절한 음식과 禁해야 할 음식은 질병의 變遷과 轉歸에 매우 중요한 요인이 된다. 일반적으로 음식은 淡白하게 먹어야 하며 기름지고 매운 음식을 避하고 담배와 술을 禁해야 한다. 새우, 게, 생선, 거위, 오리, 양고기, 돼지족발, 동물내장 등과 같은 비리고 노린내가 나는 음식들은 모두 動風生痒할 수 있으며 술, 파, 마늘, 생강 등과 같은 辛熱한 식품은 모두 助陽生熱할 수 있으므로 모두 먹지 않도록 하여 본병이 유발되는 것을 막아야 한다.

② 藥膳保健

㉠ 神仙粥 : 찹쌀 한웅큼, 파뿌리 7개, 생강 7쪽, 쌀 식초 적당량. 먼저 찹쌀로 죽을 끓이고 파와 생강을 넣어 다시 끓인 후에 쌀 식초를 섞어서 복용한다. 疏風散寒의 효능이 있다. 風寒感冒로 인하여 皮膚病이 유발되기 쉬운 경우에 적용한다.

㉡ 荊芥粥 : 荊芥 5~10g, 薄荷 3~6g, 묽은 豆豉 5~10g, 멥쌀 50~100g. 먼저 멥쌀로 죽을 끓이고 앞의 네 가지 약재를 비단천에 싸서 죽에 넣고 잠깐 다시 끓인다. 혹은 먼저 네가지 약재를 끓여서 汁을 여과한 후 멥쌀에 넣고 죽을 끓여도 된다. 風熱疏散의 효능

이 있다. 風熱感冒로 인해 皮膚病이 유발되기 쉬운 경우에 적용한다(《養老奉親書》).

㉢ 고구마를 쪄서 밥 대신 먹거나 구워서 간식으로 먹는다. 혹은 햇볕에 말리고 가루로 만들어 각종의 식품을 만들어서 먹어도 된다. 健脾補虛의 효능이 있는데, 현대영양학에서 고구마에 에스트로겐과 같은 물질이 함유되어 있어 피부를 윤기 있고 부드럽게 하고 피부의 노화를 지연시킬 수 있다는 것이 연구 증명되었다(《食治本草》).

(3) 起居養生法

① 규칙적인 起居

옛사람들은 봄과 여름에는 "夜臥早起"하고 가을에는 "早臥早起"하며 겨울에는 "早臥晩起"하여 자연계의 陰陽消長規律에 순응할 것을 주장하였다. 《素問·上古天眞論》에서는 "起居有常"을 養生長壽의 수준으로까지 향상시켰다. 만약 불규칙한 起居生活은 陰陽失調를 유발하여 正氣가 손상되고 외부에 대한 방어력이 약해져 邪氣가 침습함으로써 여러 피부질환을 야기하기 쉽다.

② 적절한 노동과 휴식

葛洪의 《養生論》에는 "不欲甚勞, 不欲甚逸"이라는 관점이 있는데, 이것은 지나친 노동이 氣血을 손상시킬 수 있고 또한 지나친 휴식이 氣血運動을 순조롭지 못하게 할 수 있다는 것을 설명해 주는 것이다. 그는 "몸은 항상 일하려고 하며……, 일은 너무 심하게 하지 않는다"라고 주장하였다. 소위 "勞勿過極"은 바로 자신의 체력에 따라 일하고 적당할 때 멈추어야 한다는 것이다. 더욱 중요한 것은 惰性을 극복하고 꾸준히 하여 신체를 단련하고 체질을 증강한다. 그러면 皮膚가 부드러워지고 腠理가 致密하게 되어 질환을 미연에 방지하는 목적에 도달할 수 있다.

(4) 環境養生法

① 空氣浴

《素問·上古天眞論》에서 "呼吸精氣, 獨立守神."이라고 제창하였다. 《素問·生氣通天論》에서는 "푸른 하늘의 氣가 淸淨하면 志意가 다스려진다."라고 하였다. 자연계의 가장 순수하고 가장 깨끗한 공기를 호흡하여 精氣와 神氣를 이롭게 함으로써 인체의 기후변화에 대한 적응능력을 향상시킬 수 있다. 현대에는 대개 피부가 직접 대자연의 공기를 받아들이는 空氣浴을 하고 있다. 그러나 반드시 체질의 강약을 고려하여 차츰 옷을 벗어 감기에 걸리지 않게 하는 것이 좋다. 시간은 30분에서 1시간 정도가 적당하다.

② 隔離法

《霉瘡秘錄》 의 “옛날 사람이 이 증상에 감염되면 親戚과 함께 살지 않았고 飮食도 같은 그릇에 먹지 않았으며 조용한 방에 들어가 낫기를 기다렸으므로 傳染이 적었다”라는 기록과 唐代에 “癘人坊”을 설치하여 癩病患者들을 수용한 사실 등은 모두 격리예방의 중요한 의의를 설명하는 것이다. 그러므로 癬, 疹, 疥瘡, 痲風, 梅毒 등의 전염성을 가진 皮膚病에 대해서 반드시 격리 예방하여 전염을 막아야 한다.

(5) 體育養生法

① 수영

수영은 운동 강도가 커서 모든 관절을 활동시키고 血脈을 원활히 유통시키는 효능이 있다. 게다가 물이 皮膚와 脈絡에 대해 안마작용을 하므로 오랫동안 꾸준히 하면 피부가 건강해져서 저절로 피부질환이 없게 된다. 그러나 水源이 깨끗해야 하며 수영시간은 일반적으로 2시간을 초과하지 않는 것이 좋다. 15분정도 수영하고 뭍에 올라 태양을 쬐고 운동을 하여 피로하지 않도록 조절한다.

② 구보

“밤에 자고 일찍 일어나 정원을 거닌다.”(《素問 · 四氣調神大論》)이라는 말은 당연히 驅步를 포함하는 것이다. 驅步는 확실히 氣血을 순조롭게 하고 관절을 운동시키며 臟腑를 조절하고 邪氣를 방어하여 병을 예방하는 효능이 있다. 장거리구보의 거리는 1500~3000m사이가 적당하고 달리는 속도는 신체의 강약에 따라 정하며 일반적으로 매분 120~130m의 속도가 적당하다. 구보하는 가장 좋은 때는 공기가 신선한 아침이며 약간 땀이 나고 心悸가 나타나지 않는 정도가 좋다. 구보가 끝나면 四肢를 쫙 펴주고 허리와 목 부분을 움직여준다.

(6) 氣功養生法

功法은 체질의 强弱을 고려하여 정한다. 평소 몸이 튼튼한 사람은 五禽戲, 八段錦, 太極拳, 太極劍 등과 같은 動功이 적당하고, 평소 몸이 허약한 사람은 靜功이 적당하다. 坐式이나 臥式을 취하고 十二段錦, 放鬆勁, 內養功, 强壯功 등을 한다.

(7) 藥物養生法

① 內服藥物

㉠ 營衛가 不和하고 風寒에 外感되어 身熱, 惡風, 汗出하여 여러 피부질환을 쉽게 유발하는 경우에는 桂枝湯을 복용하는 것이 적당하다. 만약 風熱에 外感된 경우에는 消風散을 복용하는 것이 좋다.

㉡ 脾氣가 평소 虛하며 自汗惡風 氣短乏力하여 피부질환을 쉽게 유발하는 경우에는 玉屛風散, 補中益氣湯 등을 복용하는 것이 좋다. 만약 脾虛濕盛인 경우에는 除濕胃苓湯, 健脾除濕湯을 선택 복용할 수 있다.

㉢ 腸胃積熱에 外邪에 다시 감염되어 皮膚病을 쉽게 유발하는 경우에는 防風通聖丸을 복용하는 것이 좋다.

② 外用藥物

㉠ 王氏"香袋" : 蛇床子, 丁香, 白芷 각 20g, 細辛, 蒼朮, 艾葉, 香附, 雄黃, 硫黃 각 10g을 함께 고운 분말로 갈아서 龍腦香 5g을 넣고 혼합한다. 25g을 주머니에 넣고 밀봉해둔다. 사용 시에는 이 주머니를 옷 주머니 속에 넣고 또 베개 밑이나 침대 시트 밑에 둔다. 1~2개월에 한 번씩 교환해 준다. 더러움을 避하고 邪氣를 除去하며 몸을 깨끗이 하는 효능이 있다. 계절적인 발병특징이 두드러진 皮膚病에 적용한다. 발병계절이 오기 전에 사용하기 시작한다.

㉡ 20% 辣椒油膏 : 고운 고추가루와 바셀린을 2 : 8의 비율로 고루 섞는다. 凍傷이 자주 발생하는 부위, 예를 들면 귓바퀴, 손등, 뒷꿈치 등에 바른다. 溫陽散寒하고 피부를 보습하는 효능이 있다. 皮膚凍傷을 예방하는 데에 적용한다(《食治本草》).

③ 美容藥物

㉠ 千金療澡豆方 : 丁香, 沈香, 桃花, 青木香, 木瓜花, 鍾乳粉 각 90g, 麝香 15g, 柰花, 櫻桃花, 白蜀葵花, 白蓮花, 紅蓮花 각 120g, 梨花, 旋覆花 각 180g, 玉屑, 珍珠 각 60g, 蜀水花 30g(이상은 原藥劑量으로 비율에 따라 계산한다). 이상의 18가지 약재를 찧고 함께 갈아서 견직물로 거르고 大豆분말 7合과 합친 다음 천 번 갈아서 새지 않게 밀봉저장한다. 항상 이것으로 세수한 후에 화장하면 백일이면 얼굴이 옥같이 고와지고 피부에 윤기가 돈다. 임산부는 사용을 금한다.

㉡ 蛇根草膏 : 가을철 서리가 내리기전에 채취한 蛇根草를 표피를 벗겨내고 얇게 썰어서 신선할 때 걸쭉한 상태로 빻은 다음 물을 넣고 희석시켜 여과시키고 그 침전물을 꺼내

서 다시 물을 붓고 희석시킨 후 여과하고 재침전시킨다. 침전물 3에 1의 杏仁분말을 넣고 아울러 적당량의 바셀린을 넣어 고루 섞어서 크림상태로 만든다. 매일 저녁 얼굴에 바르고 다음날 아침에 깨끗이 씻어낸 후에 다시 약간을 발라주면 피부를 부드럽게 유지하고 주름을 제거할 수 있다.

2) 2次豫防法

急性皮膚病의 병리적 변천은 대부분 外邪가 表에서 裡로 들어가고 얕은 곳에서 깊은 곳으로 들어가는 것에 속한다. "치료를 잘 하려면 皮毛를 다스리고, 그 다음은 肌膚를 다스리며, 그 다음은 筋脈을 다스리고, 그 다음은 六腑를 다스리며, 그 다음은 五臟을 다스린다" (《素問·陰陽應象大論》)라고 하였듯이 제때에 邪를 제거하여 밖으로 내보내서 그 발전을 막아야 한다. 고질적으로 치료가 어려운 질환은 대개가 邪氣가 오래 머물러 있는 경우나 脾虛血少, 肝腎虧虛 등에 속한다. 만약 제때에 오래 잠복해있던 濕, 熱, 瘀血, 痰濁과 같은 여러 邪氣를 제거하거나 正氣를 扶助할 수 있다면 피부에 만연하는 것을 저지할 수 있고 나아가서는 회복의 목적에 도달할 수 있다.

(1) 環境을 통한 傳變豫防法

① 溫泉浴을 통한 傳變豫防

《本草綱目》에서는 溫泉浴에 대하여 "疥癬, 風癩, 楊梅瘡에 걸린 사람으로 하여금 飽食하고 못에 들어가게 하여 오랫동안 목욕하고 땀을 흘리게 하면 열흘이면 저절로 낫는다."라고 하였다. 이것은 全身浴法과 長時間浴法을 서로 결합하여 운용한 것이다. 환자를 욕조나 완비된 鑛泉浴湯속에 누워서 몸을 담그게 한다. 물이 乳頭에 닿을 정도로 몸을 담그는 것이 좋다. 수온은 35~37℃, 浸浴時間은 1~6시간정도로 일반적으로 땀이 날 정도가 적당하다. 피부의 瘡毒을 제거하고 血脈을 원활히 해주며 經絡을 소통시키는 작용을 한다. 체질이 비교적 튼튼한 사람에게 적당하다. 內臟에 비교적 심한 고질병이 있거나 心悸, 怔忡이 있는 사람은 삼가하는 것이 좋다.

② 毒氣隔離를 통한 傳變豫防

職業性 皮膚病에 대해서는 빨리 병을 유발하는 원인을 찾아내어 "穢毒"과 격리시켜야 한다. 이와 같이 하면 皮膚病의 발전을 효과적으로 방지할 수 있으며 약을 투여하지 않고도 나을 수 있다. 즉 설비를 개선하고 생산과정의 밀폐화와 자동화를 실현하는 것이 예방의 관건

이다. 그 다음으로 노동조건을 개선하고 通風과 吸塵設備를 강화하며 필요한 보호용 장갑, 의복, 신발, 마스크, 안경 등을 갖추어야 한다. 이와 같은 효과적인 조치는 한의학에서의 "避其毒氣"(《素問·刺法論》)의 주장에 부합한다.

(2) 藥物을 통한 傳變豫防法

① 內服藥物

㉠ 祛邪防變藥物

- 皮膚病으로 瘙痒症狀이 주로 나타나는 경우는 대부분 "風"에 속한다. 갑자기 나타난 경우에는 반드시 祛風해주어야 하므로 처방은 四物消風散, 麻黃方, 荊防方을 선택하며, 慢性 頑固性 皮膚瘙痒인 경우에는 搜風治法을 써야하므로 처방은 全蟲方, 五虎追風散을 선택한다.
- 皮膚가 붉은색을 띠면서 灼熱하는 느낌이 있는 경우에는 대부분 "熱"(毒)에 속한다. 治法으로는 淸熱解毒이 적당하므로 처방은 解毒熱湯, 梔子金花湯, 連翹敗毒丸을 선택하고, 만약 피부에 붉은발진이 두드러지는 경우는 血分에 熱이 있는 것이므로 治法으로는 淸熱凉血이 적당하다. 病變이 身體上部에 있으며 처방은 凉血五根湯을 선택한다.
- 피부에 水疱, 水腫, 糜爛, 滲液, 黃痂 등이 나타나는 경우는 대부분 "濕"에 속한다. 그중에 熱象을 兼하면 반드시 淸熱利濕해야 하므로 처방은 淸熱除濕湯, 淸脾除濕飮을 선택하며, 寒象을 兼하는 경우에는 반드시 苦溫燥濕해야 하므로 처방은 胃苓湯, 不換金正氣散을 선택한다.
- 斑疹, 風團, 結節 등이 회백색이나 옅은 붉은색을 띠고 寒氣를 接하면 발작하거나 加重되는 경우는 대부분 "寒"에 속한다. 治法은 溫經散寒이 적당하므로 처방은 當歸四逆湯, 回陽通絡丸을 선택한다.
- 色素沈着이 증가되고 紫斑, 暗紅色結節 혹은 皮下結節, 피부발진이 이동하지 않고 고정된 상태에서 소멸되지 않으며 慢性潰瘍이 暗紅色을 띠는 경우는 대개 "血瘀"에 속한다. 治法은 活血化瘀가 적당하므로 처방은 桃紅四物湯, 活血逐瘀湯을 선택한다.

㉡ 扶正防變藥物

- 皮膚發疹이 두텁고 거칠며 건조하고 버짐이 일며 갈라지고 피딱지가 생기며 모발이 건조하면서 빠지는 경우는 대부분 "血燥"에 속한다. 그리고 이 경우에 眩暈, 耳鳴, 面色萎黃, 肢體痲痺, 心煩과 不眠, 腰膝酸軟 등과 같은 肝腎陰血不足症候를 兼할 수 있다. 治法으로 養血益陰潤燥가 적당하므로 처방은 地黃飮, 潤膚湯, 滋補肝腎丸을 선택한다.
- 피부에 腫脹, 滲液, 糜爛, 水泡, 紫斑色淡이 나타나거나 피부가 위축되었거나 탄력을 잃

은 경우는 대개 "氣虛"에 속한다. 그리고 이 경우는 안색에 윤기가 없고 피곤하면서 무력하고 식욕이 감소되며 心悸와 함께 숨이 차고 대변이 묽은 등과 같은 脾氣虧虛의 症候를 兼할 수 있다. 治法으로 健脾益氣가 적당하므로 처방은 玉屛風散, 歸脾湯, 蔘苓白朮散을 선택한다.

② 外用藥物

㉠ 일체의 非感染性皮膚病, 예를 들면 濕疹, 蕁麻疹, 神經性皮膚炎, 皮膚瘙痒症 등에는 다음과 같은 처방을 사용할 수 있다. : 蛇床子 60g, 苦蔘 15g, 川椒 10g, 枯礬 10g(나중에 넣음)을 달여서 찌꺼기를 제거하고 그 汁에 환부를 담근다. 1일 1회 담근다.

㉡ 감염성피부염에는 다음과 같은 처방을 사용할 수 있다. : 蒼朮, 黃栢, 白癬皮 각 20g, 苦蔘 30g을 달여서 汁을 取하여 환부를 씻어준다. 1일 1회 씻어준다.

(3) 鍼刺를 통한 傳變豫防法

① 體鍼

常用穴位에는 合谷, 曲池, 血海, 風市, 肺兪, 腎兪, 足三里, 三陰交, 長强 및 阿是穴이 있다. 주로 濕疹, 蕁麻疹, 神經性 皮膚炎, 皮膚瘙痒症, 帶狀泡疹, 乾癬, 顔面偏側痿縮 등에 적용한다.

② 耳鍼

常用穴位에는 肺, 神門, 內分泌, 副腎, 枕, 皮質下 등이 있다. 慢性皮膚病에는 皮內埋鍼을 시술할 수 있으며 또한 菜籽, 王不留行壓迫法을 채택하여 지속적인 자극작용을 하게 해도 된다. 주로 皮膚瘙痒症, 蕁麻疹, 神經性 皮膚炎, 濕疹, 帶狀泡疹, 圓形脫毛症, 乾癬 등에 적용한다.

3) 3次豫防法

수많은 皮膚病이 피부에 국소적으로 나타나기는 하지만 실제로는 전체의 陰陽, 氣血機能失調와 밀접한 관계가 있다. 매우 많은 皮膚病이 인체 전체기능의 회복에 따라 치유될 수 있으며 또한 이를 통해 재발을 피할 수 있다. 그러므로 皮膚病의 3차예방은 陰陽燮理, 氣血調和 및 體質增强에 중점을 두어야 한다.

(1) 日光浴强神法

일광욕은 皮膚病의 3차예방에서 매우 중요한 방법이다. 일반적으로 全身日光浴法을 채택하고 되도록이면 신체 각 부분 모두가 일광을 쬘 수 있도록 한다. 예를 들면 坐式일 경우는 먼저 등부분을 하고 그 다음에 정면, 다시 우측, 좌측의 순서로 진행한다. 睡式일 경우는 仰臥, 左側臥, 俯臥, 右側臥자세의 순서로 진행한다. 측면의 매 일조시간은 熱感이 적당하다고 스스로 느끼면 된다.

시기의 선택은 겨울철을 제외하고 일반적으로 아침이 가장 효과가 좋다. 체력을 고려하여 수영과 온천욕을 겸한다.

방법 : 일광욕 20~30분을 한 다음 곧바로 그늘에서 휴식을 몇분간 취하고 수영이나 온천욕을 한 후 다시 한차례의 일광욕을 행한다.

(2) 體育强身法

全身運動을 할 수 있는 운동종목을 선택해야 한다. 예를 들면 驅步, 球技類, 水泳, 空間體操, 五禽戲, 八段錦 등으로 체질을 증강시키고 피부의 저항력을 향상시킨다.

(3) 藥物을 통한 재발방지법

① 感染性皮膚病이 쉽게 재발하는 경우는 쌀식초 적당량을 목욕물에 넣고 목욕한다.

② 피부노화를 지연시키고 피부저항력을 향상시키며 皮膚病의 재발을 방지하는 데는 駐顔延年方, 沐浴一方이 적당하다.

③ 여름철에 皮膚病이 쉽게 재발하는 경우는 淸暑美容飮料가 적당하다. 즉 珍珠母 250g, 수박껍질 1000g, 白木耳 30g, 백설탕 1000g. 먼저 白木耳에 물을 붓고 푹 끓인 후 汁 1000mℓ를 취한다. 그리고 물 1000g에 珍珠母를 1시간 담가두었다가 깨끗이 씻은 수박껍질에 넣고 반시간(적당량의 물 첨가)동안 끓여서 약즙 1000mℓ를 걸러낸다. 그 다음 白木耳汁과 珍珠母, 수박껍질로 만든 藥汁을 고루 섞어서 알루미늄냄비에 쏟아 붓고 다시 팔팔 끓인 후 백설탕을 넣고 녹이고 식힌 다음 다시 식용 香精 5mℓ을 넣고 병에 담아 냉장고에 보관한다. 마실 때에는 차게 식혀놓은 원즙 20mℓ에 끓인 물을 타서 마신다. 이 처방은 淸暑生津潤膚의 효능이 있다.

④ 겨울철에 皮膚病이 쉽게 재발하는 경우에는 當歸 15g, 생강 20g, 吳茱萸 9g을 달여서 복용한다.

⑤ 陳舊性 皮膚凍瘡이 매년 쉽게 재발하는 경우는 복날에 獨頭蒜 1개를 빻아서 먼저 얼기 쉬운 피부위에 참기름이나 유채기름을 바른 후 獨頭蒜 빻은 것을 바르고 외용거즈로 하루 동안 싸매어 두면 된다.

제 6 장
眼科 疾病

1 近視豫防法

가까운 것은 잘 보이는데 멀리 있는 것을 모호하게 보이는 눈의 症狀을 近視(能近怯遠症, 이하 近視)라고 한다. 이 질병은 청소년기에 학습이나 일을 할 때 눈을 과도하게 사용하거나 원래 稟賦가 부족하여 생긴다. 만약 적극적으로 예방하지 않으면 雲霧移睛(수정체혼탁)이 發生할 수 있고 심지어는 시력감퇴로 심한 시력장애를 초래할 수 있다. 이는 青少年健康에 매우 중요한 영향을 끼치며 성장기에 다발하는 病이다.

일찍이 隋의 巢元方은 저서 《諸病源候論》에서 近視에 대한 기록이 있다. 巢氏는 "눈은 肝의 外候이고 臟腑의 精華이므로 만약 臟腑를 勞傷하거나 肝氣不足하면 …… 멀리 보지 못한다."라고 하였다. 《審視瑤函》에서는 "가까이는 보이는데 멀리 있는 것은 보이지 않는 것은 陽不足陰有餘한 것이고, 火氣가 적어서 생기는 것이다. 火氣가 없으면 멀리 도달하지 못하므로 근시가 된다. …… 무릇 氣의 쓰임은 火라고 하였듯이 …… 눈에 있어서는 神光이 되고, …… 神氣가 弱하면 빛을 발하는 것이 衰할 것이고 빛을 발하는 것이 衰하면 經絡이 滯澁하므로 陰盛陽衰하여 光華가 멀리 도달하지 못한다."라고 하였으며, 《眼科百問》에서는 "가까이 있는 것은 보이는데 멀리 있는 것이 보이지 않는 것은 思慮不遂로 인하여 津血이 耗散되고 心神이 大虛하여서 빛이 멀리 도달하지 못하는 것이다."라고 하였다. 《此事難知》에서는

“가까이 있는 것이 보이는 것은 水氣가 많기 때문이고 멀리 보지 못하는 것은 火氣가 부족하기 때문이다.”라고 하였다. 위의 기술들을 종합하여 보면 近視는 氣虛神傷, 肝腎虧損, 陽虛陰盛으로 인해서 광채가 멀리 도달하지 않는 것이다. 이 질병의 예방에 대해서 《醫部全錄·臟腑身形》 에서 “눈을 바로 뜨고 正坐하였다가 눈을 감고 가볍게 몸을 숙이는 것을 반복하면 功力이 쌓여 작은 것도 볼 수 있다”라고 하였다. 이것은 눈을 滋養하는 방법으로 이 질환에 대한 현저한 예방효과가 있다.

1) 養生(1次豫防)法

近視의 원인은 시력을 혹사하거나 음식을 편식하거나 가까운 거리에 있는 것을 오랫동안 집중해서 보거나 先天稟賦가 不足한 것들과 관련이 있다. 近視를 예방하려면 病의 원인을 제거하여야 하고 동시에 이런 질환이 생길 수 있는 환경, 학습, 작업조건을 개선하는 것이 중요하다.

(1) 飮食養生法

① 食肝豫防

㉠ 猪肝 90g, 葱白 3뿌리, 豆豉 15g을 준비하여 葱白, 豆豉를 썰어서 땅콩기름에 볶는다. 여기다가 돼지간을 넣고 물을 약간 부어서 끓인 후에 먹는다.

㉡ 鷄肝 2~3개, 꿀 25g을 준비한다. 닭의 간(鷄肝)을 물에 씻은 후에 꿀과 함께 냄비에 넣고 쪄서 복용한다. 매일 1번씩 먹으면 學生들의 視力疲勞에 좋으며 近視를 예방할 수 있다.

㉢ 羊肝粥 : 羊肝 1개, 葱子 20g, 쌀 100g을 준비하여 羊肝을 물로 씻고 葱子를 볶아 가루로 만든 다음 물 1.5~2ℓ가량에 넣고 끓인다. 끓어서 나온 거품을 제거하고 쌀을 넣어 죽을 만들어 먹는다. 補肝明目의 효능이 있어 청소년의 近視를 예방할 수 있다(《本草綱目》).

② 藥膳豫防

㉠ 萸肉粥 : 山茱萸肉 15g, 쌀 50g, 흑설탕 적당량을 준비하여 山茱萸肉을 잘 씻어 쌀과 같이 냄비에 넣고 물 450㎖로 약한 불로 끓인다. 죽이 완성되면 흑설탕을 뿌려 다시 1~2번 끓여서 복용한다. 매일 아침 공복에 따뜻하게 해서 1번 먹는다. 10일을 치료기간으로 하며 肝腎陰虛의 近視환자에게 사용한다.

㉡ 兎絲子粥 : 菟絲子 30~60g(신선한 것은 60~100g), 쌀 60g, 설탕 적당량을 준비하여 兎絲子를 먼저 씻은후에 갈아(신선한 것은 으깨어서) 물을 끓여 거품을 제거하고 쌀을 넣어 죽을 끓인다. 죽이 완성되면 설탕 적당량을 넣어 복용한다. 先天稟賦不足으로 인해

久視頭暈眼花, 双目乾澁하여 오래동안 사물을 보지 못하는 환자에게 사용한다.

(2) 起居養生法

① 일과 휴식을 적당히 한다.

"눈을 혹사하고 쉬지 않는 것"이 近視의 原因이므로 밤에 독서를 한다던지 달빛에 책을 장시간 보거나 가까운 곳을 오랫동안 집중해서 보는 것을 삼가야 한다. 이렇게 하면 傷血耗氣를 방지하여 近視를 예방할 수 있다.

② 正坐하여 멀리 있는 것을 본다.

무릎을 꿇고 앉아서 눈을 크게 뜨고 멀리 있는 작은 물체를 보아서 자세히 볼 수 있을 때까지 보고 그 후에 눈을 감고 쉰다. 동일한 목표를 보고 반복하여 행하고 다시 눈을 감고 잠깐 쉰다. 이런 수련을 반복하면 시력을 보존하고 작은 것도 잘 보이게 된다(《醫部全錄·臟腑身形》).

(3) 近親避婚法

近視의 發病은 先天稟賦不足과 관련이 있으므로 환자는 마땅히 이런 症狀이 있는 사람과는 婚姻하지 말아야 하며 近親結婚을 하지 않아야 자식들의 近視를 예방할 수 있다.

(4) 眼保健操法

눈의 保健體操는 經絡學說에 근거하여 醫療體操와 결합된 것이다. 이것은 近視를 예방하는데 아주 유효하다. 그 방법은 다음과 같다.

준비 : 손바닥을 穴자리에 대고 正坐하여 가슴을 펴고 눈을 감는다.

① 揉天應穴

좌우 엄지로 좌우 눈썹아래의 天應穴을 문지르고 나머지 네손가락은 펴서 이마에 댄다(8번씩 8회실시).

② 擠按精明穴

왼손 또는 오른손의 엄지와 식지로 睛明穴을 아래에서 누르고 위로 살짝 밀어준다. 위아래로 문지르는 것을 한번으로 한다(8번씩 8회실시).

③ **揉四白穴**

좌우 식지와 중지로 鼻翼兩傍의 四白穴을 누른다. 엄지는 顴骨아랫쪽에 두고, 四白穴을 누른다 (8번씩 8회실시).

④ **太陽穴마사지**

좌우 엄지로 太陽穴을 마사지하고 좌우 식지안쪽으로 눈 주위를 4회 문지른다. 이것을 1회로 하여 8회 실시한다.

⑤ **주의사항**

㉠ 眼保健體操의 전후에 靜坐하여 먼 곳을 보고 눈을 충분히 휴식하고 편안하게 한다. 손으로 문지를 때에는 가볍게 시작하여 강하게 하여 약간 아프도록 한다.
㉡ 항상 손톱을 깎아 손을 청결하게 하여야 한다. 얼굴에 상처가 나면 잠시 쉬었다 한다.
㉢ 일반적으로 매일 오전 오후에 2번씩 한다.

(5) 氣功養生法

靜功爲主로 한다. 氣功은 靜心爲主로 하여 생각을 집중하여 유지한다. 방법은 다음과 같다.

① **靜立養氣**

자세는 말뚝을 박은 듯이 서고(站杖功) 다리가 벌어지지 않게 하고 무릎사이에는 주먹하나가 들어갈 만큼 하며 약간 구부린다. 체중을 발중심에 두며 겨드랑이는 붙인다. 마치 앉은 듯 선 듯한 생각이 들도록 한다. 어깨는 척추와 함께 바르게 하고 허리는 유연하게 하며 가슴은 부드럽게 하고 복부는 편안하게 두며 머리와 목은 바르게 하며, 코끝이 배꼽선에 맞도록하고 인상을 찡그리지 말아야 하며 눈은 精神을 차리고 正視하며, 입술은 가볍게 다물고 혀는 천장에 붙인다. 어깨를 부드럽게 하여 자연스럽게 늘어뜨리고 새끼손가락은 바지옆선에 붙이며 양쪽 엄지는 새끼발가락을 향해 자연스럽게 늘어뜨리고, 손은 큰 공을 만지듯이 掌心이 들어가게 하며 가운데 손가락은 편 상태로 하며 內力이 발중심에 도달하도록 한다. 의식은 전신을 포괄하도록 두며 양팔은 원만한 감이 들도록 둥글게 한다. 이런 자세로 10~15분 정도 수련한다.

② **合并運氣**

자세는 양쪽발을 어깨넓이로 벌리고 站立(말뚝을 박은 듯이 서있는 것)한다.

㉠ 양팔을 서서히 앞으로 들고 양손은 어깨넓이로 두고 손바닥이 아래로 향하게 한다.

㉡ 무릎을 더 굽혀 앉으며 어깨를 편안하게 두며 양팔로 반원을 그리듯 손목이 어깨높이에 도달하게 한다. 양손의 掌心은 마주보게 한다.

㉢ 몸은 편안하게, 의식은 안정되게 가지며 양손의 勞宮穴에서 氣運이 느껴지면 서서히 손을 가까이하여 서로 손바닥끼리 밀어내는 듯한 느낌이 들도록 하고 손을 서로 붙이지 말고 6~9㎜정도 떼어 놓는다. 이때에 힘을 절대 사용하지 말고 생각과 뜻으로만 하여야 한다. 그 다음에 서서히 양손이 밖으로 밀려가는 듯한 생각을 한다. 이렇게 안으로 合하고 밖으로 밀려나가도록 하는 것을 반복한다.(약 5분정도) 이렇게 氣感을 점차 늘려 간다.

㉣ 收式 : 양손을 가슴앞으로 가져와 중지를 마주대도록 하고 손바닥은 아래로 향하도록 한다. 왼쪽 다리를 오른다리에 붙이고 몸에 힘을 풀고 손이 복부를 지나도록하여 내린다. 양손과 양발이 동시에 움직여야 하며 처음의 靜式으로 돌아온다. 이런 수련을 계속하면 經絡이 활발해 지고 近視를 예방할 수 있다.

(6) 藥物養生法

① 增光片

매일 3회 매번 6~8片을 찬물에 복용한다. 1~2개월을 치료기간으로 한다.

② 安神復明片

매일 3회 매번 3片씩 복용한다. 3개월을 치료기간으로 한다.

위의 두 처방은 시력을 증진시키고 눈을 밝게 하여 눈의 피로를 풀어주어 近視를 예방하는 효과가 있다.

③ 夏天無眼藥水

매일 눈에 4회 떨어뜨리고 15일을 치료기간으로 한다. 계속해서 1~3개월간 눈에 떨어뜨리며 近視豫防效果가 있다.

2) 2次豫防法

만약 先天稟賦不足으로 또는 병이 이미 오래되거나 병이 점차 가중되어 雲霧移睛(수정체 혼탁), 視瞻昏渺(만성 망막염), 暴盲에 쉽게 걸릴 수 있다. 그러므로 예방에 주의하며 變證을 방지하여야 한다.

(1) 心理를 통한 傳變豫防法

喜怒를 조절하는 방법을 사용한다. "忿怒가 폭발하는 자는 반드시 神을 傷하고 氣의 損傷이 있다. 氣弱하여 陽氣가 衰하니 陽氣가 衰하면 經絡이 阻滯되고 陰盛陽衰하게 되어 멀리 있는 것이 보이지 않게 된다"(《審視瑤函·能近怯遠症》). 과도하게 화를 내면 肝을 傷하여 血氣가 逆上하여 어지럽히게 되고 氣滯血瘀하게 된다. 이렇게 되면 눈에 마치 깃발이 나부끼듯 보이고 翳障으로 악화될 수 있다. 너무 기뻐하면 心을 傷하니 精神이 의지할 곳이 없어져서 神光이 모이지 않고 病情이 악화된다. 그러므로 항상 喜怒를 조절할 줄 알아야 한다. 《審視瑤函》에서는 "말을 적게 하여 빛을 머금으니 淸心하며 소리를 듣지 않는 것이 天眞을 배양하는 것이다. 이렇게 하면 德을 保存하고 몸을 길러 눈병이 나지 않을 뿐 아니라 수명도 늘릴 수 있다."라고 하였다.

(2) 飮食을 통한 傳變豫防法

近視의 음식조절을 통한 傳變豫防은 일상생활에서 음식을 주의하고 또한 飮酒를 피하고 燥한 식품을 먹지 않는 것이 필요하다. 이외에 다음과 같은 藥膳이 있다.

① **芝麻粥** : 黑芝麻 30g, 쌀 60g을 준비하여 먼저 검은 깨를 물에 씻고 말린 후 볶아서 갈은 후 30g을 취해서 쌀 60g과 함께 죽을 끓인다. 아침에 먹거나 저녁으로 먹는다. 중등도 또는 경미한 近視患者에게 사용하여 病情의 악화를 막고 雲霧移睛(수정체혼탁)을 방지할 수 있다.

② **枸杞粥** : 枸杞子 30g, 쌀 60g을 준비하여 枸杞子와 쌀을 같이 끓여 죽을 쑨다. 先天稟賦不足患者와 高度近視患者에게 사용하여 더 이상 近視가 심해지는 것을 막고 傳變을 방지한다.

(3) 氣功을 통한 傳變豫防法

增視功을 선택하여 수련하면 近視의 度數가 높아지는 것을 막고 視力을 증강시킬 수 있다. 練功法은 다음과 같다.

① 준비

공기가 맑고 넓게 트여서 멀리 볼 수 있는 장소를 택한다. 자세는 다리를 어깨넓이로 벌리고, 원만하고 편안한 자세를 취한다. 양 무릎을 약간 구부리고 肛門을 조이고 배를 약간 나오게 한다. 胸部는 들어가게 하고 겨드랑이는 딱 붙이지 말고 팔을 자연스럽게 늘어뜨린다. 손은 몸옆에 두고 머리를 들어 正視하고 혀는 천장에 붙이며 호흡을 고르게 하고 몸은 편안하게 精神은 안정되게 한다.

② **起式**

천천히 심호흡을 3번 쉬고 전신에 힘을 빼고 精神이 안정된 후에 양발을 자연스럽게 벌리고 양손을 천천히 上外方으로 들어올린다. 양손은 머리위로 들고 掌心을 서로 마주보게 하고 계속해서 손바닥이 하늘을 향하도록 한다. 손바닥을 하늘로 향하게 하여 머리위로 올린 후에 잠깐 멈추고 다시 손바닥을 뒤집어 아래로 향하게 하고 천천히 내린다. 몸을 구부려 손이 땅을 향해 내리며 양발 앞의 땅에 손이 닿을 정도로 내린다(단, 손이 땅에 닿으면 안된다). 이렇게 한 후에 잠시 멈추고 다시 몸을 펴서 팔을 비스듬이 外上方으로 들어 올린다. 이렇게 하는 것을 한 번으로 하여 모두 3회 실시한다.

③ **正功**

㉠ 轉睛 : (의식을 眼球가 회전하는데 집중하면서) 양눈을 앞쪽으로 향하고 보다가 한쪽 방향으로 눈이 안 보일정도로 9번 회전시키고 다시 반대방향으로 9번 회전시킨다. 眼球를 회전할 때 최대한 많이 회전시킨다.

㉡ **揉目** : (의식을 양 손에 집중하면서) 양 눈을 가볍게 감고 魚際의 撓側緣으로 눈을 안쪽에서 바깥쪽으로 가볍게 3번 문지른다.

㉢ 点穴按摩 : (의식을 点穴하는 부위에 집중하면서) 양손의 중지 끝으로 가볍게 精明穴을 누르고 한쪽 방향으로 9번 돌리고 반대방향으로 9번 돌린다. 이것을 한번으로 하여 호흡에 맞추어 실시한다. 이러한 방법을 쓰되 魚腰 → 承泣 → 瞳子髎 → 翳明 → 臂臑의 순서대로 시행한다.

㉣ 近觀遠望 : (의식을 눈빛에 따르게 하면서) 편안하게 서서 멀리 있는 목표를 응시한다. 양손을 몸옆에서 얼굴 앞에 까지 들어올리고 손바닥이 얼굴을 향하도록 한다. 손바닥과 눈과의 거리는 2~2.5cm정도 띄어 놓고 멀리 보던 눈으로 천천히 掌心을 보도록 한다. 눈이 손바닥의 손금을 볼 수 있을 정도가 되면 잠시 응시했다가 손을 천천히 뒤집어 몸의 옆으로 내린다. 동시에 다시 눈은 멀리보고 원래 보던 곳을 응시한다. 이렇게 하여 遠近을 교차시키는 것을 한번으로 총 9번 실시한다.

㉤ 洗面撫頭 : (의식을 양손의 勞宮穴에 집중하면서) 양손을 양쪽에서 서서히 들어서 손바닥(손가락 끝이 하늘을 향하도록)을 이마에 붙이고 아래로 턱까지 마찰한다. 다시 위로

마찰하여 이마를 지나 머리의 뒤쪽까지 마찰한다(손이 頭頂部를 지날 때 귀를 가리게 하고 두 번째, 세 번째, 네 번째 손가락 끝으로 가볍게 枕骨部位를 두드린다). 그런 다음에 양손을 목 옆쪽으로 가져가서 다시 한 번 얼굴을 문지른다. 이런 동작을 3번 반복한다.

④ **收式**

㉠ 心身을 편안히 하고 심호흡을 3번 한다(起式과 같다).

㉡ 養氣 : 눈을 감고 精神을 수렴하여 편안히 말뚝을 박은 듯이 서 있는다(站杖功). 이때 고르고 세밀하며 깊고 긴 호흡을 쉰다(3~6회).

㉢ 收功 : 養氣의 과정을 마치고 혀를 입천장에서 떼어 내고 눈을 천천히 떠 下體를 움직인다.

(4) 藥物을 통한 傳變豫防法

① **靈應膏** : 매일 時間에 구애 받지 않고 찻숟갈 3~5정도의 양을 물이나 人蔘湯, 元肉湯에 타서 먹는다. 중등도나 경미한 近視에 적용되며 장기간 복용하면 高度近視를 예방할 수 있다.

② **抗高視丸** : 1알씩 매일 2번 복용한다. 장기간 복용하면 高度近視로 발전을 예방할 수 있고 角膜疾患과 暴盲症을 예방할 수 있다.

③ **丹蔘眼藥水** : 15분씩 1시간 내에 집중적으로 매일 4회 눈에 点滴한다. 病情의 발전을 막고 視力을 높인다.

(5) 針刺를 통한 傳變豫防法

① **体針** : 主穴은 睛明, 承泣이고 配穴은 足三里, 光明, 風池, 太陽, 肝兪, 腎兪이다. 매일 1회침치료를 하며 한 개의 主穴에 配穴 2~3개씩 取해서 10회 실시하는 것을 1단계치료과정으로 한다. 3~5일 동안 쉬었다가 다시 두번째 치료과정에 들어간다. 이렇게 하면 近視의 악화를 막을 수 있다.

② **梅花針** : 主穴은 正光1, 正光2 이고, 配穴은 風池, 內關, 大椎, 心兪, 肝兪, 膽兪, 腎兪이다. 매일 2~3회씩 叩打한다. 視力을 증강시키고 近視의 度數가 높아지는 것을 예방한다.

3) 3次豫防法

近視의 치료과정을 잘 마쳐서 視力이 회복된 후에는 재발을 방지하여야 한다.

(1) 음식을 통한 재발방지법

近視의 재발을 막기 위해서는 음식을 조절하여야 하며 偏食이나 暴飮暴食해서는 안된다. 매일 음식을 定時에 定量먹어야 한다. 동시에 燻製飮食과 酒를 조심하여 濕熱이 생겨 血脈을 傷하게 하지 말아야 재발을 막을 수 있다.

(2) 체육을 통한 재발방지법

체육활동을 통해 체력을 증강하는 것은 근시의 재발방지에 있어서 특히 필요한 것이다. 太極拳, 緩慢長跑 등의 예가 있다. 그러나 高度의 近視患者는 격렬한 運動이 체력을 消耗시키므로 氣血을 傷하게 하여 暴盲을 유발시키기도 하니 마땅히 조심하여야 한다.

제 7 장
口耳鼻咽喉科 疾病

本章은 口病, 耳病, 鼻病과 咽喉病 등의 예방법을 논술하였다. 이러한 질병들은 모두 인체의 頭部에 있는 여러 竅에서 발생하며, 대부분 外邪侵襲, 七情內傷, 飮食勞傷, 무절제한 房事가 원인이거나 혹은 臟腑失調, 氣血失和로 인하여 淸陽不昇, 濁陰不降이 유발되어 竅가 막히면 여러 病變을 變生시킨다. 입은 穀氣를 받아들이는 門戶이고, 코는 呼吸의 竅이며, 귀는 소리를 듣는 길이며, 咽喉는 納穀과 發聲의 要塞이므로 발병은 매우 갑작스럽고 危急하며 만약 제때에 치료하지 않으면 대부분 變證을 발생시켜 심하면 생명을 위험하게 한다. 따라서 입, 귀, 코, 인후질병의 예방은 매우 중요한 의의를 가지고 있다.

일찍이 《黃帝內經》 중에는 口, 耳, 鼻, 咽喉病에 관한 수많은 기록이 있다. 《素問 · 氣交變大論》에서 "金運不及한 해는 炎水가 盛行하여, ……사람들은 口瘡에 걸린다."라고 하였으며, 《素問 · 至眞要大論》에서는 "少陰의 復에 의한 기후의 영향으로 사람들에게 內熱이 생기고 煩燥하며 코가 막히고 재채기를 하며…… 심해지면 熱氣가 肺로 들어가 기침이 나고 鼻淵을 일으킨다."라고 하였다. 그 이후에 역대 의학자들은 입, 귀, 코, 인후병의 발병원인을 매우 중시하면서 아울러 이들의 질병 예방에 있어 많은 임상경험들을 제공하였다. 龔廷賢은 "鼻는 肺의 증후를 나타내고 항상 和하면 香臭를 맡을 수 있다. 만약 七情內傷, 六淫外傷, 飮食勞役이 지나치면, 콧물이 흐르고 瘡瘍이 생기며 코가 막히고 탁한 콧물이 나면서 香臭를 맡지 못한다."(《壽世保元》)라고 하면서 여러 종류의 病因이 鼻病을 유발할 수 있으므로 鼻病豫防 方面에서 마땅히 病因을 제거하는데 주의를 기울여야 한다고 설명하였다. 李東垣은 또한

“胃氣가 일단 虛해지면 耳, 目, 口, 鼻에 모두 병이 생긴다.”(《脾胃論》)이라고 하면서 脾胃의 運化機能이 口, 耳, 鼻, 咽喉의 발병여부와 밀접한 관계가 있음을 설명하였다. 그리고 陳無擇 역시 “肺는 五臟의 華盖로써 百脈이 肺에서 氣를 취하며 鼻는 肺의 門으로 五臭를 맡고 五臟을 衛養하며 陰陽을 升降하게 하므로 鼻는 清氣의 길이 된다. 七情內鬱, 六淫外傷, 飮食勞逸의 불균형은 淸濁을 가리지 못하는 증상을 초래하고 氣에 따라 壅塞되어 맑은 콧물을 흘리게 되고 鼻洞에 濁濃이 생기며 腦䘕, 衄血, 息肉이 생기고 이것이 오래되면 齆이 된다. 비록 종류는 다르지만 세 가지 원인을 벗어나지 않는다.”(《三因極一病證方論》)라고 하였다. 그러므로 입, 귀, 코, 인후병의 발병특징들을 잘 파악하여 일상생활에서 자신의 생활규칙에 주의를 기울이고 환경변화에 적응하며 정서적으로 안정을 취하고 外邪의 侵襲을 방지하며 또 노동과 휴식을 잘 조절하면 이런 종류의 질병의 발생을 예방할 수 있다.

1 口病豫防法

口病은 여러 종류의 口腔疾病의 통칭으로 口瘡, 鵝口瘡, 口臭, 口疳, 口糕, 脣瘡, 舌腫, 腮腫, 齒痛, 蟲齒, 脣風 등의 질병을 포괄한다. 이러한 질병들의 發生·發展 및 病理轉機 등이 대부분 서로 관계되므로 “口病”으로 개괄한다. 입은 인체가 水穀을 받아들이고, 五味를 판별하고, 津液을 분비하고, 음식을 잘게 부수고, 소화를 돕고 또 목소리를 내는 중요한 곳이다. 따라서 口病을 잘 예방하면 여러 종류의 질병이 발생하는 것을 막을 수 있다.

口病의 발병부위는 보통 입부위이며, 口腔, 입술, 혀, 치아도 관계된다. 입부분은 五臟六腑와 밀접한 관계가 있다. 《靈樞·五閱五使》에서 “口脣은 脾의 官이다.”라고 하였으며, 《靈樞·脈度》에서는 “脾氣는 口에 通하며, 脾가 和하면 입이 五穀을 알 수 있다.”라고 하였고 또 “心氣는 舌에 通하며 心이 和하면 舌이 五味를 알 수 있다.”라고 하여 입 부위와 心脾의 관계가 매우 밀접함을 설명하였다. 《世醫得效方》 卷十七에서는 “口는 몸의 門이고 舌은 心의 官으로 주로 五味를 저장하여 五臟에 배포한다.”라고 하였고 《血證論》 卷六에서도 역시 “입은 胃의 門戶이다.”라고 하면서 입 부위가 인체의 중요위치에 있음을 설명하였다. 口病의 발병도 역시 臟腑經絡과 밀접한 관계가 있는데, 이와 관련된 문헌기록으로 “脾가 閉하면 白胎(苔)가 눈처럼 하얗게 끼는데, 이것이 혀의 병이다.”(《世醫得效方》 卷十七)와 “口는 곧 신체의 都門으로 榮養이 출입하는 要道로 宣이 절제되면 병이 반드시 생긴다.”(《三因方·口病證治》)라는 내용이 있다. 그리고 《太平聖惠方·口齒論》에서는 “병의 시작은 입으로 인해 형성된다. 惡風을 머금었다가 침을 삼키면 痰澼을 더해 膈에 존재하게 되어 心胸이 壅滯되고 毒氣가 攻蒸하게 된다."라고 하여 여러 종류의 질병이 口病으로부터 유발될 수 있으며 口病도 여러 종류의 요인으로 인해 발생될 수 있음을 설명하였다. 또한 "口에서 병이 시작되는 것은 脾病이다. 舌根이 强硬하거나 燥熱하면서 糜爛이 나타나거나, 입술이 터지고 붓거나, 鵝口生瘡하거나, 風熱이 內攻하여 아프거나, 積熱이 蘊蓄하여 疳을 형성하는 등 모두 입에 병이 난 것이다. 그 원인을 보면 七情所擾와 五味가 脾를 손상시키지 않은 경우가 없다"(《醫林繩墨·口》)라고 하였는데, 이것은 七情으로 인한 損傷과 五味로 인한 脾損傷이 口病發病의 중요한 病因病機임을 설명한 것이다. "小兒에게 초기에는 입속에 白屑起가 발생하여 곧 혀위에 종기가 생기는 것이 마치 거위입속 같다고 하여 세칭 鵝口라고 부른다. 이것은 태아가 穀氣를 많이 받아들여 心脾의 熱氣가 입에 熏蒸된 까닭이다."(《諸病源候論·鵝口候》)라고 하여 胎養이 소아의 鵝口瘡을 예방하는 중요한 일환임을 설명하였다. 그리고 역대의 의학자들은 口病의 病因과 發病原理 및 그 傳變規則에 상응하는 예방방법을 제시하였다. 즉 "하루의 飮食毒이 치아 틈에 쌓이므로 매일 저녁에 칫솔질하면 오물과 때가 다 제거되어 이가 손상되지 않게 되며,…… 오늘날 지혜로운 사람을 보면 식후마다 반드시 양치질을 하여 치아가 항상 튼튼하고 손상되지 않는다."(《金丹全書》)라고 하여 口腔淸潔이 口腔과 齒牙의 건강에 유리하다는 것을 설명하였다. 또한 《備急千金要方·口齒論》에서도 "입과 치아는 臟腑의 門戶이고 호흡의 機關으로서 음식을 받아들여 胃腸을 채우고 津液을 통해 經脈을 滋潤한다. 그러므로 입은 脾의 상태를 나타내주며 치아는 뼈의 상태를 나타내주므로 이것은 인체에 있어서 실로 大要가 된다. 이에 《黃庭經》에서 말하기를 입은 玉池이고 太和宮으로 靈液으로 양치질을 하면 災禍가 齒를 방해하지 않는다. 이를 항상 견고하고 깨끗이 다스리면 津液이 좋아지고 병이 없게 된다."하여 입과 치아가 인체생리과정에서 차지하는 중요성을 설명하면서 동시에 口齒病의 예방으로 여러 질병의 발생을 예방할 수 있음을 제시하였다. 또한 《備急千金要方》에서 "치유된 후에도 여전히 조심해야 한다. 만약 조심하지 않으면 재발되기 쉽다. 재발하면 치유되기 어렵다."라고 하여 病이 나은 후의 재발방지도 매우 중요한 것임을 설명하였다.

1) 養生(1次豫防)法

口病의 발생은 七情으로 인한 손상, 불균형한 食生活, 잘못된 胎養, 外邪의 侵襲, 잘못된 起居, 口腔不潔 등이 臟腑失調와 脈絡不疏通을 유발함으로써 형성된다. 病이 발생하기 전에 반드시 情志, 飮食을 조절하고 胎養에 신중하며 外邪를 避하고 起居를 신중히 하며 口腔을 청결히 함으로써 氣機를 원활하게 하고 情志를 편안하게 하여 口病의 원천을 두절시켜야 한다.

(1) 心理養生法

① 상쾌한 정신 유지

"手少陰은 心의 經脈이고 心氣는 舌에 通하며, 足太陰은 脾의 經脈이고 脾氣는 口에 通한다"(《諸病源候論 · 口舌瘡候》)라고 하였듯이 口瘡은 心脾와 서로 관계가 있다. 《養生論》에서는 口瘡이 근심으로 인한 氣結로 유발될 수 있다고 인식하였다. 즉 "氣結이 오래되면 熱氣가 上焦를 衝하여 口舌을 熏發하므로 瘡이 생긴다."라고 하였다. 따라서 정신을 유쾌하게 유지하여 氣機의 흐름을 원활하게 하면 口病이 생기지 않는다.

② 情志의 조절

《羅氏會約醫鏡》에서는 "七情所鬱로 心經에 熱이 壅結하게 되면 舌腫이 생긴다."라고 하였으며, 《醫學正傳》에서도 역시 "口病은…… 원인을 보면 七情煩擾, 五味過傷으로 초래되지 않은 것이 없다."라고 하여 七情의 지나침이 口病을 조성하는 중요한 원인의 하나임을 설명하였다. 따라서 情志를 조절하여 七情太過를 방지하는 것은 口病의 예방에 도움이 된다.

(2) 口腔淸潔養生法

① 식후 양치질

《普濟方》에서는 "百物養生은 치아가 우선이다. 양치질을 하지 않으면 벌레 먹는 매개가 된다. 이것은 오래된 음식이 썩어서 생길 뿐만 아니라 오래된 酒毒이 치아사이에 남아서 생긴다. 이때에는 수시로 양치질을 하는 것만큼 좋은 것이 없다."라고 인식하였다. 따라서 "식사가 끝나면 반드시 수차례 입안을 헹구어 이가 썩지 않게 하고 입에서 향기가 나도록 한다."(《千金要方》)라고 하였다. 매일 식후에 깨끗한 물이나 소금물로 입안을 헹구면 口病의 발생을 예방할 수 있다.

② 아침 · 저녁 칫솔질

《金丹全書》에서 "하루 동안의 飮食毒이 치아 틈에 쌓인 것을 밤마다 칫솔질하여 닦아내면 오물이 깨끗이 제거되어 치아가 썩지 않는다."라고 하였다. 그러므로 매일 아침저녁으로 한 번씩 칫솔질을 하는 생활습관을 기르면 많은 종류의 口病을 충분히 예방할 수 있다.

(3) 導引養生法

구체적인 導引方法은 孫思邈의 방법을 채택할 수 있는데, 즉 "매일 아침 소금을 비벼 입속에 넣고 따뜻한 물을 머금어 이를 닦고 이를 백번 마주친다."라고 하였다. 이것을 매일 꾸준히 하면 "五日이 못되어 이가 견고해진다. 그리고 보통 이가 시려서 과일과 야채를 먹을 수 없는 경우는 모두 齒根이 노출되었기 때문인데, 이에 鹽湯揩齒叩齒法을 하면 낫는다."(《備急千金要方》 卷六下)라고 하였다.

(4) 起居 및 酒色養生法

① 起居의 愼重

"만약 風寒壅熱의 氣가 胸中에 鬱滯되어 입으로 모이면 齒牙에 病이 생긴다. 가벼운 경우는 잇몸이 붓고, 심한 경우에는 입안이 헐고 충치가 생겨 빠지는 증상이 나타난다."(《奇效良方》)라고 하였다. 方隅는 또한 "입안에 종기가 생겨 아픈 경우는 근심과 피로로 밤에 잠을 잘 수 없고 낮에도 쉴 수 없는 등 생활이 불균형하고 휴식할 수 없음으로 인해 心脾火動이 유발되어 입과 혀에 종기가 생긴 것으로, 음식을 먹기가 어렵고 찬 음식은 좋고 뜨거운 것은 싫다."(《醫林繩墨·口》)라고 하였다.

② 酒色

酒色이 過度하면 口瘡을 유발할 수 있다. 《張氏醫通》에서 "(口瘡)에 涼藥을 복용해도 낫지 않는 경우는 酒色이 過度하고 피곤한데 잠을 자지 않아서 혀 위가 光滑하고 表皮가 벗겨졌기 때문이다."라고 하였다. 《外台秘要》에서는 口瘡의 발생원인이 上焦에 熱이 있는 것 외에도 酒色으로 인한 피로와 밀접한 관계가 있음을 인식하였다. 즉 "입에……종기가 생기는 원인은 대부분 上焦에 熱이 있는데도 酒色을 일삼아 피로가 과도하여 眞陽을 손상시켰기 때문이다. 이에 재발되면 치유가 어렵다."(《外台秘要·口瘡》)라고 하였다. 그러므로 養生을 잘 하는 사람은 반드시 酒色을 절제한다. 이와 같이 하면 口病이 생기지 않는다.

(5) 飮食養生法

① 음식조절

기름진 음식을 과식하면 熱이 생기고 胃熱이 上衝하여 입과 혀에 종기가 생길 수 있다. 《辨證錄》에서 "사람이 기름지고 단 음식을 많이 먹어서 치아가 파손되어 아프고 흔들리는 경우가 바로 蟲疼이다. 기름지고 단 음식을 많이 먹으면 熱氣가 胃에 있게 되고 胃火가 날로 치아사이를 공격하게 되며 濕氣가 이를 틈타 기승을 부리게 되고 濕과 熱이 서로 충돌하게 되는데, 이때 치아에 벌레가 생긴다."라고 하였다. 그리고 《外科正宗》에서는 "實火인 경우는 색이 붉고 입안 전체가 헐어버리는데, 심한 경우는 볼과 혀가 모두 붓고 脈이 實하며 입이 마른다. 이것은 膏粱厚味와 술 때문에 心火가 妄動하여 발생한 것이다."(《外科正宗·大人口破》)라고 하였다. 또한 "繭唇은 끓이고 구운 고기류나 설탕을 많이 먹고 또 근심이 많아서 痰이 火를 따라 입술에 滯留하였기 때문이다."(《外科正宗·繭唇》)라고 하였다. 이 기록들은 음식이 잘 조절되지 못해도 역시 많은 종류의 口病을 유발할 수 있음을 설명한 것이다. 이에 孫思邈은 "사람은 음식을 먹음에 반드시 適時에 適量을 먹어야 營養을 얻을 수 있다."(《千金要方》)라고 하였다. 이렇게 해야만 여러 종류의 口病을 예방할 수 있다.

② 偏食禁止

五味를 偏食하면 口病을 유발할 수 있다. 이와 관련하여 《經驗秘方》에서는 "五味가 입에 들어가 脾胃에 저장되고 그 精華를 모아 津液이 되어 五臟에 분포되는데, 臟氣가 偏勝하면 味도 반드시 입에 偏應하게 되며, 피로하여 鬱滯되면 냄새가 나고 凝滯되면 瘡이 생긴다."라고 한 바 있다. 따라서 五味의 偏食을 피하면 口病의 발생을 예방할 수 있다.

(6) 胎養養生法

"鵝口는 태아시기에 穀氣를 너무 많이 받아 태어난 후에 心脾氣가 뜨거워서 입으로 熏蒸되어 발생한 것이다. 대개 心은 혀를 주관하고 脾의 絡脈이 혀 밑에 분포하고 있기 때문이다."(《聖濟總錄·小兒鵝口》)라고 하였다. 또한 "소아의 牙疳牙癰은 함부로 단 음식을 먹고, 옷을 두껍게 입으며, 이불을 두껍게 덮고, 調攝하지 않아 발생한다. 乳兒의 疳은 어머니에게서 유전된 熱 때문이다."(《壽世保元》)라고 하였다. 그러므로 부인이 임신하였을 때는 반드시 胎兒를 잘 攝養해야 하며 태어난 후에도 역시 음식을 잘 조절하고 寒溫을 적절히 하여 체내에 熱이 쌓이지 않게 함으로써 아동에게 鵝口瘡이 생기지 않게 해야 한다.

2) 2次豫防法

"입은 신체의 都門으로 營養이 출입하는 要道이다."(《三因方·口病證治》)라고 하였다. 口病에 걸리면 營養의 길이 막히기 때문에 인체가 水穀을 받아들이고 소화를 돕는 등의 기능에 직접적으로 영향을 미치게 된다. 그러므로 口病이 생기면 반드시 다른 病으로 傳變되는 것을 막아야 한다.

(1) 음식을 통한 傳變豫防法

① 음식의 선택

"牙癰은 걱정이 과도하거나 음식의 熱毒 등으로 인해 陽明胃火를 부추겨서 잇몸에서 나타난 것이다."(《咽喉脈症通論·牙癰》)라고 하였다. 그러므로 口病을 예방하기 위해서는 반드시 담백하고 영양이 풍부하며 또한 소화가 잘되는 음식을 선택해서 먹어야 한다.

② 음식 가려먹기

"口瘡이 생기면 일반적으로 술과 신 것을 금한다. 그렇지 않으면 치유가 어렵다."(《張氏醫通·口瘡》)라고 하였다. 孫思邈은 "口瘡과 齒病에 걸리면 기름, 밀가루, 알콜, 酸, 소금, 기름기, 乾棗를 禁한다"(《千金要方·口瘡》)라고 인식하였다.

(2) 藥物을 통한 傳變豫防法

① 外治法

㉠ 吹藥 : 珠黃散이나 氷硼散을 환부에 뿌린다. 매일 5~6회. 대개 口瘡, 口糜, 口瘍 등의 구강점막질병에 적용한다.

㉡ 含漱 : 漱口方을 사용한다. 여러 종류의 口病에 사용한다.

㉢ 擦法 : 소아의 鵝口瘡에 氷硼散으로 문질러 준다(《外科正宗·卷四》).

② 內服法

口瘡口苦가 三焦內熱에 속하는 경우는 甘露飮, 徙薪飮을 복용하는 것이 좋고, 上焦火가 심한 경우는 凉膈散, 玄蔘散이 적당하며, 胃火가 성한 경우는 竹葉石膏湯, 三黃丸이 적당하고, 心火肝火에 속하면 瀉心湯, 龍膽瀉肝湯이 적당하다. 그리고 過度한 飮酒로 유발된 濕熱口糜에는 導赤散, 大分淸飮, 五苓散이 적당하다. 만약 勞傷心脾兼火에 속하는 경우에는 理陰煎, 淸心蓮子飮이 적당하며, 근심으로 肝膽이 虛하고 입이 쓴 경우에는 七福飮, 理陰煎이나 五君子煎 등이 적당하고 火를 兼한 경우는 黃芩, 龍膽草 종류를 첨가한다. 그리고 만약 口瘡六脈虛弱이나 오랫동안 寒凉藥을 복용해도 효과가 없는 경우는 대개 근원없는 虛火가 上炎하여 유발된 것으로 理陰煎, 理中湯을 복용하는 것이 적당하고 혹은 肉桂粉 약간을 머금어 反治한다. 齒病이 風痛에 속하는 경우는 항상 風을 만나면 발작하므로 消風散으로 치료하는 것이 적당하다. 口糜가 膀胱에서 小腸으로 熱이 옮겨진 경우에는 導赤散으로 小腸의 熱을 제거하고 동시에 五苓散으로 膀胱의 熱을 제거함으로써 그 傳變을 예방할 수 있다(《幼幼集成·卷四》).

(3) 鍼刺를 통한 傳變豫防法

① 脣風의 傳變豫防에는 地倉, 迎香, 溫溜를 取하여 15~20분간 留鍼한다. 매일 혹은 하루 간격으로 1회씩 시술한다.

② 口瘡의 傳變豫防에는 合谷, 曲池, 承漿, 地倉, 頰車를 取하여 교대로 中等强度로 자극하고 5~10분간 留鍼한다.

③ 鵝口瘡의 傳變豫防에는 廉泉, 足三里, 頰車, 合谷을 取하여 中等强度로 자극하고 5~10분간 留鍼한다.

④ 齒痛의 傳變豫防에는 合谷, 行間, 牙痛穴을 取할 수 있다. 위쪽 치통에는 下關을 첨가하고 아랫쪽 치통에는 頰車를 取하며 頭痛을 兼한 경우에는 太陽을 첨가하여 鍼刺한다. 혹은 耳鍼을 이용할 때는 牙痛點, 面頰, 上頜 등과 같은 耳穴을 取한다.

⑤ 牙酸의 傳變豫防에는 耳穴인 交感, 神門, 喉牙를 取하여 埋鍼法을 채택하고 양귀에 교대로 시술한다. 10~15일을 1단계치료과정으로 한다.

3) 3次豫防法

口病이 치유된 후에는 재발방지에 중점을 두어야 하며, 재발을 방지하는 방법은 調理에 중점을 두어야 한다. 상술한 1차예방법외에도 口病이 쉽게 재발하는 원인에 근거하여 상응하는 재발방지방법을 채택한다.

(1) 飮食을 통한 재발방지법

① 음식 가려먹기

口病이 치유된 초기에 매운 것을 함부로 먹는 등 음식에 주의를 기울이지 않으면 반복적으로 발작되기 쉽다. 그러므로 口病의 치유초기에는 매운 음식의 복용을 피해야 한다. 그리고 묽은 소금물로 자주 입을 헹구어도 口病의 재발을 예방할 수 있다.

② 음주절제

李東垣은 "口糜는 飮酒를 좋아하는 사람에게 많이 생긴다."(《東垣十書》)라고 하였으며, 葛洪 역시 "계속하여 飮酒하면 喉咽가 헐고 혀에 瘡이 생긴다."(《肘後備急方·治卒飮酒大醉諸病方》)라고 하였다. 술은 곧 水穀의 精華이므로 적으면 사람에게 좋고 지나치면 사람을 해친다. 따라서 술의 절제는 口病再發을 방지하는 關鍵要素의 하나로서 반드시 신중해야 한다.

(2) 按摩를 통한 재발방지법

① 穴位指壓法

엄지손가락으로 合谷, 頰車, 下關穴을 눌러주어 국소에 시큰하고 눌리는 느낌이 오도록 한다. 매회 3~4회 시술하며, 여러 종류의 齒痛에 적용한다.

② 齒牙按摩法

아침, 저녁으로 손가락이나 칫솔로 잇몸을 2~3분을 안마하고, 동시에 매일 이를 30~50회 치아를 마주쳐서 잇몸의 血行을 원활하게 하고 치아를 견고하게 해주면 口病이 생기지 않는다.

(3) 藥物을 통한 재발방지법

식이요법 : 입술이 마르고 갈증이 나는 경우에는 雪梨漿方을 채택한다. 즉 맛이 달고 큰 배 1개를 얇게 썰어서 찬물 속에 반나절동안 담가두었다가 수시로 자주 마신다. 또 다른 처방으로는 薏苡仁, 芡實, 올방개, 赤小豆煲湯을 자주 복용한다. 이 처방들은 脣風의 재발방지에 적용한다. 그리고 또한 綠豆羊肉湯을 채택할 수 있다. 즉 양고기 120g, 녹두 30g, 생강 5g, 대추 10개를 달여서 매일 1첩씩 복용한다. 이 처방은 口病의 치유초기에 적용하며 많이 마셔도 무방하다.

(4) 齒牙관리를 통한 재발방지법

① 치아 메우기

이가 썩어서 구멍이 생긴 것을 발견하면 반드시 빨리 메워주어서 충치의 진행을 저지해야 한다. 상태가 비교적 심하거나 疼痛이 있는 충치에 대해서는 우선 충치구멍을 청결히 하고 적당한 치료를 한 다음 치아에 疼痛이 없어지면 메운다. 메우는 기술은 치과의사가 시술해야 하며, 충치, 牙癰이 치유되고나서 치아가 손상된 경우에 적용한다.

② 이 뽑기

蟲齒毁損이 심각하여 씹을 수 없고 치료방법이 없을 경우에는 뽑는다. 충치, 牙癰, 風齒 등의 재발방지에 적용한다.

2 耳病豫防法

耳病은 귀부분에 발생하는 여러 종류의 耳部疾患의 총칭이다. 이러한 질병들은 모두 귀나 귀주위에 발생하고 귀와 밀접한 관계가 있으므로 耳病이라고 통칭한다. 귀는 평형을 주관하고 청각을 관장하며, 全身의 脈絡은 대부분 귀에 모여 있다. "귀는 宗脈이 모이는 곳이다."(《靈樞・口問》)라고 하였다. 따라서 귀는 經絡을 통해 전신의 각부분 및 臟腑와 밀접하게 연계된다. 귀는 인체의 頭部에 위치하고 淸陽에 가장 가까운 곳이므로 調養에 신중을 기울여야 한다. 그렇지 않으면 여러 질병이 발생하기 쉽다. 이에 《外科大成・耳根毒》에서는 "忿怒로 인하여 귀아래가 붓는 경우, 脇痛과 함께 脈이 弦緊한 경우…… 만약 스스로 調攝하지 않으면 肝이 손상을 입어 結核으로 이어지며, 다시 追蝕之藥을 잘못 사용하면 치료되지 않는 경우가 많다."라고 하여 耳病을 조심하지 않거나 잘못 치료하였을 경우의 위험성을 설명하였다.

耳病의 발병부위는 귀와 귀주위이다. 고대문헌들은 귀와 臟腑經絡의 관계를 기록한 바 있다. 《外科大成・卷三》에서는 "귀는 心腎之竅이고 肝膽之經이며 宗脈이 모이는 곳이다."라고 하여 귀와 心・腎・肝・膽 등 臟腑經脈의 관계가 밀접함을 설명하였다. 또한 《脾胃論》에서도 "귀는 天氣와 上通하며 腎의 竅이다. 바로 腎之體이며 肺之用이다."라고 하였고 또 "手太陰의 絡脈이 귓속에 모이는데, 肺가 虛하면 少氣하여 報息할 수 없어 耳聾이 된다."라고 하여 耳病은 肺虛와 밀접한 관계가 있으며 耳病의 臨床症狀, 病因 및 病理性質이 각기 다르다는 것을 설명하였다. 그리고 "肝膽에 外邪가 들어 風熱이 남게 되면 膿痛이나 膿痒이 생기는데, 邪氣가 침범하였기 때문이다."(《外科大成・卷三》)이라고 하면서 風熱이 귀에 침습하여 肝膽에 病이 생기면 脹痛과 함께 고름이 나고 가려운 증상이 나타나는 것을 설명하였다. 또 "眞眩暈이 갑자기 발생하면 가장 먼저 물건을 덮어놓은 것 같고 마음이 물건에 의해 휘저어지는 것 같아 안정이 안되며, 눈앞이 흐려지고 배위에 서있는 것처럼 일어나면 쓰러질 것 같고 惡心, 嘔逆이 심하며 吐하면 약간 蘇生하니 이것이 眞眩暈이다."(《醫林繩墨・眞眩暈》)이라고 하여 耳病이 淸陽을 혼란시키면 여러 證이 유발된다는 것을 설명하였다. 그리고 樓英도 "脾胃가 일단 虛해지면 耳目九竅에 병이 생긴다."(《醫林繩墨・眞眩暈》)라고 하였다. 耳病의 病機는 대부분 臟腑經絡의 病邪가 經을 따라 들어가 耳病을 유발하거나 外邪가 귀에 침습하여 耳病을 발병시키는 것이다. 이에 역대 의학자들은 耳病의 病因에 초점을 맞추어 수많은 예방조치를 제출하였다. 예를 들면 "耳鳴은 점차 귀가 먹게 된다. 氣가 閉하여 귀머거리가 된 경우만이 耳鳴이 없고 나머지 耳聾은 耳鳴이 먼저 오지 않는 경우가 없다."(《雜病源流犀燭・卷二十三》)라고 하여 耳聾을 예방하기 위해서는 우선 耳鳴을 예방 치료해야 함을 제기하였으며, 또 "만약 調養이 잘 되고 氣血이 和平하면 耳聾이 점차 가벼워지고, 만약 스스로 조절할지를 모르고 날이 갈수록 煩勞하게 되면 久聾證이 된다."(《醫貫 · 卷五》)라고 하면서 氣血을 조절하고 煩勞를 절제하는 것이 耳病을 예방하는 중요환 일환임을 설명하였다.

1) 養生(1次豫防)法

耳病의 형성원인은 대부분 七情이 너무 지나쳐서 氣血을 소모시키거나, 혹은 外邪가 侵襲하여 귀에 모이거나, 기름진 음식을 過食하여 瘀熱이 竅를 교란시키거나, 잘못된 起居習慣과 지나친 酒色으로 몸을 傷하거나, 오랜 病으로 신체가 虛弱해지고 절제를 모르는 생활 등이 점차 耳疾을 유발한 경우이다. 그러므로 本病의 1차예방은 반드시 情志의 조절, 음식의 조절, 신중한 기거습관, 外邪의 방지, 虛損의 補養 등 여러 방면에서부터 착수해야 한다.

(1) 心理養生法

① 情志調節

《古今醫統》 에서 "근심하고 고민하면 心을 傷하게 되고 心虛하면 血이 消耗되어 반드시 耳聾과 耳鳴을 초래한다", "左耳聾은 忿怒가 過度하여 少陽膽火를 動함으로써 왼쪽부터 시작된다."라고 인식하였다. 그러므로 情志를 조절하고 五志過極을 피하면 耳鳴과 耳聾과 같은 질병을 예방할 수 있다.

② 유쾌한 精神有志

정신이 유쾌하여 "外的으로 일함에 몸을 피로하지 않게 하고 內的으로 생각의 疾患이 없게 함으로써 恬惔에 힘쓰면 스스로 功을 얻어 形體가 傷하지 않고 精神이 흩어지지 않는다."(《素問 · 上古天眞論》)라고 하여 뇌가 건강해지면 귀가 밝아지고 邪氣가 內生하지 않아 耳疾이 없게 된다.

(2) 起居養生法

① 風邪 避하기

《諸病源候論》 에서 "耳瘡候는 ……風熱이 침범하여 脈을 따라 耳에 들어가 血氣와 相搏하므로 귀에 瘡이 생긴다."라고 하였다. 그리고 《直指方》 에서 "귀가 風邪에 接觸되어 氣와 相擊하고…… 熱氣가 虛를 틈타 침범하여 脈을 따라 耳에 들어가 흩어지지 않으면 고름이 나오는 膿耳가 된다."라고 하였다. 그러므로 外來하는 六淫의 邪를 적시에 피하면 耳病이 생기지 않게 된다.

② 목욕시 주의사항

《諸病源候論·卷四十八》에서 "목욕하다가 귓속에 물이 들어갔는데 완전히 빼내지 않으면 水濕이 停滯되어 氣血과 충돌하고 熱로 응결되며 또한 膿汁이 흘러나온다. 이것을 모두 聤耳라고 한다."라고 하였다. 또 《外科正宗·卷四》에서는 "목욕시에 물이 귓속에 들어가면 耳竅에 통증이 발생하고 膿汁이 생긴다."라고 하였다. 따라서 목욕하거나 수영할 때에는 반드시 물이 귓속에 들어가 여러 질병을 變生시키는 것을 방지해야 한다. 만약 물이 귓속에 들어가면 제때에 물을 뽑아내어 聤耳(膿耳)을 막아야 한다.

(3) 飮食養生法

① 음식조절

일상생활에서의 음식조절은 耳病을 예방하는 중요한 조치이다. 《醫學綱目》에서 "脾胃가 일단 虛하면 耳目九竅가 모두 병이 든다"라고 하였다. 그러므로 음식을 먹는 시간과 양을 적당하게 조절하여 脾胃에 異常이 생기지 않게 하면 脾運胃納氣血生化가 정상이 되어 귀에도 질병이 없게 된다.

② 식이요법

노인은 鯉魚腦髓粥을 복용한다. 또한 山藥을 곱게 갈아서 솥에 넣고 크림상태가 되도록 오래 끓인 다음 술한잔을 첨가하여 고루 저으면서 끓인 것을 공복에 복용해도 된다. 매일 아침에 1회 복용하면 노인의 耳聾을 예방할 수 있다(《聖惠方》).

(4) 導引養生法

氣功導引은 耳疾을 예방할 수 있다. 구체적인 것은 《保生秘錄》에 기록된 施功法을 참고할 수 있다. 즉 "숨을 고르고 앉아 牙關을 악 물고 두 손가락으로 콧구멍을 꽉 막고 두눈을 크게 떠서 脾腸 氣가 耳竅 속을 관통하도록 하여 哄哄하는 소리가 느껴지도록 한다. 이것을 2, 3일 정도 행하여 竅를 통하게 하면 된다."라고 하였는데, 이것으로 耳重을 예방치료할 수 있다. 또한 《養生方》에 수록된 摩耳法을 행할 수 있다. 즉 매일 손으로 귓바퀴를 횟수에 관계없이 문질러 주면 腎氣를 補함으로써 聾聵를 예방한다 할 수 있다.

(5) 玉音養生法

① 耳無妄聽

《千金要方・養老大例》 에서 "養老에 있어 중요한 것은 귀에 妄聽이 없는 것이다."라고 하였다. 五音이 적절하면 사람을 즐겁게 하고 養老할 수 있지만 만약 혼란스러운 音이 귀를 자극하면 도리어 귀의 청력을 잃게 되거나 耳疾을 유발할 수 있다. 그러므로 음악을 듣는 것 역시 사람과 시기, 장소에 맞는 것을 택하여 정서를 편안하게 유지해야 하며 절대로 함부로 들어서는 안된다.

② 耳勿極聽

葛洪이 "귀로 極에 달하는 소리를 듣지 않도록 한다."(《抱朴子・極言》)이라고 하여 耳疾의 예방은 반드시 고막의 負荷能力을 초과하는 폭음이나 예리한 소리, 소음의 자극을 피함으로써 귀가 物理的인 傷害를 입지 않도록 해야 한다.

2) 2次豫防法

耳病이 발생하면 그 傳變豫防에 중점을 두어야 한다. 傳變豫防의 원리는 질환치료에 있다. 耳病을 제때에 정확하게 치료하여 傳變이 발생하는 원천을 봉쇄하면 耳病은 치유되는 방향으로 발전되고 다른 질환을 變生시키지 않게 할 수 있다.

(1) 外治를 통한 傳變豫防法

① 淸潔法

流膿性 혹은 糜爛性 耳病에 대해서는 淸熱解毒收斂할 수 있는 한약을 달여서 환부를 씻는다. 즉 銀花葉, 板藍根 등을 끓인물로 귀를 씻는다.

② 滴耳法

耳痛, 耳內流膿인 경우에는 淸熱解毒, 收斂去濕, 祛邪止痛할 수 있는 藥液을 귀속에 떨어뜨린다. 예를 들어 黃連滴耳液, 魚腥草液 등이 있다.

③ 吹藥法

膿耳, 耳瘡에는 錢筒이나 噴粉器로 약을 귓속에 뿌려 넣음으로써 淸熱解毒, 收斂乾水의 목적에 도달할 수 있다. 보통 爛耳散, 耳靈散, 氷硼散 등 약간을 매일 3~4회씩 뿌려준다. 약을 뿌려 넣기 전에는 반드시 耳道를 청결히 함으로써 藥物이 퇴적되어 고름이 나오는 것을 방해하지 않도록 해야 한다.

④ 塗敷法

耳道, 귓바퀴 혹은 그 주변이 붓고 물이 흘러나오는 경우에는 淸熱解毒, 除濕消腫의 藥物을 환부에 바른다. 예를 들어 耳癤에는 黃連膏나 紫金錠을 사용하고, 旋耳瘡에는 淸黛散, 耳菌이나 耳痔에는 鴉膽子油塗敷 등을 사용한다.

(2) 導引을 통한 傳變豫防法

耳竅가 손상을 입거나 막히거나 진동으로 인하여 暴聾이 유발되었거나 耳鳴이 그치지 않는 경우에는 氣功導引法을 채택하여 그 傳變을 예방할 수 있다. 導引할 때에는 손의 中指로 耳竅를 가볍게 눌렀다가 힘있게 눌러주고, 눌렀다가 놓고 또 놓았다가 눌러준다.

(3) 鍼灸를 통한 傳變豫防法

① 鍼法

慢性耳病에는 대부분 體鍼法을 채택한다. 耳聾과 耳鳴에는 耳門, 聽宮, 聽會, 翳風, 中渚, 外關, 足三里 등의 穴을 취하여 매회 2~3穴씩 선택하여 强刺戟하고 10~20분간 留鍼한다. 膿耳가 오래되었거나 혹은 耳閉인 경우에는 外關, 行間, 腎兪, 聽宮, 天容, 合谷 등의 穴을 취하여 中等刺戟한다. 慢性耳病은 또한 耳鍼을 채택할 수도 있다. 예를 들어 耳聾과 耳鳴에는 腎, 內耳, 枕을 취하거나 귓바퀴위에서 壓痛點을 찾아 鍼刺한다. 2~3개의 穴이나 壓痛穴을 선택하여 毫鍼으로 刺入하고, 鍼刺하는 깊이는 軟骨을 뚫고 지나가 반대쪽 피부로 관통되지 않게 하는 것이 적당하며, 20~30분간 留鍼한다. 혹은 內皮埋鍼法으로 2~4일간 留鍼한다.

② 灸法

百會, 中脘, 關元, 足三里 및 背部의 兪穴 등을 취하여 懸灸法을 채택한다. 피부가 붉어지고 뜨거울 때까지 灸한다. 본 방법은 대개 耳鳴, 耳聾이 寒에 속하는 경우에 적용한다.

(4) 食餌療法을 통한 傳變豫防法

① **猪腎粥方** : 돼지腎臟 1쌍의 막을 제거하고 잘게 썰고, 蔥白 2뿌리는 수염을 제거하고 썰며, 인삼 0.3g은 가루 낸다. 그리고 防風 0.3g은 가루내고 薤白 7뿌리는 수염을 제거

하고 썬다. 위의 약재분말과 함께 쌀 2合, 葱白, 薤白, 물을 솥에 넣고 죽상태가 되게 끓인 다음 그 가운데에 돼지腎臟을 넣는다. 절대 젓지 말고 약한 불에 다시 오랫동안 끓이고 조미하여 공복에 복용한다(《養老奉親書・食治老人耳聾耳鳴諸方第三》).

② **烏鷄膏粥方** : 烏鷄脂 30g, 멥쌀 3合을 서로 합쳐서 죽을 끓이고 조미하여 공복에 먹는다(《養老奉親書・食治老人耳聾耳鳴諸方第三》).

3) 3次豫防法

耳病이 치유된 초기에는 반드시 재발을 방지해야 한다. 재발을 방지하는 방법은 상술한 1次豫防法외에도 반드시 음식조절로 虛損을 補하여 신체를 튼튼하게 하고 氣血을 순조롭게 하며 經絡이 잘 통하게 함으로써 邪가 생기지 않게 하여 耳病의 재발을 막아야 한다.

(1) 養生을 통한 재발방지법

① **精氣保養**

"耳는 腎竅이고 宗脈이 모이는 곳으로서 精氣가 調和되고 腎氣가 充足되면 귀와 눈이 밝아진다. 그러나 피로로 血氣를 손상시키고 精脫腎憊되면 반드시 聾聵가 된다."라고 하였으며, "耳鳴은 비바람소리 같이 귀가 울리거나, 매미가 우는 소리가 들리는 듯 하거나, 물소리가 들리는 듯한데, 모두 陰衰腎虧하여 그런 것이다."(《景岳全書・卷二十七》)라고 하였다. 따라서 耳鳴과 耳聾이 치유된 후에 腎精의 保養에 주의를 기울이면 재발을 방지할 수 있다.

② **愼勞慾**

勞慾이 과도하면 腎氣를 손상시켜서 耳鳴이 생길 수 있다. 그 證에 대하여 王綸任은 "腎虛하여 귀가 울리는 경우, 그 울림이 甚하지 않으면 그 사람이 욕심이 많거나 피로 등과 같은 症狀에서 나타난다."(《明醫雜著》 卷三)라고 말한 바 있다. 평소에 노동과 휴식에 주의를 기울이고 情慾을 절제하며 精氣를 보양하여 腎을 피곤하지 않도록 하면 耳鳴과 耳聾의 재발을 막을 수 있다.

(2) 按摩를 통한 재발방지법

耳病이 치유된 후 自我按摩法을 채택하여 그 재발을 방지할 수 있다. 안마시에는 正坐하고 양손으로 귀를 좌우로 3, 5회 당겼다 움츠렸다하며 손으로 양쪽 腎兪穴을 각 120회 문지른다(《貯香小品》). 또한 손가락으로 귀 주변과 귓불 뒷부분을 20~30회 안마한 다음 翳風穴

을 1분정도 눌러준다.

(3) 飮食을 통한 재발방지법

① **肉蓯蓉煲羊腎湯**: 肉蓯蓉 15~20g, 羊의 腎臟 1쌍을 오래 끓인 것을 調味하여 복용한다. 耳鳴과 耳聾이 虛에 속하는 경우에 적용한다.

② **韭黃炒猪腰**: 韭黃 100g과 돼지콩팥 1개를 씻어서 각각 얇게 썬은 다음 기름, 소금을 넣고 함께 볶아서 반찬으로 먹는다. 本病의 재발방지를 위하여 가정에서 보통반찬으로 먹을 수 있다.

3 鼻病豫防法

鼻病은 코부위에 발생하는 여러 가지 질병의 총칭이다. 코는 淸竅에 속하고, 呼吸出入의 門戶로서 냄새를 판별하고 후각을 관장하며 發音을 돕고 호흡 등의 기능이 있다. 鼻病이 제때에 예방치료되지 않으면 자주 다른 證을 變生시킬 수 있다. 이와 관련하여 《景岳全書·鼻》에서는 "鼻淵腦漏는 비록 熱證이지만 流滲이 오래된 경우, 즉 火邪가 이미 없어지고 流도 그치지 않음으로써 液道가 局固할 수 없게 된다. 그러므로 病初에는 대부분 熱로 말미암지만 병이 오래된 경우는 반드시 모두 熱證은 아니다."라고 하였듯이 반드시 제때에 예방치료해야 한다.

코는 안면부의 가운데 위치하며 肺와 가장 밀접한 관계가 있다. 鼻病의 病位는 코이며 五臟六腑까지 연결될 수 있다. 그러므로 "肺는 鼻를 주관하고, ……竅가 있는 바는 鼻이다"(《素問·陰陽應象大論》)의 說이 있는 것이다. 그리고 "肺氣는 鼻에 통하므로 肺가 和하면 鼻는 香臭를 맡을 수 있다."(《靈樞·脈度》), "心은 嗅를 주관하므로 鼻가 香臭를 알 수 있게 한다"(《難經·四十難》), "心肺에 病이 있으면 鼻가 不利해진다"(《素問·五臟別論》) 등과 같은 기록이 있는데, 이러한 기록들은 心肺機能이 정상이면 코도 잘 통하고 반대로 心肺機能이 비정상이면 코에 病이 생긴다는 것을 설명하고 있다. 劉河間은 일찌기 "鼻窒은 窒塞이다."라고 하였고 또 "옆으로 누우면 上竅가 通利하고 下竅가 閉塞된다."(《劉河間醫學六書·素問玄機原病式·卷一》)라고 하여 鼻窒의 病理現狀을 형상적으로 묘사하였다. 그리고 "血과 氣는 내적으로는 臟腑를 營養하고 외적으로는 經絡을 循行하여 서로를 따라 全身을 運行할 수 있으며 돌고 또다시 시작한다. 血이 막히면 凝澁되고 뜨거워지면 流散되며, 氣는 肺

에서 생겨나고 肺는 코에 開竅한다. 熱이 血에 침범하면 氣도 역시 뜨거워지므로 血과 氣가 모두 熱해져 血이 氣를 따라 鼻로 發泄되어 鼻衄이 된다."라고 하여 코와 肺의 관계 및 코피의 발병원리를 설명하였으며, 또한 "大暑가 橫行하면 기침과 재채기, 코피, 코막힘이 나타난다."(《素問·五常政大論》)라고 하여 暑熱이 鼻病을 유발할 수 있음을 설명하였다. 또 "腦漏는 鼻淵이라고도 불리며, 一般的으로 風寒이 腦戶로 凝入되어 太陽濕熱과 交蒸함으로써 형성된다"(《外科正宗》)라고 하여 六淫外感도 역시 鼻病發生의 중요한 원인의 하나임을 제시하였다. 역대 의학자들은 鼻病의 여러 가지 病因에 초점을 맞추어 그에 상응하는 예방조치를 제시하였다. 그 예로 "鼻는 天氣를 주관하므로 胃에 痰火熾熱이 없도록 도모하면 平常的으로 上昇하는 氣는 모두 淸氣이다. 그러면 설령 火熱이 主令하는 해라도 어찌 병이 있겠는가?"(《醫旨緖餘》)라고 하여 脾胃健運과 肺氣昇降의 정상적인 상태를 유지하는 것이 鼻病을 예방하는 중요한 조치임을 설명하였다.

1) 養生(1次豫防)法

鼻病의 형성원인은 대개 六淫外感, 七情內傷 및 飮食勞倦, 과도한 飮酒로 유발된다. 鼻病의 1차예방은 外邪를 방지하고 情志와 飮食을 잘 조절하며 노동과 휴식을 적절히 하고 養生을 잘 하여 淸氣의 昇降出入이 정상이 되고 心肺의 기능이 순조롭게 작용하도록 하는데 중점을 두어야 한다. 이와 같이 하면 鼻病은 자연히 발생하지 않게 된다.

(1) 起居養生法

風寒이 肺에 侵襲하면 鼻病이 유발되기 쉽다. 《外台秘要》에서는 "肺臟이 風冷에 침범당하면 鼻氣가 不和하고 津液이 壅塞하여 鼻齆이 된다"라고 한 바 있으며, 또 "鼻䘌瘡은 대부분 小兒에게 발생하는데, 코아래 양옆이 斑爛形이 된다. 일반적으로 風邪가 肺에 침범하여 濃汁이 浸淫하고 가려우며 아프지는 않다."(《醫宗金鑒·外科心法要訣》)라는 기록도 있듯이 外邪에 의한 肺損傷을 막는 것은 鼻病을 두절시키는 중요한 방법중의 하나이다.

北方에서는 外邪를 방지하기 위하여 정수리부분의 보온에 주의를 기울였다. 그 방법으로는 모자안쪽의 정수리와 맞닿는 부분, 즉 囟會, 上星, 神庭 三穴部位에 고양이털이나 여우털 혹은 양털 등을 손바닥크기 정도로 꿰매어서 항상 쓰고 다님으로써 風寒이 肺나 腦를 손상시키는 것을 방지하였다. 이것은 鼻病예방에 있어 도움이 된다.

(2) 心理養生法

情志의 조절은 心理豫防法의 중요한 내용이다. 七情過極은 鼻病을 유발하기 쉽다. 七情에 의해 손상을 입으면 血이 動하여 血이 氣를 따라 위로 넘치게 되어 코피가 유발될 수 있다. 《證因脈治》 에서 "鼻衄은 분노가 肝을 傷하여 肝火가 쉽게 動함으로써 陰血이 火를 따라 上昇하여 아무 經이나 함부로 넘나들게 되면 內傷衄血의 症이 발생한다."라고 하였다. 그러므로 情志를 조절하고 精神을 유쾌하게 유지함으로써 五臟을 평화롭게 하고 氣血이 經을 따라 순조롭게 운행되게 하여 肝火가 충돌하지 않게 하면 코피 등과 같은 병증은 자연히 발생하지 않게 된다.

(3) 按摩養生法

① 灌漑中岳

中指로 콧대 양쪽을 23번 문질러 表裏에 모두 열이 나게 하면 中岳에 灌漑가 되고 肺臟이 윤택하게 되어 鼻病을 예방할 수 있다(《雜病源流犀燭》).

② 迎香按摩

양손의 食指나 中指로 양쪽 迎香穴을 눌러준다. 일반적으로 2~3분간 눌렀다가 2~3분간 멈추고 다시 눌렀다가 멈춘다. 5~6회가 1단계치료과정이다.

(4) 導引養生法

行功하는 경우 《保生秘要》 에 수록된 방법에 따라 施功한다. 즉 "歸無念하며 命門을 세척하고 腎水가 昆侖으로 上昇되고 臍로 내려간다고 생각한 다음 左乳下의 經絡에서 涌泉까지 밀어내면서 입김을 불어내고 흡입한다"라고 하였다. 꾸준히 本功을 행하면 肺腎機能을 증강시킬 수 있어 鼻疾患을 예방할 수 있다. 또한 《養生方》 에 기록된 방법에 따라 행할 수도 있다. 즉 "行功人은 동쪽에서 왼쪽을 향하고 세 번 숨을 쉬지 말고 손으로 양쪽 콧구멍을 비비고 다리를 쭉 뻗고 앉으며…… 콧물을 제거할 수 있다."라고 하였다. 本功을 행하면 鼻道를 소통시켜 냄새를 잘 맡을 수 있게 할 수 있다.

(5) 飮食養生法

① 음식조절

소아의 乳食이나 성인의 음식이 적절하게 조절되지 않으면 항상 脾胃가 蘊鬱되어 濕이 생기고 熱이 양성되어 肺系를 침범한 결과로 鼻病이 발병하기 쉽다. 그러므로 鼻病을 예방하기 위해서는 반드시 음식을 적절하게 조절하고 너무 배부르거나 배고프지 않게, 그리고 너무 차거나 뜨겁지 않게 해야 하며 골고루 먹어야 한다.

② 음주절제

환자가 음주를 과다하게 하거나 肉類料理나 辛熱한 음식을 많이 먹으면 生熱動血하여 血이 氣를 따라 넘치게 됨으로써 자주 코피를 발생시키게 되는데, 이것을 酒食衄이라고 명칭한다. 張景岳도 역시 鼻淵은 "대부분 술과 기름진 음식으로 말미암거나, 熱한 飮食物을 오랫동안 먹거나…… 濕熱이 上熏하고 津汁이 溶溢하여 下하게 되어 經을 離脫하여 腐敗한 것이다"(《景岳全書·卷二十七》)라고 하여 술 때문에 형성된다고 인식하였다. 따라서 鼻病을 예방하기 위해서는 술을 과량마시는 것을 삼가하고 적게 먹는 것이 좋다.

2) 2次豫防法

鼻病이 발생하면 그 傳變을 예방하는 데에 중점을 두어야 한다. 코는 안면부의 가운데에 위치하고 체내로 肺系와 연결되어 臟腑經絡과 통한다. 鼻病이 발생하면 먼저 肺를 손상시키게 된다. 그러므로 傳變豫防의 중점은 역시 가장 먼저 肺系에 두어야 한다. 肺系가 원활하게 소통되면 變證이 발생하지 않는다.

(1) 藥物을 통한 傳變豫防法

鼻病이 비록 臟腑經絡과 밀접한 관계가 있지만, "종합해보면 鼻症은 한결같지 않으며, 그 발생원인은 風寒外感과 陰虛火炎이다. 外感을 다스리는 경우에는 辛散이 적당하고, 內熱을 다스리는 경우에는 滋陰降火가 적당하다. 治法의 大綱은 거의 이와 같다.(《羅氏會約醫鏡·鼻病治法大綱》). 따라서 藥物을 통한 傳變豫防은 內治와 外治로 나누어진다.

① 內治

風寒의 邪에 감염되어 이것이 오래되면 熱로 변화되고 熱이 鬱結되면 氣가 마비되어 鼻塞이 형성된다. 이때에는 蒼耳散, 防風通聖散, 川芎茶調散, 菊花茶調散 등으로 開上宣鬱한다. 만약 腦熱鼻淵이 內熱에 속하면 淸凉藥이 적당하므로 羚羊, 山梔, 石膏, 滑石, 夏枯草, 靑菊葉, 苦丁茶 등과 같은 辛凉淸熱散鬱의 약품을 사용할 수 있다(《臨證指南醫案·鼻病證治》). 鼻疔에는 五味消毒飮이나 黃連解毒湯을 선택할 수 있고, 鼻疳에는 黃芩湯을 선택함으로써 淸熱瀉肺, 疏風解毒할 수 있다. 鼻鼽에는 溫肺止流丹을 선택함으로써 補肺祛寒할 수 있으며, 鼻淵에는 蒼耳子散을 선택함으로써 疏風熱하고 芳香通竅하거나 龍膽瀉肝湯을 복용함으로써 淸泄膽熱하는 것이 적당하다.

② 外治

風熱이 肺를 침범한 鼻病에는 氷連散과 같은 吹藥을 뿌려주는 것이 좋다. 風寒이 肺를 침습한 虛證鼻病에는 碧玉散이 적당하고, 만약 코가 빨갛거나 鼻孔이 헐은 경우에는 四黃散, 紫金錠 등을 사용하는 것이 적당하다. 또한 코가 막히고 콧물이 흐르면 蔥白滴鼻液을 사용하여 辛散通竅할 수 있다.

(2) 鍼灸를 통한 傳變豫防法

① 鍼刺

迎香, 禾髎, 合谷, 印堂, 上星, 列缺 등의 穴중에 매회 2~3穴씩 선택하여 中等强度로 자극하면 解表散邪와 經絡疏通의 효과가 있다. 急·慢性鼻病의 傳變豫防에 적용한다.

② 懸灸

迎香, 印堂, 百會穴을 선택한다. 虛寒性鼻病의 傳變豫防에 적당하다.

3) 3次豫防法

鼻病의 치유초기에는 肺와 腎氣가 약하므로 外邪에 감염되어 鼻病이 재발되기 쉽다. 그러므로 반드시 재발방지에 주의를 기울여야 한다. 재발을 방지하는 방법은 上述한 養生(1次豫防)法 외에도 또한 아래의 몇가지 사항에 주의를 기울여야 한다.

(1) 養生을 통한 재발방지법

① 虛損의 補養

張景岳은 "衄血은 비록 대부분이 火로 인한 것이지만 오직 陰虛로 인한 경우가 특히 많은데, 바로 勞損으로 陰을 傷하면 水가 火를 제어하지 못하여 衝任陰分의 血을 動할 수 있다."(《景岳全書·卷三十》)라고 인식하였다. 그러므로 鼻病患者가 치유된 후에는 반드시 그 체질과 그 陰陽을 판별하여 각각 補해주어야 한다. 예를 들어 陰虛한 경우에는 六味地黃丸을 복용하고, 氣虛한 경우에는 四君子湯으로 補하며, 陽虛한 경우에는 八味地黃湯 등으로 補한다.

② 房事의 절제

《證因脈治》에서 "房勞로 腎이 傷하고 陰精이 不足하며 水中에 火가 發하면,…… 陰血이 火를 따라 上昇하여 아무 經이나 함부로 넘나들게 되면 內傷衄血의 症이 발생한다."라고 인식하였다. 따라서 鼻衄이 치유된 초기에는 반드시 房事를 절제함으로써 房勞로 인한 腎損傷, 腎水不足, 虛火上炎으로 鼻衄이 다시 발작하는 것을 막아야 한다.

(2) 식이요법을 통한 재발방지법

① **薑糖大棗湯** : 生薑 9g, 大棗 9g, 紅糖 72g을 물에 넣고 끓여서 복용한다. 鼻病이 걸린 적이 있는 사람은 겨울과 봄철에 재발하기 쉬우므로 꾸준히 복용한다.

② **辛荑花煲鷄蛋** : 매회 辛荑花 10~12g, 계란 2개에 물 적당량을 첨가하여 함께 끓인다. 계란이 익은 후에 껍질을 벗기고 다시 잠시 동안 끓여서 국물과 계란을 먹는다. 祛風, 通竅, 止痛 등의 효능이 있다. 대개 慢性鼻炎, 鼻竇炎, 鼻塞不通의 재발방지에 적용한다.

③ **藕汁蜜糖露** : 신선한 연근 적당량을 깨끗이 씻어서 100~150㎖정도의 즙을 짠 다음 벌꿀 15~30g을 첨가하여 고루 섞어서 복용한다. 매일 1회, 며칠동안 연속 복용한다. 凉血止血의 효능이 있으므로 鼻衄의 재발방지에 사용한다.

4 咽喉病豫防法

咽喉病은 咽喉部位에 발생하는 여러 종류 질병의 통칭이다. "咽喉는 水穀이 지나는 길이며, 喉嚨은 氣가 上下로 지나는 곳이다"(《靈樞·憂恚無言》)라고 하였다. 이로 인해 咽喉病은 대부분 위급한 경우가 많다. 이와 관련하여 《咽喉脈證通論·總論》에서는 "喉는 氣機出入의 門戶로 생명과 연계되므로 병을 얻으면 위험이 頃刻에 있어 기다리지 못한다."라고 한 바 있다. 그러므로 일상생활에서 咽喉病豫防은 반드시 필요하다.

咽喉는 식도와 氣道中間에 위치하며 주로 水穀을 받아들이고 호흡을 주관하는 인체의 중요한 부분으로서 肺 및 胃와 가장 밀접한 관계가 있다. 보통 咽喉病의 病位는 咽喉部分이며 病源은 대부분 肺 및 胃의 비정상인 상태가 원인이 된다. 이에 《尤氏喉科秘書·咽喉門》에서 말하기를 "熱을 感受하면 발생하며, 肺病에 속한다."라고 하였으며, 《重樓玉鑰·喉風》에서도 역시 "喉風諸症은 모두 肺胃臟腑에 風邪가 깊이 침투하고 鬱熱되어 風火가 相搏함으로써 氣血이 閉澁되고 凝滯되어 흐르지 못하게 되고 風痰이 上攻하여 여러 種의 熱毒을 형성한 것이다."라고 하였다. 六腑不和와 血氣不調도 역시 咽喉病의 중요한 病因이다. 이에 대하여 《諸病源候論·喉癰候》에서는 "六腑가 不和하고 血氣가 不調하고 風邪가 喉間에 침투하여 막으면 氣가 壅滯되어 分散되지 않으므로 凝結되어 癰이 된다."라고 하면서 風寒과 같은 여러 外邪 및 氣機壅滯 모두 咽喉病을 유발할 수 있음을 설명하였다. 그밖에도 七情內傷과 痰熱內結도 역시 咽喉病을 유발할 수 있다. 이와 관련하여 《直指方》에서는 "七情氣鬱은 痰涎을 結成하여 氣를 따라 積聚된다"라고 하여 咽喉에 응결되면 咽喉病이 발생된다고 하였으며, 《丹溪心法·卷四》에서도 역시 "喉痺大는 대개 痰熱이다"라고 하였다. 따라서 咽喉病의 病機는 여러 종류의 발병요소가 작용하여 臟腑經絡의 氣機를 원활하지 못하게 하고 機能失調를 유발함으로써 濕과 痰이 생겨 咽喉에 쌓인 결과 咽喉病이 되는 것에 속한다. 역대의 의학자들은 咽喉病의 病因과 病機에 초점을 맞추어 상응하는 예방조치를 제시하였다. 尤氏는 역시 "喉菌病은 憂鬱에 屬하고…… 이것을 치료하는데 있어서 患者가 꺼려야 할 음식을 지키는 것이 중요하다."(《尤氏喉科秘書·咽喉門》)라고 하면서 예방의 요점을 지적하였다.

1) 養生(1次豫防)法

咽喉病은 대부분 七情內傷으로 咽喉가 鬱結되거나, 六淫이 肺를 손상시켜 咽喉를 熏蒸시키거나, 飮食不節로 痰食熱이 咽喉에 응결되거나, 혹은 과도한 疲勞, 무절제한 酒色, 久病으로 인한 身體虛弱, 臟腑不和, 內外合邪로 인해 야기된다. 이러한 病因에 초점을 맞추어 반드시 일상생활에서의 예방을 위주로 함으로써 큰 폐해를 막아야 한다.

(1) 心理養生法

① 유쾌한 정신상태 유지

정신과 정서상태는 氣機의 暢達與否에 직접적으로 영향을 미친다. 그러므로 평소에 마음을 밝게 하고 수면을 충분히 취함으로써 양호한 정서상태를 유지하여 臟腑의 氣機를 원활하게 하고 積熱을 제거해야 한다. 이렇게 하면 咽喉의 調養에 도움이 된다.

② 情志의 조절

七情內傷은 臟腑不和와 氣血不暢을 유발하므로 咽喉病이 발생하기 쉽다. 이에 대하여 《尤氏喉科秘書·氣癰第三》에서 말하기를 "氣癰은 惱怒가 肝을 손상시키고 肝血이 不和하여 肺氣壅塞을 초래한 결과이다. 火가 熾盛하여 上升함으로써 喉間에서 발생한 것이다."라고 하였고, 咽喉門에서 또 "喉菌病은 憂鬱에 속하므로 血이 熱하고 氣가 滯하면 생기는데,

婦人이 많이 걸린다."라고 하였다. 그러므로 평소에 情志를 잘 조절하여 氣가 응결되어 咽喉를 침범하지 않도록 해야 한다.

(2) 起居養生法

① 外邪의 방지

일상생활에서 外邪가 咽喉에 침범하지 않도록 예방하는데 중점을 두어야 한다. 六淫中에는 風邪가 다른 邪와 합쳐져 咽喉를 침습하여 咽喉病을 유발시키기가 가장 쉽다. 이에 《太平聖惠方》卷三十五에서는 "肺脾가 壅滯하고 風邪熱氣가 經絡에 침범하여 蘊蓄되어 分散되지 않고 咽喉로 上攻한다."라고 하였으며, 《尤氏喉科秘書·鎖喉第一》에서도 역시 "鎖喉는 風熱이 胸膈에 쌓인 소치"라고 하였다. 그러므로 起居에 주의하여 六淫侵襲을 避하는 것은 咽喉病을 예방하는 중요한 조치의 하나이다.

② 居處의 선택

居處로는 風을 피할 수 있고 태양을 향한 곳이 적당하고 陰濕하고 바람이 많은 곳은 적합하지 않다. 이런 것을 주의하면 곰팡이가 咽喉를 손상시켜 咽喉病을 유발하는 것을 예방할 수 있다.

(3) 飮食養生法

① 음식조심

咽喉는 水穀을 수납하고 호흡이 통하는 지점이므로 음식이 부적절하면 蘊濕生熱하고 胃火가 咽喉로 상승되게 하여 咽喉病이 발생하게 된다. 《咽喉經驗秘傳·喉症用藥細條》에서 "喉癰은 辛酸炙煿하며 厚味醇酒를 과식하여 感熱되어 발생한다."라고 하였다. 그러므로 식생활에서 맵고 기름지고 열이 많은 음식물을 과식하지 않도록 조심하는 것은 咽喉病을 예방하는 조치중의 하나가 된다.

② 음주절제

《濟生方·咽喉門》에서 "炙煿한 음식을 많이 먹고 독한 술을 많이 마시면 胸膈壅滯를 초래하여 熱毒之氣가 宣泄될 수 없어 咽喉에 병이 든다."라고 하였다. 그러므로 음주를 절제하여 適時에 적당량을 먹으면 咽喉病을 예방할 수 있다.

2) 2次豫防法

咽喉는 중요한 부분이면서 여러 가지 질환에 걸리기가 가장 쉬우므로 病에 걸렸을 때는 우선 그 傳變을 예방해야 한다. 咽喉는 위로 天氣와 통하고 아래로는 肺胃와 연계되므로 傳變豫防의 요체는 肺胃를 보호하고 病因을 제거하여 다시 발생하는 원천을 두절시키는데 있다.

(1) 藥物을 통한 傳變豫防法

① 內服法

咽喉病이 風熱에 속하는 경우에는 疏風淸熱湯을 선택하고, 風寒에 속하는 경우에는 六味湯이 적당하다. 만약 熱毒의 경우에는 黃連解毒湯을 복용하고, 胃腑實熱인 경우에는 凉膈散이나 혹은 大承氣湯을 복용하며, 熱毒이 壅盛하고 氣血이 瘀滯되어 癰이 된 경우에는 仙方活命飮이나 혹은 托里消毒散을 복용하는 것이 적당하다. 그리고 만약 肺腎陰虛로 인한 咽喉病인 경우에는 六味地黃湯이나 知柏地黃丸을 선택하고, 肝氣鬱結인 경우에는 半夏厚朴湯을 선택하며, 痰火壅滯인 경우에는 溫膽湯을 복용하는 것이 적당하다. 또한 肺脾腎虛寒症狀이 나타나는 咽喉病은 桂附八味丸이나 補中益氣湯을 복용한다.

② 外治法

熱毒이 盛한 경우에는 珠黃散을 咽喉에 뿌려 넣거나 潤喉丸을 머금으며, 咽喉病과 口腔病이 合倂된 경우에는 漱口方으로 입을 헹구어 환부를 청결히 하면 消熱解毒의 작용을 한다. 慢性 咽喉病이나 風寒咽喉痛에는 芳香辛散藥物을 끓여서 그 蒸氣를 咽喉로 흡입시키면 傳變을 예방할 수 있다.

(2) 按摩를 통한 傳變豫防法

咽喉病으로 목소리가 나오지 않으면 人迎, 水突穴과 국소적인 敏感壓痛點 및 咽喉部의 세 개의 側線(제1선은 喉結의 양쪽으로 1分지점에서 아래로, 제3선은 結喉의 양쪽으로 1分半지점에서 아래로, 제2선은 제1선과 제3선의 중간)을 취한다. 먼저 咽喉部의 세 개선 위에서 一指推拿法을 시행한 다음 揉法으로 人迎, 水突穴과 壓痛點을 주물러 준다. 만약 咽喉疼痛이 있으면 風池, 風府, 天突, 曲池, 合谷, 肩井穴과 누운 자세에서 結喉 양쪽 및 天突穴을 취하여 推拿 혹은 一指推揉法을 이용하여 위아래로 수차례 왕복시술하고 다시 앉은 자세를 취하여 風池, 風府, 肩井 등의 穴을 按揉한다.

(3) 鍼灸를 통한 傳變豫防法

急性・熱性咽喉病에는 合谷, 內庭, 曲池, 天突, 少澤, 足三里, 魚際 등을 針刺하고, 또한 三棱鍼으로 양손의 少商穴이나 商陽穴을 速刺하여 1~2방울의 피를 낸다. 急性 혹은 慢性 咽喉病에는 耳鍼을 이용할 수 있는데, 穴은 咽喉, 心, 神門, 內分泌, 副腎 등을 취하여 20~30분간 留鍼하며, 虛寒性 咽喉病에는 足三里, 合谷, 曲池 등의 穴을 懸灸한다.

3) 3次豫防法

咽喉病이 치유된 후에는 그 재발방지에 중점을 두어야 한다. 재발방지의 요점은 誘因을 제거하는데 있다. 養生(1次豫防)法 외에도 또한 아래와 같은 방법을 채택할 수 있다.

(1) 調攝을 통한 재발방지법

① 氣機의 調節

咽喉病의 치유초기에는 氣機가 초보적으로 소통되기 시작하였기 때문에 鬱滯되기 쉽다. 특히 氣機의 鬱滯로 인해 발병한 咽喉疾病의 경우는 더욱 그렇다. 그러므로 정서를 유쾌하게 유지하여 氣機를 원활하게 함으로써 鬱滯가 발생하지 않게 하는 것은 咽喉病 재발방지의 중요한 부분이다.

② 虛損의 補養

《瘡瘍經驗全書》 에서 "腎水가 咽喉를 潮潤하지 못하므로 그 병이 생긴다."라고 하였으며, 《諸病源候論》 에서도 역시 "膽氣가 不足하여 그 氣가 上溢하면 입이 쓰고 한숨을 잘 쉬며 宿汁을 嘔吐하고, …… 침을 자주 뱉는다."라고 하였으며, 《尤氏喉科秘書・咽喉門》 에서는 "喉刺는 대부분 먼저 勞病에 걸렸다가 重症이 오래되어 虛火가 上昇하고 榮血이 이미 枯渴된 소치"라고 하였다. 그러므로 虛損을 補하는 것 역시 調攝을 통한 재발방지의 중요한 조치가 된다.

(2) 養生을 통한 재발방지법

① 피로에 주의

피로와 우울은 인체의 陽氣를 손상하여 氣機의 停滯를 가져오기 쉽다. 그러므로 咽喉病의 치유초기환자는 중노동이나 장시간의 노동을 하지 않도록 하여 陽氣의 소모로 인한 咽喉病의 재발을 막아야 한다.

② 酒色節制

《咽喉脈證通論·弱證喉癬》에서 "弱證喉癬은 酒色이 過度하거나 疲勞하고 憂鬱하여 형성된다."라고 하였으며, 또한 咽喉病이 무절제한 房事로 인한 腎水枯渴로 야기된다고 하였다. 그러므로 酒色을 절제하여 재발을 방지해야 한다.

제 8 장
各種 惡性腫瘍 疾病

《說文解字注》에서 "瘤는 腫이다", "流聚하여 腫이 생긴다"라고 하였다. 보통 인체 어떤 한 부위나 臟腑에 부어오른 형태의 덩어리(積塊)가 맺혀서 없어지지 않는 것을 "腫瘤"라고 칭한다. 이것은 대부분 正氣虛弱, 外邪의 반복적인 侵襲으로 인하여 인체의 氣血運行이 막히고 邪毒이 凝結되어 덩어리가 된 것이다. 이러한 종류의 腫塊는 일단 형성되면 발병요소가 작용하지 않아도 여전히 계속 생장할 수 있다. 그러므로 本病의 病理的 特徵은 本虛標實이다. 즉 其部位의 腫瘤는 항상 整體性疾病의 국소적인 현상의 일종이다. 보고에 따르면 전세계에서 매년 惡性腫瘤로 죽는 사람이 약 400만명이라고 한다. 따라서 腫瘤豫防에 대한 적극적인 연구전개는 중요한 현실적 의의를 가진다.

한의학은 일찍부터 腫瘤의 존재에 대하여 인식하고 있었다. 일찍이 殷墟의 甲骨文에는 "瘤"의 기록이 있으며, 《內經》 및 《難經》에서는 또한 腫瘤의 발생부위에 따라 "腸覃", "石瘕", "脾積", "噎膈", "伏梁", "失榮" 등의 병명을 언급하였다. 宋代의 東軒居士의 《衛濟寶書》에서는 처음으로 "癌"을 논술하였으며, 아울러 癌을 "腫瘤", "積聚", "癥瘕" 등의 범주에 귀속시켰다. 역대의 의학자들은 腫瘤의 형성에 대하여 상세한 분석을 하였다. 《醫宗必讀·積聚篇》에서는 "積의 형성은 正氣가 不足한 상태에서 邪氣가 踞하였기 때문이다."라고 하였고, 《婦人大全良方》에서는 "肝脾가 鬱怒하고 氣血이 虧損한 것을 乳岩이라고 한다."라고 하였으며, 《外科正宗·繭脣》에서는 "煎炒炙煿한 것을 過食하며, 게다가 고민을 많이 하면 痰

이 火를 運行시켜 脣에 留注하면 처음에는 콩알만하게 凝結되었다가 점차 커져서 누에고치만해진다."라고 하였다. 이 기록들을 종합해보면, 腫瘤豫防은 반드시 正氣扶助, 情志調節, 飮食調節, 淸熱降火, 化痰散結 등의 방면으로부터 착수해야 한다는 것을 알 수 있다. 따라서 腫瘤의 한의학적 예방의 특징에는 세 가지가 있음을 알 수 있다. 첫째는 整體觀念을 강조하는 것이다. 腫瘤가 비록 局部에서 생장하지만 전신의 正氣와 관계가 있다. 陰陽을 조정하고 부족한 것을 補하여 局所의 病變을 예방치료해야 할 뿐만 아니라 더욱 중요한 것은 正氣를 회복시키고 전신의 陰陽平衡을 조화시키는 것이다. 둘째는 病因을 판별하는 것이다. 모든 질병의 발생에는 일정한 발병요소가 있으므로 이러한 요소들을 제거하면 "2次豫防"의 효과에 도달할 수 있다. 예를 들어 胃癌은 항상 飮食不節과 관계가 있고, 肺癌은 항상 흡연과 관계가 있으며, 乳房癌은 항상 情緖와 관계가 있다. 그러므로 반드시 각각의 病因에 맞추어 상응하는 예방법을 채택해야 한다. 세째는 종합적인 예방이다. 한의학과 서양의학의 결합은 腫瘤를 예방하는 중요한 부분이다.

1 胃癌豫防法

胃癌은 또한 "胃積"이라고도 칭하며 한의학에서 "噎膈", "反胃", "伏梁", "積聚" 등의 범주에 귀속된다. 이것은 대부분 氣, 血, 痰, 食, 瘀, 熱 등이 상호결합하여 胃脘에 남아 형성된 것이다. 본병은 항상 胃脘痛, 嘈雜, 呑酸, 嘔吐(서양의학에서의 胃潰瘍, 胃息肉, 慢性萎縮性胃炎에 腸腺化生이나 非典型增生이 동반된 것) 등과 같은 병증에 惡性傳變이 나타나 발생한다.

고대 문헌들에는 噎膈의 발병부위와 증상에 대한 비교적 상세한 기록이 남아있다. 《靈樞·四時氣》 篇에서는 "飮食이 내려가지 않고 膈에 막혀 通하지 않으며 邪가 胃脘에 있다."라고 하였고 《金匱要略·嘔吐噦下利》 篇에서는 "아침에 먹으면 저녁에 吐하고, 저녁에 먹으면 아침에 吐하며 宿穀이 소화되지 않는 것을 反胃라고 한다."라고 하여 本病의 발생부위가 胃에 있으며 그 積塊의 방해로 飮食不下나 嘔吐 등과 같은 증상이 나타난다는 것을 명확하게 지적하였다. 또한 역대 의학자들은 胃癌의 形成에 대하여 다음과 같이 분석하였다. 《醫碥·反胃噎膈》 에서 "酒客에게 噎膈이 많으며, 독한 술을 마시는 사람에게 특히 많은데, 熱이 津液을 손상시키고 咽管이 乾澁되어 음식이 들어갈 수 없는 것이다."라고 하면서 飮酒가 陰을 손상시키고 胃絡을 손상시키는 것이 噎膈을 발생시키는 중요한 원인임을 지적하였다. 《類證治裁·噎膈反胃論》 에서는 "근심으로 脾를 傷하고 氣가 鬱滯되어 涎을 생성하면 마실 수는 있지만, 음식은 먹기 어렵다."라고 하면서 情志로 인한 손상도 本病을 발생시킬 수 있음을 강조하였다. 그리고 《醫宗金鑒·雜病心法要訣》에서 "賁門이 乾枯하면 水穀을 받아들이는 道路가 좁으므로 음식이 내려가지 못하니 噎塞이 된다. 幽門이 乾枯하면 腐化된 음식을 放出하는 道路가 좁으므로 음식이 反出되니 噎胃가 된다."라고 하면서 積塊가 오래되면 胃속의 津液이 없어지면서 水穀이 들어오고 운행되는 길을 막히게 되어 本病이 발생한다는 것을 설명하였다. 이를 통해 보면 胃癌을 조성하는 주요요인이 飮食不節, 情志內傷 및 久病不癒이며, 그 病機는 宿食과 痰熱의 상호결합, 脾胃의 昇降機能失調, 津液枯渴 등임을 알 수 있다. 고대 의학자들은 상술한 病因에 맞추어 적극적인 예방조치를 채택해야 한다고 인식하였다. 《醫貫·噎膈論》에서는 "반드시 外的으로는 六淫을 避하고 內的으로는 七情을 조절하며 飮食으로 自養하여 滋血生津함으로써 腸胃를 潤해준다.…… 氣가 淸하고 血이 和하면 脾氣가 健運하여 음식이 소화가 된다."라고 하였으며, 《證治匯補·呑酸》에서는 또한 胃癌初期의 病變에 대해서 반드시 제때에 치료해야 한다고 강조하였다. 즉 "呑酸은 작은 질병이지만 오래 방치해서는 안된다. 오래되어도 치유가 되지 않으면 점차 噎膈反胃로 발전된다."라고 하였다. 이러한 논술들은 胃癌의 早期治療思想을 제시한 것이다.

1) 養生(1次豫防)法

胃癌의 형성원인은 과도한 음주, 過食生冷, 맵고 기름지고 香燥한 음식물을 과식하는 것과 관계가 있다. 또한 五味의 편식(예를 들면 소금을 과하게 먹는 것)으로 인해 발생되거나, 너무 뜨거운 음식물을 먹거나, 땅콩, 옥수수, 쌀 등에 곰팡이가 생기거나 변질된 식품을 먹음으로 인해 형성될 수 있다. 그리고 부차적으로 情志로 인한 손상도 들 수 있는데, 예를 들면 근심으로 인해 脾가 손상되거나 분노로 인해 肝이 손상되어 肝氣가 胃를 침범하고 脾胃不和가 유발되며 氣가 鬱滯되어 火로 변하고 瘀熱이 응결되어 積塊가 형성된다. 그러므로 胃癌의 1차예방은 반드시 病因을 없애는 것에서부터 착수하고 동시에 암발병전의 病變(胃脘癰, 嘈雜, 呑酸, 嘔吐 등)들에 대하여 적극적으로 치료하여 큰 폐해를 미리 막아야 한다.

(1) 心理養生法

① 思無邪

생각이 과도하면 脾를 손상시키고 脾胃의 氣가 鬱結되어 運化機能失調가 일어나고 이에 食痰이 막혀서 積聚를 형성한다. 따라서 생각을 과도하게 해서도 안되며 망상은 더욱 안된다.

② 분노의 자제

과도한 분노는 肝을 손상시킨다. 그러면 肝氣가 胃를 犯하게 되고 氣가 鬱滯되어 火로 변화되며 火熱이 胃絡을 태워서 손상시키면 噎膈反胃가 형성된다. 《醫碥·積聚》에서 "憂怒氣逆, 血凝液留는 積을 형성한다."라고 하였다. 따라서 분노를 자제하여 肝氣를 원활하게 하면 胃絡이 손상되는 피해를 막을 수 있다.

(2) 飮食養生法

① 균형 있는 식생활

《萬氏家傳養生四要·寡慾第一》에서 "傳化가 늦으면 이것은 菀莝의 積이 된다."라고 하여 잘못된 식생활이 胃癌을 유발하는 중요한 요소임을 설명하였다. 따라서 음식을 적절하게 조절해야 한다.

㉠ 식사량을 적절히 조절한다. : 음식물의 소화흡수는 모두 脾胃의 정상적인 納運機能을 통해 진행된다. 만약 식사량이 적절하지 않으면 胃氣를 쉽게 손상시켜서 음식을 수납하고 부식시키는 기능에 장애를 가져오게 된다. 이것이 오래되면 胃癌이 발생하게 되는 것이다. 이에 《養生四要》에서는 "一時的인 욕망을 放任하면 평생 해롭다."라고 하면서 사람들이 반드시 식사량을 적절하게 조절함으로써 폭음폭식하지 않을 것을 경고하였다.

㉡ 음식을 味覺的인 면에서 조절한다. : 《三因極一病證方論·九蟲論》에서 "기름지고 찬 음식을 섞어먹고 조절하지 않으면 썩어서 凝滯가 된다."라고 하였다. 맵거나 기름진 음식물이나 술을 과하게 먹으면 반드시 胃絡을 손상시켜 脾胃의 運化機能失調를 가져온다. 그렇게 되면 음식이 滯하여 소화가 되지 않아 濕痰을 형성하고 胃積을 조성할 가능성이 있다.

㉢ 너무 뜨거운 음식을 삼가한다. : 음식의 국물이 너무 뜨거우면 식도와 위의 점막에 화상을 입어 粘膜充血潰瘍을 조성할 수 있다. 이것이 오래되면 癌이 유발될 가능성이 있다.

㉣ 너무 짠 음식을 삼가한다. : 徐光煒는 《胃癌》에서 高鹽食品과 몇몇 식품첨가제와 같은 일부음식물이 胃癌生成을 촉진시키는 작용을 한다고 지적하였다. 따라서 음식은 淡白하게 먹는 것이 좋다.

② 음식을 통한 養胃

㉠ 薏苡仁粥 : 生薏苡仁 20g, 찹쌀 혹은 멥쌀 30g, 흰설탕 반 숟가락. 이 재료로 죽을 끓여서 頓服하면 健脾和胃, 利濕抗癌의 효능이 있다. 胃脘脹痛에 氣虛有濕한 경우에 적용한다. 위궤양과 암을 예방하는 작용이 있다.

㉡ 藤梨根燒鷄蛋 : 藤梨根 50g, 계란 2개, 흰설탕 한 숟가락. 먼저 藤梨根을 끓여서 그 汁으로 계란을 삶고 흰설탕을 첨가하여 頓服한다. 氣血을 補하고 熱毒을 풀어주며 抗癌效能이 있어서 胃癌의 예방에 적당하다.

(3) 氣功養生法

일반적으로 內養功法을 이용할 수 있다. 이 방법은 주로 入靜, 放鬆, 調息의 主動鍛鍊을 통해 正氣를 배양하고 經絡을 소통시키며 氣血을 조화하고 인체의 抗病能力을 시킨다.

(4) 藥物養生法

① 惡性傳變을 예방하는 方藥

㉠ 항상 胃脘에 脹痛이 있고 嘔吐症狀이 나타나는 경우에는 香砂六君子丸을 꾸준히 복용한다.

㉡ 항상 痞滿隱痛과 呑酸이 나타나는 경우에는 香砂養胃丸을 꾸준히 복용한다.

㉢ 만약 吐血하거나 大便이 검은 경우에는 大黃粉 2g을 매일 2~3회 복용하고, 胃痛에는 九香蟲, 玄胡索, 川楝子를 선택 복용하며, 脹滿이 심한 경우에는 佛手片, 靑皮, 陳皮를 복용한다. 또한 噯氣에는 旋復花, 代赭石, 柿蒂를 선택 복용하고, 胃酸缺乏에는 木瓜, 烏梅, 白芍, 山楂를 선택 복용하며, 舌質이 紫色일 경우에는 當歸, 丹蔘을 선택 복용한다.

㉣ 腸腺化生에는 白花蛇舌草를 복용하고, 非典型增生에는 白英, 白花蛇舌草를 선택복용한다.

② 抗胃癌藥物

藤梨根, 菝葜, 農吉利, 腫節風, 白花蛇舌草, 半枝蓮, 山豆根, 生半夏, 生南星, 大蒜, 冬凌草, 白英, 雷公藤 등이다.

(5) 鍼刺養生法

常用穴은 內關, 中脘, 足三里, 陽陵泉이 있다. 이 穴位들은 胃腸機能을 개선하는 작용을 한다. 만약 오랜 통증으로 신체가 허약해진 경우에는 가슴의 8~12夾脊穴, 三陰交를 첨가하여 시술한다. 扶正補虛에는 足三里를 艾灸하는 방법을 첨가할 수 있다. 耳鍼은 脾, 胃, 交感, 神門을 선택하여 시술한다.

(6) 推拿養生法

禪推法을 운용한다. 환자는 仰臥位를 취하고 치료자는 환자의 우측에 앉아서 먼저 경쾌한 一指禪推法과 摩法을 이용하여 中脘, 氣海, 天樞 등의 穴에 시술한다. 그런 연후에 이 穴位들을 按揉하고 또 足三里를 按揉하는 방법을 배합시켜도 된다. 시간은 약 10분간이다. 주로 健脾和胃, 舒肝理氣의 작용을 한다.

2) 2次豫防法

중기와 말기위암은 보통 腫塊의 凝結로 인하여 嘔吐, 胃痛, 大便黑, 鎖骨上淋巴轉移 등과 같은 증상이 나타난다. 만약 제때에 胃氣를 調養하고, 氣血을 소통시키며, 痰을 없애 凝結을 제거하고, 血을 활성화시켜 瘀血을 제거하며, 正氣를 扶助하면 腫塊의 蔓延을 방지하고 인체의 陰陽平衡을 유지할 수 있게 되며 이에 양생과 장수의 목적에 도달할 수 있게 된다.

(1) 飮食調養法

胃癌患者의 養生을 통한 가장 중요한 傳變豫防法은 飮食調養이다. 좋은 脾胃機能狀態가 유지되어야만 비로소 氣血이 점차 충만되어 藥物效果를 발휘할 수 있다. 飮食調養法은 1次豫防法을 참조하는 것 외에도 환자의 상황을 고려하여 아래와 같은 방법을 선택 이용할 수 있다.

① **白朮猪肚粥** : 白朮 30g, 돼지의 위장 1개, 생강 약간, 멥쌀 100g. 白朮, 생강을 달인 즙에 돼지 위장, 멥쌀을 넣고 죽을 끓여서 나누어 복용한다. 胃癌의 脾胃氣虛에 적당하다.

② **雪梨漿方** : 맛이 단 雪梨 큰 것 1개를 얇게 썰어서 찬물 속에 반나절 담가두었다가 수시로 마신다. 潤燥生津止渴의 효능이 있다. 胃癌의 津液不足에 적당하다.

③ **五汁飮方** : 배즙, 올방개즙, 鮮蘆根즙, 麥冬汁, 연근즙(혹은 사탕수수즙) 적당량을 고루 섞어서 시원하게 마신다. 찬 것이 싫은 경우에는 따뜻하게 데워서 복용해도 된다. 養陰生津, 潤燥化痰의 효능이 있다. 胃癌의 陰虛不下, 嘔吐에 적당하다.

(2) 藥物을 통한 傳變豫防法

① 正氣扶助를 통한 傳變豫防藥物

㉠ 證에 따라 健脾益氣湯, 補中益氣湯, 生脈飮, 沙蔘麥門冬湯을 선택 복용한다.

㉡ 扶正祛邪基本方 : 生黃芪 30g, 太子蔘 30g, 白朮 10g, 雲茯苓 10g, 陳皮 10g, 補骨脂 10g, 半枝蓮 30g, 藤梨根 30g, 淮山藥 20g, 白英 30g, 白花蛇舌草 30g, 草河車 15g, 焦

三仙 30g.

② 邪氣除去를 통한 傳變豫防藥物

㉠ 痰食交阻에는 二陳湯, 枳實導滯丸을 선택 복용할 수 있다.

㉡ 邪毒壅盛에는 普濟消毒飮을 선택 복용할 수 있다.

㉢ 腫塊가 점차 커지고 胃絡이 손상되어 출혈이 나타나는 경우에는 犀角地黃湯이나 黃土湯을 선택 복용하고, 證에 따라 側柏葉, 參三七粉, 雲南白藥 등을 첨가한다.

㉣ 腫塊가 轉移되고 鎖骨上淋巴結이 나타나는 경우에는 四海舒肝丸을 선택 복용하고, 肝으로 轉移되는 경우에는 茵陳五苓散을 선택 복용할 수 있다.

3) 3次豫防法

주로 胃癌初期에 수술을 한 후의 體力回復과 再發防止, 그리고 中期胃癌의 癌腫除去後에 화학치료와 방사선치료의 부작용을 제거하는 것을 가리킨다.

(1) 體育强身法

胃癌手術後에는 腑氣가 손상되고 체력이 허약하므로 이때에는 적은 활동으로 체력을 증강시켜야 한다. 예를 들면, 식후의 산보로 소화를 돕거나 간단한 太極拳으로 氣血의 流通을 촉진시킨다.

(2) 藥物을 통한 재발방지법

① 正氣扶助를 통한 재발방지 處方

㉠ 脾虛에는 四君子湯, 補中益氣湯을 선택 복용할 수 있다.

㉡ 脾虛泄瀉에는 蔘苓白朮散을 선택 복용할 수 있다.

㉢ 骨髓抑制로 백혈구가 하강하여 빈혈이 나타나는 경우에는 人蔘養榮湯, 左歸丸을 선택할 수 있다.

② 邪氣除去를 통한 재발방지 처방

㉠ 구역질과 구토가 나는 경우에는 橘皮竹茹湯을 선택 복용한다.

㉡ 열이 나는 경우에는 銀翹散, 五味消毒飮을 선택한다.

㉢ 吐血, 便血이 나타나는 경우에는 犀角地黃湯이나 生大黃粉 15g을 끓인 물에 타서 복용

한다. 매일 1~2회, 3~5일 동안 연속 복용한다.

③ 食道癌豫防法

食道癌은 한의학의 "噎膈"의 범주에 속하며 대개 氣, 血, 痰, 瘀가 상호결합되어 횡격막에서 막힘으로써 유발된다. 本病은 일반적으로 삼키는 것이 곤란하여 먹는 즉시 吐하게 되고 胸部에 심한 통증이 나타나는 등의 암발생전 病變(즉 서양의학진단에서 식도염증, 식도상피증생, 식도궤양, 식도점막백반, 식도파흔협착)을 소홀히 하거나 치료해도 효과를 보지 못한 결과 惡性傳變되어 발생한다.

고대 문헌들속에서 噎膈의 발병부위와 증상에 대한 다음과 같은 기록들을 볼 수 있다. 《素問·至眞要大論》 에서 "飮食이 내려가지 않고 膈噎이 通하지 않아 음식을 먹으면 嘔吐한다." 라고 하였으며, 《靈樞·邪氣臟腑病形篇》 에서는 "膈中은 飮食이 들어가면 다시 나온 후 거품이 나온다."라고 하였다. 이러한 논술은 현재의 임상적인 食道癌症狀, 즉 삼키는 것이 곤란하거나, 먹으면 즉시 토하는 것, 또 점액을 구토하는 것 등과 매우 비슷하다. 《諸病源候論》 에서는 "噎膈은 배가 고프면 먹으려고 하지만 噎塞은 咽喉와 胸膈사이에서 逆流되어 胃口의 上部에 있게 되어 胃에 들어가기 전에 바로 痰涎과 함께 吐한다"라고 하였는데, 이것은 本病의 病變部位와 典型的인 임상증상을 더욱 구체적으로 설명한 것이다. 淸代의 陽素園은 "식도 속에 유형적인 물질이 그 사이를 막은 것이지 이유 없이 좁아진 것이 아님이 분명하다."라고 하면서 食道癌은 식도 속에 유형의 물질이 자라는 것임을 명확하게 설명하였다.

옛사람들은 本病의 病因과 病機에 대해서도 역시 기록을 남겼다. 《素問·通評虛實論》 에서 "膈이 막혀 閉絶되어 上下가 不通하면 暴憂의 病이다."라고 하였으며, 《諸病源候論》 에서도 "근심하고 분노하면 氣가 凝結되고 氣가 凝結되면 고루 소통되지 못하여 噎이 되는데, 噎은 즉 噎塞不通이다."라고 하였다. 이러한 논술들은 本病의 형성이 情志不遂와 밀접한 관계가 있음을 설명한 것이다. 그리고 《醫砭》 에서는 "酒客에게 噎膈이 많고 독한 술을 마시는 사람에게 특히 많다. 熱이 津液을 손상시키고 咽管이 乾澁하게 되어 음식을 먹을 수 없다."라고 하여 독한 술을 좋아하는 사람은 만성적인 손상으로 식도를 增生시켜서 암을 유발할 수 있음을 설명하였다. 이외에도 또한 本病은 年齡, 體質과도 밀접한 관계가 있다고 인식하였다. 張景岳은 "나이가 어린 경우에는 이 증상이 적게 보이며, 연로하여 쇠약한 경우에 이 증상이 나타난다."라고 하였으며, 《臨症指南醫案》 에서는 "나이가 들어 血氣가 점차 쇠약해지고……위액이 점차 고갈되어 胃氣가 아래로 이끌어 주는 기능이 적어지면 噎症이 싹트게 된다."라고 하였다. 이러한 견해는 서양의학의 인식과 완전히 부합되는 것으로 臟腑虛弱, 氣血虧損 및 노년의 陰精枯渴이 噎膈의 증상을 쉽게 유발시킨다는 사실을 설명한 것이다.

그리고 선현들은 本病의 예방에 대하여 깊고 예리한 논술을 하였다. 그 예로 宋代 《濟生

方》 의 작자 嚴用和는 “飮酒는 節度있게 하고 七情으로 손상되지 않게 하며 陰陽이 平衡되게 하여 氣가 順流하여 痰이 내려가면 噎膈이 생기지 않는다.”라고 지적하면서 음식에 주의를 기울이고 情志를 調攝하면 本病을 예방할 수 있다고 설명하였다.

2 食道癌豫防法

1) 養生(1次豫防)法

飮食所傷, 情志失調, 正氣虛弱은 本病의 발병요인이며, 氣血痰瘀, 熱毒의 相互結合, 津液의 고갈은 本病의 病機가 된다. 1차예방의 관건은 病因을 제거하는 것에서부터 착수해야 하며 아울러 암발생전 病變(음식이 막힌 느낌, 횡격막에 심한 통증, 먹으면 즉시 토하는 증상, 점액질 구토)에 대해서 적극적인 치료를 진행하는데 있다. 이것은 本病의 형성을 방지하는데 있어서 매우 중요한 의의를 가진다.

(1) 心理養生法

胃癌豫防法을 참조한다.

(2) 飮食養生法

① 식습관 개선

장기간동안 딱딱하거나 뜨거운 음식을 먹고 독한 술을 마시며 고추 같은 자극성식품을 먹는 경우, 음식을 먹을 때 잘게 씹지 않거나 폭음 폭식하는 등의 불량한 습관, 혹은 흡연 등 모두 食道癌을 유발할 수 있다. 이러한 불량한 습관을 개선하는 것은 本病을 예방하는데 있어서 중요한 의의를 가진다.

② 음식주의

변질된 음식물 및 니트로아민을 함유한 음식물을 자주 먹으면 왕왕 食道癌을 유발시킬 수 있다. 음식에 영양소가 결핍되었거나 필요한 비타민과 무기질이 결핍되는 것도 本病이 발생하는 요인의 하나이다. 음식을 먹을 때는 음식물의 품종에 주의를 기울이는 것 역시 本病발생을 방지하는 하나의 중요한 방법이다.

(3) 藥物養生法

① 辨證豫防

㉠ 임상에서 삼키는 것이 곤란하고 횡격막이 답답한 통증이 주로 나타나면 痰氣交阻에 속하는 경우인데, 이때에는 啓膈散을 加味복용한다.

㉡ 임상에서 삼키는 것이 곤란하고 아파서 음식을 먹을 수 없으며 점액을 吐하고 혀가 紅而光한 상태가 주로 나타나면 津虧熱結에 속하는 경우이므로, 이때에는 五汁安中飮을 위주로 복용한다.

㉢ 임상에서 삼키는 것이 곤란하고 횡격막에 疼痛이 있으며 물도 먹기 힘들고 점액을 토하며 혀가 어두운 자주색을 띠는 경우는 痰瘀內阻에 속하므로, 이때에는 通幽湯을 위주로 복용한다.

② 辨病豫防

食道癌의 발병률은 食道上皮增生의 발병률과 심각한 정도가 정비례한다. 이에 食道上皮增生의 계속적인 발전을 저지하는 方藥을 아래에 소개하고자 한다.

㉠ 冬凌草

- 片劑 : 每片당 生藥 4.2g을 함유하고 있으며, 매일 3회, 매회 5片씩 복용한다.
- 水醇劑 혹은 糖漿劑 : 매 mℓ당 生藥 1g을 함유하고 있으며, 매일 3회, 매회 20~30mℓ씩 복용한다.
- 原生藥 : 매일 30~50g을 끓인 물에 탄 후에 뚜껑을 덮고 약한 불에 10~15분정도 달여서 복용한다.

㉡ 다음 열거한 藥物은 질병상태에 근거하고 證에 따라 선택 사용한다.

山豆根, 敗醬葉, 黃藥子, 夏枯草, 草河車.

(4) 鍼刺豫防法

삼키는 것이 곤란하면 天鼎, 天突, 上脘, 中脘을 主穴로 취하고, 足三里, 內關, 風門, 厥陰兪, 督兪(오른쪽), 膈兪, 肝兪(왼쪽), 脾兪(오른쪽), 膽兪, 淵液 등의 穴을 배합한다.

2) 2次豫防法

食道癌은 전체병과정중에서 두드러진 증상은 삼키는 기능의 곤란이다. 말기까지 발전되면 삼키는 기능의 곤란이 날로 심해져서 환자에게 惡性症候와 脫水(=失水) 등과 같은 일련의

衰竭狀態가 나타날 수 있으며, 아울러 肺, 肝, 腦 등과 같은 중요한 臟器로의 轉移가 나타날 수 있다. 따라서 제때에 일련의 傳變豫防措置를 채택하여 병세를 완화시키고 고통을 경감시키며 생명을 연장시켜야 한다.

(1) 飮食을 통한 傳變豫防法

食道癌患者의 음식은 소화가 쉽고 영양이 풍부한 軟食, 半流動食, 流動食이 적당하며, 시거나 매워서 자극적이거나 차고 딱딱한 음식물은 삼가해야 한다. 구체적인 방법은 1次豫防法외에도 여러상태를 고려하여 雪梨漿方, 五汁飮方, 五汁安中飮方을 선택 복용할 수 있다.

(2) 藥物을 통한 傳變豫防法

① 辨證을 통한 傳變豫防

㉠ 梗噎이 비교적 가볍고 트림, 가래 및 음식물을 吐하는 것은 痰氣交阻에 속한다. 이때에는 施復代赭湯合逍遙散에 瓜蔞, 鬱金, 八月札을 첨가하여 복용할 수 있다.

㉡ 삼키는 것이 곤란하고 심하면 물도 마시기 힘들며 가슴과 등에 疼痛이 있고 粘液을 吐하며 혀에 瘀斑이나 瘀點이 있는 것은 痰瘀互結에 속한다. 이때에는 啓膈散合桃紅四物湯에 昆布, 海藻, 急性子, 三七粉을 첨가하여 복용할 수 있다.

㉢ 삼키기가 곤란한 상태가 비교적 심하고 가슴과 등에 심한 통증이 나타나며 입이 마르고 舌赤苔光한 것은 熱毒傷陰에 속한다. 이때에는 沙蔘麥冬湯에 山豆根, 銀花, 玄蔘, 丹蔘, 徐長卿을 첨가하여 복용할 수 있다.

㉣ 막힌 정도가 심각하여 물도 마실 수 없고 몸이 여위며 舌淡하고 脈細한 것은 邪盛正虛에 속한다. 이때에는 八珍湯에 丹蔘, 龍葵, 夏枯草, 山豆根, 白花蛇舌草를 첨가하여 복용할 수 있다.

② 辨病을 통한 傳變豫防

㉠ 食道癌主方 : 山豆根 30g, 全瓜蔞 20~30g, 夏枯草 20g, 龍葵 20~30g, 丹蔘 15~20g, 香橼 15g.

㉡ 通道散 : 硼砂 1.0g, 硇砂 0.6g, 龍腦香 0.1g, 人工牛黃 2g, 象牙屑 1.5g, 玉樞丹 1.5g. 상술한 약재를 함께 고운 분말로 간다. 以上은 하루분량으로 여러 회로 나누어서 물에 개어 풀 상태로 만들어서 천천히 삼킨다.

③ **單驗方을 통한 傳變豫防**

㉠ 蜀羊泉 30g, 白花蛇舌草 30g, 威靈仙 30g, 白茅根 30g을 물에 달여서 매일 1첩씩 3회로 나누어 복용한다.

㉡ 고양이태반을 불에 구워서 가루낸 것을 아침저녁으로 각각 6~9g씩 黃酒에 타서 복용한다.

㉢ 거위피 혹은 흑부리오리피를 뜨거울 때 1잔씩 매일 1회 복용한다.

㉣ 平消丹(枳殼 30g, 乾漆 6g, 五靈脂 15g, 鬱金 18g, 白礬 18g, 仙鶴草 18g, 火硝 18g, 制馬錢子 12g을 모두 곱게 갈아서 물에 개어 丸을 만든 것)을 매일 3회, 매회 1.5~6g씩 물로 삼킨다.

(3) 鍼刺를 통한 傳變豫防法

天突, 啓膈, 廉泉, 中脘, 足三里 등의 穴을 취한다. 中等强度로 捻轉하고 15분간 留鍼한다.

3) 3次豫防法

주로 初期食道癌 手術後의 체력회복과 재발을 방지하는 문제를 해결한다.

(1) 藥物을 통한 재발방지법

① **辨證을 통한 재발방지**

㉠ 神疲倦怠 등 氣虛不足에 속하는 경우는 免疫合劑(黃芪, 黨蔘, 靈芝)를 복용한다.

㉡ 納呆(소화불량과 식욕부진 증상이 나타남)와 가슴이 답답한 등 脾虛氣萸에 속하는 경우는 香砂六君子湯을 복용한다.

㉢ 頭暈과 耳鳴, 神疲乏力, 화학치료와 방사선치료로 골수생산이 억제된 경우는 肝腎兩虧, 氣血不足이므로 補血湯(黃芪, 當歸, 鷄血藤, 何首烏, 阿膠, 枸杞子, 女貞子, 山茱萸, 補骨脂, 生地, 陳皮)을 복용할 수 있다.

㉣ 消化不良과 食慾不振이 나타나고 嘔吐泄瀉 및 化學治療로 야기된 胃腸道反應은 脾胃不和에 속하므로 六和湯을 복용한다.

② **辨病을 통한 재발방지**

㉠ 三草湯 : 白花蛇舌草, 夏枯草, 生甘葉.

㉡ 四根湯 : 山豆根, 板蘭根, 紫草根, 葛根, 二花, 生薏苡仁, 陳皮.

③ 單驗方을 통한 재발방지

㉠ 八仙膏 : 연근즙, 생강즙, 배즙, 무즙, 사탕수수즙, 은행즙, 竹瀝, 벌꿀 같은분량을 고루 섞어 쪄서 임의로 먹는다(《萬病回春》).

㉡ 守宮 약간을 불에 굽고 분말로 갈아서 매일 3회, 매회 2~3g씩 끓인물과 함께 복용한다.

㉢ 藤梨根 30g, 白屈菜 10g, 半枝蓮 10g에 물을 붓고 짙은 붉은 색이 될 때까지 오래 끓인 다음 찌꺼기를 제거하고 시럽상태로 농축시켜서 매일 2회, 매회 10㎖씩 복용한다.

㉣ 蜈蚣 5마리, 全蠍 6g, 白花蛇舌草 30g, 半枝蓮 60g, 夏枯草 30g, 紫草根 30g, 山藥 15g, 鷄內金 10g, 丹蔘 10g, 白茅根 30g, 旋復花 10g, 半夏 10g, 大棗 15g을 물과 함께 달여서 찌꺼기를 제거하고 벌꿀 120g을 첨가하여 크림상태가 되도록 끓인다. 3회로 나누어 복용한다.

3 原發性肝癌豫防法

原發性肝癌은 常見되는 急性腫瘤의 하나로서, 대부분 不潔한 음식, 過度한 疲勞, 情志失調 등의 원인으로 인해 肝과 脾가 손상을 받음으로써 氣機가 鬱滯되고 瘀血이 停滯되며 濕熱火毒이 右脇에 쌓여 형성된다. 本病은 脇痛, 癥積, 黃疸, 膨脹(바이러스, 간경화, 中華分枝睾吸蟲病) 등과 같은 병의 치료시기를 놓쳤거나 치료로도 효과를 보지 못하여 惡性傳變이 발생하여 형성될 수 있다.

《靈樞 · 邪氣臟腑病形》 에서는 "肝脈이 微急한 것은 肥氣로 脇下가 잔을 덮어놓은 것 같다."라고 하였으며 《難經 · 論五臟積病》 에서는 "脾의 積은 痞氣라 하며 胃脘에 있고 접시를 덮어놓은 것 같으며, 이것이 오랫동안 낫지 않으면 四肢를 거두지 못하고 黃疸이 발생하며 飮食이 肌膚를 營養하지 못한다."라고 하여 本病의 病變部位 및 症狀을 지적하였다. 《靈樞 · 百病始生》 에서는 "만약 憂鬱과 忿怒로 內傷이 생기면 氣가 上逆하게 되고 氣가 上逆하면 六輸가 不通하고 溫氣가 운행되지 못하여 血積이 형성된다"라고 하면서 本病의 형성원인이 정신적인 요소와 밀접한 관계가 있음을 매우 분명하게 지적하였다. 《景岳全書》 에서는 "어린나이에 술을 무절제하게 먹으면 대부분 水鼓가 된다."라고 하여 過度한 飮酒도 本病을 유발하는 중요한 원인의 하나임을 지적하였다. 고대 의학자들은 또한 本病에 대한 조기예방치료를 제시하였다. 《醫門法律》 에서 "보통 癥瘕, 積塊, 痞塊는 脹病의 뿌리이다. 날로 累積되어 배가 키만해지는 것을 單腹脹이라고 한다."라고 하여 뱃속에 腫塊가 있는 것이 발견되면 반드시 미리 예방치료하고 소홀히 보아서는 안되며, 만약 소홀히 한다면 매우 심각한 결과를 가져온다고 설명하였다. 또한 《證治匯補》에서는 "虛가 심하여 損이 되어 脇下에 약간의 痛症이 그치지 않는 경우 이것은 酒色이 지나쳐 생긴 것으로 干脇痛이라고 하며, 매우 위험하다."라고 하였다. 이것은 酒色이 너무 지나치면 脇痛을 유발할 수 있으므로 반드시 경각심을 가지고 미리 예방치료하지 않으면 생명까지도 위험하게 될 수 있음을 설명한 것이다.

1) 養生(1次豫防)法

肝癌은 不潔한 飮食, 過度한 房事, 疲勞로 인한 內傷, 情志不調, 과도한 飮酒 등의 요소로 인하여 유발될 수 있다. 임상에서 本病은 B형간염 및 B형간염에서 비롯된 肝硬化와 관계가 있음이 관찰되었다. 그리고 Aflatoxin에 오염된 쌀, 대두, 땅콩, 옥수수 등을 장기간동안 먹음으로 인하여 형성될 수 있으며, 또한 Nitroamine화합물류를 함유한 식품섭취로 야기될 수도 있다. 이외에도 中華分枝睾吸蟲(Clonorchis sinensis)의 감염도 本病을 조성할 수 있다. 그러므로 原發性肝癌의 1차예방은 반드시 病因을 제거하는 것으로부터 착수해야 하며, 동시에 암발생전의 病變(예를 들면 脇痛, 黃疸, 癥積 등)에 대해서 적극적인 치료를 진행함으로써 질환을 미연에 예방해야 한다.

(1) 心理養生法

情志를 조화시킨다. 비정상적인 情志活動은 항상 인체의 氣血이 조화를 잃게 하여 內臟機能의 紊亂을 유발한다. 예를 들면, 우울과 분노는 肝을 손상시켜 肝이 疏泄機能을 잃게 만들고 氣機가 鬱滯되며 또 脾가 健運機能을 잃어 痰濕이 內生하게 만들기 쉽다. 이 상태가 오래되면 氣滯, 血瘀, 痰濁內阻가 조성되어 積聚가 형성된다. 그러므로 《靈樞·本神篇》에서 "志意가 和하면 精神도 바르게 되고 魂魄이 흩어지지 않으며 忿怒가 일어나지 않으니 五臟이 邪를 받지 않는다."라고 하였다.

(2) 飮食養生法

① 음식물의 곰팡이제거

곰팡이가 핀 음식물은 먹어서는 안된다. 곰팡이감염이 심각하지 않은 음식물에 대해서는 조리하기 전에 반드시 여러 차례 물로 씻으면서 부유물을 따라내어 씻어낸 물이 맑아질 때까지 씻는다. 滑石粉이 섞여있거나 질이 좋지 않은 쌀은 상술한 방법에 따라 열심히 씻으면 滑石粉 등의 雜物을 제거할 수 있고 곰팡이균이 침투한 주요부분(즉 곡식입자의 바깥층과 배아부분)을 씻어낼 수 있으며 또한 毒素의 함량을 낮출 수 있다. 땅콩으로 제조한 기름에 곰팡이가 생긴 것이 의심되면 반드시 화학멸균이나 가열파괴법을 채택하여 淨化시켜야 한다. 앞의 방법은 곰팡이균을 함유한 땅콩기름에 암모니아수를 첨가하여 씻어내는 것이고, 뒤의 방법은 곰팡이균을 함유할 가능성이 있는 땅콩기름을 220~250℃에서 약 3~5분간 끓이면 된다.(타지 않도록 주의)

② 청결한 식수

식수오염은 肝癌을 야기하는 원인의 하나이다. 이에 식수는 반드시 청결히 하고, 특히 농촌에서는 연못물, 관개수, 하천물은 마시지 않도록 하고 우물물을 마시는 것이 비교적 좋다. 특히 깊은 우물물이 가장 좋다.

③ 완전히 익혀먹기

《金匱要略·果實禁穀禁忌幷治》에서 "날채소를 먹지 않도록 한다.", "날고기를 먹으면, …… 百蟲이 變生한다."라고 하여 음식을 날로 먹는 것은 인체에 매우 해로움을 설명하였다. 예를 들어 中華分枝睾吸蟲은 항상 민물소라와 물고기가 중간숙주이므로 만약 익히지 않은 물고기를 먹으면 감염되기 쉽다. 이런 종류의 吸蟲의 成蟲은 肝內部의 膽管속에 기생하면서 기계적인 자극 및 독소의 영향을 통하여 膽管上皮型 肝癌을 유발할 수 있다. 그러므로 수산물을 먹을 때는 끓여먹는 것이 매우 중요하다.

④ 적당한 음주

장기간동안 과량의 술을 마시면 肝細胞變性과 壞死, 纖維組織增生을 유발하여 肝硬變을 야기할 수 있으며 심한 경우에는 肝癌을 유발한다. 《飮膳正要》에서는 술에 대해서 "적게 마시는 것이 좋다. 많이 마시면 몸을 傷하고 수명에 영향을 주며 사람의 本性을 바꾸는데, 이것은 독이 심하기 때문이다. 飮酒過度하면 생명을 잃는 원천이다."라고 지적하였다.

(3) 氣功養生法

放鬆功法을 이용할 수 있다. 이 방법은 주로 吸氣시에 意念을 放鬆하는 부위에 고정시키고 呼氣시에는 意念을 고정시킨 부위에서 떠나게 하면서 "鬆"자를 속으로 생각하고 몸으로 편안하고 이완된 느낌을 느끼는 것이다. 본 功法은 사람의 心氣를 평화롭게 하고 經絡을 소통시키며 氣血을 조화시키고 昇降機能을 정상화시킨다. 여기에서 放鬆은 實을 瀉해주고, 靜守는 虛를 補해준다. 이와 같이 하면 六腑가 水穀을 소화하고 五臟은 精을 저장하며 陰平陽秘하고 精氣가 충분해지게 한다. 그래서 병이 있으면 병약한 신체를 회복시킬 수 있으며 병이 없는 경우에는 保健豫防할 수 있다.

(4) 藥物養生法

주로 제때에 肝癌과 관계된 질병과 암발생전 질병을 치료한다. 여기에서는 특히 바이러스성 B형간염과 간경화를 말한다.

① 脇痛이 肝鬱氣滯에 속하는 경우는 柴胡疏肝湯을 服用한다.
② 痞塊가 氣滯血瘀에 속하는 경우는 旋復花湯을 加味服用한다.
③ 消化가 안되고 大便이 무른 증상을 동반하는 肝鬱脾虛에는 逍遙散을 加味服用한다.
④ 舌苔가 光하고 舌紅인 肝陰虧損에는 一貫煎을 服用한다.
⑤ 黃疸이 나타나는 肝膽濕熱에는 茵陳蒿湯을 服用한다.
⑥ B형간염이 抗原陽性을 나타내는 경우는 巴戟天, 吐絲子, 蓯蓉, 仙靈脾, 桑寄生, 虎杖, 川連, 丹蔘, 黨蔘 등으로 조성된 方藥을 服用한다.

(5) 鍼刺養生法

取穴은 2組로 나뉜다. 제1조는 至陽, 足三里이고 제2조는 膽兪, 太衝이다. 이 2組를 교대로 선택 이용하여 매일 1회씩 中等强度로 자극한다. 肝部分의 통증에는 期門, 陽陵泉, 丘墟를 첨가하며 매 회마다 그 중에서 1~2穴을 선택하여 시술한다. 각항의 肝機能에 모두 변화가 있는 경우에는 肝炎穴(內踝尖에서 위로 2寸지점), 太衝을 첨가하며 매 회마다 그 중에서 1~2穴을 선택한다. 그리고 肝脾腫大에는 痞根(제1요추 극돌기아래의 양쪽으로 3.5寸지점, 肝腫大에는 우측을 針刺하고, 脾臟腫大에는 좌측을 針刺한다), 脾兪, 肝兪를 첨가하며 매회 그 중에서 1~2穴을 선택하여 시술한다.

(6) 推拿養生法

本病은 반드시 行氣活血法으로 치료해야 한다. 点, 按, 摩, 揉 등의 手法을 채택할 수 있다. 환자는 臥位를 取하고 치료자의 엄지손가락으로 章門, 期門, 大包, 膻中, 日月 및 상응하는 背部의 膀胱經兪穴을 點按함으로써 氣血을 운행시켜 통증을 멈추게 한다.

2) 2次豫防法

原發性肝癌은 一般癌보다 進展이 빠르며, 어떤 때는 몇 주 내에 惡性段階로 발전될 수도 있다. 따라서 제때에 조치를 취하여 효과적으로 예방하는 것은 병세의 악화를 저지하고 환자의 생명을 연장시키는데 있어서 매우 중요한 의의를 가진다.

(1) 飮食을 통한 傳變豫防法

肝癌患者는 淸淡하고 영양이 풍부하며 소화가 쉬운 음식을 위주로 먹어야 한다. 맵고 자극적이며 膏粱厚味나 익히지 않아서 소화가 잘 되지 않는 음식물들은 모두 금해야 한다. 구체적인 방법은 養生(1次豫防)法 외에도 또한 환자의 상태를 고려하여 茯苓粥(茯苓 30g, 멥쌀 100g으로 죽을 끓인다. 인체의 면역수준과 抗腫瘤作用을 향상시킨다), 薏苡仁粥, 雪梨漿方, 五汁飮方 등을 선택 복용할 수 있다. 胃癌豫防法을 참조한다.

(2) 藥物을 통한 傳變豫防法

① 辨證을 통한 전변예방

㉠ 임상에서 脇痛, 癥塊위주로 나타나는 것은 肝失疏泄, 氣滯血瘀에 속하는 경우이므로 柴胡疏肝散合桃紅四物湯을 加減하여 복용할 수 있다.

㉡ 임상에서 脇痛, 癥塊, 黃疸위주로 나타나는 것은 癥瘀內結, 濕熱蘊盛에 속하는 경우이므로 茵陳蒿湯, 膈下逐瘀湯을 加減하여 복용할 수 있다.

㉢ 임상에서 脇痛, 癥塊, 黃疸, 出血위주로 나타나는 것은 熱毒擴張, 迫血妄動에 속하는 경우이므로 犀角地黃湯을 加味하여 복용할 수 있다.

그리고 만약 腹水가 나타나는 경우에는 五苓散, 五皮飮을 첨가복용할 수 있고, 口乾 舌赤光한 경우에는 益胃湯을 첨가복용할 수 있으며, 神疲, 氣短한 경우에는 生脈飮을 첨가복용할 수 있고, 神昏譫語할 때는 淸宮湯 및 安宮牛黃丸을 첨가복용할 수 있다.

② 한방제제를 통한 전변예방

犀黃醒消丸, 小金丹, 外科蟾酥丸, 腫節風片 등을 선택 복용할 수 있다.

③ 單驗方을 통한 전변예방

㉠ 生黃芪, 黨蔘, 白朮, 砂仁, 蔻仁, 牡蠣, 炙鱉甲, 甲珠, 三稜, 莪朮, 桃仁, 紅花, 薑黃, 鷄血藤, 夏枯草, 昆布, 海藻, 烏賊骨, 土茯苓, 漏蘆根, 魚腥草, 陳皮, 延胡索, 吳茱萸, 茵陳, 金錢草, 皂角刺. 本方은 補中益氣, 活血化瘀, 軟堅散結의 효능을 갖추고 있으며 병세에 따라 加減한다. 湯, 丸劑로도 모두 가능하고 장기간 복용할 수 있다.

㉡ 茵陳, 車前子, 海藻, 海帶, 牡蠣, 白花蛇舌草, 鐵樹葉, 延胡索 각각 30g, 漏蘆根, 鬱金,

丹蔘, 黃芪, 黨蔘, 南北沙蔘, 石斛 각각 15g, 當歸, 赤白芍, 夏枯草, 甘草 각각 12g, 川楝子 9g. 黃疸이 있는 경우에는 山梔, 平地木, 田基黃을 첨가하고, 腹水가 있는 경우에는 車前草, 茯苓, 猪苓을 첨가하며, 胸水가 있는 경우에는 桑白皮, 蜀羊泉, 葶藶子, 龍葵를 첨가하고, 熱이 나는 경우에는 生石膏, 銀花, 大青葉을 첨가한다. 그리고 吐血과 便血이 나타나는 경우에는 仙鶴草, 白芨, 藕節炭, 地楡炭, 側柏炭, 貫衆炭, 槐花炭을 첨가하고, 神昏譫語한 경우에는 鮮生地, 石菖蒲, 牛黃淸心片, 醒腦靜注射液 등을 첨가한다.

(3) 鍼灸를 통한 傳變豫防法

選穴 : 肝兪, 內關, 外關, 公孫, 足三里.
手法 : 抑制法을 채택한다.

3) 3次豫防法

근래 들어서 肝癌의 조기진단기술이 빠르게 발전되었고 小肝癌切除治療의 효과도 비교적 좋다. 이에 수술 후에 재발을 어떻게 방지하느냐는 환자의 생존기간과 수명을 연장시키는 데 있어서 매우 중요한 부분이다.

(1) 藥物을 통한 재발방지법

① 辨證을 통한 재발방지

㉠ 納呆癥痞가 脾胃虛弱에 속하는 경우는 香砂六君子湯을 선택 복용할 수 있다.

㉡ 便溏泄瀉가 脾運不健에 속하는 경우에는 蔘苓白朮散을 선택 복용할 수 있다.

㉢ 頭暈目眩, 心悸와 不眠症이 나타나고 納呆神疲하여 心脾兩虛에 속하는 경우에는 歸脾湯을 선택 복용할 수 있다.

㉣ 頭暈目眩, 腰背酸楚하여 肝腎兩虧에 속하는 경우에는 六味地黃湯을 선택 복용할 수 있다.

㉤ 神疲乏力, 短氣懶言 등이 氣陰兩虛에 속하는 경우에는 生脈散을 선택 복용할 수 있다.

㉥ 화학치료로 胃腸管反應이 나타나 脾胃不和에 속하는 경우에는 六和湯을 선택 복용할 수 있다.

㉦ 화학치료로 골수생성이 억제되어 氣血虛損에 속하는 경우에는 人蔘養榮湯을 선택 복용할 수 있다.

② 單驗方을 통한 재발방지

㉠ 全蝎, 蜈蚣, 水蛭(거머리), 薑黃, 蜣螂(말똥구리), 守宮, 五靈脂 각각 같은 분량을 분말로 갈아서 매일 3g씩 매일 2회 복용한다.

㉡ 신선한 獼猴桃根 100g, 비계가 없는 돼지고기 200g을 오래 끓여서 고기와 국물을 먹는다. 격일에 한 번씩 복용한다.

4 肺癌豫防法

한의학문헌에 비록 肺癌이라는 병명은 없지만 肺癌證候와 유사한 기록은 적지 않다. 그러므로 本病은 한의학저서속의 "肺積", "痰飮", "咳血", "胸痛" 등의 범주안에서 연구 토론할 수 있다. 대부분 邪毒이 肺를 侵襲함으로 인해 肺가 宣肅機能을 잃고 그에 따라 津液이 정체되어 痰이 형성되며 痰의 凝結과 氣의 停滯로 絡脈이 막히면서 積聚가 형성되어 本病이 발생한다. 本病은 항상 咳嗽, 胸痛, 咯血, 氣喘(서양의학진단에서의 만성기관지염, 기관지확장, 폐결핵) 등의 증상을 소홀히 하였거나 혹은 치료의 효과를 보지 못한 결과로 惡性傳變이 나타나 발생한다.

고대 문헌들은 本病의 病因, 部位 및 임상증상에 대하여 어느 정도 인식하고 있었다. 《難經·56難》에서 "肺의 積을 息賁이라고 하는데,…… 이것이 오래되면 사람을 灑淅하고 寒熱하며 기침하게 되어 肺壅이 된다."라고 하였으며, 《濟生方》에서는 "息賁의 症狀은…… 喘息이 심한데, 이것이 肺積이다. 진찰하면 脈浮而毛하고, 안색이 창백하고 氣逆하며 背痛少氣, 喜忘目瞑, 膚寒, 皮中時痛 或如虱緣, 或如鍼刺."라고 하면서 本病의 부위가 肺임을 지적하였다. 《靈樞》에는 "뼈가 앙상해지고 살이 빠지며 胸中의 氣가 가득 차고 喘息이 그치지 않으며 內部痛症이 어깨와 목을 잡아당기며 身熱이 있다."라는 기록이 있으며, 張景岳은 "기침이 나고 목소리가 나오지 않거나 喘息이 있는 경우는 肺臟이 나쁜 것이며, 반드시 죽게 된다."라고 하였다. 이러한 기록들은 모두 폐암증상과 말기폐암이 횡격막을 따라 전이되어 咽喉神經經을 압박함으로써 목소리가 나오지 않게 되는 임상증상과 유사하며, 아울러 불량한 豫後를 지적하였다. 그 발병원인에 대해서 《雜病源流犀燭》에서는 "邪가 胸中에 쌓여 氣道를 막아 氣가 通하지 않으면 질병이 되며…… 모두 邪正이 相搏한 결과 邪氣가 勝利하고 正氣가 邪氣를 제어하지 못하게 되어 뭉쳐서 덩어리를 형성하게 된다."라고 하면서 正氣虛弱으로 인해 邪氣가 虛를 틈타 肺를 침습하여 胸中에 鬱寂되고 肺氣가 鬱閉되어 宣肅機能을 잃게 됨에 따라 津液이 모여 痰을 형성하고 痰이 凝結되어 氣가 停滯되며 이로 인해 絡脈이 막혀

腫塊가 생김으로써 本病이 형성됨을 설명하였다. 漢代 張仲景의 《金匱要略》중에 있는 肺痿, 肺癰, 腫脹, 支飮 등과 같은 명칭이 肺癌과 관계가 있다.

1) 養生(1次豫防)法

原發性氣管支肺癌의 病因은 일반적으로 비교적 분명하다. 주로 환경적인 요소와 관계가 있는데, 예를 들면 吸煙, 직업적으로 發癌物質에 露出된 경우, 大氣汚染 등이다. 그리고 六淫外感, 七情內傷으로 유발된 咳嗽, 咯痰, 氣喘과 같은 여러 질환(慢性 阻塞性肺病)의 治療調攝이 잘못되면 本病을 발생할 수 있다. 그러므로 폐암의 1차예방의 관건은 환경적인 요소를 개선하고 암발병전 病變을 적극적으로 치료하는데 있다.

(1) 空氣淨化法

암을 유발하는 화학물질로는 무기비소, 석면, 크롬, 콜타르 등이 있다. 그리고 공업이 발전함에 따라 대기의 오염정도가 날로 심각해져서 폐암의 발병률을 크게 증가시키고 있다. 그러므로 적합하고 효과적인 작업보호조치를 채택하고 환경보호작업을 시행하여 효과적으로 대기오염을 억제하는 것은 폐암발생을 예방하는데 있어서 매우 중요한 의의를 갖는다.

(2) 禁煙養生法

① 耳鍼을 통한 禁煙

禁煙者는 坐位를 취하고 귓바퀴에 常規消毒을 한후 口, 肺, 神門을 主穴로 취하여 시술한다. 금연자의 몸상태를 보고 氣管, 內分泌, 副腎 등의 穴을 배합할 수 있다. 0.5毫鍼으로 피부와 45°각도로 빠르게 捻轉進鍼하며 깊이는 軟骨에 닿을 정도로 하고 15~20분간 留鍼한다. 鍼期間에 1회 運鍼할 수 있고 매일 1회 양쪽 귀에 교체하여 시술한다. 振刺후에는 따로 반대쪽 같은 耳穴을 취하여 王不留行子를 貼壓하고 禁煙者에게 매일 2~3회, 매회 3~5분간 그 부분을 아픈 느낌이 있을 정도로 按摩하도록 당부한다.

(3) 飮食養生法

일반적인 飮食調養에 주의를 기울이는 것 외에 만성기관지염환자에 대해서 다음과 같은 방법을 선택사용할 수 있다.

① 붕어 250g 이상인 것 1마리, 蔻仁 3~5g. 붕어의 비늘을 제거하고 배를 갈라 내장을 제

거한 후 깨끗이 씻고 蔻仁을 붕어뱃속에 넣은 다음 참기름으로 살짝 볶고 소금 약간, 생강을 넣어 끓여서 복용한다. 만성기관지염의 脾肺兩虛, 寒痰咳嗽에 적용한다.

② 배 1개, 貝母 10g. 배는 썰고 貝母는 잘게 부숴서 설탕 약간을 첨가하여 함께 끓여서 복용한다. 만성기관지염의 肺熱乾咳少痰에 적용한다.

③ 百合 30g, 核桃肉 10~15g, 大棗 10개, 멥쌀 30g으로 죽을 끓인다. 아침저녁에 間食으로 먹는다. 만성기관지염의 肺腎兩虛, 咳嗽氣喘에 적용한다.

④ 白木耳 5~10g, 大棗 10개에 얼음설탕을 약간 첨가하여 끓여서 복용한다. 만성기관지염의 肺脾兩虛와 오랜 기침에 적용한다.

(4) 藥物養生法

肺癌의 형성은 慢性阻塞性肺病과 밀접한 관계가 있다. 慢性阻塞性肺病은 慢性氣管支炎, 肺氣腫, 氣管支擴張 등과 같은 질병을 포함한다. 이러한 질병의 특징 중의 하나는 바로 호흡계통에 장기간동안 만성적인 염증이 존재하여 점막상피세포에 염증의 자극으로 增生이 나타나고 세포 일부분의 重度增生이 癌으로 轉化되는 것이다. 그러므로 이러한 癌前病變을 예방치료하는 것은 肺癌을 예방하는데 있어서 매우 중요한 것이다.

① 辨證養生

㉠ 기침을 했을 때 痰이 많이 나오고 백색이며 粘性이 있으면 痰濕犯肺에 속하는 경우로 二陳湯을 加味 복용할 수 있다.

㉡ 기침을 했을 때 黃色의 痰이 나오거나 痰속에 피가 섞여 나오면 痰熱阻肺에 속하는 경우로 淸金化痰湯을 加減 복용할 수 있다.

㉢ 기침을 했을 때 고름 같은 痰이 나오고 咯血, 胸脇刺痛이 동반되면 肝火犯肺에 속하는 경우로 黛蛤散合瀉白散을 加味 복용할 수 있다.

㉣ 마른기침을 하고 痰이 적으며 熱이 나고 盜汗이 나면 肺陰虧損에 속하는 경우로 百合固金湯을 加減 복용할 수 있다.

㉤ 기침소리가 낮고 無力하며 정신이 피로하고 숨이 짧으면 肺氣虛弱에 속하는 경우로 補肺湯을 加減 복용할 수 있다.

㉥ 기침이 나고 숨이 차며 추위가 두렵고 肢體에 浮腫이 나타나면 脾虛腎陽에 속하는 경우로 眞武湯을 加減 복용할 수 있다.

② **辨病養生**

㉠ 發作期 : 佛耳草 30g, 蕺菜 30g, 炙地龍 12g, 炙百部 12g, 車前草 30g. 위의 약재를 50 mℓ정도로 짙게 달여서 이틀에 나누어 복용한다. 10일을 1단계치료과정으로 한다.

㉡ 緩和期 : 陽虛에는 附子 6g, 生地 6g, 熟地 6g, 山藥 9g, 仙靈脾 9g, 補骨脂 9g, 菟絲子 9g, 陳皮 1.5g을 사용하고, 陰虛에는 生地 6g, 熟地 6g, 山藥 9g, 黃精 8g, 天門冬 6g, 女貞子 15g, 陳皮 1.5g을 사용한다.

③ **單驗方養生方藥**

㉠ 仙靈脾 10g, 瘦肉 100~150g을 푹 고아서 복용한다.

㉡ 胡桃肉 10g, 款冬花 10g. 痰이 많은 경우에는 半夏 10g을 첨가하고, 마른기침이 나고 痰이 적은 경우에는 貝母 8~10g을 첨가하여 물과 달여서 복용한다. 매일 1첩씩 복용한다.

㉢ 冬蟲夏草 10g, 瘦肉 100g을 고아서 복용한다.

(5) 鍼灸養生法

主穴 : 肺兪, 膈兪.

配穴 : 合谷, 足三里.

기침을 하면 痰이 많이 나오는 경우에는 豊隆을 첨가한다. 기침으로 숨이 차는 경우에는 天突을 첨가한다. 기침이 해소되지 않으면 京骨透涌泉을 첨가한다. 이상의 穴位에 鍼刺를 해도 되고 艾灸해도 되며 혹은 鍼灸를 병용해도 된다.

灸法은 直接灸, 隔薑灸, 隔蒜灸 등이 있는데, 환자의 상태를 고려하여 선택사용할 수 있다. 1회를 1단계치료과정으로 하고 격일 1회 시술하며, 병이 심각한 경우에는 매일 1회 시술할 수 있다. 1단계치료과정을 마친 후에는 3~5일 동안 휴식한다. 그리고 병세를 고려하여 다음 치료과정에 들어갈 것인지를 결정한다.

(6) 推拿養生法

慢性 阻塞性肺病의 緩和期에 脊背拿提, 束胸, 摩按季助下法, 揉風池, 揉命門, 捏合谷, 揉血海와 같은 여러 방법을 쓸 수 있다.

2) 2次豫防法

肺癌으로 일단 진단이 나면 제때에 조치를 취하여 癌瘤의 발전을 저지시켜야 한다.

(1) 藥物을 통한 傳變豫防法

① 辨證을 통한 傳變豫防

㉠ 기침이 잦고 痰속에 피가 섞여 나오며 찌르는 듯한 胸痛이 있고 혀가 紫暗色이면 氣血瘀滯에 속하므로 血府逐瘀湯을 加減 복용할 수 있다.

㉡ 기침을 하면 痰이 많이 나오고 가슴이 답답하면서 아프고 구역질이 나고 소화가 안되며 舌苔厚膩하면 痰濕蘊肺에 속하는 경우이므로 導痰湯을 加味 복용할 수 있다.

㉢ 마른기침을 하고 痰이 적으며 痰속에 피가 섞여 나오고 胸痛이 있으며 입이 마르고 혀가 붉으면 陰虛火旺에 속하는 경우이므로 沙蔘麥門冬湯을 加味 복용할 수 있다.

㉣ 기침을 하고 痰이 적으며 神疲하고 숨이 짧고 自汗과 盜汗이 나며 혀가 붉거나 옅은 색이면 氣陰兩虛에 속하므로 生脈散을 加味 복용할 수 있다.

② 辨病을 통한 傳變豫防

㉠ 肺鱗癌方：紫草根 30g, 山豆根 15g, 草河車 15g, 蚤休 15g, 前胡 10g, 馬兜鈴 15g, 夏枯草 15g, 海藻 15g, 山海螺 30g, 土貝母 20g을 물과 달여서 나누어 복용한다. 매일 1회 복용한다.

㉡ 肺腺癌方：蜀羊泉 30g, 龍葵, 菝葜, 山海螺, 生薏苡仁, 生牡蠣 각각 30g, 蛇毒, 山慈姑, 夏枯草 각각 15g, 浙貝母 10g을 물과 달여서 나누어 복용한다. 매일 1회 복용한다.

㉢ 肺未分化癌方：徐長卿, 半枝蓮, 白花蛇舌草, 龍葵, 土茯苓, 仙鶴草, 黃藥子 각각 30g, 蚤休, 野菊花 각각 15g, 前胡, 馬兜鈴, 桔梗 각각 10g을 물과 달여서 나누어 복용한다. 매일 1회 복용한다.

③ 單驗方을 통한 傳變豫防

㉠ 三棱 15~30g, 莪朮 15~30g, 留行子 12~30g, 大黃, 蟲丸 12g(包), 桃仁 12g, 丹蔘 15g, 海藻 30g, 黛蛤散 30g(包).

㉡ 百合, 生熟地, 玄蔘, 當歸, 麥冬, 蚤休, 沙蔘, 黃芩, 白花蛇舌草.

㉢ 消癌性胸水方：鮮龍葵 50g을 물과 달여서 복용한다.

(2) 飮食을 통한 傳變豫防法

石上柏 100g, 비계가 없는 돼지다리고기 500g, 이 두 가지를 질그릇 남비에 넣고 찬물을 첨가하여 담가놓고 먼저 중간불로 끓인 후에 약한 불로 2시간정도 끓여서 고기가 흐물흐물해지면 불에서 내린다. 그리고 약찌꺼기를 버리고 膿汁을 1대접정도 남겨 국물과 고기를 먹는다.

(3) 鍼灸를 통한 傳變豫防法

① 體鍼

㉠ 取穴 : 肺兪, 心兪, 尺澤, 曲池. 手法은 대부분 抑制法을 이용한다. 격일 1회 시술한다.

㉡ 取穴 : 肺兪, 中府, 膏肓, 百勞, 尺澤, 膈兪, 肝兪, 脾兪, 腎兪. 20분간 留鍼한다. 격일 1회 시술한다.

② 耳鍼

肺, 肺外側, 肺點, 平喘, 迷根을 取한다.

3) 3次豫防法

주로 初期肺癌手術後의 健康回復, 再發防止 및 中期肺癌으로 화학치료나 방사선치료를 거친 후 腫瘤가 억제된 상황하에서 어떻게 환자가 생명을 연장하고 화학치료와 방사선치료의 부작용을 제거하는 등의 문제를 가리킨다.

(1) 飮食을 통한 재발방지법

① **杏仁茶** : 杏仁 6g, 綠茶 1g. 杏仁을 찧어 반잔의 냉수를 넣고 중간 불에서 팔팔 끓인 후에 바로 이 杏仁 끓인 물에 茶잎을 담그고 뚜껑을 5분정도 닫아놓았다가 마신다.

② **天門冬茶** : 天門冬 8g, 綠茶 1g. 天門冬을 작은 조각으로 잘라서 차 잎과 함께 끓는 물에 담그고 뚜껑을 5분간 닫아놓았다가 마신다.

(2) 藥物을 통한 재발방지법

① 辨證을 통한 재발방지

㉠ 소화가 안되고 정신이 피로하며 숨이 차면 肺脾虛弱에 속하므로 六君子湯을 복용할 수 있다.

㉡ 기침을 하고 痰이 적으며 眩氣症과 耳鳴이 나타나고 열과 盜汗이 나면 肺腎陰虛에 속하므로 麥味地黃丸을 복용할 수 있다.

㉢ 정신이 피로하고 힘이 없으며 말하기가 싫고 自汗과 盜汗이 나타나며 입이 마르고 혀

가 붉으면 氣陰兩虧에 속하므로 生脈散을 복용할 수 있다.

② **辨病을 통한 재발방지**

㉠ 黨蔘 15g, 天門冬 15g, 半夏 12g, 杏仁 12g, 厚朴 9g, 枳殼 9g, 蜂房 15g, 白花蛇舌草 30g, 半枝蓮 30g, 望江南 15g, 山海螺 15g. 本方은 肺癌手術後에 적당하며 비교적 장기간동안 복용할 수 있다. 체력을 회복시키고 장기치료의 효과를 향상시키는 작용이 있다.

㉡ 黃芪 12g, 黨蔘 12g, 天門冬 12g, 生地 12g, 杏仁 12g, 半夏 9g, 厚朴 9g, 白花蛇舌草 30g, 望江南 15g, 半枝蓮 30g, 氷球子 15g. 本方은 방사선 치료 후에 적용함으로써 체력을 회복시키고 장기간 생존율을 향상시킨다.

㉢ 黃芪 12g, 黨蔘 12g, 天門冬 15g, 半夏 9g, 厚朴 9g, 炒穀芽 12g, 炒麥芽 12g, 山萸肉 9g, 蜂房 15g, 望江南 15g, 杏仁 12g, 白花蛇舌草 30g. 本方은 방사선 치료 후에 적용함으로써 체질을 회복시키고 부작용을 경감시킨다.

③ **單驗方을 통한 재발방지**

㉠ **消癌二號** : 紫草根 60g, 七葉一枝花 60g, 前胡 30g, 人工牛黃 10g.

㉡ **制法** : 앞의 3가지 약재를 묽은 크림상태로 만들어서 건조한 후 곱게 갈아서 人工牛黃을 넣고 고루 섞는다. 매일 3회, 매회 2g씩 복용한다.

5 大腸癌豫防法

大腸癌은 한의학중의 "腸覃", "腸中積聚", "癥瘕", "臟毒便血", "鎖肛痔" 등의 범주에 속한다. 대부분 正氣內虛, 脾腎不足, 오랜 설사, 濕毒이 腸에 瘀滯된 것 등이 원인이 되어 발생한다. 本病은 항상 腹痛, 泄瀉, 便秘(즉 서양의학적 진단인 直腸腺癌, 血吸蟲病, 潰瘍性結腸類, 直腸息肉) 등이 適時에 치료되지 않거나 치료효과가 없어서 惡性傳變이 출현하여 발생한다.

한의학의 고대 문헌중에서 大腸癌이라는 명칭은 비록 발견되지 않았지만 本病의 임상증상 및 발병원인에 관해서는 벌써부터 기록이 남아있다. 《靈樞 · 水脹》에서 "腸覃은 무엇인가? 岐伯이 말하기를 '寒氣가 腸外에 침범하여 衛氣와 相搏하니, 氣가 得榮하지 못하고 聯系에 따라 癖이 內着하고 惡氣가 일어나 瘜肉이 內生한다. 이것이 생기기 시작할 때는 크기가 鷄卵만하지만 약간씩 커져 성숙되면 아이를 가진 것 같은 모습이 된다. 오래되어 해가 지나 그것을 누르면 단단하고 밀면 움직이며 月經이 주기에 따라 오는데, 이것이 그 證候이다."라고 하였고 《靈樞識》에서는 "腸속에 오물이 凝聚되면 瘜肉이 자라나는데, 濕氣가 蒸鬱되어 覃土에 나무가 자라는 것과 같으므로 腸覃이라고 한다"라고 하면서 本病의 病灶病位, 發病原因 및 臨床症狀을 명확히 지적하였다. 《靈樞·五變》에서는 "사람이 腸中積聚에 잘 걸리는데, 그 證候는 무엇인가? 少俞가 답하기를 皮膚가 얇으면서 광택이 없고 肉이 견고하지 않고 물렁물렁하며 腸胃가 나쁜데, 腸胃가 나쁘면 邪氣가 滯留하여 積聚되고 脾胃間을 손상시키게 되며 蓄積되어 머물게 되면 大聚가 생긴다."라고 하면서 腸中積聚의 診斷方法, 病機와 病因을 언급하였다. 《瘡瘍經驗全書》에서는 本病이 대개 "飮食을 적절히 조절하지 않고 수시로 醉하거나 배불리 먹고 기름진 음식을 함부로 많이 먹거나,…… 마음가는대로 취하고 배불리 먹고 色을 탐하며, 酷暑를 避하지 않거나, 濕地에 오래 앉아있고 오랫동안 大便을 보지 않으면 陰陽不和가 초래되어 關格이 壅塞하고 風熱이 下衝하여 五痔가 발생한다." 라고 지적하였다. 따라서 이 기록들을 보면, 腸癌을 조성하는 요소들은 寒氣가 腸밖에 체류하는 경우, 濕地에 오래 앉아있는 경우, 불균형한 식생활, 기름진 음식이나 술을 많이 먹는 경우나 혹은 불결한 음식물을 잘못 먹은 경우, 근심과 우울 등과 관계가 있음을 알 수 있다. 즉 脾胃가 손상되면서 濕熱毒邪가 결집되어 大腸에 침투하고 氣滯血瘀됨에 따라 濕毒이 응결된 것이 大腸癌의 病機이다. 《外科正宗·臟毒論》에서 "蘊毒이 臟腑에 凝結하고 火熱이 肛門에 집결되어 腫이 되는데, 그 痛症은 小腹까지 연결되고 肛門은 늘어지고 무거우며 大小便에 異常이 생긴다. 泄瀉를 하거나 便秘가 있고 肛門이 內蝕하며 經絡이 썩게 된다."라고 하면서 本病의 豫後가 매우 나쁨을 지적하고 미리 적극적으로 예방 치료해야 하는 중요성을 설명하였다.

1) 養生(1次豫防)法

大腸癌의 형성원인은 대부분 불결한 음식, 근심과 우울, 오랜 泄瀉나 便秘, 外邪의 感受, 疲勞로 인한 虛弱, 濕熱蘊結 등으로, 이와 같은 요인들이 脾胃를 손상시키고 運化機能을 상실하게 하면서 濕濁이 內生되어 腸道에 침투한 결과 형성된다. 임상에서 보면 大腸癌의 발생은 왕왕 腸道慢性炎症, 腸息肉, 腸腺瘤와 관계가 있고, 동시에 고단백, 고지방 및 섬유소 감소 등이 本病을 유발할 수 있다. 本病의 1차예방에 있어서 반드시 病因을 제거하는 것에서부터 착수해야 하며 아울러 癌前病變(腹痛, 泄瀉, 便血, 便秘 등)을 적극적으로 치료해야만 本病의 발생을 막을 수 있다. 기타의 癌症과 유사한 心理豫防法을 채택하는 것 외에도 아래와 같은 방법을 채택해야 한다.

(1) 飮食養生法

本病은 반드시 음식을 절제해야 한다. 연구에서 結腸, 直腸癌發病率이 음식속의 지방함량이 지나치게 높거나 식물섬유함량이 지나치게 낮은 것과 관계가 있음이 밝혀졌다. 식물성섭취량이 지나치게 적은 사람은 結腸, 直腸, 直腸息肉, 腺瘤 形成의 위험성이 크며, 음식속의 지방함량이 지나치게 높은 경우 이러한 新生物의 體積을 증대시킬 수 있고 게다가 이들 新生物이 良性에서 惡性으로 전화되는 것을 촉진시킬 수 있으므로 항상 저지방, 고식물성섬유 음식을 먹는 것 외에도 매일 1g의 비타민 C를 섭취하면 腸息肉과 腺瘤의 형성을 예방할 수 있다. 또한 이미 형성되었을지라도 그 增大 및 惡性傳變의 발생을 저지시킬 수 있다.

(2) 藥物養生法

주로 腸道慢性炎症을 예방 치료한다.

① **辨證豫防**

㉠ 大便이 묽고 泄瀉가 나기도 하며 이것이 오랫동안 지속되고 소화가 안되며 정신이 피로하면 脾虛에 속하므로 蔘苓白朮散을 선택 복용할 수 있다.

㉡ 새벽에 腹痛이 발작하고 腸鳴 즉시 泄瀉를 하며 몸이 차면 脾腎陽虛에 속하는 것이므로 四神丸合附子理中湯을 선택 복용할 수 있다.

㉢ 腹痛과 泄瀉가 신경을 쓰면 다시 유발되어 肝木乘脾에 속하는 경우는 痛瀉要方을 선택 복용할 수 있다.

㉣ 腹痛과 泄瀉가 오래되어도 낫지 않고 고름과 피가 섞여 나오면 虛實夾雜, 寒熱錯雜에 속하므로 烏梅丸을 선택복용할 수 있다.

② **單驗方豫防**

㉠ 焦三仙粉, 炮薑粉 같은 분량을 매회 3g씩 복용한다. 腹瀉虛寒型인 경우에 적용한다.

㉡ 罌粟殼蜜炙, 厚朴薑制 각 1200g을 가루 내어 3g씩 米飮으로 복용한다. 날것이나 찬 것을 삼가한다. 오랫동안 泄瀉가 멈추지 않는 경우에 적용한다.

㉢ 馬齒莧 60g, 車前草 30g을 물에 달여서 복용한다. 腹瀉濕熱에 적용한다.

(3) 鍼刺養生法

① **鍼刺穴位** : 中脘, 雙天樞, 氣海, 關元, 足三里, 三陰交, 內關. 平補平瀉手法을 채택하

고 30~60분간 留鍼한다.

② **耳鍼** : 皮質下, 內分泌, 副腎, 腸, 交感.

③ **艾灸** : 上脘, 天樞, 關元, 足三里에 隔薑灸나 直接灸法을 이용하여 시술한다.

④ **撥火罐** : 口徑 6cm의 中型火罐으로 배꼽함몰부분(神闕穴에 상당하며 天樞穴을 포함한다)에서 撥罐해준다. 격일이나 4일 간격으로 1회씩 시술한다.

(4) 推拿養生法

① **禪推法**

환자는 仰臥位를 取하고 무겁고 완만한 一指禪推法을 이용하여 中脘에서부터 氣海, 關元까지 아래로 이동한다. 왕복 5~6번 시술한 다음 배를 약 8분간 문질러 준다.

② **滾法**

환자는 俯臥位를 취하고 滾法을 이용하여 脊柱 양쪽에서 脾兪를 지나 大腸兪의 穴位까지 시술한다. 매혈마다 약 1분간씩 시술한 다음 脾兪, 胃兪, 大腸兪, 長强을 按揉한다. 왕복 3~4번 시술하고 다시 좌측 등부위를 擦法으로 열이 전달되는 정도로 10분간 치료한다.

2) 2次豫防法

大腸癌의 주요임상증상은 腹痛, 泄瀉, 便血, 便秘이며, 말기에는 血行轉移와 淋巴轉移를 통해 腹膜內에 種植되고 직접 침투하여 만연된다. 血行轉移의 순서는 肝, 肺, 骨, 腦 등이다. 만약 제때에 淸熱解毒, 活血化瘀, 軟結散結, 理氣止痛, 補益氣血, 健脾和胃 등의 方藥을 투여한다면 癌腫瘤의 발전을 저지 혹은 완화시킬 수 있고 인체의 抗病能力을 향상시켜서 환자 수명을 연장시키는 목적에 도달할 수 있다.

(1) 藥物을 통한 傳變豫防法

① **辨證을 통한 傳變豫防**

㉠ 腹痛과 腹脹이 나타나고 腫塊가 만져지며 배변시 고름 및 피 같은 점액이 나오거나 裏急後重症狀이 나타나고 변이 묽으며 便血이 있고 혀가 어두운 홍색인 경우는 濕熱瘀毒蘊結에 속한다. 이때에는 薏苡附子敗醬散合白頭翁湯을 加減服用한다.

㉡ 納呆症狀과 함께 정신이 피로하고 腹痛과 泄瀉가 나며 排便時 膿血이 섞여 나오거나 裏急後重症狀이 있고 舌苔가 厚膩한 경우는 脾虛濕熱交阻에 속한다. 이때에는 平胃

散合白頭翁湯을 加減服用한다.

② 辨病을 통한 傳變豫防

清腸消腫湯：八月札 15g, 木香 9g, 紅藤 15g, 白花蛇舌草 30g, 菝葜 30g, 野葡萄藤 30g, 苦蔘 15g, 生苡仁 30g, 丹蔘 15g, 土鱉蟲 9g, 烏梅肉 9g, 瓜蔞仁 30g, 白毛藤 30g, 鳳尾草 15g, 貫仲炭 30g, 半枝蓮 30g, 守宮 4.5g. 아울러 本方 煎劑의 1/3(약 200㎖)를 남겨두었다가 매일 1~2회 灌腸한다.

③ 單驗方

㉠ 白花蛇舌草, 仙茅 각각 20g을 물에 달여서 매일 1첩씩 복용한다.

㉡ 藤梨根, 土茯苓, 白茅根 각각 30g, 生・熟薏苡仁 각 30g, 七葉一枝花 12g, 槐花 9g을 물에 달여서 복용한다. 또한 雲南白藥을 매일 3회, 매 0.4g씩 복용한다.

㉢ 赤鏈蛇粉 30g, 沒食子 12g, 禹余粮 30g, 附子 6g, 乾薑 6g, 訶子肉 10g, 肉豆蔻 6g, 河車粉 25g, 炙五倍子 45g을 모두 곱게 간다. 매일 2회, 매회 3g씩 복용한다.

(2) 飮食을 통한 傳變豫防法

大腸癌患者의 음식은 淸淡하고 영양이 풍부해야 하고 일반적으로 軟食, 半流動食, 流動食이 적당하며 맵고 자극적이며 날것이나 기름져서 소화가 잘 안되는 음식물은 삼가야 한다. 상태를 고려하여 아래와 같은 方藥을 선택할 수 있다.

① **馬齒莧炖猪肉**：馬齒莧 60g, 비계가 없는 돼지고기 60g을 함께 오래 끓여서 나누어 복용한다.

② **藤梨根炖狗肉**：藤梨根 60g, 개고기 60g을 함께 오래 끓여서 고기와 국물을 먹는다.

③ 黃花菜 30g, 木耳 15g, 血余炭 가루 6g. 먼저 黃花菜와 木耳를 한 공기의 물이 될 때까지 끓인 후에 血余炭가루를 타서 복용한다.

(3) 鍼灸를 통한 傳變豫防法

① **體鍼**：大腸兪, 關元, 天樞, 上巨虛, 下巨虛를 취하여 20분간 留鍼한다. 격일 1회 시술한다.

② **耳鍼**：大腸, 腹點, 交感, 皮質下를 취하여 埋鍼하거나 王不留行子로 穴位貼壓한다.

3) 3次豫防法

3차예방은 주로 初期大腸癌手術後의 健康恢復과 再發防止, 그리고 中期大腸癌 癌腫의 기본적인 제어 후에 腫瘤를 지닌채 생명을 연장시키고 아울러 화학치료와 방사선치료의 부작용을 없애는 방법에 대한 것이다.

(1) 體育强身法

胃癌(養生)法 부분을 참고한다. 氣功을 수련할 때는 腹壓을 증가시키는 功法을 해서는 안된다.

(2) 藥物을 통한 재발방지법

① 辨證을 통한 재발방지

納呆가 나타나고 정신이 피로하며 힘이 없는 등 脾胃虛弱에 속하는 경우에는 香砂六君子湯을 선택 복용한다. 頭暈과 耳鳴이 나타나고 腰脊酸楚한 등 肝腎兩虛에 속하는 경우에는 七寶美髥丹을 선택할 수 있다.

② 辨病을 통한 재발방지

일반적으로 苦蔘, 草河車, 紅藤, 白頭翁, 半枝蓮, 白槿花 등의 藥物을 복용할 수 있다. 화학치료와 방사선치료로 골수억제상태에 있는 경우에는 人蔘養榮湯을 선택 복용할 수 있으며, 화학치료로 胃腸道反應이 야기된 경우에는 六和湯을 선택 복용할 수 있다.

6 乳腺癌豫防法

乳腺癌은 한의학의 "乳石癰", "乳癌", "妒乳" 등과 같은 범주에 속한다. 대부분 六淫邪氣, 七情內傷, 臟腑經絡의 氣血失調로 邪毒內蘊, 氣滯血瘀가 야기되어 痰濁이 乳房에 凝結되어 本病이 형성된다. 本病은 항상 乳房腫塊(乳腺囊性增生病, 乳腺纖維瘤)를 소홀히 하였거나 치료효과가 없어 惡性傳變이 나타나 발생된다.

한의학문헌에는 일찍부터 本病에 대한 기록이 있었다. 《外科正宗》에서 "初에는 콩알만하다가 점차로 바둑돌크기로 되며 반년, 1년, 2년, 3년이 지나도 아프거나 가렵지 않고 점점 커져 疼痛이 생기기 시작하고 아프면 풀어지지 않고 다음날 곡식을 쌓아놓은 것처럼 붓거나 혹은 그릇을 덮어놓은 것처럼 되며, 자주색을 띠면서 점점 潰爛되어 바위굴처럼 깊이 潰爛되고 돌출한 부분은 연꽃이 떠 있는 것 같다. 疼痛이 心까지 연결되고 出血되면 냄새가 나며 이때 五臟이 모두 衰하여 고치지 못하게 되는데, 이것을 乳岩이라고 부른다. 이 병이 發病하면 백사람이면 백사람 모두 죽게 된다."라고 하여 乳腺癌의 病變過程, 臨床症狀 및 豫後에 대하여 매우 상세하게 묘사하였다. 그리고 《醫宗金鑒》에서는 "乳中結核은…… 수개월동안 치료가 지연되면 점점 접시나 대접만하게 되고 단단하면서 아프며 根形이 만연하여 胸肋과 腋下까지 퍼진다."라고 하면서 本病의 발전과정을 지적하였을 뿐만 아니라 또한 乳腺癌이 腋下淋巴結로 轉移되는 상황을 설명하였다. 역대 의학자들은 乳腺癌의 형성에 대해서도 분석을 진행하였다. 《丹溪心法》에서는 "忿怒, 抑鬱이 매일 積累되면 脾氣가 消阻되고 肝氣가 橫逆하여 隱核을 형성하는데, 그 크기가 바둑돌만하고 아프거나 가렵지 않다가 수십년 후에 움푹 함몰된다. 이것을 乳岩이라 한다."라고 하면서 정서적인 불안이 本病을 야기하는 중요한 원인임을 지적하였다. 그리고 《瘡瘍經驗全書》에서 "乳岩은…… 아직 유방이 파손되지 않은 상태이면 치료할 수 있지만 이미 파손된 상태이면 치료하기 어렵다. 속을 만져보면 돌이 있는 것 같아서 이렇게 이름지은 것인데, 早期에 치료하면 살 수 있지만 遲滯되면 內部가 潰爛되고 五臟에도 나타나 죽게 된다."라고 하여 本病은 반드시 미리 예방치료해야만 좋은 효과를 얻을 수 있다고 설명하였다.

1) 養生(1次豫防)法

乳腺癌의 형성원인은 七情內傷, 月經不調로 인해서 氣血과 臟腑의 機能紊亂이 유발되어 인체의 암세포에 대한 감시와 저항력이 하강되어 암세포가 신속하게 발전됨에 따라 邪毒이 體內에 쌓이고 氣滯血瘀되고 痰濁이 凝結됨으로써 本病이 형성된다. 本病의 1차예방에 대해서는 반드시 病因을 제거하는 데에서부터 착수해야 하며 아울러 그 癌前病變(乳房腫塊)을 적극적으로 치료해야만 本病의 발생을 방지할 수 있다.

(1) 心理養生法

乳腺癌의 발생은 情志的인 요소와 밀접한 관계가 있다. 《外科正宗》에서는 "憂鬱로 肝을 損傷하고 思慮로 脾를 傷하며 생각이 心에 쌓이고 원하는 바가 뜻대로 되지 않는 경우 經絡痞澁이 초래되어 聚結되면 核이 되는데…… 乳岩이라 한다."라고 하여 憂鬱과 忿怒 등으로 肝이 손상되면 肝氣가 鬱結되고 脾氣가 정상적으로 운행되지 못하여 氣가 鬱滯되는데, 이것이 오래 누적되면 血瘀, 氣滯, 痰結, 血凝이 상호작용하여 乳房部位에 막히게 됨으로써 腫塊가 생기는 것임을 설명하였다. 그러므로 乳腺癌을 예방하는데 있어서 반드시 情志를 원활하게 조절하고 제때에 鬱憤을 해소하여 질환이 생기지 않도록 해야 한다.

(2) 出産授乳法

아이를 낳지 않았거나 아이를 낳았어도 젖을 먹이지 않은 婦女子는 출산한 적이 있고 또 직접 젖을 먹이는 부녀자보다 乳腺癌의 발병률이 높다. 따라서 산모가 직접 젖을 먹이는 것이 乳腺癌의 발생을 예방하는데 있어서 중요한 작용을 한다.

(3) 藥物養生法

① 乳房纖維腺瘤에는 逍遙散合芋艿丸을 복용하여 疏肝理氣, 化痰消堅할 수 있다.
② 乳腺增生病에는 逍遙散合右歸丸을 복용하여 衝任脈을 調攝하고 疏肝解鬱할 수 있다.

(4) 推拿養生法

膈兪, 至陽, 足三里를 點按하고 膻中, 期門, 三陰交를 揉按할 수 있다. 매일 1회 시술한다. 疏肝解鬱, 氣血調和의 작용이 있다. 그밖에 氣功內養功이 本病을 예방하는데 있어 중요한 작용을 한다.

2) 2次豫防法

末期乳腺癌은 局所的인 潰瘍이 나타날 뿐만 아니라 또한 주위의 淋巴結 및 많은 조직기관으로 轉移되어 나쁜 결과를 조성할 수 있다. 그러므로 일단 本病으로 확실한 진단이 나면 반드시 제때에 적극적인 예방치료를 진행해야 한다. 이것은 병세의 발전을 완화시키고 환자의 생명을 연장시키는데 있어서 매우 중요한 의의를 가진다.

(1) 飮食을 통한 傳變豫防法

乳腺癌患者는 매워서 火를 돕는 刺戟的인 음식물을 먹지 않는 것 외에, 채소, 과일 및 滋陰作用을 하는 종류의 음식, 예를 들어 자라, 黑木耳 등을 많이 먹어야 한다. 또한 天門冬桔葉蜜과 같은 방법을 이용할 수 있다. 즉, 天門冬 250g, 桔葉말린 것 250g, 얼음설탕 250g, 벌꿀 500g. 이 약재들을 30분간 물에 담가놓았다가 약한 불에서 약 30분간 끓이고 첫 번째 즙을 걸러낸다. 그리고 다시 물 두 대접을 첨가해서 끓여서 두 번째 즙을 취한다. 그런 연후에 첫 번째 즙, 두 번째 즙, 벌꿀, 얼음설탕을 큰 질그릇 냄비에 넣고 먼저 중간불로 끓인 다음 약한 불로 바꾸어서 30분간 끓이고 냉각시킨 후 병에 넣어 완전히 봉한다. 매일 2회, 매회 한 숟가락씩 복용한다. 本方은 肝氣를 원활하게 疏通시키고 乳腺을 通하게 하며 化痰散結作用과 抗癌 등의 효능이 있어서 乳癌을 예방 치료하는데 일정한 작용을 한다.

(2) 藥物을 통한 傳變豫防法

① 乳房腫塊, 脹痛이 때때로 발생하고 가슴이 답답한 등은 肝失疏泄, 氣滯痰凝에 속한다. 이때에는 淸肝解鬱湯을 加減복용할 수 있다.

② 乳癌 潰瘍과 함께 血水가 스며 나오고 냄새가 나며 허리와 무릎에 힘이 없고 정신이 피로하며 몸이 마르는 경우는 肝腎兩虧, 衝任失調에 속한다. 이때에는 神效瓜蔞散合左歸丸을 加減복용할 수 있다.

③ 乳癌에는 當歸 10g, 白芍 10g, 茯苓 10g, 柴胡 6g, 制香附 10g, 象貝母 10g, 桔核 10g, 鹿含草 15g, 鳳尾草 3g을 복용한다. 만약 衝任不調인 경우에는 仙茅 10g, 仙靈脾 10g을 첨가하며, 腫塊가 단단한 경우에는 露蜂房 10g, 山慈菇 10g, 夏枯草 10g, 牡蠣 30g 및 小金片 4개를 첨가한다. 매일 2회 복용한다. 만약 氣血이 虛한 경우에는 補益氣血劑를 첨가 복용한다.

④ 다음과 같은 單驗方을 사용할 수 있다.

㉠ 香貝養榮湯 : 香附 10g, 象貝母 10g, 黨蔘 10g, 茯苓 10g, 陳皮 6g, 熟地 10g, 川芎 6g, 當歸 10g, 白芍 10g, 白朮 10g, 桔梗 6g, 生甘草 6g, 生薑 3조각, 紅棗 10g.

㉡ 乳腺癌方 : 川鬱金 60g, 玫瑰花 30g, 靑陳皮 60g, 桔葉 30g, 瓜蔞 120g, 白殭蠶 30g, 山慈菇 30g, 赤白芍 60g, 當歸 60g. 모두 곱게 갈아서 蜜丸으로 만든다. 매 丸의 중량은 6g이다. 매일 3회, 2丸씩 복용한다.

㉢ 蜈蚣 10g, 金蝎 10g, 穿山甲 12g, 海馬 10g. 이 약재들을 불에 말려서 가루낸다. 이것을 매일 2회, 매회 1g씩 黃酒로 복용한다.

(3) 鍼灸를 통한 傳變豫防法

取穴 : 乳根, 肩井, 膻中, 三陰交. 15분간 留鍼한다. 격일에 한번씩 시술한다.

3) 3次豫防法

3차예방은 주로 初期乳腺癌手術後의 體力恢復과 再發防止, 그리고 中期乳腺癌의 癌腫制

御後에 병을 지닌채 생명을 유지하는 것과 화학치료, 방사선치료의 부작용을 없애는 것을 가리킨다.

(1) 藥物을 통한 재발방지법

① 辨證을 통한 재발방지

氣虛인 경우는 四君子湯을 복용하고, 血虛인 경우는 四物湯을 복용하며, 氣血兩虛인 경우는 八珍湯을 복용한다. 化學治療와 放射線治療로 인하여 骨髓抑制가 야기되어 氣血兩虛가 나타나는 경우에는 人蔘養榮湯을 복용하고, 化學治療로 인하여 胃腸道反應이 야기되어 脾胃不和가 나타나는 경우에는 六和湯을 복용한다.

② 辨病을 통한 재발방지

㉠ 鬱金 9g, 桔葉 9g, 連翹 12g, 天花紛 12g, 牛蒡子 6g, 夏枯草 24g, 山慈菇 12g, 瓜蔞皮 24g, 山豆根 6g, 元蔘 9g. 물에 달여서 매일 1첩씩 3회로 나누어 복용한다.

㉡ 枸杞茶 : 枸杞子 500g을 깨끗이 씻어서 불에 말려서 곱게 간다. 매회 3g씩을 綠茶 약간을 첨가하여 끓는 물에 타서 空腹에 복용한다.

찾아보기

【ㅇ】

養生學(韓醫豫防醫學) 〈제3판〉 값 45,000원

2004년 3월 3일 1판1쇄 발행
2007년 3월 5일 2판1쇄 발행
2012년 9월 10일 3판1쇄 발행
2023년 1월 20일 3판6쇄 발행

저 자 : 전국 한의과대학 예방의학교실
발 행 인 : 주 영 일
발 행 처 : 계 축 문 화 사

서울특별시 종로구 통일로12길 16-17
우편번호 03029
TEL : 735-2257 · 738-9746
FAX : 723-9025
E-mail : gyechuk@hanmail.net
홈페이지 : http://gyechuk.co.kr
1973. 10. 31 등록번호 제300-1973-8호
ISBN 978-89-5629-279-3 93510